本 书 主 编

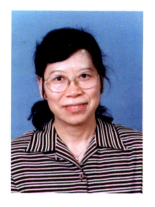

胡伏莲，北京大学第一医院消化内科教授。历任中华医学会消化病学分会第五届常委及第六、第七届常委兼秘书。现为第八届顾问；全国幽门螺杆菌学组组长；中华医学杂志等10余种杂志编委或副主编。

胡伏莲教授致力于幽门螺杆菌（H. pylori）与上胃肠道疾病研究。于1986年在国内较早分离出 H. pylori，并与周殿元教授及同道一起倡导成立了我国 H. pylori 科研协作组（现为幽门螺杆菌学组），是我国 H. pylori 研究领域的学术带头人。共发表论文及述评200余篇；因论文被引频次高而荣获2005年《中华医学杂志》创刊90周年"金笔奖"。曾两次获得"卫生部科技进步奖"（排名第一）；并获"北京市科技进步奖"（排名第一）和"北京医科大学科技进步奖"。

主编了《幽门螺杆菌感染的基础与临床》（获"卫生部科技进步奖"）；《中华名医谈百病》；《临床思维指南——消化系统疾病典型病例分析》；《幽门螺杆菌感染诊疗指南》等。参编专著及教材10余部。培养博士和硕士研究生16名。

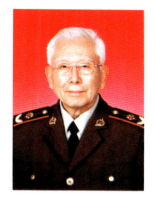

周殿元，1925年12月生，现任第一军医大学南方医院全军消化内科研究所名誉所长，一级教授，博士生导师。

周殿元教授从医50年，系我国著名的胃肠病专家及内镜专家，特别对肠道疾病及幽门螺杆菌的研究有很深造诣。

曾受聘为国务院学位委员会学科评议组成员。现被聘为广东省学位委员会委员、广东医学会名誉会长、中华微生态学会常委兼临床学组组长、广东省及广州军区保健委员会专家组成员。

主编出版专著8部、译著1部。获国家科技进步二等奖1项；军队（省级）二等奖7项、三等奖13项。

培养硕士研究生35名、博士生36名、博士后1名。由于上述成就，被江泽民主席授予二等功。此外，先后立三等功5次，获总后伯乐奖、广东省优秀园丁及全国优秀科技工作者称号。

幽门螺杆菌感染的基础与临床

（第三版）

贾博琦　林兆鑫　名誉主编

胡伏莲　周殿元　主　　编

中国科学技术出版社

·北　京·

图书在版编目(CIP)数据

幽门螺杆菌感染的基础与临床/胡伏莲,周殿元主编. 3版. —北京:中国科学技术出版社,2009.6
ISBN 978 - 7 - 5046 - 5458 - 8

Ⅰ. 幽…　Ⅱ. ①胡…②周…　Ⅲ. 幽门 - 螺旋菌 - 研究　Ⅳ. R378.2

中国版本图书馆 CIP 数据核字(2009)第 089716 号

责任编辑:许　慧　周晓慧　高立波
封面设计:天女来
责任印制:安利平
中国科学技术出版社出版
北京市海淀区中关村南大街 16 号　邮政编码:100081
电话:010 - 62103210　传真:010 - 62183872
http://www.kjpbooks.com.cn
科学普及出版社发行部发行
中科印刷有限公司印刷

*

开本:889 毫米×1194 毫米　1/16　印张:45.75　插页:14　字数:1000 千字
2010 年 1 月第 1 版　2010 年 1 月第 1 次印刷
印数:1 - 2000 册　定价:168.00 元
ISBN 978 - 7 - 5046 - 5458 - 8/R·1402

本书顾问和编委

顾　　问　（按汉语拼音排序）

樊代明　　贾博琦　　李益农　　林兆鑫

刘厚钰　　潘国宗　　王崇文　　萧树东

徐采朴　　张万岱　　张振华

主　　编　胡伏莲　　周殿元

编　　委　（按汉语拼音排序）

陈旻湖　　成　虹*　　董欣红*　　房殿春

房静远　　冯桂建*　　高　文*　　高子芬

郤恒骏　　胡品津　　纪开宇*　　雷道年

李瑜元　　林三仁　　刘文忠　　吕农华

吕有勇　　牟方宏*　　钱家鸣　　沈祖尧

姒健敏　　王继德　　王蔚虹*　　王振宇

吴开春　　谢　勇　　杨桂彬*　　张建中

郑鹏远　　郑小丽*

注：*为常务编委

本书作者

（按汉语拼音排序）

姓名	职称	单 位	邮编	编委/作者
白 杨	教授	广州南方医科大学南方医院	510515	作者
曹采方	教授	北京大学口腔医学院	100044	作者
陈 洁	副教授	广州中山大学附属第一医院	510080	作者
陈旻湖	教授	广州中山大学附属第一医院	510080	编委
陈世耀	教授	上海复旦大学中山医院	200032	作者
陈锡美	教授	上海同济大学附属同济医院	200065	作者
陈 烨	教授	广州南方医科大学南方医院	510515	作者
成 虹	副教授	北京大学第一医院	100034	编委
崔梅花	副教授	北京大学航天中心医院	100049	作者
董格红	博士	北京大学医学部病理系	100083	作者
董欣红	副教授	北京大学第一医院	100034	编委
樊代明	院士	第四军医大学	710032	顾问
方燕飞	博士	浙江大学邵逸夫医院	310016	作者
房殿春	教授	第三军医大学西南医院	630038	编委
房静远	教授	上海交通大学医学院附属仁济医院	200001	编委
冯桂建	副教授	北京大学人民医院	100044	编委
高 文	博士	北京大学第一医院	100034	编委
高子芬	教授	北京大学医学部病理系	100083	编委
郜恒骏	教授	上海同济大学附属同济医院	200065	编委
顾 芳	教授	北京大学第三医院	100083	作者
郭 涛	副教授	北京协和医院	100730	作者
郭晓奎	教授	上海交通大学	200025	作者
郭 一	博士	上海同济大学附属同济医院	200065	作者
洪 流	博士	第四军医大学西京消化病医院	710032	作者
胡 蓓	教授	北京协和医院	100730	作者
胡伏莲	教授	北京大学第一医院	100034	主编
胡品津	教授	广州中山大学第一医院	510080	编委
胡文杰	教授	北京大学口腔医学院	100044	作者
黄象谦	教授	天津医科大学总医院	300070	作者
纪开宇	副教授	北京和睦家医院	100016	编委
江 骥	教授	北京协和医院	100730	作者
雷道年	教授	北京大学医学部病理系	100083	编委
李 江	主管技师	北京大学第一医院	100034	作者

吴凯宇	博士	上海交通大学医学院	200025	作者
夏志伟	教授	北京大学第三医院	100083	作者
萧树东	教授	上海交通大学附属仁济医院	200001	顾问
谢 勇	教授	南昌大学第一附属医院	330006	编委
徐采朴	教授	第三军医大学西南医院	630038	顾问
徐灿霞	教授	中南大学湘雅三医院	410013	作者
许 乐	教授	卫生部北京医院	100730	作者
薛学敏	硕士	北京大学医学部病理系	100083	作者
杨桂彬	副教授	北京大学航天中心医院	100049	编委
姚永莉	教授	广州南方医科大学南方医院	510515	作者
于 君	博士	香港中文大学医学院		作者
张建中	研究员	中国疾病预防控制中心传染病预防控制所	102206	编委
张茂俊	副研究员	中国疾病预防控制中心传染病预防控制所	102206	作者
张朋彬	博士	第三军医大学西南医院	630038	作者
张万岱	教授	广州南方医科大学南方医院	510515	顾问
张孝平	硕士	北京大学第一医院	100034	作者
张振华	教授	上海交通大学医学院	200025	顾问
张振书	教授	广州南方医科大学南方医院	510515	作者
郑鹏远	教授	郑州大学第二附属医院	450014	编委
郑小丽	硕士	卫生部北京医院	100730	编委
周殿元	教授	广州南方医科大学南方医院	510515	主编
周建嫦	博士	第三军医大学西南医院	630038	作者
周南进	研究员	江西省医学科学研究所	330006	作者

第三版序言

祝贺胡伏莲、周殿元两位教授主编的专著《幽门螺杆菌感染的基础与临床》第三版出版。至今，这部专著已出了三版，历时 12 个春秋。第一版诞生于 1997 年，2001 年再版，今年出版第三版。胡伏莲、周殿元两位教授是我国幽门螺杆菌（*Helicobacter pylori*，简称 *H. pylori*）研究的权威，他们对本领域进行了长期、系统、深入的研究，研究步伐紧跟时代，从未停止。纵观本书三个版本的内容，虽各有特点，但主线鲜明：从历史的角度看，它们不仅整体地反映了本领域国际上的重大进展，同时也是一部中国版幽门螺杆菌研究的发展史。

澳大利亚学者 Warren 与 Marshall 对幽门螺杆菌的发现是 20 世纪 80 年代到 21 世纪初医学科学史上的一项突破。由于胃酸理论长期主导着消化性溃疡发病的学说长达七八十年之久，在当时揭示细菌是胃炎和消化性溃疡发病的重要致病因素，并不为多数人所接受，也遭到不少质疑。然而新生事物毕竟打破了"无酸无溃疡"的传统学说，对慢性胃炎与消化性溃疡的病因和发病机制，甚至对胃癌的发生机制，赋予了新的认识。

胡伏莲、周殿元两位教授以他们敏锐的洞察力，迅速捕捉到这一具有生命力的新生事物。20世纪 80 年代中期，他们分别在我国的北方和南方，率先掀起了我国研究幽门螺杆菌感染的热潮，并于 1990 年 5 月在广东召开了第一次"全国幽门弯曲菌学术讨论会"（注：幽门弯曲菌是幽门螺杆菌早先的曾用名）。1997 年两位教授又携手合作，出版了我国有关幽门螺杆菌的第一部系统性专著，即本专著的第一版。该版翔实地记载了国内外对幽门螺杆菌基础和临床研究方面的重大进展，包括诊断和治疗、共识与分歧等，充分揭示了幽门螺杆菌研究的意义。这对进一步促进该研究在我国的发展，起到了重要的作用。

20 世纪末到 21 世纪初，全世界对幽门螺杆菌致病性的认识达到一个新的高峰。除胃炎和消化性溃疡外，也有更多证据表明该菌是胃癌的 I 类致癌因子，并与胃黏膜相关性淋巴样组织（MALT）恶性淋巴瘤有关。幽门螺杆菌感染的诊断方法多有改进，治疗方案也趋于多元化。国际上随即出台用质子泵加两种以上抗生素的三联或四联疗法，使细菌的根除率达 90% 以上，消化性溃疡患病人数和并发症率骤减。疗效的追踪显示幽门螺杆菌致病理论的正确性。在此时期，加强了科学家们之间的协作，加强了多中心的研究，国外陆续出台若干区域性共同制订的诊治方案。我国与国际上相呼应，于 1999 年末，成立了中华医学会消化病学分会幽门螺杆菌学组（本书主编均为学组负责人），召开了多次全国性会议，相继制订了"幽门螺杆菌若干问题的共识意见"和"全国慢性胃炎研讨会共识意见"等，对幽门螺杆菌相关性疾病在我国的诊断和治疗加以规范。使我国对幽门螺杆菌的研究加大了力度，并走上有组织、有领导的多中心合作之路。

为了适应新形势的要求，本专著主编于 2001 年适时对专著进行了再版，将其内容作了大幅度的更新和补充。第二版的写作班子也作了调整和扩大，邀请了国内更多知名专家、学者参与，增加了专著的权威性。

2005 年 Warren 与 Marshall 因他们的发现被授予诺贝尔奖。幽门螺杆菌的研究如日中天。在这种形势下，本专著的作者们与时俱进，及时汇集了这几年来国内外学科的进展，分析介绍了幽门螺杆菌相关性疾病研究的新点、热点、难点和疑点，今年出版本专著第三版，以飨读者。本版有以下新的特点：

一、基础研究内容有很大的拓展，其章数占全书章数的近 40%。近年来对幽门螺杆菌的基因组、蛋白质组的研究进展甚大。人们更多地从分子水平来认识细菌的致病性，并探讨致病医子和胃的疾病，如与胃癌发病之间的关系。

二、有关幽门螺杆菌感染与临床疾病的关系，已增加了新的内容。近年来的研究表明，该菌所引起的疾病并不完全局限于消化系统。如：已将不明原因的缺铁性贫血和特发性血小板减少性紫癜伴幽门螺杆菌感染者，列入根除幽门螺杆菌适应证的范围。

三、本版特别指出幽门螺杆菌研究中的难点和存在的问题。例如，现在幽门螺杆菌感染的治疗在全世界范围都面临细菌耐药性的问题，抗感染的疗效在下降。本版结合国内外的经验和共识，对治疗药物的选择和方案的更改，提出了新的思路。

四、专著中反映了近年来我国学者在学组的领导下，对幽门螺杆菌相关性疾病研究的协作达到了从所未有的力度，如 20 个省、市的幽门螺杆菌感染流行病学研究，16 个省、市对细菌耐药率的调查及一些治疗方案的多中心临床研究。这些研究对我国人群感染幽门螺杆菌的情况及疗效等，提供了可贵的资料。专著具有鲜明的中国特色。

本专著具有较以往更加强大的作者阵容，包括本领域各方面的专家和权威。特别令人欣慰的是，中青年作者占相当大的比例，使我们看到了未来的希望。

《幽门螺杆菌感染的基础与临床》这一专著第三版具有科学性、系统性、权威性、实用性。由于幽门螺杆菌在人群中的感染率很高，该菌的相关性疾病又涉及多个学科和专业，本书将拥有众多读者。各级临床医生阅读本书会从中找到更好更多的解决患者实际问题的办法；科研工作者阅读本书有助于开阔视野、激活思维、产生新的思路；医学院校的师生和广大的卫生工作者以及每一位有幸看到本专著的读者阅读本书都会有所收获、有所启迪。我相信本专著的出版，一定会对医药卫生事业和人民的健康起到重要的促进作用。

北京协和医院　潘国宗

2009 年 2 月

第三版前言

《幽门螺杆菌感染的基础与临床》一书于 1997 年问世，于 2002 年进行了第一次修订再版。此书问世后，承蒙广大读者的厚爱，使其在临床、教学和科研三大领域中得到广泛的应用，我们备受鼓舞。随着对幽门螺杆菌（Helicobacte pylori，下称 H. pylori）研究不断地深入，在 H. pylori 的基础和临床研究方面又有许多新进展，人们对 H. pylori 感染处理中的某些争议问题又有许多新见解和新认识，所以，我们于 2009 年作第三版出版。第三版无论从基础理论，还是到临床实践，都增添了许多新内容，而且增添了新近国内外对 H. pylori 若干问题处理的共识意见和指导原则。本书由原来的 89 万字增到 100 万字。全书共 76 章，分成五个大篇：第一篇为指导性文章；第二篇为幽门螺杆菌的基础研究；第三篇为幽门螺杆菌感染与临床疾病；第四篇为幽门螺杆菌感染的诊断；第五篇为幽门螺杆菌感染的治疗。

H. pylori 发现至今已 27 年，由于 H. pylori 与上胃肠道疾病关系十分密切，所以 27 年来 H. pylori 感染的研究一直是胃肠病学研究领域中的热门课题。尤其在近几年来，H. pylori 研究学者和胃肠病学专家对 H. pylori 的基础研究又有了进一步的深入，在 H. pylori 与临床疾病关系方面又增加了许多循证医学的证据。H. pylori 感染不仅与上胃肠道疾病相关，而且还涉及许多胃肠道外疾病。近年来对 H. pylori 与胃肠道外疾病关系的研究又跨越了一大步，目前的研究已涉及消化道疾病以外的许多临床疾病，包括心脑血管、血液、内分泌、免疫、皮肤等多系统疾病，所以 H. pylori 感染是涉及多系统和多学科疾病的研究课题。随着时间的变迁，对 H. pylori 研究得越深入，发现的问题也越多。关于 H. pylori 感染处理中的某些临床问题目前尚有争议，因而也导致其处理中的一些困惑：如谁应该接受 H. pylori 根除治疗，如何提高 H. pylori 根除率，如何避免或克服 H. pylori 对抗生素耐药性，还有 H. pylori 感染诊断中存在的某些问题及其注意事项，等等，我们将对这些方面的研究进展及其存在问题在相应的篇章中逐一介绍和讨论。

参与本书撰写者都是我国长期从事 H. pylori 研究的知名专家和学者近百人，我们还特邀请了国内知名胃肠病学专家萧树东教授、樊代明院士、胡品津教授及林兆鑫教授为本书撰写了重要的指导性文章，这些文章都具有其权威性和先进性。尤其樊代明院士的《诺贝尔奖后的遗憾》一文还给了我们极大的启示、鞭策和力量。在此，我们要向各位参与本书出版的所有专家、学者表示衷心的感谢！我们还要特别感谢德高望重的我国知名的胃肠病学专家潘国宗教授为本书作序。在此我们也要向所有帮助和支持本书出版的同道们和朋友们表示感谢！

本书适合消化科医生及非消化科的各科临床医生；也适合研究生，本科生及所有从事 H. pylori 研究的学者。

本书若有疏漏之处，恳请同道们指正。

北京大学第一医院　胡伏莲

2009 年 1 月 6 日

目　　录

第五篇　幽门螺杆菌感染的治疗

第一篇　指导性文章

重视幽门螺杆菌的研究

萧树东

上海交通大学附属仁济医院

1982 年 Robin Warren 和 Barry Marshall 发现并报道从慢性胃炎和消化性溃疡的胃黏膜分离并培养出幽门螺杆菌（*Helicobacter pylori*，下称 *H. pylori*）[1]，认为这是胃炎和消化性溃疡的主要病因。开始时，没有多少人相信这一论点。由于有关消化性溃疡与高胃酸分泌的学说已有一百多年的历史，治疗消化性溃疡一直沿用抗酸剂有一定疗效，因而人们思想上很难马上扭转过来。当时 Barry Marshall 也遭到不少非议和责难。尽管出现了许多不同的意见，但是，事实只有一个，不容分辩的是：在全世界有关医师和研究人员的不懈努力下，Barry Marshall 和 Robin Warren 的发现得到了证实。二十多年以来，对 *H. pylori* 的诊断和治疗以及治疗指征等都有了确定和许多进展。例如2007 年 Maastricht III 处理 *H. pylori* 的共识意见报告[2]，2008 年我国第三次全国 *H. pylori* 处理共识意见[3]等，都充分说明对 *H. pylori* 研究的巨大成果。Barry Marshall 和 Robin Warren 两位教授也因为他们早年发现 *H. pylori* 的功绩，于 2005 年获得了诺贝尔奖。

有关 *H. pylori* 的成果很多，但其中十分重要的要推消化性溃疡的治疗。众所周知，消化性溃疡是一常见病和多发病，病程呈慢性复发性，应用抑酸药或抗酸药 6 ~ 8 周治疗后，溃疡大都会愈合，但是愈后数周或数月，甚至一两年，溃疡常会再复发。消化性溃疡的年复发率达60% ~ 80%。然而，*H. pylori* 阳性的消化性溃疡患者，在根除 *H. pylori* 后，溃疡年复发率有望下降至 3% 以下[4]。过去消化性溃疡的发病率颇高，近年来由于根除 *H. pylori* 已普遍开展，临床上消化性溃疡的确已较过去为少见。可以说，消化性溃疡发病率的降低具有很高的社会效益和经济效益。

慢性胃炎是一种常见的消化系统疾病，在 *H. pylori* 感染率高的地区，*H. pylori* 阳性的慢性胃炎尤为多见。这些患者如不根除 *H. pylori*，有发展为消化性溃疡的可能性，患消化性溃疡的概率也大为增加。同时也可能会从非萎缩性胃炎发展为萎缩性胃炎，成为胃癌癌前疾病。最近王振宇等[5]的研究发现，在胃癌高发区，如在癌前病变（萎缩性胃炎、肠化、异型增生）发生前根除 *H. pylori*，可以预防胃癌的发生，如在根除 *H. pylori* 时，患者已存在上述癌前病变，则未能预防胃癌的发生。日本 N Uemura 等[6]报道，他们发现内镜下切除早期胃癌癌灶后，根除 *H. pylori* 的一组在随访三年期间，无一例发生胃癌，而未根除 *H. pylori* 的患者，发生胃癌者为 9%。这一研究虽采用非随机方法，但仍具有一定意义。最近，K Fukase等[7]报告一多中心、随机、对照研究，544 例早期胃癌采用内镜下切除癌灶后，随机分为两组，一组 272 例根除 *H. pylori*，一组 272 例不根除。三年内镜随访结果显示，根除组 9 例（3.3%）发生胃癌，未根除组 24 例（8.8%）发生胃癌，差异是显著的。以上研究结果说明 *H. pylori* 是胃癌发病的重要因素，只有早期根除 *H. pylori*，才有可能预防胃癌的发病。

H. pylori 与胃的 MALT 淋巴瘤发病关系已有不少文献报道[8~10]。后者在根除 *H. pylori* 后，胃的 MALT 淋巴瘤可望消失痊愈。此外，还发现特发性血小板减少性紫癜和原因不明的缺铁性贫血也与 *H. pylori* 感染有关[11,12]。根除 *H. pylori* 后，这些疾病可望改善或治愈。

　　以上只是举了一些 *H. pylori* 研究所取得的成绩，那么，什么时候 *H. pylori* 的研究就可到此为止呢？看来，*H. pylori* 的研究远远还不能停止，因为有许多问题还有待解决。例如，日本学者将 *H. pylori* 菌株分为东方株和西方株，前者感染后发生胃癌者很多，而西方株则否[13]。这些菌株的分子生物学特性及致病机制还值得进一步研究阐明。又如"非洲之谜"目前还难以解释，究竟是何种原因造成 *H. pylori* 感染率很高的地区如非洲、印度，胃癌发病率却很低。另外，目前 *H. pylori* 菌株对一些抗生素的耐药率很高，在我国甲硝唑的耐药率达 73.3%，克拉霉素的耐药率为23.9%[14]，如何克服这些抗生素的耐药以及寻找对 *H. pylori* 有效新药，也是当前研究的重要任务。

　　尽管对 *H. pylori* 的研究已经取得了很大成绩，解决了临床一些问题，但是摆在我们面前还有许多难题有待解决。我们应该重视 *H. pylori* 的研究，把 *H. pylori* 的研究继续下去！

参考文献

1　Marshall BJ，Warren JR． Unidentified curved bailli in the stomach of patients with gastritis and peptic ulceration． Lancet 1984，1：1311~1315

2　Malfertheiner P，Megraud F，O'Morain C，et al． Current concepts in the management of *Helicobacter pylori* infection：the Maastricht III Consensus Report． Gut，2007，56（6）：772~781

3　中华医学会消化病学分会，幽门螺杆菌学组/幽门螺杆菌科研协作组． 第三次全国幽门螺杆菌感染若干问题共识报告（2007 年 8 月庐山）． 胃肠病学，2008，13（1）：42~47

4　Tytgat GN，Noach LA，Rauws EA． *Helicobacter pylori* infection and duodenal ulcer disease． Gastroenteol Clin North Am，1993，22：127~139

5　Wong BC，Lam SK，Wong WM，et al． *Helicobacter pylori* eradication to prevent gastric cancer in a high-risk region of China：a randomized controlled trial． JAMA，2004，291（2）：187~194

6　Uemura N，Mukai T，Okamoto S，et al． Effect of *Helicobacter pylori* eradication on subsequent development of cancer after endoscopic resection of early gastric cancer． Cancer Epidemiol Biomarkers Prev，1997，6（8）：639~642

7　Fukase K，Kato M，Kikuchi S，et al． Effect of eradication of *Helicobacter pylori* on incidence of metachronous gastric carcinoma after endoscopic resection of early gastric cancer：an open-label，randomized controlled trial． Lancet，2008，372（9636）：392~397

8　Peek RM Jr，Blaser MJ． *Helicobacter pylori* and gastrointestinal tract adenocarcinomas． Nat Rev Cancer，2002，2（1）：28~37

9　Asaka M，Dragosics BA． *Helicobacter pylori* and gastric malignancies． Helicobacter，2004，9 Suppl 1：35~41

10　Bayerdörffer E，Neubauer A，Rudolph B，et al． Regression of primary gastric lymphoma of mucosa-associated lymphoid tissue type after cure of *Helicobacter pylori* infection． MALT Lymphoma Study Group． Lancet，1995，345（8965）：1591~1594

11　Gasbarrini A，Franceschi F，Tartaglione R，et al． Regression of autoimmune thrombocytopenia after eradication of *Helicobacter pylori*． Lancet，1998，352：878~878

12　Choe Y H，Kwon Y S，Jung M K，et al． *Helicobacter pylori*-associated iron-deficiency anemia in adolescent female athletes． J Pediatr，2001，139：100~104

13　Yamaoka Y，Osato MS，Sepulveda AR，et al． Molecular epidemiology of *Helicobacter pylori*：separation of *H. pylori* from East Asian and non-Asian countries． Epidemiol Infect，2000，124（1）：91~96

14　中华医学会消化病学分会，幽门螺杆菌学组/全国幽门螺杆菌科研协作组． 中国幽门螺杆菌耐药状况以及耐药对治疗的影响——全国多中心临床研究． 胃肠病学，2007，12（9）：525~530

21 世纪幽门螺杆菌研究展望

林兆鑫

香港大学玛丽医院

幽门螺杆菌（*Helicobacter pylori*，下称 *H. pylori*）的发现彻底改变了很多胃肠道疾病的基本理论。消化性溃疡曾经是一种需要外科治疗的疾病，大量病人需要通过被施予胃切除术、旷置手术或是迷走神经切断术来治疗的。随着各种药物的发现，如中和胃酸的药物、H_2 受体阻断剂、酸泵抑制剂的发现，使溃疡病的研究转向生理学及胃酸方面的研究。而 *H. pylori* 的发现，以及对 *H. pylori* 感染是引起消化性溃疡的最主要病因的认识，使人们对消化性溃疡治疗的认识发生了很大的变化，外科手术或长时间的药物维持不再是必需的。现在对于 *H. pylori* 感染的诊断和治疗已经在很多国家的家庭医生中普及。随着对 *H. pylori* 的日益关注，将不可避免地出现一些问题，下面将重点介绍一些潜在的问题。

一、诊断

H. pylori 感染诊断方法的迅速发展使全世界的家庭医生都可以进行有效的诊断试验。在家庭医生的水平，主要是选择无创性的试验，包括快速试验（全血分析或尿液分析），或以实验室为基础的试验（血清学实验、粪便抗原试验、^{13}C 或 ^{14}C-尿素呼气试验）。快速试验在几分钟内就能出现结果，为医生给病人作处置提供了最方便的途径。然而全血及尿液分析试验是测定 *H. pylori* 抗体，存在一定的局限性，最主要的问题是在大样本人群中缺乏稳定的准确性。这些试验被推荐使用前必须先对当地的使用情况进行验证。血清学实验存在同样的问题，但其已被广泛的应用于很多国家。然而在某些未对这些试验进行验证的地区，这些试验的精确度可能会受到影响，胃肠病学家应该评估这些试验在局部人群的应用情况，并推广更好的 *H. pylori* 诊断试验。^{13}C – 尿素呼气试验是一种没有放射性和无创性的检查，适用于包括儿童、妊娠期妇女在内的几乎所有人，其准确度高达 95%，并且不受不同种族人群的影响。最初的以质谱分析仪为基础的方法，由于需要价格昂贵的仪器而限制了其使用，如今以激光及红外线为基础的方法使价格日益减低。在不久的将来，此种试验将至少在价格方面和血清学试验同样具有竞争力，这将有助于推动其更广泛的使用。胃肠病学家应在推广这项试验的应用中起重要作用，使之不但用于治疗前的诊断，亦用于治疗后的评价。尿素呼气试验是一种无创性的、且准确性高的评价治疗效果的试验。

二、动物模型

由于 *H. pylori* 在许多动物种属中很难稳定定植，这使对 *H. pylori* 致病机理的研究因缺乏动物模型而受到了限制。蒙古沙鼠动物模型的建立，使很多有助于了解 *H. pylori* 在胃部感染的病理生理学的研究得以进行。此模型在 *H. pylori* 定植 62 周后可形成胃腺癌，故为研究 *H. pylori* 在胃部的致癌作用提供了一个很好的模型，同时其亦为试验疫苗、化学防御因子及多种联合致癌因子的研究提供了一个很好的系统。尽管蒙古沙鼠是一个很有希望的模型，但定植时间过长及很难建立稳定的定植而使其发展速度缓慢。为了尽快了解 *H. pylori* 的病理生理学，目前在此领域中应该进行更多的合作研究。

三、治疗

1997 年亚太共识会议关于 *H. pylori* 感染治疗的报道和新近一些国内外的共识报告对恰当的治疗方案进行了强调。对于 *H. pylori* 感染最有效和最恰当的治疗是价格—疗效比为最好的治疗。因此对于胃肠病学家最重要的是向家庭医生们宣传和推广最新、最恰当的治疗方法。在治疗中有一些问题是值得讨论的。很多原因造成包括中国香港在内的很多国家和地区中以克拉霉素为基础的标准 7 天疗法仍未被推广。原因之一是以克拉霉素为基础的疗法较为昂贵，很多病人可能难于负担。家庭医生对这些知识的了解是不够充分和先进的。而目前 *H. pylori* 感染的诊断和治疗主要是在家庭医生水平中开展的，因此让他们接受正确的信息是非常重要的。除了胃肠病学家，应该鼓励家庭医生参与相关的研讨会及进修班，以获得较先进的信息。

在越来越广泛的检测及治疗 *H. pylori* 感染的过程中出现的第二个问题是耐药性及感染复发。越来越多的咨询是关于治疗失败的问题。这些病例中包括既往用过疗效较差的方案，如二联及无克拉霉素的三联疗法，或用过正规三联疗法但根除失败的病例。这是由于在许多国家中越来越多的细菌对多种抗生素的耐药性的增加而产生的。以中国香港为例，将近50%的 *H. pylori* 菌株表现出对甲硝唑的原发耐药，10% 对克拉霉素原发耐药，7% 同时对二者耐药。造成这个问题的部分原因是对一些非相关感染疾病的滥用抗生素（如肺部感染）。调查资料表明我们需要新药，不仅是作为三联治疗组成部分的新药，而且需要设计一些能明确用于 *H. pylori* 单药治疗的新药。令人惊讶的是多年来我们仍未发现一种药物可单一用于治疗 *H. pylori* 感染。我们期待随着 *H. pylori* 两个染色体组序列的公布及在生物工程学上的突破，能很快发现可用于单药治疗 *H. pylori* 感染的药物。

四、预防

世界上有半数以上的人口由 *H. pylori* 感染，但仅其中很少的一部分表现出明显的临床疾病状态。这就带来了一个重要而引人深思的问题，即为了预防可能出现的后果，如消化性溃疡及胃癌的发生，而对每个感染者进行根除治疗是否值得。为解答这一问题，包括我们在内的不同研究群体正在进行大样本长时间的前瞻性研究。因为这些研究势必需要很长时间才能做出结论，故目前针对那些无症状带菌者及其家属，我们仍要面临是否进行治疗这一难题。

五、结论

自 1983 年发现 *H. pylori* 感染以来，时间并不长，然而 *H. pylori* 感染已经是一个正在被消灭的疾病。随着世界上很多地区社会经济状况及卫生状况的改善，年轻一代中 *H. pylori* 的感染率迅速下降。然而胃肠病学家在这个领域中面临着更为严峻的挑战，如越来越多的多重耐药的 *H. pylori* 感染及其与胃癌之间的关系等问题。未来，更多的试验研究将解决这些难题。

幽门螺杆菌感染的治疗：现状和思考

胡品津

广州中山大学第一医院

幽门螺杆菌（*Helicobacter pylori*，下称 *H. pylori*）的发现带来了对包括消化性溃疡等多种常见上胃肠道疾病病因学认识的革命性改变，根除 *H. pylori* 治疗因此而广泛应用于这些疾病的防治。细菌对抗生素耐药的发生及不断增加，随之而需要对治疗方案作出相应的修改，是任何一种抗感染治疗永恒的主题，根除 *H. pylori* 治疗亦难逃此规律。20 世纪 90 年代中期，国内外关于 *H. pylori* 感染处理的共识意见推荐以质子泵抑制剂（PPI）为基础、含克拉霉素、加甲硝唑或阿莫西林的三联疗法作为 *H. pylori* 根除治疗的一线首选方案。时至今日，随着 *H. pylori* 甲硝唑和克拉霉素耐药株世界范围的普遍增加，这一传统的 PPI 三联疗法对 *H. pylori* 根除率正在不断下降，而新的理想治疗方案尚未成熟。临床医师在临床工作中对如何选择治疗方案感到困惑，研究者在思考进一步的研究问题。

一、什么是根除幽门螺杆菌的理想方案

最理想的治疗方案自然是能兼顾高效、安全、服用方便、价廉四个方面，而前提是高效而安全。按感染性（或传染性）疾病治疗的要求，细菌感染的根除率愈高愈好，因为：其一，只有彻底消灭细菌疾病方能痊愈；其二，根除率愈高耐药菌株发生和传播的机会愈小；其三，一次性有效治疗与首次无效需要复治相比，一次性有效治疗是最经济的治疗。*H. pylori* 感染处理的 Maastricht I 共识意见提出，推荐的根除 *H. pylori* 治疗方案其根除率按意向治疗分析（ITT）应大于 80%，此后 Maastricht 3 次共识均按这一标准提出推荐治疗方案。然而，按感染性疾病治疗的要求，这只是一个最起码的标准。新近 Graham 提出一个评分表（见表 1）[1]，认为如果只有最低标准，不利于追求更高标准的研究，不利于对各种治疗方案的评估和比较。病人对治疗方案的依从性与 *H. pylori* 根除率密切相关，而治疗方案不良反应的多少与程度，以及服药方便性又与病人对治疗方案的依从性密切相关，这是我们在制定、选择和应用一种治疗方案时的另一重要考虑。药物的价格是相对的，因地区、个人和当时的情况而定，放弃高效、安全、服用方便的治疗方案而使用费用较低而疗效较差的治疗方案只是一种无可奈何的选择。

表 1　根除幽门螺杆菌的评级标准

评　级	根除率（ITT）	评分
A	≥95%	优
B	90%～94%	良
C	85%～89%	一般
D	81%～84%	尚可接受
F	≤80%	不可接受

二、如何看待传统的治疗方案

以 PPI 为基础的传统三联疗法（PPI + 克拉霉素 + 甲硝唑或阿莫西林）仍然是欧洲、美国和我国最新共识报告推荐的一线治疗方案[2~4]。一个不争的事实是，H. pylori 甲硝唑和克拉霉素耐药株正在世界范围增加，导致这一 PPI 为基础的传统三联疗法 H. pylori 根除率正在世界范围内不断下降。美国、南欧和亚洲不少国家的大样本临床研究报道显示，该方案 H. pylori 根除率已下降到80%（ITT）以下[5~7]。在克拉霉素耐药率高的地区即使该治疗方案疗程延至 10 d 或 14 d 亦无法提高根除率[6~8]。甲硝唑耐药率如在 40% 以下时，对 PPI + 克拉霉素 + 甲硝唑治疗方案的根除率影响较少，但在包括我国在内的不少地方甲硝唑耐药率已远远超出这一阈值，该方案的根除率也就远低于80%（ITT）[9]。既然如此，为何该方案仍被推荐为一线方案，主要理由可归纳如下：①目前尚未有公认的比该方案更优越的治疗方案可作为替代；②H. pylori 对甲硝唑和克拉霉素耐药率存在明显的地区差异，中华医学会消化病学分会幽门螺杆菌学组在 2005 年 3 月至 2006 年 12 月期间进行了一项涉及全国 16 个省市的 H. pylori 耐药（对甲硝唑、克拉霉素和阿莫西林）的调查，结果显示，我国 H. pylori 对不同抗生素的耐药率分别为：甲硝唑 50%～100%，克拉霉素 0～40%，阿莫西林 0～2.7%。上海、广州和香港同期的一项传统 PPI 三联治疗（含克拉霉素和阿莫西林）的多中心临床研究显示，三地克拉霉素耐药率都未到 10%，该疗法的根除率仍在 80%（ITT）以上[10]。因此，在世界某些国家、在我国某些地区，传统 PPI 三联疗法可能还有较高的根除率，关键是我们应清楚我们自己所在地区 H. pylori 对抗生素的耐药情况；③临床医师在选择传统 PPI 三联疗法时自己心中要有数，也要明确告之病人，治疗有失败的可能，失败之后还有有效的补救治疗（详见下述），从这一角度看，传统 PPI 三联疗法被推荐为一线疗法并没有错。

传统的铋剂四联疗法指的是胶体铋 + PPI + 四环素 + 甲硝唑，疗程 14 天，四环素和甲硝唑尽管各国推荐剂量不同但都偏大。最新的欧洲共识将该方案同列为一线方案，但我国的共识没有采纳，主要是考虑四环素的药物供应，加之我国临床应用经验认为该疗法在国人不良反应多且较重，病人耐受性差因此依从性亦差。

三、新疗法的应用前景

近几年不断有序贯疗法的临床研究报道。序贯疗法（sequential therapy）是指 PPI + 阿莫西林 5 天，继以 PPI + 克拉霉素 + 甲硝唑（替硝唑）5 天，共 10 天疗程的方案。一项 300 例的随机双盲对照研究显示，H. pylori 根除率序贯疗法显著高于传统 PPI 三联疗法（ITT 为 89% 对 77%，$p = 0.0134$；PP 为 93% 对 79%，$p = 0.0013$）[11]。新近一项对序贯疗法与传统 PPI 三联疗法共 10 项临床研究的荟萃分析显示，前者疗效明显优于后者（ITT：93.4% vs. 76.9%）[12]。分析显示，序贯疗法能有效根除对克拉霉素耐药的 H. pylori 菌株，对克拉霉素敏感菌株序贯疗法与传统 PPI 三联疗法根除率分别为 94.7% 和 88.9%（$p > 0.1$），而对克拉霉素耐药菌株序贯疗法与传统 PPI 三联疗法根除率分别为 94.5% 和 28.6%（$p = 0.0034$）[11]。目前的资料显示该疗法有可能代替传统 PPI 三联疗法作为一线首选治疗方案。现在的关键问题是，目前绝大部分序贯疗法的研究报道来自 *H. pylori* 克拉霉素耐药率很高的南欧，包括我国在内的世界其他地方急需对序贯疗法进行严格的临床验证。

四、补救治疗的重要性和方案的选择

补救治疗或称复治是指首次治疗失败后的再次治疗。在目前一线治疗方案 *H. pylori* 根除率不够高的情况下，有效的补救治疗尤为重要。传统铋剂四联疗法（见前述）用于补救治疗一直沿用至今，作为补救治疗的疗效是肯定的。近年发现用左氧氟沙星（250～500mg/次，每天 1 次）或莫西沙星（400mg/次，每天 1 次）代替克拉霉素的 PPI 三联疗法（PPI＋阿莫西林＋左氧氟沙星/莫西沙星）用作补救治疗的疗效亦佳[13]。荟萃分析显示，作为补救治疗，10 天疗程的含左氧氟沙星 PPI 三联比传统铋剂四联疗法，疗效略优而不良反应显著减少[14]。遗憾的是，有些地区已发现 *H. pylori* 对喹诺酮类抗生素耐药有逐渐增加趋势。最新一篇报道，采用传统 PPI 三联作为一线治疗，治疗失败者继以传统铋剂四联疗法作为二线治疗，治疗再失败者以含左氧氟沙星 PPI 三联作为三线治疗，540 例 *H. pylori* 感染者，一线治疗 *H. pylori* 根除率 ITT 为 70.3%、PP 为 76%，三线治疗后最终 *H. pylori* 根除率 ITT 为 89.6%、PP 为 98.1%[15]。由此可见，补救治疗的重要性毋庸置疑，价值是肯定的。我们需要做的是，根据不同情况，选择已肯定的补救治疗方案，研究新的补救治疗方案。

五、加强含呋喃唑酮治疗方案的研究

呋喃唑酮用于根除 *H. pylori* 的疗效及安全性已经我国大样本、多中心、随机对照研究的肯定[9]。呋喃唑酮的优势在于：极少耐药，因此既适于一线治疗组方，亦适于补救治疗组方；价格低廉、在我国供应充足，因此尤适于经济落后地区或经济条件受限的病人应用。但是，不耐药和体外试验抑制 *H. pylori* 作用并不等于体内杀灭 *H. pylori* 的高效性。呋喃唑酮最佳有效而安全的剂量、最佳组方、最佳疗程尚缺乏系统研究，与目前推荐的一线治疗方案和补救方案的疗效和安全性比较亦缺乏大样本的随机对照研究，因此大大影响该药在我国和世界范围的推广应用。

形成在我国各地域对 *H. pylori* 抗生素耐药率监测的长期机制、加紧评估传统疗法和验证新疗法是我国当前治疗 *H. pylori* 感染研究方面的最紧迫任务。发掘老药、研发新药、寻找有效组方则是包括抗 *H. pylori* 感染在内的任何抗感染研究的永恒主题。

参考文献

1 Graham DY, Lu H and Yamaoka Y. A report card to grade *Helicobacter pylori* therapy. Helicobacter 2007；12：275～278

2 Malfertheiner P, Megraud F, O'Morain C, et al. Current concepts in the management of *Helicobacter pylori* infection – The Maastricht III Consensus Report. Gut 2007；.56：772～781

3 Chey WD, Wong BCY and the Practice Parameters Committee of the American College of Gastroenterology. American College of Gastroenterology guideline on the management of *Helicobacter pylori* infection. Am J Gastroenterol 2007；102：1～18

4 中华医学会消化病学分会幽门螺杆菌学组/幽门螺杆菌科研协作组. 第三次全国幽门螺杆菌感染若干问题共识报告（2007 年 8 月庐山）. 中华医学杂志，2008，88：652～656

5 Bochenek WJ, Peters S, Praga PD, et al. Eradication of *Helicobacter pylori* be 7 – day triple – therapy regimens combining pantoprazole with clarithromycin, metronidazole, or amoxicillin in patients with peptic ulcer disease：Results of two double – blind, randomized studies. Heloicobacter, 2003, 8：626～642

6 Vakil N, Lanza F, Schwartz H, et al. Seven – day therapy for *Helicobacter pylori* in the United States. Aliment Pharmacol Ther 2004；20：99～107

7 Kim BG, Lee DH, Ye BD, et al. Comparison of 7 – day and 14 – day proton pump inhibitor – containing triple therapy

for Helicobacter pylori eradication rate in Korea. Helicobacter, 2007, 12: 31~35

8　Zagari RM, Bianchi – Porro G, Fiocca R, et al. Comparison of one and two weeks of omeprazole. Amocxicicillin and clarithromycin treatment for *Helicobacter pylori* eradication: the HYPER study. Gut, 2007, 56: 475~479

9　萧树东，刘文忠，胡品津，等. 短程三联疗法根除幽门螺杆菌的多中心临床研究. 胃肠病学，2000，5（1）：14~18

10　Wong WM, Xiao SD, Hu PJ, et al. Standard treatment for *Helicobacter pylori* infection is suboptimal in non – ulcer dyspepsia compared with duodenal ulcer in Chinese. Aliment Pharmacol Ther, 2005, 21: 73~81

11　Vaira D, Zullo A, Vakil N, et al. Sequential therapy vs. standard triple – drug therapy for *Helicobacter pylori* eradication: a randomized trial. Ann Intern Med, 2007, 146: 556~563

12　Jafri N, Hormung C, Howden C. Meta – analysis: sequential therapy appears superior to standard therapy for *Helicobacter pylori* infection in patients naive to treatment. Ann Intern Med, 2008, 148: 1~9

13　Cheon JH, Kim N, Lee DH, et al. Efficacy of moxifloxacin – based triple therapy as second – line treatment for *Helicobacter pylori*. Helicobacter, 2006, 11: 46~51

14　Gisbert JP, Morena F. Review and meta – analysis: levofloxacin – based rescue regimens after *Helicobacter pylori* treatment failure. Aliment Pharmacol Ther, 2006, 23: 35~44

15　Rokkas T, Sechopoulos P, Robotis I, et al. Cumulative H pylori eradication rates in clinical practice by adopting first and second line regimens proposed by the Maastricht III consensus conference and a third line empirical regimen. Am J Gastroenterl, 2009, 104: 21~25

中国幽门螺杆菌研究现状

胡伏莲

北京大学第一医院

幽门螺杆菌（*Helicobacter pylori*，下称 *H. pylori*）被分离至今已 27 年。27 年来，有关 *H. pylori* 的研究得到迅速发展。中国学者从流行病学、细菌学、致病机理到诊断和治疗都做了深入的研究。*H. pylori* 的发现使人类对许多自身疾病的认识翻开了崭新的一页。*H. pylori* 发现者澳大利亚学者 Warren 和 Marshall 荣获了 2005 年度诺贝尔生理学和医学奖。

一、中国幽门螺杆菌学组的创立、成长和壮大

中国 *H. pylori* 学组的创立：国内自从 1985 年张振华教授首次分离出 *H. pylori* 后，*H. pylori* 研究成了国人胃肠病领域中最热门的研究课题。

1997 年 4 月，在广州举行的第二届全国 *H. pylori* 会议期间，由广州南方医院周殿元、张万岱教授，上海仁济医院萧树东教授，广州中山大学第一医院胡品津教授以及北京大学第一医院贾博琦、胡伏莲教授等联合倡议，成立我国 *H. pylori* 科研协作组，并得到了全国各地的广泛响应。1998 年 4 月，全国 *H. pylori* 科研协作组在上海正式成立，于 1999 年在海南召开了第一次全国 *H. pylori* 若干问题共识会，即"1999 海南共识"[1]；2000 年经中华医学会理事会批准，全国 *H. pylori* 科研协作组更名为中华医学会消化病学分会幽门螺杆菌学组。2003 年 *H. pylori* 学组于安徽桐城召开了第二次全国 *H. pylori* 若干问题共识会，即"2003 年桐城共识"[2]；2007 年于江西庐山召开了第三次全国 *H. pylori* 若干问题共识会，即"2007 年庐山共识"[3]。*H. pylori* 学组在不断地扩大，除 *H. pylori* 学组之外，还同时保留全国 *H. pylori* 科研协作组，学组和协作组人数现已超过 100 人。这些人是我国主要 *H. pylori* 研究者或专家，也是参与和完成全国科研协作的主力军。

二、中国幽门螺杆菌研究的前沿和亮点

（一）幽门螺杆菌与胃癌的研究始终是幽门螺杆菌研究领域中的热点

关于 *H. pylori* 致胃癌的基础研究近几年得到了巨大发展，对 *H. pylori* 与胃癌关系的奥秘国内学者在不断地探索：包括对 *H. pylori* 感染时癌基因变异[4~5]、线粒体 DNA 不稳定性[6]、端粒酶活性[7]以及 TOLL 样受体的表达[8]等多方面进行了广泛研究。

关于 *H. pylori* 致胃癌的研究，国内先后建立了一系列 *H. pylori* 感染的动物模型，萧树东教授为首的课题组首次在国内建立 *H. pylori* 感染蒙古沙鼠 84 周后导致胃腺癌的动物模型[9]，也有学者成功地建立了 *H. pylori* 感染而诱发胃癌前期病变的全过程，包括从浅表—萎缩—肠化—异型增生的动物模型[10]。

H. pylori 感染的防治及其与胃癌发生关系的研究一直被国内广大学者所关注。为了探索根除 *H. pylori* 可否阻止乃至逆转萎缩、肠化等癌前期变化，对以预防胃癌为目的的 *H. pylori* 根治对象的选择以及那些还没有发生癌前病变的 *H. pylori* 感染者实行 *H. pylori* 根除治疗是否有意义？我国建立了一些在胃癌高发区研究现场（如香港大学的福建长乐；北京大学肿瘤医院的山东临朐和北医三院的山东牟平），其研究结果表明[11,12]，*H. pylori* 是慢性萎缩性胃炎（CAG）向更高级癌前病变转化和继续发展的重要促进因素，而且在整个胃癌癌前病变的发展过程中均具有促进作用。*H. pylori* 虽不直接引起胃癌，但它与其他致癌因素共同作用下可促进胃癌的发生。对福建长乐地区 1630 人随访达 7.5 年的一个前瞻性研究证实在根除 *H. pylori* 之后可以降低无胃黏膜癌前病变人群的胃癌的发生率[12]。

H. pylori 与胃癌的研究虽然取得一些突破性进展，但 *H. pylori* 致胃癌的秘密并未真正揭开。为什么 *H. pylori* 感染者只有极少数人发生胃癌？根除 *H. pylori* 是否可以预防胃癌的发生？诸如此类问题仍然是我国 *H. pylori* 研究者的重点课题和核心课题，下一步还必须从流行病学、从基础到临床做更深入研究，而且更需要多学科的联合研究。

（二）幽门螺杆菌与胃肠道外疾病关系的研究向前跨越了一大步

目前 *H. pylori* 感染是一个涉及多系统和多学科疾病的研究课题，*H. pylori* 不仅与上胃肠道疾病相关，而且还涉及许多胃肠道外疾病。研究证实 *H. pylori* 还与口腔、皮肤、血液系统、心血管系统、妊娠乃至神经系统疾病的发生相关。现在国内已有不少 *H. pylori* 研究者热衷于 *H. pylori* 与胃肠道外疾病的研究。最近查询国人在 *H. pylori* 与胃肠道外疾病关系方面论文有 200 余篇，其中包括 *H. pylori* 与心脑血管方面 20 余篇；*H. pylori* 与血液 60 篇；*H. pylori* 与口腔 40 余篇；*H. pylori* 与皮肤 20 余篇。在 *H. pylori* 与血液方面研究中对 "*H. pylori* 感染与不明原因缺铁性贫血的关系" 研究较多[13]，根除 *H. pylori* 之后缺铁性贫血得以纠正[14~16]，也有研究显示 *H. pylori* 感染与某些口腔疾病的相关性[17,18]，甚至 *H. pylori* 感染还在女性不孕中起作用[19]。关于 *H. pylori* 与胃肠道外疾病的研究虽然有不少文章发表，但这些文中，有不少是以摘要形式发表，大多数样本含量少，缺少前瞻性、大样本、多中心的研究，而且对上述研究还缺乏动物模型数据的支持，循证医学证据的支持强度也较低，大多数致病机制亦未明，有关 *H. pylori* 与胃肠道外疾病关系无论从基础到临床还有待作更深入细致的研究。

现已发现多种人和动物的肠道微环境中定植着许多已知和未知的螺杆菌，目前 "螺杆菌属细菌与胃外临床疾病" 也是最近几年的研究亮点，现在至少有 35 种待命名的螺杆菌属细菌[20]。南方医院在国内首先检出人类海尔曼螺杆菌（*Helicobacter Heilmannii*, Hh），并对其生物学特性和诊断方法进行了深入研究[21]。

（三）基因组时代幽门螺杆菌的研究

生命科学的研究进入了信息化、系统化生物学研究时代，生物芯片技术具有高通量、自动化及并行处理能力，成为当前 *H. pylori* 致病分子机制与诊断研究领域的重要工具。为了全面、系统研究

H. pylori 基因多态性与 *H. pylori* 感染宿主胃癌易感性的关系，掌握 *H. pylori* 所致胃炎、胃癌的病理生理表型与分子机制，近年来生物芯片上海国家工程研究中心与上海同济大学同济医院消化疾病研究所、上海市消化疾病研究所合作，分别构建了胃癌易感性白细胞介素－1B 基因突变检测芯片、*H. pylori* 感染宿主胃癌易感性基因联合检测芯片、*H. pylori* 全基因组基因芯片与 *H. pylori* 感染蒙古沙鼠动物模型的胃癌组织芯片，其中 *H. pylori* 感染宿主胃癌易感性基因联合检测芯片涉及胃癌易感基因如 IL－1B、IL－10、TNF－α、IL－8、TLR4 与 MIF 等多种基因多态性的联合检测。*H. pylori* 基因组芯片共涉及 *H. pylori* 的 1632 个 ORF，其中包含标准菌株 26695 的基因 1590 个，标准菌株 J99 的特异性基因 103 个。而 *H. pylori* 感染蒙古沙鼠动物模型的胃癌组织芯片包含有模型建立过程中从正常胃黏膜、萎缩、肠化、异型增生发展至胃癌各个不同阶段数百块病变组织。应用功能基因组学和高通量技术，进一步揭示了宿主因素影响 *H. pylori* 感染结局的分子机制并进行了临床初步应用，这一系列研究对胃十二指肠疾病，尤其将对胃癌发生的风险预测、各种不同临床结局的风险评估，从而将为胃癌高危人群筛选、早期诊断和个性化治疗提供新思路[22~24]。

　　H. pylori 耐药性是 *H. pylori* 根除失败的主要原因，如何利用基因组学、蛋白质组学和转录组学数据来确定其新治疗靶点，从而为指导 *H. pylori* 感染治疗及 *H. pylori* 疫苗研制而提供理论依据也是 *H. pylori* 研究领域中亮点。现在国内已有学者开发了 *H. pylori* 毒素、*H. pylori* 耐药性与宿主胃癌易感性基因联合检测的基因芯片，可以一次性检测 *H. pylori* 毒性、*H. pylori* 相关胃癌易感性、*H. pylori* 耐药性。基因芯片可以一次性检测 *H. pylori* 对多种抗菌素的耐药情况[25,26]，这将对 *H. pylori* 致胃癌的分子机制的研究以及指导 *H. pylori* 感染的治疗打下了重要基础。

　　（四）幽门螺杆菌感染处理中的某些临床问题已达成新共识

　　H. pylori 感染处理中的临床问题是目前临床医师最关注的问题。这些问题包括：*H. pylori* 感染诊断方法的选择、*H. pylori* 治疗方案以及 *H. pylori* 根除适应证等。多年来我国学者对这些临床问题存在争议，但随着对 *H. pylori* 研究的深入，在经过反复的临床研究和论证后达成了新的共识。迄今为止，我国已发布了三次关于 *H. pylori* 感染处理中若干问题的共识报告，即 1999 年海南共识[1]、2003 年桐城共识[2]以及 2007 年庐山共识[3]。

　　关于 *H. pylori* 感染的治疗在新的共识[3]中强调 PPI 三联 7 d 疗法仍为首选，当甲硝唑耐药率≤40% 时，首先考虑 PPI＋M＋C/A；当克拉霉素耐药率≤15% ~20% 时，首先考虑 PPI＋C＋A/M；为提高 *H. pylori* 根除率，避免继发耐药，四联疗法也可作为一线治疗方案[27,28]。由于 *H. pylori* 对常用抗生素的耐药性，而呋喃唑酮、四环素和喹诺酮类（如左氧氟沙星）耐药率低、疗效相对较高，因而这些抗生素也可作为初次治疗或补救方案的选择。在补救治疗中最近有研究显示含左氧氟沙星的四联疗法优于常规四联疗法[29]。

　　（五）探索幽门螺杆菌治疗新方法及其免疫防治

　　由于 *H. pylori* 对抗生素的耐性而导致治疗失败，所以人们也在逐渐赏试或寻找抗生素以外的药物，目前已经有不少研究资料显示对 *H. pylori* 感染的非抗生素疗法[30]，这些方法包括一些中草药或一些植物的提取物、益生菌和抗氧化剂等。国内有一项随机双盲对照的临床试验显示酸果蔓的果汁具有抗 *H. pylori* 感染的作用[31]。另有国内学者对治疗溃疡病的 30 种中草药作体外抑菌试验提示其中部分有明显异菌作用[32]。还有动物实验证实某些中药如温胃舒/养胃舒以及某些胃黏膜保护剂如替普瑞酮，对 *H. pylori* 毒素所致的小鼠胃黏膜损伤有明显的保护作用[33,34]，这些研究还同时证实了这些药物的作用的机理。目前也有体外研究证实阿司匹林和吲哚美辛对 *H. pylori* 有抑菌作用[35]；还有研究报道壳聚糖对感染 *H. pylori* 的小鼠有治疗作用[36]等。对这些研究仅为初探，有待我们作进一步研究和探讨。

　　新近有关于某些抗溃疡药物或胃黏膜保护剂如依卡倍特钠可以提高 *H. pylori* 根除率的研究报道[37]，其作用机理未明，可能通过其对胃黏膜保护作用影响 *H. pylori* 在胃黏膜的黏附有关，国内作者也正在进行这方面研究，包括基础与临床的研究。对抗 *H. pylori* 的黏附机制和保护胃黏膜可能

是治疗 *H. pylori* 感染的新思路，但今天的新思路也许成为明天治疗 *H. pylori* 感染的新手段。此外，我国传统医学中医中药以及中西医结合治疗也是治疗 *H. pylori* 感染的新手段，还有研究证实某些微生态制剂如乳杆菌也有抑制或杀灭 *H. pylori* 的作用[38]。

H. pylori 感染的免疫防治一直是人们的愿望，广州中山大学在国内较早开展 *H. pylori* 感染免疫防治的研究，包括对疫苗的构建以及疫苗防治 *H. pylori* 感染的动物模型的建立[39~41]。第三军医大学已在国内首次建立基因工程人 *H. pylori* 口服疫苗，已完成了 II 期和 III 期临床试验，重组 *H. pylori* 疫苗在受试人群中有效率 >85%；预防 *H. pylori* 感染的 1 年期保护率 >72%，但这都是试验阶段，由于其效果及安全性，至今国内外尚无 *H. pylori* 疫苗产品上市，目前要研制出一种能够为人类有效防治 *H. pylori* 感染的疫苗可能还存在一段距离。

三、中国幽门螺杆菌学组的科研协作研究

中华医学会消化病学分会 *H. pylori* 学组/*H. pylori* 科研协作组近几年来已经完成了多项大型的全国性多中心临床研究，这些合作研究中充分体现了 *H. pylori* 学组和 *H. pylori* 科研协作组全体成员的团队精神以及奉献精神，所以在近几年的科研协作中取得了突破性成果。

最大的一项协作是历时 3~4 年的"全国自然人群 *H. pylori* 感染的流行病学调查"，这项研究于 2001~2004 年进行的一项涉及全国 20 个省市 40 多个中心的大规模自然人群中 *H. pylori* 流行病学调查，其研究结果显示全国各地 *H. pylori* 感染率存在很大差异，我国属发展中国家，*H. pylori* 感染率高。此次全国性自然人群中 *H. pylori* 流行病学调查结果显示[42]：我国 *H. pylori* 感染率为 40%~90%，平均为 59%；最低的地区是广东省，为 42%；最高的地区是西藏自治区为 90%；我国 *H. pylori* 的现症感染率 42%~64%，平均 55%，最低地区是广东省，为 42%；最高地区是陕西省，为 64%，儿童 *H. pylori* 感染率为 25%~59%，平均 40%。儿童 *H. pylori* 感染率平均每年以 0.5%~1% 的速度递增。此项全国性大规模的 *H. pylori* 流行病学调查涉及范围广，累及人数多达 3 万 2 千多人。本项研究曾荣获了 2004 年亚太地区消化疾病周（APDW）大会主席一等奖。

中华医学会消化病学分会 *H. pylori* 学组和 *H. pylori* 科研协作组于 2005 年 3 月~2006 年 5 月完成了一项涉及全国 16 个省市（包括北京、天津、上海、河北、辽宁、山东、湖南、湖北、广东、广西、福建、浙江、江西、陕西、云南、海南）、20 多个中心的大规模 *H. pylori* 耐药（包括对甲硝唑、克拉霉素和阿莫西林耐药）的流行病学调查和耐药原因分析，历时已一年余，其研究显示[43]：我国 *H. pylori* 对抗生素的耐药率为：甲硝唑 50%~100%（平均 73.3%），克拉霉素 0~40%（平均 23.9%），阿莫西林 0~2.7%，*H. pylori* 对抗生素的耐药率存在明显的地区差异，提示 *H. pylori* 耐药也受地区和环境因素的影响。

四、对幽门螺杆菌的研究从认识—再认识

对于 *H. pylori* 的认识并没有进入自由王国，存在的未知数还太多，*H. pylori* 与胃癌的因果关系尚未阐明；*H. pylori* 感染处理中的某些问题仍有争议；*H. pylori* 感染为什么会涉及如此广泛的临床疾病，如何克服 *H. pylori* 耐病性，如何提高 *H. pylori* 根除率，这些问题还需要我们作继续深入地研究。对有争议问题经过不断实践和论证之后将又要达成新的共识，所以对 *H. pylori* 的研究并没有结束，而是刚刚入门，门内的东西有待我们去探索，有待我们去揭示新的秘密。在 *H. pylori* 没有被发现的年代，我国学者早就知道利用痢特灵来治疗溃疡病，但当时并没想到与 *H. pylori* 与联系起来，樊代明院士在本书中的"诺贝尔奖后的遗憾"一章中给了我们很大的鼓励、鞭策和力量。*H. pylori* 被发现后的今天我们也并没有认识其真面目。随着科学与技术的迅猛发展，我们将进一步加深对 *H. pylori* 发病机制及其诊治的研究。所以说我们对 *H. pylori* 的研究远没有结束，而只是刚刚步入一个新起点。我们对 *H. pylori* 的研究必须不断地从认识—再认识。

参考文献

1　张万岱，萧树东，胡伏莲，等．幽门螺杆菌若干问题的共识意见．中华医学杂志，2000，80（5）：394～395

2　中华医学会消化病学分会．对幽门螺杆菌若干问题的共识意见（2004，中国）．中华医学杂志，2004，84（6）：522～523

3　中华医学会消化病学分会幽门螺杆菌学组/幽门螺杆菌科研协作组．第三次全国幽门螺杆菌感染若干问题共识报告（2007年8月庐山）．中华医学杂志，2008，88：652～656

4　杨桂彬，胡伏莲，吕有勇．胃黏膜病变演化过程中幽门螺杆菌感染与p53变异和MG-7抗原及核仁组成区相关蛋白表达的关系．中华医学杂志，2003，83（15）：1331～1335

5　曾志荣，陈斌，李初俊，等．IL-1B-511单核苷酸多态性与我国胃癌高发区胃黏膜萎缩关系的研究．中国病理生理杂志，2007，23：2226～2228

6　凌贤龙，房殿春，周晓东，等．胃黏膜线粒体DNA不稳定及核内整合与幽门螺杆菌感染有关．中华消化杂志，2003，23：80～83

7　祝荫，吕农华，陈江，等．幽门螺杆菌感染诱导胃黏膜上皮细胞凋亡及端粒酶逆转录酶表达．中华消化杂志，2005，25（11）：672～675

8　邓乐．幽门螺杆菌对胃上表细胞Toll受体信号通路影响的研究．南昌大学学报，2008，14，16：28～32

9　郑青，陈晓宁，施尧，等．幽门螺杆菌长期感染蒙古沙土鼠建立胃癌模型的研究．中华消化杂志，2003，23（2）：92～96

10　金哲，胡伏莲，魏虹，等．幽门螺杆菌长期感染蒙古沙土鼠的建立与评价．中华医学杂志，2008，88（22）：15138～1522

11　马峻岭，张联，潘凯枫，等．幽门螺杆菌与胃癌发生进程的10年队列研究．中华医学杂志，2005，85：2758～2761

12　Wong BC，Lam SK，Wong WM，et al. *Helicobacter pylori* eradication to prevent gastric cancer in a highrisk region of China：a randomized controlled trial．Jama，2004，291：187～194

13　余小龙，朱金水．幽门螺杆菌感染与缺铁性贫血研究进展．胃肠病学和肝胆病学杂志，2007，16（5）：489～491

14　张东辉，陈香宇，李志英，等．根除幽门螺杆菌治疗对幽门螺杆菌阳性慢性胃炎患者的缺铁性贫血疗效研究．临床荟萃，2003，18（12）：661～663

15　陈艳，肖政．幽门螺杆菌与中青年缺铁性贫血关系的临床研究．临床血液学杂志，2007，20（6）：349～351

16　陈蒂珩，苏永忠，刘元生，等．幽门螺杆菌感染相关性缺铁性贫血的临床研究．中国医师杂志，2008，10（7）：939～940

17　朱娜，吴勤动．口腔幽门螺杆菌与胃内幽门螺杆菌相关性研究．国际消化杂志，2008，28（4）：296～298

18　侯海玲，孟焕新，胡伏莲，等．Pyrosequencing检测口腔与胃中的幽门螺杆菌16S rDNA V1区基因序列．现代口腔医学杂态，2005，19：352～355

19　魏秋，刘彦，金志军，等．幽门螺杆菌感染在女性不孕症发病机制中的作用．胃肠病学，2008，13（6）：361～363

20　李菁，王继德，白杨，等．肝肠螺杆菌与胃外感染性疾病．中华医学杂志，2007，87：3164～316

21　陈烨，周殿元，王继德，等．海尔曼螺杆菌感染的生物学与诊断治疗的研究．中华医学车志，1998，78（71）：490～493

22　于莲珍，虞朝晖，陈卫昌，等．胃癌易感性白细胞介素-1B基因突变检测芯片的初步临床应用．胃肠病学，2007，12（9）：541～544

23　Han YH，Liu WZ，Shi YZ，et al. Comparative genomics profiling of clinical isolates of *Helicobacter pylori* in Chinese populations using DNA microarray．J Microbiol，2007，45（1）：21～28

24　部恒骏．重视消化系疾病预测医学的研究和应用．胃肠病学，2008，13（3）：131～133

25　王韶英，部恒骏．宿主因素与幽门螺杆菌感染结局的研究．胃肠病学和肝病学杂志，2008，17（7）：523～526

26 Chen S, Li Y, Yu C. Oligonucleotide microarray: a new rapid method for screening the 23S rRNA gene of Helicobacter pylori for single nucleotide polymorphisms associated with clarithromycin resistance. J Gastroenterol Hepatol. 2008, 23 (1): 126~31

27 牟方宏, 胡伏莲, 杨桂彬, 等. 质子泵抑制剂四联疗法作为幽门螺杆菌根除治疗一线方案的临床研究. 胃肠病学, 2007, 12 (9): 531~534

28 郑青, 戴军, 李晓波, 等. 以泛托拉唑为基础的三联和四联疗法根除幽门螺杆菌疗效比较——一项单中心、随机、开放、平行对照研究. 胃肠病学, 2009, 14 (1): 8~11

29 李彩虹, 沙亚凯. 含左氧氟沙星的四联方案与常规四联方案补救治疗幽门螺杆菌感染疗效分析. 临床内科杂志, 2008, 25 (7): 487~488

30 彭如洁, 彭孝伟. 幽门螺杆菌感染的非抗生素法的研究进展. 胃肠病学和肝胆病学, 2007, 16 (5): 485~488

31 Zhang L, Ma J, Pan K, etal. Efficacy of cranberry juice on *Helicobacter pylori* infection: a doubl – blind, randomized placebo – controlled trial. Helicobacter. 2005, 10 (2): 139~145

32 Li Y, Xu C, Zhang Q, et al. In vitro anti – Helicobacter pylori action of Chinese herbal medicine used to treat ulcer dieases. J Ethnopharmacol, 2005, 98 (3): 329~323

33 牟方宏, 胡伏莲, 杨桂彬. 温胃舒、养胃舒预防幽门螺杆菌培养上清液所致小鼠胃黏膜损伤的实验研究. 世界华人消化杂志, 2007, 15 (13): 11505~11509

34 杨桂彬, 胡伏莲, 牟方宏. 替普瑞酮预防幽门螺杆菌所致的小鼠胃黏膜损伤的实验研究. 中华医学杂志, 2006, 86 (14): 992~995

35 Wei Hong Wang, FuLian Hu, Benjamin C Y Wong, et al. Inhibitory effects of Aspirin and Indometacin on the growth of *H. polyri* in vitro. Chinese Journal of Digestive Disease, 2002, 3 (4): 172~17

36 谢勇, 周南进, 熊水印, 等. 壳聚糖体内抗幽门螺杆菌作用及其对 Th 免疫反应的调节. 中华内科杂志, 2007, 46 (3): 220~223

37 Kim H W, Kim G H, Cheong J Y. *H. pylori* eradication: A randomized prospective study of triple therapy with or without ecabet sodium. *World J Gastroenterol*, 2008, 14 (6): 908~912

38 邹淑华, 王维宁. 康力得口服液加抗生素治疗幽门螺杆菌感染临床观察. 中国微生态学杂志, 2000, 12 (5): 278

39 朱森林, 陈旻湖, 陈洁, 等. 优化构建 UreB/*H. pylori*aA 双价幽门螺杆菌减毒活菌疫苗的免疫保护作用. 中华消化杂志, 2003, 23 (10): 583~586

40 廖文俊, 陈旻湖, 陈洁, 等. 表达幽门螺杆菌过氧化氢酶的减毒沙门菌疫苗株的构建及其免疫保护作用的观察. 中华医学杂志, 2001, 1 (10): 613~616

41 陈洁, 陈旻湖, 廖文俊, 等. 重组幽门螺杆菌疫苗免疫保护作用与免疫后胃炎. 中国免疫学杂志, 2005, 21 (6): 411~415

42 胡伏莲. 幽门螺杆菌感染的流行病学. 见: 胡伏莲主编. 幽门螺杆菌感染诊疗指南. 北京: 人民卫生出版社, 2006, 10~19

43 中华医学会消化病分会幽门螺杆菌学组/全国幽门螺杆菌科研协作组. 中国幽门螺杆菌耐药状况以及耐药对治疗的影响——全国多中心临床研究. 胃肠病学, 2007, 12 (9): 525~530

诺贝尔奖后的遗憾

——pH 与 *H. pylori* 的故事

樊代明

第四军医大学

2005 年的医学生理学诺贝尔奖颁给了 Marshall 和 Warren，这着实使我为中国学者失落和遗憾了几天。多年来发的这么多诺贝尔奖，这一年的内容离我们消化内科最近。细想起来诺贝尔奖并不那么高不可攀，遗憾的是中国学者没有抓住这个机会，与诺贝尔奖擦肩而过。

1975 年，我在第三军医大学上本科，课堂上听老师批评说："居然有人用庆大霉素等抗生素治疗溃疡病，真是天方夜谭，岂有此理。"这是因为用抗生素治疗溃疡违背了当时学术界公认的"无酸无溃疡"的经典理论。那时多数人认为，溃疡病的发病只是因为低 pH 值的酸性胃液腐蚀了胃或十二指肠黏膜所致，且用不同的抗酸药治疗有效。从那时起，为了抑酸，一代又一代的抗酸剂不断问世，从 H_2 受体拮抗剂到质子泵抑制剂，这些"灵丹妙药"确使溃疡的愈合率及愈合速度大为提高。但遗憾的是总有一部分难治性溃疡经久不愈或屡愈屡发，甚至导致严重的并发症。这就使人们一直在想可能还有别的因素涉及溃疡的发病。

1978 年，我上了"文化大革命"后招收的第一批研究生，进入第四军医大学，从师张学庸教授进行消化病的研究。当时张老师一共招了两个研究生，我大师兄是现北京军区总医院的刘端琪医生，在观察胃病的电镜片时，我们奇怪地发现了很多"毛毛虫"，至今片子还在，就是现在的幽门螺杆菌。遗憾的是当时有一位辅导老师告诉我们，那是污染，不足为怪，胃每天都在接纳食物，能没有细菌污染吗？当时我们信了，也就放弃了研究。后来得知北京医科大学的郑芝田教授用痢特灵治疗溃疡病有效，但机制未能明确。我的一位师妹邢联平，对此十分感兴趣，毕业后从西安去北京考上郑教授的博士研究生。他们当时没有想到痢特灵的抗菌作用，没有进行细菌分离，而是想在消化道特别是从大脑组织中去找痢特灵的受体。想尽了各种办法，用尽了各种技术，夜以继日，怎么也找不到受体，一直到 1985 年仍无结果，我的师妹只好放弃研究去了美国，目前正在从事骨科方面的研究。

1984 年，澳大利亚的 Marshall 和 Warren 发表了文章，他们用细菌培养方法从胃病患者的胃组织中培养出一种细菌，称幽门螺杆菌（*Helicobacter Pylori*，简称 *H. pylori*）。后来全世界的消化病专家都发现其与溃疡病的发生、难治和复发相关。通过用抗生素可以治愈溃疡病，且复发率显著下降，并发症也显著减少。

通过这件事，我觉得我们中国学者应该追思几个假如：

1. 假如当年我们不以古板的概念为圣旨，不去嘲笑那些用庆大霉素治疗溃疡病的医生，而是去深究其机理。

2. 假如当时我们发现了"毛毛虫"，不把它当成污染去看，而是穷追下去。

3. 假如确定痢特灵治疗溃疡病有效后，我们不是去从胃黏膜或大脑组织寻找痢特灵的受体，或者说找受体失败了不是放弃研究，而是折回来用其他思路比如细菌培养方法去研究。

4. 假如我们中国的临床医生不是为做医生而只做医生，而是多学点身外本领，掌握一些诸如细菌培养、生化、免疫等研究技术，在从事临床工作的同时做些基础研究，双管齐下，能文能武，而不是视临床与基础相对立。

5. 假如，假如，假如……

如果有上面这些假如并循此研究下去，也许这次诺贝尔奖就会花落中国。

不过，冷静下来细想，我们也用不着为这些已经失去的假如而沮丧，因为科学是无止境的，还有大量的假如或机会等待着我们。一个引起疯牛病的朊蛋白就已让科学家们得了两次诺贝尔奖，事实上至今朊蛋白的研究仍未结束。虽然 *H. pylori* 与溃疡病的关系已经确立，已获诺贝尔奖，但 *H. pylori* 与胃肿瘤的关系仍未定论。一方面，*H. pylori* 可引起胃淋巴瘤，且通过抗 *H. pylori* 疗法可将部分病人治愈，这是事实；另一方面，*H. pylori* 可引起胃癌还缺乏足够有力的证据。而且，有不少报道 *H. pylori* 感染还与部分心率失常、雷诺症甚至湿疹有关。那就是说，*H. pylori* 的故事还没有完，还有获得诺贝尔奖的可能性，下一个诺贝尔奖会花落谁家，我深信这句话："机遇属于那些有准备的人"。

第二篇 幽门螺杆菌的基础研究

第一章　幽门螺杆菌基础研究概述

胡伏莲

北京大学第一医院

随着对幽门螺杆菌（*Helicobacter pylori*，下称 *H. pylori*）研究的不断深入，在 *H. pylori* 的基础和临床研究方面近年来有了长足的进展。自 *H. pylori* 分离后的 27 年来，有关 *H. pylori* 的基础研究，从 *H. pylori* 的流行病学、细菌学、病理学、毒理学，从蛋白组学、基因组学，从细胞水平到分子机制的研究都取得了巨大的成就，人们对 *H. pylori* 的致病性及致病机理的认识又翻开了新的一页。

一、幽门螺杆菌的流行病学及生物学特性

H. pylori 在全球自然人群的感染率超过 50%，经济落后、卫生条件差、文化水平越低，则 *H. pylori* 感染率越高。*H. pylori* 感染率随着年龄增加而增加。*H. pylori* 分子生物学流行病学调查显示在 *H. pylori* 感染后，还存在 *H. pylori* 不同菌株的重复感染。近年利用 *H. pylori* 基因多态性进行菌株分布的流行病学调查的报告很多，主要为 CagA 致病岛和 VacA 基因。VacA 基因又有三个信号区（S_{1a}、S_{1b}、S_2）和两个中心区（m_1、m_2），构成不同的基因亚型。各型菌株毒力不同，CagA（＋）型毒力较强；VacA 型中 S_1/m_1 型毒力强，S_1/m_2 低，S_2/m_2 无毒性。CagA（＋）型在世界各地特别是我国和东南亚占大多数，而且与消化性溃疡、胃癌、非溃疡性消化不良密切相关。VacA 亚型分布也存在明显地区差异性。

中华医学会消化病学分会 *H. pylori* 学组/*H. pylori* 科研协作组近几年来完成一项"大型的全国自然人群 *H. pylori* 感染的流行病学调查"[1]。这是一项涉及全国 20 个省市 40 多个中心的大规模自然人群中的 *H. pylori* 流行病学调查，其研究结果显示我国 *H. pylori* 感染率为 40% ~90%，全国各地 *H. pylori* 感染率存在很大差异。

二、幽门螺杆菌致病性及其致病的分子机制

H. pylori 致病因子很多，按其致病机理及其特点，通常将 *H. pylori* 致病因子大致分成 4 大类[2]：①与 *H. pylori* 定植有关的致病因子；②以损伤胃黏膜为主的致病因子；③与炎症和免疫损伤有关的致病因子；④其他致病因子。*H. pylori* 毒素及其致病毒因子与许多临床疾病关系密切，定植于胃黏膜的 *H. pylori* 如果不作根除治疗，它将伴随宿主，并引发各种临床疾病。

H. pylori 致病机制非常复杂，*H. pylori* 致病因子对胃黏膜的损伤及其对人体损伤机制至今尚未完全明了。目前认为 *H. pylori* 的致病机制包括：*H. pylori* 的定植、毒素引起的胃黏膜损害、宿主的免疫应答介导的胃黏膜损伤以及 *H. pylori* 感染后胃泌素和生长抑素调节失衡所致的胃酸分泌异常等。参与 *H. pylori* 致病的因子分为定植因子和毒力因子等。

生物芯片技术具有高通量、自动化及并行处理能力，目前生物芯片是 *H. pylori* 致病分子机制与诊断研究领域的重要工具。生物芯片可系统检测 *H. pylori* 基因多态性与 *H. pylori* 感染宿主胃癌易感性的关系，研究 *H. pylori* 所致胃炎、胃癌的病理生理表型与分子机制，*H. pylori* 全基因组基因芯片的开发，对进一步揭示 *H. pylori* 感染致病的分子机制具有十分重要的意义。

三、幽门螺杆菌及宿主因素基因多态性对临床结局的影响

H. pylori 感染导致的不同临床结局是由 *H. pylori*、宿主遗传因素及环境因素共同作用的结果。近年来，在 *H. pylori* 毒力因子、宿主胃癌遗传易感性及其相互作用而导致临床结局显著差异方面的研究有了很大进展。

关于毒力因子与临床结局多样性（包括 CagA、cagPAI、和 VacA 与临床结局多样性）；关于遗传基因多态性与临床结局多样性（包括宿主 IL－1B 和 IL－1RN 基因多态性与临床结局多样性及宿主其他细胞因子多态性与临床结局多样性），近年对这些方面都已作了进一步研究[3~4]。

H. pylori 菌株的基因型不同是导致感染后不同临床结局的重要因素。研究发现细胞毒素相关基因 A（*cagA*）阳性菌株感染导致严重临床后果（如胃癌）的危险性明显大于 *cagA* 阴性菌株。细胞毒素相关蛋白 A（CagA）是 *H. pylori* 的 cag 致病岛（cag PAI）上 *cagA* 基因的编码产物，是 *H. pylori* 感染导致宿主产生炎性反应的重要效应蛋白。*H. pylori* 感染后通过 cag PAI 编码的 IV 型分泌系统将 CagA 注入宿主细胞内并发生磷酸化，导致细胞内信号传导等一系列的反应，引起宿主严重的组织炎症损伤，并与胃腺癌的形成密切相关。

不同菌株间 *cagA* 基因多样性可能是造成不同临床后果的主要原因。*cagA*/CagA 作为 *H. pylori* 的一个重要致病机制，依然是目前研究的热点之一。

宿主遗传易感性检测对 *H. pylori* 感染导致不同临床疾病也有重要意义[5~6]。目前已经确定的胃癌遗传易感性标记在人群中应用较为普遍，但作为个性化胃癌预测仍然有限，而 *H. pylori* 全基因组基因芯片、*H. pylori* 感染宿主胃癌易感性基因联合检测芯片，应用功能基因组学和高通量技术，对进一步揭示宿主因素影响 *H. pylori* 感染结局的分子机制，分析发生各种不同临床结局的风险提供了新思路。

四、幽门螺杆菌蛋白质组和基因组学研究

蛋白质组的概念是指一种基因组所表达的全套蛋白质，近年针对 *H. pylori* 蛋白质组的研究得到了迅速发展。自 1997 年 Tomb 等在世界上首次完成了第一个 *H. pylori* 26695 基因组的全序列测定分析[7]，至今已经有 6 株 *H. pylori* 完成全基因组测序[3~6]，编码基因序列的解密为研究蛋白质组打下了有力基础。近年来国内外学者在 *H. pylori* 蛋白质组领域（包括全菌蛋白质组、膜蛋白质组、分泌蛋白质组和差异蛋白质组）的研究得到了迅猛发展，有力地推动了对 *H. pylori* 致病机制的认识和诊治方法的发展。

关于全菌蛋白质组，于 1975 年建立的双向电泳（2DE）技术可以同时分离数千种蛋白，20 世纪 80 年代引入固相化 pH 梯度凝胶使得双向电泳的重复性和加样简便性得到巨大的改善，随后又研制了基质辅助激光解析电离飞行时间质谱（MALDI－TOF－MS）与电喷雾电离质谱（ESI－MS）。近年来人们兴趣放在 *H. pylori* 蛋白质组作图、蛋白质组成分鉴定、蛋白质组数据构建、新型蛋白质发掘上。遵照这样的思路提取蛋白、分离蛋白、选取有诊断价值的蛋白用于鉴定，这些研究为全面的了解 *H. pylori* 提供了更新的信息。

关于基因组时代的 *H. pylori* 研究，生命科学的研究进入了信息化、系统化生物学研究时代，生物芯片技术成为当前 *H. pylori* 致病分子机制与诊断研究领域的重要工具[8~9]。为了全面、系统研究 *H. pylori* 基因多态性与 *H. pylori* 感染宿主胃癌易感性的关系，掌握 *H. pylori* 所致胃炎、胃癌的病理生理表型与分子机制，近年来国内学者分别构建了胃癌易感性白细胞介素－1B 基因突变检测芯片、*H. pylori* 感染宿主胃癌易感性基因联合检测芯片、*H. pylori* 全基因组基因芯片及 *H. pylori* 感染蒙古沙鼠动物模型的胃癌组织芯片。应用功能基因组学和高通量技术，进一步揭示了宿主因素影响 *H. pylori* 感染结局的分子机制并进行了临床初步应用。这一系列研究对胃十二指肠疾病，尤其将对胃癌发生的风险预测、各种不同临床结局的风险评估，为胃癌高危人群筛选、早期诊断和个性化治疗提供了新手段。

H. pylori 耐药性是 *H. pylori* 根除失败的主要原因，如何利用基因组学、蛋白质组学和转录组学数据来确定其新治疗靶点，从而为指导 *H. pylori* 感染治疗及 *H. pylori* 疫苗研制而提供理论依据。目前已经开发的 *H. pylori*、*H. pylori* 耐药性与宿主胃癌易感性基因联合检测的基因芯片，可以一次性检测 *H. pylori* 毒性、*H. pylori* 相关胃癌易感性、*H. pylori* 耐药性，基因芯片可以一次性检测 *H. pylori* 对多种抗生素的耐药情况[10~11]。如何利用基因组学、蛋白质组学和转录组学数据来确定新治疗靶点以及为疫苗的研制打下基础都是 *H. pylori* 研究领域中非常重要的课题。

五、幽门螺杆菌感染与胃恶性肿瘤

（一）幽门螺杆菌与胃癌的研究始终是幽门螺杆菌研究领域中的热点

关于 *H. pylori* 致胃癌的基础研究近几年得到了巨大发展，对 *H. pylori* 与胃癌关系的奥秘国内学者在不断地探索：包括对 *H. pylori* 感染时癌基因变异、微卫星 DNA 不稳、端粒酶活性、TOLL 样受体的表达以及胃黏膜上皮细胞细胞凋亡等多方面进行了广泛研究[12~14]。

关于 *H. pylori* 致胃癌的研究，国内先后建立了一系列 *H. pylori* 感染的动物模型，有学者在国内首次建立了 *H. pylori* 感染蒙古沙鼠 84 周后导致胃腺癌的动物模型[15]，也有学者成功地建立了 *H. pylori* 感染而诱发胃癌前期病变的全过程，包括从浅表—萎缩—肠化—异型增生的动物模型[16]。

流行病学研究已经揭示了 *H. pylori* 感染与胃癌发生的密切相关性。*H. pylori* 根除与胃癌预防也引起研究者的广泛兴趣，多数研究表明 *H. pylori* 根除可以阻断癌前病变的进程。根除 *H. pylori* 预防胃癌发生的确凿证据至今尚缺乏，原因是由于缺乏足够大的样本量和足够长的随访期，因此主要论据多源自于对 *H. pylori* 根除与癌前疾病发生的相关性研究。

通过 *H. pylori* 根除来预防胃癌是一个涉及大众健康的问题，当前对于无症状人群是否应该接受 *H. pylori* 筛查仍有争议。许多研究提示在胃癌的癌前病变形成之前进行 *H. pylori* 的根除更为有益。基于这个观点，多数研究认为在成人中进行 *H. pylori* 的筛查和治疗才是具有低成本高效益的预防措施，尤其在具有癌前病变的患者和有胃癌家族史的患者更应该接受正规的根除 *H. pylori* 治疗。因 *H. pylori* 感染患者进展为胃癌需一段时期，何种病人、何时根除 *H. pylori* 才能有效预防胃癌仍是目前研究的重点。

H. pylori 感染的防治及其与胃癌发生关系的研究一直被国内广大学者所关注。为了探索根除 *H. pylori* 可否阻止乃至逆转萎缩、肠化等癌前期变化，对以预防胃癌为目的的 *H. pylori* 根治对象的选择以及那些还没有发生癌前病变的 *H. pylori* 感染者实行 *H. pylori* 根除治疗是否有意义？我国建立

了一些在胃癌高发区研究现场，其研究结果表明[11,12] *H. pylori* 是慢性萎缩性胃炎（CAG）向更高级癌前病变转化和继续发展的重要促进因素，而且在整个胃癌癌前病变的发展过程中均具有促进作用。*H. pylori* 虽不直接引起胃癌，但它与其他致癌因素共同作用下可促进胃癌的发生。国内一项对1630 人随访达 7.5 年的一个前瞻性研究证实在根除 *H. pylori* 之后可以降低无胃黏膜癌前病变人群的胃癌的发生率[17]。

H. pylori 与胃癌的研究虽然取得一些突破性进展，但 *H. pylori* 致胃癌的秘密并未真正揭开。为什么 *H. pylori* 感染者只有极少数人发生胃癌，根除 *H. pylori* 是否可以预防胃癌的发生？诸如此类问题仍然是我国 *H. pylori* 研究者的重点课题和核心课题，下一步还必须从流行病学、从基础到临床做更深入研究，而且更需要多学科的联合研究。

（二）胃黏膜相关淋巴组织样淋巴瘤的研究进展

在胃发生的所有恶性肿瘤中，MALT 淋巴瘤发病率较低，但 MALT 淋巴瘤却是胃非上皮性恶性肿瘤中最常见的一种。由于胃 MALT 淋巴瘤的预后好于胃癌，甚至抗 *H. pylori* 治疗即可缓解，因此，明确其诊断对临床治疗具有重要的指导价值。

由于胃 MALT 淋巴瘤与 *H. pylori* 感染密切相关，目前越来越多的临床研究. 证实了抗 *H. pylori* 对 MALT 淋巴瘤的治疗效果[18~20]。有研究报道显示早期胃 MALT 淋巴瘤抗 *H. pylori* 治疗后，可使75% 以上的肿瘤完全缓解或消退[21]，因抗 *H. pylori* 治疗在胃 MALT 淋巴瘤治疗中的价值已得到普遍认可，因而对 MALT 淋巴瘤的抗 *H. pylori* 治疗反应性的相关因素及分子遗传学改变的研究受到普遍关注。

MALT 淋巴瘤的组织学主要特征是中心细胞样肿瘤细胞和淋巴上皮病变，即簇状聚集的肿瘤细胞浸润并导致腺体扭曲和变形、破坏。高度恶性转化的 MALT 淋巴瘤可能对抗 *H. pylori* 治疗不敏感。

关于分子遗传学改变：

（1）t（11；18）（q21；q21）是 MALT 淋巴瘤中最常见、研究较为深入的是染色体易位。有研究表明了 *H. pylori* 阴性的胃 MALT 淋巴瘤存在较高频率的 t（11；18）。在 t（11；18）阳性胃MALT 淋巴瘤对 *H. pylori* 根除治疗不反应[22]，因此 t（11；18）（q21；q21）是判断包括临床 I_E 期在内的胃 MALT 淋巴瘤对 *H. pylori* 根治不反应的一个可靠指标。因此，具有 t（11；8）染色体易位的病例对 *H. pylori* 根治不敏感。早期检测出 t（11；18）将有助于临床制订合理的治疗方案。

（2）t（1；14）（p22；q32）/IGH - BCL10：在胃 MALT 淋巴瘤中，可出现 Bcl - 10 蛋白核表达。有研究报道，53% 的 MALT 淋巴瘤中 Bcl - 10 核表达，且 Bcl - 10 核表达与病程进展有关，并且与抗 *H. pylori* 治疗无反应相关。一系列研究表明伴有 t（11；18）或 t（1；14）的 MALT 淋巴瘤可能对抗 *H. pylori* 治疗不反应.。

总之，目前认为在胃 MALT 淋巴瘤 *H. pylori* 阳性早期病例，抗 *H. pylori* 治疗应是首选的治疗方法，但肿瘤细胞 Bcl - 10 核表达和 t（11；18）与胃 MALT 淋巴瘤对抗 *H. pylori* 治疗无反应密切相关。

六、探索幽门螺杆菌治疗新方法及其免疫防治

由于 *H. pylori* 对抗生素的耐药性而导致治疗失败，目前已经有不少研究资料显示对 *H. pylori* 感染的非抗生素疗法[23]，这些方法包括一些中草药或一些植物的提取物、益生菌和抗氧化剂等。体外抑菌试验提示某些中草药对 *H. pylori* 有明显抑菌作用[24]，动物实验证实某些胃黏膜保护剂如替普瑞酮对 *H. pylori* 毒素所致的小鼠胃黏膜损伤有明显的保护作用[25]。还有体外实验证实阿司匹林和吲哚美辛对 *H. pylori* 有抑制作用[26]，但对这些研究仅为初探，其确切效果和作用机理尚未明确，有待今后作进一步研究和探讨。

H. pylori 感染的免疫防治一直是人们的愿望，*H. pylori* 感染免疫防治的研究，包括对疫苗的构建以及疫苗防治 *H. pylori* 感染的动物模型的建立也都有不少报道[27~28]。在国内正建立基因工程人

H. pylori 口服疫苗，现已完成了 II 期和 III 期临床试验，但这些都是试验阶段，由于其效果及安全性至今国内外尚无 *H. pylori* 疫苗产品上市，目前要研制出一种能够于人类的有效防治 *H. pylori* 感染的疫苗可能还需作更进一步的研究。

关于上述 *H. pylori* 的基础研究详见本专著的相关章节。

参考文献

1　胡伏莲. 中国幽门螺杆菌研究现状. 胃肠病学. 2007；12（9）：516～518

2　崔梅花，胡伏莲. 幽门螺杆菌致病因子. 世界华人消化杂志. 2003，11（12）：1993～1996

3　Wang P, Xia HH, Zhang JY, et al. Association of interleukin－1 gene polymorphisms with gastric cancer：a meta－analysis. Int J Cancer, 2007, 120（3）：552～562

4　Sicinschi LA, Lopez－Carrillo L, Camargo MC, et al. Gastric cancer risk in a Mexican population：role of *Helicobacter pylori* CagA positive infection and polymorphisms in interleukin－1 and－10 genes. Int J Cancer, 2006, 118（3）：649～657

5　Zambon CF, Basso D, Navaglia F, et al. Pro－and anti－inflammatory cytokines gene polymorphisms and *Helicobacter pylori* infection：interactions influence outcome. Cytokine, 2005, 29（4）：141～152

6　Deans C, Rose－Zerilli M, Wigmore S, et al. Host cytokine genotype is related to adverse prognosis and systemic inflammation in gastro－oesophageal cancer. Ann Surg Oncol, 2007, 14（2）：329～339

7　Tomb JF, White O, Kerlavage AR, et al. The complete genome sequence of the gastric pathogen *Helicobacter pylori*. Nature. 1997；388：539～47

8　Salama N, Guillemin K, McDaniel TK, et al. A whole－genome microarray reveals genetic diversity among *Helicobacter pylori* strains. Proc Natl Acad Sci U S A. 2000, 97（26）：14668～14673

9　Ye F, Brauer T, Niehus E, et al. Flagellar and global gene regulation in *Helicobacter pylori* modulated by changes in DNA supercoiling. Int J Med Microbiol. 2007, 297（2）：65～81

10　王韶英，郜恒骏. 宿主因素与幽门螺杆菌感染结局的研究. 胃肠病学和肝病学杂志，2008，17（7）：523～526

11　Chen S, Li Y, Yu C. Oligonucleotide microarray：a new rapid method for screening the 23S rRNA gene of *Helicobacter pylori* for single nucleotide polymorphisms associated with clarithromycin resistance. J Gastroenterol Hepatol. 2008, 23（1）：126～31

12　杨桂彬，胡伏莲，吕有勇. 胃黏膜病变演化过程中幽门螺杆菌感染与 p53 变异和 MG－7 抗原及核仁组成区相关蛋白表达的关系. 中华医学杂志 2003，83（15）：1331～133

13　凌贤龙，房殿春，周晓东，等. 胃黏膜线粒体 DNA 不稳定及核内整合与幽门螺杆菌感染有关. 中华消化杂志，2003，23：80～8

14　Hold GL, Rabkin CS, Chow WH, et al. A functional polymorphism of toll－like receptor 4 gene increases risk of gastric carcinoma and its precursors Gastroenterology, 2007, 132（3）：905～912

15　郑青，陈晓宁，施尧，等. 幽门螺杆菌长期感染蒙古沙土鼠建立胃癌模型的研究. 中华消化杂志，2003，23（2）92～96

16　金哲，胡伏莲，魏虹，等. 幽门螺杆菌长期感染蒙古沙土鼠的建立与评价. 中华医学杂志；2008，88（22）：15138～152

17　Wong BC, Lam SK, Wong WM, et al. *Helicobacter pylori* eradication to prevent gastric cancer in a highrisk region of China：a randomized controlled trial. Jama, 2004, 291：187～194

18　Montalban C, Santón A, Redondo C, et al. Long－term persistence of molecular disease after histological remission in low－grade gastric MALT lymphoma treated with *H. pylori* eradication. Lack of association with translocation t（11；18）：a 10－year updated follow－up of a prospective study. Annals of Oncology, 2005, 16：1539～1544

19　Fischbach W, Goebeler－Kolve ME, Dragosics B, et al. Long term outcome of patients with gastric marginal zone B cell lymphoma of mucosa associated lymphoid tissue（MALT）following exclusive *Helicobacter pylori* eradication therapy：

experience from a large prospective series. Gut, 2004, 53: 34 ~ 37

20 Wu¨ndisch T, Thiede C, Morgner A, et al. Long – term follow – up of gastric MALT lymphoma after *Helicobacter pylori* eradication. J Clin Oncol, 2005, 23: 8018 ~ 8024

21 Isaacson PG, Diss TC, Wotherspoon AC, et al. Long term follow up of gastric MALT lymphoma treated by eradication of *H. pylori* with antibiotics. Gastroenterology, 1999, 117: 750 ~ 751

22 Liu H, Ruskone Fourmestraux A, Lavergne – Slove A, et al. Resistance of t (11; 18) positive gastric mucosa – associated lymphoid tissue lymphoma to *Helicobacter pylori* eradication therapy. Lancet, 2000, 357: 39 ~ 40

23 彭如洁, 彭孝伟. 幽门螺杆菌感染的非抗生素法的研究进展. 胃肠病学和肝胆病学 2007, 16 (5): 485 ~ 488

24 Li Y, Xu C, Zhang Q, etal. In vitro anti – Helicobacter pylori action of Chinese herbal medicine used to treat ulcer dieases. J Ethnopharmacol. 2005, 98 (3): 329 ~ 323

25 杨桂彬, 胡伏莲, 牟方宏. 替普瑞酮预防幽门螺杆菌所致的小鼠胃黏膜损伤的实验研究. 中华医学杂志 2006, 86 (14) 992 ~ 995

26 Wei Hong Wang, FuLian Hu, Benjamin C Y Wong, et al. Inhibitory effects of Aspirin and Indometacin on the growth of H. polyri in vitro. Chinese Journal of Digestive Disease. 2002, 3 (4): 172 ~ 17

27 Guy B, Hessler C, Fourage S, et al. Systemic immunization with urease protects mice against *Helicobacter pylori* infection. Vaccine, 1998, 16: 850 ~ 856

28 陈洁, 陈旻湖, 王锦辉, 等. 幽门螺杆菌疫苗接种小鼠产生免疫后胃炎的影响因素. 世界华人消化杂志, 2006, 14 (23): 2275 ~ 2280

第二章 幽门螺杆菌的研究史

石碧坚 刘厚钰

上海复旦大学中山医院

　　早在 19 世纪后期就有人发现狗胃内存在一种螺旋状微生物，随后在 20 世纪初发现人胃中亦有"螺旋体"，但由于长期未能分离而未受到重视。直至 1983 年澳大利亚学者 Warren 和 Marshall 报道从人胃内成功地分离出"未鉴定的弯曲状杆菌"（unidentified curved bacilli）后[1]，才引起医学界的广泛兴趣，并从各个方面进行了深入的研究。人们在研究这种细菌的生物学特性时，曾几次易其名，直至 1989 年才正式将其命名为幽门螺杆菌（*Helicobacter pylori*，下称 *H. pylori*）[2]。因此，在发现 *H. pylori* 前研究胃内螺旋状细菌已有近一个世纪的时间，在分离出 *H. pylori* 后亦有近 20 年的研究史，其中的重大事件见表 2 - 1。

表 2 - 1　幽门螺杆菌研究史上的重大事件

时间	作者	事件
1893	Bizzozero	在狗胃中发现螺旋状细菌
1906	Krienitz	在人胃中发现"螺旋体"
1924	Luck	在胃内发现有尿素酶活性
1950	Fitzgerald	消化性溃疡病人胃内尿素酶产生的氨可以中和胃酸
1975	Steer	在 80% 胃溃疡切除标本上发现有细菌
1981	Warren	发现胃活检的黏膜上有细菌，并开始培养该菌

时间	作者	事 件
1983	Warren、Marshall	报道从胃黏膜上成功分离出细菌，从此开创了研究幽门螺杆菌的新纪元
1984	Marshall	在血清中检测到幽门螺杆菌抗体
1985	Marshall	本人吞服幽门螺杆菌导致急性胃炎
1985	McNulty	发明尿素酶试验
1987	Coghlan	报道根除幽门螺杆菌后十二指肠溃疡的复发减少
1987	Gramham、Bell	分别发明^{13}C 和^{14}C - 尿素呼气试验
1988	Leunk	发现空泡细胞毒素（VacA）
1988	Goodwin	提出"漏屋顶"假说
1989	Levi	提出胃泌素相关假说
1989	Goodwin	建议建立新的"螺杆菌属"，并把幽门弯曲菌更名为"幽门螺杆菌"
1990	吴继琮	创立^{15}N - 尿氨排出试验
1990	Hoshina	创立幽门螺杆菌的 PCR 检测法
1994	IARC	把幽门螺杆菌定为 I 类致癌物
1994	NIH	消化性溃疡病人必须根除幽门螺杆菌
1997	Tomb	测出幽门螺杆菌的全部基因组序列

一、幽门螺杆菌的发现和命名史

（一）胃内螺旋状微生物研究史

1893 年 Bizzozro 首次报道在狗的胃腺内观察到一种螺旋状微生物[3]，3 年之后 Saloman 在狗、大鼠、猫的胃内亦发现这种类似的微生物[4]。最早在人的胃内发现螺旋状微生物的是 Kreintz[5]，他在 1906 年报道了在胃癌病人的胃内观察到一种螺旋体（spirochaeten）。1915 年 Rosenow 在消化性溃疡病人的胃内也发现了螺旋体[6]。1921 年 Luger[7] 证实了胃癌病人的胃内有螺旋体存在，而健康人则没有这种微生物。1932 年 Applmans 在消化性溃疡和胃癌病人的胃内同时发现了螺旋状微生物[8]。1938 年 Doenges 在 242 例尸检标本中发现 104 例（43%）的胃内有螺旋体，由于大部分标本自溶，难以下病理学诊断[9]。1940 年 Freedburg 等[10] 经过长期的研究，发现 35 例手术切除的胃组织上 13 例有螺旋体，一般寄生于良性或恶性溃疡的边缘，他们认为是"非致病性的机会菌"（non - pathogenic opportunist）。

以上这些作者未作深入的研究，此后有人否认这种微生物为致病菌。1954 年 Palmar[11] 用 HE 染色对 1180 例胃活检标本进行观察，未发现螺旋体。他认为胃内的螺旋体是经口腔污染后，在溃疡的周围或在人死亡之后得以繁殖所致。此后，人们在这方面的研究很少，直至 1975 年 Steer 等[12] 在胃溃疡病人的胃上皮表面或黏液底层发现有细菌存在。他们还在电镜下看到多形核白细胞内有被吞噬的细菌，认为这种细菌削减了胃黏膜的防御功能，易导致溃疡病，然而对标本进行细菌培养却长出了绿脓杆菌。以后有人仔细观察该文的照片，认为黏膜上的细菌确系螺旋状细菌，而培养的绿脓杆菌可能系污染所致。1979 年 Fung 等[13] 在胃炎和胃溃疡病人的胃黏膜表面发现存在螺旋状杆菌，再次提请有关学者注意胃内的细菌在溃疡病的发病机制上所起的作用。

（二）胃内尿素酶研究史

1924 年 Luck 等[14] 首次报道在人胃内存在尿素酶活性，当时认为是胃黏膜细胞产生的，与细菌无关。1950 年 Fitzgerald 等[15] 在胃溃疡病人的胃切除标本上作尿素酶的研究，认为胃内的尿素酶可通过分解尿素生成氨而中和了胃酸，从而保护了胃黏膜。1959 年 Lieber 等[16]发现用四环素治疗后的尿毒症病人胃内尿素酶活性显著减低。1968 年 Delluva 等[17]的动物研究证实胃内的尿素酶来源于细菌，因为当动物的胃内没有细菌存在时，胃内的尿素酶活性也就消失了。直至 1984 年 Lagenberg 等[18]才从已分离的幽门螺杆菌上鉴定出其尿素酶特性，既解释了胃内存在尿素酶活性的原因，又为检测幽门螺杆菌的各种试验（如尿素酶试验、^{13}C – 尿素呼气试验等）提供了基础。

（三）幽门螺杆菌的发现

1981 年澳大利亚皇家佩思医院的病理科医师 Warren 和当时的实习医师 Marshall 开展的一项研究具有划时代意义。Warren 用 Warthin – Starry 染色法发现胃黏膜标本上存在细菌，而 Marshall 用四环素治疗 1 例胃内有细菌的老年胃炎病人，发现清除细菌后胃炎症状得到改善，随后他们开始合作，试图从胃黏膜上培养分离出该菌，但反复培养 30 余次均未获得成功。直至 1982 年 4 月做的第 37 次培养，由于正值复活节休假，培养皿不经意地培养了 5 天，终于看到了菌落[19]。

1982 年 10 月 22 日在皇家澳大利亚内科学院的会议上，他们首次报告了这种细菌与胃炎相关[19]。随后于 1983 年他们在 Lancet 杂志上[1]以信函的形式报道了这 3 年来在 135 例胃黏膜活检标本上发现了弯曲状或 S 状杆菌，该菌在光镜下形态与空肠弯曲菌相似，用 HE 染色难以看清，而用 Warthin – Starry 染色则容易辨认，这种细菌位于胃上皮表面、胃小凹或小凹之间，在胃窦部多见，并与活动性胃炎密切相关。因此，他们采用空肠弯曲菌分离技术，在微氧、37℃的条件下，在巧克力琼脂上经过 3 ~ 4 天的培养，成功地分离出这种细菌，即 H. pylori。

（四）幽门螺杆菌的命名史

1983 年 Warren 与 Marshall[1]分离出幽门螺杆菌后，当时还不能在形态学和生物化学上归类于哪一个种（species）。由于其形状类似于弯曲菌属（genus campylobacter），但弯曲菌属的鞭毛无鞘，因此推测该菌有可能是螺旋菌（spirillum），暂称之为"未鉴定的弯曲状杆菌"（unidentified curved bacilli）。同年 Skirrow[20]提出要为这种细菌命名，他认为，由于这种细菌寄生的特定部位在胃窦部，暂时称之为"pyloric campylobacter"比较合适，因为"pylorus"一词在希腊文中意为"看门者"；如果证实这种细菌为弯曲菌属细菌，其正式名称则可使用"Campylobacter pyloridis"。1984 年 Marshall 与 Warren[21]认为该菌在许多形态特征上以及含鸟嘌呤和胞嘧啶的 DNA 量与弯曲菌属相似，因此推测可能为弯曲菌属，但他们又认为正式使用"Campylobacter pyloridis"尚为时过早，还是暂称之为"pyloric campylobacter"较为妥当。尔后 Marshall 等[19]才正式推荐把它命名为"Campylobacter pyloridis"，国内译名为"幽门弯曲菌"，简称 Cp。同年 Langenberg 等[18]还将其称为"弯曲杆菌样微生物（campylobacter – like organism，CLO）"，以后其他学者亦较多使用 CLO 这一名称。1987 年 Marshall 等[22]根据国际细菌命名准则，细菌的名称无论起源于何种文字，均要以拉丁文命名，由于"pylorus"一词拉丁文的所有格为"pylori"，原来使用的"pyloridis"在语法上存在错误，因而 Cp 又被改称为"Campylobacter pylori"。

然而同在 1987 年，Romanink 等[23]发现 Cp 的 16SrRNA 序列与其他弯曲菌属细菌有明显不同，建议把 Cp 从弯曲菌属中划分出来。1988 年 Thompson 等[24]发现 Cp 的细胞脂肪酸和超微结构与弯曲菌属有明显不同，RNA 序列分析与产琥珀酸沃林菌（Wolinella succinogenes）相似，建议把 Cp 归类于沃林属。但在 1989 年 Goodwin 等[2]研究发现 Cp 有 5 个分类学特征与沃林属不同，认为应该成立一个新的属，即 Helicobacter 属，并把 Cp 更名为"Helicobacter pylori"，简称 H. pylori 或 Hp。Helicobacter 一词说明了该菌的两种形态特征，即在体内呈螺旋状（helico），而体外则呈杆状（bacter）。国内杨海涛等[25]于 1991 年相应地把它译为"幽门螺杆菌"，并建议停止使用"幽门弯曲菌"这一名称。

二、幽门螺杆菌的研究史

自 H. pylori 被分离后，人们对它的研究得到迅速发展，从流行病学、细菌学、致病机理到诊断和治疗都作了深入的研究。国内自 1985 年张振华首次分离出 *H. pylori* 后[26]，亦掀起了研究 *H. pylori* 的热潮。1990 年 5 月在广东珠海举办了第一次全国幽门弯曲菌学术讨论会[27]，1992 年已有 *H. pylori* 的专著出版[28]。

（一）流行病学调查研究

随着 *H. pylori* 感染血清学诊断的建立[29]，早在 1985 年就有大规模的流行病学调查[30,31]。随着各国流行病学资料的积累，已明确 *H. pylori* 感染率随年龄增加而上升，发展中国家比发达国家高，并与社会经济状况、受教育程度、种族等因素有关[32]。

对 *H. pylori* 的传染源和传播途径亦开始着手调查。对各种动物和人类的 *H. pylori* 感染率的研究提示，虽然某些灵长类动物体内亦能分离出 *H. pylori*，但由于人类 *H. pylori* 感染率很高，人类是 *H. pylori* 的贮主（reservoir）已得到肯定[32]。虽然有丰富的 *H. pylori* 传播途径调查资料，但由于很多调查结果有所矛盾，因而至今仍不清楚 *H. pylori* 明确的传播途径。其传播途径有可能是多方式的。用 PCR 法检测大便和牙菌斑上的 *H. pylori*，推测传播途径可能为粪 – 口或口 – 口[33,34]。对内镜检查病人进行调查提示有内镜交叉感染[35]。在秘鲁的一项调查显示，饮用室外共用水源的儿童的 *H. pylori* 感染率是饮用家庭独用水源者的 3 倍[36]，这提示 *H. pylori* 感染还有可能通过水质污染而传播。

此外，还有学者对根除 *H. pylori* 后再感染做流行病学调查，研究结果提示再感染率与根除方案的有效率和复查再感染率的间隔时间有关[37]。

（二）致病机理的研究

Marshall 最初分离出 *H. pylori* 时曾预言[1]，如果 Warren 发现的细菌真的与胃窦炎密切相关，这种细菌可能会在消化性溃疡和胃癌的发病中起一定的作用。1984 年就有胃炎和溃疡病患者的 *H. pylori* 感染率高于健康人群的报道[18]。1985 年 Marshall 报道了他本人吞服 *H. pylori* 的试验，结果亦证实了 *H. pylori* 为致病菌[38]。1994 年国际癌症研究中心（IARC）已把 *H. pylori* 列为 I 类致癌物[39]。在 1988 年和 1989 年 Goodwin[40] 和 Levi 等[41] 分别提出"漏屋顶假说"和"胃泌素相关假说"，初步阐述了 *H. pylori* 导致胃炎和消化性溃疡的可能致病机理。但随着研究的不断深入，发现 *H. pylori* 的致病机理比这两种假说要复杂得多。目前对 *H. pylori* 的研究已进入分子生物学水平，从 *H. pylori* 的基因角度研究 *H. pylori* 的定植，毒力因子，造成宿主的炎症与免疫反应，影响宿主的胃酸分泌，与宿主的胃炎、消化性溃疡、胃食管反流病、胃癌、MALT 淋巴瘤以及胃肠道以外有关疾病的关系[42~44]。

（三）诊断方法的发展

H. pylori 感染最初的诊断方法只有组织学检查和细菌培养两种。此后相继创立了其他的诊断方法。血清学检查以 Marshall 于 1984 年首创被动血凝法为开端[29]，先后还建立了补体结合试验，被动凝集试验，ELISA 检测法，免疫印迹法等检查方法[45]。1985 年 McNulty[46] 根据 *H. pylori* 能把尿素分解为氨的原理创立了尿素酶试验，当时需要 24 小时才能观察结果。1988 年 Arvind 加以改进，仅需 1 分钟即能观察结果[47]。1987 年 Gramham 和 Bell 根据口服尿素后可被 *H. pylori* 分解为 CO_2 经呼吸道排出的原理分别创立了 ^{13}C 和 ^{14}C – 尿素呼气试验[48,49]，国内吴继琮还创立了 ^{15}N – 尿氨排出试验，从尿液中检测有无 ^{15}N 来诊断有无 *H. pylori* 感染[27]。1990 年 Hoshina 等[50] 创立了 *H. pylori* 感染的聚合酶链反应（PCR）检测法，至此 *H. pylori* 感染的诊断方法基本上得到完善。此外，近年来粪便中检测 *H. pylori* 亦受到重视。除了用 PCR 法检测粪便中的 *H. pylori* 和用免疫学方法检测粪便中 *H. pylori* 的 IgA 抗体外，晚近还有用抗原酶免疫分析法（antigen enzyme immunoassay）检测粪便中 *H. pylori* 抗原的报道[45]。

（四）治疗的多元化发展

在认识到 *H. pylori* 是致病菌后，必然要对其进行治疗，虽然是否对所有的 *H. pylori* 感染者都要做抗 *H. pylori* 治疗尚有争论，但美国国立卫生研究院（NIH）于 1994 年建议对有 *H. pylori* 感染的消化性溃疡必须做根除 *H. pylori* 的治疗[51]。早在 1984 年就有 *H. pylori* 抗生素药敏试验的报道[52]。随着研究的深入，越来越多的抗生素试用于 *H. pylori* 感染的治疗。目前用于抗 *H. pylori* 的药物有阿莫西林、四环素、克拉霉素、罗红霉素、培氟沙星（pefloxacin）、甲硝唑、替硝唑、Secnidazole（一种新的硝基咪唑类药）、利福平、Ributin（一种利福霉素衍生物）、呋喃唑酮、铋剂等，并已形成以质子泵抑制剂或铋剂为中心的三联或四联疗法。此外，还有一些黏膜保护剂如硫糖铝、ecabet、treponone、solfacone、plaunatal、rebamipide、奥曲肽等也试用于 *H. pylori* 感染者以增强常规抗 *H. pylori* 疗法的疗效。为减少副反应，增加依从性、低剂量疗法、短程疗法亦相继推出[53]。因此，目前对 *H. pylori* 感染的治疗趋于多元化，可根据各地的实际情况选择不同的药物进行组合联合用药。

（五）疫苗的研制

由于 *H. pylori* 感染主要在儿童时期获得，在以后的数十年中才可能发病，而治疗 *H. pylori* 感染的费用增加，*H. pylori* 耐药和再感染等问题又困扰临床医师，因此，学者们认识到有必要研制 *H. pylori* 的疫苗[54,55]。早在 1990 年 Pallen 等就建议用尿素酶作为抗原研制 *H. pylori* 疫苗[56]，最近由于 *H. pylori* 的基因组序列已被全部测出[57]，有力地推动了 *H. pylori* 疫苗的研制工作。目前 *H. pylori* 疫苗的研制仍处于实验阶段，虽然已研制出死菌疫苗、组分疫苗、活菌疫苗和 DNA 疫苗等多种类型的疫苗[54,55]，但何时能成功地防治人类 *H. pylori* 感染尚有待学者们的努力探索。

参考文献

1 Warren JR, Marshall B. Unidentified curved bacilli on gastric epithelium in active chronic gastritis. Lancet, 1983, 2: 1273~1275

2 Goodwin CS, Armstrong JA, Chilvers T, et al. Transfer of campylobacter pylori and campylobacter mustelae to Helicobacter gen. nov. as *Helicobacter pylori* comb. nov. and Helicobacter mustelae comb. nov. respectively. Int J Syst Bacteriol, 1989, 39: 397~405

3 Bizzozero B. Ueber die schlauchfoermigen Drusen des Magendarmkanals und die Beziehunger ihres Epithels zu dem Oberfachenepithel der Scleimhaut. Arch f Mikr Anat, 1893, 23: 82~152

4 Salomon H. Ueber das Spirillum des Saugetiermagens und sein Varhalten zu den Belegzellen. Zentralbl Bakteriol. Mikrobiol Hyg, 1896, 19: 433~442

5 Kreinitz W. Ueber das Auftreten von Spirochaeten verschiedener Form im Mageninhalt bei Carcinoma. Ventriculi. Dtch Med Wochenshr, 1906, 32: 872

6 Rosenow EC, Sanford AH. The bacteriology of ulcer of the stomach and duodenum in man. J Infect Dis, 1915, 17: 19~226

7 Luger A, Nuebergder H. Ueber Spirochatebefunde im Magensaft und deren diagnostische Bedeutung fur das Carcinoma Ventriculi. Ztschr f Klin Med, 1921, 92: 54~75

8 Applmans R, Vassiliadis P. Etude sur la flore microbienne des ulcers gastroduodenaux des cancer gastriques. Rev Belge Sc Med, 1932, 4: 198~203

9 Doenges JC. Sprirochetes in the gastric glands of macaus rhesus and humans without definite history of disease. Pro Soc Exp Med Biol, 1938, 38: 536~538

10 Freedburg AS, Barron LE. The presence of spirochaetes in human gastric mucosa. Am J Dig Dis, 1940, 7: 443~445

11 Palmar ED. Investigation of the gastric mucosa spirochetes of the human. Gastroenterology, 1954, 27: 218~220

12 Steer HW, Colin - Jones DG. Mucosal changes in gastric ulceration and their response to carbonoxolone sodium. Gut, 1975, 16: 590~597

13 Fung WP, Papadimitriou JM, Matz LR. Endoscopic, histological and ultrastructural correlations in chronic gastritis. Am J Gastroenterol, 1979, 71: 269~279

14 Luck JM, Seth TN. The physiology of gastric urease. Biochem J, 1924, 18: 357~365

15 Fitzgerald D, Murphy P. Studies in the physiological chemistry and clinical significance of urease and urea with special

reference to the stomach. Ir J Med Sci, 1950, 292：97～109

16　Lieber C. S, Lefevre A. Ammonia as a source of hypoacidity in patients with uraemia. J Clin Invest, 1959, 38：1271～1277

17　Delluva AM, Markley K, Davies RE. The absence of gastric urease in germ－free animals. Biochem Biophys Acta, 1968, 151：646～650

18　Langenberg ML, Tytgat GNJ, Schipper MEI, et al. Campylobacterlike organism in the stomach of patients and healthy individuals. Lancet, 1984, 1：1348

19　Marshall BJ, Royce H, Annear DL, et al. Original isolation of campylobacter pyloridis from human gastric mucosa. Microbios Lett, 1984, 25：83～88

20　Skirrow MB. Report on the session：taxonomy and biotyping. In：Pearson DA, Skirrow MB, Rowe B, et al, eds. Campylobacter II. Proceeding of the Second International Workshop on Campylobacter Infections. London：Public Health Laboratory Service, 1983, 33～38

21　Marshall BJ, Warren JR. Unidentified Curved baccilli in the stomachs of patients with gastritis and peptic ulceration. Lancet, 1984, 1：1311～1315

22　Marshall BJ, Goodwin CS. Revised nomenclature of campylobacter pyloridis. Int J Syst Bacteriol, 1987, 37：68

23　Romanink PJ, Zoltowska B, rust TJ, et al. Campylobacter pylori, the spiral bacterium associated with human gastritis, is not a true campycobacter sp. J Bacteral, 1987, 169：2137

24　Thompson LM, Smibert RM, Johnson JL, et al. Phylogenetic study of the genus campylobacter. Int J Syst Bacteriol, 1988, 38：190

25　杨海涛, 周殿元. 关于 Helicobacter 的译名. 中华内科杂志, 1991, 30（6）：353

26　张振华, 李小宾, 袁美英, 等. 胃黏膜活检标本弯曲样杆菌的检出. 中华消化杂志, 1985, 5（4）：231

27　张振华, 段芳龄, 周殿元, 等. 全国幽门弯曲菌专题学术讲座会纪要. 中华消化杂志, 1990, 10（5）：291

28　周殿元, 杨海涛, 张万岱主编. 幽门螺杆菌与十二指肠疾病. 上海：上海科学技术文献出版社, 1992

29　Marshall BJ, McGechie DB, rancis GJ, et al. Pyloric campylobater serology. Lancet, 1984, 2：28

30　Jones DM, Eldridge J, Fox AJ, et al. Antibody to the gastric Campycobacter－like organism（"Campylobacter pyloridis"）— clinical correlations and distribution in the normal population. J Med Microbiol, 1986, 22：57

31　Morris A, Nicholson G, Lloyd G, et al. Seroepidemiology of Campylobacter pyloridis. N Z Med J, 1986, 99：657

32　Megraud F. Epidemiology of *Helicobacter pylori* infection. Gastroenterol Clin North Am, 1993, 22：73～88

33　Mapstone NP, Lynch DAF, Axon ATR, et al. The detection of *Helicobacter pylori* in faeces by polymerase chain reaction. Ir J Med Sci, 1992, 161：S29

34　Shames B, Krajden S, Fuksa M, et al. Evidence for the occurrence of the same strain of campylobacter pylori in the stomach and dental plaque. J Clin Microbiol, 1989, 27：2849

35　Langenberg W, Rauws EAJ, Oudbier JH, et al. Patient－to－patient transmission of campylobacter pylori infection by fiberoptic gastroduodenoscopy and biopsy. J Infec Dis, 1990, 161：507

36　Klein PD, Graham DY, Gaillour A, et al. Water source as risk factor for *Helicobacter pylori* infection in Peruvian children. Lancet, 1991, 337：1503～1506

37　Feldman RA, Eccersley AJP, Hardie JM. Epidemiology of *Helicobacter pylori*：acquisition, transmission, population prevalence and disease－to－infection ration. Bri Med Bull, 1998, 54：39～53

38　Marshall BJ, Armstrong JA, McGechie DB, et al. Attempt to full Koch's postulates for pyloric campycobacter. Med J Aust, 1985, 142：436～439

39　IARC. Schistosomes, liver flukes and *Helicobacter pylori*. IARC Monographs on the Evaluation of Carcinogenic Risk to Humans, Lyon：IARC, 1994（6）

40　Goodwin CS. Duodenal ulcer, Campylobacter pylori, and the "leaking roof" concept. Lancet, 1988, 2：1467～1469

41　Levi S, Beardshall K, Haddad G, et al. Campylobacter pylori and duodenal ulcers：the gastrin link. Lancet, 1989, 1：1167～1168

42　Suerbaum S, Hur C, Josenhans C, et al. Pathogenesis and virulence factors of *Helicobacter pylori*. Curr Opin Gastroenterol, 1999, 15：S11～16

43 Rudnicka W, Andersen L P. Inflammation and host response. Curr Opin Gastroenterol, 1999, 15: S17~22

44 Rokkas T, Wotherspoon A. Carcinogenesis. Curr Opin Gastroenterol, 1999, 15: S23~28

45 Hirschl AM, Glupczynski Y. Diagnosis. Curr Opin Gastroenterol, 1999, 15: S5~S9

46 Mc Nulty CAM, Wise R. Rapid diagnosis of campylobacter-associated gastritis. Lancet, 1985, 1: 1443~1444

47 Arvind AS, Cook RS, Tabaqchali, et al. One-minute endoscopy room test for Campylobacter pylori. Lancet, 1988, 1: 704

48 Gramham DY, Klein PD, Evans DJ Jr, et al. Campylobacter pylori detected noninvasively by the ^{13}C-urea breath test. Lancet, 1987, 1: 1174~1177

49 Bell GD, Weil J, Harrison, et al. ^{14}C-urea breath test analysis, a non-invasive test for Campylobacter pylori in the stomach. Lancet 1987, 1: 1367~1368

50 Hoshina S, Kahn SM, Jiang W, et al. Direct detection and amplification of *Helicobacter pylori* ribosomal 165 gene segment from gastric endoscopic biopsies. Diagn Microbiol Infect Dis, 1990, 13: 473

51 NIH Consensus Development Panel on *Helicobacter pylori* in peptic ulcer disease. *Helicobacter pylori* in peptic ulcer disease. JAMA, 1994, 272: 65~69

52 Kasper G, Nickgiesser N. Antibiotic sensitivity of campylobacter pyloridis. Eur J Clin Microbiol, 1984, 3: 444

53 Montagues, Buckley M, O' Morain C. Treatment of *Helicobacter pylori*. Curr Opin Gastroenterol, 1999, 15: S35~42

54 Kleanthous H, Lee CK, Monatll TP. Vaccine development against infection with *Helicobacter pylori*. Bri Med Bull, 1998, 54: 229~242

55 张建中. 幽门螺杆菌疫苗研制. 见: 余保平, 王伟岸主编. 消化系疾病免疫学. 北京: 科学出版社, 2000, 124~135

56 Pallen MJ, Clayton CL. Vaccination against *Helicobacter pylori* urease. Lancet, 1990, 36: 186~187

57 Tomb JF, White O, Kerlavage AR, et al. The complete genome sequence of the gastric pathogen *Helicobacter pylori*. Nature, 1997, 388: 539~547

第三章 幽门螺杆菌的基本生物学性状

王洪涛 张振华

上海交通大学医学院

一、幽门螺杆菌的形态结构特征

（一）幽门螺杆菌的基本形态

针对幽门螺杆菌（*Helicobacter pylori*，下称 *H. pylori*）的形态已有详细描述[1,2]。简言之，光镜下，它是一种革兰阴性，S形或弧形弯曲的细菌。利用新鲜培养物的湿涂片在相差显微镜下可取得很好的观察效果，可见形态典型、运动活泼菌体。电镜下，它是一种单极多鞭毛、末端钝圆、菌体呈螺旋形弯曲的细菌（图3-1）。长 2.5~4.0 μm，宽 0.5~1.0 μm。在胃黏膜上皮细胞表面常呈典型的螺旋或弧形（图3-2）。同培养细菌的形态相比，组织切片或活检组织涂片上观察到的细菌更小、弯曲更明显。在陈旧培养基上，细菌可以发生球形变[3]。

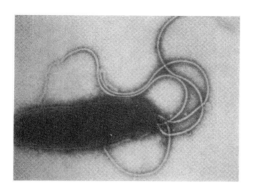

图 3-1　*H. pylori* 的悬滴负染标本　透射电镜 ×4800

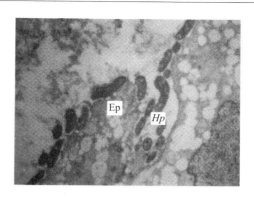

图 3-2　*H. pylori* 密集地黏附在胃上皮细胞表面的超薄切片
透射电镜 ×8000　*Hp*：幽门螺杆菌　Ep：胃上皮细胞

（二）幽门螺杆菌的超微结构

电镜下，菌体的一端可见 4~7 条带鞘的鞭毛。分裂时，则两端均可见鞭毛。鞭毛长度约为菌体长径的 1.0~1.5 倍，直径约为 30nm（图 3-1）。每一鞭毛根部均可见一圆球状根基，位于菌体细胞壁内侧，每一鞭毛由此向菌体外伸出。菌体末端鞭毛根基的内侧，尚有一个明显的低电子密度区域，可能与鞭毛运动的能量储存有关（图 3-3）。鞭毛的鞘是一层含有蛋白和脂多糖的膜，鞘的作用可能是保护鞭毛免于胃酸的侵袭。鞭毛含有两种不同的鞭毛蛋白：FlaA 和 FlaB，这两种鞭毛蛋白对于细菌的运动均是必需的。鞭毛是 *H. pylori* 的动力器官，在定居过程中起"锚着"的作用[3]（图 3-4）。鞭毛蛋白的表达受基因 fliP 中某些重复序列的调节，从而使得 *H. pylori* 从有动力向无动力转化，

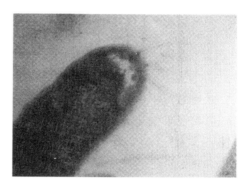

图 3-3　*H. pylori* 的菌体末端及鞭毛根部的
超微结构　透射电镜 ×60000

而这种转变是可逆的，提示在 *H. pylori* 中存在一种调控细菌动力的机制[4]。*H. pylori* 经鞣酸处理，可见包裹其外表面、厚达 40nm 的糖萼（glucocalyx）。电镜下，由于其呈细丝网状与胃黏膜上皮细胞表面连接，因此亦有人称之为纤毛或菌毛，它成为黏附于胃上皮细胞表面的主要物质基础（图 3-5）。*H. pylori* 定居于胃上皮细胞表面，除了鞭毛和菌毛的作用以外，尚存在菌体细胞壁与胃上皮细胞细胞膜表面直接相贴的现象（图 3-6）。这种现象的机理可能与借糖萼粘连的机理不同，其机理及其是否有特殊意义有待进一步研究。*H. pylori* 与人红细胞 Lewis 分型中 Le^b 型红细胞发生凝集，电镜下亦可见到上述两种类似的相互黏附现象（图 3-7）。

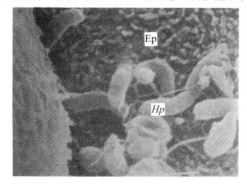

图 3-4　*H. pylori* 借鞭毛黏附于胃黏膜上皮细胞表面
扫描电镜 ×20000　*Hp*：幽门螺杆菌　Ep：胃上皮细胞

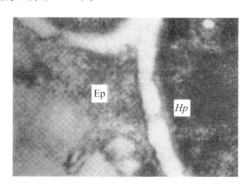

图 3-5　*H. pylori* 借菌毛黏附于胃上皮细胞表面超薄切片
透射电镜 ×70000　*Hp*：幽门螺杆菌　Ep：胃上皮细胞

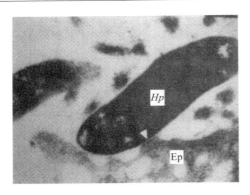

图3-6　*H. pylori* 部分细胞壁与胃上皮细胞部分细胞膜直接相贴
透射电镜 ×50000　*Hp*：幽门螺杆菌　*Eq*：骨上皮细胞

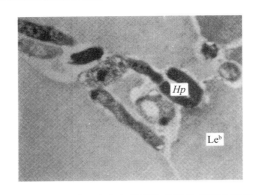

图3-7　*H. pylori* 和 Le^b 红细胞凝集中的相互关系超薄切片
透射电镜 ×12000　*Hp*：幽门螺杆菌　Le^b：Lewis b 型红细胞

（三）幽门螺杆菌的圆球体

延长培养时间，形态典型的细菌会发生圆球体样变化，这可能是 *H. pylori* 的 L 型。在生长环境不良时、氧张力提高、碱性环境、温度升高或者阿莫西林干预均可导致球形变[5]，形态见图3-8。圆球体有两种类型，一种较大，在透射镜下可见稀疏的细胞质，细胞体积膨大，该类型可能是一种退化型，在传代中不能再生长。另一种小圆球体，透射电镜下可见电子密度较高的细胞质，且有完整的细胞膜。这种类型可能比前者有较高含量的 2-酮基-3-脱氧辛酸（2-keto-3-deoxyoctonic，KDO）和蛋白质。它已经被证明至少在 30 天内对物理和化学因素有一定耐受性，且在 4~6 周内在合适的培养条件下能重新生长恢复成繁殖体。

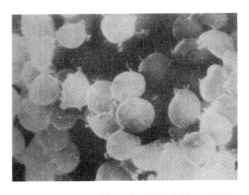

图3-8　*H. pylori* 的 L 型　扫描电镜 ×20000

可是迄今尚未能证实这种圆球体在自然环境中的持续存在，或许这是弄清 *H. pylori* 感染流行病学和某些治疗失败的关键因素[5]。

尽管球形体是不能培养的，但一些试验提示这种形态依然具有生命力和感染性[6,7,8]。而且，某些研究则认为球形变是细菌死亡的形态学特征[9,10]。Kuster et al（1997）观察到同外界因素无关的 *H. pylori* 球形变，同时伴有超微结构和抗原特性的改变：①RNA、DNA 数量以及完整性显著降低；②膜蛋白减少；③抗生素抑制 RNA 和蛋白合成作用不能促进球形变的发生，但可以提高细菌的球形变率。因此，*H. pylori* 的球形变可能是一个被动的过程，不需要蛋白合成过程的参与。圆球体更可能是细菌死亡过程的一种形态特征，而非其他活力形式。同时，*H. pylori* 基因序列以及分子生物学资料也显示，圆球体是 *H. pylori* 的退性变，不同圆球体之间的差异仍然不是很清楚，针对基因调节进行的研究可能有助于问题的阐明。

（四）幽门螺杆菌的动力

H. pylori 有单极鞭毛，具有很强的运动能力，可以穿透覆盖于胃黏膜上皮细胞的黏液层，故认为 *H. pylori* 菌株的动力对于其在胃黏膜上的定植是非常重要的。Hazell 等[11]研究了 *H. pylori* 与其他肠道有鞭毛的常见代表菌——大肠杆菌在不同黏稠度液体中的运动情况。在含有 0.1%~1.5% 甲基纤维素和 1% 蛋白胨的黏稠溶液中，有周鞭毛的大肠杆菌在黏稠度达到 20 厘珀（cp）即无法运动。而 *H. pylori* 在 10cp 比在 1cp 时游动得更快，甚至在 200cp 的黏稠培养液中仍能游动。这也可能与 *H. pylori* 的螺旋形菌体特征及鞭毛的旋转推动作用有关。由此，使 *H. pylori* 在胃内容物排空之前很快穿透胃壁黏膜表面厚厚的黏液层，达到胃黏膜上皮细胞表面定居下来，而其他细菌很难深入到这一层次。这也许可以解释为什么几乎仅有 *H. pylori* 一种细菌才能真正定居于胃黏膜上皮细胞表面。

二、幽门螺杆菌的生理学特征

（一）幽门螺杆菌的生长和生存条件

1. *H. pylori* 的气体需要　*H. pylori* 是一种专性微需氧菌。它的稳定生长需要依靠含 5% ～8% 氧气的微环境，因此它在大气中和绝对厌氧环境中均不能生长。从临床标本中分离 *H. pylori* 菌株需提供微需氧环境，如利用三气培养箱，给以氧气 5%，二氧化碳 15%，氮气 85% 的混合微需氧的气体环境，以利于 *H. pylori* 菌株的生长。另外在培养的微环境中需保持 95% 以上的相对湿度。

2. *H. pylori* 的能量问题　早期认为 *H. pylori* 并不在代谢中利用碳水化合物获得能量，而是利用有机酸和氨基酸。但是 Reynolds 等[12] 研制了一种合成培养基证明精氨酸、组氨酸、异亮氨酸、亮氨酸、甲硫氨酸、苯丙氨酸、缬氨酸是 *H. pylori* 的必需氨基酸。有一些菌株尚需要丙氨酸或丝氨酸。但没有葡萄糖时，*H. pylori* 也能生长，有适量葡萄糖和丙氨酸时则能大大促进其生长，这说明葡萄糖可能仍然是 *H. pylori* 能量和碳源的重要来源之一。*H. pylori* 不含有弯曲菌属细菌所常有的 MK－6 呼吸醌，而含有一种未经鉴定的呼吸醌（UN－MK－6）。它不仅可能与获得能量有关，还可能是区别于弯曲菌属的重要化学标记之一。

3. *H. pylori* 相关培养基　许多固体培养基均能用作 *H. pylori* 的分离培养。例如，哥伦比亚琼脂、脑心浸液琼脂、布氏琼脂和 M－H 琼脂等，但必须加入适量的动物全血（马、羊或人）或胎牛血清作为补充物[13]。加入适量的活性炭（0.2%）或可溶性淀粉（1%）亦有利于吸收培养基中衍化产生的毒性氧离子。最近的研究还显示，在培养基中加入硫酸亚铁、丙酮酸钠和黏蛋白均有助于提高细菌的产量[14]。

H. pylori 生长缓慢，通常需要 3～5 天甚至更长时间，才能形成针尖状小菌落。为了抑制快速生长的兼性厌氧菌和霉菌等，常需在培养基内加入由万古霉素、TMP、两性霉素、多黏菌素等组合的抑菌剂，以防止杂菌对 *H. pylori* 菌落的掩盖以及对 *H. pylori* 菌株生长的影响。早期 *H. pylori* 的分离培养阳性率较低，仅 30%～50%，现在单块活检标本分离培养阳性率（排除 *H. pylori* 感染灶分布不匀因素等）可达到 90% 以上。

4. *H. pylori* 的液体培养　*H. pylori* 在液体培养基中生长更加困难，这可能由于在液体里面更难保证菌体必需的微需氧环境和营养物质的稳定，以及有害产物的持续扩散。因此，液体培养时，必须设法使培养液不断地摇动以克服上述不利因素，例如可以使用恒温摇床进行 *H. pylori* 的液体培养。Secker 等[15] 用气体可透析的 Lifecell 组织培养瓶（Lifecell：Code No 4R21l0）进行液体培养可比普通培养瓶中培养增加 1.2～1.6 对数系数。液体培养更易污染杂菌，所以，在液体培养的操作过程中必须严格按照无菌原则进行。

5. *H. pylori* 的培养温度和 pH 环境　有人报告 *H. pylori* 能在 33～40.5℃ 和 pH6.6～8.4 条件下生长。但实际应用中仍以 37℃ 和 pH 值 6.6～7.2 为最适条件，尽管 *H. pylori* 对低 pH 比一般细菌有较强的耐受力。在电镜下，甚至可见 *H. pylori* 钻入壁细胞的分泌小管中，见图 3－9。Clyne 等[16] 更认为酸对 *H. pylori* 既有杀伤作用的一面，亦有保护作用的一面。他们把尿素酶阳性的野生株 N6 和尿素酶阴性的突变株分别接种在含有或没有 10mM 尿素的（pH 范围在 2.2～7.2）的 PBS 中，37℃ 60 分钟，然后测量 *H. pylori* 的 CFU/ml、上清液的 pH 和溶液中的氨量。结果 N6 株在没有尿素的 pH4.5～7.0 的 PBS 中生存良好，但是在有尿素的溶液中只在起始 pH

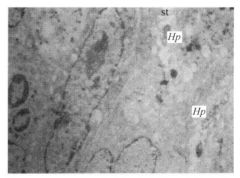

图 3－9　*H. pylori* 钻入细胞的分泌小管中的超薄切片　透射电镜 ×8000

Hp：幽门螺杆菌 st：分泌小管

不低于 3.5 的条件下才能生存。野生株和突变株均不能在碱性环境中生长繁殖。存在野生株和尿素的酸性溶液的 pH 迅速从 3.5 上升至 8.45。尿素酶突变株能存活在 pH4.5～7.2 的溶液中，不分解尿素。当野生株 N6 接种于有尿素的溶液中时产生较明显的氨量，但 N6 甚至在氨的浓度高达 80mM 时仍能存活。胃的酸性环境虽可能对存活于尿素溶液中的 *H. pylori* 有杀伤作用，但是野生株绝不能存活于含有尿素的中性环境中，因为随后升高的 pH 的危害性远超过氨的毒性。而胃酸则正好可以中和尿素分解产生的碱，降低升高的 pH 值，从而产生保护作用。

6. *H. pylori* 与胆汁及亚硫酸盐 　在血琼脂中，*H. pylori* 不能在含有 5% 胆汁的情况下生长。但是暴露于含有 5% 胆汁的液体培养基中 30 分钟，只有 25% 的 *H. pylori* 被杀死。这说明 *H. pylori* 通过十二指肠时尚有生存的可能性。

Hawrylike 等[17]发现 *H. pylori* 培养在不含亚硫酸氢盐的布氏肉汤中比在普通布氏肉汤中生长得更好，从而发现亚硫酸氢盐与亚硫酸盐对 *H. pylori* 的生长有抑制作用。这似乎与 *H. pylori* 需要在氧张力低的环境中才能生长是矛盾的，因为有些培养基中正是借亚硫酸氢盐与亚硫酸盐易氧化成硫酸盐，以降低培养基中的氧张力的。亚硫酸氢盐与亚硫酸盐抑制 *H. pylori* 生长的原因尚不清楚。它可能影响培养基的氧化还原潜势。另外，亚硫酸氢盐或亚硫酸盐也可能通过还原反应，从培养基中间接地去除某些重要的生长因子，例如不饱和脂肪酸等有关。

7. *H. pylori* 的菌种保存问题 　*H. pylori* 用一般细菌菌种常用的保存方法——冷冻干燥法保存是不容易成功的，目前一般都用超低温法（即 -70 ~ -80℃冰箱或 -196℃液氮）[18]。保存在脑心浸液甘油中的标本 6 年内能保证 80% ~ 90% 复苏。另外，还可以选用脱脂牛奶进行菌种的保存。

（二）幽门螺杆菌的生化反应及其尿素酶

1. *H. pylori* 的生化反应 　*H. pylori* 对临床微生物学实验室中常用于鉴定肠道细菌的大多数经典生化实验不起反应。McNulty 等人[19]试验了大量 *H. pylori* 菌株的许多种预成酶（preformed enzyme），发现 *H. pylori* 能产生氧化酶、触酶、尿素酶、碱性磷酸酶、γ - 谷氨酰转肽酶、亮氨酸胺肽酶和 DNA 酶，它们是高度同源性的一族。而它们对其他 8 种氨肽酶、2 种脂酶、8 种糖苷酶、18 种单糖发酵酶、9 种其他酶均不起反应，因此前述 7 种酶的测定可以作为 *H. pylori* 生化鉴定的依据，但这些酶的测定对 *H. pylori* 的生物分型毫无帮助。至于 *H. pylori* 与其他相关细菌的鉴别可参见表 3 - 1。

表 3 - 1　*H. pylori* 与相关细菌的生化特征比较

	H. pylori	Hf	Hm	Ws	Cj *
尿素酶（快速）	+	+	+	-	-
氧化酶	+	+	+	-	+
触酶	+	+	+	+	+
H_2S 产生	-	-	-	-	+
G + Cmol%	37	42.5	36	47	30 ~ 38
形态	弧形或螺形	紧密螺旋	直到弧形	短弧	短弧
硝酸盐还原	-	+	+	+	+
马尿酸水解	-	-	-	-	+
碱性磷酸酶	+	+	+		
精氨酸胺肽酶	+	+	+	+	+
组氨酸胺肽酶	+	+	+	-	-
亮氨酸胺肽酶	+	+	+	+	+
γ - 谷氨酰转肽酶	+	+	+	-	+
萘啶酸耐药（30μg/ml）	+	+	-	-	+
Cephalothin（30μg/ml）	-	-	-	+	-

	H. pylori	Hf	Hm	Ws	Cj *
含 1% 甘油生长	−	−	−	ND * *	−
1.5% NaCl 生长	−	−	−	+	+
42℃生长	−	+	+	' + / −	+
37℃生长	+	+	+	+	+
25℃生长	−	−	−	−	−

　　* *H. pylori*：*Helicobacter pyiori*　　Ws：*Wollinella succinegenes*　　Hf：*Helicobacter felis*　　Cj：*Campylobacter jejuni*

　　　Hm：*Heiicobacter muste1ae*

　　* *ND：未确定

　　2. *H. pylori* 的尿素酶　　尿素酶是一种人和动物胃肠道及泌尿道感染病原菌经常分泌的酶，它既是致病菌的致病因子，又是某些氮源性腐败物转化所必需的酶之一。*H. pylori* 的尿素酶的理化性状，及其在 *H. pylori* 感染过程中的地位均有其独特性，因此近年来国际上有关尿素酶研究的文献几乎都集中在 *H. pylori* 的尿素酶上[20]。

　　（1）*H. pylori* 尿素酶的作用　　尿素酶能水解尿素产生氨和氨基甲酸，氨基甲酸随后又自然降解成另一分子氨和碳酸。

$$H_2N—\overset{\overset{O}{\|}}{C}—NH_2 + H_2O \xrightarrow{\text{尿素酶}} NH_3 + H_2N—\overset{\overset{O}{\|}}{C}—OH$$

$$H_2N—\overset{\overset{O}{\|}}{C}—OH_2 + H_2O \longrightarrow NH_3 + H_2CO_3$$

在溶液中，释放的碳酸和 2 分子的氨，又分别平衡成如下的离子式，结果使溶液碱性化。

$$H_2CO_3 = H^+ + HCO_3^-$$

$$2NH_3 + 2H_2O = 2NH_4^+ + 2OH^-$$

　　（2）*H. pylori* 尿素酶的理化性状　　*H. pylori* 尿素酶的 Mr 为 380000～600000，它的比活性（specific activity）在 1.100～3.189U/mg。Km 值为 0.17mM，pI = 5.9[21]，最适温度45℃、最适 pH8.2。阳离子对 *H. pylori* 尿素酶活性的释放和稳定性作用如下[22]：在分别含 1.5 或 10mM Ca^{2+}、Mg^{2+}、K^+、Na^+、EDTA 或 EGTA 的水溶液中加温部分纯化的 *H. pylori* 尿素酶，结果对其活性丝毫没有影响；反之，在 1mM 的 Fe^{3+}、Ca^{2+}、Co^{2+} 或 Zn^{2+} 则可抑制其大部分活性（> 80%）。10mMFe^{2+}、Mn^{2+} 和 Ni^{2+} 约抑制其 30% 的活性，加入 Ca^{2+} 或 Mg^{2+}，可显著地降低用水从完整 *H. pylori* 对尿素酶的抽提率。在 4℃，酶活性的稳定性因加入甘油或 2 - Mercaptoethanol 而加强；但是，即使活性丧失后，其抗原性仍然保留。现在除了上述某些二价阳离子对 *H. pylori* 尿素酶有抑制作用外，尚有三类物质：氧肟酸（hydroxamic acid），磷酸氨基化合物（phosphoroamide compounds），巯基化合物（thiol compounds）可能对其有抑制作用。

　　（3）*H. pylori* 尿素酶与胃十二指肠疾病的关系[23]

　　① *H. pylori* 借尿素分解产生氨中和了 *H. pylori* 周围的酸，从而使 *H. pylori* 能在胃腔中生存和定居。利用 *H. pylori* 尿素酶阴性突变株，已在悉生小猪动物模型中证明尿素酶对定居是必需的。

　　② 对宿主的直接毒性作用，有证据表明尿素水解产生的氢氧化氨可直接导致明显的组织损害。必须强调的是氨离子本身没有毒性，主要是氨与水平衡后产生的氢氧离子的组织毒性。氨还可以干扰正常的氢离子返扩散（back - diffusion），导致上皮细胞下的细胞毒性损害。

　　③ *H. pylori* 尿素酶还可能通过多种机制（中性粒细胞、单核细胞的呼吸爆发作用，趋化作用，激活细胞免疫等）导致黏膜局部炎症病损。纯化的尿素酶可以诱导致炎症改变的细胞因子的分泌，

而且，尿素酶还可以进而诱导白细胞介素 6（IL－6）和肿瘤坏死因子的分泌，但不会导致白细胞介素 8（IL－8）的分泌[24]。

④ 尿素酶是 *H. pylori* 最重要的抗原之一，它可以引起 *H. pylori* 感染病人和动物血清中抗 *H. pylori* － IgG 和 IgA 的升高，也可利用它做抗原通过血清学反应诊断 *H. pylori* 感染，监测抗 *H. pylori* 疗效和进行流行病学调查。

（4）*H. pylori* 尿素酶的临床应用　目前根据尿素酶水解尿素的作用原理以及尿素酶基因序列，已经衍化出许多诊断 *H. pylori* 感染的方法。归纳起来，主要有以下几类：

① 快速尿素酶试验　这是目前临床应用最普遍的一种方法，通过胃黏膜活检标本初步判断是否有 *H. pylori* 感染的简易方法。目前市场上销售的制剂类型有许多种，它的缺点是检测结果易受胃黏膜表面 *H. pylori* 分布不均影响，再加上制剂生产标准不统一，易受观察结果时温度和时间因素的影响。而且上消化道中还存在很多其他可以产生尿素酶的微生物，从而导致假阳性结果。但它仍不失为初步筛选 *H. pylori* 感染的最简易手段。

② 尿素呼气试验　它是一类非侵袭性 *H. pylori* 感染诊断方法，可分为两种。用稳定性同位素^{13}C标记尿素的称作$^{13}CO_2$呼气试验[25]。用放射性同位素^{14}C 标记尿素的称为$^{14}CO_2$ 呼气试验[26]。这两种方法分别用不同碳元素标记的尿素让测试者口服，然后过一定时间后检测呼出气体中的$^{13}CO_2$或$^{14}CO_2$，前者应用质谱仪检测，后者可用液体闪烁扫描仪检测。

③ ^{15}N－尿氨排出试验　这也是一种同位素示踪试验[27]，其性质同$^{13}CO_2$ 呼气试验，其不同点在于用稳定性同位素^{15}N 标记的尿素，供被测者口服，然后收集一定时间内的尿样，检测其^{15}N－尿氨的排出率。在这种试验中对尿样的检测亦需用质谱仪。

④ PCR 试验　由于尿素酶是 *H. pylori* 中普遍存在的，因此尿素酶的基因序列特别适于作 *H. pylori* DNA 鉴定的靶标，用 ureA、ureB 基因序列的相应引物进行特异目的 DNA 片段的 PCR 检测，特异性与敏感性均极高。但对于实验室条件和操作人员要求较高，如果在非标准条件下利用这一方法进行检测，有可能会出现悬殊的结果偏差，特别是假阳性结果的大量出现。故目前不建议用于临床的 *H. pylori* 感染检测。

⑤ 基于尿素酶的 PCR 分型系统　在不同 *H. pylori* 间，尿素酶基因 DNA 序列的独特性决定了限制性内切酶酶切部位不同，使用限制性内切酶酶切后可以产生不同的酶切图谱，几乎每一菌株显示一种式样。现在利用限制性内切酶对尿素酶基因 PCR 产物进行酶切，这使 *H. pylori* 根据基因差异分型成为可能[21]。而且可以把它用于：a. 根据不同的琼脂糖凝胶电泳图谱鉴别不同 *H. pylori* 菌株；b. 对在同一活检标本中出现的不同菌株进行鉴别；c. 在根除 *H. pylori* 治疗后判断是复发还是再感染；d. 鉴别来自不同家庭成员中的 *H. pylori* 菌株，以判断细菌的传播情况。

⑥ *H. pylori* 尿素酶疫苗的研制　用尿素酶作为免疫原进行免疫接种的想法已经提出很长时间了。1946 年诺贝尔奖获得者 J．B．Sumner 在他的早年工作中，首先把刀豆尿素酶结晶化，并证明以这种酶作为抗原，可刺激产生强烈的免疫球蛋白反应。近来用尿素酶作疫苗的研究，已经越来越明显地聚集在预防胃炎、消化性溃疡和通过预防 *H. pylori* 感染来减少胃癌的发病风险。但是由于建立动物模型的困难，前一时期主要还是集中在用 H．felis 在小鼠身上进行研究。1995 年 Marchetti[28]首先成功地用 *H. pylori* 在小鼠身上建立了 *H. pylori* 感染的动物模型，随后，澳大利亚 Lee．A 等人也建立了一成熟的 *H. pylori* 感染的小鼠模型[29]，同时也出现了 *H. pylori* 感染大鼠的动物模型[30]。这些必要的基础工作必将大大地加速和促进 *H. pylori* 感染疫苗的研制进程。另外，*H. pylori* 的疫苗研究中，免疫原的选择也并不仅仅局限于尿素酶，针对其他成分，特别是全菌超声裂解物的研究也在进行中，而且取得了令人鼓舞的进展。研究结果显示不仅可以预防 *H. pylori* 的感染，而且可以清除已有的感染[31]。

（三）幽门螺杆菌对抗菌药物的敏感性

在体外 *H. pylori* 对大多数抗菌制剂敏感，但对万古霉素和 TMP 高度耐药[32]。磺胺头孢霉素

（cefsulodin），多黏菌素 B 及萘啶酸仅对少数菌株起作用[3]。这些抗菌药物可用于制备 *H. pylori* 的选择性培养基。许多抗菌药物存在体外对 *H. pylori* 的高敏感性和体内治疗时低效或无效之间的矛盾，原因尚不清楚，可能涉及许多因素。除了 *H. pylori* 自身发生的耐药性突变外，恐怕还受到药物作用微环境（胃酸作用的强度、不溶性黏液层的阻挡、不断的胃排空运动等）的影响。*H. pylori* 对常用抗菌药物的体外敏感性见表 3 – 2。

表 3 – 2　*H. pylori* 对常用 27 种抗菌制剂的敏感性

	MIC* （μg/ml）		
	范围	50%	90%
青霉素 G	0.015 ~ 0.12	0.06	0.12
氨苄青霉素	<0.003 ~ 0.03	0.015	0.03
克拉维酸	<0.01 ~ 0.64	0.16	0.64
羟氨苄青霉素 + 克拉维酸	<0.01 ~ 0.02	<0.01	0.01
先锋霉素 I	0.025 ~ 0.4	0.2	0.2
氨噻肟头孢霉素	0.01 ~ 0.16	0.04	0.08
磺吡苄头孢霉素	5.12 ~ 41.0	20.5	41.0
先锋霉素 V		0.2	25.0
链霉素	0.04 ~ 1.28	0.32	0.64
卡那霉素	0.04 ~ 0.64	0.16	0.32
妥布霉素	0.04 ~ 0.64	0.08	0.16
庆大霉素	0.04 ~ 0.32	0.08	0.16
红霉素	0.1 ~ 0.8	0.2	0.4
交沙霉素	0.4 ~ 1.6	0.8	0.8
洁霉素	3.2 ~ 12.8	6.4	12.8
氯霉素	2.0 ~ 8.0	2.0	4.0
四环素	0.01 ~ 0.16	0.08	0.16
利福平	0.5 ~ 2.0	1.0	1.0
哌氟喹酸	1.0 ~ 8.0	4.0	8.0
多黏菌素 B		6.25	50.0
多黏菌素 E	2.0 ~ 64.0	8.0	32.0
万古霉素	50.0 ~ >100	>100	>100
TMP		>100	>100
次硝酸铋		3.12	25.0
甲硝唑		1.56	>100
痢特灵		<0.05	0.2
克拉霉素		0.05	0.05

* MIC：minimal inhibitory concentration

近年来由于临床广泛应用甲硝唑、克拉霉素（clarithromycin）等抗菌药物治疗慢性胃炎及消化性溃疡，临床上对这些药物的耐药菌株已越来越多见[33]。根据世界不同地区统计，对甲硝唑的耐药株已多达 10% ~90%。因此，目前根除 *H. pylori* 的最成功的抗菌疗法是采用包括甲硝唑等在内的联合疗法[34]。迄今用于测定 *H. pylori* 菌株的最小抑菌浓度（MIC）的常规方法仍是纸片扩散法或琼脂稀释法，而现在已有了更加精确与方便的 E – test（epsilometer test）。它是含有精确浓度梯度的抗生素薄型片条，使用时将其平铺于培养基表面，最后通过抑菌区域的大小可以直接读取最低抑菌浓度（MIC），非常方便准确[35,36]。由于 *H. pylori* 的明显致病作用，临床上已希望依靠抗菌疗法根除细菌，从而使疾病得以治愈。但是，根除 *H. pylori* 已经被证明是困难的。由于许多抗菌药物体内敏感性并不能与体外测定的结果相一致，故有人想到一般革兰氏阴性细菌外膜蛋白起着选择性屏障作用，它能确定何种物质能进入菌体细胞。小分子的亲水性物质凭借亲水性的微孔蛋白（porin）构成的孔道穿透疏水性的外膜蛋白，进入菌体。非特异性的微孔蛋白可能与亲水性的抗菌制剂是否能穿透外膜有关。Doig 等[37]从外膜蛋白中纯化出一种 31kDa 蛋白质（称作 Hpa E），它可能代表了 *H. pylori* 的一种主要微孔蛋白，可能与 *H. pylori* 的耐药性有关。

（四）幽门螺杆菌的黏附作用

对任何 *H. pylori* 引起的胃病来讲，*H. pylori* 对胃黏膜上皮细胞表面的黏附作用，可以说是它们得以致病的先决条件。

1. *H. pylori* 的黏附现象

（1）对胃黏膜上皮的黏附　*H. pylori* 能特异地定居于胃黏膜上皮细胞表面，胃窦部较胃底部更为多见，也可见于胃肠道的其他胃上皮化生区域。体外试验亦显示 *H. pylori* 具有严格的嗜组织性，Smoot 等[38]观察到 *H. pylori* 只与胃黏膜的分泌上皮细胞黏附，而不与颈黏液细胞、壁细胞和主细胞黏附，说明 *H. pylori* 在胃内或胃上皮化生区定居，可能与胃黏膜上皮细胞表面的特异性受体有关。

（2）凝集现象　体外研究表明，多种组织来源的细胞株（如 HeLa 细胞、Hep – 2 细胞等）及多种哺乳类动物的红细胞均能与 *H. pylori* 发生黏附或凝集现象。*H. pylori* 与这些细胞间的黏附或凝集现象究竟与人胃黏膜上的 *H. pylori* 感染有什么关系，尚不甚清楚。到 1989 年才发现墨角藻糖化（fucosylated）的血型抗原大量地存在于红细胞表面，同时也在人的上皮细胞表面表达。1993 年 Boren 等[39]进一步阐明 *H. pylori* 凭借 Le^b（红细胞的 Lewis 分型）分泌型血型抗原的介导，黏附于人的胃黏膜上皮细胞。作者等也曾用 35 株 *H. pylori* 及大肠杆菌等 10 种肠道常见菌分别与 Le^a 及 Le^b 红细胞作凝集反应，发现 35 株 *H. pylori* 在一定浓度下均能与 Le^b 红细胞产生血凝现象，与 Le^a 红细胞均不产生血凝现象，而大肠杆菌等 10 种其他细菌对 Le^a 及 Le^b 红细胞均不产生作用。作者等又用从 *H. pylori* 提取的外膜蛋白（outer membrane protein，OMP）（Mr31000），先与 Le^b 红细胞作用后，再加入 *H. pylori* 即不再发生血凝现象。这些资料说明 *H. pylori* 的黏附作用有一定的特异性，人胃黏膜上皮细胞受 Le^b 红细胞抗原介导也许是人胃黏膜上皮细胞易感于 *H. pylori* 的原因之一。

2. *H. pylori* 黏附的物质基础—黏附素　黏附素（adhesin）是细菌使其自身黏附于人或动物组织细胞上的某些组分的统称。*H. pylori* 在黏附素的表达上也表现多态性，有报道的有鞭毛素，尿素酶亚单位，31kDa OMP，脂多糖（lipopolysaccharide，LPS）等。大多数 *H. pylori* 可以定居于胃黏膜，部分发现黏附于上皮细胞[40,41]。通过对细胞受体和黏附素本身的研究，已经可以确定黏附素的存在[42]。但新近利用鞭毛阴性变异 *H. pylori* 菌株进行的动物实验表明，*H. pylori* 菌株的鞭毛蛋白并不直接参与细菌对胃上皮细胞的黏附作用，而且，调节鞭毛蛋白合成的基因可能也调节着黏附素的合成[43]。

黏附素同样同 *H. pylori* 的异质性有关。事实上，曾经确认的三种黏附素 AlpA、AlpB 和 BabA[44]属于外膜蛋白的大家庭（OMPs）[45]。有意义的是在所有的外膜蛋白中，在氨基末端存在一个高度相似的区域，在羧基端存在 7 个同源性区域。而且，32 种 OMP 中有 11 种存在跨越蛋白多肽链全长的相似性。由于这些序列的相似性以及大量编码表面蛋白的 OMP 基因的存在，发生了基因重组从而导致镶嵌型结构。该结构可能是 *H. pylori* 抗原性变异的基础。除了这一镶嵌结构，OMP 基因似乎接受转录调节从而导致抗原性的改变。目前，8 个 OMP 基因同包含有寡核苷酸重复序列的启动子已经确认[45]。关于脂多糖（LPS），它最大的特点是含有 Lewis^x 和 Lewis^y 抗原成分，这些抗原成分同体细胞的和人胃黏膜上皮细胞上的 Lewis 抗原成分非常相似（图 3 - 10）。而且这些血型抗原成分可以发生相互间的转化，这种表面抗原成分的转化可能同细菌在宿主内的定植以及传播有一定的意义[46]。虽然没有证据显示 H. pylori 同胃黏膜细胞表面的 Lewis 抗原成分的表达相关，但这些抗原成分可能对于细菌的定植起着关键的作用以及部分或者全面地影响胃黏膜的炎症过程[47]。除了参与脂类 A 和核心结构生物合成所需基因外，全部的脂多糖基因序列中尚含有 2 个拷贝的 α - 1,3 - 岩藻糖转化酶基因，编码的相应的酶同人类 sialyl - Lewis[x] 抗原的表达有关。正如在某些 OMP 基因中，这些基因的启动子中重复序列可以展开。Appelmelk 等认为 Lewis 和非 Lewis 抗原血清型的改变正是由于这些基因的"开/关"作用。

Lewis[x]　　　　　　Gal β 1-4GlcNAc
　　　　　　　　　　　　　| α 1,3
　　　　　　　　　　　　　Fuc

Lewis[y]　　　　　　Fuc α 1-2Gal β 1-4GlcNAc
　　　　　　　　　　　　　　　　　| α 1,3
　　　　　　　　　　　　　　　　　Fuc

图 3 - 10　Lewis[x] 和 Lewis[y] 的抗原结构

（Gal，D - 半乳糖；GlcNAc，N - 乙酰 - D 葡萄糖胺；Fuc，L - 岩藻糖）

作者等从 H. pylori 与胃黏膜上皮相互关系的透射电镜图像中观察到 3 种不同黏附现象：H. pylori 鞭毛末端与胃黏膜上皮细胞间抛锚样连接；H. pylori 周身菌毛与胃黏膜上皮细胞表面细丝网状样黏附；和 H. pylori 的细胞壁与胃黏膜上皮细胞细胞膜表面的直接相贴。这进一步说明 H. pylori 在胃黏膜上皮表面的定居可能同胃黏膜上皮细胞表面存在着多种对应于 H. pylori 表面不同组分（配体）的受体有关。所以，H. pylori 可能还存在着其他未知的参与其黏附、定植于胃黏膜的黏附因子。

三、幽门螺杆菌的代谢

（一）糖代谢

1. 实验研究和基因序列分析研究资料显示　H. pylori 既可以进行糖的有氧氧化，又可以进行无氧酵解。然而，葡萄糖是碳水化合物的唯一来源，同时也是底物水平磷酸化的主要来源。

糖在细胞内的重要性是由透性酶介导的，H. pylori DNA 既不编码磷酸转移酶又不编码葡萄糖激酶，因此，H. pylori 只能代谢有限的碳水化合物和适应于特别的感染位置。有三条代谢途径同 H. pylori 的葡萄糖代谢有关：磷酸戊糖途径，糖酵解途径和简单的 Entner - Doudorff 途径[48,49,50]。后者产能较糖酵解少，但可以代谢葡萄糖醛酸。同该代谢途径有关酶的编码基因已经在 H. pylori DNA 上确认。

2. 丙酮酸代谢和三羧酸循环　丙酮酸是糖分解的终产物，同时也是 Entner - Doudorff 途径的终产物。在有氧和无氧条件丙酮酸的去向已被阐明[48,51]。有关研究和对 H. pylori DNA 序列的分析资料均对 H. pylori 的微需氧特性提供了证明。

三羧酸循环有关酶和糖酵解途径有关酶的基因已被证明存在于 H. pylori DNA 上。一个有趣的发现是氧化还原酶的受体 2 - oxoglutarate，在三羧酸循环中充当催化剂。而且，一些研究显示在三羧酸循环中存在一还原反应[52]。有意思的是，在这些还原反应中，延胡索酸在无氧呼吸中发挥了电子受体的作用。

（二）氨基酸代谢

H. pylori 培养基的发展及其生长所需氨基酸的确认有助于了解 H. pylori 的氨基酸代谢情况[53]，MENDZ 和 Hazell 研究显示以氨基酸为基础培养基的情况下，其中碳水化合物可以被移去。分析

H. pylori 基因序列，确认了编码同氨基酸代谢有关的酶的基因。对于必需氨基酸来说，基因水平的分析显示其生物合成途径是不完全的。相反，非必需氨基酸的合成则是通过传统的途径合成的。

（三）脂肪酸和磷脂的代谢

脂质的分解为 *H. pylori* 提供了另外的碳源和能量，而且，磷脂也是磷酸盐的重要来源。*H. pylori* 似乎还有编码同 β - 氧化有关的酶[45]，一些研究还显示 *H. pylori* 具有磷脂酶活性，如磷脂酶 A_1、A_2 或 C[54,55,56]。关于脂肪酸和磷脂的合成，几乎尚无实验研究。然而，据 *H. pylori* DNA 序列分析，至少有 14 个同脂肪合成有关的酶的基因被确认[45]。来源于大肠杆菌的 cfa 基因在 *H. pylori* DNA 上的发现，提示像其他细菌一样，环丙烷脂肪酸也存在于 *H. pylori* 基因组。关于磷脂的合成途径，相关基因也已在 *H. pylori* 基因序列中发现[45]。而且，GE 和 Taylor（1997）还确认了磷脂酰丝氨酸合成酶及其相应的基因（pssA）。

（四）其他生物成分的摄取、合成以及酸碱平衡的调节

1. 核苷酸的生物合成　单磷酸核苷以及脱氧单磷酸核苷可以通过从头合成途径合成，也可以通过补救合成途径合成。试验研究[57,58]和 *H. pylori* DNA 分子研究资料分析的结果[45]显示：*H. pylori* 可以从头合成很多嘧啶核苷酸，同时也可以进行有限的补救合成。另外，嘌呤核苷酸则补救合成多于从头合成。

2. 氮源　分析 *H. pylori* 的基因序列显示，他可能能够利用几种底物作为其氮源，包括尿素、氨和三种氨基酸（精氨酸、丝氨酸和谷氨酸）。氨可以通过尿素酶对尿素的分解产生[59]，它使得氮源以铵离子的形式存在。*H. pylori* 似乎也可以编码脂肪酰胺酶[60,61]，该酶催化酰胺分解，通过产氨为细菌代谢提供氮源。

3. 铁的摄取　正如其他细菌一样，*H. pylori* 也需要一个铁离子摄入系统为细菌的代谢过程提供铁，铁对于生物体系统来说是一个非常重要的元素。有意义的是，当分析 *H. pylori* 的基因序列时，发现铁摄取机制是如此复杂以及铁摄取系统是如此繁冗。同时，基因序列分析结果提示 *H. pylori* 存在着一个同大肠杆菌含铁血黄素介导的枸橼酸铁（fec）摄取相似的铁摄入系统。

已经证实 *H. pylori* DNA 上具有编码摄取含铁血黄素的、胞浆结合蛋白依赖的转运系统成分的基因。由于 *H. pylori* 存在类似于大肠杆菌内的 fec 系统，所以细菌具有吸收铁离子的能力。在大肠杆菌，该系统在无氧条件下对于离子的供应发挥非常重要的作用[62]。Frazier 等（1993）和随后的 Evans 等（1995）确定了一无血红素的胞浆铁蛋白，可能同残余铁的储存有关[63]。

关于铁摄取的调节，在脑膜炎球菌中存在的 frpB 基因也被发现存在于 *H. pylori* 基因组中，编码蛋白同大肠杆菌中的几种 TonB 蛋白依赖的外膜受体是相同的[64]。TonB 蛋白是细菌摄取含铁血黄素的必要成分。而且，*H. pylori* 似乎也编码重要的铁摄取调节因子 Fur（ferric uptake regular）蛋白。在同铁离子摄取有关的 2 个 fecA 基因、3 个 frpB 基因和 fur 基因的上游可以见到和 Fur 结合结构域一致的结构[45]。

4. 酸碱平衡的调节　由于特殊的生长环境，*H. pylori* 必须进行一些适应性的改变才能定居在酸性的环境中。在体外，*H. pylori* 一般不可以存在于 pH = 3 以下的环境条件，如果加入类似于胃腔环境的尿素浓度，*H. pylori* 将得到保护[65]。因此，*H. pylori* 产生的尿素酶使得它可以生存于酸性环境中。然而，Meyer - Roberg et al（1996）的研究结果显示，尿素酶可以降低 *H. pylori* 在碱性条件下的存活率[66]。

维持 *H. pylori* 在酸性胃腔内定植、生存的其他机制也是存在的。和其他细菌一样，*H. pylori* 可以维持质子的转运，通过调节胞浆膜两侧的电势差以抵消 pH 梯度的变化[67]，从而产生一个膜内的正电势。原因可能是提高了阳离子的浓度而非泵出了阴离子，*H. pylori* 缺乏编码阴离子转运至胞外相关蛋白的基因也说明了这一点。三种质子转运的 P 型 ATP 酶已经在 *H. pylori* 中被证实：ATP 酶 -439、ATP 酶 -948 和 ATP 酶 -115[68,69]。

已经证实在 *H. pylori* 存在 H^+ 偶连的离子转运系统，该系统同来自于 Enterococcus hirae 的 NapA 蛋白以及来自 E. coli 的 NhaA 蛋白相关，上述蛋白是 Na^+/H^+ 转运蛋白的抑制物，并且控制细胞

的离子内流和外流。

宿主环境内的 pH 变化可以被认为是一种生化信号，从而引起相应的基因表达或抑制。在这方面，可以从 Mcgowan 等人（1996，1997）报告中得到证实，他们的研究发现 *H. pylori* 胞外 pH 值的改变可以导致其蛋白内容的变化[70]。

（五）呼吸链

在 *H. pylori*，有证据显示有氧呼吸和无氧呼吸均存在。质子转运通过 NDH－I 脱氢酶和各种细胞色素。NDH－I 复合物可以催化醌的分解（通过 NADH）[71]。一些研究报告认为原始的 cbb3 型细胞色素氧化酶是 *H. pylori* 有氧呼吸的终末氧化酶[72,73]。除了 NDH－I 复合体，四种其他的电子传递脱氢酶也已被证实[45]：一个还原酶复合体（HydABC）、一个 D－乳酸脱氢酶和两个 sn－甘油－3－磷酸脱氢酶（需氧或厌氧形式）。

在有氧呼吸中，氧是电子传递的最终受体。Hend2 和 Hazell（1993）已经证实 *H. pylori* 存在延胡索酸还原酶，提示 *H. pylori* 可以同其他厌氧菌或兼性厌氧菌一样通过无氧呼吸得到 ATP。所以，在无氧呼吸中，延胡索酸可以作为电子受体。Marcell 等人（1996）提出，由于大多数呼吸醌是 6－甲基醌，这就意味着无氧呼吸较有氧呼吸更常见[74]。

四、幽门螺杆菌的分子生物学特征和菌株标志

（一）分子生物学特征

1. 脂肪酸组成　一种细菌独特的脂肪酸组成常常与该菌的分类命名、细胞膜的生理化学特性以及该菌的生物学性状有关。在早先许多学者都对 *H. pylori* 的脂肪酸组成作了测定。尽管在数值略有出入，但 *H. pylori* 经甲基化处理由气相色谱仪测得的数值表明：*H. pylori* 的主要脂肪酸有十四烷酸（C14:0）、十六烷酸（C16:0）、十六烷烯酸（Cl6:1）、十八烷酸（C18:0）、十八烷烯酸（Cl8:1）、顺式9、10 亚甲基十九烷酸（C19:0CYC），与空肠弯曲菌相比缺少了一个羟基十四烷酸（3－OH－C14:0）。Inamote 等[75]深入地研究了 *H. pylori* 的脂质和脂肪酸。他们发现 *H. pylori* 的脂肪主要是由胆固醇酯、三油酸甘油酯、游离脂肪酸、胆固醇、二酰化甘油和一酰化甘油等简单脂质组成。而且在这些脂质中均含有 11－甲氧基十七烷酸（11－OmeCl7:0）和 11－甲氧基十九烷酸（11－OMeCl9:0）两种独特脂肪酸。与 BCG 的耐酸性相比，虽然程度有所不同，两者均有耐酸性，他们认为 *H. pylori* 的脂质与脂肪酸的特征可能是赋予 *H. pylori* 亦具有耐酸性和与 BCG 耐酸强度不同的重要基础。

2. 蛋白质组成　*H. pylori* 的菌体蛋白质含量通常由 SDS－PAGE 方法测定。用这一技术测得的结果，不同分子量的蛋白质条带很多，不同菌株看上去似乎很一致。但是用激光光密度计扫描，并用电脑分析比较，显示它们之间是存在差别的。所有菌株的蛋白质条带 80% 是相似的，若以 91% 相似为阈值，可把 *H. pylori* 分成不同的电泳型。*H. pylori* 的 SDS－PAGE 电泳谱中部分条带含有 *H. pylori* 的特异性抗原，也有一些条带含有与弯曲菌属细菌的共同抗原，由于技术条件未统一，各家报道的结果略有出入。1990 年 Cover 等[76]从消化性溃疡患者胃活检标本中分离得到的 *H. pylori*，在肉汤培养基中用 SDS－PAGE 测到一种 82kD 大分子量的蛋白，它只在使细胞产生空斑作用的上清液中出现。另外用免疫印迹法可以用人血清识别在致空斑作用的上清液中存在的 128kD 的蛋白质条带。两者在产生空斑作用的上清液中出现的频率之间没有显著性差异。但是由于 82kD 蛋白质较不易被人的血清识别，而对 128kD 蛋白质起血清学反应的抗体在消化性溃疡病人中比无消化性溃疡病的 *H. pylori* 感染者中更为常见。这意味着这两种大分子量蛋白质可能与 *H. pylori* 的致病性有关。后来人们把前者 82kD 蛋白质称作空泡毒素 VacA，把后者 128kD 蛋白质称作细胞毒素相关蛋白 CagA，而且经其他学者的工作发现 CagA 蛋白质的分子量飘移在 128～140kD 之间[77]。项兆英等人[78]曾对 43 株 *H. pylori* CagA 和 VacA 毒力因子表达的分析揭示能把临床分离株分成两种主要类型。Ⅰ 型细菌含有 cagA 和 vacA 基因，表达 CagA 和 VacA 蛋白；

II 型细菌不含 cagA 基因，不表达 CagA 和 VacA 蛋白。I 型和 II 型细菌分别占 56% 和 l6%，而其余的为中间表达型，即仅表达其中一种毒力因子。这一发现证明尽管许多细胞毒性 *H. pylori* 株含有 cagA，但是 VacA 的表达可以不需要 CagA 的存在。

H. pylori 的鞭毛可在液体培养中借着震荡脱落下来，然后再经梯度离心等方法得以纯化。现知鞭毛蛋白中含有 57kD 与 56kD 两种鞭毛素亚单位，它们与弯曲菌属的细菌鞭毛素具有共同的抗原决定簇。但是 56kD 的鞭毛素尚具有对 *H. pylori* 特异的氨基酸序列结构[79]。

3. 核酸和基因　*H. pylori* 作为一种非常重要的病原因子已经确认，围绕其所做的各项研究工作已经越来越深入和广泛，对其核酸和基因结构的阐明有助于更全面、更深刻地认识该菌。

1997 年，*H. pylori* 的全基因序列由美国 The Institute for Genomic Research，9712 Medical Center Drive，Maryland；Department of Molecular Biology，School of Medicine，Washington University St Louis 等科研机构协作完成[45]。选用菌株为 *H. pylori*26695，全部的基因序列呈环行，大小为 1667867bp，这个大小类似于流感嗜血杆菌 DNA 的大小，但只有大肠杆菌 DNA 大小的 1/3。*H. pylori* 的 G + C 平均含量为 39%，数值与弯曲菌属的数值范围（30~38mol%）基本重叠，因此使用 G + C 含量的测定对于鉴别 *H. pylori* 与弯曲菌毫无意义。在菌株 Hp26695DNA 上有 5 个区域（用于测序的另一菌株 J99 则有 9 个）具有特别的 G + C 组成。现在，区域 2（35% G + C）是同 CagA 产生以及 IL-8 表达上调有关的 cag 病理基因岛，其他区域的功能和性质尚未完全确定。1，3 区域（33% G + C）有插入序列 IS605、5S rRNA 基因和 1 个 521bp 的重复序列。另外，区域 1 含有 virB4 基因，它编码的蛋白同 Agrobacterium tumefaciens（肿胀土壤杆菌）的 T-DNA 转运以及 Bordetella pertussis（百日咳杆菌）毒素的分泌有关。区域 4（43% G + C）含有 rpoB 和 rpoC 的融合基因，该基因编码 RNA 聚合酶的 β 和 β′亚单位，编码参与蛋白翻译过程的延长因子 EF-G 的基因 fusA 也同该区域有关。最后，区域 5（33% G + C）含有 2 个基因表达的限制/调整系统。

在菌株 26695 DNA 中，已有 1590 个开放阅读框（ORFs），占到其染色体 DNA 的 91%。Alm 等人[3]针对菌株 J99 染色体 DNA 的测序工作则确定了 1495 个开放阅读框（ORFs），占到其染色体 DNA 的 90.8%。菌株 26695 DNA 中的非编码区分为三类，基因内序列占到非编码区域 6%，同时，非编码的重复序列占到 2.3% 以及稳定 RNA 占到 0.7%。在 1590 个 ORFs 中，1091 个可以在其他细菌中发现与其相对应的序列，其余 499 个 ORFs 不能在其他细菌中发现相应序列，因此可以认为是 *H. pylori* 特异性的。

总之，*H. pylori* 的 55% 基因序列同其他细菌同源，45% 基因是 *H. pylori* 特异的；比较罕见的是不同 *H. pylori* 菌株间的基因排列没有相似性；编码基因数为 1590，每个基因平均为 945bp 大小；平均 G + C 含量：39%；70% 基因编码蛋白的等电点超过 7.0（大肠杆菌为 40%）。见表 3-3。

表 3-3　幽门螺杆菌的基因特点

概况

编码区域（91.0%）

稳定 RNA（0.7%）

非编码的重复序列（2.3%）

基因内序列（0.6%）

RNA

核糖体 RNA	对应区域
23S-5S	445，306-448，642bp
23S-5S	1，473，557-1，207，584bp
16S	1，209，082-1，207，584bp

IS606　4 种（2 为全长，2 个为部分）	
16S	1，511，138 – 1，512，635bp
5S	448，041 – 448，618bp
转运 RNA	
36 种（7 组，12 个单独的基因）	
结构 RNA	
1 species（ssrD）	629，845 – 630，124bp

DNA

插入序列

IS605　13 种（5 个为全长，8 个为部分）	

不同 G + C regions	相关的基因
region 1（33% G + C）452 – 479kb	IS605，5SRNA and repeat 7：virB4
region 1（35% G + C）539 – 579kb	cag PAI（Fig. 4）
region 1（33% G + C）1049 – 1071kb	IS605，5SRNA and repeat 7
region 1（43% G + C）1264 – 1276kb	βand β RNA polymerase，EF – G（fusA）
region 1（33% G + C）1590 – 1602kb	2 个限制调节系统

编码序列

1590 编码序列（average 945bp）

1091 已确认对应碱基序列

499 个独特的碱基序列

表 3 – 4　已克隆的幽门螺杆菌基因

基因	蛋白	功能	基因	蛋白	功能
ureA	UreA	尿素酶结构	hspA	HSP A	热休克蛋白
ureB	UreB	亚单位	hspB	HSP B	热休克蛋白
ureC	UreC	不清楚	pfr	Pir	细菌铁蛋白
ureD	UreD	不清楚	nixA	Hpn	镍转运
ureE	UreE		hpn	CopA	金属结合蛋白
ureF	UreF	尿素酶在大肠杆	copA sodB	SodB	铜转运
ureG	UreG	菌中表所需			超氧化物歧化酶
ureH	UreH		26kD	26kD Protein	不清楚
			floA	flagellinA	鞭毛亚单位
ureI	UreI	不清楚	floB	flagellinB	鞭毛亚单位
cagA	CagA	不清楚	gyrA	DNA gyrase A	DNA 复制
picA	PicA	不清楚		亚单位	

续表

基因	蛋白	功能	基因	蛋白	功能
picB	PicB	能诱导细胞因子产生（IL－8）	recA	RecA	DNA 重组
vacA	VacA	空泡细胞毒素	16S rRNA	N/A	编码 16S rRNA
hpaA	HpaA	脂蛋白（黏附因子）	23S rRNA	N/A	编码 23S rRNA
ipp20	Lipoprolein20	脂蛋白	5S rRNA	N/A	编码 5S rRNA

随着分子生物学的发展，人们相应地开展了对 *H. pylori* 各种特殊的基因的研究，最早克隆成功的是尿素酶基因[80]。目前克隆的基因及其功能研究进展很快，已完成的基因克隆包括：趋化因子 cheA 和 cheY、鞭毛素基因 flaA 和 flaB、鞭毛素生物合成调节基因 flbA、鞭毛外鞘蛋白基因、镍转运系统基因 nixA、热休克蛋白质基因 hspA、尿素酶基因 ureA、ureB、ureC、修复基因 recA、空泡毒素基因 vacA、细胞毒素相关基因 cagA、cagC、细胞毒素第二相关基因 cagII、碱性磷酸酶基因组等[77]，见表 3－4。而且，随着时间的推移，*H. pylori* 更多的基因会被克隆和表达。由此可见，就一种病原性细菌来讲，*H. pylori* 基因研究所涉及领域之广，进展速度之快，是前所未有的。为了避免在这一研究领域发生混乱，大会上有一些学者呼吁为 *H. pylori* 的基因和基因组的统一命名制定规则。他们建议：①*H. pylori* 基因同源于其他细菌已经发现的基因，给予同样名称，例如：ureA、ureB、flaA 等。②完全新发现的基因，根据它们编码的蛋白质的功能或作用命名，例如：vacA。③当同源性不是太明显，新基因的功能还未完全确立，可以给予一个独特的临时的名称，例如：cagA、cagII 等。下面就研究较多和较重要的两类基因作一介绍。

（1）尿素酶基因　1988 年 Labigne[80]用穿梭载体（shutter vecter）piII500 把 *H. pylori* 尿素酶基因 DNA 片段克隆出来，成功地在大肠杆菌和空肠弯曲菌之间进行了复制和转移，但是它并不能在大肠杆菌中表达尿素酶活性，只有在接合于空肠弯曲菌时才能暂时地合成尿素酶。重组的黏尾质粒（recombinant cosmid）piII585 具有 33.2kb。它经过再克隆成 8.1kb 片段 piII570 后才能把尿素酶的表型特征转输给空肠弯曲菌的受体株。此后，经过反复不断再克隆删除了不必要的部分后，尿素酶的基因最后定位在 DNA 的 4.2kb 区段内。用双脱氧法（dideoxy）测序，发现有四个开放读框（open reading frame），分别编码四个预知分子量的多肽。它们分别是 26000（ureA）、61600（ureB）、49200（ureC）和 15000（ureD）。ureA 和 ureB 编码的多肽与尿素酶结构的两个亚单位是相当的，它们与奇异变形杆菌尿素酶二个亚单位和刀豆尿素酶独一无二的亚单位高度同源。一致率分别是 56% 和 55.5%。虽然 ureD 编码的多肽，与穿膜蛋白质功能有关，但是对这一多肽与 ureC 编码多肽均未明确其作用。从 DNA 序列图谱上看，表明这些多肽对尿素酶活性转移给空肠弯曲菌受体是必需的[81]。目前尿素酶基因已克隆得到 A～I 共计 9 个组成了。

（2）空泡毒素（vacA）基因和细胞毒素相关蛋白（cagA）基因　大约 50% 的 *H. pylori* 菌株产生细胞毒素，但几乎所有的 *H. pylori* 菌株均有编码该细胞毒素的基因 vacA[82,83,84,85]。大量研究显示，不同的 *H. pylori* 菌株之间存在高水平的基因多态性，不同菌株间某些区域是相对保守的，而有些区域则是相对多变的。两个显著多变的区域为：编码信号序列第二部分 50bp 区域以及基因中部的 700bp 区域。所有 *H. pylori* 菌株的信号序列有三种，s1a、s1b、s1c 和 s2；中间序列为两种，m1a、m1b 和 m2。*H. pylori* 的 vacA 基因是由不同的信号序列和不同的中间序列构成的镶嵌型基因结构，由信号序列和中间序列以不同组合构成不同 *H. pylori* 菌株的 vacA 基因型[86]。这些基因结构的特点是高度保守的序列中散布有分散的多态性基因，这可能是由于细菌中常见染色体的基因重组和互换导致的。由 vacA 基因编码的细胞毒素是 *H. pylori* 非常重要的致病因子，该毒素可以在体外诱导各种哺乳动物细胞胞浆发生空泡变性，故该毒素又称为空泡毒素[87]。同时，该毒素经小鼠消化道可导致小鼠胃黏膜上皮细胞损伤和溃疡形成。空泡毒素的产生以 vacA 基因为模板，由 vacA 基因上 3864bp 的开放阅读框架结构（ORF）编码，首先产生一由 1287～1296 个氨基酸残基构成的 137kDa 前体。它由三部分构成：氨基端 33 个氨基酸残基构成的信号肽，中间 87kDa 成熟的细胞毒素基团、羧基端一个 50kDa 片段。然后经过氨基端和羧基端的加工处理，产生一大约 87kDa 的分泌产物，其中，毒素蛋白的氨基端对于其功能的发挥具有重要意义，如果氨基端部分氨基酸发生变异，将导致整个毒素功能的丧失[88]。尽管只有 50% 的菌株可以诱导体外上皮细胞产生空泡变性，但几乎所有针对 vacA 的特异性 DNA 探针都可以和不同 H. pylori 菌株之 DNA 发生特异结合。为什么在那些 vacA 基因阳性的菌株培养上清液中有近 50% 的菌株无法检测到空胞毒素，机理尚未完全阐明，某些研究提示毒力阳性菌株（tox⁺）和毒力阴性菌株（tox⁻）vacA 中间基因序列差异明显。tox⁻ 菌株 vacA ORF 编码产生一个 142KDa 的蛋白质，经羧基末端剪切、加工、处理之后，通过外膜分泌到细胞外，分泌机制同 tox⁺ 的 vacA 产物相似。尽管如此，但 tox⁺ 和 tox⁻ 菌株 vacA 基因在信号序列上的显著差异仍然是客观存在的。

vacA s2 型 H. pylori 菌株不能产生可检测到的体外空泡毒素活性，只有 vacA s1 型 H. pylori 菌株才产生此活性。具有 s1 和 s2 信号序列的菌株存在如此显著的表现型差异的遗传学基础尚不清楚。可能的原因有：vacA s2 型菌株经胞浆膜排出细胞毒素前体的效率低下，导致细胞毒素量减少；另一个可能是 vacA 产物氨基末端结构的差异，从而导致蛋白功能的不同；最后，信号序列类型或许通过一种未明的机制影响细胞毒素的结构、分泌调控等。另外，vacA 中间序列同菌株的细胞毒活性存在独立的相关性，vacA 中间序列存在一个可度量的基因片断，m1 和 m2 基因产物结构的差异可明显地表现为细胞毒素活性的差异。

cagA（细胞毒素相关基因 A）是同 H. pylori 毒力密切相关的另一因子，大约存在于 60%～70% 的 H. pylori 菌株中，编码产生一个疏水性高分子蛋白（120～140 kDa）[89,90]。由于 cagA 基因存在一个中间重复序列从而导致不同菌株 cagA 基因及其编码产物的大小不同，其编码产物的大小随着中间重复序列的差异介于 120～140 kDa，但不同大小的 cagA 似乎并不影响其抗原性及其目前所知的功能。该蛋白的特征性结构是羧基末端有一连续的 6 个天门冬氨酰序列。

cagA 编码产物的作用尚未完全明确，比较经典的观点认为 CagA 同细胞素的活性密切相关，而且新的研究资料也在不断地证实这一点[91]，但有的研究结果显示，当发生 cagA 基因变异时，细菌的细胞毒素活性并不受影响，而且独具 cagA 或 vacA 基因 H. pylori 菌株的存在，提示 cagA 和 vacA 是彼此独立的，或者可以这样认为，cagA 只是 vacA 基因的一个协同表达因子，是菌株具有较高毒力的一个信号或标志。另外，cagA 曾被认为可以诱导胃黏膜上皮表达 IL－8，细菌的清除将减少 IL－8 的表达以及炎症细胞的浸润[92]。最近的研究显示，IL－8 的诱生并非是 CagA 蛋白单独、直接的作用，而是与位于 cagA 基因上游的称为"病理基因岛"中的 picB 编码蛋白相联系。cagA 和 picB 在基因上紧密相连，协同作用，诱导胃黏膜上皮细胞产生 IL－1β、IL－6 以及 TNF－α、IL－8。IL－8 具有中性粒细胞和淋巴细胞的趋化性，IL－6 及 TNF－α 则能诱导单核细胞和多核巨细胞浸润，上述炎症细胞释放的各种蛋白酶及胶原酶是导致胃组织细胞损伤的重要因素。总之，cagA 的病理作用除了在上述两方面进一步深入研究外，尚需要对 cagA 的其他致病途径和机理进行探索。

（二）菌株标志和分型方法

人们试图对 H. pylori 进行生物学分型，但是一直没有找到科学、可靠的分型标准，所以，迄今尚无成熟的分型标准。尽管对蛋白质的 SDS－PAGE 及对全菌 DNA 的指纹分析会显示菌株之间的微细差异，但并不实用。近年来在 PCR 技术的基础上出现了 RAPD（random amplified polymorphic DNA）[93] 和 RELP（restriction fragment length polymorphism）[83] 两种识别 H. pylori 不同菌株的技术，可为 H. pylori 的流行病学调查提供有效的方法[94]。

1. 随机扩增多态性 DNA 分析（random amplification polymorphic DNA，RAPD）

（1）原理　以人工合成 DNA 分子片段作为随机引物，以纯培养的 *H. pylori* 基因组 DNA 为模板，通过 PCR 反应进行多态性 DNA 片段的随机合成。不同 *H. pylori* 菌株基因组存在高度变异，导致不同菌株 DNA 分子与某一随机引物相互补的反向平行序列的分布不同，从而使 PCR 产物增加、减少或分子量大小不同呈现多态性变化以区分不同菌株。

（2）注意事项

① RAPD 分析引物是随机引物，并非 *H. pylori* 特异引物，所以该方法需要纯的细菌培养物。如有其他细菌或细胞将影响最终结果。

② 引物很短，易出现假带，应严格控制条件，并设阳性或阴性对照。

（3）RAPD 技术特点

① RAPD 不需了解基因序列方面的信息，技术简单，灵敏度高。

② 具有稳定的可重复性。

③ 不同菌株产生完全不同的指纹图谱，可准确区分不同来源的 *H. pylori* 和进行菌株复发和再感染的鉴别，较 PCR 产物酶切分析方法更准确。

2. 核酸限制性片段长度多态性分析（RFLP）[95]

（1）原理　核酸 RFLP 最根本的依据是一个生物体基因组结构的独特性和具有能被限制性内切酶特异识别的分布不同核苷酸序列。

（2）两种基本方法

① 限制性酶切片段的分布图像：某些 DNA 片段被分离、复制，然后被适当的限制酶切，进行电泳分析。不同的 DNA 序列会产生不同的电泳图谱。

② 当进行有限拷贝或单拷贝 DNA 分析时，限制性酶切产物的检测可以通过 DNA 探针与特异的碱基序列想结合进行检测，利用放射自显影或免疫荧光法进行观察。

（3）特点　DNA – RFLP 分析是一种鉴别不同生物的遗传标记及独特遗传特征的工具。

参考文献

1　张振华，杜佩英，俞爱琴，等. 幽门弯曲菌超微结构及其与胃黏膜上皮的关系. 上海第二医科大学学报，1989，9（4）：2277～2812

2　C S Good win，B W Worsley. Microbiology of *Helicobacter pylori*，In C P Dooley and H Cohen eds：Gastroenterology Clinics of North America Helicobacter pylori Infection，1993，22（1）：5～10

3　Helen M. Windsor，Jani O'Rourke. Bacteriology and Taxonomy of *Helicobacter pylori*. Gastroenterology Clinic Of North America Sep，2000，29（3）：633～648

4　Charistine Josenhans，Kathryn A. Eaton，Tracy Thevenot，et al. Switching of flagellar motility in *Helicobacter pylori* by reversible length variation of a short homopolymeric sequence repeat in flip，a gene encoding a basal body protein. Infection and Immunity，2000，68：4598～4603

5　West AP，Millar MR，Tompkins DS. Survival of *Helicobacter pylori* in water and and saline. J Clin Pathol，1990，43：609

6　Cellini L Allocati N，Di Campli E，Dainelli B. *Helicobacter pylori*：a fickle germ. Microbiol Immunol，1994，38：25～30

7　Cole SP，Cirillo D，Kagnoff MF，et al. Coccoid and spiral *Helicobacter pylori* differ in their abilities to adhere to gastric epithelial cells and induce interleukin – 8 secretion. Infect Immun，1997，65：843～846

8　Sorberg M，Nilsson M，Hanberger H，et al. Morphology conversion of *Helicobacter pylori* from bacillary to coccoid form. Eur J Clin Microbiol Dix，1996，15：216～219

9　Moran AP，Upton ME. A comparative study of the rod and coccoid forms of Campylobacter jejuni ATCC 29428. J Appl Bacteriol，1986，60：103～110

10　Buck GE，Parshall KA，Davis CP. Electron microscopy of coccoid form of Campylobacter Jejuni. J Clin Microbiol，

1983，18：420~421

11　Hazell S L, et al. Campyloridis and Gastritis ：Association with Intercellular Spaces and Adaptation to an Environment of Mucus as Important Factors in Colorization of the Gastric Epithelium. J Infect Dis, 1986, 153 （4）：658

12　David J Rernold, Charles W Penn. Characteristics of Helicobacter pylori：Growth in a Defind Medium and Determination o its Amine acid Requirements. Microbiology, 1994, 140：2649~2656

13　Glupczynski Y. The Diagnosis of *Helicobacter pylori* Infection：A Microbiologist' s Perspective. Rev Med Microbiol, 1994, 5 （1）：199~308

14　Xiuping Jiang, Michael P. Doyle. Growth supplement for *Helicobacter pylori*. Journal of Clinical Microbiology, 2000, 38：1984~1987

15　D Alison Secker, David S Tompkins, Grace Alderson. Gas‐permeable Life cell Tissue Culture Flasks Give Improved Growth of *Helicobacter pylori* in a Liquid Medium. J of Clin Microbiol, 1991, 29 （5）：1060~1061

16　Margnerite Clme, Agnes Labigne, Prendandrumm. *Helicobacter pylori* Requires an Acidic Enviroment to Survive in the Presence of Urea. Infect and Immun, 1995, 63 （5）：1669~1673

17　S J Hawrylik, D J Wasiiko, S L Haskell, et al. Bisulfite or sulfite Inhibits Growth of Helicobacter pylori. J of Clin Microbiol, 1994, 32 （3）：790~792

18　Vouri Glupczinski. Culture of *Helicobacter pylori* from Gastric Biopsies and Antimicrobial Susceptibility Testing. In A Lee and F Megraud eds："*Helicobacter pylori*：Techniques for Clinical Diagnosis and Basic Research" pl7~28, 1996, W B Saunders Company Ltd.

19　Hazell S L, Lee A, Brady L, et al. Campyloridis and Gastritis ：Association with Intercellular Spaces and Adaptation to an Environment of Mucus as Important Factors in Colorization of the Gastric Epithelium. J Infect Dis, 1986, 153 （4）：658~663

20　Cliodna A M McNulty, Julia C Dent. Rapid Identification of Campylobacter pylori （Cpyloritis） by Preformed Enzymes. J of Clin Microbiol, 1987, 25 （9）：1683~1686

21　Harry L T Mobley, Micheal D Island, Robert P Hawsinger. Molecular Biology of Microbial Ureases. Microbiol Rev, 1995, 59 （3）：451~480

22　Harry C T Moiley, Manwe lJ Cortesia, Linda E Rosenthal, et al. Characterization of Urease from Campylobacter pylori. J of Clin Micro, 1988, 26 （5）：831~836

23　Guillermo I Perez‐perez, Caadida B Gower, Martin J Blsser. Effects of Cationson *Helicobacter pylori* Urease Activity, Release, and Stability. Infect and Immun, 1994, 62 （1）：299~302

24　Mae F. Go, Sheila E. Crowe Virulence and pathogenicity of *Helicobacter pylori*. Gastroenterology Clinic Of North America, 2000, 29 （3）：649~670

25　Toshihito Tanahashi, Masakazu Kita, Tadashi Kodama, et al. Cytokine expression and production by purified *Helicobacter pylori* urease in human gastric epithelial cells. Infection and Immunity, 2000, 68：664~671

26　Graham D Y, P D Klein, D J Evans, et al. Campylobacter pyloridis detected by the ^{13}C‐urea Test. Lancet, 1987, 1：1174~1177

27　Bell G D, J Weil, G Harrison, et al. ^{14}C‐urea Breath Analysis ：A Noninvasive Test for Campylobacter pylori in the Stomach. Lancet, l987, 1：1367~l368

28　Wu Jicong, Liu Guolong, Zhang Zhenhua, et al. ^{15}NH$_4$Excretion Test A New Method for Detection of *Helicobacter pylori* Infection. J of Clin Microbiol, 1992, 30 （1）：181~184

29　Marchetti M, B Arico, DBurroni, et al. Development of a Mouse of *Helicobacter pylori* Infection‐Mimics of Human of Disease. Science. 1995, 267：1655~1658

30　Lee A, O' Rouke J, De Ungria MC, et al. A standardized mouse model of *Helicobacter pylori* infection：introducing the Sydney strain. Gastroenterology, 1997, 112：1386~1397

31　Li H, Kalies I, Mellgard B, Helander HF. A rat model of chronic Helicobacter pylori infection. Studies of epithelial cell turnover and gastric ulcer healing. Scand J Gastroenterol, 1998, 33：370~378

32　Junko Ikewaki, Akira Nishizono, Takayuki Goto, et al. Therapeutic oral vaccination induces mucosal immune response sufficient to eliminate long‐term *Helicobacter pylori* infection. Microbiol. Immunol, 2000, 44 （1）：29~39

33　Thierry Lambert, Francis Megraud, Guy Gerbaud, et al. Susceptibility of Campylobacter pyloridis to 20 Antimicrobial Agenta. Antimicrobial agents and Chemotherapy. 1986, 30（3）：510～511

34　H. Wu, X. D. Shi, H. T. Wang, et al. Resistance of *Helicobacter pylori* to motronidozole, tetracycline and amoxicycillin. Journal of Antimicrobial Chemotherapy, 2000,（46）：121～123

35　J F L Weel, R W M van der Hulst, Y Gerdts, et al. Heterogeneity in Susceptibility to Metronidazole among *Helicobacter pylori* Isolates from Patients with Gastritis or Peptic Ulcer Disease. J of Clin Microbiol. 1996, 34（9）：2158～2162

36　Youri Glupcznski, Max Labbe, Willy Hansen, et al. Evaluation of the E Test for Quantitative Antimicrobial Susceptibility Testing of *Helicobacter pylori*. J of Clin Microbiol, 1991, 29（9）：2072～2075

37　Laura Franzin, Marco Pennazio, Daniela Cabodi, et al. Clarithromycin and Amoxicillin Susceptibility of *Helicobacter pylori* Strains Isolated from adult patients with gastritis of duodenal ulcer in Italy. Current Microbiology, 2000, 40：96～100

38　Peter Doig, Manrice M Exner, Robert E W Hancock, et al. Isolation and Characterization of a Conserved Porin Protein from *Helicobacter pylori*. J of Bacteriol, 1995, 177（19）：5447～5452

39　D T Smoot, J H R esan, T Naab, et al. Adherence of *Helicobacter pylori* to Cultured Humen Gastric Epithelial Cells. Infect and Immun, 1993, 61（1）：350～355

40　Thomas Boren, Perfalk, Kevin A Roth, et al. Attachment of *Helicobacter pylori* to Human Gastric Epithelium Mediated by Blood Group Antigens. Science, 1993, 262：1892～1895

41　Hessey SJ, Spencer J, Wyati JI, et al. Bacterial adhesion and disease activity in *Helicobacter* associated chronic gastritis. Gut, 1990, 31：134～138

42　Lee A, Fox J, Hazell S. Pathogenicity of *Helicobacter pylori*：a perspective. Infect Immun, 1993, 61：1601～1610

43　Clyne M, Drumm B. Adherence of *Helicobacter pylori* to gastric mucosa. Can J Gastroenterol, 1997, 11：234～248

44　Liver D, Arnqvist A, Ogren J, et al. *Helicobacter pylori* adhesin binding fucosylated histo－blood group antigens revealed by retagging. Science, 1998, 279：373～377

45　Tomb JF, White O, Kerlavage AR, et al. The complete genome sequence of the gastric pathogen *Helicobacter pylori*. Nature, 1997, 388：539～547

46　Ben J. Appelmelk, M. Celeste Martino, Eveline Veenhof, et al. Phase variation in H type I and Lewis a Epitopes of *Helicobacter pylori* Lipopolysaccharide. Infection and Immunity, 2000, 68：5928～5932

47　Michael A, Heneghan, Ciaran F. Mccarthy, et al. Moran. Relationship of blood group determinants on *Helicobacter pylori* lipopolysaccharide with host Lewis phenotype and inflammatory response. Infection and Immunity, 2000, 68：937～941

48　Chalk PA, Roberts AD, Blows WM. Metabolism of pyruvate and glucose by intact cells of *Helicobacter pylori* studied by C－13 NMR spectroscopy. Microbiology UK, 1994, 140：2085～2092

49　Hoffman PS, Goodwin A, Johnsen J, et al. Metabolic activities of metronidazole－sensitive and resistant strains of *Helicobacter pylori*－repression of isocitrate lyase activity correlate with resistance. J Bacteriol, 1996, 178：4822～4829

50　Mendz GL, Hazell SL. Evidence for a pentose phosphate pathway in *Helicobacter pylori*. FEMS Microbiol Lett, 1991, 84：331～336

51　Mendz GL, Hazell SL, Vangorkam L. Pyruvate metabolism in *Helicobacter pylori*. Arch Microbiol, 1994, 162：187～192

52　Mendz GL, Hazell SL. Fumarate catabolism in *Helicobacer pylori*：Bioche Mol Int, 1993, 31：325～332

53　Eeynolds DJ, Penn CW. Characteristics of *Helicobacter pylori* growth in a defined medium and determination of its amino acid requirement. Microbiology, 1994, 140：2649～2656

54　Lichtenberger LM, Hazell SL, Romero JJ, et al. *Helicobacter pylori* hydrolysis of artificial phospholipid monolayers：insight into a potential mechanism of mucosal injury. Gastroenterology, 1990, 98：A78

55　Weitkamp HJH, Perez－Perez GI, Bode G, et al. Identification and characterization of *Helicobacter pylori* phospholipase C activity. Int J Med Microbiol Virol Parasitol Infect Dis, 1993, 280：11～27

56　Bode G, Song Q, Barth R, et al. Phospholipase C activity of *Helicobacter pylori* is not associated with the prevalence of the cagA gene. Gut, 1997,［suppl 1］：A14

57　Mendz GL, Jimenez BM, Hazell SL, et al. Salvage synthesis of pytimidine nucleotide by *Helicobacter pylori*. J Appl Bacteriol, 1994, 77: 1~8

58　Mendz GL, Jimenez BM, Hazell SL, et al. Salvage synthesis of pytimidine nucleotide by *Helicobacter pylori*. J Appl Bacteriol, 1994, 77: 674~681

59　Williams CL, Preston T, Hossack M, et al. *Helicobacter pylori* utilizes urea for amino acid synthesis. FEMS Immunol Med Microbiol, 1996, 13: 87~94

60　Skouloubris S, Labigne A, De Reuse H. The aliphatic amidase: another way to produce amminia in *H. pylori*. Gut, 1997, [Suppl 1]: A14

61　De Reuse H, Skouloubris S, Labigne A. Identification of an aliphatic amidase in *H. pylori*. 9th international Workshop on Campylobacter, *Helicobacter*, and related organisms, Cape Town, South Africa, 1997, p59

62　Kammler M, Schon C, Hantke K. Characterization of the ferrous iron uptake system of Escherichia coli. J Bacteriol, 1993, 175: 6212~6219

63　Frazier BA, Pgeifer JD, Russell DG, et al. Paracrystalline inclusions of a novel ferritin containing non-home iron, produced by the human gastric pathogen *Helicobacter pylori*: evidence for a third class of ferritinus. J bacterial, 1993, 175: 966~972

64　Beucher M, Sparling PF. Cloning, sequencing and characterization of the gene encoding FrpB, a major iron-regulated outer membrane protein of Neisseria gonorrhoeae. J Bacteriol, 1995, 177: 2041~2049

65　Clyne M, Labigne A, Drumm B. *Helicobacter pylori* Requires an acidic environment to survive in presence of urea. Infec Immun, 1995, 63: 1669~1673

66　Meyer-Rosberg K, Scott DR, Rex D, et al. The effect of environmental pH on the proton motive force of *Helicobacter pylori*. Gastroenterology, 1996, 111: 886~900

67　Sachs G, Meyer-Rosberg K, Scott DR, et al. Acid, protons and *Helicobacter pylori*. Yale J Biol Med, 1996, 69: 301~316

68　Ge Z, Hiratsuka K, Taylor DE. Nucleotide sequence and mutational analysis indicate that two *Helicobacter pylori* genes encode a P-type ATPase and a cation-binding protein associated with copper transport. Mol Microbiol, 1995, 15: 97~106

69　Melchers K, Herrman L, Mauch F, et al. Propweties and function of the P type ions pumps cloned from *Helicobacter pylori*. Acta Physilol Scand, 1998, 115: 278~285

70　McGowan CC, Necheva AS, Cover TL, et al. Acid-induced expression of oxidative stress protein homologs in *Helicobacter pylori*. Gut, 1997, [Suppl 1]: A18

71　Smith MA, Edwards DJ. Oxygen scavenging, NADH oxidase and metronidazole resistance in *Helicobacter pylori*. J Antimicro Chemother, 1997, 39: 347~353

72　Nagata K, Tsukita S, Tamura T, et al. A cb-type cytochrome-c oxidase terminates the respiratory chain in *Helicobacter pylori*. Microbiology, 1996, 142: 1575~1763

73　Alderson J, Clayton CL, Kelly DJ. Investigations into the aerobic respiratory chain of *Helicobacter pylori*. Gut, 1997, [Suppl 1]: A7

74　Tatusov RL, Mushegian AR, Bork P, et al. Metabolism and evolution of Haemophilus influenzae deduced from a whole-genome comparison with Escherichia coli. Curr Biol, 1996, 6: 279~291

75　Yoshihito Inamoto, Sumiko Hamaaaka, Yuichiro Hamanaka, et al. Lipid Composition and Fatty Acid Analysis of H*elicobacter pylori*. J of Gastroenterology, 1995, 30: 315~318

76　Timorthy L Cover, Cornelius P Dooley, Martin J Blaser. Characterization and Human Serologic Response to Proteins in *Helicobacter pylori* Broth Culture Supernatants with Vacoulating Cytotoxin Activity. Infect and Immun, 1990, 58 (3): 603~610

77　E HPSG. Abstract of 8th International Workshop on Gastric Duodenal Pathology and *Helicobacter pylori*, 7~9th, July, 1995, Edinburgh, Scotland. Gut, 1995, 7~9th, July

78　Zhan YingXiang, Stefano Ceasini, Dietro F Bayeii, et al. Analysis of Expression of CagA and VacA Virulance Facters in 43 Strains of Helicobacter pylori Reveals that Clinical Isolates can be Divided into Two Major Types and That CagA is

Not Necessary for Expression of the Vacuolation Cytoxin. Infect and Immu, 1995, 63 (1): 94~98

79　Magdolena Kostrzyska, Jamco D Betts, John W Austin, et al. Identification Characterization, and Spatial Localization of Two Flagellin species in *Helicobacter pylori* Flagella. J of Bacteriology, 1991, 173 (3): 937~946

80　Agnes Labigna - Rowsse1, Pascale Courcoux. Cloning and Expression of the Urease Genes of Campylobacter pylori. 1989, in F Magraud and Hlamouliate eds: Gastroduodenal Pathology and Campylobacter pylori. Elsevier Science Publishers B V (Biomedical Divisions)

81　Agnes Labigne, Valerie Cassac, Pascale Courcoux. Shuttle Cloning and Nucleotide Sequences of *Helicobacter pylori* Genes Responsible for Urease Activity. J of Bacteriology, 1991, 173 (6): 1920~1933

82　Murali K R Tummuru, Timothy L Cover, Martin J Blaser. Cloning and Expression of a High Molecular - Mass Major Antigen of Helicobacter pylori: Evidence of Linkage to Cytotoxin Production. Infect and Immun, 1993, 61 (5): 1799~1809

83　John L Telford, Paoio Ghiata, Mariangela Dell' Dreo, et al. Gene Structure of the *Helicobacter pylori* Cytotoxin and Evidence of Its Key Role in Gastric Disease. J Exp Med. 1994, 179: 1633~1658

84　Cover T. Purification and characterization of the vacuolating toxin from *Helicobacter pylori* J Bio chem, 1992, 67: 10570—10575

85　王洪涛, 刘晶星, 吴红, 等. 幽门螺杆菌毒力基因 vacA、cagA 和胃十二指肠疾病的关系. 中华微生物和免疫学杂志, 2000, 21: 204~205

86　Cover T. Divergence of genetic sequence for the vacuolating cytotoxin among *Helicobacter pylori*. J Bio chem. , 1994, 269: 10566~10573

87　Jan F. The interelationship between Cytotoxin - associated Gene A, Vacuolating cytotoxin, and *Helicobacter pylori* - related disease. The J. of Infec Disease, 1996, 173: 1171~1175

88　Dan Ye, Steven R. Blanke. Mutational analysis of the *Helicobacter pylori* vacuolating toxin Amino terminus: Identification of amino acids essential for cellular vacuolation. Infection and Immunity, 2000, 68: 4354~4357

89　Antonello Covacci. Molecular characterization of 128 Kda immunodominant antigen of *Helicobacter pylori* associated with cytotoxicity and duodenal ulcer. Proc Natl Acad Sci U S A, 1993, 90: 5791~5795

90　Murali K. R. Cloning and expression of a high - molecular - mass major antigen of *Helicobacter pylori*: evidence of linkage to cytotoxin production. Infection and Immunity, 1993, 61: 1799~1809

91　Claudia Augustin Rova, Julio C. Pereira - Lima, Carolina Blaya, et al. Consensus and variable region PCR analysis of *Helicobacter pylori* 3' region of cagA gene in isolates from individuals with or without peptic ulcer. Journal of Microbiology, 2000, 38: 606~612

92　Crabtree JE. CagA cytotoxic strain of *Helicobacter pylori* and interloukin - 8 in gastric epithelial cell line. J clin pathol, 1994, 47: 945~950

93　Kersulyte D, Woods JP, Keeth EJ, et al. Diversity Among Clinical Isolates of *Helicobacter pylori* Detected by PCR, Based RAPD Finger printing. Nucleic Acids Research, 1992, 20 (19): 5137~5142

94　Toshihito Tanahashi, Masakazu Kita, Tadashi Kodama, et al. Comparison of PCR - restriction fragment length polymorphism analysis and PCR - direct sequence methods for differentiating *Helicobacter pylori* ureA gene variants. Journal of Microbiology, 2000, 38: 165~169

95　Shuji Fujimoto, Barry Marshall, Martin J Blaser. PCR - based Restriction Fragment Length. Polymorphism Typing of *Helicobacter pylori*. J of Clin Microbiol, 1994, 32 (2): 331~334

第四章　幽门螺杆菌的流行病学

李瑜元[1]　胡品津[2]

[1]广州第一人民医院　[2]广州中山大学第一医院

一、正常人群的幽门螺杆菌感染情况
二、常见相关疾病的感染率
　　（一）消化性溃疡
　　（二）功能性消化不良
　　（三）胃癌和淋巴瘤
　　（四）其他疾病
三、幽门螺杆菌传播方式

自 1982 年幽门螺杆菌（*Helicobacter pylori*，下称 *H. pylori*）被分离培养成功以来，国内外学者进行大量流行病学研究，经 20 多年努力，现在大部分问题已基本清楚，如在正常人群和各类上胃肠道疾病的流行情况等；但仍有一些问题尚未最后明了，如传播途径、感染后的致病性等。本章对上述问题分别叙述。

一、正常人群的幽门螺杆菌感染情况

影响 *H. pylori* 流行模式的因素包括感染、自愈和再感染率及其速度等。*H. pylori* 非常顽固，一旦受感染，在成人如非采用正规治疗干预将终生受累，即自愈率接近零。在儿童因免疫功能未衡定，在 *H. pylori* 定植前可有多次在胃黏膜暴露和短期寄居，最终可定植也可丢失。免疫力和年龄、遗传、环境等因素相关。白种人比有色人种的免疫抵抗力强。一组追踪 12 年的报告显示，白种儿童有 50% *H. pylori* 感染后可丢失，黑种儿童仅 4%[1]。总的来说感染率高于自愈率，故感染率随年龄上升。易感年龄和感染速度是决定流行病学模式的关键因素。对正常人群的大量血清流行病学调查资料显示，*H. pylori* 感染率随年龄上升的模式有两大类[2]。第一类为儿童期易感型，儿童期为感染率剧增期，每年以 3% ~10% 甚至更高的速度急剧上升，至 10 岁有 40% ~60% 以上的人受感染，以后感染速度减慢，每年以 0.5% ~1% 速度缓增，至 50 岁左右感染率基本不增加，进入平坦期，到 70 岁以上由于机体免疫功能下降，血清法检测可见阳性率下降，但不代表感染率真正下降，发展中国家包括我国属这一类型。第二类为感染均衡型，感染率随年龄增加的速度在儿童和成年期基本一致，以每年 0.5% ~1% 速度上升，有些地区 60 岁以后感染率非但不进入平坦期，而且还明显增高，经调查证实这是所谓出生队列（birth cohort）现象，这些地区过去战乱时感染率高，这代人在儿童期受感染，把高感染率带到现在[3]，发达国家属这一类型（图 4 - 1）。

我国属发展中国家，*H. pylori* 感染率高，我们用集成分析法（meta - analysis）对接受内镜检查

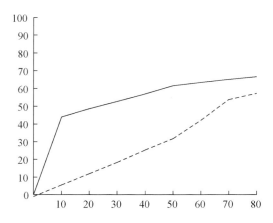

图 4 - 1　*H. pylori* 感染率随年龄分布的两种类型

用活检组织学检测 *H. pylori* 的 13 篇论文 3519 例资料进行分析，*H. pylori* 感染率为 61%，属世界上高感染地区[4]。我们还对广州市区和郊区健康人群进行调查，证实我国属第一类即儿童易感型模式（表 4 - 1)[5]，这和上海调查结果相似（表 4 - 2)[6]。

表 4 - 1　广州市健康人群 *H. pylori* 感染率

年龄（岁）	市区		郊区	
	N	*H. pylori* + （%）	N	*H. pylori* + （%）
1 ~	159	30.8	159	15.1
5 ~	85	38.8	205	21.5
10 ~	130	48.5	173	32.4
20 ~	135	65.2	108	43.4
30 ~	102	72.6	132	56.1
40 ~	109	76.2	87	58.6
50 ~	110	68.2	154	63
合计	830	56.9	1018	41.4

表 4 - 2　上海地区健康人群 *H. pylori* 感染率

年龄（岁）	市区		郊区	
	N	*H. pylori* + （%）	N	*H. pylori* + （%）
7 ~ 9	84	27.4	94	56.4
10 ~ 19	110	42.7	124	57.3
20 ~ 29	116	41.4	147	58.5
30 ~ 39	132	46.2	182	64.3
40 ~ 49	146	47.3	168	65.5
50 ~ 59	104	50.0	121	68.8
60 ~ 69	112	47.3	116	66.4
70 ~	92	32.6	88	42.1
合计	896	40.5	1040	61.6

我国 2001～2004 年在全国进行的一项涉及全国北京、上海、广东、西藏等 20 个省（自治区、直辖市）40 多个中心的大规模自然人群中 *H. pylori* 流行病学调查，结果显示我国 *H. pylori* 感染率 40%～90%，平均为 59%，全国各地 *H. pylori* 感染率存在很大差异，最低的地区是广东省的 42%，最高地区是西藏的 90%（图 4－2）。现症感染率 42%～64%，平均 55%，最低地区是广东省为42%；最高地区是陕西省为 64%，儿童 *H. pylori* 感染率为 25%～59%，平均 40%。儿童 *H. pylori* 感染率平均每年以 0.5%～1% 的速度递增[7]。近年随着生活条件的改善和防治措施的普及，发达国家和发展中国家 *H. pylori* 感染率均呈下降趋势[8,9]。把本调查和十年前广东的调查（表 4－1）对比，*H. pylori* 感染率下降约 10%。

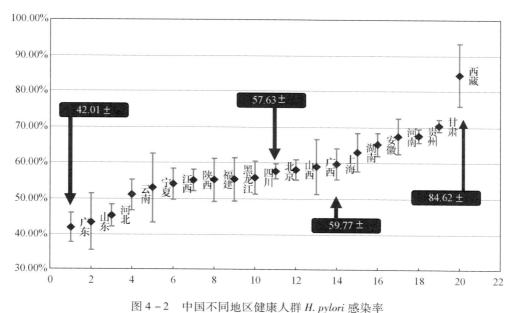

图 4－2　中国不同地区健康人群 *H. pylori* 感染率

分子流行病学调查显示在 *H. pylori* 感染后还可有 *H. pylori* 不同菌株的重复感染，总的来说 *H. pylori* 二重感染率不高，在不同地区和人群差别较大[10]。利用 *H. pylori* 菌株基因型的分布的分子流行病学调查的报告很多，主要用 CagA 致病岛和 VacA 基因。VacA 基因又有三个信号区（S1a、S1b、S2）和两个中区（m1、m2），构成不同的基因亚型。各型菌株毒力不同，CagA（＋）型毒力较强；VacA 型中 S1/m1 型毒力强，S1/m2 低，S2/m2 无毒性。CagA（＋）型在世界各地特别是我国和东南亚占大多数，在消化性溃疡（PUD）、胃癌、功能性消化不良（FD）病人中比"健康"对照显著高。VacA 亚型在北欧和东欧以 S1a 型为主。北美及中南欧 S1a 和 S1b 大致相等，中南美 S1b 为主，日本 S1a 为主，而 m1 和 m2 世界各地分布大致相同。我国上海和广州 S1a/m2 为主，西安 S1a/m1 为主[11,12]。

二、常见相关疾病的感染率

H. pylori 在几种常见上胃肠道疾病感染率均很高，而且被证明和这些疾病相关。随着对 *H. pylori* 感染的防治受到重视及有效的干预措施的推广，近几年发现 *H. pylori* 感染率下降趋势，特别在上胃肠病中检出率明显下降。有专家预言，21 世纪随 *H. pylori* 感染下降，消化性溃疡、胃癌发病将减少，而和 *H. pylori* 感染负相关疾病如反流性食管炎、Barrett's 食管、贲门癌等将增加[13]。

（一）消化性溃疡

消化性溃疡（peptic ulcer disease，PUD）是多因素引致的疾病，*H. pylori* 感染突出，是致病因素中最重要一环。受 *H. pylori* 感染人群在一生中有 10%～20% 人患 PUD，危险系数（OR）值是不受感染人群的 3～4 倍[14]。

十二指肠溃疡（DU）病人 *H. pylori* 感染率极高，国外对 24 篇资料完整的论文共 1695 例综合分析，感染率 90%～100%，平均 95%（95% 可信限 94%～96%）[14]。对 *H. pylori* 阴性的 DU 病人进一步研究，多可找到病因。一组报告 302 例 DU 病人，*H. pylori* 阴性 19 例（6%），追查发现 4 例于内镜检查前数天内服过抗生素，故干扰活检组织学和细菌学检测，14 例为服食非甾体消炎药（NSAIDs）诱发的 DU，仅 1 例（0.3%）找不到特别原因[15]。除上述两种原因外，卓艾氏（Zollinger – Ellison）综合征、克罗恩病、人胃螺旋菌（*Gastrosprillum Hominus*）感染，也是引致 *H. pylori* 阴性 DU 的少见原因。近年随着 *H. pylori* 感染率下降，非 *H. pylori* 因素引起的 PUD 日渐增多。美国一组荟萃分析，6 组报告共 2394 DU 病人，*H. pylori* 感染率仅 73%[16]。在我们早年统计的资料中，DU 病人 *H. pylori* 阳性率偏低（73%）[4]，这和国内抗生素使用较广，干扰检测结果，以及检测的灵敏性偏低有关。以往国内研究活检标本数目不足，范围不广，经规范胃镜活检方法后的报告，*H. pylori* 感染检出率有明显提高。

胃溃疡（GU）组织学和细菌学检测 *H. pylori* 感染率比 DU 低，国外对 1395 例的综合调查结果为 60%～100%，平均 84%（95% 可信限 82%～86%）[14]。感染率较低的原因，除上述的多种干扰因素外，与 GU 的胃炎组织学模式有直接关系，GU 合并胃炎常合并胃黏膜萎缩和肠上皮化生等，*H. pylori* 不寄居于这些组织，故 *H. pylori* 密度下降甚至消失，活检时难发现，造成假阴性。有学者用血清学方法，对活检组织学和细菌学检测 *H. pylori* 阴性的病例进行对照研究，绝大多数结果阳性，说明 GU 的感染率可能被低估[17]。GU 和 DU 一样，极少数无 *H. pylori* 感染，又找不到原因（如 NSAIDs）的所谓"特发性"溃疡。我们对国内报告资料综合分析，GU 病人 *H. pylori* 感染率为 72%[4]。有出血和穿孔等并发症的溃疡与无并发症的溃疡患者比较，*H. pylori* 感染率低，而 NSAIDs 服用率却显著高，因此 NSAIDs 在引起并发症的地位比 *H. pylori* 更重要[13,14]。

H. pylori 菌株研究显示，带 cagA 致病岛的 *H. pylori* 于 PUD 病人的阳性率 81%～100%，显著高于慢性胃炎对照组的 51%～75%，而带 VacA 在两组阳性率差异不显著。推论带 cagA 的 *H. pylori* 更有致溃疡性，其产生细菌毒素（cyto – toxin）可能是致病因素之一[14]，不同亚群致病性有别。

（二）功能性消化不良

功能性消化不良（function dyspepsia，FD）又称非溃疡性消化不良（NUD），指有上腹疼痛或不适等症状持续或间歇发作时间至少持续 6 个月，近 3 个月每周至少有过一次发作，而内镜、B 超、实验室检查等未能发现可解释症状的病因的一组症状群[18]。内镜检查可以发现慢性胃炎，但胃炎未必是 FD 症状原因。FD 在人群的发病率 20%～40%，随年龄上升的趋势不明显，多在 30～40 年龄段达高峰。这和 *H. pylori* 感染率以及慢性胃炎发生率随年龄上升的模式不同[19]。西方国家报告显示，FD 病人 *H. pylori* 感染率为 45%～70%，高于无症状人群的 13%～55%，有些报告差异达显著性[19,20]。中国是 *H. pylori* 高感染地区，感染高危在儿童期。我们对照有症状接受内镜检查的儿童感染率为 29%，而同龄无症状儿童却达 34%，两者差异不显著，提示 *H. pylori* 感染和 FD 症状关系不密切[21]。*H. pylori* 感染在 FD 致病因素中地位尚不清楚。

几组研究发现，FD 不同症状亚群病人 *H. pylori* 感染率不同，有报告类溃疡型达 91%，反流型 86%，显著高于动力失衡型的 68%[22]。尚有几组报告类溃疡型 *H. pylori* 感染率高，追踪观察 10 年，有 11% 发展成 PUD[20]。由于 FD 症状亚群划分尚难标准化，这类研究的科学性尚有待证实。

（三）胃癌和淋巴瘤

胃癌病人胃黏膜 *H. pylori* 检出率差异很大，活检组织学和细菌学阳性率 43%～78%[23]。这是因为 *H. pylori* 只寄居于胃上皮细胞，癌肿发生或癌前病变如胃黏膜萎缩和肠上皮化生出现取代胃上皮细胞均可令病灶区 *H. pylori* 检出率下降。在癌灶区、癌旁及癌灶外正常胃黏膜区 *H. pylori* 检出差异很大，是造成各家阳性率差异原因，如用血清学检测，*H. pylori* 阳性率可提高，且较为衡定。我们对已确诊的 32 例病人作研究，并与 102 例匹配其他胃病病人作对照，发现镜检前服用抗生素、活检部位和癌肿大小显著影响 *H. pylori* 组织学检出率，服用抗生素组 *H. pylori* 阳性率仅 42.9%，未服用组 82.6%，而两组血清学阳性率较接近，分别为 87.0% 和 96.4%；癌肿灶 <5cm 组组织学阳性率 80%，而 >5cm 组仅为 42.3%，而两组血清学阳性率接近，即 100% 和 84.6%；在癌灶活检 *H. pylori* 阳性率 16.1%，癌旁 71.4%，癌外达 93.6%[24]。可见除造成假阴性的干扰因素外，胃癌病人 *H. pylori* 感染率达 80% 以上。

国外对 10 组胃癌和匹配对照病人的血清学研究分析，胃癌组 *H. pylori* 阳性率 52%~89%，高于对照组的 38%~78%，其中 5 组差异达到显著性，统计得出有 *H. pylori* 感染者的胃癌发病危险性比无感染者高，危险系数（OR）为 1.6~4.2[23]。另有 3 组利用过去收集的血清的前瞻性研究显示，胃癌组 *H. pylori* 阳性率 69%~95%，均显著高于对照组的 47%~76%，感染 *H. pylori* 者胃癌发病危险系数为 2.3~6.4 倍，*H. pylori* 感染时间越长危险率越高，4 年为 2.1，14 年达 8.7[23]，提示 *H. pylori* 感染是胃癌致病重要因素。我们在中国胃癌高发区和低发区对健康人群进行血清学调查，结果显示高发区 *H. pylori* 感染年龄提前，10 岁感染率为 40%~50%，显著高于低发区的 20%~40%，高发区感染 *H. pylori* 后胃黏膜萎缩和肠上皮化生等癌前病变亦较早出现，而且进展较快[25]。对胃癌亲属的内镜组织学调查同样发现，其黏膜萎缩和肠上皮化生、非典型增生等癌前病变发生率仅在 *H. pylori* 感染组显著高于对照，而 *H. pylori* 阴性组差异不显著[26]。

胃癌患者多是 cagA 型菌株感染，而贲门癌和 cagA 菌株感染无关甚至负相关。在胃癌高发区如福建省长乐县 cagA 型感染占正常人群 74%，显著高于低发区香港特别行政区 28%，显示两者相关[27]。胃淋巴瘤特别是黏膜相关性淋巴组织（MALT）淋巴瘤和 *H. pylori* 感染关系更明确，90% 以上合并 *H. pylori* 感染，多为 cagA 型菌株，根除 *H. pylori* 可令低度 MALT 淋巴瘤逆转；*H. pylori* 感染使患该病危险系数达 6.3 倍[28,29]，本课题为近年研究的热门。

（四）其他疾病

有不少报告认为 *H. pylori* 感染在冠心病、类风湿、肝胆病、肺结核、妊娠呕吐、直结肠癌、多种皮肤病等的感染率显著升高，提示有相关性，但尚未得到确证[13]。

三、幽门螺杆菌传播方式

H. pylori 传播途径至今尚未完全明了，*H. pylori* 嗜寄居于人类，但作为实验动物蒙古沙鼠、猪、猫和狸猩等动物亦可被 *H. pylori* 感染，有报告可从这些动物分离出 *H. pylori*[30]，但多数研究认为，在自然环境中，人是唯一传染源，人—人间传播是唯一传播途径，通过口—口、胃—口传播已被肯定，粪—口传播在贫困和水源被污染地区有报告，但是否为普遍情况尚有争议，通过其他途径如动物、宠物、苍蝇、昆虫传播未被证实[8]。

流行病学调查资料显示，性别、饮食生活习惯、烟酒嗜好、饮用水源等因素和 *H. pylori* 感染率无显著关系，而年龄、社会经济状况、教育程度、卫生条件、居住环境、职业等因素和感染率明显相关。贫穷、教育程度低、卫生差、居住拥挤、兄弟姐妹多、儿童与父母或保姆同床等都是 *H. pylori* 感染的高危因素，职业中如胃肠科医护人员受感染可能性更大，这些均支持人—人间传播方式[31]。我们在广州地区的流行病学调查显示，居住密度和感染率密切相关，提示密切接触增加传播机会[5]，这和家庭聚集性的研究结论相符。国内一组报告显示，*H. pylori* 阳性儿童为先证者的整个家庭成员的 *H. pylori* 感染率为 68.8%，父母双亲感染率为 63.6%；而 *H. pylori* 阴性先证儿童家庭两者分别是 15.4% 和 22.2%，差异非常显著[32]。国外报告父母均受 *H. pylori* 感染，子女感染率 44%，如父母仅一方阳性，则下降至 30%，如父母均阴性，下降至 21%，差异显著[33]，其中母亲影响更大，母亲 *H. pylori* 阳性，子女受感染的危险系数为 16.5，父亲阳性仅 3.8。另一组我国胃癌高发区的报告，父母之一或两者 *H. pylori* 阳性，子女感染率 85%，两者均阴性仅 22%，差异更显著[34]。对兄弟姐妹间相互传播的调查显示，家庭中有兄弟姐妹 1~4 人，儿童受感染危险系增至 1.5~4.3；如这 1~4 人有 *H. pylori* 感染，其 OR 值更大达 1.5~7.1[35]，显示互相密切接触增加传播可能。进一步研究显示家庭成员感染多属同种 *H. pylori* 亚群。宿主方面，胃酸分泌减少，营养状况差，免疫功能低下等均是儿童期受 *H. pylori* 感染的高危因素。

支持粪—口传播的根据是胃黏膜上皮更新脱落快，寄居其上的 *H. pylori* 必然随之脱落，通过胃肠道从粪便排出，污染食物和水源而传播感染。目前已从胃液中分离培养出 *H. pylori*，从腹泻和胃酸缺乏的病人粪便中培养 *H. pylori*[36,37]。从自然环境中分离培养 *H. pylori* 亦是粪—口传播的证据，有报告从南美国家沟渠水中分离 *H. pylori* 成功[38]。南美的调查显示 *H. pylori* 感染率与进食被粪便污染的蔬菜及水源相关。但是绝大多数报告未能重复从粪便和自然环境中分离培养出 *H. pylori* 的实验，即使能找到 *H. pylori* 亦是低活力的球形（coccoidal form）菌，令粪—口途径是主要传播方式的观点受到怀疑[31]。*H. pylori* 在牛奶和自来水中不能繁殖，但可存活 10 天和 4 天左右，并转为球形菌[39]。正常人体十二指肠液对 *H. pylori* 有很强的杀菌作用，一般情况下 *H. pylori* 不可能通过这一屏障在粪便中存活[40]。我们在广东城乡的流行病学调查显示，在农村 *H. pylori* 感染率随年龄上升的模式和典型的粪—口传播疾病甲型肝炎相平行，但在城市峡谷者却毫不相关，提示除粪—口传播外，可能还有更重要的传播途径[41]。

支持口—口和胃—口传播的根据是随胃上皮细胞脱落的 *H. pylori* 可存活在胃液中，通过胃—食管反流可进入口腔，滞留在牙菌斑中，通过唾液传播感染。已有报告从唾液、反流呕吐物、牙菌斑中检测发现 *H. pylori*，多数是采用多聚酶链反应（PCR）法，亦有个别报告用细胞学培养成功，但尚未能重复而得到认可。用 PCR 法的研究多数只采用一组引物，尚不能除外口腔杂菌的交叉反应，如采用两组引物，阳性率大大降低，令 PCR 法的特异性受到怀疑[31]。巴基斯坦报告在无刷牙习惯的 *H. pylori* 感染人群，牙垢斑涂片和尿素酶试验阳性者达 173/178（97%），而有刷牙习惯对照仅 7/30（23%）[42]。西非一组报告母亲通过咀嚼食物后喂养的幼儿，与非咀嚼喂养的对照比较，*H. pylori* 感染的危险系数为 2.9 倍[43]。总结上述内容，在自然条件下，*H. pylori* 通过人—人传播，而通过动物、宠物、苍蝇、昆虫传播未被证实，即使有也是个别现象。人—人传播中通过口—口、胃—口证据较多，而粪—口传播尚无有力证据说明其普遍性，但在卫生条件差的地区，可能性较大。两类方式可能共存，在不同地区和不同环境中其重要性有所不同。

在医疗过程中由于器械受 *H. pylori* 污染引起传播应受重视，其中胃镜检查引起的 *H. pylori* 医源性传播尤其突出。在检查 *H. pylori* 阳性病人后，用 PCR 法可发现 61% 胃镜表面和内道受 *H. pylori* 污染，活检钳污染更为严重。用 DNA 指纹法的研究证实，胃镜污染引起 2 例病人感染 *H. pylori*[44]。荷兰一组对 281 例镜检前 *H. pylori* 阴性病人前瞻观察显示，有 3 例（1.1%）镜检后获 *H. pylori* 感染。日本学者观察到 1913939 例胃镜检查中有 420 例（占 0.02%）检查后约 1 周内发生急性胃黏膜病损，这部分病人镜检前血清 *H. pylori* 抗体阴性，镜检后过半数转为阳性，认为病损是内镜引起急性 *H. pylori* 感染引致，故对内镜需彻底用物理和化学方法消毒[45]。其他可引起 *H. pylori* 医源性传播的包括口腔科和儿科婴儿室等。我国是 *H. pylori* 感染高发区，医源性传播可能更普遍。

参考文献

1　Malaty HM，Graham DY，Wattigney WA，et al. Natural history of Helicobacter pylori in childhood. Clin Inf. Dis，1999，28：279~282

2　Pounder RE，Ng D. The prevalence of *Helicobacter pylori* infection in different countries. Aliment Pharmacol Ther，1995，9（suppl 2）：33~39

3　Parsonnet J. The incidence of Helicobacter pylori infection. Aliment pharmacol Ther，1995，9（suppl 2）：45~51

4　Li YY，Hu PJ，Du GG，et al. The prevalence of *Helicobacter pylori* infection in P. R. China. Am J Gastroenterol，1991，86：446~449

5　李瑜元，胡品津，杜国光，等. 幽门螺杆菌感染流行病学调查. 中华医学杂志，1993，73：168~170

6　潘志军，肖树东，江绍基，等. 幽门螺杆菌血清流行病学调查. 中华消化杂志，1992，12：198~200

7　胡伏莲. 幽门螺杆菌感染的流行病学. 见胡伏莲主编. 幽门螺杆菌感染诊疗指南. 北京：人民卫生出版社，

2006，10～19

8　Bruce MG，Maaroos HI．Epidemiology of *Helicobacter pylori* infection．Helicobacter，2008，13（Suppl）：1～6

9　Malaty HM．Epidemiology of *Helicobacter pylori* infection．Best Pract Res Clin Gastroenterol，2007，21：205～214

10　Nabwera HM，Logan RP．Epidemiology of *Helicobacter pylori*：transmission translocation and extragastric reservoirs．J Physiol Pharmacol，1999，50：711～722

11　Pan ZJ，Berg DE，Vander Hulst RW，et al．Prevalence of vacualting cytotoxin production and distribution of distinct Vac A alleles in *Helicobacter pylori* from China．J Infect Dis，1998，178：220～226

12　张万岱，徐智民．幽门螺杆菌研究现状．现代消化及介入诊疗杂志，2000，5：4～7

13　Makola D，Peura DA，Crowe SE．*Helicobacter pylori* infection and related gastrointestinal diseases．J Clin Gastroenterol，2007，41：548～558

14　Kuipers EJ，Thijs JC，Festen HpM．The prevalence of *Helicobacter pylori* in peptic ulcer disease．Aliment Pharmacol Ther，1995，9（suppl 2）：59～69

15　Borody TJ，George LL，Brandle S，et al．*Helicobacter pylori* negative duodenal ulcer．Am J Gastroenterol，1991，86：1154～1157

16　Ciociola AA，Mcsorley DJ，Turner K，et al．*Helicobacter pylori* infection rates in duodenal ulcer patients in the United states may be lower than previously estimated．Am J Gastroenterol，1999，94：1839～1840

17　Vorobjova T，Maaroos HT，Uibo R，et al．*Helicobacter pylori* histological and serological study on gastric and duodenal ulcer patient in Estonia．Scand J Gastroenterol，1991，26（suppl 186）：84～89

18　Drossman DA．The functional gastrointestinal disorders and the Rome Ⅲ process．Gastroenterology，2006，130：1377～1390

19　Selgard M，Kandulski A，Malfertheiner P．Dyspepsia and *Helicobacter pylori*．Dis．Dis，2008，26：210～214

20　Buckley M，O'Morain C．Prevalence of *Helicobacter pylori* in non－ulcer dyspepsia．Aliment Pharmacol Ther，1995，9（suppl 2）：59～69

21　李瑜元，胡品津，潘瑞芳，等．儿童胃幽门螺杆菌感染与上胃肠道疾病．中国实用儿科杂志，1996，11（增）：77～78

22　Trespi E，Broglin F，Villani L，et al．Distinct profile of gastritis in dyspepsia subgroups：their different clinical responses to gastritis healing after *Helicobacter pylori* eradication．Scand J Gastroenterol，1994，19：1～5

23　Forman D．The prevalence of *Helicobacter pylori* infection in gastric cancer．Aliment Pharmacol Ther，1995，9（suppl 2）：71～76

24　Hu PJ，Mitchell HM，Li YY，et al．Association of *Helicobacter pylori* with gastric cancer and observation on the detection of this bacterium in gastric cancer cases．Am J Gastroenterol，1994，89：1806～1810

25　李瑜元，胡品津，王志瑾，等．胃幽门螺杆菌感染流行病学．临床消化病杂志，1993，5：78～80

26　El－Omar EM，Oien K，Murray LS，et al．Increase prevalence of precancerous changes in relatives of gastric cancer patients：critical role of *H. pylori*．Gastroenterology，2000，118：22～30

27　Wong BC，Lam SK，Ching CK，et al．Seroprevalence of cytotoxin associted gene A positive Helicobacter pylori strains in Changle，an area with high prevalence of gastric cancer in south China．Aliment Pharmacol Ther，1999，13：1295～1302

28　Swisher SC，Barbati AJ．*Helicobacter pylori* strikes again：gastric mucosa－associated lymphoid tissue（MALT）lymphoma．Gastroenterol Nurs，2007，30：348～54

29　Parsonner J，Hansen S，Rodriguez L，et al．*Helicobacter pylori* infection and gastric lymphoma．N Engl J Med，1994，330：1267～1270

30　Zhou Dianyuan，Yang Haitao．Epidemiology of *Helicobacter pylori* in People's Republic of China．Chin Med J，1995，108：304～311

31　Megraud F．Transmission of *Helicobacter pylori*：fecal－oral versus oral－oral route．Aliment Pharmcol Ther，1995，9（suppl2）：85～91

32　杨海涛，梁冠峰，宋海，等．幽门螺杆菌感染在家庭内聚集．中华消化杂志，1992，12：42～44

33　Le Rose A，Massutti F，Viola L，et al．Familial clustering of *Helicobacter pylori* infection：population based study．

BMJ 1999, 319: 537~540

34　Ma JL, You WC, Gail MH, et al. *Helicobacter pylori* infection and mode of transmission in a population at high risk of stomach cancer. Int J Epidemiol, 1998, 27: 570~573

35　Goodman KJ, Correa P. Transmission of *Helicobacter pylori* among siblings. Lancet, 2000, 355: 358~362

36　Kelly SM, Pitcher MCI, Fermery SM, et al. Isolation of *Helicobacter pylori* from feces of patients with dyspepsia in United Kingdom. Gastroenterology, 1994, 107: 1671~1674

37　Namavar F, Roosendaal R, Kuipers EJ, et al. Detection of *Helicobacter pylori* in stomach, feces and oral cavity of dyspeptic patients. Am J Gastroenterol, 1994, 89: 1310

38　Westblom TU, Fritz SB, Phadnis S, et al. PCR analysis of Peruvian sewage water: support for fecal – oral spread of *Helicobacter pylori*. Acta Gastroenterol Belg, 1993, 56 (suppl 1): 47

39　范学工，李铁刚，邹益友，等. 幽门螺杆菌在牛奶和自来水中存活力观察. 中国人兽共患病杂志. 1998, 14: 43~45

40　Mitchell HM, Li YY, Hu PJ, et al. The susceptibility of *Helicobacter pylori* to bile may be an obstacle to fecal transmission. Europ J Gastroenterol & Hepatol, 1992, 4 (Suppl 1): 78~83

41　Hazell SL, Mitchell HM, Hedges M, et al. Hepatitis A and evidence against community dissemination. J Inf Dis, 1994, 170: 686~689

42　Butt AK, Khan AA, Bedi R. *Helicobacter pylori* in dental plague of Pakistanis. J Int Acad Periodontol, 1999, 1: 78~82

43　Albengue M, Tall F, Dabis F, et al. Epidemiological study of *Helicobacter pylori* transmission from mother to child in Africa. Rev Esp Enferm Dig, 1990, 78 (suppl 1): 48

44　Sugiyama T, Naka H, Yachi A, et al. Direct evidence by DNA fingerprinting that endoscopic cross – infection of *Helicobacter pylori* is a cause of postendoscopic acute gastritis. J Clin Microbiol, 2000, 38: 2381~2382

45　Tytgat GNJ. Endoscopic transmission of *Helicobacter pylori*. Aliment Pharmacol Ther, 1995, 9 (suppl 2): 105~110

第五章　幽门螺杆菌的致病机理

石碧坚　刘厚钰

上海复旦大学中山医院

一、幽门螺杆菌的定植
　　（一）动力
　　（二）对胃酸的抵抗作用
　　（三）保护性酶
　　（四）黏附作用
二、损害胃黏膜屏障
　　（一）空泡细胞毒素与细胞毒素相关蛋白
　　（二）尿素酶
　　（三）黏液酶与抑制黏蛋白分泌
　　（四）脂多糖
　　（五）脂酶和磷脂酶 A
　　（六）溶血素
三、炎症与免疫反应
　　（一）炎症反应
　　（二）免疫反应
　　（三）炎症和免疫反应不能清除幽门螺杆菌
四、胃黏膜萎缩与增生
五、影响胃酸的分泌
　　（一）正常胃酸分泌的调节机制
　　（二）幽门螺杆菌对胃酸分泌的影响
六、影响幽门螺杆菌感染结局的因素

　　现已明确，幽门螺杆菌（*Helicobacter pylori*，下称 *H. pylori*）与慢性胃炎、消化性溃疡、胃腺癌和黏膜相关性淋巴样组织（MALT）淋巴瘤密切相关。*H. pylori* 呈螺旋形，有鞭毛、适应性的酶和蛋白，这使它能在胃腔不利的酸性环境中定植和生存。*H. pylori* 产生的毒素和有毒性作用的酶能破坏胃黏膜屏障，它还能使机体产生炎症和免疫反应，影响胃酸的分泌，最终导致一系列疾病的形成（表 5－1，表 5－2）。

表 5 -1　*H. pylori* 定植和生存的因素

动力	保护性酶
螺旋形	触酶
鞭毛（FlaA，FlaB）	过氧化物歧化酶（SOD）
对酸的抵抗	黏附作用
尿素酶	黏附因子（原纤维血凝素、胞外酶 S、Alp A，B、Bab A）
热休克蛋白（HspA）	上皮细胞受体（Lewis B 抗原、磷脂酰
P 型 ATP 酶	乙醇胺、神经节苷脂（GM₁，GM₂，GM₃）
铁摄取调节蛋白（Fur）	黏液受体（MUC5AC）
抑制胃酸分泌的蛋白	其他定植物质
抵抗酸的基因（uvrA，atpF′）	GGT，ceropin，age

表 5 -2　*H. pylori* 可能的致病机理

损害胃黏膜屏障	免疫反应
毒素（VacA，CagA，iceA）	细胞免疫反应（Th1 应答为主）
尿素酶	体液免疫反应（IgG，IgA 等）
黏液酶与抑制黏蛋白分泌	自身免疫反应（抗原模拟）
脂多糖	逃避炎症和免疫反应
脂酶与磷脂酶 A	胃黏膜萎缩与增生
溶血素	腺体萎缩与肠化生
	上皮细胞凋亡
炎症反应	影响胃酸分泌
胃上皮细胞应答	胃酸分泌增多（非萎缩性胃窦炎所致，
中性粒细胞的激活	可导致十二指肠溃疡）
单核和巨噬细胞的激活	胃酸分泌减少（萎缩性全胃炎所致，
肥大细胞脱颗粒	可导致胃癌）
炎性损伤	

一、幽门螺杆菌的定植

　　H. pylori 的自然定植部位在胃黏膜上皮表面和胃黏液的底层。*H. pylori* 在胃窦部数量最多，胃体和胃底则较少。胃腔内酸度很高，在这种环境下，多种细菌均可被胃酸杀灭，正常的胃液中仅可分离出少量细菌。*H. pylori* 要到达胃黏膜上皮表面和黏液底层这个特殊的生态圈内进行定植（colonization）首先要靠动力穿过黏液层，还要抵抗胃酸和其他不利因素的杀灭作用。

　　（一）动力

　　H. pylori 的动力比其他菌种强，这使 *H. pylori* 能快速穿过胃腔的酸性环境到达中性的黏液层中，并穿过黏稠的黏液层，定植于胃黏膜上。*H. pylori* 在体内呈螺旋状，其两端较钝，其中一端有 4 ~ 7 根鞭毛[1]。螺旋状为 *H. pylori* 的运动提供了基础，而其鞭毛的摆动则为 *H. pylori* 的运动提供了足够的动力[1,2]。

　　H. pylori 的鞭毛长约 2.5μm，直径约为 30nm。每根鞭毛均有鞘，鞭毛鞘是由多种蛋白和脂多糖组成的膜状结构，对鞭毛起保护作用，可使鞭毛免受胃酸的损害，使得 *H. pylori* 在 pH 较低的环境中亦能产生动力[1,2]。鞭毛由鞭毛丝组成，而鞭毛丝又由 FlaA 和 FlaB 两种鞭毛蛋白组成。FlaA 和 FlaB 的分子量分别为 53kDa 和 54kDa，这两种鞭毛蛋白分别由 flaA 和 flaB 两种基因编码，而这两种基因则分别由 σ^{28} 和 σ^{54} 两种启动子进行调控[1~3]。研究表明，flaA 突变株 *H. pylori* 产生的鞭毛变短，仅有微弱的动力，而 flaB 突变株 *H. pylori* 产生的鞭毛虽然形态正常，但动力减弱。如果 flaA

和 flaB 均产生突变，*H. pylori* 则不能产生鞭毛，亦不能运动[3,4]。无鞭毛的 *H. pylori* 突变株不能定植在悉生乳猪的胃黏膜上，说明 *H. pylori* 的动力对于其定植是必需的[4]。

此外，*H. pylori* 还有一些其他的鞭毛基因和蛋白，对于 *H. pylori* 的定植和黏附亦起重要作用。这些基因包括鞭毛生物合成调节基因 flbA，鞭毛钩状蛋白基因 flgE，编码鞭毛中 ATP 酶的 fliI 基因，鞭毛转录因子基因 flgR，鞭毛调控基因 fliQ 等[3,5]。

（二）对胃酸的抵抗作用

H. pylori 能在酸性环境中生存是其定植的关键。尿素酶和某些蛋白对于抵抗胃酸起着重要作用，*H. pylori* 还会产生某些抑制胃酸分泌的蛋白，使局部胃酸分泌减少，这亦有利于其定植。

1. 尿素酶　尿素酶是 *H. pylori* 产生的一种能将尿素水解为氨和二氧化碳的酶，它对于 *H. pylori* 的定植和生存起着重要作用。编码 *H. pylori* 尿素酶的基因包括 ureA ~ ureI，其中 ureA，ureB 可编码尿素酶的 UreA、UreB 两个结构亚单位，ureC、ureD 的功能尚不明确，ureE ~ ureI 则可表达尿素酶的活性[6]。研究显示，*H. pylori* 的尿素酶在悉生乳猪的定植和导致胃炎上起着重要作用。用尿素酶阴性的 *H. pylori* 突变株不能使悉生乳猪感染，而用有尿素酶活性的等量 *H. pylori* 菌株却使悉生乳猪产生了胃炎[7]。*H. pylori* 尿素酶分解尿素产生的氨可在 *H. pylori* 的周围形成一层"氨云"，可中和其周围的胃酸，对 *H. pylori* 起保护作用[8]，而产生的二氧化碳则以碳酸氢盐的形式进入血液，然后从呼吸道排出。

H. pylori 的尿素酶是一种六聚体，位于 *H. pylori* 的表面和胞浆内，其分子结构中含镍，分子量约为 500 ~ 600kDa，六聚体的每个单体含 UreA 和 UreB 两个亚单位[9,10]。在目前所知能产生尿素酶的细菌中，*H. pylori* 的尿素酶活力最大，这使它在尿素浓度很低的胃液中能充分发挥作用。一项研究表明[11]，在体外无尿素，pH 值小于 3.0 的酸性环境中，*H. pylori* 对酸的抵抗力尚不如尿素酶阳性的奇异变形杆菌和尿素酶阴性的空肠弯曲菌。然而，当 pH 值降至 2.0 时，仅需 50μmol 的尿素 *H. pylori* 即能存活，而后面两种细菌不能存活。推测尿素酶阳性的奇异变形杆菌不能在低 pH 中存活是由于其尿素酶在尿素浓度很低的环境中作用很小之故。而 *H. pylori* 的尿素酶仅需很少的尿素即能产生氨，从而在 pH 值很低的环境中起保护作用。虽然 *H. pylori* 的尿素酶在其定植和生存中起重要作用，但有研究表明，野生型尿素酶阴性的 *H. pylori* 分离菌株也能在动物胃内定植并造成感染。这提示除了尿素酶外还有一些其他的因素在 *H. pylori* 的定植和慢性感染上起着重要作用[10]。

2. 热休克蛋白　热休克蛋白（heat shock protein，Hsp）是存在于原核生物和真核生物中的一种高度保守的蛋白质。正常的细胞表达 Hsp 较少，而在应激状态如炎症、缺氧时 Hsp 表达增加。*H. pylori* 亦存在 Hsp，在应激时可保护其他蛋白质的结构完整[12]。*H. pylori* 的热休克蛋白 A（Hsp A）是一种 GroEs 型的蛋白，在对胃酸的抵抗作用中起着较为复杂的作用。Hsp A 有独特的镍结合区，这在其他 GroEs 类物质中难以见到，它在镍参与尿素酶的功能上起着协同的作用。

3. 抑制胃酸分泌　Vargas 等[13]用 ^{14}C – 氨基比林摄取试验证实了 *H. pylori* 对兔壁细胞的胃酸分泌有抑制作用。*H. pylori* 能产生一种胃酸抑制蛋白，分子量在 12 ~ 14kDa 以上，能抑制宿主壁细胞质子泵的活性，但对壁细胞无直接毒性作用。胃酸分泌受到抑制有利于 *H. pylori* 的定植，亦解释了某些人在 *H. pylori* 急性感染期有短暂的低胃酸状态。

4. 其他抵抗胃酸的物质　*H. pylori* 可产生一种特异性的 P 型三磷酸腺苷（ATP）酶，可调节 *H. pylori* 内部的 pH 环境和协调尿素酶的活性，有助于 *H. pylori* 在酸性环境下生存[14]。铁摄取调节蛋白（ferric uptake regulator protein，Fur）是多数革兰阴性菌中调节细菌摄取铁的蛋白。*H. pylori* 亦存在 Fur 相应物，有研究表明，fur 基因突变的 *H. pylori* 菌株在低 pH 环境中不能生存，提示 Fur 亦有抵抗胃酸的作用[15]。Bijlsma 等[15]已从 *H. pylori* 中鉴定出不依赖于尿素酶而能在低 pH 环境中生存的 12 种基因。其中参与胃酸抵抗的基因有 uvrA 和 atpF′，前者在 DNA 修复上起作用，而后者是参与 H^+ 转运的 F_1F_0ATP 酶的亚单位。这提示 *H. pylori* 抵抗酸的机制较为复杂，与其他菌种有所不同。

（三）保护性酶

$H.pylori$ 感染后，中性粒细胞会移行到上皮处杀灭 $H.pylori$。$H.pylori$ 产生的过氧化物歧化酶（SOD）和触酶（过氧化氢酶），能保护其不受中性粒细胞的杀伤作用[16]。中性粒细胞的吞噬空泡中含有过氧化物，通过脂质过氧化和蛋白变性而起杀菌作用。$H.pylori$ 的 SOD 能把过氧化物转为 H_2O_2，然后通过触酶把 H_2O_2 分解为 H_2O 和 O_2，从而避免了白细胞的杀伤。体外研究显示，触酶还可防止长链饱和脂肪酸（如花生四烯酸）形成毒性过氧化物对 $H.pylori$ 的杀伤作用[17]。

$H.pylori$ 的触酶是一种胞浆酶，其特性与其他菌种的触酶有所不同。$H.pylori$ 的触酶是一种四聚体，分子量约为 200kDa，每个亚单位的分子量为 50kDa。质谱分析显示 $H.pylori$ 的触酶含有铁 – 卟啉修复组，它对 H_2O_2 作用时 Km 值比其他菌种高 3 ~ 10 倍[17]。

（四）黏附作用

$H.pylori$ 一旦穿过黏液层，就会黏附在胃上皮表面。$H.pylori$ 与上皮细胞接触后会促使肌动蛋白收缩，形成黏着蒂样改变[10]。$H.pylori$ 紧密黏附于胃上皮表面可避免使其与胃内的食物一道排空，亦使其毒素容易作用于上皮细胞。$H.pylori$ 的这种特异性的黏附反映了它存在黏附因子，而胃上皮细胞存在黏附因子的特异性受体。早期的研究已鉴定出的 $H.pylori$ 黏附因子有 N – 乙酰神经氨酰乳糖结合型的原纤维血凝素，类似于绿脓杆菌产生的胞外酶 S 样黏附因子；而在胃上皮细胞表面能被 $H.pylori$ 黏附的受体有神经节苷脂 GM_1、GM_2、GM_3，磷脂酰乙醇胺，甘油酯，N – 乙酰神经氨酰乳糖等。

近年来的研究发现了一些新的 $H.pylori$ 黏附因子及其在胃上皮细胞上的受体。Ilver 等[18] 从 $H.pylori$ 菌株中分离出一种血型抗原结合黏附因子（blood group antigen binding adhesion，BabA），编码 BabA 的基因为 babA。BabA 相应受体为胃上皮细胞表面的 LewisB（Le^b）血型抗原，用 Le^b 的抗体可以抑制 $H.pylori$ 黏附于胃上皮细胞。德国的一项研究表明，感染了含有 babA2 基因 $H.pylori$ 菌株的病人与十二指肠溃疡和胃腺癌显著相关[15]。另一项动物研究显示，用 $H.pylori$ 去感染不表达 Le^b 血型抗原的小鼠和能表达 Le^b 血型抗原的转基因鼠后，能表达 Le^b 的转基因鼠的慢性胃炎程度和壁细胞减少数量比非转基因鼠更严重[5]。

Odenbreit 等[19] 鉴定 $H.pylori$ 的两种能介导黏附作用的蛋白 AlpA 和 AlpB。这两种 Alp 蛋白和 BabA 均属于螺杆菌外膜蛋白（Helicobacter outer membrane protein，Hop）超家族的成员，但不是所有的 $H.pylori$ 菌株均能表达 BabA 和 Alp 蛋白[5]。编码 Alp 蛋白的基因是 $H.pylori$ 同一个染色体位点上的两个同源基因 alpA 和 alpB。表达 AlpA、B 的 $H.pylori$ 菌株能黏附于 KATOIII 细胞和人胃黏膜细胞上，而 alpA、B 基因突变株则不能，提示 AlpA、B 具有黏附作用[19]。还有人用一种壁细胞减少而上皮始祖细胞增多的转基因小鼠感染 $H.pylori$，结果 $H.pylori$ 可黏附至这些始祖细胞上，产生更显著的免疫和更严重的胃炎。其原因是这些始祖细胞可表达分子末端为 $NeuAc\alpha2$，3 $Gal\beta1$，4 的糖结合物，这些物质也是 $H.pylori$ 黏附因子的受体。

$H.pylori$ 仅定植于胃上皮细胞及其黏液层上，推测在胃黏液内存在 $H.pylori$ 受体。黏蛋白是黏液胶层最主要的结构成份，胃上皮细胞可分泌 MUC5AC 和 MUC6 两种黏蛋白。MUC5AC 由表层上皮和胃小凹顶部的细胞分泌，而 MUC6 仅由黏液颈细胞和胃窦腺细胞分泌。有研究显示，99% 以上的 $H.pylori$ 定植于表达 MUC5AC 的区域，提示 MUC5AC 在 $H.pylori$ 黏附于胃黏膜上起重要作用[20]。

此外，$H.pylori$ 还产生一些其它的有利于其定植的物质，如 γ – 谷氨酰转肽酶（GGT）和尿素酶 UreI[5]。$H.pylori$ 还能产生一些具有抗菌作用的肽类物质，称为 cecropin。这些肽类起源于核糖体蛋白 LI，能导致其他细菌的"利他性自溶（altruistic autolysis）"，使其他非螺杆菌属的细菌不能定植在胃中[10]。动物研究显示，cagE 突变株不能在 C57BL/6j 和 BALB/C 小鼠胃内定植，而非突变株则能 100% 定植，提示 cagE 对于 $H.pylori$ 的定植也是必需的[15]。

二、损害胃黏膜屏障

在正常的胃黏膜上，由黏膜上皮分泌的黏液和上皮细胞以及细胞联结组成了胃黏膜屏障。这种屏障起着防止 H⁺ 反向弥散的作用。1988 年 Goodwin 提出了"漏屋顶"假说（"leaking roof" hypothesis），比较形象地比喻了 *H. pylori* 对胃黏膜屏障损害的后果[21]。他把胃黏膜屏障比喻为"屋顶"，它能保护其下方的黏膜组织免受胃酸（"雨"）的损伤，当黏膜受到 *H. pylori* 的损害时（形成"漏屋顶"），就会造成 H⁺ 反向弥散（形成"泥水浆"），导致黏膜的损伤和溃疡形成。*H. pylori* 的毒素和有毒性作用的酶以及 *H. pylori* 诱导的黏膜炎症反应均能造成胃黏膜屏障的损伤（见图 5 - 1）。

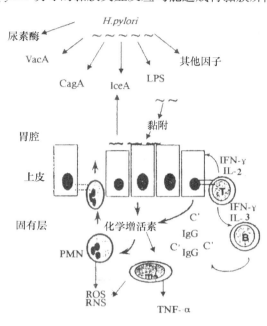

图 5 - 1　幽门螺杆菌与胃黏膜的炎症和损伤[10]

（一）空泡细胞毒素与细胞毒素相关蛋白

1988 年 Leunk 等[22]发现 *H. pylori* 肉汤培养基的上清液中含有一种分子量为 87kDa 的细胞毒素，它能使 Hela 细胞造成不同程度的空泡变性。这种毒素称为空泡细胞毒素（vacuolating cytotoxin，VacA）。编码 VacA 的基因为 vacA，vacA 基因在所有的 *H. pylori* 菌株中均存在，但仅有 50% 左右的 *H. pylori* 菌株有 VacA 蛋白的表达。VacA 对胃上皮细胞有直接的毒性作用，可造成胃黏膜的损伤和延缓胃上皮的修复。Atherton 等[23]的研究表明，vacA 基因结构中存在信号序列区（s 区）和中间区（m 区）。s 区和 m 区以不同的形式组成 vacA 基因的 5 种嵌合体，即 s1a/m1，s1a/m2，s1b/m1，s1b/m2，s2/m2。这种分型对于判断 *H. pylori* 菌株的致病性强弱具有重要意义。含 s1 或 m1 基因型的菌株比含 s2 或 m2 基因型菌株的毒力更大，因此，s1a/m1 型菌株毒力最大，而 s2/m2 型菌株的毒力最小。

Cover 等[24]发现，在 VacA 阳性的 *H. pylori* 培养液中存在一种分子量为 128kDa 的蛋白质，这种物质被称为细胞毒素相关蛋白（cytotoxin associating gene protein，Cag A）。编码 Cag A 的基因为 cag A，它仅存在于 60% ~ 70% 的 *H. pylori* 菌株中，但几乎所有的 cagA 阳性菌株均可产生 CagA 蛋白。CagA 是一种免疫显性抗原，可诱导宿主产生抗 CagA 抗体。项兆英等[25]根据 *H. pylori* 是否能表达 CagA 和 VacA 而把 *H. pylori* 分为两大类型。I 型菌株均能表达这两种蛋白，占 56%，II 型菌株则不能表达这两种蛋白，占 10%，尚有 20% 的 *H. pylori* 菌株为中间表型。这两种菌株均能导致慢性胃炎，但 I 型菌株可诱导胃上皮细胞产生更多的 IL - 8，与较重的胃、十二指肠疾病密切相关。

Censini 等[26]对 CagA 阳性的 CCUG17874 *H. pylori* 菌株进行 DNA 分析后，提出 cag 致病岛（pathogenicity island，PAI）的概念。Cag PAI 是 *H. pylori* 环状基因组中 40kb 长的 DNA 插入序列，可编码大约 40 种蛋白质。Cag PAI 可分为 cag I 区域和 cagII 区域，其中 cagI 区域含 cagA ~ cagI，cagL ~ cagR 等开放读框，cag II 区域含 cagS，cagT 等开放读框。Tummuru 等[27]发现 cagA 上游存在

可编码 36kDa 和 101kDa 两种多肽的开放读框，分别命名为促细胞因子诱导基因 A、B（potential gene to induce cytokine production A，B picA，picB）。实际上 picA 包括 cagC，cagD 两个基因，而 picB 就是 cagE[26]。

一般认为 cagA 与十二指肠溃疡和胃癌相关[5,6]。有人对意大利人群中分离出 H. pylori 菌株的 cag PAI 基因型与疾病关系进行分析，结果显示 cag PAI 与特异性的疾病无关，提示 cag PAI 代表非特异性的基因毒力区域[10]。有研究显示 cag E（pic B）基因阳性菌株可诱导胃上皮产生 IL－8，而其突变株使胃上皮细胞产生的 IL－8 显著减少，提示含有 cag PAI 的 H. pylori 菌株毒力更强[5,27]。

（二）尿素酶

尿素酶除了对 H. pylori 本身起保护作用外，还能造成胃黏膜屏障的损害。尿素酶产生的氨能降低黏液中黏蛋白的含量，破坏黏液的离子完整性，削弱屏障功能，造成 H^+ 反向弥散[28]。氨还消耗需氧细胞的 α－酮戊二酸，破坏三羧酸循环，干扰细胞的能量代谢，造成细胞变性[16]。氨可与中性粒细胞产生的 HOCl 结合形成 NH_2OH 和 NH_2Cl 等毒性产物。有研究显示，高浓度的氨可导致细胞的空泡变性，其结果类似于 VacA 所致的空泡变性[29]。从细菌表面脱落的尿素酶除了可使细菌脱避宿主的免疫防御机制外，尿素酶本身还可直接造成宿主的组织损害，或改变宿主的免疫反应[1]。尿素酶分解产生的氨还为细菌本身蛋白合成提供了氮源[1]。

（三）黏液酶与抑制黏蛋白分泌

正常情况下，胃上皮细胞可分泌胃黏液，黏液胶层的主要成分为黏蛋白，是富含碳水化合物的高分子糖蛋白，在胃黏膜屏障中起重要作用。这些黏蛋白可防止胃黏膜受到化学物质（如胃酸）、各种消化酶、食物的机械摩擦和微生物因素的损害。有研究显示，H. pylori 感染者的黏液胶层稠度减低，黏蛋白的浓度减少。这可导致胃上皮易受各种因素的损害，并且在损害后延迟修复。

H. pylori 能产生一种溶解黏液的酶。体外研究显示黏液酶能使猪胃黏液的黏性和弹性丧失。黏液酶的适合环境为 37℃，pH 值 7.0，其 Km 值为 0.71g/L[30]。胃黏液的降解会促进 H^+ 的反向弥散，造成黏膜损害，黏液的稠度降低有利于 H. pylori 的运动，使 H. pylori 易于定植。黏液分解后还可产生 H. pylori 生长所需的某些营养物质。

晚近 Byrd 等[31]的研究表明，H. pylori 感染可以抑制黏蛋白的分泌。他们定量检测 KATOⅢ细胞合成的两种黏蛋白 MUC5AC 和 MUC1。当 KATOⅢ细胞与 H. pylori 共同孵育时，这两种黏蛋白的合成被抑制 80% 以上。其中 MUC1 的合成较快受到抑制，但恢复亦较快，而 MUC5AC 的合成较慢受到抑制，但恢复亦较慢。H. pylori 抑制黏蛋白分泌的机制尚不清楚，有可能为 H. pylori 的分泌产物直接影响黏蛋白的基因转录，或影响其 mRNA 的易位和铰接。H. pylori 的脂多糖、膜结合蛋白和致病岛的其他基因产物可能参与抑制黏蛋白的合成，因为致病岛部分基因组缺损的 Tx30－a 菌株不能抑制黏蛋白合成。H. pylori 的某些水溶性蛋白如 VacA 和 H. pylori－NAP 可能不会影响黏蛋白的合成。

（四）脂多糖

H. pylori 产生的脂多糖（lipopolysaccharide，LPS）能抑制宿主层黏连蛋白和嵌有脂质体的层黏连蛋白受体的结合，这种抑制与脂多糖的量呈正相关。由于层粘连蛋白是维持上皮完整性所需的一种细胞外基质，抑制了层粘连蛋白与其特异性受体的结合会造成宿主胃上皮发生渗漏，导致胃黏膜的损害[32]。H. pylori 的 LPS 亦是其主要的抗原成分，由多糖链、核糖和类脂等成分组成。作为内毒素，H. pylori 的 LPS 致热原性低于沙门菌属的 LPS。

此外，H. pylori 还可与细胞外基质的Ⅳ型胶原、层粘连蛋白、纤溶酶原和玻璃体结合蛋白等物质起作用，造成上皮下组织的损伤。一项研究表明有一种 57kDa 的蛋白质，即 H. pylori 的触酶，可与玻璃体结合蛋白相结合[15]，造成胃黏膜屏障的损害。

（五）脂酶和磷脂酶 A

正常上皮细胞由磷脂双分子层构成。H. pylori 产生的磷脂酶 A（phospholipase A，PLA）能把二软脂酰卵磷脂降解为游离软脂酸和溶血卵磷脂，破坏细胞膜的完整性[33]。胃黏液中的脂质和磷脂在维持其黏性，防止 H^+ 反向弥散，保持疏水性上起重要作用。H. pylori 的脂酶和磷脂酶 A 可以分解黏液中的脂质和磷脂，破坏黏液的屏障功能。脂酶能把甘油三脂降解为游离油酸、单油酸和二油酸盐[34]。

磷脂酶 A 还能促使花生四烯酸的释放，形成前列腺素和血栓素等炎症介质，介导炎症反应。磷脂类物质的降解产物溶血卵磷脂对细胞亦有毒性作用。

（六）溶血素

在肉汤培养基上生长的某些 H. pylori 菌株能分泌一种溶血作用较弱的溶血素，它能造成人、马、豚鼠、兔和羊血的溶血。溶血素有细胞毒性，能介导炎症反应，造成胃黏膜屏障的损害[35]。溶血素还能阻止吞噬细胞的吞噬功能，对 H. pylori 有一定的保护作用。有研究显示核黄素合成基因（riboflavin synthesis gene，rib）A 编码的 Rib A 蛋白具有溶血特性[15]。此外，Rib A 合成的核黄素是辅酶 FMN 和 FAD 的前体，这是菌体内各种功能所必需的。

三、炎症与免疫反应

H. pylori 能使胃十二指肠产生炎症，使人体产生免疫反应。H. pylori 感染后可观察到胃黏膜细胞变性、坏死，炎症细胞浸润，血清中可检测到特异性抗体。炎症和免疫反应造成胃黏膜屏障的损害，导致一系列疾病的形成。

（一）炎症反应

1. 胃上皮细胞的应答和细胞因子的分泌　胃上皮细胞在宿主应答 H. pylori 感染上起着重要的作用。虽然 H. pylori 是一种非侵袭性（noninvasive）的细菌，但却可通过与胃上皮细胞的相互作用导致显著的炎症反应。一旦有 H. pylori 定植于胃黏膜上，胃上皮细胞就会发生细胞骨架重组和酪氨酸磷酸化，进而激活核因子 NF－κB。NF－κB 是一种转录因子，可以使上皮细胞分泌 IL－8 等趋化因子，形成宿主第一线的防御应答[10,36,37]。

转录因子 NF－κB/Rel 家庭的成员能激活各种具有免疫或炎症反应物质的基因[38]。人类的 Rel 蛋白包括 p50（NF－$κB_1$）、p52（NF－$κB_2$）、Rel（C－Rel）、Rel A（p65）和 Rel B 等亚单位。NF－κB 在激活前以下列两方式存在于胞浆中：①与抑制蛋白 I－κB 家族成员结合的三聚体；②与未处理的 Rel 蛋白前体（如 p105）结合的成熟 Rel 蛋白（如 p65）。各种刺激所致的上皮细胞激活可导致胞浆内 I－κB 或 p105 的磷酸化，通过酶的作用与泛素（ubiquitin）相结合，然后通过蛋白体（proteasome）降解 I－κB，或增加 p105。此时产生有活性的 Rel 二聚体，可自由地进入细胞核中，与细胞核内 DNA 的 κB 位点相结合，上调各种基因的转录。NF－κB 在激活后的经典形式为 p50 和 p65 亚单位组成的异二聚体，但亦可以同二聚体或其他形式的异二聚体存在。NF－κB 是 IL－8 基因转录的原始调节者，可与其他核因子协同作用刺激 IL－8 的基因转录。Keates 等[38] 用能识别 NF－κB 和 p65 结合区的单克隆抗体进行免疫组化染色，检查了有 H. pylori 感染的胃腺癌细胞株 AGS 和胃上皮细胞株 KATO Ⅲ 抽提物中的 NF－κB。结果显示，H. pylori 激活 NF－κB 后可诱导 NF－κB 的 p50/p65 异二聚体和 p50 同二聚体进入细胞核，与 IL－8 基因启动区的 NF－κB 位点结合。然后上调转录 IL－8 的 mRNA，并产生 IL－8 蛋白。用可以阻断 NF－κB 激活的 PDTC 对 AGS 细胞进行预处理，H. pylori 诱导产生的 IL－8 蛋白可减少 90%，说明人胃上皮细胞的 NF－κB 是 IL－8 的转录调节者。

细胞因子是由淋巴细胞、单核巨噬细胞激活后产生的具有高活性、多功能的小分子蛋白，参与免疫与炎症反应。细胞因子可分成干扰素（IFN）、白细胞介素（IL）、集落刺激因子（CSF）和肿瘤坏死因子（TNF）等 4 大类。这些细胞因子中具有趋化和激活炎症和免疫细胞作用者又被称为趋化因子。趋化因子是一个超家族，根据趋化因子的 4 个保守的半胱氨酸残基的排列可将其分为 C－X－C 和 C－C 两大家族[37,39]。C－X－C 家族中的趋化因子的前两个半胱氨酸被一种其他的氨基酸分开，具有趋化中性粒细胞的作用。其成员包括 IL - 8、生长相关基因 α（growth - related oncogene α，GRO α）和上皮中性粒细胞激活蛋白 - 78（epithelial neutrophil activating protein 78，ENA - 78）等。C - C 家族中的趋化因子的前两个半胱氨酸相毗邻，具有激活和趋化单核细胞和淋巴细胞的功能。其成员包括正常 T 细胞表达和分泌的激活调节因子（regulated on activation，normal T cell expressed and secreted，RANTES）、巨噬细胞炎性蛋白（macrophage inflammation protein，MIP）、单核细胞趋化蛋白 - 1（monocyte chemotactic protein - 1，MCP - 1）以及单核细胞趋化和激活因子（monocyte chemotactic and activating factors，MCAF）等。

　　Yamaoka 等[39]检测了 H. pylori 感染者胃上皮细胞各种趋化因子的 mRNA 表达和蛋白分泌。结果表明，H. pylori 感染者的 IL - 8、GROα、RANTES、MIP - 1α 的 mRNA 表达均显著增加。胃窦和胃体黏膜上的 IL - 8 和 GROα 浓度增加，并与 H. pylori 的密度一致，但 C - C 趋化因子的产量没有增加。Shimoyama 等[40]的研究显示，与未感染者相比，H. pylori 感染者胃黏膜的 C - X - C 家族（IL - 8、ENA - 78、GROα）和 C - C 家族（RANTES、MCP - 1α）趋化因子的 mRNA 表达均有显著增加，而且其胃窦部的表达要显著多于胃体部。在 H. pylori 感染者中，与 cagA 阴性菌株相比，cagA 阳性菌株感染者胃黏膜 C - X - C 趋化因子（包括 IL - 8）的 mRNA 表达显著增加，但 C - C 趋化因子 mRNA 表达的差异并不明显。cagA 不是 IL - 8 的直接诱导者，但 cagPAI 的多种基因对于上皮产生趋化因子是必需的。虽然 cag A 阴性突变株亦能诱导 IL - 8 的产生，但整个 cag PAI 的缺失则不能诱导 IL - 8 的表达[10]。

　　在 H. pylori 感染后胃黏膜的上皮细胞和其他细胞分泌的 IL - 8 以及其他的趋化因子可趋化和激活炎症细胞，使它们从血管内移行至胃上皮处，导致炎症反应[36,37]。

　　此外，H. pylori 与上皮接触后会诱导其本身产生一种毒性蛋白，这种蛋白由 ice A 基因（gene induced by contact with epithelium）编码。ice A 的结构与限制性核酸内切酶相似，根据基因的异质性可分为 ice A1 和 ice A2 两种等位变异基因[41]。由于目前在 ice A 与临床疾病表现之间尚无广泛深入的研究，其具体功能尚不详。但可肯定的是，ice A 是独立于 cag A 和 vac A 的一种毒力因子。由于 ice A1 阳性菌株消化性溃疡密切相关，并可增加胃黏膜 IL - 8 浓度，有人把它作为易患溃疡病的一种标志[10]。

　　2. 中性粒细胞的激活　　H. pylori 诱导上皮细胞产生的 IL - 8 对中性粒细胞具有强烈的趋化和激活作用。此外 H. pylori 还可产生一种水溶性的中性粒细胞激活蛋白（helicobacter pylori neutrophil activating protein，H. pylori - NAP），它是一种铁蛋白，是由 15kDa 单体组成的 150kDa 多聚体。编码 H. pylori - NAP 的基因为 nap，所有的 H. pylori 菌株均有 nap 基因[42]。H. pylori - NAP 可增加中性粒细胞表面 CD11b/CD18 的表达，增加细胞间黏附分子（ICAM - 1）依赖性中性粒细胞对上皮的黏附。中性粒细胞移行和黏附至上皮后可导致炎症反应。中性粒细胞激活后释放的反应性氧代谢物和蛋白溶解酶可导致胃黏膜上皮和微血管壁的损伤。H. pylori 释放的一种甲酰化三肽（N - 甲酰甲硫氨酸亮氨酸苯丙氨酸，FMLP）、脂多糖、尿素酶以及其他一些毒力因子亦可促进中性粒细胞的移行和激活，并导致中性粒细胞的氧化爆发，造成黏膜的损伤。

　　3. 单核巨噬细胞的激活[10,43]　　H. pylori 诱导胃上皮细胞产生的 C - C 家族趋化因子具有趋化和激活单核巨噬细胞的作用，此外，H. pylori 的 LPS 和尿素酶亦能激活单核细胞。在 H. pylori 感染者，胃黏膜内单核细胞的浸润数量与 H. pylori 的密度呈正相关。H. pylori 表面的可溶性蛋白可诱导单核细胞表达 HLA - DR 抗原和 IL - 2 受体，促进单核细胞产生炎性细胞因子 IL - 1、IL - 6、TNFα 和反应性氧代谢物（reactive oxygen species，ROS）。对 H. pylori 感染者胃黏膜进行细胞培养，其上清液存在大量 TNFα、IL - 6 和 IL - 1β，而 H. pylori 阴性者胃黏膜培养液的这些细胞因子则很少。H. pylori 感染后还会激活固有层的巨噬细胞，巨噬细胞可分泌 IL - 1 和 TNFα，这些细胞因子有广泛的前炎症反应作用，可参与中性粒细胞的聚集和激活，扩大炎症反应。

　　4. 肥大细胞脱颗粒[44]　　肥大细胞在 H. pylori 感染时所致的炎症反应中亦起重要作用。它被

H. pylori 的特异性 IgE 抗体致敏后，受到激活的补体和其他物质的刺激时可产生超敏反应和脱颗粒。成纤维细胞、内皮细胞、淋巴细胞和巨噬细胞产生的干细胞因子、IL－3、层粘连蛋白、转化生长因子（TGF－β1）等具有趋化肥大细胞的作用，可增加胃黏膜内肥大细胞的数量。肥大细胞的胞浆颗粒中含有组胺、肝素、蛋白酶和某些趋化因子。在脱颗粒后，肥大细胞还分泌和释放前列腺素、白三烯、血小板活化因子（PAF）等炎症介质和 IL－8、IL－4、IL－5、IL－6、TNFα 等炎性细胞因子，造成血管扩张和通透性增加以及趋化中性粒细胞和其他炎症细胞移行至感染部位，加重和扩大炎症反应。

5. 炎性损伤 在 *H. pylori* 感染时，中性粒细胞和巨噬细胞释放的炎性介质可造成宿主本身的损伤。这些炎症介质和细胞因子包括二十烷类、PAF、前列腺素、白三烯、血栓素、TNFα 和各种 IL 等，对胃上皮细胞有直接的细胞毒性作用。在炎症反应中炎症细胞的迁移可破坏黏膜上皮的紧密连接，肥大细胞脱颗粒释放的组胺、前列腺素 PGD2 和白三烯能扩张血管，增加血管的通透性，使胃黏膜产生水肿。炎症细胞还可产生反应性氧代谢物（ROS），反应性氮代谢物（reactive nitrogen species，RNS），损害胃黏膜[10]。

ROS 包括过氧化物（O_2^-）、羟基（OH）和过氧化氢（H_2O_2）等物质。它们是在吞噬细胞发生呼吸爆发时通过线粒体和微粒体，由黄嘌呤氧化酶、环氧化酶和脂氧化酶等产生的[45]。在中性粒细胞髓过氧化酶的催化下，H_2O_2 与氯化物结合可形成次氯酸（HOCl）。HOCl 的活性是 H_2O_2 的100倍，可与胺类形成 N－氯胺和单氯胺，最终导致上皮的脂质损伤。除了脂质过氧化外，ROS 还可通过蛋白过氧化和 DNA 过氧化导致细胞的损伤，其中 DNA 损伤在细胞的恶变中起重要作用。RNS 包括一氧化氮（NO）和过氧亚硝酸盐（$ONOO^-$），可损害线粒体和 DNA，导致细胞的损伤和凋亡。

（二）免疫反应

1. 细胞免疫反应

（1）胃上皮细胞的抗原递呈作用 在免疫反应过程中，宿主首先要处理抗原，这一过程通常由抗原递呈细胞（antigen presenting cell，APC）来完成。APC 是指能捕捉、加工和处理抗原，并将抗原递呈给抗原特异性淋巴细胞的一类免疫细胞。专业性的 APC 包括树突状细胞、单核巨噬细胞和 B 细胞。*H. pylori* 感染时胃上皮细胞亦可递呈抗原，起着"非专业性"APC 的作用，因此，可介导免疫反应。研究表明，胃上皮细胞的胞内小体中有 *H. pylori* 抗原，且上皮细胞表达的多聚免疫球蛋白受体可促进 *H. pylori* 抗原－IgA 抗体复合物的摄入。在胃上皮细胞内还存在把抗原消化为多肽片段的蛋白酶。因此，胃上皮细胞具有处理抗原的能力[46]。胃上皮细胞可表达主要组织相容复合物（class Ⅱ major histocompatibility complex，MHCⅡ）抗原，把 *H. pylori* 抗原递呈至 CD4$^+$ T 细胞[47]。研究表明，胃上皮细胞增加 MHCⅡ 的表达与上皮层内和上皮邻近的 CD4$^+$ T 细胞数量增加平行。体外研究表明，用 IFN－γ 或 *H. pylori* 预处理的胃上皮细胞后，其 CD86（B7－2）表达的显著增加。尚不清楚是否 *H. pylori* 会直接刺激上皮细胞表达 MHCⅡ，但 IFN－γ，TNFα 等炎性细胞因子可增加的 MHCⅡ 的表达。

T 细胞的激活至少需要来自 APC 的 2 种信号。第一种是抗原特异性信号，在 T 细胞受体识别了 MHC 与 *H. pylori* 抗原的复合物时产生。第二种为共同刺激信号，由 APC 和 T 细胞上的受体和共同受体的相互作用而产生。T 细胞的充分激活和发挥效应取决于共同刺激分子 B7－1（CD80）或 B7－2（CD86）与 T 细胞上的 CD28 之间的相互作用[48]。在 *H. pylori* 感染时，胃上皮细胞的 B7－1 或 B7－2 的表达增加。但是，用 CD86 和 CD80 的抗体可减少或阻断胃上皮细胞激活 CD4$^+$ T 细胞[49]。此外，胃上皮细胞还可表达细胞间黏附分子（ICAM－1），淋巴细胞功能抗原（lymphocyte function－associated antigen，LFA－3）以调节免疫反应[10]。

（2）T 淋巴细胞应答 在 *H. pylori* 感染时由于 T 细胞的趋化和激活，在胃黏膜上可看到有 T 淋巴细胞的积聚。根据 T 细胞受体（T cell receptor，TCR）的结构不同可将 T 细胞分为 TCRαβT 细胞和 TCRγδT 细胞。早期的 T 细胞表达 TCRγδ，主要位于胸腺内，在外周组织中仅有少量存在。成熟的 T 细胞表达 TCRαβ，根据 TCRαβT 细胞 CD_4 和 CD_8 的表达又可将其分为 CD_4^+T 和 CD_8^+T 细胞。*H. pylori* 感染者胃黏膜上皮和固有层浸润的 T 细胞主要是 TCRαβT 细胞，其中 CD_4^+T 细胞要多于 CD_8^+T 细胞。研究表明 *H. pylori* 相关性溃疡病患者的胃黏膜中 CD_4^+T 细胞显著高于 *H. pylori* 相关性功能性消化不良者。体外研究表明，*H. pylori* 的抽提物可诱导黏膜固有层淋巴细胞（主要是 CD_4^+T 细胞）和外周血单核细胞的增生，并诱导它们分泌 IFN-γ 和可溶性 IL-2 受体。

根据 $CD4^+T$ 辅助细胞（Th）的功能和分泌的细胞因子可把 Th 分为 Th 1 和 Th2 两种亚型。ThO 细胞受到 IL-2、IFN-r、IL-12 的作用后可分化为 Th1 细胞，而受到 IL-4、IL-10 的作用后则分化为 Th2 细胞[50]。Th1 细胞参与细胞介导的免疫应答，分泌 IL-2、IFN-γ 和 TNFβ，而 Th2 细胞参与黏膜表面的分泌性免疫应答和过敏反应，分泌 IL-4、IL-5、IL-6、IL-10 等细胞因子[10]。Th1 为主的免疫应答会对宿主造成胃上皮的损伤，主要是由 IFN-γ 和 Fas 抗原及其配体的相互作用而造成的。Th2 应答则有利于宿主消除细菌。Th1 应答可下调 Th2 应答，而 Th2 应答亦可下调 Th1 应答（见图 5-2）。*H. pylori* 感染时胃黏膜上皮表达的淋巴细胞功能抗原（LFA-3）可增强 Th1 应答，*H. pylori* 的菌株类型，宿主的遗传因素，环境因素亦可影响 Th1 应答。有研究显示，对 *H. pylori* 感染者胃黏膜活检标本上分离的 T 细胞进行培养，可产生 Th1 细胞分泌的细胞因子，而 Th2 细胞分泌的细胞因子很少或缺乏。这说明了在 *H. pylori* 感染时以 Th1 应答为主[51]。Th1 应答分泌大量的 IFN-γ，可增强各种炎症细胞如巨噬细胞、中性粒细胞的活性，并释放各种炎症介质、炎性细胞因子、ROS 和 RNS 等，造成上皮的损伤。Th1 应答释放的炎性细胞因子还可增加 Fas 抗原的表达，诱导上皮细胞的凋亡。

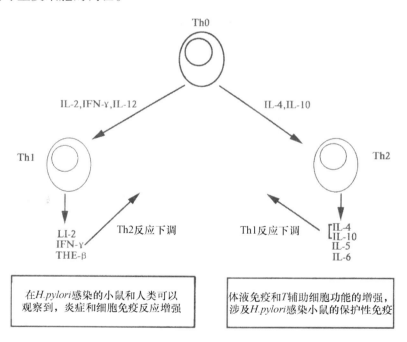

图 5-2 Th1 应答和 Th2 应答[50]

虽然 MALT 淋巴瘤在组织上是由 B 细胞表型的小至中等大小的淋巴样细胞即中心细胞样（CCL）细胞构成的，但 T 细胞在其发病机制上起重要作用。这种肿瘤细胞的增殖不完全是自行决定的，部分取决于 *H. pylori* 抗原的免疫刺激。T 细胞表面可表达 CD40 配体，信号通过 CD40 分子传至 B 细胞。用 CD40 配体的抗体即可阻止这种增殖反应。免疫组化分析显示 MALT 淋巴瘤为 $CD40^+$、$CD80^+$、$CD86^+$，而 CD40、CD80、CD86 及其配体 CD40L、CD28、CTLA4 是 B 细胞和 T 细胞相互作用的先决条件。在 MALT 淋巴瘤患者，*H. pylori* 感染产生的细胞因子为 IL-2、IL-10

和 IFN - γ，这些均提示浸润于肿瘤组织中的 T 细胞对 H. pylori 的应答参与肿瘤细胞的增殖，T 细胞在 H. pylori 感染和 MALT 淋巴瘤的出现中起着中介的作用[52]。

2. 体液免疫反应

（1）抗体的作用　H. pylori 感染可刺激浆细胞产生局部和全身的 H. pylori 特异性抗体，参与体液免疫反应[16,53]。H. pylori 的菌体、鞭毛、尿毒酶、VacA、CagA 等均可产生特异性的抗体，宿主可被动吸收 H. pylori 可溶性的抗原，而炎症细胞的移行可打开细胞间的联结，促进抗原的渗透[12]。虽然 H. pylori 抗体可与其相应的抗原相结合，但这种体液免疫在控制 H. pylori 感染上所起作用甚少或不起作用。这是因为胃内的抗体多半为非分泌型 IgA，不能很好地与补体结合清除细菌。相反，这些抗体却可造成宿主自身的损伤，尤其是自身抗体可造成胃上皮的损伤。

分泌型 IgA 抗体可抵抗胃内蛋白水解酶的消化作用，可激活补体，在局部免疫防御中发挥重要作用。但有研究表明[54]，H. pylori 感染者胃内 H. pylori 的特异性 IgA 抗体多数为非分泌型 IgA。其原因可能为 H. pylori 感染损害了胃黏膜屏障，导致 IgA 抗体绕过正常的分泌转运系统。尚不知 Th1 细胞分泌的细胞因子是否有分解分泌型 IgA 的作用。

H. pylori 感染的全身性抗体（即血清抗体）主要为 IgG 和 IgA，而 IgM 则极为少见。在早期研究阶段，对血清抗体的研究仅限于其对 H. pylori 感染的诊断价值。目前认为血清 IgG 抗体亦与胃炎的活动程度显著相关。血清 IgG 滴度高者其胃炎程度较重，H. pylori 的定植密度亦较高。H. pylori 特异性的 IgG 和 IgA 抗体可与抗原形成抗原 - 抗体复合物，激活炎症细胞，导致胃黏膜的损伤。

（2）补体的作用[55]　人类的补体系统参与的免疫反应对于防御感染起着重要作用。补体激活过程中产生的过敏毒素（C3a、C4a、C5a）可增强炎症反应。补体的激活还可形成调理素作用分子（C3b、C4b、C1q），有助于吞噬作用。C3b 和 C3d 沉积在细菌上有助于细菌局限于淋巴结内并激活 B 细胞。补体作用的最后阶段是形成膜攻击复合物（membrane attack complex，MAC），MAC 可溶解细胞膜，导致细菌的溶解。

补体的这些作用使 H. pylori 不能在血液中生存，但在胃黏膜局部补体系统却不能溶解细菌，导致长期的 H. pylori 慢性感染。这是由于宿主的细胞膜上存在某些保护性的蛋白，可防止宿主本身免受补体的溶解。H. pylori 正是利用宿主的这些保护性蛋白，亦使其免受补体的溶解。玻璃体结合蛋白是一种能与可溶性末端补体复合物（terminal complement complex，TCC）相结合的多功能黏附血浆蛋白，可抑制补体介导的细胞溶解。与 H. pylori 结合的 TCC 亦可与玻璃体结合蛋白相结合，干扰了吞噬作用。膜调整者保护素（membrane regulator protectin，CD59）通过糖基磷脂酰肌醇（glycosylphosphatidylinositol，GPI）锚合在细胞膜上，可抑制宿主的细胞溶解。研究表明，H. pylori 亦可与保护素相结合，使其避受补体的杀伤。

3. 自身免疫反应　H. pylori 的某些抗原与人体胃上皮细胞的抗原类型相似（即分子模拟），可诱导宿主产生自身抗体，造成胃上皮的损伤。H. pylori 脂多糖的 O 特异性链与胃上皮的 LewisX（Le^X）抗原相似，第二条链的结构与宿主的 LewisY（Le^Y）抗原相似，第三条链则含有 Le^X 和 Le$^{Y[56]}$。H. pylori 表达 Le^X 和 Le^Y 是它逃避宿免疫清除的一种机制，它们诱导宿主产生的自身抗体亦可造成宿主本身的免疫损害。

此外，H. pylori 的热休克蛋白（Hsp）是一种交叉免疫抗原，产生的抗体与胃窦部黏膜的抗原有交叉免疫反应，当细胞在受热、炎症、缺氧等应激状态下，热休克蛋白会选择性地合成增加。H. pylori 感染者可检测到对胃上皮细胞起交叉反应的 65kDa 分枝杆菌热休克蛋白的单克隆抗体，TCRγδT 细胞能特异性地识别这种 65kDa 的热休克蛋白[57]。TCRγδT 细胞是一类原始的 T 细胞，可产生 IL - 2、IL - 3、IL - 6 和 IFN - γ 等细胞因子。H. pylori 的 Hsp 可通过交叉免疫反应导致 TCRγδT 细胞的激活而造成宿主的胃黏膜损伤。

（三）炎症和免疫反应不能清除幽门螺杆菌

感染 H. pylori 后如果不经治疗，将会长期带菌形成慢性炎症。既然 H. pylori 能诱导机体产生强大的炎症和免疫反应，却为何靠宿主自身难以清除 H. pylori 呢？

在 H. pylori 感染的炎症反应中，由炎症细胞产生的 ROS 和 RNS 具有强大的杀菌作用。前文已述，H. pylori 的触酶和过氧化物歧化酶可保护其不受 ROS 的杀伤。而 H. pylori 尿素酶分解尿素产生的 CO_2 则可防止其受到 RNS 的杀伤。一项研究表明[58]，将 H. pylori 置于不含尿素的 $ONOO^-$ 溶液中，5 分钟后仅有 0.2% 的 H. pylori 存活。如果在 $ONOO^-$ 溶液中加入尿素，有尿素酶活性的 H. pylori 可以存活，而尿素酶阴性的 H. pylori 突变株则仍不能存活。此外，在 $ONOO^-$ 溶液中加入 $NaHCO_3$ 后 H. pylori 亦能存活，而在 $ONOO^-$ 溶液中加入 NH_3 后 H. pylori 则不能存活。这说明尿素酶和 CO_2 均能保护 H. pylori 不受杀伤。其作用机制为，CO_2/HCO_3^- 可与 $ONOO^-$ 起快速反应形成 $ONO-OCO_2$，使 $ONOO^-$ 加速异构为 NO_3^-，使其硝化力显著增加而氧化力显著减弱，因此对 H. pylori 的杀伤力亦明显减弱。虽然各种吞噬细胞可吞噬少量的 H. pylori，但由于多数未被吞噬的 H. pylori 存在保护性酶可保护其免受炎性物质的杀伤，因此炎症反应不能清除 H. pylori 感染。

除了 H. pylori 有保护性的酶能使其免受 ROS 和 RNS 的杀伤外，逃避免疫反应或免疫无效亦是不能根除 H. pylori 的原因，可能的因素如下[12,50,55]：①免疫效应因子是在胃的非感应部位（如集合淋巴结）被激活的，不能到达胃黏膜上 H. pylori 的定植圈内，即使能到达亦可能因胃酸的作用而失效。②H. pylori 的表面抗原隐蔽，这使它可能逃避免疫效应因子的作用。③某些物质（如脂多糖）的免疫活性很低，减少了局部的炎症反应。④消化道的各种消化酶使 H. pylori 的抗原作了某些改变，使机体的免疫反应不能识别天然的 H. pylori 抗原。⑤H. pylori 可能会产生免疫无反应状态，其特征为低亲和性抗体反应或对强大的抗原缺乏反应。胃内的多数抗体为非分泌型 IgA，不能与补体很好地结合，因而不能有效清除抗原。⑥自然免疫反应不会诱导适合的 T 辅助细胞反应，因而也不能导致有效的免疫反应。在 H. pylori 感染后主要表现为 Th1 应答，仅能促进炎症和细胞免疫反应，对 H. pylori 无清除作用。⑦H. pylori 的某些抗原具有分子模拟作用，可逃避宿主的免疫反应。⑧H. pylori 利用宿主的某些保护性蛋白，使其免受补体的溶解。

四、胃黏膜萎缩与增生

长期的慢性 H. pylori 感染可损伤胃上皮组织，造成胃黏膜萎缩和萎缩性胃炎。前文已述，H. pylori 释放的毒素可直接破坏胃黏膜屏障，炎症细胞释放的炎症介质、炎性细胞因子、ROS、RNS 等亦可损伤胃上皮组织。如果在修复的过程中由正常的上皮细胞替代受损的上皮细胞，则表现为活动性的非萎缩性胃炎。如果长期的炎症造成胃黏膜腺体的损伤，在修复过程中，正常的腺体被肠型上皮取代形成肠上皮化生，或被纤维细胞和细胞外基取代形成纤维化，最终会造成腺体的减少和萎缩，表现为萎缩性胃炎。自身免疫反应亦有助于萎缩性胃炎的形成，H. pylori 的抗原模拟可诱导宿主产生自身抗体，造成壁细胞及其质子泵的损伤。

胃黏膜的损伤包括上皮细胞的坏死和凋亡。H. pylori 感染亦可导致胃上皮细胞的凋亡。有研究显示[59]，H. pylori 感染者胃黏膜上有平均数为 16.8% 的上皮细胞发生凋亡，主要位于胃腺的深部，而根除感染后凋亡数下降至 3.1%。无 H. pylori 感染者仅有 2.9% 的上皮细胞发生凋亡，主要位于胃腺的表浅部位。H. pylori 感染所致的细胞凋亡机制较为复杂，可能与以下因素有关[10,45,60,61]：①H. pylori 感染后产生的炎性细胞因子可增加 Fas 抗原的表达，Fas 抗原是一种细胞表面的膜蛋白，与 Fas 配体结合后可诱导细胞的凋亡。②H. pylori 感染时呼吸爆发产生的反应性氧代谢物（ROS）可导致 DNA 的单链裂解，碱基损伤。DNA 损伤后可诱导产生 p53 蛋白，造成细胞凋亡。③H. pylori 感染时中性粒细胞和巨噬细胞可表达一氧化氮（NO）合成酶，产生反应性氮代谢物（RNS）。NO 合成酶产生的 NO 与过氧化物反应可形成过氧亚硝酸盐（ONOO–）。ONOO– 可自行裂解形成羟基或单氧，两者均能与 DNA 作用，损伤 DNA 导致凋亡。④炎性细胞因子如 TNFα 和 IFN–γ 除了可直接诱导细胞凋亡外，还可促进上皮细胞表达主要组织相容复合物Ⅱ（MHC–Ⅱ）抗原，通过 Th1 应答介导的损伤造成细胞凋亡。胃上皮细胞的过度凋亡有利于糜烂和溃疡的形成，凋亡时程序错误或凋亡与增生不平衡则可导致肿瘤形成。

    H. pylori 感染可影响胃上皮的生长速度。有人对 *H. pylori* 感染者的胃活检标本作上皮细胞培养，发现其生长速度加快，而根除 *H. pylori* 后则可恢复正常[62]。*H. pylori* 的菌体和分泌物可直接刺激上皮生长，*H. pylori* 感染时胃上皮细胞释放的 C-X-C 家族趋化因子如 GROα 和 IL-8 等亦可刺激细胞的分裂和增生。因此，这种上皮增生速度的加快与炎症反应有关，亦有可能是上皮损伤后的代偿性增生反应。

    肠上皮化生是一种特殊的增生性病变，是指胃黏膜在炎症的修复过程中出现肠黏膜的上皮细胞。正常的肠黏膜可表达肠高糖素（glicentin），而胃黏膜则不能。这种肠高糖素可促进肠上皮细胞的增生和抑制胃酸分泌，当胃黏膜出现肠化生时则可表达肠高糖素。有研究显示，*H. pylori* 感染者的胃上皮细胞可过度表达肠高糖素的基因，说明 *H. pylori* 感染与肠化生直接相关[63]。

    还有研究显示 *H. pylori* 感染可抑制上皮的增生，这可能与 *H. pylori* 产生的氨和呼吸爆发时形成的单氯胺有关[64]。在动物模型上，*H. pylori* 感染时壁细胞、主细胞和黏液颈细胞的数量会发生改变，提示上皮细胞的分化亦受到影响。上皮的增生和分化异常可导致溃疡病，肠化生和胃肿瘤等疾病的形成[10]。

五、影响胃酸的分泌

    （一）正常胃酸分泌的调节机制[65,66]

    分泌胃酸的壁细胞位于胃体部，在壁细胞周围有肠嗜铬细胞样（enterochromaffin cell like, ECL）细胞，ECL 细胞能释放组胺，通过旁分泌的方式促进壁细胞分泌胃酸。胃窦部没有泌酸细胞，但胃窦部 G 细胞可释放胃泌素，能促进胃酸分泌。在 G 细胞周围有 D 细胞能释放生长抑素，后者通过旁分泌方式抑制 G 细胞分泌胃泌素。在看到、嗅到或想到食物时，可刺激胃酸分泌，这是胃酸分泌的头相，因迷走神经兴奋所致。食物进入胃后，胃酸分泌会明显增加，即胃酸分泌的胃相，其机制如下。食物中的蛋白质可刺激胃窦的 G 细胞释放胃泌素，而胃泌素经循环血流可到胃体部。在胃体部胃激 ECL 细胞上的受体，然后释放组胺，而组胺则可刺激壁细胞上的 H_2 受体，使壁细胞产生胃酸。

    胃内的 pH 值对 G 细胞释放胃泌素存在反馈作用，以防胃酸分泌过多。当胃液的 pH <3 时，胃泌素释放就会受到抑制。胃液的 pH 值下降可刺激 D 细胞释放生长抑素，后者通过旁分泌途径抑制 G 细胞释放胃泌素，进而减少胃酸分泌。但在进餐后，食物可缓冲胃酸，使胃内 pH 值升高，D 细胞释放生长抑素减少。这又促使 G 细胞释放胃泌素，使胃酸分泌增加，有利于食物的消化。此外，小肠黏膜分泌的胆囊收缩素（cholecystokinin, CCK）和其他肠抑胃素亦可调节胃酸的分泌。CCK 可激活 D 细胞上的 CCK-A 受体，导致 D 细胞释放生长抑素，进而抑制胃泌素的释放。用 CCK-A 受体拮抗剂 loxiglumide 则可刺激胃泌素的释放。

    （二）幽门螺杆菌感染对胃酸分泌的影响

    在感染 *H. pylori* 后，有的人胃酸分泌增加，有的人胃酸分泌减少而多数人胃酸分泌没有改变，这取决于 *H. pylori* 感染所致胃炎的类型（是胃体为主还是胃窦为主）以及胃黏膜的萎缩程度[65,66]。非萎缩性胃窦为主的胃炎可增加胃酸分泌，这种类型的病人可发展形成十二指肠溃疡。萎缩性全胃炎（累及胃窦和胃体，并以胃体为主）可导致胃酸分泌减少，这种类型的病人可发展为高位胃溃疡和胃癌。多数 *H. pylori* 感染者的胃黏膜萎缩很轻，胃炎以胃窦部较为明显，但亦影响部分胃体黏膜，因此胃酸分泌没有改变。

    1. 胃酸分泌增加　在早期研究阶段，Levi 等[67]报道 *H. pylori* 阳性的十二指肠溃疡患者基础胃泌素、餐后胃泌素、高峰酸排量（PAO）比 *H. pylori* 阴性的十二指肠溃疡患者高，但基础酸排量（BAO）无改变。根除 *H. pylori* 后的餐后胃泌素下降，但基础胃泌素、PAO、BAO 无下降。这说明 *H. pylori* 感染增加了胃泌素的释放，进而增加胃酸分泌，造成十二指肠溃疡，即所谓的胃泌素相关假说（gastrin - link hypothesis）。这种假说的机制可能为 *H. pylori* 尿素酶分解尿素产生的氨使得胃上皮表面 pH 升高，干扰了正常的胃酸对胃泌素的反馈作用[67]。此后还有多项研究报道 *H. pylori* 感染者在空腹、餐后和静脉注射胃泌素释放肽（GRP）后，其血清胃泌素显著高于 *H. pylori* 阴性者[65]。在人体存在两种生物活性形式的胃泌素，即 G34 和 G17，发挥作用的主要为 G17。在 *H. pylori* 感染者，进食后增加的胃泌素以 G17 为主[65]。胃泌素水平升高可使胃酸分泌增加，促进了消化性溃疡的形成。由于高酸状态，十二指肠可发生胃上皮化生，使局部的血流和激素水平发生改变，因而 *H. pylori* 能在胃上皮化生的十二指肠黏膜上皮定植造成炎症和溃疡[12]。

目前认为 *H. pylori* 感染造成的胃泌素分泌增加主要是由于生长抑素抑制胃泌素的释放受到损害所致。在 *H. pylori* 感染者，胃窦部生长抑素及其 mRNA 的表达明显减少[68]。生长抑素减少的机理尚不清，可能为[65~67]：①*H. pylori* 产生的氨会减少胃酸对 D 细胞的刺激，导致 D 细胞的功能低下和萎缩。②*H. pylori* 感染时炎症产生过多的细胞因子可能会影响胃窦部的神经内分泌功能。③*H. pylori* 产生的生物活性物质亦可能会直接影响 D 细胞和 G 细胞的功能。④*H. pylori* 感染时产生的 N - α - 甲基组胺是一种 H3 受体激动剂，它可以刺激 D 细胞上的 H3 受体，抑制生长抑素的释放，因此胃泌素分泌增加。⑤*H. pylori* 感染时还可干扰胆囊收缩素（CCK）刺激生长抑素的释放，因此，增加胃泌素的分泌。

在根除 *H. pylori* 后虽然胃泌素水平几天之内即可下降，但胃酸分泌的恢复则较为缓慢，至少要 6 个月之后才能完全恢复，这可能是长期胃泌素升高的后果[69,70]。胃泌素除了可促进胃酸分泌外，还对泌酸区黏膜具有营养作用。长期的高胃泌素血症可导致泌酸区的 ECL 细胞和壁细胞的过度增生和功能亢进。ECL 细胞释放组胺可刺激壁细胞增加胃酸分泌。因此，在根除 *H. pylori* 后，虽然胃泌素已恢复正常，但 ECL 细胞和壁细胞数量和功能的恢复以及胃酸分泌减少尚需一段时间。

2. 胃酸分泌减少[65,66]　长期的 *H. pylori* 感染可造成萎缩性全胃炎，导致胃酸分泌减少。*H. pylori* 感染所致的胃酸减少有以下特征：①严重的胃酸减少或无酸。②胃炎以胃体部为主，伴有不同程度的萎缩。③*H. pylori* 定植密度较低，1~2 块活检标本可能会漏诊，尿素酶试验或尿素呼气试验亦可能有假阴性。④通常无壁细胞抗体和内因子抗体。⑤根除 *H. pylori* 后胃酸分泌有不同程度的恢复。⑥胃癌的危险性明显增加。

H. pylori 相关性萎缩性全胃炎导致胃酸分泌减少有以下几种可能的机制。①胃窦部的黏膜萎缩造成 G 细胞数量减少，因此胃泌素分泌减少。②由于胃体部黏膜萎缩导致壁细胞的数量减少，使胃酸分泌减少。③胃体部的炎症损害了壁细胞的功能，炎症产生的细胞因子可影响胃酸的分泌，有研究证实 *H. pylori* 感染产生的 IL - 1β 可强有力地抑制胃酸分泌。④*H. pylori* 的某些抗原具有分子模拟作用。已知 *H. pylori* 和壁细胞均可表达 Lewis X，Lewis Y 抗原，宿主产生相应的抗体可损害壁细胞。

胃酸分泌减少会使胃癌的危险性增加。当胃内 pH > 4 时，胃内就会有各种细菌定植。胃内细菌过度繁殖会把硝酸盐还原为亚硝酸盐，并催化亚硝酸盐与二级胺的反应，形成亚硝胺。抗坏血酸是一种还原剂，能抑制亚硝胺的形成，而 *H. pylori* 感染者胃内抗坏血酸浓度下降，促进了亚硝胺的形成[71]。

在抗 *H. pylori* 治疗数天后，随着炎症的缓解和炎症细胞浸润减少，胃酸分泌会有一定程度的恢复。但胃酸分泌恢复的最终程度则取决于黏膜的萎缩程度以及不可逆的 G 细胞和壁细胞丧失程度。

六、影响幽门螺杆菌感染结局的因素

目前尚不清楚为何 *H. pylori* 感染会产生不同类型的胃炎，使胃酸分泌保持不变，增多或减少，导致不同的结局，即多数 *H. pylori* 感染仅表现为慢性胃炎，而另一些感染者则可发展为十二指肠溃疡和胃癌。迄今尚未能分离出何种菌株更易导致胃酸分泌增多或减少。因此，*H. pylori* 感染的结局可能受到 H. pylori 菌株的毒力、宿主的个体差异和环境因素等多种因素综合作用的影响。

目前的研究已明确，cagA 阳性菌株的毒力更强，可产生更严重的胃炎、十二指肠溃疡和胃癌[5,6]。由于十二指肠溃疡和胃癌分别由胃窦为主的非萎缩性胃炎和胃体为主的萎缩性胃炎所致[65,66]，分别代表了胃酸分泌的两个极端；因此，为何同样是 cagA 阳性菌株感染却会产生两种截然不同的结局，仅靠菌株的毒力难以解释。此外，在冰岛和葡萄牙两个胃癌高发国家，其 cagA 阳性菌株的比例却较低，这些均说明除菌株毒力外，宿主和环境因素亦很重要[72]。

宿主本身的胃酸分泌状态对于 H. pylori 胃炎的类型有重要影响。在发现 H. pylori 之前的年代就有研究表明，以胃窦炎为主的十二指肠溃疡患者作了使胃酸分泌减少的迷走神经切除术后，其胃窦炎会转变为胃体炎[72]。H. pylori 时代的研究表明[73]，H. pylori 阳性的胃窦炎用质子泵抑制剂（PPI）奥美拉唑 40mg/d 治疗 8 周后，胃窦炎转变为胃体炎和胃体黏膜萎缩，而 H. pylori 阴性者用 PPI 治疗前后胃炎的类型无改变。这种 H. pylori 感染者在用 PPI 治疗后胃炎的部位发生改变的原因是胃体部对 H. pylori 的炎症反应增加，而不是 H. pylori 在胃体部的定植增加所致。胃体部的胃酸分泌似乎可防止 H. pylori 在胃体形成炎症，其原因可能为胃酸可冲洗细菌的毒性产物，防止 H. pylori 毒性产物到达黏膜表面。此外，胃体局部的 pH 减低可使 H. pylori 产生的氨维持在离子化状态，使氨不易渗入到上皮表面。相反，在用 PPI 治疗后，胃体部的胃酸分泌减少，H. pylori 的毒性产物和非离子化的氨容易渗入上皮表面，形成胃体炎[65,66]。

按照上述理论，宿主在感染 H. pylori 前的胃酸分泌状态会影响 H. pylori 感染的结局。已知未感染 H. pylori 的健康者胃酸分泌状态存在个体差异。按正态分布曲线，67% 的正常人群的胃酸分泌在正常值之内，另有分别为 16% 的人群胃酸分泌偏高或偏低[72]。宿主在感染 H. pylori 之前的高胃酸分泌可防止 H. pylori 感染形成胃体炎，这些人的胃炎以胃窦为主[65,72]。胃窦部炎症会使 G 细胞分泌胃泌素增加，刺激胃体的无炎症区域分泌胃酸。因此，感染 H. pylori 之前的胃酸分泌偏高者，在感染 H. pylori 之后胃酸分泌更高，最终可发展为十二指肠溃疡[65,66]。相反，在感染 H. pylori 之前胃酸分泌偏少者，在感染 H. pylori 后更易形成胃体炎。胃体炎可导致胃酸分泌更少，使 H. pylori 感染形成更严重的胃体炎症。这种恶性循环最终可造成腺体的减少和消失（即萎缩性胃炎）。胃酸分泌减少还可造成胃内的 H. pylori 定植密度减少甚至消失。在长期的进化过程中，H. pylori 似乎已适应在偏酸的环境中生存，中性环境反而不利于 H. pylori，因为此时会有其他杂菌在胃内定植，造成与 H. pylori 竞争生存环境。然而，正是由于萎缩性胃炎和胃内杂菌繁殖导致胃癌的危险性增加。此外，在某些胃窦为主的非萎缩性胃炎者，如果炎症导致胃窦萎缩和 G 细胞丧失，使胃泌素和胃酸分泌减少，亦可导致炎症扩展到胃体部，形成萎缩性的全胃炎。这种胃窦的萎缩倾向可能与宿主遗传决定的感染应答或饮食中缺乏抗氧化剂有关[65]。

Graham[72] 假设获得 H. pylori 感染的年龄可能会影响其结局。如果在儿童时期很早就感染了 H. pylori，在成人期亦会较早形成萎缩性胃炎，增加胃癌的危险性。由于从浅表性胃炎发展为萎缩性胃炎需要较长的时间，如果很晚才获得 H. pylori 感染，胃癌的危险性就会变小。这种假设在某些国家如秘鲁得到证实，但在另一些国家则相反，如在孟加拉国获得感染时的年龄很小，但却以十二指肠溃疡更为常见。

在儿童时期的营养不良和某些感染如扁桃体炎，感染性腹泻和白喉等均可显著减少胃酸分泌[65,72]。因此，儿童时期的营养不良和某些感染容易使 H. pylori 感染发展为萎缩性胃炎[72]。在饮食方面，水果和蔬菜可延迟浅表性胃炎转变为萎缩性胃炎[72]，而高盐饮食则容易形成胃体炎，是胃癌的危险因素[65]。吸烟和男性均与胃酸分泌相关，这两种因素均为 H. pylori 感染者形成十二指肠溃疡的危险因素[65]。由于十二指肠溃疡和胃癌的发病机制相当复杂，H. pylori 感染只是其中的一个致病因素，因此，H. pylori 感染的结局会受到宿主遗传、血型和环境等多方面因素的影响，见表 5-3。

表 5 - 3 影响 H. pylori 感染结局的因素[62]

菌株	宿 主	结 局
cag A +	营养不良/感染	慢性胃炎或胃癌
cag A +	壁细胞数量增多	十二指肠溃疡
cag A -	壁细胞数量增多	十二指肠溃疡
cag A +	壁细胞数量正常	十二指肠溃疡
cag A +	低胃酸分泌	慢性胃炎或胃癌
cag A -	低胃酸分泌	慢性胃炎

参考文献

1　Windsor HM, O'Rourke JO. Bacteriology and taxonomy of *Helicobaber pylori*. Gastroenterol Clin North Am, 2000, 29: 633 ~ 648

2　Kostryzynska M, Betts JD, Austin JW, et al. Identification, characterization, and spatial localization of two flagellin species in *Helicobaber pylori* flagella. J Bacteriol, 1991, 173: 937 ~ 946

3　Clyne M, Ocronin T, Suerbaum S, et al. Adherence of isogenic flagallum - negative mutants of *Helicobaber pylori* and Helicobacter mustelae to human and ferret gastric epithelial cells. Infect Immun, 2000, 68: 4335 ~ 4339

4　Eaton KA, Suerbaum S, Josenhans C, et al. Colonization of gnotobiotic piglets by *Helicobaber pylori* deficient in two flagallin genes. Infect Immun, 1996, 64: 2445 ~ 2448

5　Suerbaum S, Hur C, Josenhans C, et al. Pathogenesis and virulence factors of *Helicobaber pylori*. Curr Opin Gastroenterol, 1999, 15 (S1): S11 ~ S16

6　Ge Z, Taylor DE. *Helicobaber pylori* molecular genetics and diagnostic typing. Bri Med Bull, 1998, 54: 31 ~ 38

7　Eaton KA, Brooks CL, Morgan DR, et al. Essential role of urease in pathogenesis of gastritis in induced by *Helicobaber pylori* in gnotobiotic piglets. Infect Immun, 1991, 59: 2470 ~ 2475

8　Brady CE, Hadfield TL, Hyatt JR, et al. Campylobacter pylori - a survival in a hostile environment. Am J Gastroenterol, 1986, 81: 855

9　Dunn BE, Campbell GP, Perez GI, et al. Purification and characterization of urease from *Helicobaber pylori*. J Biol Chem, 1990, 265: 9464

10　Go MF, Crowe S E. Virulence and pathogenicity of *Helicobaber pylori*. Gastroenterol Clin North Am, 2000, 29: 649 ~ 670

11　Marshall BJ, Barrett LJ, Prakash C, et al. Urea protects Helicobacter (*Campylobacter*) pylori from the bacterial effect of acid. Gastroenterology, 1990, 99: 697

12　Michetti P, Wadstrom T, Kraehenbuhl J - P, et al. Frontiers in *Helicobaber pylori* reseach: pathogenisis, host response, vaccine development and new therapeutic approaches. Eur J Gastroenterol Hepatol, 1996, 8: 717

13　Vargas M, Lee A, Fox JG, et al. Inhibition of acid secretion from parietal cells by non - human - infecting *Helicobaber pylori* species: A factor in colonization of gastric mucosa? Infect Immun, 1991, 59: 3694

14　Melchers K, Weitzgenegger T, Steinhiber W, et al. A novel P type ATPase cloned from *Helicobaber pylori*. Gastroenterology, 1995, 108: A165

15　European *Helicobaber pylori* study group. XⅢth international workshop on gastroduodenal pathology and *Helicobaber pylori*: Virulence factors. Gut, 1999, 45 (Supple III): A23 ~ A33

16　Marshall BJ. *Helicobaber pylori*. Am J Gastroenterol, 1994: 89: S116

17　Hazell SL, Evans DJ Jr, Graham DY. *Helicobaber pylori* catalase. J Gen Microbiol, 1991, 137: 57 ~ 61

18　Ilver D, Amqvist A, Ogren J, et al. *Helicobaber pylori* adhesion binding fucosylated histo - blood group antigens revealed by retagging. Science, 1998, 279: 373 ~ 377

19　Odenbreit S, Till M, Hofreuter D, et al. Genetic and functional characterization of the alp AB gene locus essential for the adhesion of *Helicobaber pylori* to human gastric tissue. Mol Microbiol, 1999, 31: 1537 ~ 1548

20　van den Brink GR, Tytgat KMAJ, van der Hulst RWM, et al. *Helicobaber pylori* colocalises with MUC5AC in the human stomach. Gut, 2000, 46: 601 ~ 607

21　Goodwin CS. Duodenal ulcer, Campylobacter pylori, and the "leaking roof" concept. Lancet, 1988, 2: 1467 ~ 1469

22　Leunk RD, Johnson PT, David B C, et al. Cytotoxin activity in broth – culture filtrates of Campylobacter pylori. J Med Microbiol, 1988, 26: 93 ~ 99

23.　Atherton J C, Cao P, Peek RM, et al. Mosaicism in vacuolating cytotoxin alleles of *Helicobaber pylori*: Association of specific vacA types with cytotoxin production and peptic ulceration. J Biol Chem, 1995, 270: 17771 ~ 17777

24　Gover TL, Dooley CP, Blaser MJ. Characterization of and human serologic response to proteins in *Helicobaber pylori* broth culture supernatants with vacuolizing cytotoxin activity. Infect Immun, 1990, 58: 603 ~ 610

25　Xiang Z, Censini S, Bayieli PF, et al. Analysis of expression of Cag A virulece factors in 43 strains of *Helicobaber pylori* reveals that clinical isolates can be divided into two major types and that Cag A is not necessary for express of vacuolating cytotoxin. Infect Immun, 1995, 63: 94 ~ 98

26　Censini S, Lange C, Xiang Z, et al. Cag, a pathogenicity island of *Helicobaber pylori*, encodes type I specific and disease associated virulance factors. Proc Natl Acad Sci USA, 1996, 93: 14648 ~ 14653

27　Tummuru MK, Sharma SA, Blaser MJ. *Helicobaber pylori* pic B, a homolog of Bordatella purtussis toxin secretion protein, is required for induction of IL – 8 in gastric epithelial cells. Mol Microbiol, 1995, 18: 867 ~ 876

28　Hazell SL, Lee A. Campylobacter pyloridis, urease hydrogen ion back diffusion, and gastric ulcer. Lancet, 1986, 2: 15

29　Xu JK, Goodwin CS, Cooper M, et al. Intracellular vaculization caused by the urease of *Helicobaber pylori*. J Infect Dis, 1990, 161: 1302

30　Sarosick J, Bilski J, Murty VLN, et al. Colloidial bismuth subcitrate (De – Nol) inhibits degradation of gastric mucus by Campylobactor pylori protease. Am J Gastroentetol, 1989, 84: 506

31　Byrd JC, Yunker C K, Xu QS, et al. Inhibition of gastric mucin synthesis by *Helicobaber pylori*. Gastroenterology, 2000, 118: 1072 ~ 1079

32　Slomiany BL, Piotrowski J, Sengupta S, et al. Inhibition of gastric mucosal laminin receptor by *Helicobaber pylori* lipopolysaccharide. Biochem Biophys Res Comm, 1991, 175: 963

33　Slomiany BL, Nishikawa H, Piotrowski J, et al. Lipolytic activity of Campylobacter pylori: Effect of sofalcone. Digestion, 1989, 43: 33

34　Goggin PM, Northfield TC, Spychal RT. Factors affecting gastric mucosal hydrophobicity in man. Scand J Gastroenterol, 1991, 181: S65

35　Wetherall BL, Johnson AM. Haemolytic activity of Campylobacter pylori. Eur J Clin Microbiol Infect Dis, 1989, 8: 706

36　Sharma SA, Tummuru MK, Blaser MJ, et al. Activation of IL – 8 gene expression by *Helicobaber pylori* is regulated by transcription factor nuclear factor – kappa B in gastric epithelial cells. J Immunol, 1998, 160: 2401 ~ 2407

37　Crabtree JE. Role of cytokine in pathogenesis of *Helicobaber pylori* – induced damage. Dig Dis Sci, 1998, 43 (Supple 9): 46S ~ 55S

38　Keates S, Hitti Y S, Upton M, et al. *Helicobaber pylori* infection activates NF – κB in gastric epithelial cells. Gastroenterology, 1997, 113: 1099 ~ 1109

39　Yamaoka Y, Rita M, Kodama T, et al. Chemokines in gastric mucosa in *Helicobaber pylori* infection. Gut, 1998, 42: 609 ~ 617

40　Shimoyama T, Evesett SM, Dixon MF, et al. Chemokine mRNA expression in gastric mucosa is associated with *Helicobaber pylori* CagA positivity and severity of gastritis. J Clin Pathol, 1998, 51: 765 ~ 770

41　Peek RM Jr, Tompson SA, Donahue JP, et al. Adherence to gastric epithelial cells induces expression of *Helicobaber pylori* gene, ice A, that is associated with clinical outcome. Pro Assoc Am Physicians, 1998, 110: 531 ~ 544

42　Evans DE, Evans DG, Takemura T, et al. Characterization of *Helicobaber pylori* neutrophil activating protein. Infect

Immun，1995，63：2213～2220

43　Mai UH，Perez - Perez GI，Wahl LM，et al. Soluble surface proteins from *Helicobaber pylori* activate monocytes／macrophages by lipopolysaccharide - independent mechanism. J Clin Invest，1991，87：894～900

44　Nakajima S，Krishinan B，Ota H，et al. Mast cell involvement in gastritis with or without *Helicobaber pylori* infection. Gastroenterology，1997，113：746～754

45　Janssen YMW，Van Houten B，Borm PJA，et al. Cell and tissue responses to oxidative damage. Lab Invest，1993，69：261～274

46　Zevering Y，Jacob L，Meyer TF. Naturally acquired human immune responses against *Helicobaber pylori* and implication for vaccine development. Gut，1999，45：465～474

47　Engstrand L，Scheynius A，Pathlson C，et al. Association of Campylobacter pylori with induced expression of class II transplantation antigens on gastric epithelial cells. Infect Immun，1989，57：827～832

48　Bluestone JA. New perspectives of CD28 - B7 mediated T cell costimulation. Cell，1995，81：555～559

49　Ye G，Barrera C，Fan X J，et al. Expression of B7 - 1and B7 - 2 costimulatory molecules by human gastric epithelial cells：Potential role in CD4$^+$T cell activation during *Helicobaber pylori* infection. J Clin Invest，1997，99：1628～1636

50　Blanchard TG，Czinn S J. Immunology of *Helicobaber pylori* and prospects for vaccine. Gastroenterol Clin North Am，2000，29：671～685

51　Bamford KB，Fan XJ，Crowe SE，et al. Lymphocytes in the human gastric tissue during *Helicobaber pylori* have a T helper cell 1 phenotype. Gastroenterology，1998，114：482～492

52　Morgner A，Bagerdorffer E，Neubauer A，et al. Malignant tumors of stomach：Gastric mucosa associated lymphoid tissue lymphoma and *Helicobaber pylori*. Gastroenterol Clin North Am，2000，29：593～607

53　Rathbone BJ，Wyatt JI，Worsley BW，et al. Systemic and local antibody responses to gastric campylobater pyloridis in non - ulcer dyspepsia. Gut，1986，27：642

54　Birkholz S，Schneider T，Knipp U，et al. Decreased*Helicobaber pylori* specific gastric secretory Ig A antibodies in infected patients. Digestion，1998，59：638～645

55　Rautemaa R，Rautelin H，Puolakkainen P，et al. Suvival of *Helicobaber pylori* from complement lysis by binding of GPI - anchored protectin（CD59）. Gastroenterolology，2001，120：470～479

56　Appelmelk BJ，Simmons - Smit I，Negrini R，et al. Potential role of molecular mimicry between *Helicobaber pylori* lipopolysaccharide and host Lewis blood group antigen in autoimmunity. Infect Immun，1996，64：2031～2040

57　Engstrand L，Scheynius A，Pathlson C，et al. An increased number of $\gamma／\delta$T - cell and gastric epithelial cell expression of the groEL stress - protein homologue in *Helicobaber pylori* - associated chronic gastritis of the antrum. Am J Gastroenterol，1991，86：976～980

58　Kuwahara H，Miyamoto Y，Akaike T，et al. *Helicobaber pylori* urease suppresses bacterial activity of peroxynitrite via carbon dioxide production. Infect Immun，2000，68：4378～4383

59　Moss SF，Calam J，Agarwal B，et al. Induction of gastric epithelial apoptosis by *Helicobaber pylori*. Gut，1996，38：498～501

60　Fukuda T，Arakawa T，Fujiwara Y，et al. Nitric oxide induce apoptosis in gastric mucosal cells. Gastroenterology，1996，110：A110

61　Fan X，Crowe SE，Behar S，et al. The Effect of class II major histocompatibility complex expression on adherence of *Helicobaber pylori* and induction of apoptosis in gastric epithelial cells：A mechanism for T helper cell type 1 mediated damage. J Exp Med，1998，187：1～11

62　Cahill RJ，Xia H，Kigallen C，et al. Effect of eradication of *Helicobaber pylori* infection on gastric epithelial cell proliferation. Dig Dis Sci，1995，40：1627～1631

63　Ishihara S，Fukuda R，Moriyama N，et al. *Helicobaber pylori* infection accelerates gene expression of glicentin in the gastric mucosa. Its association with intestinal metaplasia of stomach. Scand J Gastroenterol，1997，32：460～464

64　Dekigai H，Murakami M，Saita H，et al. Monochloramine and ammonia produced by *Helicobaber pylori* infection inhibit restitution of gastric epithelial cell. Gastroenterology，1996，110：A92

65　Mc Coll KEL，El - Omar E，Gillen D. *Helicobaber pylori* gastritis and gastric physiology. Gastroenterol Clin North

Am, 2000, 29: 687~703

66　Mc Coll KEL, El - Omar E, Gillen D. Interactions between *Helicobaber pylori* infection, gastric - acid secretion and anti - secretary therapy. Bri Med Bull, 1998, 54: 121~138

67　Levi S, Beardshall K, Haddad G, et al. Camppylobacter pylori and duodenal ulcers: the gastrin link. Lancet, 1989, 1: 1167~1168

68　Sumii M, Summi K, Tari A, et al. Expression of antral gastrin and somatostatin mRNA in *Helicobaber pylori* - infected subjects. Am J Gastroenterol, 1994, 89: 1515~1519

69　Modlin IM, Tang LH. The gastric enterochromaffin - like cell: An enigmatic cellular link. Gastroenterology, 1996, 111: 783~810

70　Graham DY, Opekun A, Lew GM, et al. Ablation of exaggerated meal stimulated gastrin release in duodenal ulcer patients after clearance of *Helicobacter* (*campylobacter*) *pylori* infection. Am J Gastroenterol, 1990, 85: 394~398

71　Sobala GM, Schorah CJ, Pignatelli B, et al. High gastric juice ascorbic acid concentrations in members of gastric cancer family. Carcinogenesis, 1993, 14: 291

72　Graham DY. *Helicobaber pylori* infection in the pathogenesis of duodenal ulcer and gastric cancer: A model. Gastroenterology, 1997, 113: 1983~1991

73　Kuipers EJ, Uyterlinde AM, Pena A S, et al. Increase of *Helicobaber pylori* - associated corpus gastritis during acid suppresive therapy: Implications for long - term safety. Am J Gastroenterol, 1995, 90: 1401~1406

第六章　幽门螺杆菌感染的病理学特点

雷道年

北京大学医学部病理系

自 1983 年 Warren 及 Marshall 在人胃黏膜中发现螺状弯曲菌，即幽门螺杆菌（*Helicobacter pylori*，下称 *H. pylori*）以来[1]，国内外进行了大量临床和病理的研究，作者们发现 *H. pylori* 在人群中的发病率很高，流行广泛，各学者的报告，在消化不良病人中 *H. pylori* 的感染率在 54%～93% 之间[2~14]，多数在 70% 以上。无症状志愿者 *H. pylori* 的检出率在 23%～83%[15~17]。

一、幽门螺杆菌感染的部位及组织

H. pylori 感染的部位主要在上消化道，即胃、十二指肠及食管下端。*H. pylori* 不感染中消化道及下消化道，感染的组织是柱状上皮被覆的黏膜，胃及十二指肠黏膜被覆单层柱状上皮，是 *H. pylori* 感染的最常见部位。食管被覆鳞状上皮，*H. pylori* 不感染鳞状上皮，当食管下端黏膜化生为柱状上皮时（巴雷特食管，见下）则可有 *H. pylori* 感染。Bemelman 等[18]在美克耳氏憩室（Meckel's diverticulum）的胃组织中发现 *H. pylori*，Probhu 等[19]在回盲部结核病人的胃化生组织中亦发现 *H. pylori*，都是柱状上皮黏膜感染。

二、幽门螺杆菌引起的基本病变

H. pylori 所引起的黏膜病变种类多，过程复杂，至今未完全了解，主要病变包括上皮细胞萎缩、变性、坏死；上皮细胞增生和炎症细胞浸润。

（一）上皮细胞萎缩、变性、坏死

上皮细胞萎缩开始见于细胞的微绒毛，当 *H. pylori* 接触上皮细胞时，微绒毛逐渐变短，最后消失，菌体的细胞壁与上皮细胞膜直接接触，相互黏附，细胞膜遭到破坏，最后整个细胞萎缩。

上皮细胞变性主要表现为空泡变性，是由 *H. pylori* 的空泡细胞毒素（VacA）引起的[163,164]，变性细胞的胞浆内出现小空泡，小空泡合并成大空泡，严重者整个胞浆变透明，细胞肿大。空泡内含细胞破坏成分及水解酶。病变进一步发展可导致细胞坏死。

（二）上皮细胞增生

上皮细胞增生主要发生于黏膜固有腺的腺颈部，腺颈部是胃黏膜上皮细胞的增殖中心，其中未分化细胞受到刺激后即发生增生。腺颈部的增生使腺颈部扩大，细胞增多，腺体增多，增生重者，细胞向上推移，形成表面上皮的增生，此时见细胞增多、密集，呈单层或假复层结构，有时形成杵状甚至小乳头状。

上述增生细胞一般为发育成熟的上皮细胞，有时细胞分化不良，则形成异型增生，异型增生是胃黏膜重要的癌前病变。增生细胞还可分化成肠上皮细胞，即肠上皮化生。

（三）炎症细胞浸润

炎症细胞浸润是 *H. pylori* 引起的最常见病变，*H. pylori* 诱发的炎症细胞主要有中性白细胞、淋巴细胞和浆细胞，有时还有嗜酸性白细胞和单核细胞。中性白细胞浸润多时即为急性炎症。白细胞浸润主要位于黏膜浅层区域，即胃小凹、表面上皮下及腺颈部周围，并可扩展至腺颈部以下的固有膜。炎症轻者炎细胞分散，重者炎细胞密集，甚至在胃小凹及腺腔内形成所谓的微脓肿。

淋巴细胞和浆细胞浸润多时即为慢性炎症，炎细胞浸润从黏膜浅层开始，逐渐向深层发展，炎症重者常形成淋巴集结和淋巴滤泡（见后）。

H. pylori 所引起的上述黏膜病变是构成胃和十二指肠黏膜病的主要病变，这些病变的发生部位

不同和病变的不同组合，构成了多种疾病，包括多种炎症、溃疡和肿瘤，以中性白细胞浸润为主则为急性炎症；以淋巴细胞和浆细胞浸润为主则为慢性炎症；以腺体萎缩为主为萎缩性胃炎；以变性坏死为主则可形成糜烂或溃疡；以上皮细胞增生为主可形成巨皱襞胃炎；异型增生癌变则为胃癌，等等。这些不同表现，一方面与 *H. pylori* 的菌株、毒力和致病因素不同有关，另一方面与人体免疫反应和局部组织的状态有关，目前这方面的了解还很不够。

　　H. pylori 可引起胃和十二指肠黏膜多种病变是 *H. pylori* 感染的特点。*H. pylori* 能产生多种物质，包括多种酶、蛋白、多糖等，目前认为 Vac A 及 Cag A 两种蛋白毒素是引起黏膜病变的主要刺激物。Cag A 与胃黏膜炎症的发生有密切关系，Luzza 等[166]报道血清 Cag A 阳性、组织 *H. pylori* 阳性病人，胃黏膜的炎症及活动程度均较 Cag A 阴性菌感染者重，Shimoyama 等[167]报道 96.7% 的萎缩性胃炎病人有 Cag A 菌株，Pilotto 等[165]报道胃溃疡病人中 90% Cag A（＋），十二指肠溃疡 50%（＋），胃萎缩 40.5%（＋），肠上皮化生 40.5%（＋）。

三、病变特点

　　H. pylori 不属于化脓菌，它所引起的炎症是非化脓性炎，在浸润的炎细胞中虽有中性白细胞，但不发生化脓过程，即不发生组织的溶解坏死。

　　H. pylori 引起的炎症特点是急性炎和慢性炎常常并存，成为混合性炎或称活动性慢性炎（见后），在黏膜内见多数以中性白细胞、淋巴细胞和浆细胞为主的炎细胞浸润，互相混杂分布，中性白细胞主要分布于黏膜浅层，而淋巴细胞和浆细胞可扩展至黏膜深层，炎症重者常形成淋巴集结和淋巴滤泡（见后）。

四、病变的分布及发展过程

　　H. pylori 可定植于胃和十二指肠各部黏膜，引起病变。一般说来，胃窦和移行区的病变重于胃体，小弯病变重于其他部位，胃镜活检常规取材首选部位应在小弯，如取一块组织在窦小弯，取两块组织，胃窦胃体小弯各一块，取三块组织再加胃角一块。

　　H. pylori 感染后，开始发生的炎症呈灶状分布，病灶之间尚可见比较正常的黏膜，随着病变的发展，小病灶联合成大病灶，呈片状分布，最后病变可波及整个胃窦甚至全胃。

　　早期发生的炎症是一种单纯性炎，主要表现是炎细胞浸润，尚未出现其他附加病变，在慢性炎过程中形成的淋巴组织称黏膜相关性淋巴组织（MALT，见后）。病变发展后在炎症的基础上出现肠上皮化生、假幽门腺化生等附加病变，使病变变得复杂，继续发展下去，固有腺体遭受破坏，逐渐形成萎缩性胃炎，在萎缩性胃炎发展过程中，可出现异型增生，最后少数病人发展成恶性肿瘤，包括胃癌和淋巴瘤。

　　病变发展过程是以如下：

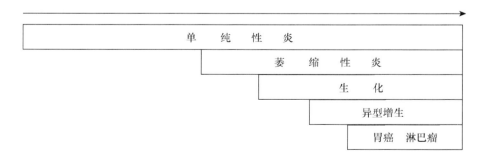

五、幽门螺杆菌感染的病理诊断

　　仅根据黏膜病变尚不能确诊 *H. pylori* 感染，*H. pylori* 所引起的病变中虽有相对的特点，但缺乏绝对的特征，病理确诊必须在组织中找见 *H. pylori*。目前用细菌染色、显微镜下观察，是诊断

H. pylori 感染的最可靠方法。有许多染色方法可显示组织中的 *H. pylori*，如：Warthin – Starry，H – E，Gram，Giemsa，Gieme – nez，Acridine orange，Cresyl fast violet，Ethidium buomide，Cabolfuch-sin，等等，这些染色方法中染色效果最好的是 Warthin – Starry 染色法（简称 W – S 染色），它是一种银染色法，其优点是染色后细菌的体积增大，便于显微镜观察，不用油镜，在高倍镜下即清晰可见，省去用油镜观察的麻烦；另一优点是染出的颜色鲜明，对比清楚，*H. pylori* 被染成黑色，组织染成黄色。在高倍镜下观察，细菌呈杆状、C 形、V 形、S 形等形态，经药物治疗后细菌可呈球形（图 6 – 1，图 6 – 7）。

因 *H. pylori* 在组织中的分布不是均匀的，常是一处细菌多，另一处少，一处有菌，另一处无菌，故胃镜活检应多取几块组织，以防漏诊，每块组织都做 W – S 染色。制作切片时要注意组织包埋的方向，要立埋不要平埋，切片中要显示黏膜的各层结构，*H. pylori* 见于黏膜表面的黏液内、胃小凹及腺颈部腺腔内。用高倍镜观察，根据细菌的多少，将 *H. pylori* 分为三级，分别以（＋）、（＋＋）、（＋＋＋）表示：

W – S（＋）　　　细菌较少，稀疏散在，分布于组织全长 1/3 以下；

W – S（＋＋）　　细菌较多，比较密集，分布于组织全长 1/3 ~ 2/3 范围；

W – S（＋＋＋）细菌很多，密集成堆，分布于组织全长 2/3 以上；

六、慢性胃炎

多数作者报道，慢性胃炎病人中 *H. pylori* 的检出率在 54% ~ 100% 之间，多数在 70% 以上[14,20 ~ 26]。活动性慢性胃炎病人 *H. pylori* 的检出率更高，在 90% 以上[13,17,27,28]。*H. pylori* 感染从儿童开始[29]，随年龄增大而增高。20 ~ 30 岁时感染率为 40%，40 ~ 50 岁 60.7%，60 岁以上 65.4%[47]。

慢性胃炎与 Cag A 关系密切，Korzon 等[170] 报道 80 例有胃肠症状的儿童胃黏膜活检，发现有 Cag A 阳性菌感染者，胃窦黏膜炎症的程度较 Cag A 阴性菌感染者为重。

用人 *H. pylori* 做动物试验，在猴、猪和小鼠的胃黏膜均见到与人体相似的变化[30 ~ 35]，并常见中性白细胞浸润，即活动性慢性胃炎。

部分作者报道，*H. pylori* 所引起的胃炎开始是急性炎症[24,36,37]，在黏膜层有充血、水肿及多数中性白细胞浸润，随后发展为慢性炎症[31,38]，出现淋巴细胞和浆细胞浸润。经药物治疗后，*H. pylori* 消失，炎症亦减轻或完全消退[39,40]，急性炎症消退较快，慢性炎症消退较慢，可持续较长时间。

多数作者认为 *H. pylori* 是引起慢性胃炎的主要原因，故文献上称为 *H. pylori* 相关性胃炎（*H. pylori* – associated gastritis）[41 ~ 44]。但是 *H. pylori* 并不是胃炎的唯一原因[45]，除 *H. pylori* 外还有其他因素的作用，如遗传、饮酒、药物和其他内环境因素，所以胃炎的发生是多种有害因素作用于胃黏膜的结果。

本节将 *H. pylori* 引起的几种常见胃炎叙述如下。

（一）慢性浅表性胃炎

慢性浅表性胃炎是最常见的一种胃炎。雷道年报道 2278 例胃镜活检中，浅表性胃炎占 1108 例（48.64%）[46]。*H. pylori* 在浅表性胃炎中有较高的检出率，在 53% ~ 95% 之间[47~49]。

浅表性胃炎的病理诊断标准，国内外稍有不同。国外文献上的浅表性胃炎是指慢性炎症浸润局限于黏膜浅层，即腺颈部及其以上区域。国内的诊断标准是，凡是固有腺无萎缩变化，不管炎症的浸润深度如何，均为浅表性胃炎。炎症的浸润深度代表浅表性胃炎的程度。

浅表性胃炎的主要病变是固有膜的炎细胞浸润、上皮细胞变性和增生。

炎症从黏膜浅层开始。在表面上皮下，小凹之间，有淋巴细胞和浆细胞浸润，有时混有单核细胞及嗜酸性白细胞。随着病变的发展，炎症从浅层逐渐向深层扩展，炎细胞也随之增多，炎细胞浸入腺体之间，挤压腺体，但不破坏腺体。炎细胞可浸润黏膜全层，直达黏膜肌层。有时在黏膜浅层有较多中性白细胞浸润，即为活动性浅表性胃炎。在表面上皮下小凹之间、腺颈部及固有膜内见多数中性白细胞浸润，小凹内有白细胞聚集，形成隐窝脓肿，表面上皮细胞内常见白细胞浸润，上皮细胞遭受破坏，常形成浅糜烂。固有膜有充血，水肿（图 6 - 2 ~ 图 6 - 6）。

胃黏膜活检切片做 Warthin - Starry 染色，在黏膜浅层有大量 H. pylori。H. pylori 分布于黏膜表面的黏液层、表面上皮下、小凹内及腺颈部。电镜下观察，黏液层内有多数 H. pylori，黏液层变薄，经测量，黏液层的厚度，胃窦者为（0.085 ± 0.027）mm，胃体为（0.105 ± 0.033）mm，而无 H. pylori 感染者黏液层的厚度分别为（0.175 ± 0.067）mm，（0.161 ± 0.064）mm[50]。上皮细胞之间见多数 H. pylori，有的进入细胞间连接，连接遭受破坏，细菌与细胞表面接触，细菌的外膜与细胞融合。少数细菌可穿入细胞内，细胞的黏液颗粒减少，出现空泡。变性严重时可引起细胞坏死。细胞表面的微绒毛变短、减少，甚至消失[51~55]。（图 6 - 7 ~ 图 6 - 9）。

炎症重者有大量淋巴细胞浸润，常形成淋巴滤泡，有时见上皮细胞增生、肠化生和异型增生，但一般程度较轻。

浅表性胃炎的国内诊断分级标准[56,182]：

轻度：炎细胞浸润较少，稀疏散在，未超过黏膜全层厚度的 1/3。

中度：炎症浸润较多，比较密集，超过黏膜上 1/3，未超过 2/3。

重度：炎症浸润甚多，很密集，超过黏膜的 2/3，扩展至下 1/3。

（二）慢性萎缩性胃炎

雷道年报告 2278 例胃镜活检中，萎缩性胃炎占 283 例（12.42%）[46]。H. pylori 在萎缩性胃炎中的检出率与浅表性胃炎相似。H. pylori 分布于黏液层及黏膜浅层，与浅表性胃炎所见者相同（图 6 - 10）。萎缩性胃炎与 Cag A 有密切关系，Shimoyama 等报道 96.7% 的萎缩性胃炎病人有 Cag A阳性菌株[167]。

1973 年 Strickland 等根据自身免疫的有无，将萎缩性胃炎分为 A、B 两型[57]。A 型为自身免疫型胃炎，合并恶性贫血，PCA 阳性；B 型为非自身免疫型。A 型胃炎的病变以胃体为主，B 型胃炎以胃窦为主，此分类至今仍在国外文献中应用。国内极少见伴有恶性贫血的 A 型胃炎，国内的萎缩性炎病变多以胃窦为主，胃体病变较轻。H. pylori 的检出率，胃窦高于胃体[23]。

此型胃炎的病变比较复杂。主要病变有炎细胞浸润、腺体萎缩、上皮增生及化生等。病变呈灶状分布，病变发展后，病灶互相融合，呈弥漫分布，同部位的病变程度可以不同，但小弯区的病变往往较重。

炎症细胞浸润较浅表性胃炎者为重，固有膜中有大量淋巴细胞和浆细胞浸润，有时还见单核细胞及嗜酸性白细胞，浸润深度常达黏膜肌层，腺体遭受破坏、萎缩、消失。有时在黏膜浅层出现中性白细胞浸润，在表面上皮下，小凹内及腺颈部有多数白细胞浸润，表面上皮及小凹上皮常遭受破坏，形成浅糜烂，此即活动性慢性萎缩性胃炎。

在固有膜中常见淋巴集结（lymphoid aggregate）及淋巴滤泡（lymphoid follicle），前者是淋巴细胞大量集中，周围有清楚边界，但未形成生发中心，后者是发育完全的淋巴滤泡，具有生发中心。正常胃黏膜中不见淋巴集结及淋巴滤泡。慢性胃炎，特别是萎缩性胃炎常见此种变化，它可能代表局部组织对 H. pylori 抗原的一种反应[58]。滤泡形成多时可称为滤泡性胃炎[59]。

淋巴滤泡及淋巴集结在胃窦比胃体多见，小弯比大弯多见[60]。Zaitoun 报道 337 例胃黏膜活检中，在 78% 的胃窦和 41% 的胃体黏膜见到淋巴滤泡。这些病例中 85% 有 H. pylori 感染[61]。Eidt 等[62] 报道 2692 例 H. pylori 胃窦炎中，53.8% 的胃窦黏膜和 14.8% 的泌酸黏膜见到淋巴滤泡及淋巴集结。

淋巴滤泡形成与胃炎的程度有关。Hauke 等[63] 报道 171 例 B 型胃炎中，重度炎症者 58% 有淋巴滤泡形成，而轻度胃炎者无滤泡形成。前者有重度 H. pylori 感染。经治疗 H. pylori 消除后，滤泡可以部分消退，但未完全消失。在胃黏膜活检切片中一般可见到 1～3 个淋巴集结或淋巴滤泡，多位于黏膜深层。

腺体萎缩是此型胃炎的基本病变，也是病理诊断的主要依据。萎缩发生于腺颈部以下的腺体，表现为腺体缩小、变短，数目减少，甚至完全丧失，黏膜变薄。网织纤维染色，见萎缩部的网织纤维支架有塌陷。胃体腺萎缩主要是壁细胞和主细胞的消失，严重者两种细胞完全消失，因此胃酸和胃蛋白酶的分泌丧失。胃窦萎缩是黏液腺的丧失，中性黏液和胃泌素的分泌减少。萎缩区有大量炎细胞浸润，并常见肠化生和假幽门腺化生，化生组织填补了萎缩区，起着代偿和适应作用。萎缩重者，表面上皮及小凹上皮亦发生萎缩，小凹变浅，甚至变平。黏膜肌层常有增生，肌纤维分散入固有膜中。

在萎缩性胃炎发展过程中，常发生上皮细胞增生。增生主要见于表面上皮、小凹上皮及腺颈部。增生的细胞一般分化成熟，少数分化不成熟，即为异型增生（见后）。表面上皮的增生可呈出芽状或乳头状突起，小凹上皮增生使小凹变深、弯曲或分支，腺颈部增生使颈部的腺体增多。

化生也是萎缩性胃炎的常见病变，萎缩严重者萎缩区完全被化生腺体所代替。化生有两种，一是假幽门腺化生，另一是肠化生（图 6-11，图 6-12）。在萎缩性胃炎中，约 1/4 的病例有假幽门腺化生。此化生见于胃体及胃底黏膜，起源于腺颈部的增生，增生的腺体为黏液腺，分泌中性黏液，常成群分布，其形态与幽门腺相似，故名假幽门腺化生，化生的腺体一般不含内分泌细胞，与含有较多内分泌细胞的真幽门腺不同。

在萎缩性胃炎病人中，约 62% 伴有肠化生[46]。肠化生的发生与 *H. pylori* 感染有关。有 *H. pylori* 感染的病人，肠化生的发生率比无 *H. pylori* 感染者高[64]。*H. pylori* 在肠化生中起促进作用[3]。萎缩性胃炎经久后，固有膜的炎症可以消退，仅留下肠化生腺体，填充于萎缩区，此即胃萎缩。

萎缩性胃炎的分级主要根据腺体的萎缩程度来划分，分为轻度、中度、重度三级：

轻度：腺体丧失的数目不超过原有腺体的 1/3，大部腺体仍保留。

中度：萎缩腺体超过 1/3，但未超过 2/3，残存腺体不规则分布，黏膜结构紊乱。

重度：萎缩的腺体超过 2/3，仅残留少数腺体，甚至完全消失，黏膜结构明显紊乱，常伴有肠化生。

（三）淋巴性胃炎

淋巴性胃炎（lymphocytic gastritis）是 Haot 等[65]于 1985 年首先提出的一种胃炎，是从病理角度命名的，其特点是在表面上皮及隐窝上皮内有多数淋巴细胞浸润。自 Haot 报告以后，文献中关于淋巴性胃炎的报道愈来愈多，认为它是具有一定病理特征的独立性胃病，并发现它与 *H. pylori* 感染有一定关系。

淋巴性胃炎在胃黏膜活检中只占少数，Haot 等[66]报道 4840 例中淋巴性胃炎仅 54 例（1.1%）。Michael 等[67]在 382 例活动性慢性胃炎中查出淋巴性胃炎 17 例（4.5%）。

胃镜观察，淋巴性胃炎具有一定形态特点，主要表现为痘疹状病变，故又称痘疹样胃炎（varioliform gastritis）。1947 年 Moutier 等[68]首先描述了痘疹样胃炎。因在胃黏膜中常形成结节和糜烂病变，又称疣状胃炎（verrucous gastritis）[69]和糜烂性胃炎（erosive gastritis）[70]。但是在胃镜中所见的痘疹样胃炎不都是病理上的淋巴性胃炎。Haot 等[66]报告的 66 例痘疹样胃炎中，54 例属于淋巴性胃炎（82%）。

淋巴性胃炎的病变分布，以侵犯胃体为主，可扩展至全胃，单独侵犯胃窦者较少。Haot 报告的 92 例淋巴性胃炎中，病变弥漫分布于全胃者占 76%，局限于胃体者 18%，局限于胃窦者 6%。

淋巴性胃炎的病变特点是在黏膜表面上皮和隐窝上皮细胞内有多数淋巴细胞浸润。浸润的淋巴细胞数，每 100 个上皮细胞中有 31～138 个淋巴细胞，平均 57 个。在其他胃炎中，如萎缩性胃炎，上皮细胞内有时亦可见少数淋巴细胞，平均 3.4 个。正常胃黏膜偶可见 2.5 个淋巴细胞[66]。现文献上把诊断淋巴性胃炎的标准定为每 100 个上皮细胞中淋巴细胞数在 30 个以上[71]。浸润的淋巴细胞为分化成熟的 T 淋巴细胞。淋巴细胞分散在各上皮细胞内，多位于细胞的基底部，淋巴细胞的胞浆甚少，只见一细胞核，核的周围有一透明晕，可能是在制片过程中造成的[71]（图 6 – 13，图 6 – 14）。

　　胃镜观察，黏膜增厚，皱襞增粗，表面覆盖厚层黏液。皱襞上或皱襞间有隆起的结节状病灶，少则三、五个，多则十余个，多见于大弯侧的皱襞上。结节大多呈圆形或类圆形，直径多在 5mm 左右，少数可达 1cm，高度一般为 1 ~ 3mm，结节亦可呈条形或不规则形状，结节的色泽与周围黏膜相似，结节中心凹陷，周围黏膜呈脊状凸起，形如痘疹或脐窝，凹陷的深浅不一，表面有灰红色或灰白色渗出物覆盖。显微镜下观察，在活动期，结节中心凹陷处上皮细胞坏死，脱落，形成糜烂或浅溃疡，底部为坏死组织，表面有中性白细胞和纤维素的渗出。浸润的白细胞多时可形成隐窝脓肿。固有膜内有不同程度的淋巴细胞、浆细胞及中性白细胞浸润。至修复期，渗出物已脱落，表面上皮、小凹上皮及颈腺有明显增生，小凹加深、弯曲、分支，并可见肠化生。增生的上皮和腺体形状不规则，腺管密集，并可呈异性增生改变。腺体有时呈囊状扩张。在胃窦部有时可见幽门腺的明显增生，呈腺瘤样。固有膜中有淋巴细胞及浆细胞浸润，并可见淋巴滤泡形成，黏膜肌常有增生，肌纤维分散入固有膜内。

　　少数淋巴性胃炎见不到上述典型的痘疹状病变，使胃镜诊断发生困难[65]。但这些病例在病理切片中能见到上皮细胞内有多数淋巴细胞浸润的特点，据此可作出诊断。

　　淋巴性胃炎可同时伴有十二指肠溃疡、胃溃疡、萎缩性胃炎、胃癌等。以伴发十二指肠溃疡者居多（40.3%）[72]。

　　近几年的研究发现 *H. pylori* 感染与淋巴性胃炎有关。Dixon 等[67]报告 17 例淋巴性胃炎中，7 例（41%）有 *H. pylori* 感染。周吉民等[72]报告 119 例疣状胃炎，*H. pylori* 阳性率为 87.4%。岳玉等[158]报告 40 例疣状胃炎，*H. pylori* 阳性率 75%。活动期病变 *H. pylori* 检出率明显高于修复期。*H. pylori* 数与炎症程度呈正相关，*H. pylori* 主要见于黏膜浅层。经药物治疗后，病变有明显好转，甚至完全消退。Hayat 等[171]报道，经治疗后固有膜内及上皮细胞内的淋巴细胞浸润均明显减少。*H. pylori* 感染在淋巴性胃炎发病中起何作用，尚不明了。Lambert 等[73]用免疫荧光法在固有膜中找见 IgE 阳性细胞，提出本病的发病机理可能是 I 型变态反应。大量 T 淋巴细胞浸润代表组织对局部抗原的反应。抗原可能来自 *H. pylori*（图 6 – 15）。

　　（四）巨皱襞胃炎

　　关于此型胃炎的名称，文献上有多种不同的命名。Fieber 等[74]收集到的命名就有 37 个之多。1888 年 Menetrier 首先报告此病，后命名为 Menetrier 病。1973 年 Ming 定名为增生性胃病（hyperplastic gastropathy）[75]。近几年多称为巨皱襞胃炎（giant fold gastritis）[76~78]。1990 年第九届世界胃肠病学大会上提出的悉尼系统（sydney system），定名为皱襞肥大性胃炎[79]。

　　此病的共同特点是胃黏膜出现巨大皱襞。临床上多数病人有胃酸降低或无酸，少数病人可有胃酸增高，血浆蛋白降低。胃泌素水平可增高。

　　主要病变见于胃体及胃底，尤其是大弯区，有时也波及胃窦，甚至全胃。病变呈局灶性或弥漫性分布。黏膜层高度增厚，皱襞增高，增宽，高度可达 3 ~ 4cm，宽度达 1.5cm。皱襞平行排列或盘曲，皱襞之间有深沟纹，与脑回和胎盘相似。黏膜表面还可呈结节状或息肉状，有大量黏液覆盖，常伴有出血和糜烂。

　　显微镜下观察，黏膜层高度增厚，表面上皮及小凹上皮高度增生，小凹变深、扩张、扭曲，呈螺蛳锥状（图 6 – 16，图 6 – 17）。增生的黏膜呈脊状突起，中心为带入的黏膜肌及血管，形成巨大皱襞。固有腺有程度不等的萎缩。有时腺体增生，主细胞及壁细胞增多，腺体变长。常见假幽门腺化生，但肠化生不多见。腺体常有囊状扩张，囊内充以黏液，扩张的腺体可穿过黏膜肌层，进入黏膜下层，与慢性膀胱炎的隐窝相似。固有膜中有程度不等的淋巴细胞及浆细胞浸润，并可形成淋巴滤泡，有时还有中性及嗜酸性白细胞浸润。扩张的小凹内常有白细胞聚集。有的病例固有膜有明显水肿，使黏膜层更增厚。黏膜肌层也有增生，肌纤维分散入腺体之间。

Wolfsen 等[80] 报告了 23 例并复习了文献，他们将 Menetrier 病分为两型。一型是大量隐窝增生和轻度炎症（MFH），另一型是肥大型淋巴性胃炎（HLG）。MFH 的特点是隐窝上皮高度增生，固有腺明显萎缩，见多数腺体扩张形成的囊肿。固有膜水肿明显，并见多数嗜酸性白细胞浸润，但淋巴细胞及浆细胞浸润较少。HLG 的特点是，固有膜的炎症很重，小凹上皮及表面上皮细胞中有多数淋巴细胞浸润。隐窝的增生和固有腺萎缩较轻，固有膜不见水肿。Wolfsen 认为 MFH 代表一种肥大性胃病（hypertrophic gastropathy），属于 Menetrier 病。HLG 应为淋巴性胃炎的一种，代表 T 细胞介导的黏膜免疫反应。

近几年发现 H. pylori 与巨皱襞胃炎有一定关系。Wolfsen 等[80] 报告的 10 例 MFH 中有 3 例检出 H. pylori，13 例 HLG 中 5 例检出 H. pylori。Stolte 等报告的 138 例中 88.4% 检出 H. pylori[77]。同一作者两年后又报告 47 例，全部都检出 H. pylori。经药物治疗后肥大的皱襞可以恢复[76,78,81,82,172]，因此认为 H. pylori 在巨大皱襞形成过程中起一定作用，巨皱襞胃炎是 H. pylori 相关性胃炎的一种特殊类型。

（五）残胃炎

因溃疡、胃癌或其他原因做胃部分切除手术，术后的残胃常发生慢性炎症。手术后残胃黏膜先发生急性炎症，是一种弥漫性炎症，在吻合口附近黏膜最明显。黏膜充血、水肿及多数中性白细胞浸润。此急性炎一般在数周后即可消退，其发生原因与手术创伤有关。

残胃慢性炎是术前慢性胃炎的延续，或术后重新发生的。此种慢性炎先表现为浅表性胃炎，后逐渐发展成萎缩性胃炎。术后两年约有 1/2 病人，术后 5 年几乎全部病人均有萎缩性胃炎。

残胃慢性炎的组织学特点是，黏膜的固有膜有明显充血、水肿、多数淋巴细胞和浆细胞浸润，表面上皮、小凹上皮及腺颈部细胞常有增生，表面上皮可呈假复层结构，小凹增宽、加深、弯曲。上皮细胞的异型增生较常见，大多见于 B-Ⅱ式手术病人。随着时间推移，固有腺体逐渐发生萎缩，其中壁细胞的萎缩最为明显，假幽门腺化生及肠上皮化生也常见。严重者固有腺全部消失，由化生腺体所代替。B-Ⅱ式手术病人残胃体萎缩的发生率比 B-Ⅰ式手术病人高（图 6-18~图 6-21）。

残胃黏膜及吻合口附近黏膜还可发生糜烂、溃疡、息肉及胃癌。残胃属于癌前状态，黏膜的异型增生属于癌前病变，癌变发生时间多在术后 10~20 年，癌变率约 1%~9%，平均 3%（图 6-22，图 6-23）。

残胃黏膜常有 H. pylori 感染，这种感染可能是术前感染的延续，也可能是术后感染。H. pylori 感染在上述各种黏膜病变中起多大作用，尚不完全清楚。残胃慢性炎的发生原因很复杂，除 H. pylori 感染外，与手术创伤、局部血液循环障碍、胆汁返流、胃泌素分泌障碍等可能有关。Leivonen 等[168] 观察了 90 例胃部分切除病人，认为残胃发生的溃疡与 H. pylori 感染关系不大，不同于普通的消化性溃疡。同样作者研究了残胃黏膜上皮细胞的增生，认为 H. pylori 感染和胆汁返流二者在细胞增生上有协同作用，并用此来解释残胃癌的发生[169]。

七、肠上皮化生

肠上皮化生简称肠化生（intestinal metaplasia），是指胃黏膜上皮被肠型上皮细胞所代替，即在胃黏膜中出现类似小肠或大肠黏膜上皮细胞。国内外学者应用病理学、组织化学、免疫组织化学、电镜、同位素自显影等方法，对肠化生进行了深入研究，探讨肠化生的发生发展规律及其与胃癌发生的关系。

肠化生是胃黏膜的一种很常见病变，它不单独发生，而是并发于胃的多种慢性疾病，发生于浅表性胃炎者占 24.7%，萎缩性胃炎者 62.3%，慢性胃溃疡旁黏膜者 66.7%，胃息肉 34.6%，胃癌癌旁黏膜 31%，肠型胃癌癌旁黏膜 100%[83]。

Craanen 等[9,84] 报告在 533 例胃窦黏膜胃镜活检中，肠化生占 135 例（25.3%），其中 H. pylori 阳性占 98 例（72.6%），135 例肠化生中，I 型肠化生 133 例（98.5%），II 型肠化生 106 例（78.5%），III 型肠化生 21 例（15.6%）。Rugge 等[3] 检查了 115 例非溃疡性消化不良病人，*H. pylori* 的检出率为 61.7%，在 *H. pylori* 阳性病人中，II 型及 III 型肠化生占 65.5%，而 *H. pylori* 阴性病人中只占 25%。他们认为 *H. pylori* 是肠化生发生的重要因素。Kyzekova 等[173] 报告，经治疗 *H. pylori* 消退后，肠化生有所减轻，但未完全消退。

但是 *H. pylori* 并不直接引起肠化生，在肠化生病灶中很少见到 *H. pylori*，偶尔见到的 *H. pylori*，数目也很少。肠化生旁的黏膜，*H. pylori* 却很常见，旁黏膜有较重的慢性炎症。因此，*H. pylori* 与肠化生的关系是间接的，即 *H. pylori* 引起慢性胃炎，炎症逐渐加重，继发了肠化生。有些作者认为，*H. pylori* 与肠化生呈反比关系[85~87]。肠化生面积低于 30% 时，*H. pylori* 检出率为 58.7%，化生面积在 30%~60% 时，*H. pylori* 为 30.2%，化生面积大于 60% 时，*H. pylori* 为 2.7%[87]。在有弥漫性肠化生的重度萎缩性胃炎中，常不见 *H. pylori*[88]。

（一）肠化生的来源

肠化生起源于黏膜浅层的腺颈部，腺颈部保留着胚胎发育的未分化细胞，构成胃黏膜的增殖中心。未分化细胞的分裂繁殖，补充衰老丧失的上皮细胞。在病理情况下，未分化细胞可向肠型上皮细胞方向分化，即形成肠化生。因此，肠化生是腺颈部的一种异常增生[89]。

（二）肠化生的结构

肠化生由吸收细胞、柱状细胞、杯状细胞及潘氏细胞所组成，有时还有内分泌细胞。这些细胞具有肠黏膜上皮细胞的特点。吸收细胞呈高柱状，胞浆粉红，核呈圆形或卵圆形，位于细胞基底部，可见 1~2 个核仁。细胞的游离缘有清楚的纹状缘，电镜下见到发育良好的微绒毛，微绒毛整齐平行排列，绒毛中心有微丝，微丝向下伸入胞浆中，形成小根。吸收细胞不分泌黏液，吸收细胞的微绒毛内含有多种酶，常见者有氨基肽酶、碱性磷酸酶、三磷酸腺苷酶、双糖酶等。吸收细胞发育不良时（见于不完全型肠化生），这些酶的活性减弱或完全丧失。

柱状细胞是分化较差的细胞，见于不完全型肠化生，细胞无纹状缘，电镜下见少数较短的微绒毛或完全不见。核呈圆形，位于细胞基底部。细胞分泌中性及酸性黏液。

杯状细胞形态特殊，在切片中易于认识，细胞呈杯状或圆形，胞浆内充满黏液。在 HE 染色切片中完全透明，非常突出。核呈卵圆形或月牙形，位于细胞基底部。电镜见核周有多数粗面内质网分布，核上方有大量密集的黏液颗粒，体积较大，电子密度较低。黏液颗粒由细胞顶端排出，即顶浆分泌。

潘氏细胞数目较少，分散在吸收细胞及柱状细胞之间，多位于肠化生腺体的底部。细胞呈锥形，基底部有粗大深红染带折光的颗粒。电镜见核上部有较大的圆形分泌颗粒。

由以上几种细胞组成的肠化生，代替了胃黏膜原来的上皮组织。肠化生轻时只见于黏膜浅层，代替表面上皮、小凹上皮及腺颈部；肠化生重时可占据黏膜全层。此时化生腺体的隐窝移至黏膜深部。肠化生呈灶状分布，病变重者病灶连成片。胃窦的肠化生比胃体和胃底多见，窦小弯更多见，且程度较重。

（三）肠化生的类型

肠化生的分型国内外尚未统一。1980 年 Jass 将肠化生分为 I 型、IIA 型及 IIB 型三型[83]。I 型是完全肠化生，由杯状细胞及发育良好的吸收细胞构成，分泌酸性黏液。IIA 及 IIB 型是不完全肠化生。IIA 型由杯状细胞（分泌酸性黏液）及黏液柱状细胞（分泌中性黏液）组成。IIB 型的特点是柱状细胞分泌硫酸黏液。国内根据化生细胞的形态和分泌黏液的性质，将肠化生分为四型：

1. 小肠型完全肠化生　此型肠化生最多见，由小肠吸收细胞、杯状细胞及潘氏细胞所组成，与正常小肠相似，细胞分化成熟。吸收细胞发育良好，纹状缘清晰可见，细胞排列整齐。杯状细胞分泌氮乙酰化唾液酸黏液，AB（pH 2.5）- PAS 染色呈蓝色，HID 及 Pb - KOH - PAS 染色不显色（图 6 - 24）。

2. 小肠型不完全肠化生　此型肠化生相当于 Jass 分型的 IIA 型[83]，由黏液柱状细胞和杯状细胞组成，无成熟的吸收细胞和潘氏细胞。柱状细胞无纹状缘，在电镜下能见到少数短而不整齐的微绒毛，细胞分泌中性黏液或/及氮乙酰化唾液酸黏液。杯状细胞分泌氮乙酰化唾液酸黏液，不分泌硫酸黏液（图6-25）。

3. 大肠型完全肠化生　由大肠吸收细胞及杯状细胞组成，无潘氏细胞。大肠吸收细胞呈柱状，胞浆粉染，无明显的纹状缘。核位于细胞基底部，排列整齐。电镜下可见少数短小的微绒毛，排列不整齐，有时可见绒毛分支及绒毛间小泡。胞浆内有较多溶酶体及脂滴。杯状细胞较多，体积较大，分泌硫酸黏液或/及氧乙酰化唾液酸黏液，前者 HID - AB（pH 2.5）染色呈棕黑色，后者 Pb - KOH - PAS 染色呈红色（图6-26）。

4. 大肠型不完全肠化生　相当于 Jass 分型的 IIB 型[83]，由黏液柱状细胞及杯状细胞构成，无分化成熟的吸收细胞及潘氏细胞。柱状细胞比小肠型不完全肠化生更高，构成的隐窝深而弯曲。有时形成乳头。细胞不见纹状缘，电镜下见少数短小的微绒毛。细胞分泌硫酸黏液及少量唾液酸黏液和中性黏液。杯状细胞分泌硫酸黏液，有时见少量氧乙酰化及氮乙酰化唾液酸黏液（图6-27）。

以上四型是肠化生的基本类型，此外还有混合型，即在同一病人中既有小肠型，又有大肠型；或既有完全型，又有不完全型。

（四）肠化生与胃癌的关系

关于肠化生与胃癌的关系，国内外学者从流行病学、病理学、组织化学、生物化学及分子生物学等多方面进行了大量研究，目前多数学者认为大肠型化生，特别是大肠型不完全肠化生与胃癌的关系最为密切，应视为癌前病变。大肠型化生在萎缩性胃炎的检出率为36%[162]。在肠型胃癌癌旁黏膜，大肠型化生高达94%[90]。化生灶多位于胃窦。细胞动力学的研究发现大肠型不完全肠化生的标记指数及细胞周期时间接近于胃癌，而小肠型化生及大肠完全型肠化生的细胞动力学特点接近于正常黏膜[159]。大肠型不完全肠化生多见于肠型胃癌癌旁黏膜，而不见于胃型胃癌[83]。

在肠化生研究中，我们发现一种分化不良的肠化生。此种肠化生多在大肠型不完全肠化生基础上发展而来，我们称此种肠化生为不典型肠化生（Ⅲ型肠化生）[89]。此型肠化生分化不成熟，柱状细胞有明显的异型性，核大小不一，排列不整齐，常呈假复层结构。腺体有出芽、分支、扭曲、背靠背等表现。细胞微绒毛发育较差，游离多聚核糖体丰富，其他细胞器不发达。核膜内陷较常见。细胞分泌少量硫酸黏液。此种肠化生在高分化肠型胃癌及早期胃癌的癌旁黏膜较多见，并见到化生细胞与癌细胞的直接延续与过渡。因此，不典型肠化生是肠型胃癌最直接的癌前病变。在胃镜活检中如见到此种肠化生，应随访病人。如肠化生的异型性增高，为防止癌变，可做局部切除。

八、异型增生

胃黏膜上皮细胞增生分为单纯性增生和异型增生，前者不属于癌前病变，后者为癌前病变。

单纯性增生多见于慢性胃炎和溃疡旁黏膜，由炎症刺激所引起，经治疗后增生可以恢复。单纯性增生见于表面上皮、小凹上皮及腺颈部。表面上皮增生可形成杵状或乳头状突起。小凹上皮增生使小凹加深、扩张、弯曲。腺颈增生，腺体数目增多。

单纯性增生的细胞分化成熟，无异型性表现，细胞呈柱状，大小一致，排列整齐。核稍增大，染色质丰富，偶见核分裂象，位于细胞基底部，排列整齐。胞浆透明，分泌中性黏液。

异型增生（dysplasia）又称不典型增生，是目前发现的各种癌前病变中最重要的一种。大多数癌前病变及癌的前兆病变发展为癌，都要通过异型增生。

异型增生在胃镜活检中的检出率，Hassen 等[91]报告3921个活检中，轻度异型增生占5.3%，中度占2.8%，重度占1.8%。Camilleri 等[92]报道12394个胃黏膜活检中，中度异型增生占3.47%，重度占0.27%。异型增生多见于慢性胃炎（10%）、溃疡旁（20%）及癌旁黏膜（17%）等。在早期胃癌中，2/3病例有异型增生。

关于 H. pylori 与异型增生的关系，文献中报道甚少。这种关系可能是间接的，即 H. pylori 首先引起慢性胃炎、溃疡等良性疾病，在发展过程中可并发异型增生。其中重度异型增生可发展为胃癌。

（一）异型增生的一般特点

异型增生可发生于胃的各部黏膜，以胃窦、移行区及小弯多见，单发或多发。癌旁黏膜的异型增生常为多发性，呈灶状分布。异型增生的大体形态可呈隆起、凹陷或平坦型。隆起型呈扁平隆起或花坛状，周界清楚，表面光滑，呈灰白色或略发红，大小一般小于 2 cm，中心可有浅凹陷，此种形态很像早期胃癌的 IIa 或 IIa + IIc 型。凹陷型呈糜烂或溃疡状，底部粗糙，大小一般小于 1 cm，平坦型表面粗糙，发红，境界不清楚。

1980 年世界卫生组织的癌前病变小组会，将异型增生的特点归纳为细胞不典型（cellular atypia），细胞分化异常（abnormal differentiation）及黏膜结构紊乱（disorganized mucosal architecture）[93]。

异型增生的上皮细胞有不同程度的异型性，核呈多形性变化，体积增大，核/浆比例增大，染色质增多，浓染。核呈圆形、卵圆形、杆状或不规则形，可见核分裂象。核位于细胞基底部或极向紊乱，呈假复层表现。细胞呈柱状或立方形，分泌酸性黏液或同时分泌酸性及中性黏液。有时见核倒置的杯状细胞。异型重者，腺管形状不整齐，排列紊乱，腺管迂曲、分支、出芽，并可见共壁和背靠背现象。

（二）异型增生分级

1978 年全国胃癌协作组病理组将异型增生分为轻度、中度、重度三级[94]。此分级沿用至今，简述如下。

1. 轻度异型增生 细胞核轻度增大，深染，呈圆形、卵圆形或杆状，位于细胞基底，排列尚整齐。腺管弯曲，结构轻度不规则，排列稍紊乱，密集或稀疏。细胞呈柱状。如为胃型，黏液分泌减少，如为肠型，杯状细胞减少，少见潘氏细胞。异型增生灶与周围腺体呈移形。

2. 中度异型增生 细胞的异型性较明显。核呈圆形、卵圆形或杆状，明显增大，大小不一，浓染。核密集，大多位于细胞基底，少数极向紊乱，呈假复层结构。细胞呈柱状，黏液分泌减少。如为肠型，杯状细胞少见。有时见核倒置的杯状细胞。不见潘氏细胞。腺管密集，有分支和迂曲，大小不等，结构较不规则。

3. 重度异型增生 细胞的异型性更明显，有时与高分化黏膜内癌不易区别。细胞呈柱状、立方形或不整形。黏液分泌功能几乎丧失。不见杯状细胞和潘氏细胞。核呈圆形、卵圆形或不规则形，明显增大，大小不一。核/浆比例明显增大。核浓染或呈网状。核仁明显。分裂象常见。核排列参差不齐，常见假复层排列。腺管结构明显紊乱，形状及大小不一，常见出芽、分支、乳头、共壁及背靠背现象。

重度异型增生进一步发展就形成早期癌，早期癌的癌旁常有重度异型增生，胃镜活检取材应在病灶四周多取几块组织，以免漏掉早癌的诊断。

重度异型增生与早期癌的鉴别有时很难，表6-1有助于二者的鉴别，如一时无法鉴别，可建议重新取材活检，也可考虑在胃镜下将病灶切除，送病理检查。

表6-1 各级异型增生及早期癌变鉴别

	异型增生			早期癌变
	轻度	中度	重度	
细胞核				
异型	+	+ +	+ + +	+ + + +
染色	加深	加深	加深	深浅不一
病理分裂	无	无	少见	常见

续表

	异型增生			早期癌变
	轻度	中度	重度	
核/浆增大	+	+ +	+ + +	+ + + +
排列	密集整齐	密集稍不整齐	密集很不整齐	密集或分散或呈假复层
腺体结构				
形状	保存	保存	保存	保存或消失
密集程度	+	+ +	+ + +	+ + + +
扩张	可见	可见	可见	少见
乳头，分支，共壁	无	少见	可见	常见
肠上皮化生				
杯状细胞	常见	少见	不见	不见或多见（印戒细胞癌）
潘氏细肥	少见	不见	不见	不见
吸收细胞	常见	常见	少见	少见

以上三种级别的异型增生中，轻度者最多见，此种异型增生容易恢复，仅少数发展为中度异型增生，故轻度异型增生不列为癌前病变。中度及重度异型增生为癌前病变。中度异型增生经 1～2 年的随访，约 1/3 可以好转，约 1/2 保持不变，仅少数（<5%）发展为重度。重度异型增生随访 3 年，15% 可以好转，76% 保持不变，9% 发生癌变[95]。Osnes 等[96] 随访 40 例重度异型增生至 5 年，发现 22 例发展为黏膜内癌。

（三）异型增生分型

结合国内外文献报道，将异型增生分为以下 5 型：

1. 腺瘤型异型增生 此型异型增生起源于肠化生黏膜，发生于黏膜浅层，也可累及全层。病灶一般小于 2cm 直径，呈扁平或半球形隆起，中心稍凹陷，有时呈分叶的息肉状，无蒂，周围界限清楚。病灶由异型腺体组成，腺体密集排列，周围界限清楚。腺管的形状不一，大小不等，常见背靠背及共壁现象。深部常见腺体扩张。腺体上皮细胞为柱状上皮，分化较好者细胞的游离缘可见纹状缘，类似肠化生中的吸收细胞。一般不见杯状细胞及潘氏细胞。柱状细胞的核呈圆形或杆状，着色深，密集排列于细胞的基底。异型增生较重者，核的大小形状不一，排列参差不齐，可呈假复层结构，有时与高分化管状腺癌不易区别。此型异型增生约占 20%。癌变率较高，平均约 40%（图 6-28）。

2. 隐窝型异型增生 此型异型增生比较多见，约占 40%，大体上呈平坦、颗粒或结节型，发生于肠化生的基础上，起始于肠化生腺体底部的隐窝。肠化生轻者，隐窝位于黏膜浅层，化生重者隐窝移至黏膜深层。隐窝部腺体增多，密集排列。腺体的大小和形状不规则，可出现分支及囊状扩张。上皮细胞呈柱状，分化较好者，细胞的游离缘可见纹状缘，少见或不见杯状细胞及潘氏细胞。上皮细胞的核呈圆形或杆状，深染，位于细胞基底。异型重者，腺管密集成团，核的异型性更明显，大小形状不一，排列不整齐，或形成假复层结构，核分裂常见。病灶的边界不清楚，与周围的腺体呈移形（图 6-29）。

3. 再生型异型增生 此型异型增生约占 30%。在黏膜缺损（糜烂及溃疡）的边缘，上皮再生过程中出现异型增生者即属此型。发生于黏膜浅层，常呈凹陷形。再生上皮或为胃型上皮或为肠型上皮。异型的程度多为轻度至中度。再生的腺管形状不规则，有分支，腺管稀疏或密集。上皮细胞呈柱状或立方形，分泌中性黏液（胃型）。如为肠型，可见纹状缘，有时见分泌硫酸黏液的柱状细胞。不见杯状细胞及潘氏细胞。核呈圆形或卵圆形，深染。位于细胞基底。异型重者，核的大小形状不一，排列不整齐。可形成假复层结构[97]（图6-30）。

4. 球样异型增生　球样异型增生（globoid dysplasia）较少见，它是印戒细胞癌的癌前病变，多见于印戒细胞癌的癌旁黏膜，位于癌灶近邻或寓于癌灶内，与癌细胞有移形。球样异型增生来自腺颈部的增殖中心或肠化生腺管隐窝部的增殖带，增生细胞呈球形或卵圆形，胞浆内充满黏液，在HE染色切片中完全透明，非常突出。核较小，深染，呈扁圆形或月牙形，位于细胞一侧。增生的球样细胞从腺颈部或肠化隐窝部向两侧扩展，向外扩展可集中成簇状，向内扩展可充塞腺腔或隐窝。细胞分泌中性黏液、唾液酸黏液或硫酸黏液。根据分泌黏液的不同，可分为Ⅰ型及Ⅱ型[98]。Ⅰ型以分泌中性黏液为主，此型由固有腺的颈部发生；Ⅱ型分泌唾液酸黏液及硫酸黏液，由肠化生腺体的隐窝发生，常伴有萎缩性胃炎和肠化生（图6-31）。

5. 囊性异型增生　囊性异型增生（异型囊）在早期胃癌癌旁黏膜很多见，单个散在或数个成群。其形态特征是：腺体呈不同程度的囊状扩张，囊内壁衬以肠化生上皮或非肠化生上皮，囊内有脱落的上皮细胞[99]。上皮细胞呈柱状或立方形，或呈压挤状，分泌中性黏液或硫酸黏液。核呈圆形或扁圆形，位于细胞基底，有不同程度的异型性。Lewis及CEA单克隆抗体的免疫组化染色，囊壁上皮细胞有阳性表达，与癌细胞者相似（图6-32）。

九、慢性十二指肠炎

慢性十二指肠炎可单独发生，亦可合并发生于十二指肠溃疡。Hsu等[100]报道63例十二指肠溃疡中，75%有活动性慢性十二指肠炎，16%的球黏膜检出H. pylori，所有H. pylori阳性病人都有活动性慢性十二指肠炎。

慢性十二指肠炎的组织学变化与慢性胃炎基本相同，主要变化是固有膜内有大量淋巴细胞和浆细胞浸润，有时见嗜酸性白细胞浸润。时间经久者，绒毛可变短，变小，呈萎缩状态。有时绒毛内及浅层固有膜内有多数中性白细胞浸润，绒毛充血，水肿，即为活动性慢性十二指肠炎，此时绒毛上皮常遭受破坏，形成浅糜烂（图6-33～图6-35）。

十二指肠炎中约1/2可伴发胃化生，中到重度胃化生中，62.3%可检出H. pylori。轻度胃化生20%有H. pylori[101]。经治疗H. pylori消除后，化生可好转。

胃化生起源于布氏腺的颈部，化生细胞可见于绒毛上，特别是绒毛顶部。在绒毛上皮中见有胃黏膜上皮细胞，少则数个，散在分布，镶嵌在绒毛上皮细胞之间，多则成串，或整个绒毛上皮均被化生细胞所代替。细胞呈柱状，分泌中性黏液。AB（pH2.5）-PAS染色，化生细胞染成红色，绒毛上皮上的杯状细胞染成蓝色。

十二指肠炎常能检出H. pylori，H. pylori多位于胃化生灶，有的病例H. pylori只见于胃化生灶[102,103]（图6-36）。胃化生的形成与高酸和H. pylori感染都有关，高酸可能起了更大作用，因化生亦见于无H. pylori感染的病人，而胃酸降低后化生可以好转。如H. pylori消除的同时胃酸又降低，化生好转更多[104]。

十、巴雷特食管炎

1950年巴雷特（Barrett）首先报告了食管下端被覆柱状上皮的病变[105]，1957年巴雷特又作了描述[106]，后来的作者称此种化生为巴雷特上皮，此种食管为巴雷特食管，该处所发生的炎症称巴雷特食管炎。

近几年的研究发现，巴雷特食管中可有H. pylori感染，感染率在15%～44%之间[107～112,174]。Borhan等[109]报道9例H. pylori阳性的巴雷特食管中均有慢性炎症。Sirigu等[113]报道3例同样的病例，只一例见到炎症。H. pylori阳性与H. pylori阴性巴雷特食管炎，其炎症的程度是相同的[107]，而且巴雷特食管的H. pylori感染率比较低，因此Sirigu不支持H. pylori与巴雷特食管和食管炎有关的观点[113]。

H. pylori 阳性的巴雷特食管炎病例全部伴有 H. pylori 胃炎[107]，H. pylori 巴雷特食管炎是 H. pylori 胃炎的一部分，未见有单独的 H. pylori 食管炎而无 H. pylori 胃炎的情况[109]。因此多数作者认为，巴雷特食管的形成是长期胃—食管反流所致[111]。反流物将食管下端被覆的鳞状上皮破坏，继而柱状上皮再生替代，形成巴雷特食管。H. pylori 不感染正常鳞状上皮[110]，但化生的柱状上皮易有 H. pylori 感染，H. pylori 来自胃反流[113]。

巴雷特上皮多位于食管下端，齿状线以上，但亦可见于食管中段，甚至上段。柱状上皮岛的长度不一，短则数厘米，长者 10 厘米以上。柱状上皮与鳞状上皮有明显的交界。柱状上皮区可见残存的鳞状上皮岛。柱状上皮呈高柱状，核居细胞基底。上皮下固有膜内有腺体结构，腺体有不同类型，有的为胃底腺，由主细胞及壁细胞构成，有的为黏液腺，由柱状黏液细胞构成，分泌中性黏液，还有的为肠化生腺体，由吸收细胞和杯状细胞构成，分泌酸性黏液。此外有由以上几种腺体混合的结构（图 6 - 37）。

因胃反流物和 H. pylori 的刺激，巴雷特上皮可发生炎症和溃疡，还可形成息肉。巴雷特食管炎的病变与 H. pylori 胃炎相似，上皮下间质中有多数淋巴细胞和浆细胞浸润，有时在黏膜浅层见中性白细胞浸润，成为活动性慢性炎。所发生的溃疡属于消化性溃疡，体积较小，较浅，有时合并出血，愈合后有瘢痕组织形成，重者可引起狭窄。发生息肉者较少见，为增生性息肉。

巴雷特食管上皮可发生癌变，称巴雷特食管癌。作者们将巴雷特食管上皮视为癌前病变[114~116]。Naef 等[116]报告 140 例巴雷特上皮，12 例（8.6%）发生癌变。Weston 等[174]报道 289 例，20 例（6.9%）癌变。癌的组织学形态与贲门癌相似。多为管状腺癌，也可形成肠型癌（图 6 -38）。

十一、胃及十二指肠溃疡

近几年的研究发现，在消化性溃疡的发生、发展和愈合过程中，H. pylori 起着重要作用。在 H. pylori 胃炎病人，消化性溃疡的发生概率比正常人高 10 倍[117]。胃及十二指肠溃疡，H. pylori 的检出率可高达 90% 以上[2,17,28,109,119,120]。经治疗 H. pylori 消除后，溃疡可以愈合，溃疡的复发机会也减少[121]。

（一）胃溃疡

大量的研究表明，胃溃疡的形成与 H. pylori 感染有关。各作者报告，胃溃疡病例 H. pylori 的感染率为 63.6% ~ 93%[2,17,24,28,118,122,123]。H. pylori 首先引起胃炎，在胃炎的基础上再发展为溃疡。Tytgat 主张"无 H. pylori，无胃炎；无胃炎，无溃疡"的观点[124]。

胃黏膜感染 H. pylori 后，首先破坏黏膜表面的凝胶层，使之变薄[51,55]。经测量，正常胃窦黏膜凝胶层的厚度为（0.175 ± 0.067）mm。胃体黏膜为（0.161 ± 0.064）mm。而有 H. pylori 感染者分别为（0.085 ± 0.027）mm，（0.105 ± 0.033）mm[50]。凝胶层破坏后，黏膜的屏障机能降低，易遭受胃内有害因素的刺激。H. pylori 穿过凝胶层后，与上皮细胞接触[125]，因细胞毒作用，细胞发生变性和坏死。电镜下见 H. pylori 常位于细胞连接处，破坏连接，H. pylori 与细胞膜接触，甚至穿入细胞内[53,126]。细胞的黏液颗粒减少，出现空泡，微绒毛变短，消失[54]。上皮细胞的破坏使黏膜的屏障机能进一步降低，此时胃内的各种有害因素进入黏膜，特别是胃酸的逆向扩散，引起组织的消化破坏，最后形成溃疡。

H. pylori 主要见于溃疡旁黏膜，该处有较重的慢性炎症，并常见多数中性白细胞浸润。溃疡以外的黏膜也有程度不等的慢性炎症，也常检出 H. pylori。

有 H. pylori 的胃溃疡与无 H. pylori 的消化性溃疡，形态相似。在此不详述。先形成的溃疡为急性溃疡，常为多发性，可发生于胃各部，溃疡小而浅，呈圆形，直径约 1 ~ 3cm，边缘整齐，底部深达黏膜下层。底部有急性炎症、坏死组织和肉芽组织。边缘黏膜有充血、水肿和白细胞渗出。急性溃疡容易愈合。其中仅少数可发展为慢性溃疡，特别在移行区及胃窦小弯的急性溃疡易发展为慢性溃疡 故慢性溃疡多见于该部。慢性溃疡多为单发，呈圆形或卵圆形，直径多在2cm以内，边缘整齐，溃疡较深，常贯穿肌层，底部有大量瘢痕组织形成。显微镜下观察，溃疡底部见有典型的4层结构，即炎性渗出物、坏死组织、肉芽组织及瘢痕组织。溃疡旁黏膜常有较重的慢性炎症，并常检出 H. pylori。表面上皮、小凹上皮和腺颈部常有增生。异型增生也较多见，大多为轻度异型增生。

良性溃疡在发展过程中可以发生癌变，形成溃疡癌，恶变率约1%~2%。要注意鉴别溃疡癌与癌溃疡（溃疡型胃癌），过去对两者的鉴别不严格，以致将一些癌溃疡误诊为溃疡癌，溃疡癌变率统计过高。溃疡癌与癌溃疡两者均为慢性发展过程，均受胃酸的侵蚀，在形态上有许多相似之处。溃疡癌的形成是因胃酸的侵蚀先形成慢性溃疡，经较长时间后，溃疡边缘黏膜发生异型增生，进而癌变，成为早期癌。癌溃疡是直接由胃黏膜癌变而来，当黏膜癌变后，局部组织的屏障机能被破坏，H⁺发生逆向扩散，胃组织受到酸的侵蚀，加上癌组织的浸润作用，胃组织受到破坏，形成溃疡，溃疡底也有大量纤维组织增生。在溃疡癌变的早期，根据良性溃疡的典型形态可以判断为溃疡癌，到癌充分发展后，由于癌组织的广泛浸润，破坏了良性溃疡的特点，判断就很困难。胃镜活检因见不到溃疡底组织的全貌，不能鉴别溃疡癌与癌溃疡。

表6-2　早期溃疡癌与癌溃疡的鉴别

溃疡癌变	癌溃疡
1. 病人有慢性胃溃疡病史	无慢性溃疡病史
2. 溃疡底肌层全被破坏	破坏常不完全
3. 溃疡底有大量纤维组织增生，形成瘢痕	也有纤维组织增生，但常与残留肌纤维混杂
4. 溃疡底纤维组织中无癌细胞浸润	常见癌细胞浸润
5. 溃疡四周黏膜肌层与肌层断端吻合	常无此吻合
6. 癌变仅见于溃疡边缘一侧，癌组织与正常黏膜上皮有移行	溃疡四周均有癌，不见移行

（二）十二指肠溃疡

各作者报道，十二指溃疡的 H. pylori 检出率多在82%~100%之间[2,28,17,122,127,128]。十二指肠溃疡常并发胃化生（82.5%）[101]。Saita 等[129]认为胃化生和 H. pylori 是发生十二指肠溃疡的先决条件。Malfertheiner 等[130]提出十二指肠溃疡发生的步骤可能是：首先胃窦感染 H. pylori，引起胃生理功能改变，胃泌素分泌增多，使胃酸分泌增强，在高酸条件下，球黏膜发生胃化生，此时再有 H. pylori 感染，引起慢性十二指肠炎。H. pylori 及胃化生上皮的共同作用使十二指肠黏膜的完整性受到破坏，此时加上多因素（如应激）的作用，最后形成溃疡。经治疗 H. pylori 消除后，即或胃酸分泌无改变，溃疡亦可愈合。溃疡的复发率也降低。

十二指肠溃疡的形态特点与无 H. pylori 感染的消化性溃疡相似。溃疡多见于球部，以紧接幽门环的前壁或后壁最多见，愈往下愈少。溃疡多为单发，直径多在1cm以内。初期形成的溃疡为急性溃疡，溃疡底深入黏膜下层，溃疡继续向深层发展，破坏肌层，成为慢性溃疡。溃疡底部的结构与胃溃疡者相同。

溃疡边缘的黏膜常有较重的急性和慢性炎症，常见胃化生，即在绒毛上皮中出现胃黏膜上皮细胞，少则数个，多则成串，细胞呈柱状，分泌中性黏液，PAS 染色呈红色（图6-39，图6-40）。Noach 报道[131]90%的 H. pylori 阳性十二指肠溃疡病人合并有胃化生。Kim 等[175]报道93%的十二指肠溃疡病人，十二指肠球有胃化生，但经治疗 H. pylori 消除一年后复查，胃化生无大变化。胃窦黏膜常有慢性炎或活动性慢性炎[101,102,104]，并常检出 H. pylori。H. pylori 胃窦炎可能发生于十二指肠炎以前。

十二、胃息肉

胃息肉种类较多，常见者有两种，即增生性息肉及腺瘤样息肉。这两种息肉的转归不同，分清这两种息肉对临床治疗有重要意义。

息肉 *H. pylori* 感染的文献报道很少，我们在两种息肉中曾见到 *H. pylori*，因例数少未作统计分析。*H. pylori* 在息肉的发生和发展中起何作用尚不清楚。

（一）增生性息肉

增生性息肉又称再生性息肉，是息肉中最常见的一种，占胃息肉的 75.9%。增生性息肉可发生于胃的各部黏膜，胃窦更多见，也可发生于溃疡旁和吻合口黏膜，常为单发，也可多发，一般在5个以下。息肉的体积较小，一般直径小于 1.5cm，呈圆形或橄榄形，小者无蒂，大者可带蒂。息肉的表面光滑，色泽与周围黏膜相同。息肉常合并慢性炎症，表面可发生糜烂。

增生性息肉的主要病变是小凹上皮增生，增生后小凹加深、弯曲、分支，横断面呈梅花状。小凹常扩张，形成小囊（图 6-41～图 6-43）。小凹被覆黏液柱状上皮，细胞分化成熟，分泌中性黏液。有时息肉内有增生的黏液腺，胃体发生的息肉还可见到主细胞和壁细胞。约 1/5 的息肉伴有肠上皮化生，呈灶状分布。息肉的间质为疏松结缔组织，常有程度不等的淋巴细胞和浆细胞浸润，并可形成淋巴滤泡。息肉下黏膜肌层增生，肌纤维分散入息肉间质内。息肉基底与息肉旁黏膜的上皮无决然分界，呈移形状态。

增生性息肉发生在黏膜慢性炎症的基础上。胃黏膜遭受慢性炎症的长期刺激和组织损伤后的过度增生而形成息肉，慢性炎症常是 *H. pylori* 相关性胃炎，因此 *H. pylori* 与息肉的关系可能是间接的，即：*H. pylori* 感染 - 慢性胃炎 - 息肉形成。

增生性息肉不属于肿瘤，癌变率很低，约 1%～2%。

（二）腺瘤样息肉

腺瘤样息肉又称腺瘤，占胃息肉的 10%～25%。息肉多发生于胃窦，常为单发，其体积一般较增生性息肉大，平均直径 2～4cm，最大可达 10cm。息肉的表面不光滑，常呈乳头状（乳头状息肉）或绒毛状（绒毛状息肉），表面突起之间有凹陷和深沟纹，是胃镜诊断的要点。少数息肉呈扁平高起状（扁平息肉），似花坛。大的息肉有较宽的蒂。

组织学上，息肉主要由表面上皮、小凹上皮和腺体增生而形成，小凹虽有增生，很少形成囊肿。较小的息肉呈管状结构。增生的上皮细胞分化不成熟，表现为不同程度的异型增生，异型增生重者与高分化腺癌不易区别（图 6-44～图 6-46）。息肉内常见肠上皮化生。息肉基底部增生的表面上皮与息肉周围黏膜上皮交界清楚。息肉的间质为疏松结缔组织，有少数淋巴细胞浸润。息肉底部的黏膜肌无明显增生，肌纤维无分散入间质现象，与增生性息肉不同。

腺瘤样息肉属于胃的良性肿瘤，癌变率 20%～70%，平均 40%，确诊后应予切除，以防癌变。

十三、胃恶性肿瘤

自 1983 年发现 *H. pylori* 以来，国内外学者对 *H. pylori* 与各种胃病的关系进行了大量研究，首先发现 *H. pylori* 与慢性胃炎和溃疡病有密切关系，后来又发现 *H. pylori* 与某些胃恶性肿瘤有关。现在世界卫生组织及国际癌研究组将 *H. pylori* 定为明确的致癌物[132]。*H. pylori* 与某些胃癌和恶性淋巴瘤有一定关联。

（一）胃癌

Correa 等报告在胃癌高发区成人中，*H. pylori* 的感染率为 93%，而胃癌低发区仅 63%。在美国路易斯安那州黑人胃癌的发病率高于白人，*H. pylori* 感染率黑人（70%）亦高于白人（43%）[133]。Parsonnet 等[134] 报告 109 例胃腺癌中 84% 有 *H. pylori* 感染。Loffeld 等[86] 报告 105 例胃癌中 *H. pylori* 感染占 59%。李伟等[137] 用 PCR 技术检测，在胃癌中 *H. pylori* 的检出率为 41.1%。Handa 等[135] 报告在所有 30 例早期胃癌中均检出 *H. pylori*。在胃癌病人中所检出的 *H. pylori* 几乎都见于癌以外的黏膜。黏膜有浅表性胃炎或萎缩性胃炎，并常见肠化生。在癌旁黏膜，病变更明显。在这些慢性炎症黏膜常可见 *H. pylori*，癌组织本身很少见 *H. pylori*，可能癌组织的微环境不适于细菌生长。

研究者们发现在不同部位的胃癌中，贲门癌与 *H. pylori* 的关系不如贲门以外的癌那样密切。Talley 等[136]检测 *H. pylori* 抗体，发现 65% 的非贲门胃癌抗体阳性，而贲门癌的阳性率仅 38%。李伟等[137]报告的胃窦及小弯区的癌，*H. pylori* 感染率为 68% 及 37.5%，而贲门癌仅 9.52%。

研究者们进一步发现，*H. pylori* 与肠型胃癌的关系比弥漫型胃癌更为密切。Buruk 等[138]报道 46 例胃癌中，肠型癌 26 例，*H. pylori* 检出率为 88%；弥漫型癌 20 例，*H. pylori* 阳性率 55%。Tatsuta 等[139]报道 24 例分化型早期胃癌中，*H. pylori* 阳性率为 79%，而 17 例未分化型早期胃癌的 *H. pylori* 阳性率为 55%。但也有部分报告，*H. pylori* 感染与肿瘤的类型无关[140～143]。

H. pylori 感染在胃癌发病中起何作用，尚不明了。*H. pylori* 与胃癌的关系可能是间接的，即 *H. pylori* 首先引起慢性胃炎，包括萎缩性胃炎，继而发生肠化生及异型增生等癌前病变，最后发展为胃癌。Recavarren 等认为，*H. pylori* 的感染始于幼年，先引起浅表性胃炎，逐渐发展为萎缩性胃炎。此时胃酸降低，有利于 *H. pylori* 的繁殖，同时胃内产生亚硝酸盐及亚硝基化合物，后者有致癌性，刺激胃黏膜，产生肠化生及异型增生，最后发展为癌[144]。

1. 肠型胃癌　1965 年 Lauren 根据瘤细胞的形态和分泌黏液的性质将胃癌分为肠型胃癌和弥漫型胃癌两大类[145]，两型胃癌的形态特点和生物学行为有明显不同。

肠型胃癌约占所有胃型的 1/2，多见于老年男性，发病高峰在 60～70 岁。胃癌高发区的胃癌多属此型。肿瘤呈膨胀性生长。手术切除后预后较好。肿瘤的大体类型可为蕈伞型、溃疡型和息肉型。组织学类型包括管状腺癌、乳头状腺癌及黏液腺癌。癌旁黏膜常见萎缩性胃炎和肠化生。多数作者认为肠型胃癌来源于肠化生。

肠型胃癌的癌细胞分化较好，细胞体积较大，边界清楚，常呈柱状或立方形，可见纹状缘。核较大，染色深，呈圆形或卵圆形。瘤细胞分泌酸性黏液，包括唾液酸黏液及硫酸黏液。瘤细胞常排列成腺体（管状腺癌）或形成乳头（乳头状腺癌）和索条（图 6-47，图 6-48）。

2. 弥漫型胃癌　多见于女性，发病高峰在 50～60 岁。肿瘤分化较差，呈浸润性生长，常广泛浸润，并早期发生转移，预后不良。大体上肿瘤不形成局限性瘤块，而是弥漫浸润胃壁，亦可形成溃疡。癌旁黏膜的萎缩性胃炎和肠化生比较少见。

弥漫型胃癌的癌细胞分化较差，癌细胞较小，边界不清楚，呈圆形、立方形或不规则形，不见纹状缘。核较小，常呈固缩状。癌细胞相互间的黏附能力较差，常单个散在分布，有的构成小巢和索条（低分化腺癌），很少形成腺管，有的癌细胞分泌大量黏液（中性或酸性黏液），形成印戒细胞（印戒细胞癌）（图 6-49，图 6-50）。

（二）恶性淋巴瘤

胃的原发性非何杰金恶性淋巴瘤（NHL）占所有胃恶性肿瘤的 2%，在所有淋巴结外淋巴瘤中，发生于胃肠黏膜者占 52%，其中发生于胃者占 24%，其他是小肠 10%、大肠 7%、Waldeyer 环 11%[146]。胃的原发性恶性淋巴瘤，80% 为单发性，只发生一个肿瘤。肿瘤多发生于胃体或胃窦。Radaszkiewicz 等[147]报告 180 例胃 NHL 中，肿瘤发生于胃体者占 46%，胃窦者 34%，贲门胃底者 8%，多部位者 12%。大体类型，溃疡型最多，占 60%，其次是弥漫浸润型 37%，隆起型 3%。

胃的淋巴瘤多属 B 淋巴细胞系统，多数是低恶性度的淋巴瘤。淋巴瘤发生于胃的黏膜相关性淋巴组织（mucosa - associated lymphoid tissue，MALT），即胃黏膜中增生的淋巴组织，包括淋巴细胞和形成的淋巴滤泡，并见淋巴细胞浸润腺体现象。因此胃的淋巴瘤又称 MALT 淋巴瘤，或 MAL-Toma。这种淋巴瘤的组织学特点是有大量中心细胞样细胞（CCL）或/和免疫细胞样细胞（ICL）浸润，还有数量不等的浆细胞浸润，并有淋巴滤泡形成。CCL（或 ICL）常浸润腺体、小凹上皮及

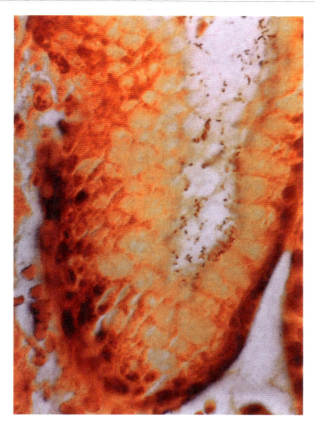

图6-1

慢性浅表性胃炎，经抗生素治疗。
胃小凹内有大量*H.pylori*，多数呈球
形 Warthin-Starry染色 ×1000

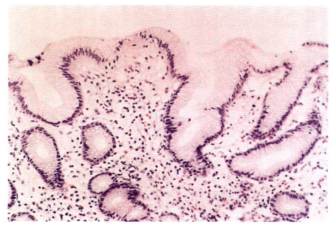

图 6-2

胃窦慢性浅表性胃炎。固有膜内有多数
淋巴细胞及浆细胞浸润 HE ×100

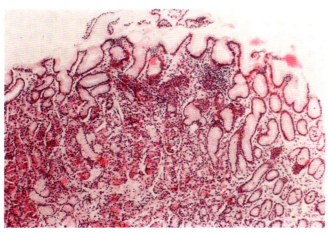

图 6-3

胃移形部轻度慢性浅表性胃炎。固有膜内
有少数淋巴细胞和浆细胞浸润 HE ×100

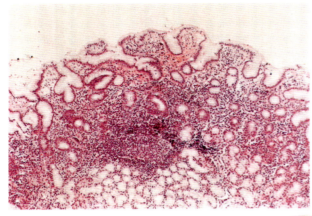

图 6-4
胃窦中度慢性浅表性胃炎。固有膜内
有多数淋巴细胞和浆细胞浸润，并见
淋巴滤泡形成　HE　×100

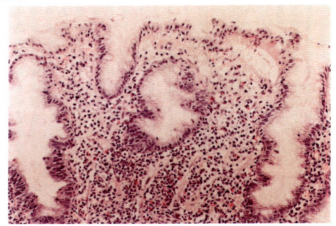

图 6-5
胃窦活动性慢性浅表性胃炎。固有
膜内有多数中性白细胞、淋巴细胞
及浆细胞浸润　HE　×300

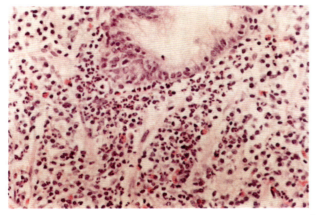

图 6-6
胃窦活动性慢性浅表性胃炎。固有膜
内有多数中性白细胞、淋巴细胞及浆
细胞浸润　HE　×400

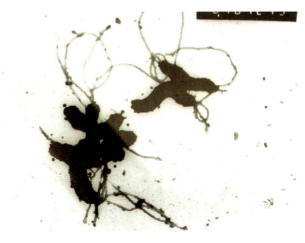

图 6-7
胃窦黏膜表面的 *H.pylori*，呈现
S 型或 L 型　透射电镜　×6700
（胡伏莲提供）

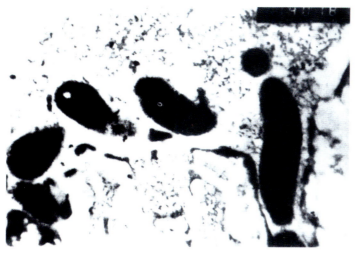

图 6-8
胃窦表面上皮细胞表面的 *H.pylori*，
微绒毛萎缩　透射电镜　×12000
（胡伏莲提供）

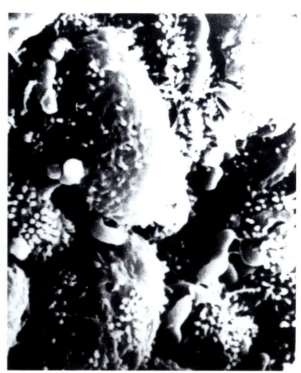

图 6-9
胃窦表面上皮细胞之间见数条
H.pylori　扫描电镜　×8000
（胡伏莲提供）

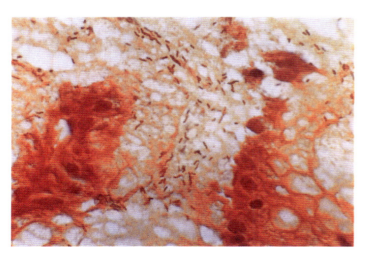

图 6-10
慢性萎缩性胃炎。黏膜表面黏液层及
胃小凹有大量 *H.pylori*　Warthin-Starry
染色　×1000

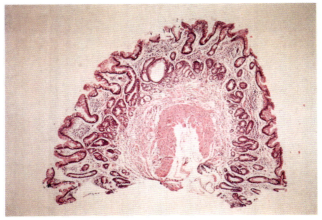

图 6-11
胃窦重度慢性萎缩性胃炎伴肠化生。
黏膜层变薄　HE　×40

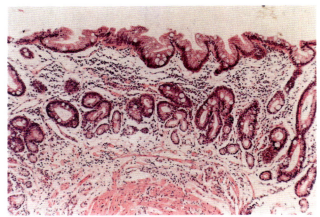

图 6-12
胃窦重度慢性萎缩性胃炎伴肠化生。
腺体已大部消失，代之以肠化生
HE　×100

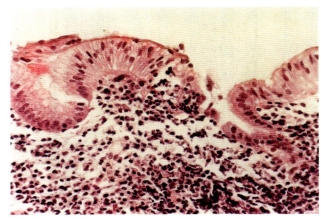

图 6-13
淋巴性胃炎。固有膜内有大量淋巴
细胞浸润，表面上皮内有淋巴细胞
浸润　HE　×400

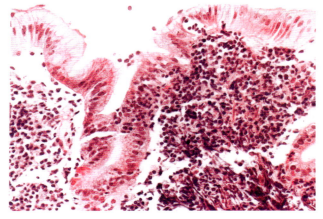

图 6-14
淋巴性胃炎。固有膜内有大量淋巴
细胞浸润，表面上皮内有淋巴细胞
浸润　HE　×400

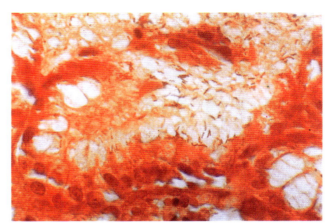

图 6-15
淋巴性胃炎。黏膜表面及小凹
内有大量 *H.pylori* Warthin-Starry
染色 ×1000

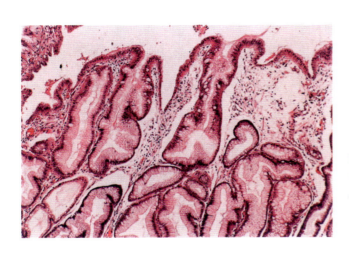

图 6-16
巨皱襞胃炎。小凹上皮高度增生，
小凹变深 HE ×100
（金珠提供）

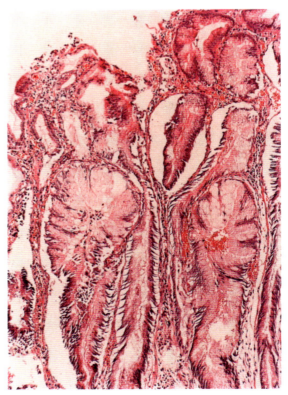

图 6-17
巨皱襞胃炎。小凹上皮高度增生，
呈螺蛳锥状 HE ×100
（金珠提供）

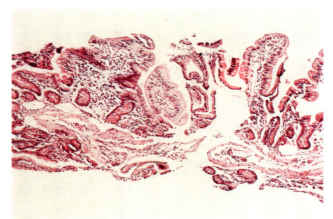

图 6-18

残胃断端慢性炎。左半为胃，右半为十二指肠。固有膜内有多数淋巴细胞浸润。术后 4 年　HE　×100

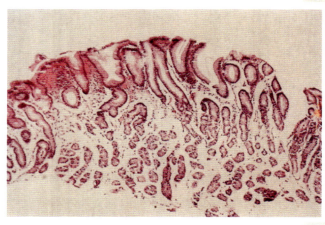

图 6-19

残胃慢性炎。黏膜水肿，少数淋巴细胞浸润。术后半年　HE　×100

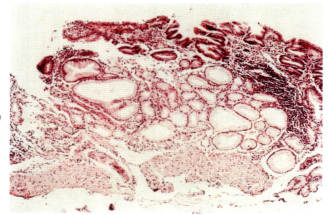

图 6-20

残胃体慢性萎缩性胃炎，伴假幽门腺化生。固有腺体已全部消失。术后 5 年　HE　×100

（金珠提供）

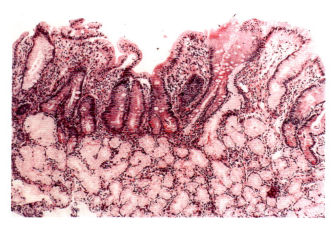

图 6-21

残十二指肠慢性炎，伴绒毛萎缩。术后 5 年　HE　×100

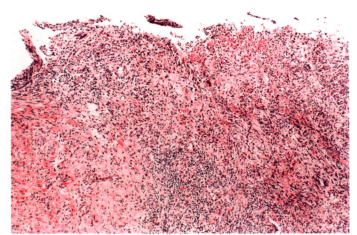

图 6-22

残胃慢性溃疡底，见急慢性炎症
及肉芽组织，肌层已大部被破坏。
术后一年　HE　×100

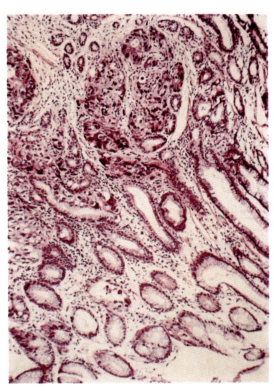

图 6-23

残胃早期癌。在黏膜层见早期癌变灶。
术后十二年　HE　×100

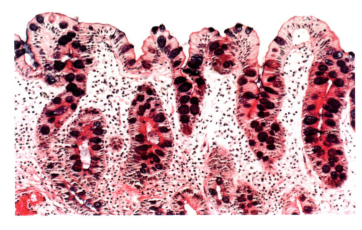

图 6-24

小肠型完全肠化生。杯状细胞分泌
氮乙酰化唾液酸黏液，染成蓝色，
AB（pH2.5）-PAS 染色。HID 染色
阴性　×100

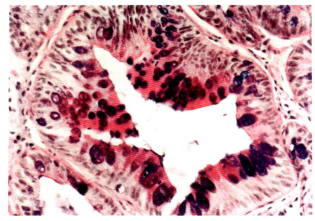

图 6-25

小肠型不完全肠化生。柱状
细胞分泌中性及氮乙酰化唾液
酸黏液，分别染成红色及蓝色
AB（pH2.5）-PAS染色　×400

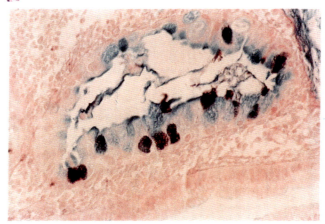

图 6-26

大肠型完全肠化。杯状细胞分泌硫
酸黏液，染成黑色　HID-AB（pH2.5）
染色　×400

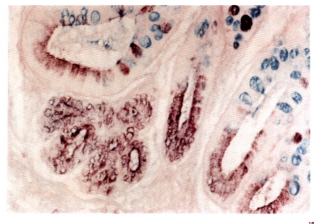

图 6-27

大肠型不完全肠化生。柱状细
胞分泌硫酸黏液，染成黑色
HE　×400

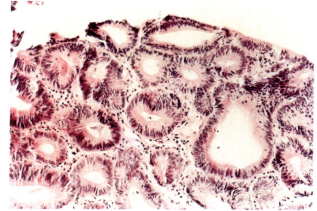

图 6-28

腺瘤型异型增生，重度。表面上皮
细胞及腺上皮细胞有明显异型性
HE　×100

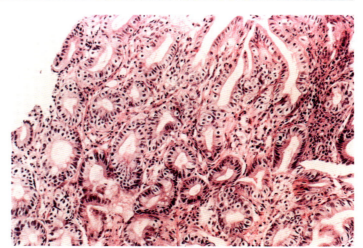

图 6-29
隐窝型异型增生，轻度。异型腺体
位于肠化隐窝部　HE　×100

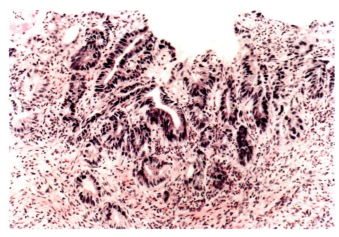

图 6-30
再生型异型增生，重度。异型腺体
位于糜烂旁，左上角见坏死组织
HE　×100

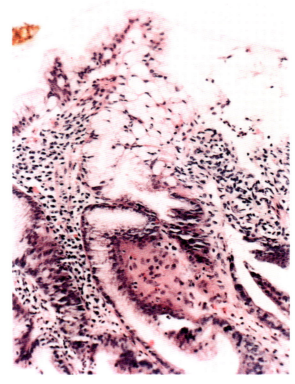

图 6-31
球样异型增生，轻度。异型细胞
位于胃小凹上部　HE　×100

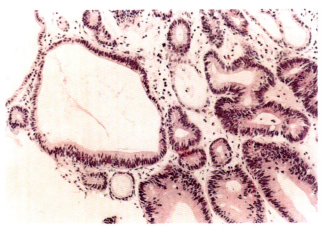

图 6-32
囊性异型增生，中度。左侧为
异型囊，右侧为异型腺体
HE ×100

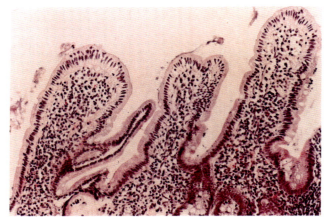

图 6-33
慢性十二指肠炎。固有膜内有多数
淋巴细胞及浆细胞浸润 HE ×100

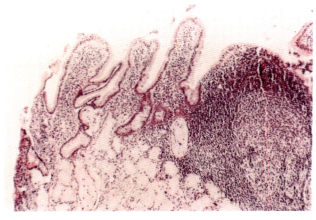

图 6-34
慢性十二指肠炎。固有膜内有多数
淋巴细胞和浆细胞浸润。右侧为淋巴
滤泡 HE ×100

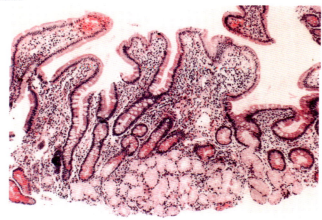

图 6-35
慢性十二指肠炎。固有膜内有多数
淋巴细胞和浆细胞浸润，绒毛轻度
萎缩 HE ×100

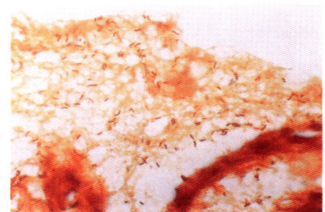

图 6-36
慢性十二指肠炎伴胃化生。黏膜表面黏液内见大量 *H.pylori*
Warthin-Starry 染色　×1000

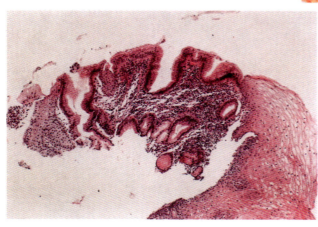

图 6-37
巴雷特食管炎。中段的表面上皮及腺体为柱状上皮化生，两侧为原有的鳞状上皮。间质有多数淋巴细胞和浆细胞浸润
　HE　×100

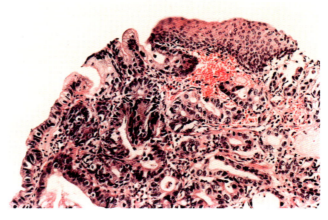

图 6-38
巴雷特食管癌。左侧为柱状上皮化生，右侧为原有的鳞状上皮，腺体已癌变　HE　×100

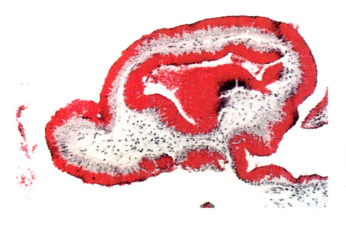

图 6-39
十二指肠溃疡胃化生。十二指肠绒毛的化生细胞染成红色　HE+PAS染色　×100

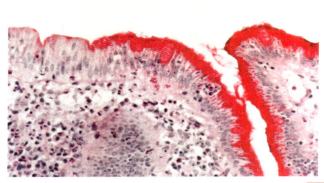

图 6-40
十二指肠溃疡旁胃化生。右侧化生
细胞染成红色　HE　×400

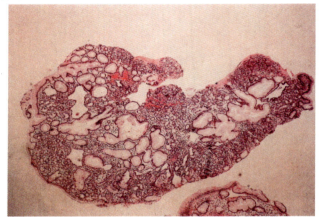

图 6-41
增生性息肉。一个完整息肉的断面，
见小凹上皮高度增生　HE　×40

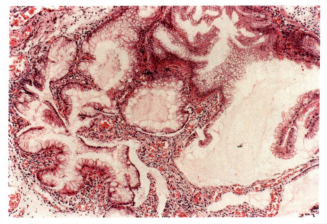

图 6-42
增生性息肉。小凹上皮高度增生，
分支，扩张　HE　×100

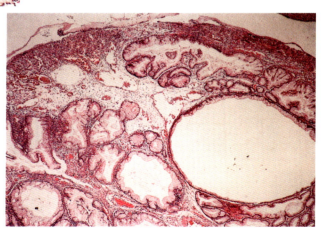

图 6-43
增生性息肉。小凹上皮高度增生，
分支，囊状扩张　HE×　100

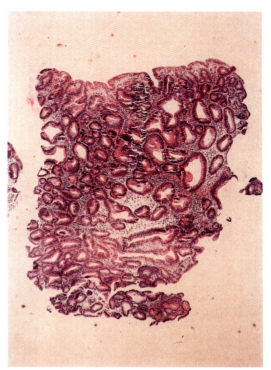

图 6-44
腺瘤样息肉。腺管高度增生，
密集　HE　×40

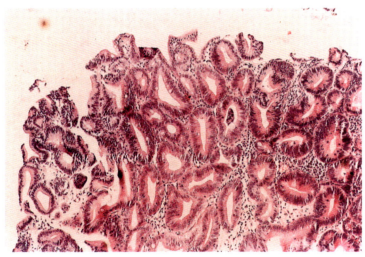

图 6-45
腺瘤样息肉。腺管高度增生，
上皮细胞分化不良，有中度
异型性　HE　×100

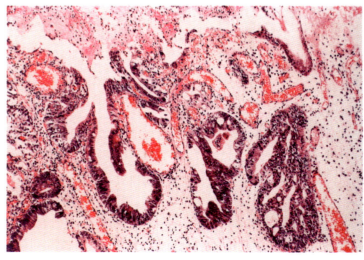

图 6-46
腺瘤样息肉癌变。图示癌变
部分　HE　×100

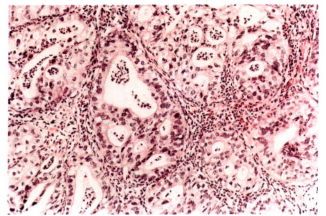

图 6-47

肠型胃癌。管状腺癌　HE　×100

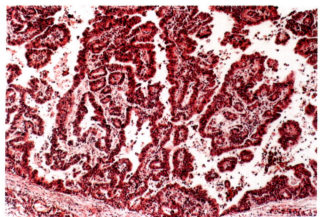

图 6-48

肠型胃癌。乳头状腺癌　HE　×100

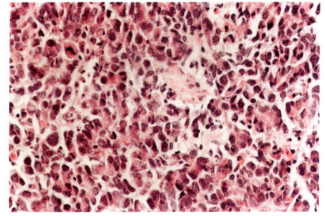

图 6-49

弥漫性胃癌。低分化腺癌　HE　×400

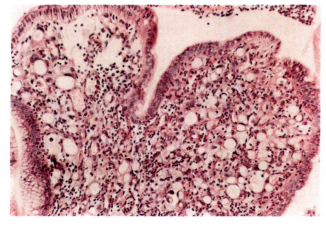

图 6-50

弥漫性胃癌。印戒细胞癌　HE　×400

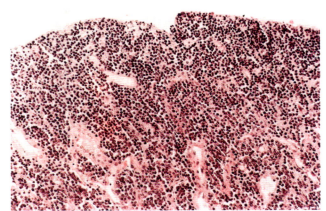

图 6-51

MALT 淋巴瘤。黏膜内大量中心细胞样瘤细胞浸润，腺体已全部被破坏　HE　×100

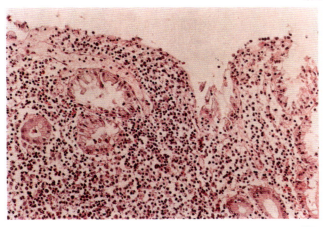

图 6-52

MALT 淋巴瘤。瘤细胞浸润表面上皮及腺体 (淋巴上皮病变)　HE　×100

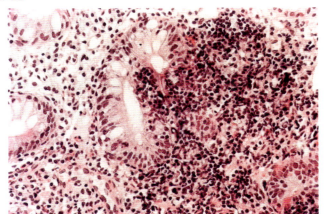

图 6-53

MALT 淋巴瘤。瘤细胞浸润腺体 (淋巴上皮病变)　HE　×400

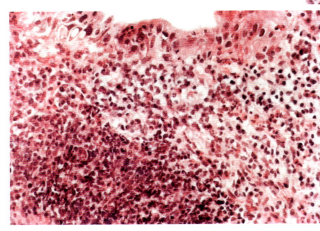

图 6-54

MALT 淋巴瘤。黏膜内大量中心细胞样及浆细胞样瘤细胞浸润，左下为淋巴滤泡的一部分　HE　×400

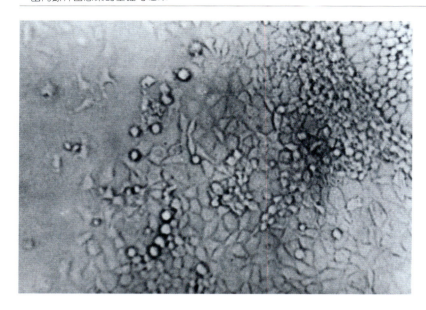

图 7-1
Hela 细胞 （未加 *H.pylorig* 毒素
之前）

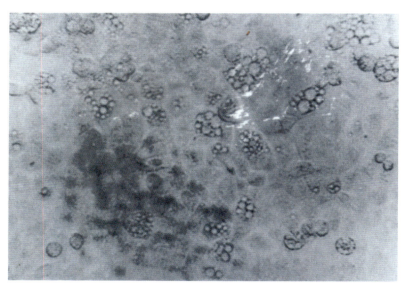

图 7-2
Hela 细胞空泡变性

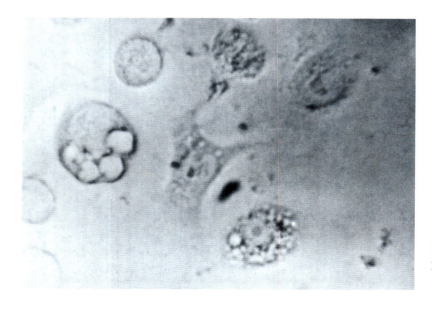

图 7-3
Hela 细胞空泡变性 （放大）

表面上皮，浸入上皮细胞及腺腔中，此种变化称为淋巴上皮病变（lymphoepithelial lesion），这是MALT 淋巴瘤的特点[148]。在反应性淋巴组织增生中从不见此种病变（图 6－51～图 6－54）。

CCL 与中心细胞（centrocyte）和脾脏边缘带的细胞相似，细胞体积比小淋巴细胞大 1～2 倍，胞浆少或中等量，透明，核呈凹陷、皱褶等不规则形状，染色深，有的可见核仁。胞浆内不见免疫球蛋白。在切片中，如细胞收缩，就很像小淋巴细胞。这种瘤细胞在黏膜及黏膜下层弥漫浸润。切片中如鉴别困难，可用单克隆抗体 KB61 及 MHM6 的免疫组化染色来证实[160]。胃的 B 细胞淋巴瘤实际上是滤泡中心细胞淋巴瘤[149]。

淋巴滤泡形成是 MALT 淋巴瘤的另一特点，多位于黏膜深层，可侵入黏膜肌，多少不等。滤泡主要由中心细胞（小及大核裂细胞）及中心母细胞（大无核裂细胞）构成，不见着色体巨细胞，小淋巴细胞外套发育不良，滤泡内不见小血管。这种滤泡与分化成熟的滤泡有明显不同，具有肿瘤性质，而非反应性增生。

浆细胞浸润是 MALT 淋巴瘤的第三特点，弥漫分布于固有膜内，并可侵入黏膜下层，与 CCL混杂。在黏膜浅层常有密集的浆细胞浸润。偶尔可见浆细胞浸润腺体现象[150]。细胞分化较好，无分裂象，胞浆内含有 CIg 免疫球蛋白[151]。

以上中心细胞样细胞、淋巴滤泡和浆细胞是构成低恶性度 B 细胞 MALT 淋巴瘤的主要特点。

在弥漫浸润的瘤细胞中，有时可见体积较大、分化较低的母细胞。最常见的是中心母细胞样细胞（centroblast－like cell），胞浆嗜碱性，中等量，核圆形、凹陷或分叶状，染色质呈泡沫状，核仁明显。有时还见免疫母细胞样细胞（immunoblast－like cell），核较大，具有中心核仁，偶见双核细胞，与 Sternberg－Reed 细胞相似。这些母细胞数量增多，超过 20% 时，就由低恶性度淋巴瘤转变成高恶性度淋巴瘤[150]。此时淋巴滤泡形成减少。瘤细胞广泛浸润胃壁全层，腺体受到广泛破坏，并常扩散至胃周淋巴结，转移至其他内脏。

胃的低恶性度淋巴瘤生长缓慢，可长期局限于胃。肿瘤局限于黏膜层及黏膜下层者为早期淋巴瘤，手术切除可以根治。E－I 期（淋巴结不受侵犯）比 E－II 期（淋巴结受侵犯）预后好，5 年生存率达 71%，十年生存率达 59%[147]。

最近几年的研究发现 H. pylori 与 MALT 和 MALT 淋巴瘤有密切关系。Wotherspoon 等[152]报告110 例 MALT 淋巴瘤中 101 人（92%）有 H. pylori 感染。Eidt 等[153]报道 MALT 淋巴瘤病人中，97.7% 有 H. pylori 引起的慢性活动性胃炎。Cammarota 等[154]观察 151 例 H. pylori 阳性胃炎病人，发现 70 人有 MALT。Carlson 等[161]随访一例 H. pylori 相关胃炎三年，观察到由淋巴组织增生发展至 B细胞淋巴瘤的过程。多数学者观察到，经治疗 H. pylori 消退后，淋巴瘤可部分或全部消除[132,154~157,176~179]，特别是早期淋巴瘤。Camarota 等[180]报告一例大型 MALT 淋巴瘤（E－II 期），经治疗 H. pylori 消除后，肿瘤亦消失，经组织学检查证实。基于以上研究，作者们认为 H. pylori 是发生淋巴瘤的主要因素。H. pylori 先引起胃炎，继而出现 MALT，最后发展成 MALT 淋巴瘤。MALT发展为淋巴瘤可能与 3 号染色体丢失有关[181]。

参考文献

1　Warren JR, Marshall B. Unidentified curved bacilli on gastric epithelium in active chronic gastritis. Lancet, 1983, 4：1273

2　Zaitoun AM. Histological study of chronic gastritis from the United Arab Emirates using the Sydney system of classification. J Clin Pathol, 1994, 47（9）：810

3　Rugge M, Di Mario F, Cassaro M, et al. Pathology of the gastric antrum and body associated with Helicobacter pylori infection in non－ulcerous patients: is the bacterium a promoter of intestinal metaplasia? Histopathology, 1993, 22（1）：9

4　Guarner J, Mohar A, Parsonnet J, et al. The association of Helicobacter pylori with gastric cancer and preneoplastic gastric lesions in Chiapas, Mexico. Cancer, 1993, 71（2）：297

5　Khanna MU, Abraham P, Nair NG, et al. Colloidal bismuth subcitrate in non – ulcer dyspepsia. J Postgrade Med, 1992, 38 (3): 106

6　Rashed RS, Ayoola EA, Mofleh IA, et al. *Helicobacter pylori* and dyspepsia in an Arab population. Trop Geogr Med, 1992, 44 (4): 304

7　Mukhopadhyay DK, Tandon RK, Dasarathy S, et al. A study of *Helicobacter pylori* in north Indian subjects with non – ulcer dyspepsia. Indian J Gastroenterol, 1992, 11 (2): 76

8　Adeyemi EO, Fadlalla H, al Homsi M, et al. Clinicopathological assessment of gastric biopsy samples of patients with *Helicobacter pylori* infection – metronidazole resistance and compliance problems in the United Arab Emirates. Ital J Gastroenterol, 1992, 24 (8): 436

9　Craanen ME, Dekker W, Blok P, et al. Intestinal metaplasia and *Helicobacter pylori*: an endoscopic bioptic study of the gastric antrum. Gut, 1992, 33 (1): 16

10　Karttunen T, Niemela S, Lehtola J. *Helicobacter pylori* in dyspeptic patients: quantitative association with severity gastritis, intragastric PH, and serum gastrin concentration. Scand J Gastroenterol, 1991, Suppl 186: 124

11　Goh KL, Parasakthi N, Peh SC, et al. *Helicobacter pylori* infection and non – ulcer dyspepsia: the effect of treatment with colloidal bismuth subcitrate. Scand J Gastroenterol, 1991, 26 (11): 1123

12　Hemandez F, Rivera P, Sigaran MF, et al. The first cases of *Helicobacter pylori* (Campylobacter pylori) reported from Costa Rica. Rev Biol Trop, 1990, 38 (2B): 481

13　Villani L, Fiocca R, Perego M, et al. *Helicobacter pylori* and gastro – duodenal pathology. Pathologica, 1990, 82 (1082): 707

14　Loffeld RJ, Stobberingh E, Flendrig JA, et al. Presence of Helicobacter pylori in patients with non – ulcer dyspepsia revealing normal antral histological characteristics. Digestion, 1990, 47 (1): 29

15　Prasad S, Mathan M, Chandy G, et al. Prevalence of *Helicobacter pylori* in southern Indian controls and patients with gastroduodenal disease. J Gastroenterol Hepatol, 1994, 9 (5): 501

16　Holcombe C, Kaluba J, Lucas SB. *Helicobacter pylori* infection and gastritis in healthy Nigerians. Eur J Epidemiol, 1994, 10 (2): 223

17　Haruma K, Okamoto S, Sumii K, et al. *Helicobacter pylori* infection and gastroduodenal disease: a comparison of endoscopic findings, histology, and urease test data. Hiroshima J Med Sci, 1992, 41 (3): 65

18　Bemelman WA, Bosma A, Wiersma PH, et al. Role of *Helicobacter pylori* in the pathogenesis of complications of Meckel' s diverticula. Eur J Surg, 1993, 159 (3): 171

19　Prabhu SR, Ranganathan S, Parikh SS, et al. Gastric metaplasia and *Helicobacter pylori* infection in intestinal tuberculosis. Indian J Gastroenterol, 1994, 13 (1): 5

20　Mohamed AE, al Karawi A, al Jumah A, et al. *Helicobacter pylori*: incidence and comparison of three diagnostic methods in 196 Saudi patients with dyspepsia. Hepatogastroenterology, 1994, 41 (1): 48

21　Stolte M, Eidt S. Chronic erosions of the antral mucosa: a sequela of *Helicobacter pylori* – induced gastritis. Z Gastroenterol, 1992, 30 (12): 846

22　Prieto G, Polanco I, Larrauri J, et al. *Helicobacter pylori* infection in children: clinical endoscopic and histologic correlations. J Pediatr Gastroenterol Nutr, 1992, 14 (4): 420

23　Peraza S, Castro D, Oliver WE, et al. Histologic study of *Helicobacter pylori* in 265 consecutive gastric biopsies. G E N, 1991, 45 (3): 163

24　Latif AH, Shami SK, Batchoun R, et al. *Helicobacter pylor*: a Jordanian study. Postgrad Med J, 1991, 67 (793): 994

25　Hu PJ, Li YY, Mitchell HM, et al. Oxyntic and antrum gastritis in People' s Republic of China: diagnosis and relationship to *Helicobacter pylori*. Am J Gastroenterol, 1992, 87 (6): 741

26　Medvedev VN, Knyshov IuF, Orlovskii VF. Relationship between *Helicobacter pylori* and antral gastritis and gastroduodenitis. Klin Med Mosk, 1991, 69 (10): 67

27　Chang CJ, Raedsch R, Waldherr R, et al. Prevalence of *Helicobacter pylori* infection and gastritis among young adults in China. Eur J Cancer Prev, 1995, 4 (1): 73

28 Kang JK，Kim E，Kim KH，et al. Association of *Helicobacter pylori* with gastritis and peptic ulcer deseases. Yonsei Med J，1991，32（2）：157

29 Czerwionka SM，Mierzwa G，Bala G. *Helicobacter pylori* – an etiopathogenic factor of stomach and duodenal diseases among children. Pediatr Pol，1995，70（7）：563

30 Lynch DA，Mapstone NP，Clarke AM，et al. Cell proliferation in *Helicobacter pylori* associated gastritis and the effect of eradication therapy. Gut，1995，36（3）：346

31 Fujioka T，Kubota T，Shuto R，et al. Establishment of an animal model for chronic gastritis with *Helicobacter pylori*：potential model for long – term observations. Eur J Gastroenterol Hepatol，1994，Suppl 1：S73

32 Shuto R，Fujioka T，Kubota T，et al. Experimental gastritis induced by *Helicobacter pylori* in Japanese monkeys. Infect Immun，1993，61（3）：933

33 Ross JS，Bui HX，del Rosario A，et al. *Helicobacter pylori*：Its role in the pathogenesis of peptic ulcer disease in a new animal model. Am J Pathol，1992，141（3）：721

34 Karita M，Kouchiyama T，Okita K，et al. New small animal model for human gastric *Heicobacter pylori* infection：success in both nude and euthymic mice. Am J Gastroenterol，1991，86（11）：1596

35 Bertram TA，Krakowka S，Morgan DR. Gastritis associated with infection by *Helicobacter pylor*：comparative pathology in humans and swine. Rev Infect Dis，1991，Suppl 8：S714

36 Mitchell JD，Mitchell HM，Tobias V. Acute *Helicobacter pylori* infection in an infant，associated with gastric ulceration and serological evidence of intra – familial transmission. Am J Gastroenterol，1992，87（3）：382

37 Rocha GA，Queiroz DM，Mendes EN，et al. *Helicobacter pylori* acute gastritis：histological，endoscopical，clinical，and therapeutic features. Am J Gastroenterol，1991，86（11）：1592

38 Heatley RV. *Helicobacter pylori* infection and inflammation. Scand J Gastroenterol，1991，Suppl 187：23

39 Valle J，Seppala K，Sipponen P，et al. Disappearance of gastritis after eradication of *Helicobacter pylori*. A morphometric study. Scand J Gastroenterol，1991，26（10）：1057

40 Ruhl GH，Borsch G. Chronic active gastritis after eradication of Campylobacter（now：*Helicobacter pylori*）. Results of a medium term follow – up study. Pathol Res Pract，1991，187（2～3）：226

41 Niemela S，Karttunen T，Kerola T. *Helicobacter pylori* – associated gastritis. Evolution of histologic changes over 10 years. Scand J Gastroenterol，1995，30（6）：542

42 Cahill RJ，Xia H，Kilgallen C，et al. Effect of eradication of *Helicobacter pylori* infection on gastric epithelial cell proliferation. Dig Dis Sci，1995，40（8）：1627

43 Witteman EM，Mravunac M，Becx MJ，et al. Improvement of gastric inflammation and resolution of epithelial damage one year after eradication of *Helicobacter pylori*. J Clin Pathol，1995，48（3）：250

44 Wyatt JI. Histopathology of gastroduodenal inflammation：the impact of *Helicobacter pylori*. Histopathology，1995，26（1）：1

45 雷道年，李吉友. 胃黏膜病变的病理学研究进展. 中华病理学杂志，1991，20（2）：81

46 雷道年，席与萍，王燕农. 2278 例纤维胃镜活检的病理诊断分析. 中华医学杂志，1980，60（6）：349

47 宋群生，叶嗣懋. 242 例慢性胃炎分析——探讨幽门螺杆菌与病理变化和临床症状之间的关系. 北京医科大学学报告，1993，25（2）：146

48 林振文，陈秀锦. 大学生慢性胃炎病因分析：附 361 例胃镜诊断. 中国学校卫生，1995，16（5）：329

49 Maaroos HI，Kekki M，Villako K，et al. The occurrence and extent of *Helicobacter pylori* colonization and antral and body gastritis profiles in an Estonian population sample. Scand J Gastroenterol，1990，25（10）：1010

50 Sarosiek J，Marshall BJ，Peura DA，et al. Gastroduodenal mucus gel thickness in patients with *Helicobacter pylori*：a method for assessment of biopsy specimens. Am J Gastroenterol，1991，86（6）：729

51 Joos A，Nemeth A，Zsolnay G，et al. *Helicobacter pylori* in benign gastroduodenal diseases. Orv Hetil，1995，136（14）：709

52 Fiocca R，Luinetti O，Villani L，et al. Epithelial cytotoxicity，immune responses and inflammatory components of *Helicobacter pylori* gastritis. Scand J Gastroenterol，1994，Suppl 205：11

53 Noach LA，Rolf TM，Tytgat GN. Electron microscopic study of association between *Helicobacter pylori* and gastric and

duodenal mucosa. J Clin Pathol, 1994, 47 (8): 699

54 Yamashiro Y, Oguchi S, Otsuka Y, et al. *Helicobacter pylori* colonization in children with gastritis and peptic ulcer. Ultrastructural change of the gastric mucosa. Acta Paediatr Jpn, 1994, 36 (2): 171

55 Oderda G, D'Alessandro M, Mariani P. Prostaglandin E2 in gastric mucosa of children with *Helicobacter pylori* gastritis: relation to thickness of mucus gel layer. J Clin Pathol, 1993, 46 (9): 836

56 雷道年. 胃黏膜活组织检查. 见: 郑芝田主编. 胃肠病学. 第二版. 北京: 人民卫生出版社, 1993, 187

57 Strickland RG, et al. Reappraisal of the nature and significance of chronic gastritis. Am J Diag, 1973, 18: 426

58 Zerbib F, Vialette G, Cayla R, et al. Follicular gastritis in adults. Relation with *Helicobacter pylori*, histological and endoscopic aspects. Gastroenterol Clin Biol, 1993, 17 (8~9): 529

59 Arista NJ, Reyes DS, Fonseca SD. Follicular gastritis and its association with *Helicobacter pylori* infection. Rev Invest Clin, 1992, 44 (3): 369

60 Genta RM, Hamner HW, Graham DY. Gastric lymphoid follicles in *Helicobacter pylori* infection: frequency, distribution, and response to triple therapy. Human Pathol, 1993, 24 (6): 577

61 Zaitoun AM. The prevalence of lymphoid follicles in *Helicobacterol pylori* associated gastritis in patients with ulcers and non-ulcer dyspepsia. J Clin Pathol, 1995, 48 (4): 325

62 Eidt S, Stolte M. Prevalence of lymphoid follicles and aggregates in *Helicobacter pylori* gastritis in antral and body mucosa. J Clin Pathol, 1993, 46 (9): 832

63 Hauke C, Grabner W, Grosse M, et al. Lymph follicle formation and development of intestinal metaplasia in antrum mucosa as a reaction to *Helicobacter pylori* infection. Leber Magen Darm, 1991, 21 (4): 156

64 Kuipers EJ, Uyterlinde AM, Pena AS, et al. Long term sequelae of Helicobacter pylori gastritis. Lancet, 1995, 345 (8964): 1525

65 Mera SL. Peptic ulcers and gastric cancer. Br J Biomed Sci, 1995, 52 (4): 271

66 Haot J, Jourel A, Willette M, et al. Lymphocytic gastritis: Prospective study of its relationship with varioliform gastritis. Gut, 1990, 31: 282

67 Dixon MF, Wyatt JI, Burke DA, et al. Lymphocytic gastritis: relationship to campylobacter pylori infection. J Pathol, 1988, 154: 125

68 Moutier F, Martin J. Deux cas de gastrite varioliform. Arch Mal App Digestif, 1947, 36: 155

69 Green PHR, Fevre DI, Barrett PJ, et al. Chronic erosive (verrucous) gastritis: A study of 108 patients. Endoscopy, 1977, 9: 74

70 Elta GH, Fawez KA, Dayal Y, et al. Chronic erosive gastritis - a recently recognised disorder. Dig Dis Sci, 1983, 28: 7

71 Haot J, Hamichi L, Wallez L, et al. Lymphocytic gastritis: a newly described entily: a retrospective endoscopic and histological study. Gut, 1988, 29: 1258

72 周吉民, 温孚强, 李雅浩. 幽门弯曲菌与疣状胃炎关系的临床探讨. 实用内科杂志, 1989, 9 (8): 404

73 Lambert R, Andre C, Moulinier B, et al. Diffuse varioliform gastritis. Digestion, 1978, 17: 159

74 Fieber SS, Rickert RR. Hyperplastic gastropathy: analysis of 50 selected cases from 1955~1980. Am J Gastroenterol, 1981, 76 (4): 321

75 Ming SC. Tumors of esophagus and stomach. Washington. Armed Forces Institute of Pathology, 1973, 115~119; 153~154

76 Stolte M, Batz CH, Bayerdorffer E, et al. *Helicobacter pylori* eradication in the treatment and differential diagnosis of giant fold in the corpus and fundus of the stomach. Z Gastroenterol, 1995, 33 (4): 198

77 Stolte M, Batz C, Eidt S. Giant fold gastritis - a special form of *Helicobacter pylori* associated gastritis. Z Gastroenterol, 1993, 31 (5): 289

78 Herz R, Lombardi E, Wipping F, et al. *Helicobacter pylori* - associated hypertrophic gastritis. Imitation of Menetrier's disease. Fortschr Med, 1992, 110 (4): 37

79 Misiewicz JJ. The Sydney System: A new classification of gastritis. J Gastroenterol and Hepatol, 1991, 6: 207

80 Wolfsen HC, Carpenter HA, Talley NJ. Menetrier's disease: a form of hypertrophic gastropathy or gastritis? Gastro-

enterology，1993，104（5）：1310

81 Yasunaga Y，Shinomura Y，Kanayama S，et al. Improved fold width and increased acid secretion after eradication of the organism in *Helicobacter pylori* associated enlarged fold gastritis. Gut，1994，35（11）：1571

82 Groisman GM，George J，Berman D，et al. Resolution of protein–losing hypertrophic lymphocytic gastritis with therapeutic eradication of *helicobacter pylori*. Am Gastroenterol，1994，89（9）：1548

83 Jass JR. Role of intestinal metaplasia in the histogenesis of gastric carcinoma. J Clin Pathol，1980，33：801

84 Craanen ME，Blok P，Dekker W，et al. Subtypes of intestinal metaplasia and *Helicobacter pylori*. Gut，1992，33（5）：597

85 Osawa H，Inoue F，Yoshida，et al. Inverse relation of serum *Helicobacter pylori* antibody titres and extent of intestinal metaplasia. J Clin Pathol，1996，49（2）：112

86 Loffeld RJ，Willems I，Flendrig JA，et al. *Helicobacter pylori* and gastric cancinoma. Histopathology，1990，17（6）：537

87 Testoni P，Colombo E，Scelsi R，et al. Tissue staining for *Helicobacter pylori* in intestinal metaplasia：correlation with its extension and histochemical subtypes. Ital J Gastroenterol，1995，27（6）：285

88 Robert ME，Weinstein WM. *Helicobacter pylori* – associated gastric pathology. Gastroenterol Clin North Am，1993，22（1）：59

89 雷道年，虞积耀. 肠上皮化生的类型及其与胃癌发生的关系. 临床与实验病理学杂志，1985，4：37

90 Lei DN，Yu JY. Types of mucosal metaplasia in relation to the histogenesis of gastric carcinoma. Arch Pathol Lab Med，1984，108：220

91 Hassen AS，Osnes M，Myren J. Epithelial dysplasia in the stomach：the size of the problem and some preliminary results of a follow – up study. In：Ming SC，ed. Precursors of gastric cancer. Praeger. New York. Philadelphia. 1984，66

92 Camilleri JP，Potet F，Amat C，et al. Gastric mucosal dysplasia ：preliminary results of a prospective study of patients followed for period of up to six years. In：Ming SC，ed. Precursors of gastric cancer. Praeger. New York. Philadelphia. 1984，87

93 Morson BC，Sobin SH，Grundmann E，et al. Precancerous conditions and epithelial dysplasia in the stomach. J Clin Pathol，1980，33：711

94 全国胃癌防治研究协作组病理组. 胃十二指肠黏膜活检病理. 沈阳：辽宁人民出版社，1981，65

95 Oehlert W. Preneoplastic lesions of the stomach. In：Ming SC，ed. Precursors of gastric cancer. Praeger. New York. Philadelphia. 1984，77

96 Hassen AS，Osnes M，Myren J. Epithelial dysplasia in the stomach：the size of the problem and some preliminary results of a follow – up study. In：Ming SC，ed. Precursors of gastric cancer. Praeger. New York. Philadelphia. 1984，67

97 张荫昌，张佩范，王梅先. 胃黏膜上皮异型增生分型的组织病理学研究. 中国医科大学学报，1987，16（1）：16

98 刘树卿，张荫昌. 人胃黏膜球样异型增生的细胞黏液、CEA 改变及与印戒细胞癌的关系. 中华肿瘤杂志，1989，11（3）：176

99 李吉友，胡林，谢玉泉，等. 胃黏膜内异型腺体囊性扩张及其与胃癌的关系. 中华消化杂志，1989，9（4）：230

100 Hsu CT，Yeh C，Cheng HH. *Helicobacter pylori*，gastritis and duodenitis in the healing process of duodenal ulcer. J Formos Med Assoc，1992，91（1）：81

101 Yang H，Dixon MF，Zuo J，et al. *Helicobacter pylori* infection and gastric metaplasia in the duodenum in China. J Clin Gastroenterol，1995，20（2）：110

102 Madsen JE，Vetvik K，Aase S. Helicobacter – associated duodenitis and gastric metaplasia in duodenal ulcer patients. APMIS 1991；99（11）：997

103 Wyatt JI，Rathbone BJ，Sobala GM，et al. Gastric epithelium in the duodenum：its association with *Helicobacter pylori* and inflammation. J Clin Pathol，1990，43（12）：981

104 Khulusi S，Badve S，Patel P，et al. Pathogenesis of gastric metaplasia of the human duodenum：role of *Helicobacter*

pylori, gastric acid, and ulceration. Gastroenterology, 1996, 110 (2): 452

105 Barrett NR. Chronic peptic ulcer of esophagus and esophagitis. Brit J Surg, 1950, 38: 175

106 Barrett NR. The Low esophagus lined by columnar epithelium. Surg, 1957, 41: 881

107 Ricaurte O, Flejou JF, Vissuzaine C, et al. *Helicobacter pylori* infection in patients with Barrett's oesophagus: a prospective immunohistochemical study. J Clin Pathol, 1996, 49 (2): 176

108 Abbas Z, Hussaing AS, Ibrahim F, et al. Barrett's oesophagus and *Helicobacter pylori*. J Gastroenterol Hepatol, 1995, 10 (3): 331

109 Borhan MF, Farnum JB. Study of *Helicobacter pylori* colonization of patches of heterotopic gastric mucosa (HGM) at the upper esophagus. Dig Dis Sci, 1993, 38 (1): 142

110 Kogan Z, Corti R, Cabane A, et al. *Helicobacter pylori* in Barrett's esophagus. Acta Gastroenterol Latinoam, 1992, 22 (4): 215

111 Ferreres JC, Fernandez F, Rodriguez VA, et al. *Helicobacter pylori* in Barrett's esophagus. Histol Histopathol, 1991, 6 (3): 403

112 Blaser MJ, Perez PGI, Lindenbaum J, et al. Association of infection duo to *Helicobacter pylori* with specific upper gastrointestinal pathology. Rev Infect Dis, 1991, Suppl 8: S704

113 Sirigu F, Capeccioni S, Dessi A, et al. *Helicobacter pylori* in Barrett's esophagus and in normal or inflamed esophageal mucosa: a retrospective study. Riv Eur Sci Med Farmacol, 1994, 16 (5~6): 131

114 Adler RH. The lower esophagus lined by columnar epithelium: its association with hiatal hernia, ulcer, strictures and tumor. J Thorac Cardiovasc Surg, 1963, 45: 13

115 Hawe A, Rayne WS, Weiland, et al. Adenocarcinoma in the columnar – epithelium lined lower esophagus (Barrett). Thorax, 1973, 28: 511

116 Naef AP, Savary M, Ozzello L, et al. Columnar – lined lower esophagus: an acquired lesion with malignant predisposition. J Thorac Cardiovasc Surg, 1975, 70: 826

117 Sipponen P, Hyvarinen H. Role of *Helicobacter pylori* in the pathogenesis of gastritis, peptic ulcer and gastric cancer. Scand J Gastroenterol, 1993, Suppl 196: 3

118 Sakaki N. *Helicobacter pylori* and gastric cancer in view of relation to atrophy of background gastric mucosa. Nippon Rinsho, 1993, 51 (12): 3242

119 Madsen JE, Vetvik K, AAse S. *Helicobacter pylori* and chronic active inflammation of the duodenum and stomach in duodenal ulcer patients treated with ranitidine, misoprostol, or an acid – neutralizing agent. Scand J Gastroenterol, 1991, 26 (5): 465

120 Biomande MJ, Flejou JF, Petet F, et al. Chronic gastritis and Helicobacter pylori infection on the Ivory Coast. A series of 277 symptomatic patients. Gastroenterogia Chinique, Biologique, 1991, 15: 711

121 Uemura N, Okamoto S, Mukai T, et al. Effect of Helicobacter pylori eradication on the healing and recurrence of peptic ulcer: combination therapy with low – dose omeprazole and clarithromycin. Eur J Gastroenterol Hepatol, 1995, Suppl 1: S67

122 Ji X, Shen M, Jia P, et al. *Helicobacter pylori* – associated gastritis and gastric carcinoma in Beijing. J Environ Pathol Toxicol Oncol, 1993, 12 (4): 209

123 Kekki M, Maaroos HI, Sipponen P, et al. Grade of *Helicobacter pylori* colonisation in relation to gastritis: a six – year population – based follow – up study. Scand J Gastroenterol, 1991, Suppl 186: 142

124 Tytgat GN. Long term consequences of *Helicobacter pylori* eradication. Scand J Gastroenterol, 1994, Suppl 205: 38

125 Sarosiek J, Peura DA, Guerrant, et al. Mucolytic effect of *Helicobacter pylori*. Scand J Gastroenterol, 1991, Suppl 187: 47

126 雷道年，霍知明，李惠，等. 幽门螺杆菌的免疫组化及免疫电镜研究. 中华消化杂志，1991，11 (6): 361

127 Israel DM, Hassall E. Treatment and long – term follow – up of *Helicobacter pylori* – associated duodenal ulcer disease in children. J Pediatr, 1993, 123 (1): 53

128 Harries AD, Stewart M, Deegan KM, et al. *Helicobacter pylori* in Malawi, central Africa. J Infect, 1992, 24 (3): 269

129 Saita H, Murakami M, Yoo JK, et al. Link between Helicobacter pylori – associated gastritis and duodenal ulcer. Dig Dis Sci, 1993, 38（1）: 117

130 Malfertheiner P, Dominguez MJE. Rationale for eradication of *Helicobacter pylori* infection in duodenal ulcer disease. Clin Ther, 1993, 15 Suppl B: 37

131 Noach LA, Rolf TM, Bosma NB, et al. Gastric metaplasia and *Helicobacter pylori* infection. Gut, 1993, 34（11）: 1510

132 Eidt S, Stolte M. The significance of *Helicobacter pylori* in relation to gastric cancer and lymphoma. Eur J Gastroenterol Hepatol, 1995, 7（4）: 318

133 Correa P, Fox J, Fontham E, et al. *Helicobacter pylori* and gastric carcinoma. Serum antibody prevalence in populations with contrasting cancer risks. Cancer, 1990, 66（12）: 2569

134 Parsonnet J, Friedman GD, Vandersteen DP, et al. *Helicobacter pylori* infection and the risk of gastric carcinoma. N Engl J Med, 1991, 325（16）: 1127

135 Handa Y, Misaka R, Kawaguchi M, et al. Clinico – pathological study of *Helicobacter pylori* in early gastric cancer. Nippon Rinsho, 1993, 51（12）: 3249

136 Talley NJ, Zinsmeister AR, Weaver A, et al. Gastric adenocarcinoma and *Helicobacter pylori* infection. J NatI Cancer Inst, 1991, 83（23）: 1734

137 李伟, 王学春, 李星. 幽门螺杆菌感染与胃癌发生关系的病理学观察. 肿瘤防治研究, 1996, 23（3）: 135

138 Buruk F, Berberoglu U, Pak I, et al. Gastric cancer and *Helicobacter pylori* infection. Br J Surg, 1993, 80（3）: 378

139 Tatsuta M, Iishi H, Okuda S, et al. The association of *Helicobacter pylori* with differentiated – type early gastric cancer. Cancer, 1993, 72（6）: 1841

140 Clarkson KS, West KP. Gastric cancer and Helicobacter pylori infection. J Clin Pathol, 1993, 46（11）: 997

141 Wee A, Kang JY, Teh M. Helicobacter pylori and gastric cancer: correlation with gastritis, intestinal metaplasia, and tumor histology. Gut, 1992, 33（8）: 1029

142 Nogueira AM, Ribeiro GM, Rodrigues MA, et al. Prevalence of *Helicobacter pylori* in Brazilian patients with gastric carcinoma. Am J Clin Pathol, 1993, 100（3）: 236

143 Sipponen P, Kosunen TU, Valle J, et al. *Helicobacter pylori* infection and chronic gastritis in gastric cancer. J Clin Pathol, 1992, 45（4）: 319

144 Recavarren AS, Leon BR, Cok J, et al. *Helicobacter pylori* and progressive gastric pathology that predisposes to gastric cancer. Scand J Gastroenterol, 1991, Suppl 181: 51

145 Lauren P. The two histological main types of gastric carcinoma: diffuse and so called intestinal type carcinoma. Acta Path et Microbiol Scand, 1965, 64: 31

146 Platz CE. Lymphoid proliferations of the stomach. In: Appleman HD, ed. Pathology of esophagus, stomach, and duodenum. New York. Churchill Livingston. 1984

147 Radaszkiewicz T, Dragosics B, Bauer P. Gastrointestinal malignant lymphomas of the mucosa – associated lymphoid tissue: factors relevant to prognosis. Gastroenterology, 1992, 102: 1628

148 Isaacson P, Wright DH. Malignant lymphoma of mucosa – associated lymphoid tissue: a distinctive type of B – cell lymphoma. Cancer, 1983, 52: 1410

149 Myhre MJ, Isaacson PG. Primary B – cell gastric lymphoma – a reassessment of its histogenesis. J Pathol, 1987, 152: 1

150 Chan JKC, Ng CS, Isaacson PG. Relationship between high – grade lymphoma and low – grade B – cell mucosa – associated lymphoid tissue lymphoma（MALToma）of the stomach. Am J Pathol, 1990, 136（5）: 1153

151 Isaacson P, Wright DH. Extranodal malignant lymphoma arising from mucosa – associated lymphoid tissue. Cancer, 1984, 53: 2515

152 Wotherspoon AC, Ortiz HC, Falzon MR, et al. *Helicobacter pylori* – associated gastritis and primary B – cell gastric lymphoma. Lancet, 1991, 338（8776）: 1175

153 Eidt S, Stolte M, Fischer R. *Helicobacter pylori* gastritis and primary gastric non – Hodgkin's lymphomas. J Clin Pathol, 1994, 47（5）: 436

154　Cammarota G, Tursi A, Montalto M, et al. Prevention and treatment of low – grade B – cell primary gastric lymphoma by anti – Helicobacter pylori therapy. J Clin Gastroenterol, 1995, 21 (2): 118

155　Bayerdorffer E, Neubauer A, Rudolph B, et al. Regression of primary gastric lymphoma of mucosa – associated lymphoid tissue type after cure of Helicobacter pylori infection. MALT Lymphoma Study Group. Lancet, 1995, 345 (8965): 1591

156　Roggero E, Zucca E, Pinotti G, et al. Eradication of Helicobacter pylori infection in primary low – grade gastric lymphoma of mucosa – associated lymphoid tissue. Ann Intern Med, 1995, 122 (10): 767

157　Tho PS, Muller W, Borchard F, et al. Low malignancy MALT lymphoma of the stomach : Helicobacter pylori eradication as a therapeutic concept ? Z Gastroenterol, 1994, 32 (12): 684

158　岳玉, 王利民, 张春莲. 疣状胃炎 40 例临床分析. 实用医学杂志, 1996, 12 (1): 11

159　王素, 雷道年. 肠上皮化生、异型增生及胃癌的细胞动力学研究. 中华病理学杂志, 1989, 18: 53

160　Isaacson PG, Spencer J, Finn T. Primary B – cell gastric lymphoma. Hum Pathol, 1986, 17: 72

161　Carlson SJ, Yokoo H, Vanagunas A. Progression of gastritis to monoclonal B – cell lymphoma with resolution and recurrence following eradication of Helicobacter pylori. JAMA, 1996, 275 (12): 937

162　虞积耀, 雷道年. 胃黏膜不同类型肠上皮化生黏液组织化学研究. 肿瘤防治研究, 1985, 12: 152

163　Leunk RD, Johnson PT, David BC, et al. Cytotoxin activity in broth culture filtrates of Campylobacter pylori. J Med Microbiol, 1988, 26: 93

164　kamiya S, Kai M, Ozawa A, et al. Characteristics of Vacuolating Toxin produced by Helicobacter pylori. Eru J Gastroenterol Hepatol, 1994, 6 suppl 1: S23

165　Pilotto A, Rassu M, Bozzola L, et al. Cytotoxin – associated gene A – positive Helicobacter pylori. infection in the elderly. association with Gastric atrophy and intestinal metaplasia. J Clin Gatroenterol, 1998, 26 (1): 18

166　Luzza F, Contaldo A, Imeneo M, et al. Testing for serum IgG antibodies to Helicobacter pylori cytotoxin – associated protein detects children with higher grades of gastric inflammation. J Pediatr Gastroenterol Nutr, 1999, 29 (3): 302

167　Shimoyama T, Fukuda S, Tanaka M, et al. High prevalence of the CagA – positive Helicobacter pylori strains in Japanese asymptomatic patients and gastric cancer patients. Scand J Gastroenterol, 1997, 32 (5): 465

168　Leivonen M, Nordling S, Haglund C. The course of Helicobacter pylori infection after partial gastrectomy for pectic ulcer disease. Hepatogastroenterology, 1998, 45 (20): 587

169　Leivonen M, Nordling S, Haglund C. Does Helicobacter pylori in the gastric stump increase the cancer risk after certain reconstruction types? Anticancer Res, 1997, 17 (5B): 3893

170　Korzon M, Sikorska – Wisniewska G, Jankowski Z, et al. Helicobacter pylori strains in children with abdominal complaints. Helicobacter, 1999, 4 (4): 238

171　Hayat M, Arora DS, Dixon MF, et al. Effects of Helicobacter pylori eradication on the natural history of lymphocytic gastritis. Gut, 1999, 45 (4): 495

172　Hizawa K, Kawasaki M, Yao T, et al. Endoscopic ultrasound features of protein – losing gastropathy with hypertrophic gastric folds. Endoscopy, 2000, 32 (5): 394

173　Kyzekova J, Mour J. The effect of eradication therapy on histological changes in the gastric mucosa in patients with non – ulcer dyspepsia and Helicobacter pylori infection. Prospective randomized intervention study. Hepatogastroenterology, 1999, 46 (27): 2048

174　Weston AP, Badr AS, Topalovski M, et al. Prospective evaluation of the gastric Helicobacter pylori infection in patients with GERD, Barrett, s 67 besophagus, Barrett, s dysplasia, and Barrett' s adenocarcinoma. Am J Gastroenterol, 2000, 95 (2): 387

175　Kim N, Lim SH, Lee KH, et al. Long – term effect of Helicobacter pylori eradication on gastric metaplasia in patients with duodenal ulcer. J Clin Gastroenterol, 1998, 27 (3): 246

176　Cammarota G, Cianci R, Pirozzi G, et al. Minimal endoscopic aspects of gastric low – grade malt – lymphoma. Hepatogastroenterology, 1999, 46 (29): 2818

177　Huang GC, Sheu BS, Tsao CJ, et al. Eradication of Helicobacter pylori in regression of B – cell low grade gastric MALToma with evident B – symptoms. Hepatogastroenterology, 1998, 45 (24): 2464

178 Falco JG, Martinez EA, Sanchez CJ, et al. Regression of primary gastric B - cell mucosa - associated lymphoid tissue (MALT) lymphoma after eradication of *Helicobacter pylori*. Rev Esp Enferm Dig, 1999, 91 (8): 541

179 Yamashita H, Watanabe H, Ajioka, et al. When can complete regression of low - grade gastric lymphoma of mucosa - associated lymphoid tissue be predicted after *Helicobacter pylori* eradicatio of *Helicobacter pylori*. Rev Esp Enferm Dig, 1999, 91 (8): 541

180 Cammarota G, Tursi A, Cannizzaro O, et al. Regression of primary gastric MALT lymphoma with extensive antrum lesions by *Helicobacter pylori* eradication. Ital J Gastroenterol Hepatol, 1997, 29 (4): 361

181 Banerjee SK, Weston AP, Persons DL, et al. Non - random loss of chromosome 3 during transition of *Helicobacter pylori* - associated gastric MALT to B - cell MALT lymphoma revealed by fluorescence in situ hybridization. Cancer Lett, 1997, 121 (1): 83

182 中华医学会消化病学分会. 全国慢性胃炎研讨会共识意见. 中华消化杂志, 2000, 20 (3): 199~201

第七章　幽门螺杆菌毒素及其与临床疾病关系

杨桂彬[1]　胡伏莲[2]

[1]北京大学航天中心医院　[2]北京大学第一医院

　　1983 年 Warren 和 Marshall[1]成功地在人胃黏膜组织中分离出幽门螺杆菌（*Helicobacter pylori*，下称 *H. pylori*），26 年来，人们进行了大量的研究。目前，已确认 *H. pylori* 与 4 种上消化道疾病密切相关：慢性胃炎、消化性溃疡病、胃癌及胃黏膜相关性淋巴样组织（mucosa – associated lymphoid tissue，MALT）淋巴瘤的病因。世界卫生组织和美国国立卫生研究院已正式将 *H. pylori* 定为胃癌的 I 类致癌因子[2]。*H. pylori* 的致病机理非常复杂，目前认为 *H. pylori* 的致病机理包括：*H. pylori* 的定植；毒素引起的胃黏膜损害；宿主免疫应答介导的胃黏膜损伤以及 *H. pylori* 感染后胃泌素和生长抑素调节失衡所致的胃酸分泌异常等。*H. pylori* 感染是普遍的，但感染的结果却有很大差异，对这种现象有多种解释，其中 *H. pylori* 致病性的差异越来越受到人们的重视。*H. pylori* 的几个毒力因子，如：鞭毛的动力、黏附因子、脂多糖的内毒素活性、尿素酶、蛋白水解酶、磷脂酶 A 和超氧离子歧化酶等存在于所有的 *H. pylori* 菌株，因此不能解释 *H. pylori* 感染会出现不同临床结果这种现象。最近在 *H. pylori* 致病性中起重要作用的 *H. pylori* 毒素引起人们广泛的注意。

　　目前研究表明，*H. pylori* 毒素是两种在致病性方面密切相关、而在免疫源性上又相互独立的蛋白质。一种是分子量约为 87KD 的空泡细胞毒素（vaculating cytotoxin A，VacA），编码它的基因为 vacA，VacA 是 *H. pylori* 非常重要的致病因子，可以在体外诱导各种哺乳动物细胞胞浆发生空泡变性。另一种是分子量为128KD的细胞毒素相关蛋白（cytotoxin associated protein，CagA；亦有作者认为 CagA 为 Cytotoxin associated gene antigen 的缩写），编码它的基因称为 cagA（cytotoxin associated gene A），因而细胞毒素相关蛋白称为 CagA。CagA 只存在于50% ~60% 的 *H. pylori* 菌株中，虽不直接介导毒素活性，但与毒素活性的存在有密切相关性。

表现出空泡毒素活性的 *H. pylori* 称为产毒菌 Tox⁺菌。所有的 *H. pylori* 都有 vacA 基因，但只有50% ~60% 的 *H. pylori* 为 Tox⁺，表达 VacA 蛋白。只有60% 的 *H. pylori* 具有 cagA 基因，表达 CagA 蛋白，所有这些菌称为 CagA⁺菌。几乎所有的 CagA⁺是 Tox⁺，已有资料表明 VacA 和 CagA 与消化性溃疡及胃腺癌等严重胃黏膜疾病的发生有密切关系。

一、幽门螺杆菌毒素的基础研究

（一）关于 VacA 蛋白与 vacA 基因

H. pylori 毒素最早由 Leunk 等[3]在培养 *H. pylori* 的布氏培养基中发现的。用培养 *H. pylori* 的培养基浓缩液与 Hela 细胞一同培养，发现培养中的某些因子可以造成 Hela 细胞等真核细胞的空泡样变性，故称这种因子为空泡细胞毒素（vaculating cytotoxin A，VacA）。进一步分析其性质，发现其对热敏感，70℃30 分钟可使之失活，可被饱和硫酸铵沉淀，胰蛋白酶和蛋白酶 K 可使之失活，因而确定此物质为蛋白质。

1992 年，Cover[4]分离出人体内的一种 IgG，它具有中和毒素引起的空泡变性的能力，并可以识别 *H. pylori* 分泌的一种分子量为87kD 的细胞毒素，且在感染 *H. pylori* 的病人中，该抗体检出率高于非感染者，这种可以中和细胞毒素的抗体的存在，说明 *H. pylori* 分泌的空泡毒素在体内也有活性，并可造成胃黏膜细胞的损伤。

H. pylori 培养上清液里的天然毒素是分子量大于600KD 的寡聚体，由6 ~7 个具有空泡毒素活性的95kD VacA 单体聚合而成[5]，其中70% 是七聚体，30% 是六聚体。深部冰冻蚀刻电子显微镜显示天然毒素的六或七个单体呈辐射状排列，结构对称而有规则，呈车轮状。95KD VacA 单体随贮存时间的延长，在具有8 个吸水性氨基酸的短重复序列区发生蛋白水解，分裂形成37kD N – 末端和57kD C – 末端片段两部分[6]。天然毒素免疫兔后能产生高滴度的中和血清，而重组的 VacA 却不能产生中和反应[7]，说明天然毒素有免疫原性，毒素的天然结构并不是毒素单体的非特异性聚集，而是具有有利于活性表达的特定构象。

天然毒素的95KD 单体的前体是 vacA 基因编码的一分子量为139.6kD 的蛋白质分子，包括N – 区一个含有33 个氨基酸残基的前导信号序列，中间区87 ~95kD 的细胞毒素及50KD 的 C – 末端区。其中前导信号序列区域为一3KD 的疏水多肽；中间区为成熟的87kD 的亲水多肽，富含天冬酰胺[8]。1992 年仍由 Cover 等[6]首先分离并纯化了 *H. pylori* 的空泡细胞毒素并测定了其性质。空泡细胞毒素是一个分子量为87KD 的蛋白质单体，等电点为5.83。蛋白质氨基酸序列分析表明，空泡毒素与其他细菌分泌的毒素在氨基酸序列上无明显的同源性，而与一些跨膜离子转运蛋白的中间序列有部分的同源性。这些同源性可能与毒素的致病性有关。C – 末端区是一48 ~50KD 的多肽，氨基酸序列分析显示其与 G⁻菌外膜蛋白有同源性。

Schmitt[9]研究的结果认为，VacA 蛋白的分泌过程与淋病奈瑟氏菌和嗜血杆菌分泌 IgA 型蛋白水解酶的过程相似，并明确了空泡细胞毒素的排泌过程。在分泌过程中，139.6KD 的前体蛋白质通过前导肽引导依据半依赖转运途径穿过细菌内膜，前导肽部分则在第33 位丙氨酸和34 位丙氨酸之间自动断裂而留于内膜内。通过外膜时，50KD 的 C – 末端首先插入外膜中，然后易位，使87KD 的 VacA 部分朝向外膜的外侧，在毒素和 C – 端50KD 之间发生蛋白水解，有活性的87KD 毒素分子被释放至细胞外，由此完成了空泡毒素的排泌过程。

在 *H. pylori* 空泡细胞毒素纯化的基础上，有作者根据已知的蛋白质氨基酸序列推导编码空泡细胞毒素的 DNA 序列，设计引物进行 *H. pylori* DNA 文库的筛选。Phadnis 等[8]于1993 年首先克隆得到了 H. pylori 的空泡细胞毒素基因，即 vacA 基因，并进行序列分析。vacA 基因长 3888bp，已确定翻译的起始部位为 AGGA，－35 区和－10 区的启动子部位。它所编码的蛋白质为一分子量 136KD 的前体蛋白，由 1296 个氨基酸组成。含有较丰富的天门冬酰胺，N－末端为一 33 个氨基酸残基组成的信号序列。纯化的 VacA 的 N－端基因序列在这个信号序列之后，说明 136KD 的蛋白质可能是一个分泌性蛋白，而有活性的 87KD 蛋白则是它的裂解产物。vacA 基因编码区中含有 10 个 10～15bp 的正向重复序列，其中 8 个重复序列在相同的阅读框中翻译，产生氨基酸重复序列，关于它们的功能还不清楚。进一步分析表明，H. pylori 无论产毒菌还是非产毒菌，都含有单一拷贝的 vacA，在插入一段外源基因后，可使 H. pylori 失去空泡毒素活性，说明 vacA 基因与空泡细胞毒素活性有直接的关系。同年 Telford 等[10]也对 H. pylori 的 vacA 基因进行克隆测序，得到了大致相同的结果。

所有 H. pylori 中都具有 vacA，但并非所有的 H. pylori 都具有空泡毒素活性。有人认为有毒素活性 H. pylori 的 vacA 与无毒素活性 H. pylori 的 vacA 在 DNA 序列上有所不同，主要是 vacA 中间区的不同[11]。Atherton 等[12]发现 4 株 Tox⁺ H. pylori 菌株 vacA 基因中间区有高度的同源性，3 株 Tox⁻ 菌株 vacA 基因中间区亦有高度的同源性，而 Tox⁻ 与 Tox⁺ H. pylori 菌株在此区则有显著的不同。将 Tox⁺ H. pylori 菌株的中间序列定为 m1 型等位基因，Tox⁻ H. pylori 菌株的中间序列定为 m2 型等位基因。Tox⁻ 与 Tox⁺ H. pylori 菌株 vacA 基因编码信号区序列前 25 个残基区具有高度一致性[6]但其余的信号序列有明显不同。将 Tox⁺ 株 33 个氨基酸的信号区序列定为 s1，s1 可再分为 s1a 和 s1b，二者有 12 个碱基的差异。将 Tox⁻ 株 30 个氨基酸的信号区序列定为 s2。研究发现 vacA 基因有 5 种信号区与中间区的组合，其表达空泡毒素活性能力不同，由强到弱的顺序为 s1a/m1 > s1b/m1 > s1a/m2 > s1b/m2 > s2/m2，未发现 s2/m1 的组合，这表明不同的 vacA 基因表达或分泌不同程度的 VacA 产物，一株 H. pylori 的 vacA 基因型可以体现体外空泡毒素活性的水平。s1a/m1 型菌表现为较高的毒素活性，s2/m2 型不具有毒素活性[12]，但是 Tox⁻ H. pylori 菌株 vacA 基因亦编码一个 142kD 蛋白，与 Tox⁺ H. pylori 菌株 VacA 产物大小相似。此产物亦经过了 C－端分裂和通过外膜的分泌过程，类似于 Tox⁺ H. pylori 菌株的分泌机制[6]。但其不表达空泡毒素活性，不清楚是否有其他功能。

（二）CagA 蛋白与 cagA 基因

1990 年，Cover 等[4]发现，具有空泡毒素活性的 H. pylori 培养液中全部可查到一种分子量为 128KD 的蛋白质，它虽不直接表达毒素活性，但与毒素表达密切相关，因此称为细胞毒素相关蛋白（cytotoxin associated protein），因为编码它的基因称为 cagA（cytotoxin associated gene A），所以将这种蛋白称为 CagA。感染产毒 H. pylori 菌株的病人 80% 可在血清中查到抗 128kD 抗体，而感染非产毒 H. pylori 菌株的病人仅 48% 查到其抗体。十二指肠溃疡的病人中，几乎 100% 在血清中查到抗 128KD 抗体，而在感染 H. pylori 的无溃疡病人中仅有 24% 在血清中查到抗 128KD 抗体。CagA 具有高度的亲水性和免疫原性，无前导肽及跨膜的疏水区域，以非分泌方式转运。大约 60%～70% 的 H. pylori 菌株含有 cagA 基因，表达 CagA 蛋白。不表达 CagA 蛋白的 H. pylori 菌株是由于缺乏 cagA 基因，而不是复制或翻译水平缺陷。

1993 年，Tummuru 等[13]和 Covacci 等[14]分别克隆测序了 cagA 基因，发现与 vacA 基因不同，cagA 基因只存在于具有空泡细胞毒素活性的菌株中，在克隆得到长为 5925bp 的 DNA 片段中，开放的阅读框架位于 535～3975 之间，cagA 基因编码的蛋白有 1147 个氨基酸残基，分子量为 128012.73Da，等电点为 9.72。DNA 碱基分析，G＋C 含量为 37%，与 H. pylori DNA G＋C 含量基本相同。在 cagA 基因也找到了核蛋白体的结合部位 AGGAG，翻译起始密码 ATG，在起始密码上游也有类似－35 区或－10 区的原核细胞 DNA 翻译的启动序列。

（三）VacA 和 CagA

现在知道几乎所有的产毒菌是 CagA⁺，而大部分非产毒菌是 CagA⁻。Garner 等[15]应用质粒 pCTB4 和 cagA 基因探针通过克隆杂交技术研究了 32 株 H. pylori，分析了 cagA 基因和 vacA 基因之间的某些潜在联系，发现 77.8%（14/18）与 cagA 基因探针杂交的 *H. pylori* 菌株亦与 pCTB4 杂交，同样的 92.9%（13/14）不能与 cagA 基因探针杂交的 *H. pylori* 菌株亦不能与 pCTB4 杂交。cagA 基因与 vacA 基因有显著相关性（$P < 0.001$）。vacA 基因中间序列的类型与 cagA 基因有重要联系，但对亚群的分析表明，cagA 基因与 vacA 基因信号序列类型的关系具有独立于其他因素的重要性。因此 cagA 基因的存在与 s1 型 vacA 信号区序列有很密切的关系。

　　cagA 基因虽与空泡毒素关系密切，但并不直接调节毒素活性。有推测 cagA 靠近 vacA，可能是 vacA 的调控基因，CagA 对 VacA 的合成、修饰、转运有一定作用。但有研究表明 cagA 与 vacA 在染色体基因组中的位置相距超过 200kb，在 cagA 基因中插入外源基因导致 cagA 基因表达丧失，并不影响空泡毒素活性的表达[14]。*H. pylori* 毒素的 cagA 基因和空泡毒素的表达密切相关，但是这种相关性的基因基础还不清楚。

　　通常产生毒素的 *H. pylori* 亦产生 CagA 蛋白，而不产生毒素的 *H. pylori* 拥有 vacA 基因却缺乏 cagA 基因。血清学研究已经指出 CagA$^+$ 菌株感染与发生十二指肠溃疡有关，抗 CagA 抗体的滴度与疾病的严重程度有关。但是有一些 *H. pylori* 菌株并不同时拥有二者，说明 CagA 蛋白对于 VacA 的表达并不是必须的。可以发现一些 *H. pylori* 临床分离株只表达一种毒力因子，基于此种分析，大多数的临床分离株可归纳为两大类型[16]：Ⅰ型菌含有 cagA 基因，表达 CagA 蛋白和 VacA 蛋白；Ⅱ型菌不含有 cagA 基因，不表达 CagA 蛋白和 VacA 蛋白。Ⅰ型菌和Ⅱ型菌分别占 56% 和 16%，而其余的 28% 为中间类型，即仅表达一种毒力因子。中间类型又分为 4 个亚型：a 亚型组含有 cagA 基因，表达 CagA 蛋白，不表达 VacA 蛋白；b 亚型组含有 cagA 基因，但不表达 CagA 蛋白，而表达 VacA 蛋白；c 亚型组含有 cagA 基因，不表达 CagA 蛋白和 VacA 蛋白；d 亚型组不含有 cagA 基因，不表达 CagA 蛋白，但表达 VacA 蛋白。

　　（四）cagA 致病岛

　　致病岛是致病细菌特有的、编码毒素蛋白、参与致病的 DNA 片段，致病岛一般仅见于致病菌，占据较大的染色体区域，其 G + C 含量与细菌不同。致病岛的侧面常存在一些特殊的 DNA 序列，包括重复序列和插入序列元件（IS）。1996 年 Censini 等[17] 发现Ⅰ型 *H. pylori* 菌株中含有约 40kb 的 DNA 片段，具有致病岛的典型特征，并将其称为 cag 致病岛。cag 致病岛可能以水平转移的方式来源于质粒和噬菌体，通过同源重组或位点特异性重组将完整的 cag 致病岛片段一次性插入染色体的谷氨酸消旋酶基因（glr3′）端[18]。其部分编码蛋白被证实为具有腺苷三磷酸（ATP）和核苷三磷酸（NTP）水解酶活性的跨膜转运蛋白复合体。

　　cagA 致病岛中有编码 DNA 螺旋酶的基因（NP0548），可参与尿素酶基因的表达[19]。cagA 致病岛与 *H. pylori* 对胃上皮细胞表面 Le^b 抗原受体的结合表型有关，从而参与 *H. pylori* 的黏附机制。cagA 致病岛还与 VacA 毒素的产生有关，并且参与细胞骨架重排、诱导宿主细胞核因子（NF）-κB 表达、IL-8 分泌[20]、细胞表面形状的改变、基垫（pedestal）结构的形成等。cagA 致病岛还影响 *H. pylori* 的溶血和凝血活性。

　　cag 致病岛及其编码蛋白相关功能的研究是目前 *H. pylori* 致病机理研究的热点，对 cagA 致病岛的深入了解有助于 *H. pylori* 致病机理的阐明，对 *H. pylori* 相关性疾病的防治有重要意义。

二、幽门螺杆菌毒素与临床疾病的关系

　　（一）VacA 与疾病的关系

　　空泡细胞毒素可在几种哺乳动物细胞系引起大量的空泡变性，类似的空泡亦在感染的慢性活动性胃炎患者的胃黏膜上皮细胞中观察到，这表明空泡细胞毒素在胃炎的致病机理中起重要的作用。我们的研究显示，胃癌及其癌前病变的患者中，有 63.6%（14/22）及 68.18%（15/22）检测到 87kD 及 128kD 的蛋白条带，在 *H. pylori* 相关性的慢性胃炎中，其检出率分别为 14.2%（1/7）及 28.5%（2/7）[21]。用 *H. pylori* 产毒菌 NCTC11637 培养上清液可使 Hela 细胞空泡变性（图 7 - 1，

图 7 - 2，图 7 - 3），与胃黏膜细胞一同孵育，发现对胃黏膜细胞的生长有明显的抑制作用，且其抑制作用随剂量的增加而增加，加热处理可使毒素失去活性，这种失去活性的毒素对胃黏膜细胞生长的抑制作用明显减少或消失。我们用 NCTC11637 培养上清液灌服 BALB/C 小鼠，结果表明：*H. pylori* 毒素可对小鼠胃黏膜产生明显损害，包括胃黏膜细胞大量空泡变性，部分上皮细胞排列紊乱，腺腔结构破坏，甚至发生糜烂，在糜烂部位有大量炎症细胞浸润，黏膜上皮的损害程度随着培养上清液浓度增加而加重。电镜下亦显示明显超微结构的改变，包括细胞间隙增宽，微绒毛稀疏，脱落，线粒体和粗面内质网高度肿胀，空泡形成以及吞噬溶酶体增加。产生与人类病理相似的胃部损伤，而非细胞毒株却不能引起这些变化。毒素亦能抑制胃上皮细胞的增殖，削弱黏膜修复过程[22]。

细胞毒素的产生与临床疾病的严重程度有密切关系。血清学研究表明十二指肠溃疡病人的毒素抗体的滴度高于胃炎患者。多个研究指出，与慢性浅表性胃炎相比，Tox$^+$ 的菌株更易于从消化性溃疡患者中分离出，还有人报道随着病人胃黏膜损伤程度的加重，分离出的产毒 *H. pylori* 菌株的百分比也在增加[23]。因此，*H. pylori* 菌株产生的细胞毒素似乎是感染人群易患消化性溃疡的高危因素。Hirai 等[24] 观察到在胃癌病人的血清中，对 87KD 空泡毒素中和活性的比例很高（96%）。Fox 等[25] 人观察了 386 名具有胃癌高发因素的病人，从 69% 的散在性胃窦胃炎患者和 89% 的萎缩性胃炎患者中分离出了产毒 *H. pylori* 菌株，而后者被认为是癌前病变。感染 Tox$^+$ 菌株者有 58%（7/12）患者的血清有中和 VacA 的活性，而 5 个未感染 *H. pylori* 的患者和 80% 感染 Tox$^-$ 株的患者其血清中却没有中和活性，说明 Tox$^+$ 菌株感染与肿瘤的发生有密切关系。我们用不同剂量的 *H. pylori* 产毒菌株的浓缩培养上清刺激 GES - 1 细胞，分别于 1、3、6 小时收集细胞，进行原位杂交实验，观察 c - met 、c - myc 表达的情况。结果显示，在正常的 GES - 1 细胞系中，很少有 c - met 、c - myc 的表达，而在浓缩培养上清作用后 1、3、6 小时均可见其表达，图像分析结果表明，其表达以 1 小时最高，随着时间的延长，其表达量也随着下降。提示产毒 *H. pylori* 菌株的浓缩培养上清可导致 c - met、c - myc 的表达，而其异常表达是细胞增殖及基因不稳定的表现，也可能导致其他原癌基因的活化，最终可能出现细胞的恶转[26]。

Atherton 等[11] 人还研究了基因亚型与疾病的关系，发现以往患过或现在正患消化性溃疡的病人，有 91%（31/23）感染了 s1 型菌株。只有 10% 的消化性溃疡病人感染了 s2 型菌株。因此特异性的 vacA 基因型与临床结局有关。这些资料表明 *H. pylori* 的空泡毒素与胃十二指肠疾病的严重程度有密切关系。

空泡的形成是细胞自我吞噬的过程，用免疫组化技术在新生的空泡膜上检测到了细胞内质网膜的蛋白。在空泡形成的过程中，新生的空泡与溶酶体融合形成次级溶酶体，其内含物为酸性，含有细胞质的破坏成分，且有较高的水解酶活性，这些现象均证实了空泡的形成是细胞的自我吞噬过程。空泡引起了细胞的功能紊乱，导致了自我吞噬[27]。

87KD 蛋白分子太大，不可能与细胞内成分直接作用，空泡毒素引起细胞空泡变性只能通过与细胞膜蛋白相互作用产生。空泡毒素的氨基酸序列与各种离子转运 ATP 酶的内部序列有一部分相似[5]，Ricci[28] 已证实毒素能抑制人胃上皮细胞 Na$^+$/K$^+$ ATP 酶活性，其他的研究者随后证实细胞的空泡变性可被 V 型 ATP 酶抑制剂阻止或逆转，被 Na$^+$/K$^+$ ATP 酶的抑制剂增强[29]。用加热方法使空泡细胞毒素失活后，与胃黏膜细胞系一同孵育，胃黏膜细胞中的 K$^+$ 依赖的磷酸酶活性则未受影响。因此，Cover 和 Blaster[5] 提出离子转运 ATP 酶可能是 *H. pylori* 毒素作用的靶器官，毒素可能通过改变 ATP 酶功能而发挥作用。因为离子转运 ATP 酶主要是负责维持细胞内 Na$^+$，K$^+$ 梯度，调节核内和胞内系统细胞器的酸化，所以 *H. pylori* 毒素有可能干扰这些过程而引起细胞发生空泡变性。

（二）CagA 与疾病的关系

CagA 菌株与消化性溃疡有密切关系，80% ~100% 的消化性溃疡病人中可分离出 CagA$^+$ 菌株，这比非溃疡患者和正常对照都要高出许多。在消化性溃疡病人中，体内 CagA 表达以及血清或黏液

第七章 幽门螺杆菌毒素及其与临床疾病关系

分泌液中抗 CagA 抗体存在的比例都高于仅有胃炎或功能性消化不良的病人。Weel 等[30]研究了 155 例 *H. pylori* 阳性病人中 CagA，VacA，与 *H. pylori* 相关性疾病的关系，发现 121 例抗 CagA 抗体阳性的病人中分离出的菌株中有 98.3% 是 CagA⁺菌株，76 例消化性溃疡病人中分离出的 CagA⁺菌株高达 93.4%，而在功能性消化不良病人中 CagA⁺菌株仅占 64.6%，证明 CagA⁺菌株和 CagA 蛋白与消化性溃疡病有密切关系。虽然 CagA 与消化性溃疡有显著的相关性，cagA 基因和 CagA 蛋白对于消化性溃疡的发生并不是必不可少的，除 cagA 基因和它的基因产物以外，其他的宿主因素对消化性溃疡的发展亦很重要。此外，CagA⁺菌株感染与胃腺癌的关系比 CagA⁻菌株与胃腺癌的关系更加密切。Crabtree 等[31]报道胃癌病人血清中抗 CagA 抗体的检出率增加，采用 ELISA 方法，*H. pylori*⁺的胃癌病人比 *H. pylori*⁺的非溃疡性消化不良病人更容易识别 CagA 蛋白。越来越多的证据表明，Tox⁺/CagA⁺ *H. pylori* 菌株与消化性溃疡和胃癌有相当密切的关系。

I 型菌在西方国家约占 60%~80%[32]，其与消化性溃疡及胃癌等严重上胃肠道疾病的密切关系已经得到公认。但是在亚洲地区不同的研究报道结果有很大差异。Mitchell 等[33]用 Western-Blot 方法检测了 35 个无症状的中国人及 48 个中国胃癌病人的血清并和澳大利亚人的血清作了比较研究，发现澳大利亚人血清中的抗 CagA 抗体与严重的上胃肠道疾病密切相关，中国人中则观察不到这种联系。Yang[33]对中国临床分离菌株的研究也得出了相似的结论。但是其他大多数研究，特别是最近正在国内两个胃癌高发区进行的大规模的流行病学调查证实了这种联系。香港大学王振宇[34]在福建长乐进行的流行病学调查显示，在 551 例 *H. pylori* 感染者中 408（74%）例抗 CagA 抗体阳性，76% 的无症状病人和 87% 的胃癌病人抗 CagA 抗体阳性。在香港无症状病人中抗 CagA 抗体阳性率为 28%。支持 cagA⁺亚型 *H. pylori* 感染在胃癌的发生中起重要作用。北京市肿瘤研究所的张联[35]在另一个胃癌高发区山东临朐的流行病学调查显示，成人 cagA⁺亚型感染率为 65%，儿童为 71.4%。认为 cagA⁺的 *H. pylori* 感染与当地胃癌高发有明显的关系。

CagA⁺ *H. pylori* 菌株与消化性溃疡有关的机理目前还不清楚，一个可能的解释就是 cagA 基因的存在是 *H. pylori* 菌株产生空泡毒素的标志。在另一方面，与缺乏 cagA 基因的 *H. pylori* 菌株相比较，感染了 Tox⁺/CagA⁺ *H. pylori* 菌株的病人其胃窦有大量的多形核白细胞浸润，黏膜 IgA 对 CagA 的识别与胃黏膜炎症的活动性（如上皮内中性粒细胞浸润）和表面上皮退化程度有显著相关性。Chiara 等[36]人通过小鼠实验研究发现仅表达 CagA 蛋白但不表达 VacA 的 *H. pylori* 可引起中度炎症反应伴轻度上皮细胞损伤，表达 VacA 但不表达 CagA 蛋白的 *H. pylori* 能引起严重的上皮损伤却伴有很少的炎症细胞浸润，这表明 VacA 对组织的损伤是直接的，而不是通过导致炎症反应间接引起，炎症的产生可能与表达 CagA 蛋白有关。Crabtree 等[37]和 Peek 等[38]均证实，CagA⁺ *H. pylori* 菌株比 CagA⁻ *H. pylori* 菌株更能促进胃上皮细胞 IL-8 的迅速分泌，在胃部引起严重的炎症反应。溃疡病人 *H. pylori* 被根除后，胃窦 IL-8 mRNA 表达迅速下降，并伴有中性粒细胞浸润的减轻及表面上皮损伤的好转[39]。因为 IL-8 的主要功能是作为炎症的强有力调节剂，吸引和激活多形核白细胞，特别是中性粒细胞，因此，CagA⁺ *H. pylori* 可能通过增加胃黏膜上皮细胞分泌 IL-8，引起中性粒细胞趋化和激活，导致黏膜损害和胃十二指肠疾病。

人们已经证实空泡毒素并不是引起宿主细胞反应的调节因子，CagA 亦不是 IL-8 分泌的直接调控因子，因为 CagA 基因的断裂并不影响 *H. pylori* 提取物引起炎症或损伤上皮的能力[37]。到目前为止，所有被研究的 CagA⁺ *H. pylori* 菌株均能产生 IL-8，所以产生炎症反应的细菌因子与 CagA 表达密切相关。因此 CagA 蛋白在功能上对炎症反应无影响，但却是细菌具有导致炎症性质的标志。

三、幽门螺杆菌毒素的检测

（一）空泡变性实验

H. pylori 毒素最早有 Leunk 等[3]在培养 *H. pylori* 的布氏培养基中发现，早在 1988 年，Leunk 等用培养 *H. pylori* 的布氏培养基与 Hela 细胞一同孵化，发现培养基中的某些因子可以使 Hela 细胞形

113

成空泡样变性，因而称之为空泡细胞毒素。在光镜下观察，其培养上清能使大于50%以上的细胞形成空泡样变性的，视为有毒素活性。这种因子只存在于50%～60%不同来源的 *H. pylori* 中。以后又有作者利用其他细胞系进行实验，表明 *H. pylori* 培养上清同样能造成 RK－13（rabbit kidney）等真核细胞的空泡样变性，而这种毒素的空泡变性实验也成为最常用的检测产毒菌的方法。

（二）中性红摄取实验[40]

这是在空泡变性实验基础上改进的。其原理也是根据毒素能造成细胞空泡样变的特点。空泡变性是细胞自身吞噬过程，其内容物为酸性，对中性红有摄取功能，中性红染色以后用分光光度仪在540nm处读取 OD 值，其 OD 值与空泡形成的比例呈正相关。未形成空泡样变的细胞对中性红几乎无摄取能力。中性红摄取实验较光镜下观察的空泡变性实验更敏感，更客观的评价毒素的存在。

（三）血清学诊断

H. pylori 感染后，其分泌的毒素蛋白 VacA 和 CagA 等可刺激宿主产生免疫反应，包括细胞免疫和体液免疫，体液免疫主要是 IgG、IgA 和 IgM 等抗体的产生。IgM 出现较早在血流中存在时间很短，是感染的急性期改变。IgA 以分泌的形式存在于胃液中，也可和 IgG 共同存在于外周血中。这些免疫反应均为非保护性的，但可为产毒菌感染的诊断提供简便的血清学方法。像其他感染的血清学诊断一样，产毒菌的感染与抗体的产生并不是同步的，产毒 *H. pylori* 感染后，要经过一段长短不等的窗口期，相应的抗体才能被检测到。*H. pylori* 被根除后，抗体仍要维持一段时间阳性，IgG 可维持阳性半年以上。故应结合临床及其他检查对血清学检查的结果进行综合评价。

1．中和实验[40]　本实验是在空泡变性实验的基础上建立起来的。感染产毒 *H. pylori* 后，病人血清中可以产生抗毒素的抗体。在体外实验中它可以减轻毒素引起的空泡变性能力，这也是目前常用的检测产毒菌感染的方法。健康人血清无中和活性，感染非产毒菌后，只极少部分病人血清具有中和活性。中和实验可以作为一个血清学的指标用于检测产毒菌的感染。其结果可用光镜下观察的变性的细胞计数，也可用中性红摄取实验检测。

2．酶联免疫实验（ELISA）[41]　ELISA 是临床常用的检测 *H. pylori* 感染的方法，具有高度的敏感性及特异性，不同的是检测产毒菌感染是应用纯化或重组的 CagA 作为抗原，检测病人血清中的抗毒素抗体。ELISA 快速、方便，可进行定量检测，是临床常用的检测产毒菌感染的方法。

3．斑点金免疫渗滤实验（DIGFA）　DIGFA 是近年来发展起来的一项新的免疫检测技术。其测试卡的滤膜是一种既能吸附蛋白质，又具有快速渗滤及毛细管作用的微孔膜，当血清标本通过微孔滤膜时，血清中的抗体不仅能与膜上的毒素抗原结合，还能浓集于膜上而加快免疫反应，使毒素抗原标记的胶体金显示红色。该方法敏感、特异、简便、快速，有良好的应用前景。

4．SDS－PAGE 电泳技术　*H. pylori* 培养上清中分子量不同的毒素蛋白在聚丙烯酰胺凝胶电泳中分离成不同的条带，与病人血清中的抗体结合，显色后可根据标准条带确定各个条带蛋白质的分子量，判断血清中针对不同抗原的抗体存在情况。操作远较 ELISA 复杂，主要用于科研工作。

5．Western 印迹[42]　其原理与 ELISA 相同，将 SDS－PAGE 电泳分离的不同组分转移至尼龙膜或硝酸纤维素膜等固相支持体上，通过特异性试剂（抗体）作为探针，利用抗原抗体特异性结合的性质，对靶物质进行检测，判断是否为产毒菌感染。目前已有转膜后的试剂盒用于临床检查。Western 印迹过程为：

（1）用纯化的毒素或含毒素的 *H. pylori* 培养上清，通过 SDS－PAGE 电泳将蛋白成分分离。

（2）将分离的蛋白转至固相载体上。

（3）加待检血清。

（4）用酶标抗人 IgG 孵化。

（5）显色。

根据所显示条带的位置判断分子量大小，确定有无毒素抗体，如 CagA 分子量为 128KD，VacA 为 87KD。

（四）分子生物学检测方法[43,44]

1. PCR 方法　本方法是根据 cagA 或 vacA 基因序列设计引物，对组织中的 H. pylori 进行检测，根据 PCR 产物的有无判断所感染的菌是否为产毒菌。PCR 技术特异性强，灵敏性高，对原材料要求低。但该技术易出现非特异性扩增，复制的不忠实性，标本污染导致假阳性等问题。应建立规范化技术程序和质控体系以保证结果的可靠性。

2. 原位杂交　利用 cagA 或 vacA 基因的序列作为探针，进行杂交，根据杂交信号判断是否为产毒菌感染。原位杂交对实验用的器材要求较高，清洁处理后还需用 RNA 酶抑制剂——DEPC 处理，以抑制无处不在的 RNA 酶。一般要求组织标本取材后直接置入液氮中，冰冻切片后浸入 4% 多聚甲醛中 10 分钟，空气干燥后 -70℃ 保存。

四、展望

CagA 蛋白和 VacA 蛋白是 H. pylori 的主要致病因素，更好地理解 H. pylori 毒素的结构及其作用机制对阐明胃癌的发病机制、更好地防治胃癌有重要意义。目前虽对其作用机制有所了解，但其具体作用机理，特别是 CagA 及 cagA 在 VacA 表达及黏膜损伤中所起的作用仍有待进一步研究。口服纯化的 VacA 可减轻 H. pylori 毒力株对小鼠胃黏膜的攻击，说明 VacA 有免疫原性，可能成为预防 H. pylori 感染的疫苗。但重组的 VacA 却没有生物活性，提示 VacA 在体内有构象变化。随着这方面研究深入，VacA 构象问题的解决，VacA 有可能成为预防 H. pylori 感染的有效组分疫苗。

参考文献

1　Warren JR，Marshall B，Normrre L，et al. Unidentified curved bacilli on gastric epithelium in active chronic gastritis. Lancet，1983，2：1273

2　Cheung TK，Wong BC. Treatment of Helicobacter pylori and prevention of gastric cancer. J Dig Dis，2008，9（1）：8～13

3　Leunk RD，Johnson PT，David BC，et al. Cytotoxin activity in broth – culture filtrates of Campylobacter pylori. J Med Microbiol，1988，26：93

4　Cover TL，Dooley CP，Blaser MJ. Characterization of and human serologic response to proteins in Helicobacter pylori broth culture supernatants with vacuolizing cytotoxin activity. Infect Immun，1990，58：603

5　Cover TL，Blser MJ. Purification and characterization of the vacuotion toxin from Helicobacter pylori. J Biol Chem，1992，267：10570

6　Telford JL，Ghiara P，Dell'Orco M，et al. Gene structure of the Helicobacter pylori cytotoxin and evidence of its key role in gastric disease. J Exp Med，1994，179：1653

7　Lupetti P，Heuser JE，Manetti R，et al. Oligomeric and subunit structure of the Helicobacter pylori vacuolating cytotoxin. J Cell Biol，1996，133：801

8　Phadnis SH，Ilver D，Janzon L，et al. Pathological significance and molecular characterization of the vacuolating toxin gene of Helicobacter pylori. Infect Immun，1994，62：1557

9　Schmitt W，Haas R. Genetic analysis of the Helicobacter pylori vacuolating cytotoxin：structural similarities with the IgA protease type of exported protein. Mol Microbiol，1994，12（2）：307

10　Telford JL，Ghiara P，Deddorco M，et al. Gene structure of the Helicobacter pylori cytotoxin and evidence of its key role in gastric disease. J Exp Med，1994，179：1635

11　Cover TL，Tummuru MK，Cao P，et al. Divergence of genetic sequences for the vacuolating cytotoxin among Helicobacter pylori strains. J Biol Chenm，1994，269：10566

12　Atherton JC，Cao Ping，Peek RM，et al. Mosaicism in vacuolating cytotoxin alleles of Helicobacter pylori. J Bio Chem，1996，270：17771

13　Tummuru MKR，Cover TL，Blaser MJ. Cloning and expression of a high – molecular – mass major antigen of Helico-

bacter pylori：evidence of linkage to cytotoxin production. Infect Immune, 1993, 61：1799

14　Covacci A, Censini S, Bugnoli M, et al. Molecular characterization of the 128 – kDa immunodominant antigen of *Helicobacter pylori* associated with cytotoxicity and duodenal ulcer. Proc Natl Acad Sci USA, 1993, 90：5791

15　Garner JA, Cover TL. Analysis of genetic diversity in cytotoxin – producing and non – cytotoxin – Producing *Helicobacter pylori* strains. J Infect Dis, 1995, 172：290

16　Xiang Z, Censini S, Bayeli PF, et al. Analysis of expression of CagA and VacA virulence factors in 43 strains of *Helicobacter pylori* reveals that clinical isolates can be divided into two major types and that CagA is not necessary for expression of the vacuolating cytotoxin. Infect Immun, 1995, 63：94

17　Censini S, Lange C, Xiang Z, et al. Cag, a pathogenicity island of *Helicobacter pylori*, encodes type Ⅰ – specific and disease – associated virulence factors. Proc Natl Acad Sci Usa, 1996, 93：14648 ~ 14653

18　Akopyants NS, Clifton SW, Kersulyte D, et al. analyses of the cag pathogenicity island of *Helicobacter pylori*. Mol Microbiol, 1998, 28：37 ~ 53

19　McGee DJ, May CA, Garner RM, et al. Isolation of *Helicobacter pylori* genes that modulate urease activity. J Bacteriol, 1999, 181：2477 ~ 2484

20　Segal ED, Lange C, Covacci A, et al. Induction of host signal transduction pathways by *Helicobacter pylori*. Proc Natl Acad Sci USA, 1997, 94：7595 ~ 7599

21　崔梅花，胡伏莲. 幽门螺杆菌的致病因子. 世界华人消化杂志, 2003, 11（12）：1993 ~ 1996

22　孙兆金，胡伏莲. 幽门螺杆菌培养上清液诱发鼠胃黏膜组织学损伤的研究. 胃肠病学和肝胆病学杂志, 1998, 7（3）：219

23　Zeaiter Z, Huynh HQ, Kanyo R, et al. CagA of *Helicobacter pylori* alters the expression and cellular distribution of host proteins involved in cell signaling. FEMS Microbiol Lett, 2008, 288（2）：227 ~ 234

24　Hirai M, Azuma T, Ito S, et al. High prevalence of neutralizing activity to *Helicobacter pylori* cytotoxin in serum of gastic – carcinoma patients. Int J Cancer, 1994, 56：56

25　Fox JG, Correa P, Taylor NS, et al. High prevalence and persistence of cytotoxin – positive *Helicobacter pylori* strains in a population with high prevalence of atrophic gastritis. Am J Gastroenterol, 1992, 87：1554

26　郭飞，胡伏莲，贾博琦. 幽门螺杆菌毒素对胃黏膜细胞系 c – met，c – myc 基因表达的影响. 中华消化杂志, 1999, 19（1）：92 ~ 93

27　Catrenich CE, Chestnut MH. Character and origin of vacuoles induced in mammalian cell by the cytotoxin of *Helicobacter pylori*. J Med Microbiol, 1992, 37：389

28　Ricci V, Sommi P, Cova E, et al. Na^+, K^+ – ATPase of gastric cells – a target of *Helicobacter pylori* cytotoxic activity. FEBS Lett, 1993, 334：158

29　Cover TL, Reddy LY, Blser MJ. Effect of ATPase inhibitors on the response of Hela cells to *Helicobacter pylori* vacuolating toxin. Infect Immun, 1993, 61：1427

30　Weel JF, Van der Hulst RW, Gerrits Y, et al. The interrelationship between cytotoxin – associated gene A, vacuolating cytotoxin, and *Helicobacter pylori* – related diseases. J Infect Dis, 1996, 173：1171

31　Crabtree JE, Wyatt JI, Sobala GM, et al. Systemic and mucosal humoral responses to *Helicobacter pylori* in gastric cancer. Gut, 1993, 34：1339

32　Yamaoka Y, Kato M, Asaka M. Geographic differences in gastric cancer incidence can be explained by differences between *Helicobacter pylori* strains. Intern Med, 2008, 47（12）：1077 ~ 1083

33　Mitchell HM, Hazell SL, Li YY, et al. Serological response to specific *Helicobacter pylori* antigens：antibody against CagA antigen is not predictive of gastric cancer in a developing country. Am J Gastroenterol, 1996, 91：1785 ~ 1788

33　Yang H, Wu SV, Pichuantes S, et al. High prevalence of cagA – positive strains in *Helicobacter pylori* – infected, healthy, young Chinese adults. J Gastroenterol Hepatol, 1999, 14：476 ~ 480

34　Wong BC, Lam SK, Ching CK, et al. Seroprevalence of cytotocin – associated gene A positive *Helicobacter pylori* strains in Changle, an area with very high prevalence of gastric cancer in south China. Aliment Pharmacol Ther, 1999, 13：1295 ~ 1302

35　张联，江骥，潘凯枫，等. 胃癌高发区 cagA + 幽门螺杆菌的感染. 华人消化杂志, 1998, 6：40 ~ 41

36　Chiara P, Marchetti M, Blaser MJ, et al. Role of the *Helicobacter pylori* virulence factors vacuolating cytotoxin, CagA, and urease in a mouse model of disease. Infect Immun, 1995, 63: 4154

37　Crabtree JE, Xiang Z, Lindley IJ, et al. Induction of interleukin − 8 secretion from gastric epithelial cells by a cagA negative isogenic mutant of *Helicobacter pylori*. J Clin Pathol, 1995, 48: 967

38　Peek RM, Millker GG, Tham KT, et al. Heightened inflammtory response and cytokine expression in vivo to cagA⁺ *Helicobacter pylori* strains. Lab Invest, 1995, 73: 760

39　Solcia E, Villani L, Fiocca R, et al. Effects of eradication of *Helicobacter pylori* on gastritis in duodinal ulcer patients. Scand J Gastroenterol, 1994, 201: 28

40　Cover TL, Cao P, Murthy UK, et al. Serum neutralizing antibody response to the vacuolating cytotoxin of *Helicobacter pylori*. J Clin Invest, 1992, 90: 913

41　Ching CK, Wong BC, Kwok E, et al. Prevalence of CagA − bearing *Helicobacter pylori* strains detected by the anti − CagA assay in patients with peptic ulcer disease and in controls. Am J Gastroenterol, 1996, 91: 949

42　Klaamas K, Held M, Wadstrom T, et al. IgG immune response to *Helicobacter pylori* antigens in patients with gastric cancer as defined by ELISA and innunoblotting. Int J Cancer, 1996, 67: 1

43　Peek RM, Miller GG, Tham KT, et al. Detection of *Helicobacter pylori* gene expression in human gastric mucosa. J Clin Microbiol, 1995, 33: 28

44　Owen RJ, Hurtado A, Banatvala N, et al. Conservation of the cytotoxing − associated (cagA) gene of *Helicobacter pylori* and investigation of association with vacuolating − cytotoxin activity and gastroduodenal diseases. FEMS − Immunol − Med − Microbiol, 1994, 9: 307

第八章　幽门螺杆菌的基因组研究

吴凯宇　张振华　郭晓奎

上海交通大学医学院

幽门螺杆菌（*Helicobacter pylori*，下称 *H. pylori*）是人类致病菌中最常见的一种，它是慢性浅表性胃炎、消化性溃疡的主要致病因子，并且与胃癌和黏膜相关性淋巴组织淋巴瘤的发生相关。世界上有近一半的人感染 *H. pylori*，它的普遍性、医学的重要性和独特的遗传现象使其越来越受到研究者的重视。自从 1991 年以来，有关微生物研究的出版物中，与 *H. pylori* 相关的占 6.6%，而且，其每年的出版数量都是成倍增长。自 1995 年第一个微生物流感嗜血杆菌的基因组全序列被测定以来，已有两株 *H. pylori* 的基因组全序列被测定。

一、幽门螺杆菌基因组结构

（一）基因组的一般特征

20 世纪 90 年代早期，脉冲凝胶电泳和限制性酶切成为研究微生物基因组结构的有力工具。通过两种限制性酶 *Not* I 和 *Nru* I，Taloy 等人首先报道了 *H. pylori* 分离株 UA802 的基因组图谱（1.7Mbp）。根据 11 株菌得到的数据，*H. pylori* 的基因组大小变化范围为 1.6 ~ 1.73 Mbp，平均大小为 1.67 Mbp。另外，通过 COS 质粒建立了 NCTC11638 的高精度物理基因图谱。后来，又构建了 UA861、NCTC11637 和 NCTC11639 三株菌的物理基因图谱。

1997 年，*H. pylori*26695 株的基因组全序列测定完成，使得人们更清楚地了解 *H. pylori* 基因组的结构，并对其致病性、酸耐受性及抗药性等作进一步深入研究。

表 8 - 1　幽门螺杆菌基因组的一般特征

一般特征	
编码区	(91.0%)
稳定 RNA	(0.7%)
非编码重复序列	(2.3%)
基因间序列	(6.0%)
RNA	
核糖体 RNA	
23S - 5S	445306 - 448642bp
23S - 5S	1473557 - 1473919bp
16S	1209082 - 1207584bp
16S	1511138 - 1512635bp
5S	448041 - 448618bp
转移 RNA	
36 种（7 簇，12 个单个基因）	
结构 RNA	
1 种（ssrD）	629845 - 630124bp
DNA	
插入序列	
IS605 13 拷贝	
IS606　4 拷贝	
独特的 G + C 区	相关基因
1 区（33% G + C）452 - 479kb	IS605，5SRNA 和 virB4
2 区（35% G + C）539 - 579kb	cagPAI
3 区（33% G + C）1049 - 1071kb	IS605，5SRNA 和
4 区（43% G + C）1264 - 1276kb	β 和 β′RNA 聚合酶，EF - G（fusA）
5 区（33% G + C）1590 - 1602kb	两个限制/修饰系统
编码序列	
1590 个	编码序列
1091 个	与数据库中已知功能的基因相似
499 个	数据库中无匹配

H. pylori 26695 染色体为环状，大小为 1667867 个碱基对，平均 G + C 含量为 39%。基因组中有 5 个 G + C 含量相差很大的区域。其中两个含有 1 个或多个 IS605 拷贝，两侧为 5SrRNA 序列和 521bp 的重复序列（重复序列 7）。另有一个区域为 Cag - PAI，两边是 31 - bp 直接重复序列，它可能是由菌株间基因转移导致。

RNA 和重复单元　通过 tRNA - SE，确定了 36 种 tRNA，它们组成 7 个基因簇和 12 个单个基因。两套分离的 23S - 5S 和 16SrRNA 基因被确定，还有一个孤立的 5S 基因和一个结构 RNA 基因。与每一个 23S - 5S 基因簇相连的是一个 6kb 的重复序列，它含有一个可能的操纵子，但在数据库中没有与之匹配的基因。

染色体中有 8 个长度在 0.47 ~ 3.8kb 的重复序列家族，重复序列 7 在 I 基因间的区域，而其他的与编码序列相连，可能代表基因复制。重复序列 1、2、3 和 6 与编码外膜蛋白（OMP）的基因相连。

基因组中有两个不同的插入序列。IS605 有 5 个全长拷贝，IS606 有 2 个。此外，IS605 的部分拷贝有 8 个，IS606 有 2 个。两个序列都编码转座酶（TnpA 和 TnpB）。IS606 与 IS605 的核苷酸序列的相似性低于 50%，氨基酸序列低于 29%。IS606 TnpB 的两个拷贝可能由于移码突变而失活。

复制起始点　在 H. pylori 基因组中，没有找到一个典型的真细菌复制起始点，只能人为地认定一个 7 - mer 重复序列，$(AGTGATT)_{26}$ 的首个碱基为复制起始点，因为它在阅读框中引起翻译终止，而且该重复 DNA 不可能含有编码序列。

开放阅读框　在基因组中已经确定了 1590 个开放阅读框（ORFs），平均大小为 945bp，这与其他原核生物相似。其中，有大于 70% 的预测蛋白，其计算的 pI 大于 7.0，而流感嗜血杆菌和大肠杆菌只有 40%。在 H. pylori 中，精氨酸和赖氨酸的出现频率是流感嗜血杆菌和大肠杆菌的两倍，这也反映 H. pylori 对胃部酸性环境的适应。

（二）两株幽门螺杆菌基因组序列的比较

H. pylori 26695 株和 J99 株是从美国两个地理隔离的区域分离到的，它们都是 cagA$^+$ 和 vacA$^+$。两株菌的基因组全序列的测定使得研究者可以第一次直接比较 H. pylori 的一般特征。表 8 - 2 列出了两株 H. pylori 比较的主要特征。两株菌的基因组都在 1.6 ~ 1.73Mbp 之间，H. pylori 26695 株比 H. pylori J99 株的基因组长大约 24kb。两个基因组有相同的 GC 含量（39%）。H. pylori 26695 株和 J99 株分别含有 1590 和 1495 个开放阅读框（ORF）。两个基因组中有 2/3 的基因与数据库中已知功能的基因相似，1/5 还未知其功能，1/4 为 H. pylori 特异性。两株菌有 1398 个相同的开放阅读框，其中约 50 显示出 >96% 的氨基酸序列相似性。J99 有 89 个菌株特异 ORFs，26695 株有 117 个，其中 46% ~48% 位于 H. pylori 的菌株特异 DNA 区，称为"可塑区"。在 J99 菌株中可塑区是一个连续的序列，而在 29965 株中，它被一个长度约 600kb 的插入序列分成了两个部分。

表 8 - 2　幽门螺杆菌比较的主要特征

基因组特征	J99 株	26695 株
大小	1643831bp	1667867bp
(G + C)%	39%	39%
预测的 ORFs	1495	1590
可预测功能的 ORFs	875	895
未知功能的 ORFs	275	290
H. pylori 特有的 ORFs	345	367
共同的 ORFs	1406	1406
株特有的 ORFs	89	117

（三）基因组结构的独特性

H. pylori 基因组结构的第一个特征是基因组中约 1% 编码一个由 32 个外膜蛋白组成的蛋白家族，并且两株菌都有这种特征。这一家族的一些蛋白，称细胞外膜孔道蛋白（porins），它可能在抗生素敏感性方面起重要作用。H. pylori CCUG17875 株的 babA2 编码 BabA 蛋白（外膜蛋白家族的一员），已有报道其在 H. pylori 对由黏附素调节的 Lewis 血型抗原的黏附过程中起作用。因此，这些外膜蛋白在 H. pylori 与宿主相互关系中起作用，从而影响 H. pylori 的致病性。

第二个特征是 H. pylori 含有 20 个以上与 DNA 限制和修饰系统相关的同系物，有Ⅰ型、Ⅱ型、Ⅲ型系统。在两株菌中，这些系统有微小的差异。例如，H. pylori J99 株有两套独特的 DNA 限制/修饰系统，现在这些酶的作用仍不清楚，它们可能与胞内或胞外 DNA 降解有关，或它们是激活

DNA 重组所必需的。

第三个特征是可塑区，一个含有46% ~48%菌株特异序列，在 *H. pylori* 基因组中被确定。可塑区在 J99 中是连续区域，而在 26695 中被 600kb 的插入序列分成两个部分。许多可塑区被注释的基因，并非与致病性有关，而与限制/修饰酶同源。这一独特的区域需进一步研究。

最后一个特征，在 *H. pylori* 基因编码的与 LPS 生物合成有关的或与 DNA 限制/修饰系统相关的细胞表面相关蛋白和酶中，其基因出现的同源多聚体和二核苷酸重复区的频率较高。26695 和 J99 的 26 个基因都含有这样的重复区。这些序列可能通过链滑动错配机制来调节某一基因的开关，这样引起相变。然而是否 *H. pylori* 所有这些基因都有这样的功能还不清楚。

二、幽门螺杆菌基因组的多样性

早期的 *H. pylori* 基因组研究，显示在不同的 *H. pylori* 菌株中有广泛的核苷酸序列差异。有一些证据可以证实这一概念：①菌株之间的基因顺序不能完全被确定。②从不同病人分离到的 *H. pylori* 显示出限制性片段长度多态指纹图谱。③以目标基因组序列多样性为依据的方法，包括 PCR、寡核苷酸指纹图谱和 repetitive – element PCR，能有效鉴别临床分离菌株。这些结果证明菌株之间基因组存在明显的核苷酸序列多样性。

两株 *H. pylori* 的基因组全序列的测定使研究者能直接比较不同菌株之间的基因组结构。两个基因组中约 85% 的基因有相同的相邻基因，仅 1.8% 的基因在一侧有相同的相邻基因，而在另一侧没有相同的基因。此外，两个基因组中存在 9 个保守的基因簇，它们含有的基因数量大于 50，因此两株菌有 46% 的基因相同。最近，一些其他的研究工作也显示特异基因的顺序在菌株间具有保守性，如 cag 区（*cag* – PAI）的 40 个基因的顺序表现出保守性。而且，通过 PCR 分析 14 株菌，发现一个基因簇含有至少 4 个基因，它们以 *ftsH* – *pss* – *copAP* 为序排列并具有保守性。在这个基因簇中，*ftsH* 编码与各种细胞活性相关的金属蛋白酶（metalloprotease）；*pss* 编码与生物合成相关的磷脂酰丝氨酸合成酶；*copA* 编码与 *H. pylori* 的铜离子输出相关的 P 型 ATP 酶。剔除这三个基因，显示 *ftsH* 和 *pss* 对细胞的活力至关重要。最近，Beier 等人提出这些基因和其他的上游基因，即编码鞭毛运动蛋白的 *cheY* 和编码热休克蛋白（Hsp）的 *hsm*，可能构成一个操纵子单元，通过对环境压力（如温度上升和铜离子浓度增加）的反应来调节。因此，一些基因区域和操纵元在细菌进化过程中由于选择压力而具有保守性。

基因组多样性和两株菌基因组结构的保守性之间的矛盾如何解释？Alm 等人解释两株菌之间的序列差异性主要位于三联密码子的第三个位置，由此而造成了因限制性长度多态、repetitive – element PCR 和 PCR 而出现的基因组之间的差异性。然而，这种基因序列差异不能被翻译成蛋白质序列，例如，对于两株菌有相同功能的 310 个蛋白质其序列的相似性大于 98% ，而只有 8 个基因其核苷酸序列相似性大于 98% 。而且两个染色体的同源区的基因顺序可由人工插入和/或转换 J99 基因组中序列从 1 ~ 83kb 的 10 个部分。这些数据表明 *H. pylori* 进化的多样性。菌株间基因顺序的不同可由插入和/或转换某些染色体组分，这由各种插入序列（IS）调节。在 J99 和 26695 中这些可能的重排区的终点大多位于基因间的区域，并经常与插入序列、重复序列或在一条或多条染色体上限制/修饰基因相关。另一方面，两株 *H. pylori* 的菌株特异区域有较低的 G + C 含量，并且也与 26695 中 IS605 单元相关，可由菌株间 DNA 的水平转移得到

最近的一些 *H. pylori* 研究进展证实了重组在 *H. pylori* 的基因组多样性和进化方面具有重要作用。因此，水平基因转移并发生重组促进了 *H. pylori* 菌株的遗传多样性。然而，值得注意的是突变也是遗传多样性的一个重要因素。

生物体对抵抗外界环境的变化，可以通过改变其遗传物质（如通过突变或水平基因转移），如大肠杆菌中存在 *oxyR*、*crp*、*rpoH*、*lexA* 基因，但 *H. pylori* 缺乏这些基因，而且 *H. pylori* 也缺乏严谨反应。这些都说明 *H. pylori* 在基因转录水平调节以适应环境变化比大肠杆菌频率低，因此 *H. pylori*

采用 DNA 突变来适应环境变化。在 *H. pylori* 中，有 27 个基因被确定含简单核苷酸重复单元，包括编码外膜蛋白基因，与 LPS 生物合成相关的组成部分基因、DNA 限制/修饰系统基因，这些简单核苷酸重复单元为突变热点，因为很容易发生移码突变。这使得 *H. pylori* 某些基因处于开启或关闭状态的频率变换较高，使其通过表型变化在宿主相互作用中更具选择优势。

三、幽门螺杆菌的功能基因

在过去的 10 几年里，除了由两株 *H. pylori* 菌株的基因组序列测定完成后注释的基因，有相当数量的 *H. pylori* 基因被克隆和确定功能，现已报道确定其功能的基因数已超过 60。表 8 - 3 列出了其中一些主要的基因。其选择的标准包括：①基因完整的核苷酸序列确定；②其功能已由试验证实。下面，我们将在与 *H. pylori* 致病性方面所得到的一些相关发现作一简要概述。

表 8 - 3　幽门螺杆菌的功能基因

基因	功　能	参考文献
abcABCD	与尿素酶相关的 ABC 转运体	3
AmiE	氨代谢	4
babA/B	黏附素	5
CagA	毒力相关蛋白	6，7
cag I	Cag – PAI，IL – 8	8
cag II	Cag – PAI，IL – 8	9
CdrA	细胞分裂	10
chey	细胞运动	11
coA – TA	CoA 转移酶 A 亚基	12
coA – TB	CoA 转移酶 B 亚基	12
CopAP	Cu^{2+} 转运	13，14
DapE	N – succinyl – L – diaminopimelic acid　desuccinylase	15
flaA/B	鞭毛蛋白 A/B	16，17
FlaA	鞭毛蛋白 A/B 表达调控蛋白	18
FlgE	鞭毛 – 锚定蛋白（钩）	19
fliI	鞭毛	20
FrdCAB	厌氧条件下能量的产生	21
FtsH	金属蛋白酶	22
FucT	α1，3 – 海藻糖苷转移酶	23，24
FucT2	α1，2 – 海藻糖苷转移酶	25
fur	转录抑制蛋白	26
Gale	UDP – 半乳糖 – 4 – 差向异构酶	27
GyrA	DNA 复制	28
HpaA	鞭毛鞘蛋白	29，30，31
Hpn	Ni^{2+} 结合	32
*hsp*60	热休克蛋白	33

基因	功　　能	参考文献
HspA	分子伴娘蛋白，Ni^{2+} 转运	34
HspB	分子伴娘蛋白	34
KatA	过氧化氢酶	19
NixA	Ni^{2+} 转运	35
oorDABC operon	氧化还原酶	36
orf2comB123	基因转化	37
pfr	金属抗性	38
PicB	IL－8	39
porCDAB operon	丙酮酸盐：黄素氧化还原酶	36
pss	磷脂酰丝氨酸合成酶	40
RecA	同源重组	41，42
RexA	NADPH 硝基还原酶	43
RibBA	离子捕获	44
sod	超氧化物歧化酶	45
ureA/B	尿素酶结构基因	46，47
UreC	磷酸葡萄糖胺突变酶	47，48
UreD	未知	47
ureEFGHI	尿素酶活性	49，50
UvrB	DNA 损伤修复	51
VacA	空泡毒素	52，53，54，55
23S/5S rRNA genes	蛋白质合成	56
wbcJ	LPS 合成	57

（一）酸性环境下的存活

　　H. pylori 能在胃上皮组织的表面定植。对于定植来说，致病菌须穿过极酸（pH 小于 2）的黏液层。*H. pylori* 通过进化来克服这一障碍的机制是产生高效的尿素酶。尿素酶对 *H. pylori* 在胃内生存的重要性已由动物模型证实。Eaton 等人报道尿素酶阴性的突变株不能在无菌的小猪胃中定植。同样，*ureB* 突变株不能在鼠胃中定植。尿素酶的一个保护性作用可能是从胃液的尿素中产生氨。氨能中和胃酸，因此使得 *H. pylori* 能够安全的穿过黏膜层而到达胃上皮细胞表面。而且，根据尿素酶缺陷性突变株不能定植于中性的无菌小猪，可以认为氨也可以作为合成氨基酸的氮源。最近，*glnA* 的功能已被确定，它编码谷氨酸合成酶。*glnA* 的突变直接导致 *H. pylori* 失去活力，进一步说明氨的吸收对 *H. pylori* 的成功定植于胃黏膜至关重要。

　　一个具催化活性的尿素酶需要至少有 7 个 *H. pylori* 的基因产物。*ureA* 和 *ureB* 编码两个结构亚单位，组成一个分子量 550kDa 的多聚脱辅基酶蛋白。其他 5 个基因（*ureE*、*ureF*、*ureG*、*ureH* 和 *ureI*）编码与镍离子结合到多聚脱辅基酶蛋白有关的辅助蛋白。然而最近一项研究表明 *ureI* 并非酶的生物合成所必须，而对 *H. pylori* SS1 菌株在鼠模型中的体内生存非常重要。尿素酶可位于 *H. pylori* 的细胞质、细胞壁的周浆间隙和细胞表面。细胞内和细胞表面结合的尿素酶对 *H. pylori* 能在酸性环境中生存都非常重要。尿素酶是如何定位于细胞表面似乎有些争论。一种机制为某些

H. pylori 释放的尿素酶又被其他细胞吸收到其表面。相反，Vanet 和 Labigne 认为这可能是特异性的分泌导致。

因为镍离子的存在对尿素酶的活性非常重要，所以 *H. pylori* 细胞内镍离子浓度处于严格的调控状态。一些与镍离子转移和结合相关的基因，包括 *nixA*，一个 ABC 转运子、一个 P 型 ATP 酶、*hspA* 和 *Hpn* 等，已经被确定。NixA 由 308 个氨基酸组成，是一个膜结合的，高亲和性的镍转运蛋白。在保守的 Asp - Glu - His 残基区进行定点突变，可明显降低或阻止 Ni^{2+} 的吸收，说明这些残基对 NixA 的功能非常关键。ABC 转运子操纵元可能由 4 个基因组成（*abcABCD*），它已被证实在尿素酶活性中起非常重要的作用。*nixA*、*abcC* 或 *abcD* 的插入突变株，其尿素酶的活性明显降低（42% ~ 72%），而 *nixA* 和 *abcC* 的双突变株的尿素酶活性则完全被抑制。由于突变株中尿素酶合成未受抑制，因此这些效应是由镍离子的失去而导致的。同样，剔除膜结合 P 型 ATP 酶也可以抑制尿素酶的活性。另外一个 *H. pylori* 基因，*hsp* 与 Ni^{2+} 的转运有关。基因 *Hpn* 编码一富含组氨酸的二价离子结合蛋白，分子量为 7.1kDa。其具体的功能现在还不清楚，因为其突变后并不改变尿素酶的活性。

除尿素酶之外，其他一些基因也与 *H. pylori* 的酸耐受性有关。*hsp70* 编码 DnaK 相关蛋白，其转录和表达（pH2.0）和 GroEL 样 Hsp60 的产物一样，受到酸休克的正调节。两个表面蛋白 Hsp70 和 Hsp60 的增强表达与受体结合特异性的启动相联系。因此这些蛋白可能通过加快 *H. pylori* 与胃黏膜的黏附而保护 *H. pylori*。而且，编码重组酶的 *recA* 和编码烯醇酶的 *eno* 基因组成的区域也与 *H. pylori* 抗低 pH 有关。抑制 *recA* 基因可产生较野生型菌株对 pH4.0 敏感 10 倍的致死的突变株。这一现象与尿素酶的存在无关，说明 *recA* 的保护机制可能是修复 DNA 损伤，而并非由尿素酶调节。最近一项研究显示 LPSs 在 *H. pylori* 抗酸中也起重要作用。该基因可能是与 GDP - 甘露糖转变为 GDP - 海藻糖有关，即 *wbcJ*，在转录水平上由低 pH（pH4.0）正调节。

（二）空泡毒素

空泡毒素（VacA）是由 *H. pylori* 的 *vacA* 基因编码，它被认为是该致病菌的主要毒力因子。新合成的 VacA 为 139 ~ 140kDa，有三个结构域：信号序列，分泌的细胞毒素（ ~ 90kDa）和细胞结合结构域（ ~ 47kDa）。分泌的 VacA 分子分裂为 N 端部分（ ~ 37kDa）和 C 端部分（ ~ 58kDa），由非共价间连接。VacA 可能是 AB - 型毒素，B 亚基（C 端部分 58kDa）主要与细胞表面结合和 A 亚基（N 端部分 37kDa）的膜转位至细胞质有关。纯化的 95kDa VacA 形成同源寡聚复合物，用电子显微镜和三维重建观察呈花状。已有两种模型解释 VacA 的寡聚体结构。第一种模型，这一寡聚体含有 6 或 7 个 95kDa 多肽拷贝。第二种模型，12 或 14 个 95kDa 多肽拷贝组合成两个连锁的 6 单元序列。

VacA 诱导上皮细胞的空泡化的机制还不清楚。短时间处于低于 pH 值 1.5 的酸性环境可以激活其细胞毒性，可能是由于构像发生改变。VacA 寡聚体被 pH 值 3.0 的酸解离成单体，可以说明它激活的重要特征。靶细胞的空泡可由内在化的 VacA 或细胞质 VacA 诱导，而细胞质 VacA 可由显微注射或携带 *vacA* 的重组质粒获得，这说明该毒素在细胞浆中具有活性。当 VacA 与含有卵磷脂的脂质体孵育时，它的 37 - 和 58kDa 亚基都能插入到脂双层中。VacA 也能优先结合到与胞浆膜外层相似的不含卵磷脂的脂质体上，说明 VacA 是从浆膜转位。宿主的也可影响 VacA 的空泡化毒性。空泡型 ATP 酶和 GTP 酶蛋白 - Rab7，它们的存在对空泡化活性非常重要。由 VacA 引起的空泡也包含溶酶体膜蛋白，如 Lgp110。这一结果说明 VacA 可诱导一混合的内吞溶酶小泡的形成。在人胃癌细胞系（AZ - 521 和 AGS）存在的膜结合的 140kDa 蛋白已被确定为靶细胞结合 VacA 的可能受体，因为该蛋白通过抗 VacA 的抗体与 VacA 发生免疫沉淀反应。另外，Seto 等人报道由 VacA 诱导的较大的空泡的形成可被抗表皮生长因子受体的抗体抑制；VacA 的 37kDa 和 58kDa 部分能与表皮生长因子受体结合已由免疫沉淀反应证实。因此 VacA 可通过由表皮生长因子受体调节的内吞作用进入细胞。总之，现有的证据表明在酸性环境下，VacA 的多聚体解离成单体，单体结合宿主细胞表面（可能为 140kDa 蛋白或表皮生长因子受体）。结果，结合的 VacA 可能通过内吞作用内在化，并转移到细胞质，在那里经宿主因子如 V 型 ATP 酶和 Rab7 的帮助，诱导内源的溶酶体融合。

H. pylori 分离株可被分为 Tox$^+$ 和 Tox$^-$ 株，Tox$^+$ 株可在体外诱导 HeLa 细胞发生空泡化。尽管所有的分离株都有编码 VacA 的基因（vacA），但只有大约 50% 的 H. pylori 分离株为 Tox$^+$。Tox$^+$ 株和其超声波处理的上清液能诱导鼠胃上皮细胞严重损伤，而 Tox$^-$ 株、Tox$^+$ 的 vacA 缺陷突变株却不能。细胞毒性的差异与不同菌株独特的基因型有关，可认为是遗传变异。Tox$^+$ 和 Tox$^-$ 菌株的 vacA 基因在同型中核苷酸序列和氨基酸水平较异型表现出更高的序列相同性，特别是在 C 端 85kDa 部分中的 250 - aa 区。5 个特征性的基元，包括 s1a、s1b、s2（从信号序列区衍生）、m1 和 m2（从 vacA 中间区衍生），在 vacA 序列中已被确定。大多数菌株含有 s1a/m2 vacA 型，在体外试验表现较高的空泡化活性。而 s1/m2 和 s2/m2 菌株只有较低或没有细胞毒活性。VacA 的浓度对这种差异也有影响，如 Tox$^+$ 株的细胞中比 Tox$^-$ 株的含有更多的 VacA。Tox$^-$ 株细胞浆和上清液中较低浓度的 VacA 可能是由于 Tox$^-$ 的 vacA 基因转录水平较低。Tox$^-$ 的 vacA 基因低转录并不依赖启动子，这说明该效应由其他因子调节。和 Tox$^+$ 的 VacA 一样，Tox$^-$ 的细胞毒素也表达、分泌并形成寡聚体复合物，然后在酸性条件下解离。由携带有 vacA 的转的质粒表达的 Tox$^-$ VacA 对 HeLa 细胞同样有毒性，说明细胞毒性的丢失是由毒素不能到达其细胞靶位点，而这又因其不能内化和转移到细胞内。H. pylori 95 - 54 株的 s1/m2 毒素可诱导 RK - 13 细胞和从人胃活检标本衍生的人黏附性细胞发生空泡化，而不能诱导 HeLa，从而证实了前面的说法，这一现象是由于 RK - 13 细胞表面有 s1/m2 特异性受体存在，而 HeLa 细胞中没有。Pagliaccia 等人指出，VacA 的 m2 形式在 H. pylori 感染中起较为重要的致病作用。

（三）Cag - PAI

细胞毒素相关基因 A（cagA）编码一 120kDa 蛋白（CagA），暴露于细胞表面且为抗原决定族。大约 45% 的 H. pylori 菌株既可产生 CagA 又可产生 VacA。H. pylori 的 CagA 的表达与消化性溃疡程度相关。根据 cagA$^+$vacA$^+$，H. pylori 临床分离株可以分成两型，I 型的表现型为 cagA$^+$vacA$^+$，而 II 型不具有该表现型。I 型较 II 型可能和疾病严重程度的关系更为密切。然而，在某些情况下 CagA 和临床症状没有必然的联系。而且 cagA 的失活并不改变起空泡化的细胞毒性，并且在定植、胃上皮组织伤口的诱导、引起感的小鼠炎症反应或上皮细胞产生 IL - 8 等方面都没有重要作用。cagA 其具体的病理作用和其基因产物仍不是很清楚。一般认为 CagA 的存在仅说明 H. pylori 菌株的毒力增加。另一方面，Karita 等人报道，CagA 的表达在短暂酸休克（5 分钟）之后达到最大。由 pH6.0 正调节 CagA 能减弱 H. pylori 在 pH3.0 时的存活能力，因为 pH3.0 能杀死 cagA$^+$ 的细胞比其 cagA$^-$ 突变株更有效。而且，加入重组 CagA 和大肠杆菌突变热稳定肠毒素能有效保护 H. pylori 的重复感染。并且，在一些 H. pylori 菌株中也出现 cagA 的序列变异，cagA 的型别可能与胃萎缩的程度有关。因此，这一特殊蛋白在 H. pylori 感染中的具体作用还需要进一步研究。

1996 年，Censini 等人在 I 型菌株的染色体上确定了一含有 cagA 的 40kb 区域为毒力岛——cagA - PAI。在 H. pylori CCUG17874 中，cagA - PAI 可以分为两个区，即 cagA I 和 cagA II，是由于边缘为 IS605 的介入序列或 IS605 的插入引起的。最近 Akopyants 等人研究了 cagA II 的特征，它含有 15 个预测的开放阅读框（ORFs）。在 H. pylori 26695 和 J99 菌株中都有 cagA - PAI。cagA - PAI 的基因组成非常保守。由这些基因编码的蛋白质含有的基元在其他细菌的蛋白中也都存在，如移位酶，传感器，透性酶和与菌毛和鞭毛装配相关的蛋白。值得注意的是，cagA - PAI 中一些 ORFs 编码的蛋白与根癌土壤杆菌（Agrobacterium tumefaciens）中转移 DNA 的蛋白、百日咳鲍氏杆菌的百日咳毒素等非常相似。cagA - PAI 中许多基因与胃上皮细胞 IL - 8 的介导和酪氨酸磷酸化作用有关，说明了 cagA - PAI 对 H. pylori 的毒力的影响。cagA - PAI 可能激活 NF - κB，它是一个细胞因子的转录激活因子，从而提高了 IL - 8 的产量。H. pylori 可以分为两种型别：两者染色体中均无 IS605，I 型中有连续的 cagA - PAI 和较强的毒力，II 型缺少此区而毒力降低。cagA - PAI 的不同的中间体也被确定。一些情况下，疾病的严重程度与 cagA$^+$ 菌株无关可能由于 cagA - PAI 的部分或功能障碍的存在。有假说推测 H. pylori 通过水平转移得到完整的 cagA – PAI，并且通过重复和 IS605 调节重排染色体进化得到各种中间体。

（四） 与 Lewis Antigens 生物合成有关的基因

Lewis 糖类抗原，包括 Le^a、Le^b、Le^x 和 Le^y，位于白细胞表面的，或者为单复合糖，或者为双复合糖。大多数 H. pylori 菌株表达 Le^x 或 Le^y 或两者都表达，偶尔一些分离株也表达 Le^a。这些结构是细菌 LPS 的一部分。这些 Le 抗原的表达水平在不同菌株之间并不相同，并且相变与 Le^x 和 Le^y 的生物合成有关。因为细菌的 Le 抗原与那些在胃上皮细胞表面的非常相似，这些分子机制的相似能帮助 H. pylori 逃避宿主免疫反应，并且也能产生自身免疫反应，从而加强了 H. pylori 的致病能力。

Le^x 的生物合成途径与人体一致，β1，4 – 半乳糖基转移酶催化半乳糖结合到 N – 乙酰葡糖胺（N – acetylglucosamine），然后将海藻糖通过 α1，3 – 海藻糖苷转移酶从 GDP – 海藻糖转移至 Galβ1 –4GlsNAc（LacNAc）。H. pylori NCTC11639 中完整的 α1，3 – 海藻糖苷转移酶基因（fucT）已被克隆，并在大肠杆菌中表达。Martin 等人克隆了来自 H. pylori NCTC11637 相同的基因并研究其特征，它由于接近 fucT 的 5′端的 poly（C）区缺少一个胞嘧啶，则处于关闭状态。在 H. pylori 26695 和 J99 的基因组中，fucT 出现了两个拷贝。DE Taylor 等人比较已知 fucT 和来自 AH244、Sydney SS1 和 UA802 菌株的 HpfucTs。所有 fucTs 都含有 5′端胞嘧啶多聚核苷酸区，它可能由链滑动错配机制决定单个基因的表达或关闭状态。H. pylori fucTs 的推测氨基酸序列由于七氨基酸重复序列重复不同，其长度也是可变的。这些串联七氨基酸重复序列在 H. pylori FucT 的 C 端约 100 氨基酸的区域里。一个典型的七氨基酸重复序列是 DDLRNY，在一些菌株中有一些微小替换，但 UA802 Fuc – T 除外。

在七氨基酸重复序列中的亮氨酸残基构成了亮氨酸 – 拉链结构域（leucine – zipper），与各种真核的转录激活因子相似。因为这个结构域调节这些真核蛋白的聚合作用，我们考虑 H. pylori Fuc – T 的亮氨酸拉链有相同的功能。这一亮氨酸拉链结构域中氨基酸序列和长度的可变性也有利于该酶的功能。这一假说还需要试验进一步证实。

尽管 α1，3 – FucT 对于 Le^x 的生物合成是必须的，但 α1，2 – 和 α1，3 – FucTs 与 Le^y 的合成都有关。在 26695 的全部基因组序列中，没有注释到可能的 α1，2 – FucT。Berg 等人认为，两个开放阅读框 HP0093 和 HP0094 组成完整的 α1，2 – fucT 基因，J99 基因组中也出现这种情况。最近，该基因在 Le^y 生物合成中的重要作用已由 Wang 等人通过试验证实，他们报道 UA802 和 26695 中，该基因的缺陷抑制了 Le^y 的表达。α1，2 – fucT 的中间 3 个特殊的核苷酸序列已被确定：一个与 α1，3 – fucT 5′端类似的 poly（C）区，一个 TAA 重复序列，一个可产生翻译时移码突变的特征结构。一个过度态移码盒：包括一七碱基序列（AAAAAAG），它作为移码盒，一个推测的 Shine – Delgarno 序列，和一个激活移码的茎 – 环结构，它在某些 H. pylori 株的 α1，2 – fucT 中存在。因此，在重复序列和翻译时加入或缺失一个或多个核苷酸的移码突变可能与该基因的表达或关闭状态有关，从而有利于 H. pylori 中 Le^x/ Le^y 表达的相变。

在这个模型中，Le^y 生物合成需要海藻糖连续地加入到前体分子（LacNAC）的 α1，3 – 和 α1，2 – 结合位点，它由相应的 FucTs 催化。任何一 fucT 基因的关闭都会出现 Le^y – 阴性表现型，如 UA1174 和 UA1207。假如两个基因开启或部分开启，Le^x 的 Le^y 表达水平将依赖于两个酶的相对浓度。UA802 中 α1，3 – FucT 的水平被认为较低，这样大部分 Le^x 可由相对高水平的 α1，2 – FucT 转变为 Le^y。在 26695 株中，α1，2 – fucT 基因部分开启，则赋予相对较低水平的 α1，2 – FucT，相应为 Le^x/ Le^y 表现型。

基因 wbcJ，可能与 GDP – 甘露糖转变为 GDP – 海藻糖有关。推测 WbcJ 是一个 319 – aa 的蛋白质，而且有与其他细菌中与 GDP – L – 海藻糖生物合成有关的蛋白的相同序列。H. pylori 的 wbcJ$^-$ 缺失突变株不能表达 O – 抗原和 Le^x/ Le^y。这并不奇怪，因为 GDP – 海藻糖是 α1，2 – 和 α1，3 – FucTs 合成 Le^x/ Le^y 的底物。有趣的是，wbcJ 的转录可由酸诱导，wbcJ 的缺损突变株对于较低 pH

（3.5）敏感，这说明 LPS 在 *H. pylori* 的酸耐受中起重要作用。

H. pylori 的 Le 抗原的生物合成还存在许多问题有待解决。现有证据显示 *H. pylori* 进化出一套有效的机制，如 α1，3 – *fucT* 有两个拷贝，α1，2 – FucT 活性的多重调节而产生在其表面和相变的镶嵌 Le 抗原。这一系统可以使 *H. pylori* 对外界微环境的变化作出更加灵活的反应，或使其能更灵活地适应新宿主的胃。

（五）动力和黏附力

H. pylori 有 5 或 6 条单极鞭毛，它由两个结构亚单位组成，53 – kDa FlaA 和 54 – kDa FlaB。编码这两个蛋白的基因在染色体上不相邻，并由不同的启动子控制转录（σ^{28} 控制 *flaA*，σ^{54} 控制 *flaB*）。鞭毛有一个含 29kDa 蛋白的鞘包围，该蛋白由 HpaA 编码，以前曾报道它可能编码 N – 乙酰神经氨酸乳糖酶结合蛋白。*H. pylori flaE* 编码 87kDa 的鞭毛钩蛋白，它是装配 FlaA 和 FlaB 所必需的，并且是 *H. pylori* 动力所必需的。因为 *flaE* 基因缺陷突变株也无动力，并且 FlaA 和 FlaB 仍留在细胞浆中。*flaA* 和 *flaB* 的转录是由 *flaA* 编码的 732 – aa 多肽调控，它与 LcrD/F1bF 蛋白家族成员类似，该蛋白家族与鞭毛生物合成和毒力蛋白的分泌有关。*cheY* 基因编码鞭毛肌动蛋白激活蛋白 *CheY*，它位于推测的应急反应操纵子中，该操纵子含有一些基因，如与 L11 甲基转移酶的同源，一个金属蛋白酶（FtsH），磷脂酰丝氨酸合成酶（Pss）和铜转运蛋白（CopA 和 CopP）。*cheY⁻* 突变株为非动力型，说明该基因在细菌的动力方面起非常重要的作用。Eato 等人通过无菌小猪模型证实，*flaA* 和 *flaB* 在 *H. pylori* 永久定植方面起重要作用，*flaA* 或 *flaB* 或两者都因插入基因失活的突变株只能定植 2 – 4 天。

为了定植，*H. pylori* 还需要黏附于上皮细胞表面和黏液层。黏附素 BabA，已报道其调节 *H. pylori* 与宿主 Le^b 抗原特异结合。在 *H. pylori* CCUG17875 中，*babA2* 编码 BabA，它是一个 721 – aa 残基的膜结合蛋白，另一个基因 *babA1* 与 *babA2* 的基因一致，但 *babA1* 缺少一个 10bp 的插入序列。BabA 属于较保守的外膜蛋白家族，该蛋白家族之间其 N 端和 C 端的序列有同源性。BabA 是否是调控 *H. pylori* 附着于胃上皮细胞的主要黏附素仍不清楚。Ilver 等人报道 34% 的分离株没有 Le^b 抗原结合活性，因此 *H. pylori* 附着于胃上皮可能还需要其他黏附素。已有报道，*H. pylori* 的一个 16kDa 的表面蛋白，它由中性粒细胞激活，与唾液黏蛋白的硫化糖类结合，说明该蛋白可能也是 *H. pylori* 的黏附素。*H. pylori* 可能表达多个黏附素，使它能适应不同的生存环境。

（六）DNA 转移和穿梭载体

在自然转化的过程中，许多 *H. pylori* 菌株能够从体外吸收 DNA。尽管研究结果越来越多，但转化的过程仍然很不清楚。一个操纵子中的 4 基因，*orf2*、*comB1*、*comB2* 和 *comB3* 已被确定。*orf2* 编码一多肽（37aa），而 *comB1*、*comB2* 和 *comB3* 分别编码 29 –、38 – 和 42 – kDa 蛋白。ComB3 与和融合或 Ti 质粒 DNA 转移相关蛋白序列有同源性，还和铜绿假单胞菌、根癌土壤杆菌和百日咳鲍氏菌的百日咳毒素分泌相关蛋白的序列有同源性。*comB2* 和 *comB3* 的基因与 *HP0528* 和 *HP0527* 分别具有同源性，而后者是 *H. pylori* 26695 *cag* II – PAI 的组成部分。该操纵子单个基因的剔除可导致转化的效率降低 90% ~ 100%，说明这些基因在 *H. pylori* 的转化中起重要作用。*H. pylori* 细胞间的 DNA 转移也可能有融合状态机制所控制。供体与受体 *H. pylori* 细胞结合后，DNA 酶使得 DNA 转移减少但不完全抑制，因此 DNA 转移以双向方式发生。*H. pylori* 菌株间 DNA 转移存在一种 DNA 酶抗性融合状态机制。因此，这一现象也促进了 *H. pylori* 菌株间的遗传多样性。外源 *H. pylori* DNA 进入受体细胞后，它和靶 DNA 的重组与 *recA* 有关。*H. pylori* 中 DNA 酶抗性融合状态的具体过程还需要进一步研究。

穿梭载体能在大肠杆菌和 *H. pylori* 中复制，是研究 *H. pylori* 基因功能的重要工具。穿梭载体携带在大肠杆菌中产生的 *H. pylori* 突变基因，能通过自然转化、电转化或通过利用广宿主质粒等方式进入到受体 *H. pylori* 中。当两株 *H. pylori* 的基因组被注释之后，穿梭载体将促进我们确定单个基因的精确功能。最近已经有两个小组构建了这样的穿梭载体，它们包含两个复制起始点：一个来自

H. pylori 隐蔽质粒，另一个来自 ColE1。Lee 等人构建了载体 p*HP*489，它含有一个 Km^r 标记，已用于恢复 *ureAB*$^-$ 突变株的尿素酶活性。通过电转化该载体的转化效率因菌株不同而变化，平均约为 $4×10^{-3}$ 克隆/μgDNA。在 *H. pylori* 中该载体的拷贝数约为 8 − 9 拷贝/细胞，当有 *ureAB* 的插入时，它的拷贝数减少至 3 拷贝/细胞。载体 pHel2（5.0kb）含有氯霉素乙酰转移酶基因，pHel3（5.6kb）有一 Km^r 基因，它们在大肠杆菌和 *H. pylori* 中非常稳定。这两个载体各自的转化效率有值得注意的几个特点：①从 *H. pylori* 分离的外源质粒较从大肠杆菌 DH5α 分离的转化效率高；②某些菌株中，不定向的转化优先发生；③通过利用广宿主质粒的接合，来自大肠杆菌 DH5α 的供体与来自 *H. pylori* P1 的 供体在 *H. pylori* 中的整合有相同的频率。这些结果进一步证实前面的假说，即不同 *H. pylori* 菌株有不同的限制 − 修饰系统。

四、进化

H. pylori 是一个革兰阴性细菌，属于 Proteabacteria，然而许多预测的 *H. pylori* 蛋白与古细菌、革兰阳性细菌和真核生物有相同的序列。如磷脂酰丝氨酸合成酶，它与甲烷球菌属（*Methanococcus janmaschii*）的相应的酶具有较大的同源性（34% 相同，54% 相似），与枯草芽孢杆菌和 cerevisiae 酵母也是如此。而且该蛋白的一些特性，如膜结合、Mn^{2+} 依赖活性与枯草芽孢杆菌中的相一致。Tomb 等人提出了两种解释：①在 *H. pylori* 进化过程中，由于侧基因（lateral gene）的转移而引起的基因的顺序不同；②*H. pylori* 较其他一些 Proteabacteria 分支的种来说，它保留了更多的酶的原始形式。两种模型都有可能作用于现在 *H. pylori* 菌株基因组的形成。一些染色体组分，如 *cag* − PAI 和可塑区，含有较低的 G + C 含量，有插入单元，两侧为直接重复单元。这些结构特征说明存在水平基因转移（第一种模型）。另一方面，代表祖先形式的酶缺乏这些特征，如 Pss，说明 *H. pylori* 从其祖先中继承了这些基因（第二种模型）。

两株 *H. pylori* 菌株的基因组全序列的测定，显示了大多数基因在氨基酸水平和核苷酸序列水平的保守性，证实了 *H. pylori* 应为一个种。然而，*H. pylori* 的宏观多样性（macro diversity）较其他细菌明显增加。这种菌株间的宏观多样性，可能是由于受转座子调控的重排和/或转座导致的。的确，2 个 IS 单元，IS605 和 IS606 含有（*tnpA* 和 *tnpB*）编码可能的转座酶基因，不同拷贝的 IS 单元，其完整拷贝形式或部分拷贝形式在不同菌株中都各不相同。在 *cag* − PAI 中存在有许多其中间体形式更证实了这一点。此外，微环境也是引起 *H. pylori* 基因组的宏观多样性另一个主要因素。Huynen 等人比较了 *H. pylori*、大肠杆菌和流感嗜血杆菌的基因组，发现60%（123 基因）的 *H. pylori* 特异基因产物与 *H. pylori* 和宿主相互作用相关的。同样，*H. pylori* 菌株特异基因在特殊宿主中的存活起重要作用。因此，获得种特异或菌株特异的 DNA 片段能促进基因组的多样性。

在 *H. pylori* 菌株单个基因位点，如 *vacA*、*flaA* 和 *flaB*、尿素酶基因等，有广泛的序列多样性。*H. pylori* 重组的基因组为随机结构，它由多位点酶电泳、PCR、限制性片段长度多态等试验证实。该基因组结构主要是由于水平基因转移，然后菌株间基因重组而产生的。因为在 *H. pylori* 中，这样的重组比突变发生的频率大得多。

五、展望

在过去的十多年里，微生物基因组研究已取得很大的进展，多种微生物的基因组全序列测定，将为微生物生理和进化研究提供巨大的信息量，并且给传染病的诊断和治疗提供创新的方法。

H. pylori 的基因组全序列分析使得人们进一步认识了该菌的独特性，如其基因组的多样性、酸的耐受性等等。随着动物模型和穿梭载体等研究的深入，基因组提供的信息将促进我们对 *H. pylori* 生物学的认识，研究出更为有效的感染防治措施。

参考文献

1 Jeanf. Tomb, Owen White, Anthony R. Kerlavage, et al. The complete genome sequence of the gastric pathogen *Helicobacter pylori*. Nature, 1997, 388: 539~547

2 Zhongming Ge, Diane E. Taylor. Contributions of genome sequencing to understanding the biology of *Helicobacter pylori*. Annu Rev Microbiol, 1999, 53: 363~387

3 Hendricks JK, Mobley HL. *Helicobacter pylori* ABC transporter: effect of allelic exchange mutagenesis on urease activity. J Bacteriol, 1997, 179: 5892~5902

4 Skouloubris S, Labigne A, de Reuse H. Identification and characterization of an aliphatic amidase in *Helicobacter pylori*. Mol Microbiol, 1997, 25: 989~998

5 Ilver D, Arnqvist A, Ogren J, et al. *Helicobacter pylori* adhesin bingding fucosylated histoblood group antigens revealed by retagging. Science, 1998, 279: 373~377

6 Covacci A, Censini S, Bugnoli M, et al. Molecular chacterization of the 128-kDa immunodominant antigen of *Helicobacter pylori* associated with cytotoxicity and duodenal ulcer. Proc Natl Acad Sci, 1993, 90: 5791~5795

7 Tummuru MKR, Cover TL, Blaser MJ. Cloning and expression of a high-molecular-mass major antigen of *Helicobacter pylori*: evidence of linkage to cytotoxin production. Infect Immun, 1993, 61: 1799~1809

8 Chan NW, Stangier K, Sherburne R, et al. The biosynthesis of Lewis X in *Helicobacter pylori*. Glycobiology, 1995, 5: 683~688

9 Akopyants NS, Clifton SW, Kersulyte D, et al. Analyses of the cag pathogenicity island of *Helicobacter pylori*. Mol Microbiol, 1998, A 28: 37~53

10 Takeuchi H, Shirai M, Akada Jk, et al. Nucleotide sequence and characterization of cdrA. A cell division-related gene of *Helicobacter pylori*. J Bacteriol, 1998, 180: 5263~5268

11 Beier D, Spohn G, Rappuoli R, et al. Identification and characterization of an operon of *Helicobacter pylori* that is involved in motility and stress adaptation. J Bacteriol, 1997, 179: 4679~4683

12 Corthesy-Theulaz IE, Bergonzelli GE, Henry H, et al. Cloning and characterization of *Helicobacter pylori* succinyl CoA: acetoacetate CoA-transferase, a movel prokaryotic member of the CoA-transferase family. J Biol Chen, 1997, 272: 25659~25667

13 Ge Z, Hiratsuka K, Taylor DE. Cloning and functional characterization of *Helicobacter pylori* genes encodes a P-type ATPase and a cation-binding protein associated with copper transport. Mol Microbiol, 1997, 15: 97~106

14 Ge Z, Taylor DE. *Helicobacter pylori* genes *H. pylori*copA and *H. pylori*copP constitute a cop operon involved in copper export. FEMS Microbiol Lett, 1996, 145: 181~188

15 Karita M, Etterbeek ML, Forsyth MH, et al. Characterization of *Helicobacter pylori* dapE and construction of a conditionally lethal dapE mutant. Infect Immun, 1997, 65: 4158~4164

16 Leying H, Suerbaum S, Geis G, et al. Cloning and genetic characterization of a *Helicobacter pylori* flagellin gene. Mol Microbiol, 1992, 6: 2863~2874

17 Suerbaum S, Josenhans C, Labigne A. Cloning and genetic characterization of the *Helicobacter pylori* and Helicobacter mustelae flab flagellin genes and conconstruction of *Helicobacter pylori* flaA-and flab-negative mutants by electroporation-mediated allelic exchange. J Bacteriol, 1993, 175: 3278~3288

18 Schmitz A, Josenhans C, Suerbaum S. Cloning and genetic characterization of the *Helicobacter pylori* flbA gene, which codes for a membrane protein involved in coordinated expression of flagellar genes. J Bacteriol, 1997, 179: 987~997

19 Odenbreit S, Wieland B, Haas R. Cloning and genetic characterization of the *Helicobacter pylori* catalase and construction of a catalase-deficient mutant strain. J Bacteriol, 1996, 178: 6960~6967

20 Jenks PJ, Foynes S, Ward SJ, et al. A flagellar-specific ATPase (fliI) is necessary for flagellar export in *Helicobacter pylori*. FEMS Microbiol Lett, 1997, 152: 205~211

21 Ge Z, Jiang Q, Kalisiak MS, et al. Cloning and functional characterization of the *Helicobacter pylori* fumarate reductase operon comprising three structural genes coding for subunits C, A and B. Gene, 1997, 204: 227~234

22 Ge Z, Taylor DE. Sequencing, expression, and genetic characterization of the *Helicobacter pylori* ftsH gene encoding a protein homologous to members of novel putative ATPase family. J Bacteriol, 1996, 178: 6151~6157

23 Ge Z, Chan NW, Palcic MM, et al. Cloning and heterologous expression of an α1, 3 – fucosyltransferase gene from the gastric pathogen *Helicobacter pylori*. J Biol Chem, 1997, 272: 21357~21363

24 Martin SL, Edbrooke MR, Hodgman TC van den Eijinden DH, et al. Lewis X biosynthesis in *Helicobacter pylori*. Molecular cloning of anα1, 3 – fucosyltransferase gene. J Biol Chem, 1997, 272: 21349~21356

25 Wang G. Rasko D, Sherburne R, Taylor DE. Molecular genetic basis for the variable expression of Lewis Y antigen in *Helicobacter pylori*: analysis of the α (1, 2) fucosyltransferase gene. Mol Microbiol, 1999, 31: 1265~1274

26 Bereswill S, Lichte F, Vey T, et al. Cloning and characterization of the fur gene from *Helicobacter pylori*. FEMS Microbiol Lett, 1998, 159: 193~200

27 Kwon DH, Woo JS, Perng CL, et al. The effect of gale gene inactivaction on lipopolysaccharide profile of *Helicobacter pylori*. Curr Microbiol, 1998, 37: 144~148

28 Moore RA, Beckthold B, Wong S, et al. Nucleotide sequence of the gyrA gene and characterization of ciprofloxacin – resistant mutants of *Helicobacter pylori*. Antimicrob Agents Chemother, 1995, 37: 457~463

29 Evans DG, Karjalinen TK, Evans DJ, et al. Cloning, nucleotide sequence, and expression of a gene encoding an adhesin subunit protein of *Helicobacter pylori*. J Bacteriol, 1993, 175: 674~683

30 Jones AC, Lagan RPH, Foynes S, et al. A flagellar sheath protein of *Helicobacter pylori* is identical to *H. pylori*aA, a putative N – acetylneuraminyllactose – binding hemagglutinin, but is not an adesin for AGS cells. J Bacteriol, 1997, 179: 5643~5647

31 Odenbreit S, Till M, Haas R. Optimized BlaM – transposon shuttle mutagenesis of *Helicobacter pylori* allows the identification of novel genetic loci involved in bacterial virulence. Moll Micrebiol, 1996, 20: 361~373

32 Gilbert JV, Ramakrishna J, Sunderman FW, et al. Protein *H. pylori*n: cloning and characterization of a histidine – rich metal – binding polypeptide in *Helicobacter pylori* and Helicobacter mustelae. Infect Immun, 1995, 63: 1682~1688

33 Macchia G, Massone A, Burroni D, et al. The Hsp60 protein of *Helicobacter pylori*: structure and immune response in patients with gastroduodenal diseases. Mol Microbiol, 1993, 8: 645~652

34 Kansau I, Guillain F, Thiberge JM, et al. Nickel binding and immunological properties of the C – terminal domain of the *Helicobacter pylori* GroES homologue (HspA). Mol Microbiol, 1996, 22: 1013~1023

35 Mobley HLT, Garner RM, Bauerfeind P. *Helicobacter pylori* nickel – transport gene nixA: synthesis of catalytically active urease in Escherichia coli independent of growth conditions. Mol Microbiol, 1995, 16: 97~109

36 Hughes NJ, Clayton CL, Chalk PA, et al. *Helicobacter pylori* porCDAB and oorDABC genes encode distinct pyruvate: flavodoxin and 2 – oxoglutarate: acceptor oxidoreductases which mediate electron transport to NADP. J Bacteriol, 1998, 180: 1119~1128

37 Hofreuter D, Odenbreit S, Henke G, et al. Natural competence for DNA transformation in Helicobacter pylor: identification and genetic characterization of the comb locus. Mol Microbiol, 1998, 28: 1027~1038

38 Bereswill S, Waidner U, Odenbreit S, et al. Structural, functional and mutational analysis of the pfr gene encoding a ferritin from *Helicobacter pylori*. Microbiology, 1998, 144: 2505~2516

39 Tummuru MKR, Sharma SA, Blaser MJ. *Helicobacter pylori* picB. A homologue of the Bordetella pertussis toxin secretion protein, is required for induction of IL – 8 in gastric epithelial cells. Mol Microbiol, 1995, 18: 867~876

40 Ge Z, Taylor DE. The *Helicobacter pylori* gene encoding phosphatidylserine synthase: sequence expression, and insertional mutagenesis. J Bacteriol, 1997, 179: 4970~4976

41 Schmitt W, Odenbreit S, Heuermann D, et al. Cloning of the *Helicobacter pylori* recA gene and functional characterization of its product. Mol Gen Genet, 1995, 248: 563~572

42 Thompson SA, Blaser MJ. Isolation of the *Helicobacter pylori* recA and involvement of the recA region in resistance to low pH. Infect Immun, 1995, 63: 2185~2193

43 Goodwin A, Kersulyte D, Sisson G, et al. Metronidazole resistance in *Helicobacter pylori* is due to null mutations in a gene (rdxA) that encodes an oxygen – insensitive NADPH nitroreductase. Mol Microbiol, 1998, 28: 383~393

44 Worst DJ, Gerrits MM, Vandenbroucke Grauls CMJE, et al. *Helicobacter pylori* ribBA – mediated riboflavin production

is involved in iron acquistion. J Bacteriol, 1998, 180: 1473 ~ 1479

45　Spiegelhalder C, Gerstenecher B, Kersten A, et al. Purification of *Helicobacter pylori* superoxide dismutase and cloning and sequencing of the gene. Infect Immun, 1993, 61: 5313 ~ 5325

46　Clayton CL, Pallen MJ, Kleanthous H, et al. Nucleotide sequence of two genes from *Helicobacter pylori* encoding for urease subunits. Nucleic Acids Res, 1990, 18: 362

47　Labigne A, Cussac V, Courcoux P. Shuttle cloning and nucleotide sequences of *Helicobacter pylori* genes responsible for urease activity. J Bacteriol, 1991, 173: 1920 ~ 1931

48　De Reuse H, Labigne A, Mengin‐Lecreulx D. The *Helicobacter pylori* ureC gene codes for a phosphoglucosamine mutase. J Bacteriol, 1997, 179: 3488 ~ 3493

49　Cussac V, Ferro RL, Labigne A. Expression of *Helicobacter pylori* urease genes in Escherichia coli grown under nitrogen‐limiting conditions. J Bacteriol, 1992, 174: 2466 ~ 2473

50　Skouloubris S, Labigne A, de Reuse H. Identification and characterization of an aliphatic amidase in *Helicobacter pylori*. Mol Microbiol, 1997, 25: 989 ~ 998

51　Thompson SA, Latch RL, Blaser JM. Molecular characterization of the *Helicobacter pylori* uvr B gene. Gene, 1998, 209: 113 ~ 122

52　Cover TL, Tummuru MK, Cao P, et al. Divergence of genetic sequences for the vacuolating cytotoxin among *Helicobacter pylori* strains. J Biol Chem, 1994, 269: 10566 ~ 10573

53　Phadnis SH, Ilver D, Janzon L, et al. Pathological significance and molecular characterization of the vacuolating toxin gene of *Helicobacter pylori*. Infect Immun, 1994, 62: 1557 ~ 1565

54　FSchmitt W. Haas R. Genetic analysis of the *Helicobacter pylori* vacuolationg cytotoxin: structural similarities with the IgA protease type of exported protein. Mol Microbiol, 1994, 12: 307 ~ 319

55　Telford JL, Ghiara P, Dell' Orco M, et al. Gene structure of the *Helicobacter pylori* cytotoxin and evidence of its key role in gastric disease. J Exp Med, 1994, 179: 1653 ~ 1668

56　Taylor DE, Ge Z, Purych D, et al. Cloning and sequence analysis of two copies of a 23S rRNA gene from *Helicobacter pylori* and association of clarithromycin resistance with 23S rRNA mutations. Antimicrob. Agents Chemother, 1997, 41: 2621 ~ 2628

57　McGowan CC, Necheva A, Thompson SA, et al. Acid‐induced expression of an LPS‐associated gene in *Helicobacter pylori*. Mol Microbiol, 1998, 30: 18 ~ 31

第九章　幽门螺杆菌的蛋白质组研究

李　晶　张建中

中国疾病预防控制中心传染病预防控制所

幽门螺杆菌（*Helicobacter pylori*，简称 *H. pylori* 或 *H. pylori*）是寄居在人体胃部，革兰染色阴性、微需氧的弯曲状杆菌，能导致各种胃部以及胃肠道以外疾病，是目前唯一被列为对人类有致癌作用的细菌性病原微生物[1]，人群中感染率高达 50% ~ 80%，且若不进行根除治疗，可能携带终身。

蛋白质是生命功能的执行体，对 *H. pylori* 的蛋白的研究能为及时诊断出是否感染，详细说明该菌的致病机制，制定有效的治疗方案，研制出疫苗防患于未然提供指导；早先由于技术限制，一般只能同时研究某几个蛋白，Wilkins MR[2] 于 1994 年在意大利 Siena 的一次二维电泳会议上提出"Proteome"（蛋白质组）的概念（即：一种基因组所表达的全套蛋白质）后，针对 *H. pylori* 蛋白质组的研究也逐渐展开。1997 年 *H. pylori* 菌株 26695 的全基因组序列公布[3]至今，已经有 6 株 *H. pylori* 完成全基因组测序[3-6]，编码基因序列的解密为研究蛋白质组提供了便利；近年来国内外在 *H. pylori* 蛋白质组领域（包括全菌蛋白质组、膜蛋白质组、分泌蛋白质组和差异蛋白质组）的研究取得了迅猛发展，有力地推动了对 *H. pylori* 致病机制的认识和诊治方法的发展。

一、幽门螺杆菌组成蛋白质组

1. *H. pylori* 蛋白质组的有关早期研究　蛋白质组学的目的是实现对一个基因组所编码的全部蛋白质及其相互作用的研究。蛋白质的表达是动态的，随时间、空间的变化而改变。因此，认识 *H. pylori* 在正常条件下的蛋白质构成和特殊条件下的蛋白质表达谱是进行任何后续工作的前提。

1997 年之前，第一株 *H. pylori* 的基因组序列测定还未完成，蛋白质大规模鉴定技术也不成熟而且速度慢，有时只是能了解兴趣蛋白的大小，因此人们对该菌的组成蛋白质组的研究规模较小。Doig P[7] 利用膜蛋白不溶于十二烷基肌氨酸盐的特性提取 NCTC11637 株的外膜蛋白，用此外膜蛋白免疫小鼠获得一批单克隆抗体；同时制备全菌蛋白和用蔗糖密度梯度离心法制备 LPS 低含量的外膜蛋白；单克隆抗体用全菌蛋白吸收后，再与外膜蛋白进行 ELISA、Western Blot 反应，筛选出 6

条阳性反应条带，对应的膜蛋白或膜相关蛋白大小分别为 80、60、51、50、48、31Kda，免疫荧光和免疫电镜证实这些单抗确能与 *H. pylori* 表面蛋白发生反应，但实验并未鉴定出这些蛋白。

1995 年，考虑到 *H. pylori* 是革兰染色阴性细菌，其外膜蛋白具有屏障和筛选的功能，Exner MM 和 Doig P[8]分离和鉴定了一些膜孔蛋白：根据膜孔蛋白有多个 β 片层结构，在含有低浓度 SDS 的溶液中低温下不易变性，高温作用后蛋白能彻底变性的性质，用对角线电泳分离膜孔蛋白；先用蔗糖密度梯度离心法获得膜蛋白，不加热处理样品跑第一相电泳，热处理平铺于塑料膜上的胶后跑第二相电泳，由此筛选到 8 个可能的膜孔蛋白；鉴定其组成时用液相分离和阴离子交换层析法纯化未经过热处理的膜蛋白样品，以 SDS - PAGE 分离蛋白，转移至固相膜并用丽春红 S 染色显示条带位置，切下的条带进行 N 端氨基酸测序，其中四个蛋白分别为 HopA、HopB、HopC、HopD，另外四个蛋白在验证其能否形成膜孔的实验中被证明不能形成膜孔；据作者推测该实验中 31Kda 大小的非膜孔蛋白可能是前述 Peter Doig 报告的被认为是膜孔蛋白的 30Kda 蛋白。

早期研究中得到蛋白却不能知道其本质，给我们留下了实验结果存在不能横向比较的遗憾。

2. 全菌蛋白质组 由 O'Farrell PH 等[9]在 1975 年建立的双向电泳（two - dimetional electrophoresis，2DE）技术可以同时分离数千种蛋白，20 世纪 80 年代引入固相化 pH 梯度凝胶使得双向电泳的重复性和加样简便性得到巨大的改善，后期基质辅助激光解析电离飞行时间质谱（matrix assisted laser desorption ionization time of flight mass spectrometry，MALDI - TOF - MS）与电喷雾电离质谱（electro - spray ionization mass spectrometr y，ESI - MS）迅速发展起来；2000 年，随着两株 *H. pylori* 全基因组序列的完成，这些实验技术的突破都为快速、高通量分析 *H. pylori* 的蛋白质组成创造了良好条件。2001 ~ 2008 年间，对 *H. pylori* 的研究有不少集中在蛋白质组作图、蛋白质组成分鉴定、蛋白质组数据构建、新型蛋白质发掘上，多遵循这样的思路：提取蛋白、分离蛋白、选取兴趣蛋白用于鉴定，这些结果为全面的了解 *H. pylori* 提供了宝贵信息。

Jungblut PR[10]比较了测序株 26695、J99 和动物模型菌株 SS1 的全菌蛋白质图谱，发现菌株间蛋白表达差异较大，印证了 *H. pylori* 的基因组水平差异明显的说法；与 McAtee CP 等[11]和 Kimmel B 等[12]利用 *H. pylori* 感染者的血清所作免疫学实验结果类似，蛋白尿素酶亚单位（Urease βsubunit，UreB）、GroEL 和异柠檬酸脱氢酶是 *H. pylori* 全菌蛋白中具有反应原性的抗原，其中尿素酶亚单位目前 *H. pylori* 诊断中仍然在使用；26695 胶图上的 193 个点经 MALDI - TOF - MS 鉴定对应 135 个 ORFs，德国马普研究所以此结果为基础建立了一个病原微生物蛋白质组数据库（http://www. mpiib - berlin. mpg. de/2D - PAGE/），该数据库不断更新，并与另一 2DE 数据库（http://www. expasy. ch/ch2d/2d - index. html）相互补充，另外该实验还可提示同一 *H. pylori* 在不同 pH 下蛋白表达谱有所不同。

Lock RA 等[13]对 *H. pylori* 菌株 NCTC11637 作了类似流程的蛋白质组成分析：*H. pylori* 低温洗涤后超声破碎，离心去除未破碎细菌后用 9 倍于菌液体积的甲醇沉淀蛋白，沉淀冷冻干燥后以适合于 2DE 的缓冲液溶解蛋白；MALDI - TOF - MS 鉴定展示在 2DE 胶图上表达量丰富的 93 个蛋白，肽质量图谱用于在 SWISS - PROTF 和 TrEMBL 数据库中搜索匹配的蛋白数据；这 93 个蛋白对应 35 个编码基因，在 FindMod 数据库（http://www. expasy. ch/fools/findmod）中搜索各变化蛋白前间的差别发现蛋白 TsaA、UreA、UreB、Pfr 和 HspB 有被修饰迹象，如二聚体、磷酸化、十六烷酰化，蛋白翻译后修饰现象在 2DE 图谱上多以一串点的形式出现，可能与其功能紧密相关。

3. 膜蛋白质组 不断补充全菌蛋白质组数据的同时，研究者开始关注膜蛋白质组和分泌蛋白质组，因为它们与宿主直接接触，如受体、黏附素、运载蛋白、细菌表面结构复合物等，机体最先识别这类异源物，并产生抗体、募集各种炎症细胞到胃上皮层并引发炎症，这两类蛋白能提供许多关于免疫反应方面的信息。

外膜蛋白具有疏水性结构，提取过程中容易收到包内蛋白和内膜蛋白的污染，而且在 2DE 电泳的第一相等电聚焦中效果差强人意，许多实验通过改进或改用其他提取蛋白的方法，增加蛋白溶解液中离液剂的比例和强度来避免上述问题。

Sarbarth N 等[14]用亲水性的硫代琥珀酰亚氨 – 6 – （生物素）氨基己酯（sulfosuccinimidyl – 6 – (biotinamido) – hexanoate）选择性标记 *H. pylori* 的外膜蛋白，亲和层析法富集生物素标记的 *H. pylori* 外膜蛋白。

Exner MM 等[8]用蔗糖密度梯度离心，获得 *H. pylori* 的外膜蛋白，但也有人认为以这种方式提取外膜蛋白时，胞质蛋白的污染比较严重。

外膜蛋白在肌氨酸中不溶，而胞质蛋白及内膜蛋白溶解完全[15]，可利用这一特性提取外膜蛋白，Doig P 等[7]提取外膜蛋白蛋白并结合单克隆抗体免疫印迹鉴定到其中的 4 个蛋白成分，Baik SC 等[16]用此方法提取的蛋白在 2DE 胶上分离到 80 个点并鉴定出 62 个，对应 16 种外膜蛋白；国内庞智[17]利用此法制备临床菌株 *H. pylori*185 和 *H. pylori*161 菌株的膜蛋白并用 2DE 分离，胶图上分别有蛋白点 116 个和 129 个，两个菌株共同部分有 35 个蛋白点，该实验未进行进一步的蛋白鉴定。

4. 分泌蛋白质组　对于 *H. pylori* 的分泌蛋白质组，难点是 *H. pylori* 在生长过程中会自动裂解释放出胞质蛋白，因此分离出不含胞质蛋白的分泌蛋白或者在含有胞质蛋白的样品中辨别出分泌蛋白是研究分泌蛋白质组的重点。

Bumann D 等[18]首次报道用不含蛋白的液体培养基培养 *H. pylori* 以去除外源蛋白的干扰，同时通过添加 1% 的环糊精改善培养基营养使 *H. pylori* 生长较好，收集的培养液离心去除完整细胞后，三氯醋酸法沉淀分泌蛋白，比较 *H. pylori* 的分泌蛋白质和全菌蛋白的 2DE 胶图，以 UreB 在分泌蛋白和全菌蛋白中的比例为细菌裂解造成的胞质蛋白污染为标准，大于该比例的归为分泌蛋白质组成分，该实验共鉴定到 26 个蛋白，其中 16 个有信号肽，3 个为鞭毛蛋白，可能由分泌系统介导，VacA 与奈瑟氏球菌属的一种胞外 IgA 蛋白酶结构上有相似之处，可能是自分泌蛋白，这一分析与其它实验吻合[19]，另外 6 个没有明显的信号肽，实验中没有检测到 CagA 蛋白，这与 IV 型分泌系统在接触宿主后才分泌出效应因子的说法一致[20]；

Kim N 等[21]用含同位素^{35}S 的甲硫氨酸标记处于对数生长期的 *H. pylori* 在 4 小时内合成的分泌蛋白，并向培养基内添加能降低 *H. pylori* 的细胞分裂速度而不影响蛋白合成的乙基二氢甲基氧萘啶甲酸（nalidixic acid），达到降低由细胞裂解造成胞质蛋白污染的目的；培养液的 OD_{600}值达 0.94 时收集培养液，低速和高速两步离心辅以滤膜过滤去除完整细菌和较大的细菌碎片，浓缩的分泌蛋白和全菌蛋白同时做 2DE，用磷光计检测 2DE 胶上各点的放射强度并记录其光密度值，同 Bumann 的实验设计类似，以分泌蛋白和全菌蛋白胶图上 UreB、Hsp60、Hsp 和延伸因子（EF – Tu）四个蛋白的比例作为细菌裂解造成污染的参照，大于该比例的归为分泌蛋白，该实验鉴定出 16 个分泌蛋白，8 个有明显的信号肽。这两例实验都鉴定出 VacA、*H. pylori*1286、*H. pylori*0175、*H. pylori*0231、*H. pylori*1458。

Smith TG 等[22]在 2007 年的报告中增加了分泌蛋白质组的成员：该实验用类似于 Bumann 的试验方法培养和收集分泌蛋白，以直接的鉴定方式液相色谱 – 串联质谱（LC – MS/MS）分离鉴定分泌蛋白，同样以 UreB 为参照，平行蛋白样品中独特肽片段的平均数目的比例为筛选依据，实验以 26695 和 ATCC43504 为实验对象验证该鉴定方法在临床菌株中的广泛适用性，共鉴定出 45 个分泌蛋白，其中 28 个蛋白以人工预测信号肽软件 SignalIP3.0（http://www.cbs.dtu.dk/services/signalIP/）分析具有信号肽，有 6 个蛋白（*H. pylori*0298、*H. pylori*1073、*H. pylori*1186、*H. pylori*0175、*H. pylori*0875、*H. pylori*1286）是外膜蛋白或周质蛋白[23,24]，作者认为这可能与蛋白在培养液体中更稳定有关，同样该实验也未鉴定到 CagA。

国内陈建森[25]利用网络共享的软件 SignalP（http://www.cbs.dtu.dk/services/SignalP）和 TM-HMM（http://www.cbs.dtu.dk/services）分析 NCTC26695 的全部蛋白质组序列，基于蛋白质有无跨膜螺旋、跨膜螺旋数目、折叠位置和信号肽及其切割位点的分析，预测 NCBI 收录的 26695 菌株全部蛋白质中的分泌蛋白，并与德国马普实验室建立的数据库（http://www. mpiib - berlin. mpg. de/23 - PAGE/）中部分已经确认的分泌蛋白比较确认软件预测结果的可靠性，这种检验有利于其他测序菌株或测序片段的研究。

二、幽门螺杆菌差异蛋白质组和免疫蛋白质组

1. *H. pylori* 差异蛋白质组　运用高通量的分离、鉴定技术逐步完成组成蛋白质组的过程中，*H. pylori* 在各种不利环境下的蛋白质组、*H. pylori* 耐药株的蛋白质组、具有不同临床特征的病人体内分离出的 *H. pylori* 临床菌株的蛋白质组都一一呈现，从海量数据中筛选出目的蛋白才能凸显建立完整蛋白质组数据库的意义。寻找蛋白质组间的差异、并分析差异与影响因素之间的相关性的研究应运而生，各影响因素下的差异表达的蛋白的识别为研究 *H. pylori* 的致病机制、传播途径、临床根除 *H. pylori* 提供了线索，扩展了思路。差异蛋白质组研究中有一点贯彻始终：除差异因素外尽可能保持其他条件不变或者相差不大。

（1）单基因缺失株的蛋白质组　McAtee CP 等[26]比较 *H. pylori* 甲硝唑耐药菌株在用药情况下的代偿机制，甲硝唑耐药是由于能将甲硝唑从无害状态转变为有害的羟胺类复合物杀死 *H. pylori* 的硝基还原酶 rdxA 等发生了突变，定位突变 26695 菌株的 rdxA 基因产生的耐药株在含有甲硝唑的培养基中许多蛋白的表达被抑制，而 A*H. pylori*C（alkyl - hydroperoxide C）表达量上升数倍，这种变化为甲硝唑耐药的 *H. pylori* 的治疗提供了线索。

CagA 蛋白是重要的细胞毒素相关基因产物，是 *H. pylori* 感染后导致炎症反应的重要效应因子之一，Huang ZG[27]比较 CagA 基因缺失株和原始菌株间的蛋白质组成的差别，发现表达量下降的有三个蛋白，为 Mad66、SOD 和 A*H. pylori*C 蛋白，其中 Mad66 蛋白的编码基因位于 cagA 下游，SOD 和 A*H. pylori*C 蛋白与抗氧化机制密切相关。

2004 年，Lee HW 等[28]利用 2DE 展示了 26695 及其铁吸收调节蛋白（Fur）基因缺失株在正常培养基、添加离子螯合剂甲磺酸去铁胺（deferoxamine mesylate）去除铁离子培养基、培养后期补充 Fe^{2+} 离子的培养基中对数生长期后期的蛋白质表达情况，鉴定了差异表达的 39 个 2DE 展示蛋白点，共得到 7 类与 Fur 和离子正向调节、负向调节或无明显相关性的蛋白，并在转录水平进行了验证。

单基因缺失株和原始菌株在相同培养条件下的蛋白质表达的比较可用于反应多方面的信息：第一缺失基因是否产生了极化效应，第二缺失基因是否存在代偿机制，第三缺失基因是否与其他基因或蛋白有相互作用关系。

（2）*H. pylori* 在模拟不同生长环境的蛋白质组　*H. pylori* 在宿主体内和体外培养基中生长是否存在差别也是人们关心的领域，这直接关系到体外的实验结果是否能用来解释 *H. pylori* 在人体内的活动特点。许多研究者模拟体内的部分特征以确认体外培养是否能代表体内状况，对 *H. pylori* 生存环境的模拟不仅使体外实验数据更有说服力，也有助于了明了 *H. pylori* 在宿主体内的生存机制。

Shao C 等[29]将测序菌株 26695 在 pH 为 2.0、3.0、4.0、5.0、6.0 和 7.4 的液体培养基中分别培养，比较不同 pH 值下 *H. pylori* 蛋白质组，鉴别出差异表达的 36 种蛋白，分别与产氨、分子伴侣、能量代谢和应急反应调节相关，在宿主胃内 pH 值从胃腔向胃上皮细胞表面逐渐升高，不同 pH 值的培养基模拟宿主体内 pH 值环境，有利于了解 *H. pylori* 的适应性生存策略。该研究团队还模拟了另一种 *H. pylori* 在宿主胃肠道内可能遭遇到的情况，即当胆汁反流进入胃腔被胃黏膜层吸收并形成从胃腔向上皮细胞表面降低的浓度梯度[30]；同时由于 *H. pylori* 有可能通过粪口途径传播[31]，在通过小肠排出体外的过程中必然要经受胆汁的胁迫。该实验在正常液体培养基和添加人的新鲜胆汁和酸化的胆汁的液体培养基中培养 *H. pylori*，全菌蛋白以 2DE 展示，两两比较各蛋白质组，发现添加酸化和新鲜胆汁后 *H. pylori* 蛋白质表达变化趋势一致，差异表达的蛋白经鉴定有 28 个，根据其功能作者提出了一个 *H. pylori* 感应外在胆汁压力、通过信号传导调节 RNA 和蛋白的表达，从而

迅速逃离不利环境的简单模式图，其中涉及离子贮备、形态改变、氨基酸和脂类代谢变化等多个方面[32]。

（3）球形变 *H. pylori* 蛋白质组　*H. pylori* 需要在微需氧的环境下培养，若暴露在空气中[33]、培养温度改变[34] 或延长培养时间[35] 都会导致 *H. pylori* 的形态从弯曲杆状向球形变化，球形变 *H. pylori* 不可培养，但它是非死亡状态，人们怀疑球形变的 *H. pylori* 在自然传播过程中扮演了重要角色，利用蛋白质组技术比较两种状态下的蛋白成分差异有助于说明球形变状态下是否存在特殊存活机制。

Figueroa G 等[36] 用 2DE 技术分离的同一株 *H. pylori* 的杆状和培养 30 天后发生球形变的菌体蛋白质组，发现在球形变 *H. pylori* 中有两个特有蛋白，但 *H. pylori* 感染者阳性的血清与弯曲杆状和球形变的菌体蛋白做免疫印迹实验时，未发现任何特有抗原。Bumann D 等[37] 用类似方法分析了 26695 的两种形态下的蛋白质组，并用通过肽质量指纹图谱鉴定到了 16 个弯曲杆状时的特有蛋白、11 个培养 7 天后球形变时的特殊蛋白，这些不同蛋白多由于蛋白水解作用而发生了大小或等电点位置的变化，即 *H. pylori* 在从弯曲杆状向球形变转变过程中并没有合成新的蛋白质。

Chuang MH[38] 和 Zeng H[39] 先后分析了由于暴露于空气环境中而发生球形变的 *H. pylori* 与正常 *H. pylori* 的蛋白质组的差别，前者在 2DE 胶图上鉴定到了球形变的 *H. pylori* 中变化最明显重复性最好的两个蛋白，尿素酶辅助蛋白 UreE 和 A*H. pylori*C 的表达量降低，并在 RNA 水平上得到验证；后者鉴定到 10 个蛋白，其中有三个明显与氧化压力有关，表达降低的 A*H. pylori*C 和表达升高的 SOD，恰能说明氧化压力下被破坏的膜表面抗氧化蛋白 A*H. pylori*C 和胞内抗氧化的第一道屏障 SOD 能力的增强。

在上述的部分研究中，*H. pylori* 球形变状态下的蛋白表达变化并不明显，也不能以此完全解释不利环境下 *H. pylori* 的生存机制，但这些差异为寻找彻底阻断 *H. pylori* 在体外存活的方案提供了新的线索。

2．*H. pylori* 免疫蛋白质组

（1）临床疾病相关免疫蛋白质组　*H. pylori* 感染可引起多种疾病，甚至导致胃癌[1]，但并没有足够的 *H. pylori* 感染与胃癌发生之间有紧密关联的直接实验室证据，肿瘤的发生是一个长期多因素作用的结果，从表现为不同临床症状的病人和无临床症状的携带者中区分出未来可能导致癌变的 *H. pylori* 菌株，可有效指导胃癌的一级预防和降低医疗成本。无论是从基因水平[40] 还是从蛋白质表达水平上比较，*H. pylori* 各菌株间的差异都很大，也正因为差异明显，蛋白质组的研究方法有助于从整体上分析与某种临床表现相关的菌株特征。

Govorun VM 等[41] 用蛋白质组技术比较了 4 株来源于慢性胃炎和十二指肠溃疡病人的 *H. pylori* 菌株，发现以 CagA 存在与否分为两类，各类中的 *H. pylori* 有蛋白表达上的相似性，但没有发现与疾病相关的标志性蛋白；其中有 3 株来自同一地区，提示直接以区域划分菌株类别的思路并不可靠。

Pereira DR 等[42] 对来源与胃炎和十二指肠溃疡病人的两株 *H. pylori* 的分析显示它们各有 4 个独特蛋白表达的点，由于样本量少，无法做出任何结论。国内张静等[43] 比较来自胃癌、消化性溃疡和胃炎病人的 *H. pylori* 菌株各三株，在 2DE 胶图上比较差异蛋白并用 MALDI - TOF 和四极杆飞行时间点喷雾串联质谱（Q - TOF）鉴定差异蛋白，得出 4 个在胃癌菌株里高表达的蛋白点，分别为硫氧还蛋白、腺苷酸激酶、单链 DNA 结合蛋白和核糖体蛋白，作者认为硫氧还蛋白具有抗氧化和抗凋亡功能，可能与 *H. pylori* 的致癌作用有关。李波清等[44] 比较分离自胃癌病人的 3 株和非胃癌病人的 9 株 *H. pylori*，比较其蛋白质组特征认为酰基神经氨酸胞苷酰基转移酶与胃癌相关。

考虑到 *H. pylori* 各菌株间蛋白表达水平差异较大，Park JW 等[45] 收集了 71 株临床菌株，慢性胃炎、胃十二指肠溃疡和胃癌病人来源的 *H. pylori* 菌 22 株、24 株和 25 株，在 2DE 胶进行各株的全菌蛋白展示，挑选了 10 个表达强度可信的蛋白进行曼 - 惠特尼非参数检验（nonparametric Mann

– Whitney test）和集结层序聚类分析（hierarchical agglomerative cluster analysis），综合运用 CagA、EF – P、EF – Tu、FldA、TagD、UreB 和 GroEL 七个蛋白表达量差异将 71 株 H. pylori 聚类为 3 类，胃炎来源菌株主要分布在一簇（ClusterI），而溃疡来源菌株主要在另一簇（ClusterII），胃癌菌株聚类不明显。

Park SA 等[46]分析了 15 株临床 H. pylori 菌株，包括 7 例来自患有缺铁性贫血的病人和 8 例仅患胃炎的病人，比较其蛋白质组图谱，并对 189 个蛋白点的表达相似性做系统进化树，结果表明所有缺铁性贫血病人来源 H. pylori 形成一个簇，6 例胃炎病人来源的属于另一个簇，2 例介于两个簇之间；缺铁性贫血病人来源的菌株有 18 个特异蛋白表达。

H. pylori 感染宿主导致的临床症状不但与 H. pylori 菌株类型相关，宿主本身的遗传背景和免疫状态也起重要作用。在探讨 H. pylori 的蛋白表达特征与疾病特征之间关系时，利用病人和健康人的血清作 H. pylori 的免疫学实验，以发现适用于诊断的抗原的研究由来已久。早在研究球形变 H. pylori 时，Figueroa G 等[36]就用病人和健康人血清与两种生存状态下的 H. pylori 进行 ELISA 和 Western Blot，试图发现能区分球形变 H. pylori 标志，但未能发现特异抗原。Haas G 等[47]在 2DE 胶上展开 26695 的全菌蛋白，用 H. pylori 感染者和非 H. pylori 感染进行分组的胃肠功能失调和胃癌病人的血清做 2DE – blot 分析，共有 310 个蛋白与血清反应，其中反应性强的 32 个蛋白经鉴定确认并添加至该实验室建立维护的数据库（http://www. mpiib – berlin. mpg. de/2D – PAGE），这些不同来源血清的反应阳性点虽未作进一步验证，但是可作为蛋白表达与疾病特征关联性研究的参考。

Lin YF 等[48]用来源于胃癌病人和十二指肠病人的血清各 15 份与其中一个胃癌病人体内分离的 H. pylori 菌株做 2DE – blot，胃癌病人血清反应阳性比例较高的有约 9 个蛋白，最明显的是 GroES，GroES 能引起单核细胞释放 IL – 8、IL – 6，促进细胞分裂，作者认为 GroES 是一个与胃癌发生相关的毒力因子，但是该实验用胃癌病人来源的 H. pylori 菌株提取全菌蛋白用于 2DE – blot，因此还需其他菌株或者组外血清的验证；该实验组同时 124 例十二指肠溃疡病人、95 例胃癌病人和 40 例未感染 H. pylori 且胃黏膜组织正常人来源的血清与一例胃溃疡病人来源的 H. pylori 做 2DE – blot，筛选出 3 个十二指肠溃疡相关的蛋白 EF – G（FusA）、KatA（catalase）和 UreA（ureae α subunit），在验证此三个蛋白的可靠性过程中，实验采用了克隆表达三个蛋白并以蛋白芯片的形式筛选了大批病人血清，认为这三个蛋白的联合运用有助于将十二指肠病人和胃癌病人区分开来[49]。

从目前研究进展综合来看，通过聚类的方法将部分蛋白的表达量与疾病类型联系起来比单纯寻找差异点得到有用信息的可能性要大一些，若将差异蛋白编码基因用实时定量 PCR（real – time PCR）等方法运用到实际中将是一个很有潜力的发展方向。

（2）胃肠道外疾病与 H. pylori 免疫蛋白质组　　H. pylori 的感染除导致多种胃肠道疾病外，还与自身免疫性甲状腺炎[50]、心血管疾病[51]等多种胃肠道外疾病相关，利用患有不同胃肠道外疾病的 H. pylori 感染者和仅表现为胃肠道疾病的 H. pylori 感染者来源的血清进行免疫学实验，对确认 H. pylori 与该病的相关性有重要作用。

有人曾对一组发病过程资料非常完整的关于酒糟鼻和慢性荨麻疹病人采用免疫蛋白质组学技术进行了分析[52]，其中用一患胃炎的病人体内的 H. pylori 菌株做 2DE 电泳展开全菌蛋白，采用酒糟鼻病人、荨麻疹病人和此胃炎病人的血清做 2DE – blot，用识别 IgA、IgE 和 IgG 的抗体分别显色，以确认以上疾病是否因 H. pylori 感染后引起的特殊免疫反应相关，结果表明病人血清含有 GroEL 和 AH. pyloriC 的 IgE 抗体，结合其他实验的证据，作者认为抗 H. pylori 的 IgE 抗体可能与胃壁细胞发生交叉反应，并且促进了抗原的吸收或使原来隐蔽的抗原结构域暴露，如果这种假设成立，可用于解释为什么 H. pylori 根除后部分慢性荨麻疹仍然不愈。

（3）抗原筛选相关 H. pylori 免疫蛋白质组分析　　利用病人和正常人的血清做免疫蛋白质组不但有助于预测疾病发展的趋势，还可用于寻找具有诊断意义和具有免疫原性的抗原，推动 H. pylori 感染的诊断和疫苗的发展。

McAtee CP 等[53]用 14 名 *H. pylori* 感染者的混合血清识别出 11637/ATCC43504 的全菌蛋白中的 30 个免疫反应抗原，并用 N 端测序法鉴定，其中 14 个抗原为首次被鉴定到。Nilsson I 等[54]利用病人血清检测到低分子量 25～35kDa 具有抗原性的膜蛋白，当时用 1D－PAGE 展开蛋白并不完全；继而利用 2DE 技术展开 pI 3～10 的膜蛋白[55]，在 25～35kDa 的范围内检测有抗体反应性的蛋白；并进一步利用亲和层析富集酸性甘氨酸法提取膜蛋白中的低丰度蛋白[56]，以 pH 6～11 的胶条分离富集到的蛋白，以 *H. pylori* 感染者的血清识别到 4 个强反应性的蛋白，分别是 *H. pylori*0175、*H. pylori*0231、Ure A/*H. pylori*0073 和 *H. pylori*1564，Ure A/*H. pylori*0073 和 *H. pylori*1564 在 1D 电泳中移动的位置相同，2DE 中分开后发现两者皆有反应原性，但 *H. pylori*1564 与正常人的血清也有反应，应用 2DE 避免了重叠带造成的相互干扰。

Lock RA 等[57]利用 *H. pylori* 感染阳性和阴性者的血清识别 2DE 展开的 6 株临床菌株和 NCTC11637 后，用识别 IgA 和 IgG 的抗体分别显色，希望在获得具有免疫反应性蛋白的同时比较人体产生的 IgA 和 IgG 抗体针对的抗原有无不同，结果显示两种抗体识别的抗原并无明显差别，反应点成簇分布的特征说明这些抗原在经过目前未知的各种修饰之后多数情况下免疫反应性并未丢失，这一结果对制备蛋白用于血清学确认是否 *H. pylori* 感染阳性有指导意义。

组成蛋白质组和免疫蛋白质组的研究结果还为筛选疫苗候选抗原提供了新的思路。高丰度蛋白，富含 β 片层的外膜蛋白[58]，分泌蛋白蛋白如前述文献所示在 2DE 图谱上都得到了很好的展示，用 N 端测序法、MALDI－TOF－MS/MS 和 Q－TOF 等鉴定技术结合免疫学手段能够鉴定出大量具有反应原性的蛋白，虽然以经验来看，从 40 个抗原中才能筛选到 1 个具有保护性作用的抗原[58]，但相比以前仅有基因数据，目前得到的组成蛋白质组和小量免疫蛋白质组数据可以大大降低筛选过程的盲目性[59]。

三、幽门螺杆菌结构蛋白质组

蛋白质组研究的最高目的是获知每种蛋白的功能。对于单个蛋白来说，功能是由蛋白质上的多个结构域共同决定的，认识一个全新的蛋白质的功能，大多要从认识其结构开始。

研究蛋白质的结构多需要借助核磁共振和 X 射线技术，并且必须得到结晶状态的兴趣蛋白，实验过程漫长且繁琐，而且单次可操作对象较少。

Kim DY 等[60]获得 *H. pylori* 的一个分子伴侣 ClpX 的结构信息，包括克隆、表达、纯化、结晶多个步骤；Psakis G 等[61]利用适合高通量筛选的培养基在大肠杆菌中表达了 116 个 *H. pylori* 的整合膜蛋白，经筛选纯化得到 17 个蛋白，利用该方法表达水溶性蛋白时，少于 7 个跨膜结构的整合蛋白表达正常，由于大肠杆菌与 *H. pylori* 的脂类成分有差别造成脂蛋白表达量比较低，但是该实验建立的高通量表达蛋白的方法能同时操作多个蛋白，加快了 *H. pylori* 结构蛋白质组研究的速度。

四、幽门螺杆菌功能蛋白质组

H. pylori 的各种生命活动由不同的基因经转录、翻译传递到相应的蛋白质上并使其具有有各自的生化特性和生物学活性，每个蛋白质不是独立地完成被机体赋予的功能，通常是信号通路中的某一环节或与其他蛋白质组成蛋白复合物，在特定的时间和空间内完成特定功能，从整体把握蛋白间的相互作用关系才能真正说明一个蛋白质的功能。大规模研究蛋白之间相互作用的方法主要有酵母双杂交系统[62]、串联亲和纯化[63]（tandem affinity purification，TAP）、非变性电泳、荧光共振能量转移（Fluorescence resonance energy transfer，FRET）、表面等离子共振[64]（surface plasmon resonance，SPR）、免疫共沉淀和细胞共定位等技术，后几种技术虽然目前不适于大规模研究，但可以对筛选到的结果进行补充和验证。目前在 *H. pylori* 研究中用得较多的依然是酵母双杂交系统。

1. *H. pylori* 蛋白功能与蛋白相互作用的经典研究　2001 年，Rain JC 及其同事[65]首次描绘 *H. pylori* 蛋白质组水平的蛋白相互作用图谱，利用酵母双杂交系统筛选 261 个蛋白的可能作用对象，其中 50 个已知的能与其他蛋白形成复合物的蛋白作为评价该系统可靠性的指标，另 211 个蛋白的作用对象均测序确认是何种蛋白，由此获得了 46.6% 的蛋白质组成员的相互作用图谱，此数据信息在 PyloriGene 数据库（http:/genolist. pasteur. fr/PyloriGene/）中可供查询。

Terradot L 等[66]共挑选了 17 组共 31 个有相互作用的蛋白用酵母双杂交系统验证 Rain 实验结果的可重复性，包括 H. pylori 的 IV 型分泌系统中的三个蛋白，因为 Rain JC 所作的图谱中 CAG 致病岛上的蛋白间无相互作用，而是与其他细胞通路或功能未知的蛋白联系在一起；对酵母双杂交结果为阳性者，克隆表达有相互作用关系的两个蛋白一个带 His 标签，另一个不带标签，能共同纯化并能用免疫印迹的方法检测到兴趣蛋白时认为两者有关联，SDS – PAGE 结果表明有 8 对蛋白能共同纯化，包括与 IV 型分泌系统相关的 3 对蛋白 H. pylori0525/H. pylori1451、H. pylori0547/H. pylori0496 和 ComB10/ComB4，另 9 对蛋白可能在此实验条件下没有表达或其他原因导致没有检测到相互作用。

Lin CY 等[67]2005 年建立了一个基于实验数据的 H. pylori 相互作用蛋白质组数据库（http://dpi. nhri. org. tw/H. pylori/），在相互作用图示中，包括了 GO、KEGG 和 Genbank 中关于该蛋白的注释，该数据库还可用于对 H. pylori 蛋白的预测功能。

Pyndiah S 等[68]利用非变性电泳 – 变形电泳联合直接分离 H. pylori 菌株 J99 中的蛋白复合物，以毛细管液相色谱 – 离子阱串联质谱鉴定获得蛋白信息，共鉴定到 13 个蛋白复合物，包括 34 个蛋白。

CagA 为 H. pylori 中致病作用最明显的蛋白之一，CagA 的存在是 H. pylori 促使 AGS 细胞出现蜂鸟状改变的重要原因，是已知的唯一通过 H. pylori 的 IV 型分泌系统（type IV secretion system，T4SS）"注射"到宿主细胞内的效应因子，T4SS 编码基因所在的 cag 致病岛（cagPAI）共编码包括 CagA 在内 27 个基因，Busler VJ 及其同事[69]分析了以 cagPAI 编码蛋白为核心的部分蛋白的相互作用关系：用 2DE 差异显示（two – dimetional difference gel elctrophoresis，2D – DIGE）技术分离 H. pylori25595 及 cagPAI 缺失株（ΔcagPAI）的全菌蛋白，通过荧光染料（Cy3/Cy5）标记蛋白，在同一张 2DE 胶上展示蛋白样品间的差异，尽可能避免系统误差，在 26695 野生株内鉴定到 7 个 cag-PAI 编码的基因，高于普通 2DE 的展示差异能力，cagPAI 编码的分子量过大或者过小的蛋白由于方法本身的限制并未能发现；挑选 2DE – DIGE 中鉴定到的 6 个蛋白与 cagPAI 上编码的另外 8 个蛋白组合成对，用酵母双杂交系统检验是否存在相互作用关系，并以表达带有 GST 或 MBP 标签的融合蛋白、免疫印迹检测纯化带有单个标签蛋白的样品，验证样品中是否有蛋白复合物，实验所获的复合物信息有利于认识 T4SS 结构，也展示了一种确认 H. pylori 蛋白间存在相互作用关系的实验思路。在纯化复合物的问题上，用串联亲和纯化技术（tandem affinity purification，TAP）纯化融合两个甚至更多连续的标签（Flag、GST、His6、生物素等）标记的蛋白时，可以提高纯化产物的特异性，即便如此，蛋白污染问题造成假阳性、异源表达蛋白变化造成的假阴性，也仍然可能在 TAP 中出现。

2. 蛋白芯片与 H. pylori 功能蛋白质组　蛋白芯片的高通量正符合大量研究蛋白间相互作用的要求，可以根据不同的作用关系设计成蛋白 – 蛋白、蛋白 – DNA、蛋白 – 生物标志的芯片。

徐小洁等[70]利用 H. pylori 的 UreB 为靶蛋白，筛选出优势线性表位序列，将 Fmoc 法固相合成的线性肽对应的八分支多聚抗原肽（MAPs）以高效液相色谱仪纯化后点样至硝酸纤维素膜，制成 MAPs 微阵列成品，用于筛选随机人群血清确认是否有 H. pylori 感染。Hynes SO 等[71]利用膜蛋白被固定在芯片上的阴离子吸附后以 SELDI – TOF MS（surface – enhanced lase desorption/ionisation time of flight mass spectroscopy）平均每个点采集数据 35 次的鉴定量分析 H. pylori 膜蛋白的组成，共得到 6 个大小在 5 – 30kDa 间可以用于鉴定是否为 H. pylori 的膜蛋白。Lin YF 等[49]用 3 个十二指肠溃疡相关的蛋白 EF – G（FusA）、KatA（catalase）和 UreA（ureae α subunit）作为蛋白芯片上的"饵"去筛选十二指肠溃疡相关菌株。

蛋白芯片使用相当方便，但制备时蛋白芯片上的点的选取、制备、样品保存都有许多问题，"诱饵"的特异性和敏感性，"诱饵"纯度要高、溶解性要好，低温和操作温度下稳定、保持其活性和构象。

五、幽门螺杆菌蛋白质组数据整合与应用

蛋白质组研究方法的快速发展使蛋白的信息量急剧增多，整合各研究组的实验结果，综合运用数学、计算机科学和生物学的各种工具，有利于扩大单个实验的研究、参考范围，避免繁复的劳动。

手工收集的蛋白质数据库早在20世纪60年代就在美国开始建立。20世纪80年代后，美国国家生物信息中心（NCBI）和欧洲生物信息研究所（EBI）建立的NCBInr和SWISS – PROT/TrEMBL仍是目前比较常用的数据库。前者是一个非冗余的蛋白质数据库，包含了蛋白质信息资源（protein information resourde，PIR）、大分子数据库（protein data bank，PDB）、GenBank CDS转录物和SWISS – PROT数据的信息；后者是一个准确数据库，包括蛋白质功能的描述、结构域数据、转录后修饰、变异度等，以最低的冗余与其他数据库整合，TrEMBL含有所有的EMBL核苷酸的翻译产物，但并非都经过实验确认。目前已知的 *H. pylori* 蛋白质序列、结构、功能方面的信息在上述两个数据库中都有详尽或者简略的收集。

有关 *H. pylori* 蛋白质组方面详细信息的数据库还有多个。马普研究所建立的关于 *H. pylori* 的蛋白数据库分免费的2DE分离鉴定的蛋白组成蛋白质组和非免费的功能蛋白质组，组成蛋白质组数据中包括了固体和液体培养的 *H. pylori* 胞质蛋白、分泌蛋白、可溶性蛋白、表面蛋白和复合物蛋白的相关数据。

公用数据库Gelbank提供了包括 *H. pylori* 26695和J99两个菌株的共有1576、1491个蛋白的2DE胶模式图，并提供了等电点和分子量信息及其在NCBI数据库中对应的序列号。

预测蛋白间功能的数据库Predictome以基因序列为基础预测蛋白的功能，提供了 *H. pylori* 26695和J99两个菌株的共4399、2560条数据。

InterPro数据库是含有有蛋白质家族、结构域或者功能位点的鉴别信号的数据库，合并了多个数据库的成果，每个InterPro条目包括功能描述、注释、引用文献、与相关数据库的链接。

CluSTr数据库提供了已经测序的6株 *H. pylori* 蛋白质组水平的蛋白质分类信息，分类基于对蛋白质序列间所有的两两比对，将含共有功能位点的蛋白归为一簇，并给出一个可信度的评估。

PDB数据库是收集了用X射线晶体学和磁共振法得到的结构数据，共有 *H. pylori* 的大分子结构信息169条（截止到2009年4月2日），每个条目提供了蛋白结构、文献来源、与蛋白结构域识别数据库Pfam和GO数据库的链接。各数据库的链接地址如下表：

表9 – 1　幽门螺杆菌信息集中的数据库

数 据 库	网 　 址
马普研究所	http：//mpiib – berlin. mpg. de/2D – PAGE/
Gelbank	http：//gelbank. anl. gov/
Predictome	http：//visant. bu. edu/
InterPro	http：//www. ebi. ac. uk/interpro/
CluSTr	http：//www. ebi. ac. uk/clustr/
PDB	http：//www. rcsb. org/pdb/

除上述数据库外还有不少研究组为了特殊的研究目的，自行构建了自己的数据库或分析软件，如国内Liang Z等[72]设计了一个基于网络共享的数据库资源来预测未知两个序列是否有相互作用的

软件，中国幽门螺杆菌菌株库网站（www. *H. pylori*bank. org）也提供了大量有关 *H. pylori* 蛋白质组分析的数据。利用已有信息数据做功能或其他方面预测的方式，已成为当前 *H. pylori* 实验设计中的重要前期准备工作之一。

六、展望

    H. pylori 蛋白质组研究工作在 2000 年以后飞速发展，蛋白质组提供的丰富信息弥补了 DNA 和 RNA 代表的基因组的许多不足[73]，以 2DE – MALDI – TOF – MS/MS 为基础的经典技术路线目前仍然为大部分研究者所用，许多新技术也不断被用于 *H. pylori* 蛋白质组研究，如同位素掺入法（isotope – coded affinity tags，ICAT）做定量蛋白质组分析；多维液相色谱 LC – MS/MS 联用弥补蛋白在分离过程中的丢失、分离范围窄的缺点和上样量不受限制；蛋白芯片用于大规模样品的筛选。经过对 *H. pylori* 的全部蛋白、各种条件下的差异表达蛋白、具有免疫和反应原性的蛋白、相互作用的蛋白的研究，人们将绘制出 *H. pylori* 的大部分基因编码蛋白的 2DE 图谱，并对各种蛋白的序列、结构和功能有更深入和全面的认识。*H. pylori* 蛋白质组研究必将在推进 *H. pylori* 的致病机制、耐药机制、抗原性、传播途径的研究方面产生巨大的推动作用，并为探讨 *H. pylori* 相关的各种疾病的发生机理、诊断、防治和新药的开发提供重要支撑作用。

参考文献

1   Deguchi R，Takagi A，Kawata H，et al. Association between CagA + *Helicobacter pylori* infection and p53，bax and transforming growth factor – beta – RII gene mutations in gastric cancer patients. Int J Cancer，15，91（4）：481～485

2   Wilkins MR，Sanchez JC，Gooley AA，et al. Progress with proteome projects：why all proteins expressed by a genome should be identified and how to do it. Biotechnol Genet Eng Rev，1996，13：19～50

3   Tomb JF，White O，Kerlavage AR，et al. The complete genome sequence of the gastric pathogen *Helicobacter pylori*. Nature，1997，388（6642）：539～547

4   Baltrus DA，Amieva MR，Covacci A，et al. The complete genome sequence of *Helicobacter pylori* strain G27. J Bacteriol，2009，191（1）：447～448

5   Oh JD，Kling – Backhed H，Giannakis M，et al. The complete genome sequence of a chronic atrophic gastritis *Helicobacter pylori* strain：evolution during disease progression. Proc Natl Acad Sci U S A，2006，103（26）：9999～10004

6   Alm RA，Ling LS，Moir DT，et al. Genomic – sequence comparison of two unrelated isolates of the human gastric pathogen *Helicobacter pylori*. Nature，1999，397（6715）：176～180

7   Doig P，Trust TJ. Identification of surface – exposed outer membrane antigens of *Helicobacter pylori*. Infect Immun，1994，62（10）：4526～4533

8   Exner MM，Doig P，Trust TJ，et al. Isolation and characterization of a family of porin proteins from *Helicobacter pylori*. Infect Immun，1995，63（4）：1567～1572

9   O'Farrell PH. High resolution two – dimensional electrophoresis of proteins. J Biol Chem，1975，250（10）：4007～4021

10   Jungblut PR，Bumann D，Haas G，et al. Comparative proteome analysis of *Helicobacter pylori*. Mol Microbiol，2000，36（3）：710～725

11   McAtee CP，Lim MY，Fung K，et al. Identification of potential diagnostic and vaccine candidates of *Helicobacter pylori* by two – dimensional gel electrophoresis，sequence analysis，and serum profiling. Clin Diagn Lab Immunol，1998，5（4）：537～542

12   Kimmel B，Bosserhoff A，Frank R，et al. Identification of immunodominant antigens from *Helicobacter pylori* and evaluation of their reactivities with sera from patients with different gastroduodenal pathologies. Infect Immun，2000，68（2）：915～920

13   Lock RA，Cordwell SJ，Coombs GW，et al. Proteome analysis of *Helicobacter pylori*：major proteins of type strain

NCTC 11637. Pathology, 2001, 33 (3): 365~374

14 Sabarth N, Lamer S, Zimny - Arndt U, et al. Identification of surface proteins of *Helicobacter pylori* by selective biotinylation, affinity purification, and two - dimensional gel electrophoresis. J Biol Chem, 2002, 277 (31): 27896~27902

15 Filip C, Fletcher G, Wulff JL, et al. Solubilization of the cytoplasmic membrane of Escherichia coli by the ionic detergent sodium - lauryl sarcosinate. J Bacteriol, 1973, 115 (3): 717~722

16 Baik SC, Kim KM, Song SM, et al. Proteomic analysis of the sarcosine - insoluble outer membrane fraction of *Helicobacter pylori* strain 26695. J Bacteriol, 2004, 186 (4): 949~955

17 庞智, 萧树东. 幽门螺杆菌外膜蛋白质组二维凝胶电泳和图像分析. 胃肠病学, 2004, 9 (5): 261~265

18 Bumann D, Aksu S, Wendland M, et al. Proteome analysis of secreted proteins of the gastric pathogen *Helicobacter pylori*. Infect Immun, 2002, 70 (7): 3396~3403

19 Schmitt W, Haas R. Genetic analysis of the *Helicobacter pylori* vacuolating cytotoxin: structural similarities with the IgA protease type of exported protein. Mol Microbiol, 1994, 12 (2): 307~319

20 Matthysse AG. Characterization of nonattaching mutants of Agrobacterium tumefaciens. J Bacteriol, 1987, 169 (1): 313~323

21 Kim N, Weeks DL, Shin JM, et al. Proteins released by *Helicobacter pylori* in vitro. J Bacteriol, 2002, 184 (22): 6155~6162

22 Smith TG, Lim JM, Weinberg MV, et al. Direct analysis of the extracellular proteome from two strains of *Helicobacter pylori*. Proteomics, 2007, 7 (13): 2240~2245

23 Marcus EA, Moshfegh AP, Sachs G, et al. The periplasmic alpha - carbonic anhydrase activity of *Helicobacter pylori* is essential for acid acclimation. J Bacteriol, 2005, 187 (2): 729~738

24 Harris AG, Hazell SL. Localisation of *Helicobacter pylori* catalase in both the periplasm and cytoplasm, and its dependence on the twin - arginine target protein, KapA, for activity. FEMS Microbiol Lett, 2003, 229 (2): 283~289

25 陈建森, 佘菲菲. 全基因组预测幽门螺杆菌的分泌蛋白. 中国人兽共患病学报, 2008, 24 (7): 607~611

26 McAtee CP, Hoffman PS, Berg DE. Identification of differentially regulated proteins in metronidozole resistant *Helicobacter pylori* by proteome techniques. Proteomics, 2001, 1 (4): 516~521

27 Huang ZG, Duan GC, Fan QT, et al. Mutation of cytotoxin - associated gene A affects expressions of antioxidant proteins of *Helicobacter pylori*. World J Gastroenterol, 2009, 15 (5): 599~606

28 Lee HW, Choe YH, Kim DK, et al. Proteomic analysis of a ferric uptake regulator mutant of *Helicobacter pylori*: regulation of *Helicobacter pylori* gene expression by ferric uptake regulator and iron. Proteomics, 2004, 4 (7): 2014~2027

29 Shao C, Zhang Q, Tang W, et al. The changes of proteomes components of *Helicobacter pylori* in response to acid stress without urea. J Microbiol, 2008, 46 (3): 331~337

30 Worku ML, Karim QN, Spencer J, et al. Chemotactic response of *Helicobacter pylori* to human plasma and bile. J Med Microbiol, 2004, 53 (Pt 8): 807~811

31 Kivi M, Tindberg Y. *Helicobacter pylori* occurrence and transmission: a family affair? Scand J Infect Dis, 2006, 38 (6-7): 407~417

32 Shao C, Zhang Q, Sun Y, et al. *Helicobacter pylori* protein response to human bile stress. J Med Microbiol, 2008, 57 (Pt 2): 151~158

33 Catrenich CE, Makin KM. Characterization of the morphologic conversion of *Helicobacter pylori* from bacillary to coccoid forms. Scand J Gastroenterol Suppl, 1991, 181: 58~64

34 Shahamat M, Mai U, Paszko - Kolva C, et al. Use of autoradiography to assess viability of *Helicobacter pylori* in water. Appl Environ Microbiol 1993 Apr, 59 (4): 1231~1235

35 Sorberg M, Nilsson M, Hanberger H, et al. Morphologic conversion of *Helicobacter pylori* from bacillary to coccoid form. Eur J Clin Microbiol Infect Dis, 1996, 15 (3): 216~219

36 Figueroa G, Faundez G, Troncoso M, et al. Immunoglobulin G antibody response to infection with coccoid forms of *Helicobacter pylori*. Clin Diagn Lab Immunol, 2002, 9 (5): 1067~1071

37 Bumann D, Habibi H, Kan B, et al. Lack of stage - specific proteins in coccoid *Helicobacter pylori* cells. Infect Im-

mun, 2004, 72 (11): 6738～6742

38　Chuang MH, Wu MS, Lin JT, et al. Proteomic analysis of proteins expressed by *Helicobacter pylori* under oxidative stress. Proteomics, 2005, 5 (15): 3895～3901

39　Zeng H, Guo G, Mao XH, et al. Proteomic insights into *Helicobacter pylori* coccoid forms under oxidative stress. Curr Microbiol, 2008, 57 (4): 281～286

40　Salama N, Guillemin K, McDaniel TK, et al. A whole－genome microarray reveals genetic diversity among *Helicobacter pylori* strains. Proc Natl Acad Sci U S A, 2000, 97 (26): 14668～14673

41　Govorun VM, Moshkovskii SA, Tikhonova OV, et al. Comparative analysis of proteome maps of *Helicobacter pylori* clinical isolates. Biochemistry (Mosc), 2003, 68 (1): 42～49

42　Pereira DR, Martins D, Winck FV, et al. Comparative analysis of two－dimensional electrophoresis maps (2 - DE) of *Helicobacter pylori* from Brazilian patients with chronic gastritis and duodenal ulcer: a preliminary report. Rev Inst Med Trop Sao Paulo, 2006, 48 (3): 175～177

43　张静, 丁士刚, 钟丽君, 等. 消化性溃疡、胃炎与胃癌患者幽门螺杆菌蛋白质组的差异分析. 中华医学杂志, 2006, 86 (38): 2690～2694

44　李波清, 张建中, 邹清华, 等. 胃癌相关幽门螺杆菌蛋白图谱特征初步分析. 中华流行病学杂志, 2003, 24 (6): 934～244

45　Park JW, Song JY, Lee SG, et al. Quantitative analysis of representative proteome components and clustering of *Helicobacter pylori* clinical strains. Helicobacter, 2006, 11 (6): 533～543

46　Park SA, Lee HW, Hong MH, et al. Comparative proteomic analysis of *Helicobacter pylori* strains associated with iron deficiency anemia. Proteomics, 2006, 6 (4): 1319～1328

47　Haas G, Karaali G, Ebermayer K, et al. Immunoproteomics of *Helicobacter pylori* infection and relation to gastric disease. Proteomics, 2002, 2 (3): 313～324

48　Lin YF, Wu MS, Chang CC, et al. Comparative immunoproteomics of identification and characterization of virulence factors from *Helicobacter pylori* related to gastric cancer. Mol Cell Proteomics, 2006, 5 (8): 1484～1496

49　Lin YF, Chen CY, Tsai MH, et al. Duodenal ulcer－related antigens from *Helicobacter pylori*: immunoproteome and protein microarray approaches. Mol Cell Proteomics, 2007, 6 (6): 1018～1026

50　de Luis DA, Varela C, de La Calle H, et al. *Helicobacter pylori* infection is markedly increased in patients with autoimmune atrophic thyroiditis. J Clin Gastroenterol, 1998, 26 (4): 259～263

51　Patel P, Mendall MA, Carrington D, et al. Association of *Helicobacter pylori* and Chlamydia pneumoniae infections with coronary heart disease and cardiovascular risk factors. BMJ, 1995, 311 (7007): 711～714

52　Mini R, Figura N, D'Ambrosio C, et al. *Helicobacter pylori* immunoproteomes in case reports of rosacea and chronic urticaria. Proteomics, 2005, 5 (3): 777～787

53　McAtee CP, Fry KE, Berg DE. Identification of potential diagnostic and vaccine candidates of *Helicobacter pylori* by " proteome" technologies. Helicobacter, 1998, 3 (3): 163～169

54　Nilsson I, Ljungh A, Aleljung P, et al. Immunoblot assay for serodiagnosis of *Helicobacter pylori* infections. J Clin Microbiol, 1997, 35 (2): 427～432

55　Nilsson I, Utt M, Nilsson HO, et al. Two－dimensional electrophoretic and immunoblot analysis of cell surface proteins of spiral－shaped and coccoid forms of *Helicobacter pylori*. Electrophoresis, 2000, 21 (13): 2670～2677

56　Utt M, Nilsson I, Ljungh A, et al. Identification of novel immunogenic proteins of *Helicobacter pylori* by proteome technology. J Immunol Methods, 2002, 259 (1 - 2): 1～10

57　Lock RA, Coombs GW, McWilliams TM, et al. Proteome analysis of highly immunoreactive proteins of *Helicobacter pylori*. Helicobacter, 2002, 7 (3): 175～182

58　Ferrero RL, Labigne A. *Helicobacter pylori* vaccine development in the post－genomic era: can in silico translate to in vivo. Scand J Immunol, 2001, 53 (5): 443～448

59　Bumann D, Jungblut PR, Meyer TF. *Helicobacter pylori* vaccine development based on combined subproteome analysis. Proteomics, 2004, 4 (10): 2843～2848

60　Kim DY, Kim KK. Crystal structure of ClpX molecular chaperone from *Helicobacter pylori*. J Biol Chem, 2003, 278

（50）：50664～50670

61 Psakis G，Nitschkowski S，Holz C，et al．Expression screening of integral membrane proteins from *Helicobacter pylori* 26695．Protein Sci，2007，16（12）：2667～2676

62 Fields S，Song O．A novel genetic system to detect protein－protein interactions．Nature，1989，340（6230）：245～246

63 Rigaut G，Shevchenko A，Rutz B，et al．A generic protein purification method for protein complex characterization and proteome exploration．Nat Biotechnol，1999，17（10）：1030～1032

64 Fagerstam LG，Frostell－Karlsson A，Karlsson R，et al．Biospecific interaction analysis using surface plasmon resonance detection applied to kinetic，binding site and concentration analysis．J Chromatogr，1992，597（1－2）：397～410

65 Rain JC，Selig L，De Reuse H，et al．The protein－protein interaction map of *Helicobacter pylori*．Nature，2001，409（6817）：211～215

66 Terradot L，Durnell N，Li M，et al．Biochemical characterization of protein complexes from the *Helicobacter pylori* protein interaction map：strategies for complex formation and evidence for novel interactions within type IV secretion systems．Mol Cell Proteomics，2004，3（8）：809～819

67 Lin CY，Chen CL，Cho CS，et al．*H．pylori*－DPI：*Helicobacter pylori* database of protein interactomes—embracing experimental and inferred interactions．Bioinformatics，2005，21（7）：1288～1290

68 Pyndiah S，Lasserre JP，Menard A，et al．Two－dimensional blue native/SDS gel electrophoresis of multiprotein complexes from *Helicobacter pylori*．Mol Cell Proteomics，2007，6（2）：193～206

69 Busler VJ，Torres VJ，McClain MS，et al．Protein－protein interactions among *Helicobacter pylori* cag proteins．J Bacteriol，2006，188（13）：4787～4800

70 徐小洁，张虎明，李丁，等．多聚抗原肽微阵列分析平台的建立与初步应用．生物化学与生物物理进展，2006，33（5）：473～478

71 Hynes SO，McGuire J，Wadstrom T．Potential for proteomic profiling of *Helicobacter pylori* and other Helicobacter spp．using a ProteinChip array．FEMS Immunol Med Microbiol，2003，36（3）：151～158

72 Liang Z，Xu M，Teng M，et al．NetAlign：a web－based tool for comparison of protein interaction networks．Bioinformatics，2006，22（17）：2175～2177

73 Humphery－Smith I，Cordwell SJ，Blackstock WP．Proteome research：complementarity and limitations with respect to the RNA and DNA worlds．Electrophoresis，1997，18（8）：1217～1242

第十章　幽门螺杆菌感染与胃肠激素

黄象谦

天津医科大学总医院

一、幽门螺杆菌感染与促胃液素
　　（一）幽门螺杆菌感染致高促胃液素血症
　　（二）根除 *H. pylori* 对高促胃液素血症的影响
二、幽门螺杆菌感染与生长抑素
　　（一）幽门螺杆菌感染与 D 细胞
　　（二）生长抑素抑制幽门螺杆菌
　　（三）幽门螺杆菌的脂多糖与生长抑素
　　（四）幽门螺杆菌感染与促胃液素 – 生长抑素
三、幽门螺杆菌感染与促胃液素释放肽
　　（一）促胃液素释放肽对受幽门螺杆菌感染人的促胃液素和生长抑素的 mRNA 的影响
　　（二）根除幽门螺杆菌前后的十二指肠溃疡患者促胃液素释放肽刺激的 PAO 研究
四、幽门螺杆菌感染与生长因子
　　（一）幽门螺杆菌感染与表皮生长因子
　　（二）幽门螺杆菌感染与胃黏膜细胞过分增殖
　　（三）幽门螺杆菌感染与胃液的生长因子
　　（四）硫酸糖肽的细胞保护作用
　　（五）幽门螺杆菌根除与 EGF 和 TGF 的关系
　　（六）幽门螺杆菌、胃黏膜生长因子、胃酸等与十二指肠溃疡和胃癌的发病关系
　　（七）幽门螺杆菌感染与 I 型胰岛素样生长因子
五、幽门螺杆菌感染与其他胃肠激素
　　（一）幽门螺杆菌感染与胰岛素
　　（二）幽门螺杆菌感染与肠高糖素
　　（三）幽门螺杆菌感染与胆囊收缩素
　　（四）幽门螺杆菌感染与胃抑肽

　　幽门螺杆菌（*Helicobacter pylori*，下称 *H. pylori*）感染与胃病的关系密切[1]，涉及胃炎[2]、胃癌[3~5]和消化性溃疡等病[6,7]的形成。至于通过何种机制致病、或引起何种病理生理改变，兹按不同的胃肠激素，分别叙述。

一、幽门螺杆菌感染与促胃液素

促胃液素是刺激壁细胞产生胃酸的基本因素，它的途径有二：即直接刺激壁细胞产生胃酸，和刺激肠嗜铬样细胞（ECL 细胞）产生组胺，然后通过组胺刺激壁细胞产生胃酸。所以，促胃液素的生理－病理意义之一，是胃酸产生和高胃酸形成。感染 H. pylori 的患者，胃窦 G 细胞释放促胃液素增多，血清促胃液素增高；与消化性溃疡发生有关；这个问题，是当前医学的一个热点[8~11]。

（一）幽门螺杆菌感染致高促胃液素血症

H. pylori 感染致高促胃液素血症是公认事实。在胃镜下胃黏膜正常人群中，基础血清促胃液素水平，在 H. pylori（＋）者高于 H. pylori（－）者，且与十二指肠溃疡（DU）的水平颇为近似。由于 DU 患者基本都是 H. pylori（＋），故结论为，高促胃液素血症是 H. pylori 感染所致，而非 DU 的征象[12]。H. pylori 感染出现的高促胃液素血症为细胞因子（cytokine）所致[13,14]：①TNF－α：对人或培养的犬胃窦 G 细胞，无论其促胃液素的基础分泌和蛙皮素刺激后的分泌，均呈有意义的增加（与对照比）；H. pylori 感染时，TNF－α 含量增加，所以，H. pylori 感染的促胃液素分泌增加，可能为 TNF－α 刺激 G 细胞所致；②IL－8：IL－8 对犬胃窦分离出来的 G 细胞，能刺激其增加促胃液素释放，且此效应有量的依赖关系，并能为 H. pylori 的粉碎浸液所加强。

通过促胃液素 mRNA 的表达，以测定胃窦 G 细胞的密度，发现 H. pylori 感染者的 G 细胞密度高于对照组；根除 H. pylori 后，G 细胞密度低于根除前。因此认为，促胃液素 mRNA 表达增加乃直接由于 H. pylori 感染所致[15]。一组对 DU 和非溃疡性消化不良（NUD）患者的研究，发现 CagA 基因阴性而 VacA 的等位基因 s2 和 m2 阳性的 H. pylori，只见于 NUD 患者，而不见于 DU 患者。此种 H. pylori 能使胃黏膜的肥大细胞产生高含量的类胰蛋白酶（tryptase），并致较轻程度的促胃液素增高。类胰蛋白酶能刺激组织转化，有利于损伤愈合。此类 H. pylori 所致的损害也较其他种 H. pylori 为轻[16]。由此联想，也许 DU 或 NUD（或慢性胃炎）的发病取决于 H. pylori 的类型。

血清促胃液素与胃蛋白酶原（pepsinogen，PG）水平共同测定[17~19]：①反映 H. pylori 的感染状态：H. pylori 感染时，二者均有意义地增高，根除后则恢复正常；故血清促胃液素和 PG 的高水平，可表示有 H. pylori 感染；H. pylori 治疗后下降，可表示治疗成功；治愈后又增高，提示再感染；其中以 PG－Ⅱ 的效应更高[18]；②为 DU 分类：血清 PG－Ⅰ 浓度，反映主细胞的数量，以试餐为刺激剂，于餐前、及餐后 15、30、60 min 取血，测定各次血清促胃液素浓度和空腹 PG－Ⅰ 浓度；以 1 h 所测血清促胃液素水平曲线下的面积为 IGR（integrated gastrin response，代表试餐刺激后的促胃液素反应量），按 IGR 的高低，可将 DU 分为高 IGR 和正常 IGR；高 IGR 者的 PG－Ⅰ 也增高，提示此组病例为高酸分泌者[19]。

酸对促胃液素的敏感性有所变异。观察 DU（H. pylori＋）、健康志愿者（H. pylori－）、和健康志愿者（H. pylori＋）等 3 组，比较静脉滴注促胃液素，获得 50% 的最大泌酸量（MAO）所需的血清促胃液素浓度，称为酸对促胃液素的敏感性；发现，只有第 3 组的促胃液素敏感性数值明显升高，表示较其他两组的敏感性有显著性减低；而 MAO，在 DU 组高于健康志愿者。结论为，H. pylori（＋）健康志愿者的促胃液素敏感性减低、和 DU 患者的泌酸能力增加，是酸对 H. pylori 所致之高促胃液素血症的不同反应方式，亦即此高促胃液素血症所引起[8]。

接受透析的肾衰病例，胃 H. pylori 感染导致高促胃液素血症，根除 H. pylori，则血清促胃液素水平恢复正常或有意义地下降；H. pylori（＋）的高促胃液素血症，在肾衰组高于无肾衰的对照[20,21]。

Du 患者的胃炎特征是，显著的胃窦炎，非萎缩性，H. pylori（＋），无胃体炎；结果促胃液素和胃酸分泌增加。由于感染损伤了胃酸抑制促胃液素的释放，致促胃液素释放增加；增高的促胃液素刺激无炎症、无萎缩的泌酸区释放过多的胃酸，同时营养了 ECL 细胞和壁细胞，使其增殖，于是泌酸大增；高酸作用于十二指肠，致十二指肠球部呈胃黏膜异型增生，最后溃疡形成。H. pylori 感染而无 Du 患者的胃炎与此不同，有胃窦萎缩，因而 G 细胞数量减少，胃窦炎所致高促胃液素血症的程度也减小。通常泌酸区黏膜会有不同程度的炎症和萎缩，损伤了胃酸对促胃液素刺激的反应。此胃窦和胃体不同程度的炎症和萎缩的结合，可避免高胃酸，甚至可出现低胃酸。*H. pylori* 感染时不同类型的胃炎并进而发展成 DU，可能与宿主的遗传和饮食因素有关[22]。

为确定血液中的促胃液素是否受年龄增加的影响，对 366 例 15～90 岁住院患者观察血清 *H. pylori* 抗体、胃黏膜自身抗体和空腹血清促胃液素，发现空腹血清促胃液素有意义的变化是：① *H. pylori*（＋）者高于 *H. pylori*（－）者；② 无论 *H. pylori*（＋）或 *H. pylori*（－）者，均无随年龄增高现象；③ 随年龄增高现象见于 *H. pylori* 感染率和萎缩性胃炎，自身抗体的发生率增高者。所以，*H. pylori* 感染引起的萎缩性胃炎是促胃液素随年龄增高的原因[23]。

人胃定植 *H. pylori*，易发生胃远端腺癌。为研究其机制，观察 *H. pylori*（＋）沙鼠的胃窦上皮细胞改变和促胃液素的释放，发现感染 *H. pylori* 后有意义的改变是，2～4 周细胞凋亡增加，16～20 周细胞增殖加速，细胞增殖与血清促胃液素水平有关，细胞凋亡与急性炎症相关，结论是，沙鼠感染 *H. pylori* 的早期急性炎症致短暂的细胞凋亡，后期则因促胃液素 - 依赖性机制导致细胞增殖[24]。这为 *H. pylori* 致癌提供了又一证据。

系统严密的实验室观察表明，促胃液素是 *H. pylori* 的特异性生长因子，并可能是寄居在胃黏膜小凹的适应条件，因为其他细菌在那里都难以生存，只有 *H. pylori* 适于定居该处[25]。有一组 100 例 *H. pylori*（＋）胃癌的研究，胃腔中促胃液素的浓度大大增高（约为对照的 15 倍），其来源有：① 胃癌细胞释放促胃液素，是胃腔大量促胃液素的主要来源；② 胃癌细胞还具有促胃液素的特异性受体，即 CCK（B）受体，构成了促胃液素对胃癌细胞的自家分泌并促进其自我生长；③ *H. pylori*（＋）的胃癌产生显著大量的白介素 -1B 和白介素 -8，以增加促胃液素的产生。作者结论为，*H. pylori* 感染（尤其 CagA 血清阳性者）有很大患胃癌的危险[26]。

H. pylori 感染与奥美拉唑均致高促胃液素血症，此两种情况并存时，可致严重高促胃液素血症，对胃黏膜有害。由于服用奥美拉唑引起促胃液素的增高水平，基本呈一定的比值，所以，对 *H. pylori* 感染患者使用奥美拉唑以前，宜先根除 *H. pylori*，以减轻高促胃液素血症[27,28]。

（二）根除 *H. pylori* 对高促胃液素血症的影响

事实证明，根除 *H. pylori* 后血清促胃液素水平下降至正常范围[11,29~32]。

二、幽门螺杆菌感染与生长抑素（SS）

（一）幽门螺杆菌感染与 D 细胞

H. pylori 感染者，于进食或蛙皮素刺激后，出现强烈的促胃液素释放，系胃窦 D 细胞的生长抑素（SS）分泌减少所致[33,34]。*H. pylori* 感染时，胃黏膜的细胞因子增多，它们中较突出的有 TNF -α 和 IL -8。以离体的犬胃底 D 细胞，观察 TNF -α 和 IL -8 对 SS 释放的影响，发现，TNF -α 能剂量依赖性地增加 SS 释放，且此效应可被 IL -8 所加强，可被奥曲肽所抑制。结论为，TNF -α 能以不同方式调节培养的 D 细胞的 SS 释放[35]。

（二）生长抑素抑制幽门螺杆菌

H. pylori 感染时，胃窦黏膜、胃液中的 SS 含量均下降，D 细胞数目和 SS 的 mRNA 表达也减少；根除 *H. pylori* 后，这些指标均恢复；提示 *H. pylori* 抑制 SS 的释放。以不同浓度的 SS 作用于培养的 *H. pylori*，结果，SS 的浓度（$\approx 10^{-11}$ mol · L^{-1}）即能抑制 *H. pylori* 的增殖。此浓度亦即人胃液的 SS 浓度，表明 SS 在人胃腔中有抑制 *H. pylori* 增殖的作用[36]。

（三）幽门螺杆菌的脂多糖与生长抑素

实验证明，脂多糖（LPS）能抑制 SS 与其胃上皮细胞膜上的受体结合。以抗溃疡药硫糖铝、乙溴替丁和硫酸糖肽等研究其治疗作用，发现这 3 种药均有恢复 SS 与其受体结合的效力，其恢复率分别为 92.5%，94.9% 和 84%。结论为，LPS 通过抑制 SS 与其胃黏膜上的受体结合，从而减少 SS 在胃黏膜 G 细胞上的 SS - 受体结合，减少 SS 对 G 细胞的抑制，于是促胃液素释放增多、胃酸分泌增加，溃疡易于形成[37,38]。

（四）幽门螺杆菌感染与促胃液素－生长抑素[39~47]

D 细胞分泌的 SS 对 G 细胞有抑制作用，SS 减少时，促胃液素则分泌增多；又因促胃液素刺激、与 SS 抑制壁细胞释放胃酸，所以促胃液素和 SS 二者构成保持胃酸分泌平衡的机制，甚至有人称为调节胃生理的机制。$H. pylori$ 感染与促胃液素－SS 平衡失调有关的现象有：①高促胃液素血症：$H. pylori$ 感染首先影响 D 细胞，致 SS 分泌减少，于是，促胃液素分泌增加，胃酸增加，导致有利于溃疡形成的基本状态；$H. pylori$ 根除，可以扭转这种不平衡状态；DU 患者的壁细胞数目增多、胃酸高，系由于长期 $H. pylori$ 感染、长期高促胃液素血症所施加于壁细胞的营养效应所致；为 DU 患者根除 $H. pylori$ 后 6~12 个月，其 MAO（代表壁细胞数）即下降；这一观察，支持这个观点；②萎缩性全胃炎：胃炎的程度和范围，也影响 G 细胞、D 细胞和壁细胞等的破坏数目；破坏轻微的，可能对胃酸、促胃液素和 SS 的影响不大或无，反之则影响很大。这些变异的临床意义是，胃酸高的容易发生溃疡，胃酸低的倾向于胃癌生成；由于 G 细胞主要位于胃窦，D 细胞除胃窦外，胃体也有相当量，壁细胞主要也在胃体，因此，全胃炎（主要包括胃体）的程度和范围，在决定促胃液素－SS 平衡失调，会起重要作用；③$H. pylori$（＋）胃炎时，通过 TNF－α 和 IL－1β 等细胞因子增多，导致促胃液素－SS 平衡失调，出现高胃酸或低胃酸，结果形成 DU 或胃癌；④实验观察，具有 CagA 的 $H. pylori$ 胃炎，产生高促胃液素血症，是由于胃窦 D 细胞密度减低所致；⑤以 CagA 和 VacA 阳性与阴性的两种 $H. pylori$ 水提取液，分别为大鼠做实验，发现两组的胃溃疡愈合均较生理盐水组（对照）为迟，且呈促胃液素－SS 平衡失调；⑥$H. pylori$ 感染的 DU 患者，其 T 淋巴细胞亚群与胃黏膜急性炎症、血清促胃液素、胃液 SS 的量，有显著正相关，提示促胃液素与 SS 参与免疫调节。根除 $H. pylori$ 则促胃液素 SS 平－衡失调恢复。SS 可能是人体中生理作用最广泛的胃肠激素，值得深入研究[48]。

三、幽门螺杆菌感染与促胃液素释放肽

促胃液素释放肽（GRP）能刺激促胃液素和胃酸分泌，用它作为刺激剂，测定 DU、$H. pylori$ 感染等的胃分泌功能紊乱，是极有价值的。其引人入胜之处是，它能同时致活生理学的调控程序（包括兴奋和抑制两方面）。这样便于发现生物学功能调控的任一环节所出现的缺陷。其他胃肠功能，如胆囊收缩、胰腺分泌、和胃食管动力等，均属于复杂调控课题，GRP 对观察此诸程序中的障碍，可能有价值[49]。

（一）促胃液素释放肽对受幽门螺杆菌感染人的促胃液素和生长抑素的 mRNA 的影响

GRP 刺激促胃液素分泌，但同时也通过 SS 抑制其释放；外源性 GRP，对 $H. pylori$ 感染患者较对照组，能刺激产生更高的血浆促胃液素浓度。这是因为在 $H. pylori$ 感染时，促胃液素 mRNA 的抑制呈现不足，可能由于 SS 水平低的缘故[50]。

（二）根除幽门螺杆菌前后的十二指肠溃疡患者促胃液素释放肽刺激的 PAO 研究

Harris 等在观察 $H. pylori$ 感染与 DU 胃酸增高的过程中，以 GRP 和五肽促胃液素（PG）作胃酸刺激剂，所得高峰泌酸量，分别为 PAOGRP 和 PAOPG。观察对象为（$H. pylori$ ＋）的 DU 和（$H. pylori$ －）的 DU 对照。结果为：DU 的 BAO、PAOGRP 和 PAOPG，均高于对照组；根除 $H. pylori$ 后 6 个月，则 BAO、PAOGRP 和 PAOPG 均低于根除 $H. pylori$ 之前。结论为：BAO、PAOGRP 和 PAOPG，在 $H. pylori$ ＋ 的 DU 均高于 $H. pylori$ － 的对照；全部酸的指标，均于根除 $H. pylori$ 后 6 个月，降至对照的范围内；这些结果符合"DU 的高胃酸是 $H. pylori$ 感染引起的"学说[51]。Peterson 有类似观察，$H. pylori$ 感染（包括正常健康人或 DU 病人），比 $H. pylori$ －，其血清促胃液素浓度和胃酸均明显升高，治愈 $H. pylori$，则恢复正常[52]。

四、幽门螺杆菌感染与生长因子

（一）幽门螺杆菌与表皮生长因子

已发现的表皮生长因子至少有 7 种，其中 4 种在胃肠道内有表达，即表皮生长因子（EGF）、

转化生长因子1（TGFα）、双向调节素（amphiregulin，AR）和肝素结合 EGF（HB－EGF）。EGF 和 TGFα 通过同一受体（即 EGFr）而起作用，它们通过广泛存在于细胞膜上的受体，调节细胞生长，发挥其生物学作用。EGF 在胃肠道有促进细胞增生、溃疡愈合、抑制胃酸分泌等的作用[53]。H. pylori 急性接触体外培养的胃黏膜细胞，即引起细胞损伤，并损及细胞的移行和增殖；EGF 相关性生长因子，能保护胃黏膜免受损伤，且使损伤的黏膜愈合。Romano 等观察来自胃腺癌的胃黏膜细胞（MKN28），于急性 H. pylori 作用下，H. pylori 能增加黏膜（MKN28 细胞）EGF 相关肽的生成；在 EGF 相关性生长因子介导的修补过程中，H. pylori 的抑制作用，对形成胃肠损伤，起到一定作用[54]。H. pylori 抑制 EGF 与其受体结合、和抑制 EGF 刺激的胃细胞增殖，是溃疡生成和难以愈合的机制[55~58]。一项对胃腔中 EHF 的研究发现：胃能分泌大量 EGF，五肽促胃液素是胃 EGF 分泌强有力的刺激剂；H. pylori 感染致胃 EGF 释放减少，根除 H. pylori，则增加胃基础和五肽促胃液素刺激的 EGF；由于根除 H. pylori 的胃 EGF 浓度增高，伴有溃疡愈合，故胃 EGF 对溃疡愈合起关键性作用[59,60]。因而对溃疡的发生也会起重要作用。

（二）幽门螺杆菌感染与胃黏膜细胞过分增殖

H. pylori 感染时，胃黏膜的 C－myc 基因蛋白和 EGFR（EGF 受体），呈过分表达，可能为胃黏膜上皮过分增殖的分子基础[61]。

（三）幽门螺杆菌感染与胃液的生长因子

胃液中 EGF 的浓度，受 H. pylori 和 pH 的影响。在 NUD 患者，发现 EGF 浓度有 4 种情况：①H. pylori（＋）组比 H. pylori（－）组低 80%；②胃液 pH ＜4 的病人，其 EGF 浓度减低；③胃液 pH ＞4 者，H. pylori（＋）和 H. pylori（－）两组的浓度近似；④H. pylori（＋）性病人的胃液 pH 低于 4 时，胃液的 EGF 浓度进一步减低。以上提示 H. pylori 可能释放一些因子，以加速 EGF 降解，或抑制其合成、分泌；pH 减低（＜4）可增加 EGF 分解；这种 pH 减低（特别在 H. pylori 生长的病例）所出现的 EGF 含量减少，易于形成黏膜损伤。关于胃液中 TGF－α 浓度，则不受 H. pylori 或 pH 的影响[62]。

（四）硫酸糖肽的细胞保护作用

在研究 H. pylori 蛋白酶的降解活性及硫酸糖肽对此酶的抑制效应时，发现 H. pylori 蛋白酶主要引起 61.7% 的 PDGF（源自血小板的生长因子）降解和 62.3% 的 TGF－β 降解；对这些化验标本，加上硫酸糖肽，则引起 H. pylori 对 PDGF 和 TGFβ 的分解作用的抑制，且此抑制作用有剂量依赖关系；其最大抑制效应在硫酸糖肽 100 mg·L^{-1}，此时 84.4% 的 PDGF 和 88.3% 的 TGF－β 降解减低。此结果有力地证明，硫酸糖肽在保护胃黏膜生长因子、免受 H. pylori 降解方面，是有效的[63]。

（五）幽门螺杆菌根除与 EGF 和 TGF 的关系

EGF 和 TGF－α 是强有力的胃分泌抑制剂、有丝分裂原和黏膜保护剂。它们在胃黏膜和胃液中的存在和含量，与 H. pylori 感染有密切关系。近来，一项 DU、NUD 患者的研究得出结论：①慢性 H. pylori 感染及其引起的胃窦炎，伴有血浆促胃液素增高和胃黏膜细胞增殖增加，可能由于增强 EGF 和 TGF－α 的表达；②根除 H. pylori 致血浆促胃液素降低，但胃 TGF－α 和 EGF 含量增加，持续存在，提示与溃疡愈合有关[64]。H. pylori 感染对胃黏膜 EGF，TGF 和 EGFr 的表达：Konturek et al 的：H. pylori（＋）的 DU 患者，伴有 TGF－α，EGF，EGFr 的黏膜含量和表达增加；根除 H. pylori，导致 TGF－α，EGF 和 EGFr 的胃黏膜表达进一步增强，因而有助于溃疡愈合[65]。Russo 根除 H. pylori 后，EGF 和 TGF－α 亦呈有意义的增加，H. pylori 可能抑制胃黏膜的 EGF 和 TGF－α 表达[66]。不同作者的结果似不完全一致，宜深入研究。

（六）幽门螺杆菌、胃黏膜生长因子、胃酸等与十二指肠溃疡和胃癌的发病关系

研究发现，DU 和胃癌病人有 3 个共同特点，即 H. pylori 感染、胃黏膜和胃腔的生长因子（EGF，TGF－α）增高、和高促胃液素血症，与 DU 和胃癌的发病有关。所不同者，Du 病人有高胃酸，胃癌为低胃酸。DU 病人于根除 H. pylori 两年后，这些异常高值均恢复正常。胃癌者的低酸，

可能系胃泌酸区黏膜萎缩所致。胃黏膜过量的生长因子表达，与 DU 和胃癌发病有关。高促胃液素血症、低胃酸、和胃生长因子增多，能致胃癌[67]。

（七）幽门螺杆菌感染与I型胰岛素样生长因子

Taha 等观察 H. pylori 感染与根除治疗的患者，测定其胃液和空腹血清胰岛素样生长因子（IGF - I）的浓度，以评估其影响。结果发现，胃液及胃黏膜孵育物中，测出极低浓度的 IGF - I；血清 IGF - I 浓度中位数，在 H. pylori 感染者为 88 μg · L^{-1}，在非 H. pylori 感染的对照组为 90μg · L^{-1}，根除 H. pylori 感染患者则降至 77μg · L^{-1}（P =0.014）。结论是，H. pylori 感染与否，其血清 IGF - I 浓度虽无差异，但根除 H. pylori 后的下降，更可能是由于治疗所致[68]。

五、幽门螺杆菌感染与其他胃肠激素

（一）幽门螺杆菌感染与胰岛素

事实证明，H. pylori 胃炎导致基础和餐刺激的促胃液素分泌增加，而促胃液素又是胰岛素增强释放的基础。据此，作者为了确定，H. pylori 胃炎是否能加强营养性刺激，使胰岛素释放增多，对 H. pylori 胃炎和 H. pylori （－）性对照，均作口服葡萄糖和混合餐的胰岛素反应。发现 H. pylori 胃炎根除治疗前，2 种血清胰岛素反应的曲线下面积（AUC），均高于 H. pylori （－）性对照组；H. pylori 根除后，2 种血清胰岛素反应的 AUC，均下降；且血清基础和餐刺激的促胃液素水平亦降低。这些结果提示，H. pylori 胃炎增强葡萄糖、和餐刺激的胰岛素释放，可能是由于促胃液素分泌的增加[69]。

（二）幽门螺杆菌感染与肠高糖素

肠高血糖素（glicentin）似乎能促进胃黏膜的肠上皮化生（IM）。一项研究为了澄清 H. pylori 感染能加速肠高血糖素的基因表达，对胃黏膜活检进行肠高血糖素 mRNA 测定。结果发现：肠高血糖素 mRNA 与组织学证实的 IM 和 H. pylori 感染，均呈有意义的相关性。结论是：H. pylori 感染，同时在胃黏膜中有肠高血糖素参与其事，这就支持 H. pylori 感染会加速胃 IM 这一学说[70]。

（三）幽门螺杆菌感染与胆囊收缩素

健康人，胆囊收缩素（CCK）具有反馈抑制餐后促胃液素释放的作用，但对 DU 患者的餐后促胃液素释放则无抑制作用；对 DU 患者根除 H. pylori 感染，即能恢复此抑制作用，使餐后促胃液素释放和胃酸分泌均下降。这提示 H. pylori 能取消或削弱 CCK 对促胃液素的反馈抑制[71]。

（四）幽门螺杆菌感染与胃抑肽

血清胃抑肽（gastric inhibitory polypeptide，GIP）水平，与不同类型的胃切除（次全切、全切等）、健康对照、H. pylori 感染、年龄、性别、吸烟等，均无显著差别，只与胃全切的术后期限有关（r =0.89，P ＜ 0.05）；结论为，GIP 对胃酸调节的作用可能不大，H. pylori 也不影响其分泌[72]。

参考文献

1　杜素君，刘俊驰. 幽门螺杆菌与胃部疾患. 新消化病学杂志，1996，4（特刊 5）：161

2　卞旭鹏，王子强，徐章，等. 幽门螺杆菌与慢性胃炎的相关性. 新消化病学杂志，1996，4：593～594

3　高晓红，潘伯荣. 幽门罗杆菌感染与胃癌，新消化病学杂志，1995，3（4）：223～224

4　Zhuang XQ, Lin SR. Research of Helicobacter pylori infection in precancerous gastric lesions. World J Gastroentero，2000，6（3）：428～429

5　Cai L, Yu SZ, Zhang ZF. Helicobacter pylori infection and risk of gastric cancer in Changle County, Fujian Province, China. World J Gastroentero，2000，6（3）：374～376

6　李子旭，张万岱，周殿元，等. 幽门螺杆菌与十二指肠溃疡的关系，新消化病学杂志，1996，4（3）：153～155

7　赵虹，张中声. 幽门螺杆菌与慢性胃炎胃溃疡的关系. 新消化病学杂志，1996，4（特刊 5）：165

8　Gillen D, El - omar EM, Wirz AA, et al. The acid response to gastrin distinguishes duodenal ulcer patients from helico-

bacter pylori – infected healthy subjects. Gastroenterology, 1998, 114 (1): 50~57

9　Hurlimann S, Dür S, Schwab P, et al.. Effects of *helicobacter pylori* on gastritis, pentagastrin – stimulated gastric acid secretion, and meal – stimulated plasma gastrin release in the absence of peptic ulcer disease. Am J Gastroenterol, 1998, 93 (8): 1277~1285

10　Annibale B, Rindi G, Ambra G, et al. Antral gastrin cell hyperfunction and Helicobacter pylori infection. Aliment Pharmacol Ther, 1996, 10 (4): 607~615

11　Maconi G, Lazzaroni M, Sangaletti O, et al. Effect of *Helicobacter pylori* eradication on gastric histology, serum gastrin and pepsinogen I levels, and gastric emptying in patients with gastric ulcer. Am J Gastroenterol, 1997, 92 (10): 1844~1848

12　Gisbert JP, Boixeda D, villa T, et al. *Helicobacter pylori* infection and basal levels of serum gastrins in patients with duodenal ulcer and subjects with normal endoscopy. Med Clin Barc, 1996, 106 (9): 325~328

13　Beales IL, Post L, Calam J, et al. Tumour necrosis factor alpha stimulates gastrin release from canine and human antral G cells: possible mechanism of the *Helicobacter pylori* – gastrin link. Eur J Clin Invest, 1996, 26 (7): 609~611

14　Beales I, Blaser MJ, Srinivasan S, et al. Effect of *Helicobacter pylori* products and recombinant cytokines on gastrin release from cultured canine G cells. Gastroenterology, 1997, 113 (2): 465~471

15　Gupta A, Rana Sv, Goenka Mk, et al. Transcriptional expression of gastrin mRNA in *Helicobacter pylori* infected patients. Indian J Med Res, 1997, 105 (3): 136~140

16　Basso D, Navaglia F, Brigato L, et al. *Helicobacter pylori* non – cytotoxic genotype enhances mucosal gastrin and mast cell tryptase. J Clin Pathol, 1999, 52 (3): 210~214

17　Vaira D, Holton J, Menegatti M, et al. Blood tests in the management of *Helicobacter pylori* infection. Italian Helicobacter pylori Study Group. Gut, 1998, 43 (Suppl 1): S39~46

18　Gisbert JP, Boixeda D, Al Mostafa A, et al. Basal and stimulated gastrin and pepsinogen levels after eradication of *Helicobacter pylori*: a 1 year follow up study. Eur J Gastroenterol Hepatol, 1999, 11 (2): 189~200

19　Kamada T, Haruma K, Komoto K, et al. Comparison of meal – stimulated serum gastrin response in *Helicobacter pylori* – positive duodenal ulcer and asymptomatic volunteers with and without H. pylori infection. Helicobacter, 1999, 4 (3): 170~177

20　Tokushima H, Tamura H, Murakawa M, et al. Eradication of *Helicobacter pylori* restores elevation of serum gastrin concentrations in patients with end – stage renal disease. Intern Med, 1999, 37 (5): 435~439

21　Cur G, Boyacioglu S, Cul C, et al. Impact of *Helicobacter pylori* infection on serum gastrin in haemodialysis patients. Nephrol – Dial – Transplant, 1999, 14 (1): 2688~2691

22　McColl – KE, Gillen D. El – Omar E. The role of gastrin in ulcer pathogenesis. Baillieres Best Pract Res Clin Gastroenterol. 2000, 14 (1): 13~26

23　Jassel SV, Ardill JE, Fillmore D, et al. The rise in circulating gastrin iwith age is due to increases in gastric autoimmunity and *Helicobacter pylori* infection. QJM, 1999, 92 (7): 373~377

24　Peek RM Jr, Wirth HP, Moss SF, et al. *Helicobacter pylori* alters gastric epithelial cell cycle events and gastrin secretion in Mongolian gerbils. Gastroenterology, 2000, 118 (1): 48~59

25　Chowcrs MY, Keller N, Tal R, et al. Human gastris: a *Helicobacter pylori* – specific growth factor. Gastroenterology, 1999, 117 (5): 1113~1118

26　Konturek PC, Konturek SJ, Bielanski W, et al. Role of gastrin in gastric cancerogenesis in *Helicobacter pylori* infected humans. J Physiol Pharmacol, 1999, 50 (5): 857~873

27　Schenk BE, Kuipers EJ, Klinkenberg Knol EC, et al. Hypergastrinaemia during long – term omeprazole therapy: influences of vagal nerve function. Gastric emptying and *Helicobacter pylori* infection. Aliment Pharmacol Ther, 1990, 12 (7): 605~612

28　el Nujumi A, Williams C, Ardill JE, et al. Eradicating *Helicobacter pylori* reduces hypergastrinaemia during long – term omeprazole treatment. Gut, 1998, 42 (2): 159~165

29　Ohkusa T, Takashimizu I, Fujiki K, et al. Changes in serum pepsinogen gastrin, and immunoglobulin G antibody titers in *helicobacter pylori* – positive gastric ulcer after eradication of infection. J Clin Gastroenterol, 1997, 25 (1):

317～322

30　Jurgos L, Duris I, Bátovský M, et al. Triple combination antimicrobial therapy of *helicobacter pylori* and basal levells of serum gastrin. Bratisl Lek Listy, 1996, 97 (3): 131～133

31　Verhulst ML, Hopman WP, Tangerman A, et al. Eradication of *helicobacter pylori* infection in patients with non‒ulcer dyspepsia. Effects on basal and bombesin‒stimulated serum gastrin and gastric acid secretion. Scand J Gastroenterol, 1995, 30 (10): 968～973

32　Gisbert JP, Boixeda D, Vila T, et al. Basal and stimulated gastrin levels and gastric acid output five months after therapy for *Helicobacter pylori* eradication in duodenal ulcer patients. J Clin Gastroenterol, 1996, 22 (2): 90～95

33　Chamouard P, Walter P, Wittersheim C, et al. Antral and fundic D‒cell numbers in *Helicobacter pylori* infection [see comments]. Eur J Gastroenterol Hepatol, 1997, 9 (4): 361～365

34　Yu JY, Wang JL, Yao L, et al. The change of antral endocrine cells in *Helicobacter pylori* infection. China Natl J New Gastroenterol, 1995, 1: 25～26

35　Beales I, Calam J, Post L, et al. Effect of transforming growth factor alpha and interleukin 8 on somatostatin release from canine fundic D cells. Gastroenterology, 1997, 112 (1): 136～143

36　Yamashita K, Kaneko H, Yamamoto S, et al. Inhibtory effect of somatostatin on *Helicobacter pylori* proliferation in vitro. Gastroenterology, 1998, 115 (5): 1123～1130

37　Piotrowski J, Slomiany A, Slomiany BL. *Helicobacter pylori* lipopolysaccharide inhibition of gastric somatostatin receptor: effect of sucralfate. Biochem Mol Biol Int, 1997, 42 (3): 545～551

38　Piotrowski J, Skrodzka D, Slomiany A, et al. Reversal of gastric somatostatin receptor inhibition by *Helicobacter pylori* lipopolysaccharide with ebrotidine and sulglycotide. Gen Pharmacol, 1997, 28 (5): 705～718

39　Calam J. The somatostatin‒gastrin link of *Helicobacter pylori* infection. Ann Med, 1995, 27 (5): 569～573

40　Calam J. *Helicobacter pylori* and hormones. Yale J Biol Med, 1996, 69 (1): 39～49

41　Götz JM, Veenendaal RA, Biemond I, et al. Serum gastrin and mucosal somatostatin in *Helicobacter pylori*‒associated gastritis [see comments]. Scand J Gastroenterol, 1995, 30 (11): 1064～1068

42　Calam J. Helicobacter pylori and somatostatin cells. Eur J Gastroenterol Hepatol, 1998, 10 (4): 281～283

43　Tham TC, Chen L, Dennison N, et al. Effect of *Helicobacter pylori* eradication on antral somatostatin cell density in humans [see comments]. Eur J Gastroentrol Hepatol, 1998, 10 (4): 289～291

44　Calam J, Gibbons A, Healey ZV, et al. How does *Helicobacter pylori* cause mucosal damage? Its effect on acid and gastrin physiology. Gastroenterology, 1997, 113 (suppl 6): S43～49

45　Kim JH, Park HJ, Cho JS, et al. Relationship of CagA to serum gastrin concentrations and antral G, D cell densities in *Helicobacter pylori* infection. Yonsei Med J, 1999, 40 (4): 301～306

46　Brzozowski T, Konturek PC, Konturek SJ, et al. Water extracts of *Helicobacter pylori* delay healing of chronic gastric ulcers in rats: role of cytokines and gastrin‒somatostatin link. Digestion, 1999, 60 (1): 22～33

47　聂昭华, 祝扬, 张敏, 等. *H. pylori*⁺十二指肠溃疡患者外周血 T 淋巴细胞亚群与组织学炎症及 Gas, SS 含量的相关性. 世界华人消化杂志, 1999, 7 (4): 338～340

48　黄象谦. 生长抑素——可能是人体内影响最广泛的一个胃肠激素. 世界华人消化杂志, 1998, 6 (2): 93～96

49　MeColl KE, el Omar E. Review article: gastrin releasing peptide and its value in assessing gastric secretory function. Aliment Pharmacol Ther, 1995, 9 (4): 341～347

50　Gibbons AH, Legon S, Walker MM, et al. The effect of gastrin‒releasing peptide on gastrin and somatostatin messenger RNAs in humans infected with *Helicobacter pylori*. Gastroenterology, 1997, 112 (6): 1940～1947

51　Harris AW, Gummett PA, Misiewicz JJ, et al. Eradication of *Helicobacter pylori* in patients with duodenal ulcer lowers basal and peak acid outputs to gastrin releasing peptide and pentagastrin. Gut, 1996, 38 (5): 663～667

52　Peterson WL. Gastrin and acid in relation to *Helicobacter pylori*. Aliment Pharmacol Ther, 1996, 10 (Suppl 1): 97～102

53　陈元方, yamada T. 胃肠肽类激素基础与临床. 北京: 北京医科大学中国协和医科大学联合出版社, 1997, 304～316

54　Romano M, Ricci V, Popolo AD, et al. *Helicobacter pylori* upregulates expression of epidermal growth factor‒related peptides, but inhibits their proliferative effect in MKN 28 gastric mucosal cells. J Clin Invest, 1998, 101 (8): 1604~1613

55　Tunio AM, Holton J, Hobsley M. Gastric juice epidermal growth factor concentration and *Helicobacter pylori* in patients with duodenal ulcer. Br J Surg, 1995, 82 (9): 1204~1206

56　Fujiwara Y, Wyle F, Arakawa T, et al. A. *Helicobacter pylori* culture supernatant inhibits binding and proliferative response of human gastric cells to epidermal growth factor: implications for *H. pylori* interference with ulcer healing? Digestion, 1997, 58 (3): 299~303

57　Pai R, Wyle FA, Cover TL, et al. *Helicobacter pylori* culture supernatant interferes with epidermal growth factor – activated signal transduction in human gastric KATO III cells. Am J Pathol, 1998, 152 (6): 1617~1624

58　Seto K, Hayashi – kuwabara Y, Yoneta T. Vacuolation induced by cytotoxin from *Helicobacter pylori* is mediated by the EGF receptor in Hela cells. FEBS Lett, 1998, 431 (3): 347~350

59　Konturek PC, Ernst H, Konturek J, et al. Salivary and gastric luminal release of epidermal growth factor under basal conditions and after pentagastrin stimulation in healthy subjects and in duodenal ulcer patients before and after eradication of *Helicobacter pylori*. J Physiol Pharmacol, 1996, 47 (1): 187~194

60　Chen XQ, Zhang WD, Jiang B, et al. Reduced secretion of epidermal growth factor in duodenal ulcer patients with *Helicobacter pylori* infection.. China Natl J New Gastroenterol, 1997, 3: 31~34

61　高晋华, 梁后杰, 刘为纹, 等. 幽门螺杆菌清除前后胃黏膜 C–myc 蛋白和表皮生长因子受体的变化. 世界华人消化杂志, 1999, 7: 1018~1019

62　Marcinkiewicz M, Van Der Linden B, Peura DA, et al: Impact of *Helicobacter pylori* colonization on immunoreactive epidermal growth factor and transforming growth factor – alpha in gastric juice. Its potential pathogenetic imlications. Dig Dis Sci, 1996, 41 (11): 2150~2153

63　Piotrowski J, Slomiany A, Slomiany BL. Suppression of *Helicobacter pylori* protease activity towards growth factors by sulglycotide. J Physiol Pharmacol, 1997, 48 (3): 345~351

64　Konturek PC, Bobrzynski A, Konturek SJ, et al. Epidermal growth factor and transforming growth factor alpha in duodenal ulcer and non – ulcer dyspepsia patients before and after *Helicobacter pylori* eradication. Scand J Gastroenterol, 1998, 33 (2): 143~151

65　Konturek PC, Ernst H, Konturek SJ, et al. Mucosal expression and luminal release of epidermal and transforming growth factors in patients with doudenal ulcer before and after eradication of *Helicobacter pylori*. Gut, 1997, 40 (4): 463~459

66　Russo F, Messa C, Amati L, et al. The influence of Helicobacter pylori eradication on the gastric mucosal content of epidermal growth factor, transforming growth factor – alpha, and their common receptor. Scand J Gastroenterol, 1998, 33 (3): 271~275

67　Konturek PC, Bielanski W, Bobrzynski A, et al. Gastric mucosal expression and luminal release of growth factors in gastric carcinoma and duodenal ulcer patients before and after eradication of *Helicobacter pylori*. J Physiol Pharmacol, 1997, 48 (3): 375~382

68　Taha AS, Beastall G, Morton R, et al. Insulin – like growth factor – I in *Helicobacter pylori* gastritis and response to eradication using bismuth based triple therapy. J Clin Pathol, 1996, 49 (8): 676~678

69　A bay O, Celik AF, G ndo du S. Does *Helicobacter pylori* – induced gastritis enhance food – stimulated insulin release? Dig Dis Sci, 1996, 41 (7): 1327~1331

70　Ishihara S, fukuda R, Moriyama N, et al. *Helicobacter pylori* infection accelerates gene expression of glicentin in the gastric mucosa. Its association with intestinal metaplasia of the stomach. Scand J Gastroenterol, 1997, 32 (5): 460~464

71　Konturek JW, Gillessen A, Konturek SJ, et al. Eradication of *Helicobacter pylori* restores the inhibitory effect of cholecystokinin on postprandial gastrin release in duodenal ulcer patients. Gut, 1995, 37 (4): 482~487

72　Wang YY, Lee CT, Lu Cl, et al. Gastric inhibitory polypeptide appears less important in mediating acid secretion. Hepatogastroenterology, 1999, 46 (27): 2105~2109

第十一章　幽门螺杆菌感染与胃酸分泌

郭　涛　钱家鸣

北京协和医院

　　流行病学证据强烈提示，幽门螺杆菌（*Helicobacter pylori*，下称 *H. pylori*）感染是非贲门胃癌发生的必要因素之一，故国际癌症联合会将 *H. pylori* 定义为 I 类致癌原。有效的沙土鼠 *H. pylori* 感染模型不仅进一步证实了 *H. pylori* 的致癌性，也提出了其可能的生物学致病假说。因此大多数学者认为，如没有 *H. pylori* 感染，胃癌发生的可能性很小。但是，持不同观点者认为在不同的国家或地区，*H. pylori* 感染的发生率并不完全与胃癌的发生率一致相关；十二指肠球部溃疡患者（几乎均存在 *H. pylori* 感染）发生胃癌的概率很低；在已发生胃癌患者的胃黏膜往往检测不到 *H. pylori*。尽管目前关于 *H. pylori* 感染导致胃癌发生的机制并不十分清楚，但在 *H. pylori* 致癌假说提出之前，长期低胃酸分泌可诱发胃癌的结论早已得到公认，故 *H. pylori* 感染与胃酸分泌的关系及其在致癌机制中扮演什么样的角色将是本章讨论的重点。

一、低胃酸分泌与胃癌

众所周知，长期低胃酸分泌状态可以诱导胃癌的发生，其机制可能为[1~3]：延迟对细菌毒素和炎症产物等诱变剂的清除（如氧自由基或一氧化氮）；非 *H. pylori* 的酸敏感性细菌过度生长，导致具有致癌活性的物质（如乙硝酸胺）合成增多；胃黏膜分泌抗坏血酸受抑制，保护性抗氧化作用减弱；胃黏膜的炎症反应和细胞过度修复影响基因的表达和增加 DNA 损伤的机会；十二指肠液及胆汁反流增多，诱导肠上皮化生。*H. pylori* 感染是否可能通过低胃酸分泌介导胃癌的发生？

二、胃酸分泌的外周调节

在探讨 *H. pylori* 感染是如何影响胃酸分泌之前，首先要知道胃酸分泌是一个极其复杂的调节过程，受到多种机制包括中枢神经系统、肠神经系统、激素、旁分泌物质以及胞内信使的调节。众多胃黏膜内分泌细胞如壁细胞、肠嗜铬样细胞（ECL）、G 细胞和 D 细胞，通过神经、体液、内分泌、旁分泌、自分泌和神经 - 内分泌间的相互作用，最终控制胃酸分泌的程度[4,5]。

（一）壁细胞

胃体泌酸腺的壁细胞是酸分泌实现的最终靶细胞，其特有的质子泵 H^+/K^+ - ATP 酶对酸分泌起着至关重要的作用。壁细胞膜上具有多种受体，各种调节因子可通过这些受体影响壁细胞的泌酸功能。①组织胺 H_2 受体：ECL 细胞分泌的组织胺通过该受体介导刺激壁细胞酸分泌；②乙酰胆碱 M_3 受体：肠神经系统节后纤维释放的乙酰胆碱通过该受体介导刺激壁细胞酸分泌；③胃泌素受体（CCK - B）：G 细胞分泌的胃泌素可能通过该受体介导直接刺激壁细胞酸分泌，但目前认为胃泌素的主要靶细胞为 ECL 细胞；④生长抑素受体：D 细胞分泌的生长抑素通过该受体介导直接抑制壁细胞酸分泌，我们在国内外首次证明兔离体壁细胞存在生长抑素 II 型受体的基因表达，且该受体介导了生长抑素对组织胺刺激的壁细胞酸分泌的抑制作用[6]；⑤表皮生长因子（EGF）受体：我们近来的研究显示，EGF 可能通过该受体介导发挥对组织胺刺激的壁细胞酸分泌的双向调节作用。尽管 EGF 能持续上调壁细胞 H^+/K^+ - ATP 酶 mRNA 表达水平，但 EGF 作用早期抑制壁细胞酸分泌，而作用晚期则表现为刺激壁细胞酸分泌；⑥IL - 1 受体：我们的研究表明[7]，IL - 1β 可能通过该受体介导抑制组织胺刺激的壁细胞酸分泌，同时伴有 H^+/K^+ - ATP 酶 mRNA 表达水平的下调；⑦此外，在壁细胞表面证实还存在前列腺素、内皮素以及胰高糖素样肽 - 1（GLP - 1）等抑制性受体。

（二）ECL 细胞

胃体泌酸腺的 ECL 细胞能通过组氨酸脱羧酶（HDC）合成、储存和分泌组织胺。组织胺释放的调节机制也十分复杂，胃泌素及乙酰胆碱分别通过 ECL 细胞上的 CCK - B 受体和乙酰胆碱 M_3 受体介导刺激组织胺的释放；生长抑素通过 ECL 细胞上的生长抑素 II 型受体介导抑制组织胺的释放。ECL 细胞上还存在组织胺 H_3 受体，组织胺可通过该受体介导抑制自身的分泌，从而实现一种自分泌的负反馈调节机制。此外，垂体腺苷环化酶激活肽（PACAP）、血管活性肠肽（VIP）、γ - 氨基丁酸（GABA）及肾上腺素能通过 ECL 细胞上相应的受体介导刺激组织胺的分泌，前列腺素 E_2、降钙素基因相关肽（CGRP）及 Galanin 能通过 ECL 细胞上相应的受体介导抑制组织胺的释放。

（三）G 细胞

胃窦 G 细胞分泌产生的胃泌素是胃酸分泌的一种重要刺激物，其主要形式是 G - 17。中枢或肠神经系统活动、胃窦扩张及食物化学成分可通过乙酰胆碱、胃泌素释放肽（GRP）、蛙皮素（bombesin）、生长抑素及 CGRP 等调节 G 细胞胃泌素的释放而影响胃酸分泌。

（四）D 细胞

D 细胞位于胃窦和胃底黏膜中，其分泌释放的生长抑素能作用于 G 细胞、ECL 细胞和壁细胞上的生长抑素受体，抑制胃酸的分泌，从而实现酸分泌的负反馈调节机制。乙酰胆碱、胆囊收缩素

（CCK）、CGRP、促胰液素（secretin）、肠/胰高糖素、VIP及P物质等可通过调节D细胞生长抑素的释放而影响胃酸分泌。

三、幽门螺杆菌感染与低胃酸分泌

（一）幽门螺杆菌感染抑制胃酸分泌

临床观察发现[8~11]：奥美拉唑和雷尼替丁对 H. pylori[+] 患者的酸分泌抑制作用较 H. pylori[-] 患者强；奥美拉唑治疗后 H. pylori[+] 患者的酸分泌恢复时间较 H. pylori[-] 患者延长；十二指肠溃疡行 H. pylori 根除治疗后，奥美拉唑的抑酸作用较根治前减弱。此外研究表明[12~14]：H. pylori 急性感染患者常伴有胃酸分泌的减低，根除 H. pylori 后酸分泌可恢复正常；H. pylori 感染患者的胃黏膜壁细胞的分泌小管中存在 H. pylori，同时伴有壁细胞形态学异常；除 H. pylori 外，H. felis、H. mustelae 及其他胃螺杆菌属细菌也能抑制胃壁细胞酸分泌功能，而空肠弯曲菌则对酸分泌无明显影响。因此推测，H. pylori 感染对胃酸分泌存在直接或间接的抑制作用，H. pylori 的抑酸活性可能是一种种属特异性，此能力是 H. pylori 为适应在胃内 pH 值过低的环境中长期定植生存而进化产生的。

（二）幽门螺杆菌抑制胃酸分泌的可能机制

虽然 H. pylori 产生的氨或单胺能中和胃酸，但目前认为此作用可能有限。H. pylori 自身或其分泌产物可能通过以下机制进一步抑制胃酸的分泌[15~18]：①H. pylori 产物 Nα 甲基组胺经 ECL 细胞上 H_3 受体介导而抑制组胺释放，但是否通过 H_3 受体抑制壁细胞酸分泌尚存在争议；②H. pylori 通过激活 NF-κB，增加 NO 合成介导壁细胞凋亡；③H. pylori 产生的脂肪酸可通过阻断壁细胞 H^+/K^+-ATP 酶的活性而抑制胃酸分泌；④H. pylori 分泌的 VacA 能使连接蛋白 ezrin 从壁细胞顶端膜脱离，干扰肌动蛋白丝在壁细胞顶端微绒毛的放射状排列，最终阻止含有 H^+/K^+-ATP 酶的管状囊泡聚集到壁细胞顶端膜，从而抑制壁细胞酸分泌。

体内或动物实验证明[19~21]，H. pylori 感染急性期和慢性期均能下调胃泌酸黏膜 H^+/K^+-ATP 酶表达，而在 H. pylori 根除后，H^+/K^+-ATP 酶 mRNA 水平上升，同时伴有胃液 pH 值显著下降。因此推测，H. pylori 自身或其产物可能通过干扰胃壁细胞 H^+/K^+-ATP 酶基因的表达来实现对酸分泌的影响。我们的研究表明，H. pylori 能持续抑制组织胺刺激的离体壁细胞酸分泌，尽管 H. pylori 在急性作用能上调 H^+/K^+-ATP 酶 mRNA 表达，而慢性作用则表现为下调 H^+/K^+-ATP 酶 mRNA 表达，与国外相关报道一致，此作用可能是 H. pylori 通过 ERK1/2 途径激活的 NF-κB p50同源二聚体结合 H^+/K^+-ATP 酶 α 亚单位启动子介导的[22~24]；此外，H. pylori 分泌的 VacA 也能通过下调壁细胞 H^+-K^+ATP 酶表达水平来抑制组胺刺激的壁细胞酸分泌[22]。

四、幽门螺杆菌感染诱导的胃黏膜炎症反应与低胃酸分泌

研究显示，H. pylori 感染相关的低胃酸患者可不伴有泌酸黏膜萎缩；或在抗 H. pylori 治疗后几天，酸分泌开始恢复，且其恢复时间与胃黏膜多形核白细胞浸润消退时间一致；在 H. pylori 根除后，胃泌酸功能得到不同程度的恢复，与胃黏膜炎症改善相一致，而壁细胞数量无显著差异或不伴有萎缩黏膜的明显缓解。以上提示除 H. pylori 自身及其分泌产物外，H. pylori 感染诱导的泌酸黏膜炎症反应也可能是抑制胃酸分泌的主要因素之一。

（一）幽门螺杆菌感染诱导的胃黏膜炎症反应

H. pylori 是非侵入性细菌，其黏附于胃上皮细胞后产生的尿素酶、磷脂酶及空泡毒素可对胃黏膜产生直接损伤作用。而更为重要的是，H. pylori 感染诱导产生的持续性炎症反应能进一步加重对胃黏膜的破坏。后者主要是指中性粒细胞、单核细胞及巨噬细胞的激活并浸润胃黏膜固有层，诱导 T 细胞免疫反应并释放大量细胞因子，最终引起胃黏膜的损伤和生理功能的改变。其中，细胞因子在启动和调节炎症反应的过程中发挥着关键的作用。

H. pylori 诱导胃上皮细胞产生的细胞因子 IL-8 是触发胃黏膜急性炎症的关键介质。IL-8 是

主要的中性粒细胞激活和趋化因子，可引起中性粒细胞在上皮间迁移、聚集并活化释放炎症介质，导致炎症反应。目前认为[25~27]，H. pylori 感染引起以 Th₁ 为主的免疫应答。H. pylori 能刺激胃黏膜 Th₁ 型细胞因子 IL-12、IL-18、TNFα、IFNγ 的表达明显上调，其中 IL-12 与 IL-18 能相互协同促进 Th₁ 反应，加重 Th₁ 介导的黏膜损伤。此外，前炎症细胞因子 IL-1β 和 IL-6 水平在 H. pylori 感染胃黏膜也明显上调[28~30]。IL-1β 表达在 cagA（＋）者高于 cagA（－）者并与 IL-8 相关，且 IL-1β 可使 IL-8 上升时间提前、幅度增大，提示上调 IL-8 表达是 IL-1β 参与炎症反应的一个重要机制。而 IL-6 表达与 TNFα 水平显著相关，并与 H. pylori 定植密度、炎性细胞浸润程度相关，提示 IL-6 作为一种促炎因子也参与了 H. pylori 相关胃十二指肠疾病的发病机制。

研究表明[31~33]，H. pylori 感染胃黏膜 Th₂ 型细胞因子 IL-10、IL-4 的表达水平也增高，IL-10 上调的同时伴有 IL-12 和趋化因子表达的增加。IL-10 作为一种负调因子，可通过抑制 IL-12 的产生而发挥下调 Th₁ 反应的免疫调节功能；IL-10 还可抑制其他前炎症因子和趋化因子的释放来减少中性粒细胞的激活及活性氧代谢物的产生。而 IL-4 作为另一种负调因子能促使初始 CD4⁺T 细胞向 Th₂ 细胞分化，并通过抑制 IFNγ 释放、增加 IL-10 分泌而发挥负性调节作用。因此，IL-10 和 IL-4 可能参与下调 H. pylori 诱导的 Th₁ 反应。研究还表明[34~36]，IL-10 高表达宿主感染 H. pylori 的风险增高；IFNγ⁻/⁻ 鼠 H. pylori 定植程度较野生型鼠加重；IL-12 或 IFNγ 缺陷鼠接种疫苗后对 H. pylori 攻击的清除作用不如野生型鼠。由此看出，细胞因子具有双重作用，即 Th₁ 与 Th₂ 反应间的平衡对清除 H. pylori 也有重要的作用。

综上所述，机体在感染 H. pylori 后为抵抗外来抗原和限制自身组织损伤，存在一个 Th1 反应和 Th2 反应自我平衡的过程。一旦 Th1 应答过度或 Th2 反应减弱可造成胃黏膜受损，促炎因子与抗炎因子间的平衡状态决定了黏膜的损伤程度。

（二）幽门螺杆菌感染诱导的胃黏膜炎症反应因子抑制胃酸分泌的可能机制

研究证实，H. pylori 感染诱导泌酸黏膜炎症反应产生的细胞因子（如 IL-1β 和 TNFα）对胃酸分泌有明显的抑制作用。其主要表现为[7,37~40]：（1）IL-1β 和 TNFα 可能通过 Gi 蛋白或酪氨酸激酶（TK）依赖和非依赖多条途径，调节 cAMP 水平或激活 PKC，从而直接抑制壁细胞的酸分泌功能；（2）IL-1β 直接抑制 ECL 细胞释放组胺；（3）IL-1β 和 TNFα 可通过激活 NF-κB、上调一氧化氮合酶（iNOS）或促凋亡蛋白 Bax 表达，从而诱导 ECL 细胞凋亡；（4）IL-1β 和 TNFα 能刺激胃黏膜 COX-2 表达上调，致使 PGE₂ 合成增多，后者既能直接抑制壁细胞酸分泌，又可抑制 ECL 细胞分泌组织胺。近来，在 H. pylori 诱导蒙古沙土鼠产生类似于人感染 H. pylori 的胃黏膜炎症模型中观察到，在胃酸分泌下降的同时伴有胃黏膜 IL-1βmRNA 表达水平增高，而在给予 IL-1β 受体拮抗剂后胃酸分泌恢复至对照水平[41]。

我们最近的研究表明[7]，IL-8 能增强组织胺刺激的离体壁细胞酸分泌，同时伴有 H⁺/K⁺-ATP 酶 mRNA 表达的上调；而 IL-1β 及 IL-10 能抑制组织胺刺激的壁细胞酸分泌，同时伴有 H⁺/K⁺-ATP 酶 mRNA 表达的下调。综上所述，我们认为 H. pylori 感染诱导的泌酸黏膜炎症反应对酸分泌的调节，是一个多种细胞因子共同介导参与的复杂过程；促酸性细胞因子（如 IL-8）和抑酸性细胞因子（如 IL-1β、TNFα 及 IL-10）间平衡的失调，最终决定了黏膜的酸分泌状态。但要强调的是，IL-1β 的抑酸活性最强、作用途径最多，是目前已知最为重要的一个酸分泌调节因子。

五、幽门螺杆菌感染与胃癌

（一）胃酸分泌对幽门螺杆菌定植部位及胃炎类型的影响

目前已认识到，不同的酸分泌状态影响 H. pylori 在胃内的定植部位及其感染所致的胃炎类型。对其的了解是在应用质子泵抑制剂（PPI）抑制胃酸分泌的临床实践中观察到的，PPI 开始治疗后不久，H. pylori 感染的炎症分布即发生了改变，由胃窦为主的胃炎转变为胃体为主的胃炎或全胃炎。生理性胃酸分泌能够保护胃体（泌酸）黏膜免受 H. pylori 攻击，故 H. pylori 感染首先容易定植于胃窦（表现为胃窦炎），当胃酸分泌水平降低或被质子泵抑制剂抑制时，酸相关的保护作用也随之减弱，此时 H. pylori 定植部位可由胃窦向胃体移行（炎症分布也由胃窦炎向胃体炎或全胃炎转变）。这种保护作用的具体机制还不清楚，可能原因为：分泌的胃酸不断冲刷掉细菌毒素，使之不能接近胃体黏膜表面；低 pH 状态下细菌产生的氨以离子形式存在，不利于渗透上皮细胞发挥毒性作用，抗酸治疗后胃体黏膜局部 pH 值升高，氨能保持非离子状态而产生毒性作用。

（二）幽门螺杆菌感染相关的低胃酸分泌与胃癌

研究发现，H. pylori 感染相关的胃窦炎几乎不发生癌变（临床上也观察到十二指肠溃疡患者的胃癌发生率很低），而 H. pylori 感染相关的胃体炎或全胃炎则与胃癌的发生密切相关，尽管两者的炎症反应强度相似。综上所述，H. pylori 及其相关的胃黏膜炎症反应并不是胃癌发生的直接原因，而由其诱导的伴随胃体黏膜萎缩或肠上皮化生的泌酸腺生理功能改变（低胃酸分泌），可能才是导致胃癌发生的原因。定植于胃体的 H. pylori、H. pylori 分泌蛋白（如 VacA）及胃黏膜炎症细胞因子（如 IL-1β、TNFα）不仅能直接损伤泌酸腺功能（抑制壁细胞酸分泌），诱导产生持续性低胃酸分泌状态，也能促进黏膜萎缩或肠上皮化生，最终进展为胃癌[42,43]。近来研究发现[44]，75% 的胃泌素过度表达的转基因鼠在 >20 月龄时发生了胃癌，当这些转基因鼠同时感染 H. felis 后，85% 的鼠在 8 月龄前便出现了胃癌。此动物模型早期胃黏膜组织学特点与以胃体炎症为主的 H. pylori 感染患者类似，表现为黏膜萎缩和壁细胞缺失。以上说明，继发于 H. pylori 感染后低胃酸分泌状态的高胃泌素血症可能在胃癌的发生中起到了一定的作用，且高胃泌素水平能与 H. pylori 感染的其他相关因素协同促进肿瘤的发生。

（三）宿主基因多态性与胃酸分泌及胃癌的相关性

尽管 H. pylori 相关毒力因子可能决定炎症反应的程度，仍难以完全解释不同的临床表型和预后。虽然 CagA（＋）患者胃窦、胃体黏膜炎症较 CagA（－）患者要严重，但胃窦、胃体炎症的分布及胃酸的分泌状态似乎与 CagA 无直接相关性。因此，宿主的遗传因素可能在此过程中起到了重要的作用。众多研究显示[45~47]，宿主炎症细胞因子的基因多态性与 H. pylori 感染导致的临床表型和结局密切相关。由于 IL-1β 是已知最强的酸分泌抑制因子，也是重要的促炎因子，其水平又受 H. pylori 所调节（H. pylori 感染后胃黏膜 IL-1β 水平显著上调），因此 IL-1β 在 H. pylori 相关胃十二指肠疾病的发生发展中具有十分重要的地位。动物实验证实[48,49]，即使无 H. pylori 感染，胃黏膜 IL-1β 过表达的转基因小鼠胃酸分泌减低，逐渐出现了类似人类胃癌发生的演变模式，而联合 H. pylori 感染更能加速胃癌的发生。多数研究表明[45~47,50,51]，IL-1β 基因启动子存在多态性，且能影响其蛋白表达水平；IL-1β 高表达基因型宿主感染 H. pylori 后，较低表达基因型宿主发生低胃酸分泌、萎缩性胃炎及胃癌的风险明显增加。

另一个 Th1 型前炎症细胞因子 TNFα 类似 IL-1β，既能抑制胃酸分泌又受 H. pylori 感染调节，其高表达的基因型也与胃癌及其癌前病变相关。相反，抗炎细胞因子 IL-10 能下调 IL-1β 和 TNFα 水平，其低表达的基因型与胃癌的发生也具有一定的相关性[52,53]。研究发现[52]，IL-1β-511*T、TNFα-308*A 及 IL-10-ATA/ATA 三者基因多态性联合致癌的风险高达 27 倍。

有研究表明[54]，在每一种细菌基因型和宿主基因型的组合中，发生胃癌风险最大的就是那些菌株和宿主同时都具有高危因素基因型的个体，如 VacA s1／IL-1β-511T+（OR = 87），VacA m1／IL-1β-511T+（OR = 7.4），cagA＋／IL-1β-511T+（OR = 25），VacA s1／IL-1 RN*2 纯合子（OR = 32），cagA＋／IL-1 RN*2 纯合子（OR = 23），提示 H. pylori 和宿主间相互协同的致癌作用，但其具体机制目前尚不明确。

六、幽门螺杆菌感染与十二指肠溃疡

H. pylori 感染不仅是胃癌发生的重要诱因，更是十二指肠溃疡的主要病因，而前者是低胃酸分泌，后者则是典型的高胃酸分泌，那同样是 *H. pylori* 感染又是如何引起高胃酸分泌的呢？

（一）幽门螺杆菌感染与高胃酸分泌

目前认为，*H. pylori* 感染继发的高胃酸分泌是导致十二指肠溃疡的主要原因。*H. pylori* 定植感染如局限于胃窦，*H. pylori* 及其相关的胃窦炎症反应可影响 G 细胞和 D 细胞功能，破坏正常的酸分泌负反馈调节机制，引起生长抑素释放减少、胃泌素分泌增多，致使胃酸分泌水平增高。同时由于过高的酸负荷可引起十二指肠发生胃上皮化生，易使 *H. pylori* 定植由胃窦向十二指肠移行，最终导致十二指肠黏膜受损及溃疡的形成。

（二）幽门螺杆菌感染促进胃酸分泌的机制

研究表明，十二指肠溃疡患者胃窦黏膜的 G 细胞和 D 细胞数目与 *H. pylori* 感染无明显相关性，*H. pylori* 及其相关的胃窦黏膜炎症反应激活产生的细胞因子对 G、D 细胞功能调节异常是引起胃酸分泌水平增高的主要因素[55~58]。其主要表现为：（1）D 细胞生长抑素释放减少，阻断了其对胃泌素分泌的反馈抑制。其可能机制为：①*H. pylori* 感染产生的氨或单胺直接抑制 D 细胞功能，此外，这些碱性代谢产物可通过升高局部 pH 值，减轻胃酸对 D 细胞的刺激；②TNFα 抑制 D 细胞分泌生长抑素，在正常胃组织中加入 TNFα，可复制出类似 *H. pylori* 感染引起的胃泌素反馈抑制障碍；③*H. pylori* 产物 Nα 甲基组胺可能通过 H_3 受体抑制 D 细胞功能。（2）G 细胞胃泌素释放增多。其可能机制为：①*H. pylori* 产物 Nα 甲基组胺经 H_2 受体介导促进 G 细胞功能；②IFNγ、TNFα、IL-1β 及 IL-8 能直接刺激 G 细胞释放胃泌素；③*H. pylori* 产物与 IL-8 能协同刺激胃泌素的产生。

七、幽门螺杆菌感染导致不同的胃酸分泌状态与不同的临床结局

总之，*H. pylori* 感染对胃酸分泌的影响是相当复杂的，除 *H. pylori* 菌株的毒力因素外，还有其他多种影响因素，如 *H. pylori* 感染前的基础胃酸分泌状态、*H. pylori* 感染诱导胃黏膜免疫炎症反应的个体差异及 *H. pylori* 在胃内定植部位的移行等，但 *H. pylori* 感染诱导的胃黏膜炎症与胃酸分泌之间的相互影响是决定临床预后的重要因素之一。

目前认为，*H. pylori* 感染能破坏胃酸正常的分泌调节，可导致酸分泌升高、无明显改变和降低三种状态，并伴随其相应的三种不同的临床结局。如宿主的基础胃酸分泌状态偏高（IL-1β 低表达基因型），*H. pylori* 感染以胃窦炎为主，促进胃酸分泌进一步升高，继发十二指肠溃疡。相反，如宿主的基础胃酸分泌状态偏低（IL-1β 高表达基因型），*H. pylori* 感染以胃体炎或全胃炎为主，进一步加重低胃酸分泌状态，使得这一类型胃炎易按 Correa 模式，由浅表性胃炎→萎缩性胃炎→肠上皮化生→不典型增生→胃癌演变。而大多数宿主的基础酸分泌状态基本正常，*H. pylori* 感染主要分布在胃窦，在一定程度上也可累及胃体，但黏膜的炎症反应和萎缩程度不重，对胃酸分泌的影响不明显，临床上主要表现为慢性浅表性胃炎。

参考文献

1　Ruddell WS, Axon ATR, Findlay JM, et al. Effect of cimetidine on the gastric bacterial flora. Lancet, 1980, 1: 672~674

2　Sobala GM, Schorah CJ, Sanderson M, et al. Ascorbic acid in the human stomach. Gastroenterology, 1989, 97: 357~363

3　Correa P. Human gastric carcinogenesis: A multistep and multifactorial process - First American Cancer Society Award Lecture on Cancer Epidemiology and Prevention. Cancer Res, 1992, 52: 6735~6740

4　周吕. 胃酸分泌的调节. 见：陈元方主编. 胃肠肽类激素基础与临床. 北京：北京医科大学中国协和医科大学联合出版社. 1997：449~462

5　Lindstrom E, Chen D, Norlen P, et al. Control of gastric acid secretion: the gastrin - ECL cell - parietal cell axis. Comparative Biochemistry and Physiology, 2001, 128: 505~514

6　李晓波，钱家鸣，陈原稼，等．生长抑素抑制酸分泌的机制研究．中华内科杂志．2001，40（4）：236～238

7　郭涛，钱家鸣，赵雪卿，等．白细胞介素－1β介导幽门螺杆菌相关胃癌发生的实验研究．中华消化杂志，2008，28（4）：217～220

8　Verdu EF，Armstrong D，Fraser R，et al. Effect of *Helicobacter pylori* status on intragastric pH during treatment with omeprazole. Gut，1995，36（4）：539～543

9　Labenz J，Tillenburg B，Peitz U，et al. Effect of curing *Helicobacter pylori* infection on intragastric acidity during treatment with ranitidine in patients with duodenal ulcer. Gut，1997，41（1）：33～36

10　Furuta T，Baba S，Takashima M，et al. Effect of *Helicobacter pylori* infection on gastric juice pH. Scand J Gastroenterol，1998，33（4）：357～363

11　Labenz J，Tillenburg B，Peitz U，et al. *Helicobacter pylori* augments the pH－increasing effect of omeprazole in patients with duodenal ulcer. Gastroenterology，1996，110（3）：725～732

12　El－Omar EM，Oien K，El－Nujumi A，et all. *Helicobacter pylori* infection and chronic gastric acid hyposecretion. Gastroenterology，1997，113（1）：15～24

13　Murayama Y，Miyagawa J，Shinomura Y，et al. Morphological and functional restoration of parietal cells in *Helicobacter pylori* associated enlarged fold gastritis after eradication. Gut，1999，45（5）：653～661

14　Vargas M，Lee A，Fox JG，et al. Inhibition of acid secretion from parietal cells by non－human－infecting *Helicobacter* species：a factor in colonization of gastric mucosa? Infect Immun，1991，59（10）：3694～3699

15　Beales IL，Calam J. Effect of N alpha－methyl－histamine on acid secretion in isolated cultured rabbit parietal cells：implications for Helicobacter pylori associated gastritis and gastric physiology. Gut，1997，40（1）：14～19

16　Beil W，Birkholz C，Wagner S，et al. Interaction of *Helicobacter pylori* and its fatty acids with parietal cells and gastric H＋/K（＋）－ATPase. Gut，1994，35（9）：1176～1180

17　Neu B，Randlkofer P，Neuhofer M，et al. *Helicobacter pylori* induces apoptosis of rat gastric parietal cells. Am J Physiol Gastrointest Liver Physiol，2002，283（2）：G309～318

18　Wang FS，Xia F，Wu F，et al. *Helicobacter pylori* VacA Disrupts Apical Membrane－Cytoskeletal Interactions in Gastric Parietal Cells. J Biol Chem，2008，283（39）：26714～26725

19　Furuta T，Baba S，Takashima M，et al. H＋/K＋－adenosine triphosphatase mRNA in gastric fundic gland mucosa in patients infected with *Helicobacter pylori*. Scand J Gastroenterol，1999，34（4）：384～3890

20　孙大裕，刘懿，钟良，等．幽门螺杆菌感染及根除对胃壁细胞及氢－钾ATP酶mRNA基因表达的影响．中华消化杂志，2003，23（2）：88～91

21　Qsawa H，Kita H，Ohnishi H，et al. *Helicobacter pylori* eradication induces marked increase in H＋/K＋－adenosine triphosphatase expression without altering parietal cell number in human gastric mucosa. Gut，2006，55（2）：152～157

22　郭涛，赵雪卿，钱家鸣，等．幽门螺杆菌及其培养上清液粗提蛋白对兔离体胃壁细胞酸分泌的影响．中华内科杂志，2008，47（7）：566～569

23　Gooz M，Hammond CE，Larsen K，et al. Inhibition of human gastric H（＋）－K（＋）－ATPase alpha－subunit gene expression by *Helicobacter pylori*. Am J Physiol Gastrointest Liver Physiol，2000，278（6）：G981～991

24　Saha A，Hammond CE，Trojanowska M，et al. *Helicobacter pylori*－induced H，K－ATPaseα－subunit gene repression is mediated by NF－κB p50 homodimer promoter binding. Am J Physiol Gastrointest Liver Physiol，2008，294（4）：G795～G807

25　Sommer F，Faller G，Konturek P，et al. Antrum－and corpus mucosa－infiltrating CD4（＋）lymphocytes in *Helicobacter pylori* gastritis display a Th1 phenotype. Infect Immun，1998，66（11）：5543～5546

26　Mattapallil JJ，Dandekar S，Canfield DR，et al. A predominant Th1 type of immune response is induced early during acute *Helicobacter pylori* infection in rhesus macaques. Gastroenterology，2000，118（2）：307～315

27　Bamford KB，Fan X，Crowe SE，et al. Lymphocytes in the human gastric mucosa during *Helicobacter pylori* have a T helper cell 1 phenotype. Gastroenterology，1998，114（3）：482～492

28　Yamaoka Y，Kita M，Kodama T，et al. Induction of various cytokines and development of severe mucosal inflammation by cagA gene positive *Helicobacter pylori* strains. Gut，1997，41（4）：442～451

29　Crabtree JE，Shallcross TM，Heatley RV，et al. Mucosal tumour necrosis factor alpha and interleukin－6 in patients with *Helicobacter pylori* associated gastritis. Gut, 1991, 32 (12): 1473 ~ 1477

30 Yamada H, Aihara T, Okabe S. Mechanism for *Helicobacter pylori* stimulation of interleukin − 8 production in a gastric epithelial cell line (MKN 28): roles of mitogen − activated protein kinase and interleukin − 1beta. Biochem Pharmacol, 2001, 61 (12): 1595 ~ 1604

31 Hida N, Shimoyama T Jr, Neville P, et al. Increased expression of IL − 10 and IL − 12 (p40) mRNA in *Helicobacter pylori* infected gastric mucosa: relation to bacterial cag status and peptic ulceration. J Clin Pathol, 1999, 52 (9): 658 ~ 664

32 Bodger K, Wyatt JI, Heatley RV. Gastric mucosal secretion of interleukin − 10: relations to histopathology, *Helicobacter pylori* status, and tumour necrosis factor − alpha secretion. Gut, 1997, 40 (6): 739 ~ 744

33 Fan XG, Yakoob J, Fan XJ, et al. Enhanced T − helper 2 lymphocyte responses: immune mechanism of *Helicobacter pylori* infection. Ir J Med Sci, 1996, 165 (1): 37 ~ 39

34 El − Omar EM, Wang CD, McColl KE, et al. Interleukin − 10 promoter polymorphisms influence risk of chronic H. pylori infection. Gastroenterology, 2000, 118: A889

35 Jiang B, Jordana M, Xing Z, et al. Replication − defective adenovirus infection reduces Helicobacter felis colonization in the mouse in a gamma interferon − and interleukin − 12 − dependent manner. Infect Immun, 1999, 67 (9): 4539 ~ 4544

36 Ermak TH, Tibbitts T, Gray H, et al. Protection against murine *Helicobacter pylori* infection after urease immunization is dependent on IFN − gamma and IL − 12 and is regulated by IL − 10. Gut, 2000, 47: A59

37 Beales IL, Calam J. Interleukin 1 beta and tumour necrosis factor alpha inhibit acid secretion in cultured rabbit parietal cells by multiple pathways. Gut, 1998, 42 (2): 227 ~ 234

38 Prinz C, Neumayer N, Mahr S, et al. Functional impairment of rat enterochromaffin − like cells by interleukin 1 beta. Gastroenterology, 1997, 112 (2): 364 ~ 375

39 Mahr S, Neumayer N, Gerhard M, et al. IL − 1beta − induced apoptosis in rat gastric enterochromaffin − like cells is mediated by iNOS, NF − kappaB, and Bax protein. Gastroenterology, 2000, 118 (3): 515 ~ 524

40 Xiao F, Furuta T, Takashima M, et al. Effects of cyclooxygenase − 2 inhibitor on gastric acid secretion in *Helicobacter pylori* − infected C57BL/6 mice. Scand J Gastroenterol, 2001, 36 (6): 577 ~ 583

41 Takashima M, Furuta T, Hanai H, et al. Effects of *Helicobacter pylori* infection on gastric acid secretion and serum gastrin levels in Mongolian gerbils. Gut, 2001, 48 (6): 765 ~ 773

42 Sanduleanu S, Jonkers D, De Bruine A, et al. Double gastric infection with *Helicobacter pylori* and non − *Helicobacter pylori* bacterial during acid − suppressive therapy: increase of pro − inflammatory cytokines and development of atrophic gastritis. Aliment Pharmacol Ther, 2001, 15: 1163 ~ 1175

43 El − Omar EM, Oien K, El − Nujumi A, et al. *Helicobacter pylori* infection and chronic gastric acid hyposecretion. Gastroenterology, 1997, 113: 15 ~ 24

44 Wang TC, Dangler CA, Chen D, et al. Synergistic interaction between hypergastrinemia and Helicobacter infection in a mouse model of gastric cancer. Gastroenterology, 2000, 118 (1): 36 ~ 47

45 El − Omar EM, Carrington M, Chow WH, et al. Interleukin − 1 polymorphisms associated with increased risk of gastric cancer. Nature, 2000, 404 (6776): 398 ~ 402

46 Furuta T, El − Omar EM, Xiao F, et al. Interleukin 1beta polymorphisms increase risk of hypochlorhydria and atrophic gastritis and reduce risk of duodenal ulcer recurrence in Japan. Gastroenterology, 2002, 123 (1): 92 ~ 105

47 El − Omar EM. The importance of interleukin 1beta in Helicobacter pylori associated disease. Gut, 2001, 48 (6): 743 ~ 747

48 Tu S, Cui G, Takaishi S, et al. Overexpression of human interleukin − 1β in transgenic mice results in spontaneous gastric inflammation and carcinogenesis. Gastroenterology, 2005, 128 (Suppl 2): A62

49 Tu S, Cui G, Takaishi S, et al. Overexpression of IL − 1β induced gastric inflammation and carcinoma through dysfunction of immunity and change of gastric microenvironment in transgenic mice. Gastroenterology, 2007, 132 (Suppl 2): A − 5

50 Wang P, Xia HH, Zhang JY, et al. Association of interleukin − 1 gene polymorphisms with gastric cancer: a meta −

analysis. Int J Cancer, 2007, 120: 552~562

51 Camargo MC, Mera R, Correa P, et al. Interleukin - 1β and interleukin - 1 receptor antagonist gene polymorphisms and gastric cancer: a meta - analysis. Cancer Epidemiol Biomarkers Prev, 2006, 15: 1674~1687

52 El - Omar EM, Rabkin CS, Gammon MD, et al. Increased risk of noncardia gastric cancer associated with proinflammatory cytokine gene polymorphisms. Gastroenterology, 2003, 124: 1193~1201

53 Machado JC, Figueiredo C, Canedo P, et al. A proinflammatory genetic profile increases the risk for chronic atrophic gastritis and gastric carcinoma. Gastroenterology, 2003, 125: 364~371

54 Figueiredo C, Machado JC, Pharoah P, et al. *Helicobacter pylori* and interleukin 1 genotyping: an opportunity to identify high - risk individuals for gastric carcinoma. J Natl Cancer Inst, 2002, 94: 1680~1687

55 Furuta T, Baba S, Takashima M, et al. Effect of *Helicobacter pylori* infection on gastric juice pH. Scand J Gastroenterol, 1998, 33 (4): 357~363

56 Beales IL, Calam J. The histamine H3 receptor agonist N alpha - methylhistamine produced by *Helicobacter pylori* does not alter somatostatin release from cultured rabbit fundic D - cells. Gut, 1998, 43 (2): 176~181

57 Konturek PC, Konturek SJ, Sito E, et al. Luminal Nalpha - methyl histamine stimulates gastric acid secretion in duodenal ulcer patients via releasing gastrin. Eur J Pharmacol, 2001, 412 (2): 181~185

58 Suzuki T, Grand E, Bowman C, et al. TNF - alpha and interleukin 1 activate gastrin gene expression via MAPK - and PKC - dependent mechanisms. Am J Physiol Gastrointest Liver Physiol, 2001, 281 (6): G1405~412

第十二章　螺杆菌感染的动物模型

周殿元　王继德　姚永莉

广州南方医科大学南方医院

　　澳大利亚学者 Marshall & Warren 因"意外"发现幽门螺杆菌（*Helicobacter pylori*，下称 *H. pylori*）和该菌在消化性溃疡和胃炎中的作用，而获得了 2005 年度诺贝尔生理学或医学奖。*H. pylori* 的发现及对其在胃十二指肠疾病发病中作用的认识，是二十余年来胃肠病领域中最大进展之一，相关疾病的防治策略已发生根本变革。使用动物模型探讨其致病性的研究越来越多。总的来说，螺杆菌动物模型可用来开展如下五方面的研究：①观察致病性与自然病程；②验证致病因子；③探讨致病机理；④筛检抗菌药物与验证治疗方案；⑤疫苗研制中筛检保护抗原与探讨免疫机理等。

　　而一个良好的螺杆菌动物模型同时也需要满足下列条件：①价廉、易于饲养和繁殖；②胃肠菌丛尤其是致病菌丛清楚，对螺杆菌而言，动物胃肠道不应同时有同属细菌的定植，如果需要，可应用无特殊病原菌（SPF）动物；③与人类相似的生理特征，能引起与人类感染相似的病理和免疫反应；④生命周期和感染持续时间足够长，便于开展较长期的观察；⑤纯系动物，便于控制各种处理因素。人们在这方面已开展了大量的工作，特介绍如下。

一、无菌动物

H. pylori 定植成功的无菌动物有悉生乳猪、狗和无胸腺小鼠等。然而这些模型在实验应用上很不方便，价格昂贵，难以推广，目前较少应用，现简要介绍如下。

（一）悉生生物猪模型

悉生乳猪是最早成功建立的 *H. pylori* 动物模型。Eaton 等[1]1989 年首次建立了无菌猪（也叫悉生生物猪）的动物模型。*H. pylori* 可以感染无菌猪并出现与人 *H. pylori* 感染相类似的症状。用 *H. pylori* 抗原给小猪进行皮下或口服途径，再用 *H. pylori* 攻毒，对 *H. pylori* 抗原免疫后的免疫效果进行评价。结果表明，不论用口服或皮下免疫，加或不加黏膜佐剂，都未能使小猪获得有效的免疫保护。可能是由于这种小猪的免疫系统发育不成熟，而不能对 *H. pylori* 感染产生有效的免疫保护。

已经应用该模型验证了 *H. pylori* 的几种致病因子：①动力：高动力株 26695 可以 100% 地定植，而低动力株 TX30a 只能在 17% 的动物胃内定植；②尿素酶：用化学方法诱导的 *H. pylori* 尿素酶突变株（尿素酶阴性）不能定植于猪胃黏膜，而其母株不但能定植，还能引起胃炎，说明尿素酶至少在细菌进入胃内酸性环境时有助于其存活和致病；③细胞毒素：定植成功率最高的 26695 株可以产生高活性的细胞毒素，60190 株毒素活性更高，但动力较弱，定植成功率仅有 40%，定植最差的 TX30a 株毒素活性也最差。胃黏膜炎症程度及单位面积内上皮细胞内空泡颗粒的数目也以 26695 株为最，说明细胞毒素和动力在细菌定植和致病中有协同作用。

1997 年国内有人首次用中国 2 号小型猪成功建立了 *H. pylori* 感染的动物模型，胃黏膜呈急、慢性炎性改变。当时为深入广泛研究 *H. pylori* 的有关问题提供了重要条件。

（二）狗

Radin 等[2]给 7 天大的悉生狗口饲 3×10^8 CFU 的 *H. pylori* 菌，30 天后在狗胃内多部位发现 *H. pylori* 定植，定植密度小于人胃。可以引起局灶或弥散性淋巴浆细胞胃炎伴淋巴滤泡形成，可见中性粒细胞和嗜酸性粒细胞浸润，感染 30 天后血中可出现特异抗体。对照组动物与感染动物接触 7 天后全部感染 *H. pylori*，在其咽部、食管、胃及直肠均见到细菌定植，从而获得了该菌接触传播的直接证据。

（三）裸鼠或无胸腺小鼠

Karita[3,4]等用从病人分离的 3 株 *H. pylori* 新鲜菌株和一株实验室保存的标准菌株，分别经口接种于 Balb/c 裸鼠和无胸腺小鼠。结果是 3 株新鲜菌株均能定植于裸鼠和无胸腺小鼠胃内，可引起黏膜上皮糜烂、气球样变及单个核细胞浸润及毛细血管扩张等病变。但 *H. pylori* 定植于无胸腺小鼠的时间（2 周）较裸鼠为短（＞20 周），病变也较轻。而标准菌株，既不能定植于上述两种小鼠，也不能引起病变。据此，作者认为 *H. pylori* 能否感染小鼠，与菌株的新鲜与否有关，这一发现在后来其他人的研究中得到了证实。该模型有助于明确 T 细胞在 *H. pylori* 定植致病中的作用。

应用悉生模型开展 *H. pylori* 研究的最大局限是动物价格昂贵、饲养需要特殊设施，允许观察的时间短（＜1 个月）及在隔离间内不便开展胃镜检查等，目前已很少使用。

二、普通动物

（一）猪

Eaton[5]探讨了悉生乳猪 *H. pylori* 模型普通化的可能。将出生 3 天的小猪灌喂 *H. pylori* 菌，24 天后转置于普通生活环境中，给以普通饮食，在长达 87 天后的观察时间内分批处死动物，发现 11 只小猪胃内 9 只有 *H. pylori* 定植。当然，除了 *H. pylori* 菌外，还从动物胃内分离出了乳杆菌等杂菌，但这些并不影响 *H. pylori* 的定植，从而使悉生乳猪作为 *H. pylori* 研究模型的应用价值明显提高。Engstrand 应用该模型验证了有机铋剂＋甲硝唑＋羟氨苄青霉素对 *H. pylori* 的清除效果。

（二）猫

国内外研究已发现猫胃内有 H. pylori 定植，可供建立 H. pylori 感染模型用，但普通猫胃肠道内又有多种螺杆菌定植，如不予清除，可能影响实验结果，所以较少用于科研。

（三）非人灵长类动物

1. 日本猴（Japanese macaques，又名 Macaca fuscata）：Shuto[6]用碳酸钠（1g/天，口服）和法莫替丁（20mg/kg，注射）处理动物 3 天后，用 H. pylori 临床分离菌液（10^9CFU/ml），5ml/只动物胃镜喷洒于 12 只日本猴的胃窦部，另 5 只为对照组。感染后第 28 天在 12 只日本猴中有 7 只（58%）分离到 H. pylori，伴慢性活动性胃炎的组织学改变，其中 5 只肉眼可见黏膜红肿和糜烂等病变。感染后 28 天，其中 5 只用羟氨苄青霉素（21 天）治疗，有效地清除了 H. pylori 感染，胃液氨水平和组织分级指数均下降，但血清抗体水平反而升高。2 只未经治疗的日本猴胃内 H. pylori 持续定植 6 个月以上。该课题组的另一项研究证实 H. pylori 可在这种动物胃内定植 2 年以上，可用于 H. pylori 感染及治疗前后宿主组织学和血清学演变过程研究。

2. 罗猴（Rhesus monkey）：Euler[7]等应用低剂量的 H. pylori 菌液（10^6CFU）灌喂罗猴成功：应用从该动物胃内分离的 H. pylori 菌感染 5 只动物均获成功（>14 天），且诱发了慢性胃炎和胃溃疡，而应用从人胃分离的 H. pylori 菌感染 5 只动物只有一只定植 14 天，且无胃炎发生。日本的 Fukuda 应用大剂量（10^9）菌液感染同种动物发现定植时间可长达 14 周，血清抗体水平相应升高。

灵长类动物胃内生理结构与人类高度相似，且部分在自然情况下即有 H. pylori 菌定植，可望获得长期感染，不利之处在于该纯系动物不易得，饲养困难，价格昂贵，且实验时应排除胃肠道内其他螺杆菌（如海尔曼螺杆菌）的存在。

（四）大鼠

最早成功的报道是由国内陈晶晶 1991 年发表的，用新鲜 H. pylori 分离株成功感染了 Wistar 大鼠。Wistar 大鼠对致癌剂 MNNG 敏感，长期灌胃可诱导出高比例的腺胃癌，而小鼠对 MNNG 有抗性，腺胃癌比例不高。因此目前国内外常用 Wistar 大鼠模型进行长期的致癌实验，试图阐明 H. pylori 与胃癌的关系，还可用于评价药物根除 H. pylori 的效果，并对 H. pylori 疫苗的抗原筛选及治疗性免疫的研究也具有重要的辅助作用。

（五）蒙古沙土鼠

1998 年 Watanabe 和 Honda 先后报道单独用 H. pylori 感染蒙古沙土鼠成功诱发胃癌，在动物实验中直接证实 H. pylori 与胃癌发生有关。2003 年上海消化疾病研究所在国内首次建立了 H. pylori 感染蒙古沙土鼠的胃癌模型[8]。他们单独采用 H. pylori 国际标准株 ATCC43504 或临床胃癌分离株长期感染（84 周）蒙古沙土鼠诱发出胃癌。但 3 例高分化腺癌均发生在显著增生的黏膜背景上，癌灶、癌旁及远处黏膜均无萎缩、肠化，与 Correa 途径不同。南方医院消化研究所利用 H. pylori 长期感染蒙古沙土鼠致胃癌前病变模型，显示胃癌发生的早期有 cyclin E 和原癌基因 c – fos 的过度表达。这些研究进一步证实了 H. pylori 诱导癌前病变的发生与上皮细胞周期的调控失常、细胞增殖与凋亡的失衡相关[9]。

Nozaki K 等利用 H. pylori 感染和 M – 甲基 – N – 亚硝基脲（MNU）处理的蒙古沙土鼠模型对根除 H. pylori 对胃癌的影响进行了研究。共分 7 组：A 组：MNU + H. pylori + 在 15 周时根除 H. pylori；B 组：MNU + H. pylori + 在 35 周时根除 H. pylori；C 组：MNU + H. pylori + 在 55 周时根除 H. pylori；D 组：MNU + H. pylori；E 组：MNU；F 组：H. pylori；G 组：对照。75 周时肿瘤发生率在早期组（A 组）、中期组（B 组）和晚期组（C 组）分别为 6.7%、27.3% 和 38.2%。高危组（D 组）未根除 H. pylori，发生率为 56.3%。E 组、F 组和 G 组分别为 6.3%、0 和 0。研究提示肿瘤发生与 H. pylori 引起的炎症状态的时间相关，H. pylori 感染明显增加化学致癌因子引起的致癌作用，这种作用在早期根除 H. pylori 后可以明显减少。

蒙古沙土鼠与人感染 H. pylori 后的病理变化相似，胃黏膜感染后能观察到慢性活动性胃炎、胃溃疡和腺癌的发生。该动物对 *H. pylori* 易感，能长时间定植，寿命较小鼠长，适合长期观察，是目前认为最理想的研究胃黏膜 *H. pylori* 感染的动物模型。蒙古沙鼠 *H. pylori* 感染的模型的应用使 *H. pylori* 与胃癌的关系研究取得了突破性进展。但目前沙鼠尚无品系，且缺乏免疫学试剂，限制了更深入的研究。

（六）小鼠

要建立 *H. pylori* 感染小鼠模型首先要筛选出能在小鼠体内定居的螺杆菌，1987 年 Paster 等从猫的胃黏膜中分离到一株和 *H. pylori* 之间有交叉保护性抗原的猫螺杆菌（Hf），并建立了猫螺杆菌 - 小鼠模型，早期对 *H. pylori* 所进行的免疫保护实验都是在猫螺杆菌小鼠模型中进行的。但 HF 毕竟不是 *H. pylori*，HF 所产生的毒性因子较 *H. pylori* 少，因此对 *H. pylori* 免疫效果的评价就打了一定的折扣。

海尔曼螺杆菌（*H. heilmannii*，Hh）小鼠模型　该菌是定植于人胃黏膜的第二种螺杆菌属细菌，在人群中的感染率很低（国外报道 <1%，我国广东感染率 1.74% ~ 7.32%），不能培养但动物宿主谱很宽，包括人、狗、猫和猪，在小鼠和大鼠胃内也易于定植。作者单位通过胃镜活检涂片诊断 Hh 感染，二次复查时取胃黏膜作匀浆或吸取胃液灌注大鼠或小鼠，一次即可保证近 100% 的感染成功率。由于该菌是人胃的自然感染菌，故用于 *H. pylori* 的研究应该有较好的应用前景。

1995 年 Marchetti 等用从临床新分离到的 *H. pylori* 菌株感染无特殊病原体小鼠，结果表明临床分离到的 I 型和 II 型菌株均能在小鼠胃内定居。这一小鼠模型的建立为人们对 *H. pylori* 感染的致病机理以及免疫和治疗制剂的研究奠定了基础。

随后 Lee 等用新分离到的 *H. pylori* 菌株感染小鼠，又筛选出一株能在小鼠体内定居并能复制出与人胃炎具有类似病理变化的 *H. pylori*，即悉尼菌株（SS1 株）。为了使不同实验室的研究结果具有可比性，1996 年在瑞士洛桑召开的专门会议，Lee 提议用新分离到的达到标准的悉尼株作为今后 *H. pylori* 疫苗研究中的攻毒菌株，此后不同国家的不同实验室大多都用 *H. pylori* 悉尼株作为攻毒菌株，从而使不同研究的结果具有可比较性。使用最广泛、最方便、最便宜并能为大多数实验室所接受的是小鼠模型。目前所进行的大多数 *H. pylori* 感染的免疫学研究都是在小鼠模型中进行的。

三、螺杆菌自然感染动物模型

早期由于幽门螺杆菌实验感染动物模型的建立存在一定困难，为了活体观察螺杆菌的致病过程和防治效果，采用了一些自然感染螺杆菌的动物，常用模型有如下几类：

（一）家养动物

1. 狗　20 世纪即有人在其胃黏膜内发现螺旋 - 弯曲样细菌，目前已从其胃内分离出猫胃螺杆菌（*H. felis*，DS 系列，有胞周纤维），虽未分离鉴定但通过电镜等研究发现还存在海尔曼螺杆菌（无胞周纤维）定植。作者和国外的一些研究单位发现这些细菌可引起狗的慢性活动性胃炎，除淋巴/浆细胞及中性粒细胞浸润、淋巴滤泡形成外，嗜酸性粒细胞浸润也很常见，还可能引起幼年狗的出血性胃炎。我们发现用阳性动物胃黏膜匀浆转染大鼠易于成功，可用于筛检抗菌药物和验证联合治疗方案。

2. 猫　和狗一样，是最早发现胃螺旋菌的动物之一，胃内也存在猫胃螺杆菌（CS 系列），除 Hf 和 Hh 外，也存在弯曲菌样微生物；病理变化与狗相近。从其胃内分离的 Hf 菌转染小鼠易于成功，是螺杆菌研究中应用最广泛的动物模型之一。

3. 猪　自然状态下有多种 Hf 样、Hh 样和 *H. pylori* 样微生物定植，胃黏膜大体检查病变较重，常可发现诸如糜烂和胃溃疡等病变，不排除有非螺杆菌感染因素所致的可能。作者根据问卷流行病学调查发现中国南方的 Hh 感染大多有该动物接触史，可能是人类 Hh 感染的动物宿主之一。对猪胃内分离的 *H. pylori* 样菌进行 16SrRNA 基因测序，发现其与 *H. pylori* 的同源性仅为 88.3%，尚未获得是 *H. pylori* 自然宿主的直接证据。国外有人用从猪胃内分离的 Hh 样微生物（*Gastrospirillum suis*）

感染大鼠 8 个月后诱发出胃溃疡。

（二）雪貂

是鼬鼠螺杆菌（*H. mustelae*，*Hm*）的自然宿主，1986 年由 Fox 分离成功，该菌形态学、生长特性及致病性均与 *H. pylori* 相近，自然感染时可引起动物胃炎和胃十二指肠溃疡，组织学可见到淋巴细胞和巨噬细胞浸润。给胃内无 *Hm* 的雪貂口服该菌菌液后，动物短期内（感染 4 周时）出现一过性低胃酸现象，此时正值细菌大量繁殖定植之时，随后动物胃黏膜出现浅表性胃炎改变，与年幼雪貂自然感染 *Hm* 的组织学变化相仿，细菌可在动物胃内存在 3 年以上。

已应用 *Hm* 的雪貂感染模型验证了螺杆菌粪口传播机制。在胃 *Hm* 阳性的动物粪便中可以分离出染色体 DNA 酶切图谱一致的 *Hm*，从而证实粪口传播的存在。给感染雪貂口服奥美拉唑治疗时，粪便中细菌分离成功率（41.8%）显著高于未进行抗酸治疗者（9.3%），从而证实了 *H. pylori* 流行中的一个假说，即由于出现慢性萎缩性胃炎或服用抗酸药物造成胃内 pH 值升高，病人粪便中 *H. pylori* 的排出增加，可能是 *H. pylori* 传播的一个重要传染源。

应用该模型还验证了几种联合方案对细菌的根除效果及细菌与化学致癌剂的协同作用，Czinn 更利用它开展了螺杆菌免疫防治的初步工作。由于雪貂价格较猴子便宜、易于饲养，解剖和生理结构与人类相似；*Hm* 在其胃内的定植、致病特征与 *H. pylori* 在人胃的表现相似，且动物可以耐受大剂量抗菌药物及麻醉，故值得推广。

（三）灵长类动物

目前已知部分灵长类动物是 *H. pylori* 的自然宿主。Dubois 等对 26 只群居的罗猴麻醉后胃镜取材进行细菌分离和组织学检查，同时检测血清中特异抗体水平。结果从 13 只罗猴中分离到 *H. pylori*，9 只培养出人胃螺旋菌样微生物（gastric helicobacter – like organism，GHLOs）。其中 3 只同时感染有上述两种细菌。感染 *H. pylori* 的动物胃黏膜炎症程度明显重于阴性或仅 GHLOs 阳性者。*H. pylori* 阳性的 13 只罗猴中 11 只血清抗体阳性，而阴性者 13 只中只有 2 只阳性。应用三联方案对 6 只 *H. pylori* 阳性者进行了治疗，4 只细菌清除，伴胃炎减轻，血清抗体水平下降。未经治疗的罗猴，经 7 ~ 15 个月后，其感染情况，炎症性病变和血清抗体水平均无改变。

其他已从胃内分离出 *H. pylori* 菌的灵长类动物还有恒河猴（*Macaca mulatta*）和平顶猴（*Macaca nemestrina*），后者还是另一种螺杆菌 *H. acinonyx* 的动物宿主。

四、转基因和基因敲除的动物模型

由于 *H. pylori* 不能长期定植在小鼠胃内，因而限制了该模型的使用。Guruge 等[10]发现转基因小鼠感染 *H. pylori* 后其病理改变较非转基因小鼠严重，并进一步研究了宿主与细菌相互作用所引起的病理学改变。Blanchard 等[11]利用基因敲除的小鼠证实了口服 *H. pylori* 疫苗后 IgA 抗体未能起到保护作用，T 细胞在免疫接种诱导的免疫反应中起着更为显著的作用。此类模型可用于研究 *H. pylori* 的致病机制和开发研制高效安全的疫苗。

参考文献

1　Eaton KA, Morgan DR, Krakowka S. Campylobacter pylori virulence factors in gnotobiotic piglets. Infect Immun,. 1989，57：1119 ~ 1125

2　Radin MJ, Eaton KA, Krakowka S, et al. *Helicobacter pylori* gastric infection in gnotobiotic beagle dogs. Infect Immun，1990，58：2606 ~ 2612

3　Karita M, Li Q, Okita K. Evaluation of new therapy for eradication of H. pylori infection in nude mouse model. Am J Gastroenterol，1993，88：1366 ~ 1372

4　Tsuda M, Karita M, Morshed MG, et al. A urease – negative mutant of *Helicobacter pylori* constructed by allelic exchange mutagenesis lacks the ability to colonize the nude mouse stomach. Infect Immun, 1994, 62: 3586 ~ 3589

5 Eaton KA, Morgan DR, Krakowka S. Persistence of *Helicobacter pylori* in conventionalized piglets. J Infect Dis, 1990, 161: 1299 ~ 1301

6 Shuto R, Fujioka T, Kubota T, et al. Experimental gastritis induced by *Helicobacter pylori* in Japanese monkeys. Infect Immun, 1993, 61: 933 ~ 939

7 Euler AR, Zurenko GE, Moe JB, et al. Evaluation of two monkey species (Macaca mulatta and Macaca fascicularis) as possible models for human *Helicobacter pylori* disease. J Clin Microbiol, 1990, 28: 2285 ~ 2290

8 郑青, 陈晓宇, 施尧, 等. 幽门螺杆菌长期感染蒙古沙土鼠建立胃癌模型的研究. 中华消化杂志, 2003, 23 (2): 92 ~ 96

9 姚永莉, 张万岱, 徐波, 等. 幽门螺杆菌长期感染蒙古沙土鼠腺胃模型的建立及评价. 中华消化杂志, 2001, 21 (11): 654 ~ 657

10 Guruge JL, Falk PG, Lorenz RG, et al. Ep ithelial attachment alters the outcome of *Helicobacter pylori* infection. Proc Natl Acad Sci USA, 1998, 95 (7): 3925 ~ 3930

11 Blanchard TG, Czinn SJ, Redline RW, et al. Antibody2independent protective mucosal immunity to gastric Helicobacter infection in mice. Cell. Immunol, 1999, 191 (1): 74 ~ 80

第十三章　人类海尔曼螺杆菌感染

陈　烨　王继德　周殿元

广州南方医科大学南方医院

1982 年幽门螺杆菌（*Helicobacter pylori*，下称 *H. pylori*）的分离成功，给胃肠病学和微生物学界带来了极大的冲击，改变了人们对上消化道疾病病因学和发病学的传统认识，也为细菌分类学和胃肠微生态学研究开辟了一个新的领域，然而 *H. pylori* 并不是人胃内螺杆菌的全部。1987 年，英国学者 Dent[1] 于 1300 例胃镜受检者中发现 3 例与 *H. pylori* 明显不同的螺旋形细菌，提出该菌可能是胃炎的另一病原菌。两年后，与 Dent 同一研究小组的 McNulty[2] 根据形态学特点及国际命名法规则，将其命名为人胃螺旋菌（*Gastrospirillum hominis*，*Gh*），归入胃螺旋菌属。1993 年 Solnick[3] 通过16SrRNA 基因序列分析证实 *Gh* 与 *H. pylori* 一样，亦为螺杆菌属的成员，为纪念当时报道该菌感染例数最多的已故德国病理学家 Heilmann 而更名为海尔曼螺杆菌（*Helicobacter heilmannii*，下称*Hh*）。

一、微生物学

1. *Hh* 形态　*Hh* 在 630 ~ 1000 倍油镜下形态极易辨认，呈螺丝钉样外观，菌体明显大于 *H. pylori*，约（4 ~ 10）μm × 0.65μm，长度为 *H. pylori* 的 3 ~ 5 倍，直径为 *H. pylori* 的 1.5 ~ 2 倍，有 3 ~ 14 个盘绕较紧的螺旋（图 13 - 1），电镜下无轴丝和胞周纤丝（periplasmic fibers），可见双极多根鞭毛。

2. 生化及免疫学　*Hh* 尿素酶试验可呈阳性，但活性不及 *H. pylori* 强。据报道，*Hh* 只有在大量存在或快速尿素酶试验（RUT）20 分钟、3 小时或 24 小时后方显示阳性，而同样的试验 *H. pylori* 只需 10 分钟甚至更短。在 *Hh* 感染者血清中，可检测出与猫胃螺杆菌（*Helicobacter felis*，*Hf*）起交叉反应

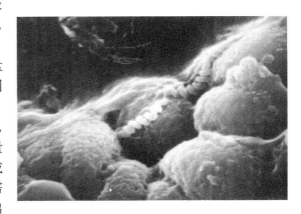

图 13 - 1　*Hh* 典型形态，扫描电镜，×7000

的抗体，但无抗 *H. pylori* 抗体，说明 *Hh* 存在较多与 *Hf* 交叉反应的抗原决定簇，与 *H. pylori* 较少或无交叉抗原。

3. *Hh* 培养　用 *Hh* 阳性人或动物胃黏膜均难分离成功。1999 年，Andersen 等[3] 报道从 23 岁男性胃炎患者的胃黏膜中分离培养出 *Hh*，培养条件与 *H. pylori* 及 *Hf* 类似，菌落形态同 *H. pylori*，但 2001 年证实培养出的这一例为 *H. bizzozeronii*[4]。作者所在单位应用布氏琼脂和空肠弯曲菌培养琼脂基础，加或不加 Skirrow 选择性抗生素，在烛缸、5% O_2 + 10% CO_2 + 5% H_2 + 80% N_2、5% O_2 + 10% CO_2 + 85% N_2 三种气体条件下对胃活检组织进行多次分离培养均告失败。

4. 16SrRNA 基因序列　1992 年 Solnick 等[5] 通过两株 *Hh* 的 16SrRNA 序列测定将 *Hh* 分为两型，并且发现 *Hh* 与 *Hf* 的同源值最高，达 97% 和 98.5%；作者实验室也对中国南方的 5 株 *Hh* 进行了 16S rRNA 基因部分序列测定，发现彼此之间同源性为 98.7% ~ 99.7%，难以分出亚型，与 Solnick 所说的 I 型相似；在对应于 *E. coli* 16S rRNA 的 590 ~ 595nt 及 645 ~ 651nt 的两个区域，各株 *Hh* 之间高度保守但与其他螺杆菌差异很大，应是设计该菌特异引物或探针的理想区域[6]。后有学者通过原位杂交和 16S rDNA 部分序列测定指出感染人类的 *Hh* 至少分为 5 型，其中绝大部分为 I 型（78.5%），推测其来源于不同的动物[7]。

二、流行病学

1. *Hh* 感染率　*Hh* 在人群中的感染度远低于 *H. pylori*，欧美等国的内镜检出率为 0.20% ~ 0.95%[8~10]，泰国标本的检出率达 6.2%[11]，而巴布亚新几内亚高达 8.8%；作者发现广东人群的检出率高达 1.78% ~ 7.32%，其中医院就诊病人、解放军官兵、农村自然人群三种调查对象的感染率分别为 1.78%（9/519）、1.85%（8/432）、7.32%（3/41），农村组感染率远高于其他两组[12]；一项来自捷克的报道也发现农村感染率高于城镇，且感染率与村落的大小呈负相关[13]；儿童 *Hh* 感染率为 0.3% ~ 1.1%[14,15]，与成人相仿。我们近期对 2339 例行胃镜检查者进行了调查，发现 *Hh* 感染者 7 例，感染率约 0.3%（待发表），与西方的大样本检出率相近，远低于我们 10 年前的报道，说明 *Hh* 感染可能与社会经济状况、卫生习惯、接触动物的机会及抗生素的广泛使用等有关。

2. *Hh* 传染源及传播途径　我们和国外的大量研究均在猪、猫、狗、鼠、雪貂等动物胃内发现大量 *Hh* 类似菌，其中无胞周纤维者可能就是 *Hh*，从而提出该菌动物来源的假说。Stolte[16] 调查了 125 名 *Hh* 感染者，约 70.3% 的人接触一种或一种以上的动物（正常人群的动物接触率为 37%），73% 为男性。我们在对 16 例 *Hh* 阳性者进行调查时发现有明确猪接触史者 5 例，其余 11 例中 8 例战士入伍前均来自农村（我国农村普遍养猪）；有狗接触史者 2 例，其中 1 例养狗后出现胃部症状，脱离接触后症状减轻，还发现了两例 *Hh* 感染的家庭内聚集现象[12,17]；对另一组 28 例 *Hh* 阳性者的问卷调查发现，食狗肉、猪肉、猪肚，特别是宰杀、处理猪、狗胃时污染砧板、刀具及水源等可能是 *Hh* 的感染途径之一。

3. *Hh* 感染的自然史　*Hh* 能在胃内长期定植，也可呈一过性感染，未经治疗 *Hh* 自然被清除，胃黏膜炎症随之自然减轻甚至转为正常黏膜[18]。所有 *Hh* 感染者均伴有慢性胃炎，但胃黏膜萎缩和肠上皮化生少见。*Hh* 感染与胃癌及癌前病变的关系目前所知不多，但有报道在胃癌和 MALT 淋巴瘤患者胃内检出 *Hh*[19,20]，并且清除 *Hh* 后，低度恶性 MALT 淋巴瘤可完全消退[10,21]。

三、致病性

1. *Hh* 定居特征　*Hh* 通常位于黏液层、上皮细胞表面和胃小凹深部，可单独存在，亦可聚集成群，多呈局灶性定植，不会覆盖于整个黏膜表面，与上皮细胞无黏着，也不会深入到细胞间紧密连接处，有时可在胃体黏膜深部，腺腔甚至壁细胞内发现该菌；与 *H. pylori* 一样，最常见的定植部位是胃窦，也有报道定植于食管和十二指肠[22,23]，并伴有相应部位的炎症改变。

2. *Hh* 组织病理学　不论有无症状，所有 *Hh* 感染者均伴有慢性胃炎改变，主要表现为淋巴细胞和单核细胞浸润，炎症程度较 *H. pylori* 感染者为轻，活动性炎症占一半以上，常见于窦部，在胃底部程度较轻甚至缺如；也可见反映胃炎活动性的中性粒细胞浸润，多呈局灶性，随 *Hh* 的清除急性炎症可消退，进一步说明胃炎与 *Hh* 定植有关[24]。黏膜萎缩和肠上皮化生仅见于个别报道，但我们近期发现的 7 例 *Hh* 感染者中有 4 例见萎缩和肠上皮化生[25]，检出比例明显高于国外及 10 年前报道，这种现象出现的原因及其病理意义值得关注。

有报道 *Hh* 感染亦可伴急性胃炎[26,27]，结节性胃炎[28]和溃疡形成[29,30]，但它们之间是否存在病因学关系尚难推测。

3. *Hh* 致病机制　由于 *Hh* 较低的感染率及体外尚难稳定培养，关于其致病性及致病机制的研究多来自于动物模型。*Hh* 感染小鼠不但有明显的慢性炎症表现，而且长期感染可诱发 MALT 淋巴瘤形成[31,32]，在 *Hh* 诱发的低度恶性 MALT 淋巴瘤周围，微血管网增多，VEGF – A，Cox – 2 等因子的表达显著增强[33]，表明微循环网络与 *Hh* 感染导致的 MALT 淋巴瘤形成与扩大相关。在长期感染 *Hh* 的 BalB/c 小鼠模型中，Th1 及 Th2 细胞因子表达均显著增高，显示两种免疫应答均与 *Hh* 感染相关[34]。更多发病机制的阐明有待于 *Hh* 体外培养的成功。

四、诊断和治疗

1. *Hh* 的诊断　*Hh* 感染者可以无症状，或与 *H. pylori* 感染者症状类似，主要为上腹痛，恶心和呕吐多见，也可见烧心、消化不良等症状。胃镜下表现不具特异性，可以为红斑渗出、糜烂、溃疡及胃窦部颗粒状改变[8~12]。因培养方法不稳定，目前诊断主要依靠胃镜活检涂片（图 13 – 2）和病理切片染色镜检（图 13 – 3）。涂片法简单易行，只需将胃黏膜活检组织直接均匀涂布于洁净玻片上，干燥固定，革兰染色或石炭酸复红染色 1 分钟即可在光镜下观察，但缺乏经验者容易漏检；切片染色可采用 Giemsa、甲苯胺蓝或 Warthin – Starry 银染法，准确性较涂片法更准确，但操作较复杂，二者结合当是目前诊断 *Hh* 较理想的手段[35]。因 *Hh* 尿素酶活性低且与 *H. pylori* 有交叉反应，尿素酶依赖技术在该菌诊断中的价值有限。作者探讨了用于 *H. pylori* 的几种诊断方法在 *Hh* 诊断中的准确性，结果见表 13 – 1：

表 13 –1　几种诊断方法的 *Hh* 检出情况

方法	*Hh* 例数	阳性数
涂片染色	20	17
切片染色	15	15
快速尿素酶试验	20	14*
呼气试验	13	3#

* 包括 2 例 *H. pylori* 混合感染者；#应用 *H. pylori* 诊断阳性标准

2. *Hh* 的治疗　目前针对 *Hh* 的治疗均采用与抗 *H. pylori* 治疗类似的方案。早期有单用铋剂治疗 4 周即能清除 *Hh* 的报道，日本报道的首例 *Hh* 相关性胃炎患者，经 2 周雷尼替丁治疗后症状消失，活动性炎症减轻，但 *Hh* 仍存留；又经二甲胺四环素和雷尼替丁联合治疗 4 周，*Hh* 消失，胃黏膜转为正常；近年多用 PPI 或 H_2RA 联合阿莫西林和甲硝唑两种抗生素治疗，无论是成人或儿童均能获得满意的疗效[10,15,34,35]。

五、总结和展望

越来越多的报道提示 *Hh* 与人类急慢性胃炎、消化性溃疡、胃 MALT 淋巴瘤甚至胃癌相关，也有引起食管和十二指肠疾病的报道，其临床意义值得重视。*Hh* 在人类感染率较低，却有着广泛的动物宿主，能引起狗、猪、猫、猴等多种动物的胃炎和溃疡；采用 *Hh* 及 *Hh* 类似菌在小鼠胃内能诱导出溃疡和 MALT 淋巴瘤，进一步明确了 *Hh* 与此类疾病的因果关系。随着 *H. pylori* 的发现获得诺贝尔奖，*H. pylori* 与慢性胃病的关系已得到广泛认同，抗菌治疗已成为常规；作为胃内的第二种螺杆菌，*Hh* 的流行情况及与疾病的关系值得关注。

此外，研究 *Hh* 的意义不仅在于它本身具有致病性，而且是促进 *H. pylori* 及其他螺杆菌研究的重要手段。*H. pylori* 长期感染小动物模型的构建一直有其局限性，极大地阻碍了 *H. pylori* 致病机理、治疗后果和疫苗的研究工作，*Hh* 感染小动物模型可作为 *H. pylori* 研究的替代工具；目前发现的 20 余种螺杆菌绝大多数不能感染人类，而 *Hh* 却与众不同，不但有着广泛的动物宿主，而且能跨越种属间的障碍从动物传播给人，是一种能自然感染人类和诸多动物的螺杆菌属细菌，对 *Hh* 的研究将有利于阐明螺杆菌与特异宿主之间的相互作用关系，从而为研究螺杆菌属细菌提供一个重要的途径。

参考文献

1　Dent JC, McNulty CAM, Uff JC, et al. Spiral organisms in the gastric antrum. Lancet, 1987, 2：96

2　McNulty CAM, Dent JC, Curry A, et al. New spiral bacterium in gastric mucosa. J Clin Pathol, 1989, 42：585

3　Andersen LP, Boye K, Blom J, et al. Characterization of a culturable "Gastrospirillum hominis" (Helicobacter heilmannii) strain isolated from human gastric mucosa. J Clin Microbiol JT – Journal of clinical microbiology, 1999, 37 (4)：1069～1076

4　Jalava K, On SL, Harrington CS, et al. A cultured strain of "Helicobacter heilmannii," a human gastric pathogen, identified as H. bizzozeronii：evidence for zoonotic potential of Helicobacter. Emerg Infect Dis JT – Emerging infectious diseases, 2001, 7 (6)：1036～1038

5　Solnick JV, O' Rourke J, Lee A, et al. An uncultured gastric spiral organism is a newly identified Helicobacter in humans. J Infect Dis, 1993, 168：379

6　陈烨，王继德，周殿元，等. 人胃螺杆菌的生物学地位：16SrRNA 基因同源性分析. 中华流行病学杂志，1997，18 (2A)：317～318

7　Trebesius K, Adler K, Vieth M, et al. Specific Detection and Prevalence of Helicobacter heilmannii – Like Organisms in the Human Gastric Mucosa by Fluorescent In Situ Hybridization and Partial 16S Ribosomal DNA Sequencing. J Clin Microbiol, 2001, 39 (4)：1510～1516

8　Heilmann KL, Borchard F. Gastritis due to spiral shaped bacteria other than *Helicobacter pylori*：clinical, histological, and ultrastructural findings. Gut, 1991, 32 (2)：137～140

9　Mazzucchelli L, Wildersmith CH, Ruchti C, et al. Gastrospirillum hominis in asymptomatic, healthy individuals. Dig Dis Sci, 1993, 38 (11)：2087～2089

10　Okiyama Y, Matsuzawa K, Hidaka E, et al. Helicobacter heilmannii infection：clinical, endoscopic and histopathological features in Japanese patients. Pathol Int, 2005, 55 (7)：398～404

11　Yali Z, Yamada N, Wen M, et al. Gastrospirillum hominis and *Helicobacter pylori* infection in Thai individuals：comparison of histopathological changes of gastric mucosa. Pathol Int, 1998, 48 (7)：507～511

12　陈烨，王继德，周殿元，等. 在就诊病人和健康体检者中筛检人胃螺杆菌. 中华消化杂志，1997，17 (4)：199～200

13　Svec A, Kordas P, Pavlis Z, et al. High prevalence of Helicobacter heilmannii – associated gastritis in a small, predominantly rural area：further evidence in support of a zoonosis? Scand J Gastroenterol, 2000, 35 (9)：925～928

14　Boyanova L, Lazarova E, Jelev C, et al. *Helicobacter pylori* and Helicobacter heilmannii in untreated Bulgarian children over a period of 10 years. J Med Microbiol. 2007, 56 (Pt 8)：, 1081～1085

15　Qualia CM, Katzman PJ, Brown MR, et al. A report of two children with Helicobacter heilmannii gastritis and review of the literature. Pediatr Dev Pathol, 2007, 10 (5)：391～394

16　Stolte M, Wellens E, Bethke B, et al. Hdlicobacter heilmannii (formerly Gastrospirillum hominis) gastritis：an infection transmitted by animals? Scand J Gastroenterol，1994，29（12）：1061～1064

17　王继德，陈烨，徐克强，等. 广东三个人群中海尔曼螺杆菌感染情况的内镜普查. 中华消化内镜杂志，1998，15（6）：356～357

18　陈烨，周殿元，王继德，等. 海尔曼螺杆菌感染的致病性调查. 中国人兽共患病杂志，2001，17（3）：77～79

19　Goteri G，Ranaldi R，Rezai B，et al. Synchronous mucosa－associated lymphoid tissue lymphoma and adenocarcinoma of the stomach. Am J Surg Pathol，1997，21（5）：505～509

20　Morgner A，Bayerdorffer E，Meining A，et al. Helicobacter heilmannii and gastric cancer. Lancet，1995，346（8973）：511～512

21　Morgner A，Lehn N，Andersen LP，et al. Helicobacter heilmannii－associated primary gastric low－grade MALT lymphoma：complete remission after curing the infection. Gastroenterology，2000，118（5）：821～828

22　Debongnie JC，Donney M，Mairesse J，et al. Gastrospirillum hominis（"Helicobacter heilmanii"）：a cause of gastritis，sometimes transient，better diagnosed by touch cytology? Am J Gastroenterol，1995，90：411

23　Nakshabendi IM，Peebles SE，Lee FD，et al. Spiral shaped microorganisms in the human duodenal mucosa. Pastgrad Med J，1991，67：846～847

24　Stolte M，Kroher G，Meining A，et al. A comparison of Helicobacter pylori and H. heilmannii gastritis. A matched control study involving 404 patients. Scand J Gastroenterol，1997，32（1）：28～33

25　李静，陈烨，周永柏，等. H. heilmannii 与 H. pylori 相关性胃炎的对比研究. 中华消化内镜杂志，2008，25（6）：299～303

26　Haitao Y，Michael FD，Xiantang L，et al. Acute gastritis associated with infection of large spiral－shaped bacteria. Am J Gastroenterol，1995，90：307～309

27　Al－Hamoudi WK，Alpert L，Szilagyi A. Acute symptomatic gastritis due to Helicobacter heilmannii. Helicobacter. 2006，11（5）：446～50

28　Michaud L，Ategbo S，Gottrand F，et al. Nodular gastritis associated with Helicobacter helmannii infection. Lancet，1995，346（8988）：1499

29　Debongnie JC，Donnay M，Mairesse J，et al. Gastric ulcers and Helicobacter heilmannii. Eur J Gastroenterol Hepatol，1998，10（3）：251～254

30　Goddard AF，Logan RP，Atherton JC，et al. Healing of duodenal ulcer after eradication of Helicobacter heilmannii. Lancet，1997，349（9068）：1815～1816

31　O'Rourke JL，Dixon MF，Jack A，et al. Gastric B－cell mucosa－associated lymphoid tissue（MALT）lymphoma in an animal model of 'Helicobacter heilmannii' infection. J Pathol，2004，203（4）：896～903

32　Nakamura M，Murayama SY，Serizawa H，et al. "Candidatus Helicobacter heilmannii" from a cynomolgus monkey induces gastric mucosa－associated lymphoid tissue lymphomas in C57BL/6 mice. Infect Immun，2007，75（3）：1214～1222

33　Nakamura M，Takahashi S，Matsui H，et al. Microcirculatory alteration in low－grade gastric mucosa－associated lymphoma by Helicobacter heilmannii infection：its relation to vascular endothelial growth factor and cyclooxygenase－2. J Gastroenterol Hepatol. 2008，23 Suppl 2：S157～60

34　Park JH，Seok SH，Baek MW，et al. Gastric lesions and immune responses caused by long－term infection with Helicobacter heilmannii in C57BL/6 mice. J Comp Pathol，2008，139（4）：208～217

35　陈烨，周殿元，王继德，等. 海尔曼螺杆菌感染的生物学与诊断治疗的研究. 中华医学杂志，1998，78（7）：490～493

第十四章　幽门螺杆菌感染所致胃黏膜分子生物学行为改变及胃癌发生的分子机制

香港中文大学医学院

基于幽门螺杆菌感染（*Helicobacter pylori*，下称 *H. pylori*）与胃癌发生的血清流行病学研究资料，1994 年国际肿瘤研究机构将 *H. pylori* 归为第一类致癌因素[1~4]。*H. pylori* 作为环境因素之一，可能是胃癌发生的重要始发因素。正常胃黏膜细胞转化为癌细胞涉及多种变化，包括细胞形态、代谢特征、生长行为、增殖速度、表面抗原、膜蛋白以及对多种生长因子的需求等。那么，在众多的差异中，究竟哪一种反映了癌变的本质？致癌作用的最终靶分子是 DNA 和 RNA，即细胞恶性转化的必要前提是遗传物质的损伤、基因结构的改变或功能异常。*H. pylori* 感染引起的胃黏膜分子生物学及基因表达的异常改变，越来越吸引了众多学者的兴趣，并成为近来 *H. pylori* 研究的热点之一。*H. pylori* 感染引起的胃黏膜分子改变对阐明其在胃癌发生的分子生物学机制中的作用具有重要的价值。

一、幽门螺杆菌感染与胃癌的相关性

临床、病理学及血清流行病学等方面的调查从一定程度上肯定了 *H. pylori* 与胃癌发生的相关性。1998 年在动物实验中首次证实 *H. pylori* 感染可以直接引起胃癌[5]，这项研究发现，在蒙古沙土鼠（*Mongolian gerbils*）感染 *H. pylori* 26 周可以引起重度活动性胃炎、胃溃疡及胃黏膜肠上皮化生，并且在感染 62 周有 37% 的感染动物发展为肠型高分化胃癌。人群研究也发现，早年感染 *H. pylori* 的人群所引起的慢性活动性胃炎，随着年龄的推移，有更多机会引起慢性萎缩性胃炎，肠上皮化生等癌前病变，增加了发生胃癌的可能性[6,7]，提示 *H. pylori* 是胃癌的激活病因之一。因此，*H. pylori* 感染及肠型胃癌形成的胃黏膜组织形态学变化过程为：*H. pylori* 感染相关性急性胃炎→慢性活动性胃炎→萎缩性胃炎→肠上皮化生→非典型增生→肠型胃癌。组织形态学研究表明，重度萎缩及肠上皮化生增加胃癌发生的危险性[8]，最近的研究也表明慢性活动性胃炎也是胃癌发生的一个重要危险因素[9,10]。肠化生因常伴发在胃癌旁正常组织中，说明肠化生是胃黏膜细胞恶性转变过程中的重要过渡阶段[11,12]。

在人群中 H. pylori 的感染率较高，可是只有少部分人发生胃癌，虽然研究表明 H. pylori 与胃癌有密切相关性，但大量 H. pylori 感染的人群并未发展为胃癌，说明还有其他促进因素，包括环境、饮食和遗传等因素参与慢性胃炎的发展和胃癌的形成，其在 H. pylori 的致病过程中可能起协同或加速的作用。

二、胃癌发生的分子生物学研究

正常情况下，细胞癌基因处于抑制状态，因此对机体并不构成威胁。相反，它们已具有某些生理功能。随着研究的深入，现发现了越来越多的原癌基因，它们编码的蛋白产物，有的是生长因子或生长因子受体，有的是特异的蛋白激酶，能通过磷酸化来激活或纯化某些蛋白质，从而调节细胞的增殖和生长，有的分布在细胞核内，直接控制基因的转录。然而，在某种条件下，如 H. pylori 感染，其毒性代谢产物（空泡毒素、尿素酶、磷脂酶）及感染引起的炎性反应产生的炎性介质、氧自由基等，可导致黏膜上皮细胞损伤，细胞过度增殖，DNA 合成旺盛，原癌基因可相继被激活，肿瘤抑制基因丢失或功能失活，出现基因表达异常或功能发生改变，从而引起细胞转化，导致肿瘤形成。

通过人胃癌及癌前病变不同阶段胃黏膜病变中，多种基因结构及表达异常的分析，进一步明确胃癌是一个多基因，多阶段的复杂病变过程。特征性的基因在胃癌的发生、发展过程中的作用是分段、协同和累积的，亦即多基因渐序激活的过程，每种基因在肿瘤发展的不同阶段起作用，特别是当肿瘤进展到晚期后，由于肿瘤细胞遗传的不稳定，其基因变异的数目也逐渐增多，从而导致肿瘤的生物学特性更为复杂。

（一）原癌基因的激活

原癌基因的活化方式主要有基因点突变、扩增、重排或外源性基因片断的插入。基因点突变是胃癌研究中的热点，尽管 ras 基因的突变率在胃癌中并不很高，约23% ~40%，但除胃癌外，在肠化生和非典型增生中也可以检出[13]，说明 ras 点突变在胃癌癌变过程的早期阶段起重要作用。

基因表达是指基因的转录与翻译以及它们的控制。人类拥有的 10 万个基因中约有 15% 左右的基因可以进行表达，这类基因有一定的组织细胞特异性，这些基因均参与细胞增殖与分化的过程，控制细胞的正常生理功能，基因的异常表达则出现于癌变过程中。表皮生长因子受体 C - erbB2 在胃癌中呈现过量表达[14~16]，但其过量表达发生的机制目前尚不清楚。c - met 原癌基因的重组导致 RNA 转录增加，c - met 基因过量表达主要发生在胃癌、非典型增生和肠上皮化生，也出现于慢性胃炎中[17]，提示 c - met 基因过量表达可能是胃黏膜癌变的早期表现之一。Ras 基因在肠化生、非典型增生及胃癌中均有较高频率的阳性表达，在慢性胃炎也可检测到 ras 基因阳性表达，因此，ras 基因过量表达可能是细胞增殖活跃的指标。其他的生长因子受体，类如 K - sam 和 hst - 1 在胃癌呈现过量表达，并且此增高表达可能是由于基因扩增所致[18,19]。

基因重排是癌基因活化的另一种形式，我们研究发现 TPR - MET 基因重排不只发生于胃癌组织，也发现于胃癌患者的第一代非癌亲属中，说明基因重组可以发生于胃癌变的早期阶段[20]。

（二）肿瘤抑制基因的丢失及功能异常

在胃癌中研究较多的是 p53 抑癌基因的缺失及突变。p53 基因在细胞增殖调控过程中起重要作用。胃癌中 60% 存在 p53 抑癌基因的失活，此现象也发生于癌旁非典型增生组织，提示 p53 抑癌基因的失活发生于胃癌变过程的早期阶段[21,22]。另一种抑癌基因 APC 基因的缺失也频繁检出于胃癌组织中，APC 基因的失活也可出现于胃腺瘤组织，提示这一基因的异常改变也发生于癌变早期[23]。研究表明 APC 基因的失活，可引起 β-Catenin 过量表达，因此，Catenin 的表达可能是由 APC 基因调节，在胃癌中已发现有 β-Catenin 的过量表达[24]。另外，大约 50% 的胃癌表现 E-Cadherin 基因激活，α-Catenin 低表达则发现于 55%~70% 胃癌患者[25,26]，Cadherin/Catenin 复合体对维持上皮细胞的正常形态结构及细胞间的联结发挥着重要作用，Cadherin 和/或 Catenin 基因表达异常与细胞间联结的不稳定性密切相关。到目前为止，尽管在胃癌组织中发现 E-Cadherin 和 Catenin 的异常表达，但尚未在胃癌中发现 α- 和 β-Catenin 的基因活化。p16 基因作为 CDK4 的抑制因子，控制细胞周期活动，p16 在胃癌组织中有较高频率的缺失及表达水平下降，且与胃癌转移有关，提示 p16 基因缺失是胃癌癌变的晚期表现。

（三）癌基因甲基化改变

DNA 甲基化通常发生在 CPG 双核苷酸区域，甲基化状态的改变可导致基因结构，表达和功能的异常，是细胞癌变过程中重要的一步。近年来人们通过对 DNA 甲基化的研究发现，甲基化水平与肿瘤的生物学特性密切相关，我们研究发现胃癌中有多种基因的超甲基化，并有较高的检出率[27]，甲基化引起基因表达异常及功能改变。

三、幽门螺杆菌感染引起胃黏膜分子生物学改变

慢性 H. pylori 感染损伤胃黏膜屏障，刺激上皮细胞增殖及修复，同时可以伴发 DNA 的损伤、重排、DNA 超甲基化以及基因的点突变[28~31]。胃黏膜上皮细胞增殖增加与细胞凋亡相关联，多数研究显示 H. pylori 感染可以促进细胞凋亡。细胞凋亡调控基因 survivin 是新近发现的一种抗凋亡基因，我们最近一项研究发现 survivin 基因表达在 H. pylori 阳性的胃炎中显著高于阴性慢性胃炎中，提示 H. pylori 引起的细胞凋亡依赖 survivin 调节通路（图 14-1）。

细胞过度增殖引起 DNA 的损伤，异常 DNA 含量（非整倍体 DNA）是肿瘤诊断和预后判断的指针，但研究发现非整倍体 DNA 也存在于 21% 的 H. pylori 阳性的慢性胃炎，并且异常的 DNA 非整倍体与 C-myc 和 p53 的过量表达相关，后两者是广泛应用的基因异常分析指标[32]。C-myc 基因的过量表达不只出现于 36%（4/11）的胃癌组织，而且存在于 15%（8/53）的 H. pylori 阳性胃炎中，后者半数伴有 p53 的过量表达。不只如此，p53 基因的点突变检出于 15% 的 H. pylori 阳性胃炎患者中。值得一提的是，上述在 H. pylori 阳性慢性胃炎中发现的 DNA 非整倍体，C-myc 和 p53 基因的过量表达，均未在 H. pylori 阴性的慢性胃炎中检出[32]。另一项研究证实了上述发现，显示 p53 的过量表达存在于 H. pylori 阳性胃炎而未能检出于 H. pylori 阴性胃炎，并且 52% 的 H. pylori 阳性胃炎显示 p53 基因第 7 和第 8 外显子点突变[33]。因此认为 H. pylori 感染可以引起 p53 基因点突变，并且这与导致后续的胃癌变有关。在 DNA 超甲基化研究方面发现，至少 30% 的 H. pylori 相关性肠上皮化生伴有 DNA 超甲基化[34]，这与 H. pylori 相关的某些基因的异常表达相关联，因此 DNA 的超甲基化也是 H. pylori 感染所致多阶段致癌过程的早期事件。体外细胞培养研究发现 H. pylori 可以抑制 AGS 细胞周期，细胞周期的抑制与 p27Kip1 表达下降有关[35]。我们的研究也证实在 H. pylori 阳性的肠化生组织存在 p27Kip1 低表达，而这一现象并不存在于 H. pylori 阴性的肠化生组织或 H. pylori 阳性的不伴肠化生的慢性胃炎组织[36]。不但如此，有研究表明，H. pylori 感染的胃黏膜组织中细胞联结基因 E-Cadherin 的表达下降[37]。综上所述，得出以下结论，H. pylori 通过增加胃黏膜上皮细胞增殖，抑制细胞凋亡及细胞周期活动以及降低细胞之间的联结等细胞活动，分子基础表现为基因突变、基因异常表达、DNA 损伤及甲基化等，作为胃癌形成过程中的早期分子生物学改变，从而与胃癌的发生发展密切相关。

前已述及，肿瘤的发生是多阶段，多基因激活累积的渐序过程。有些基因的异常改变只发生于胃癌变细胞，如 APC、DCC 等基因的缺失，其与 H. pylori 感染无关[38]。不但如此，在早期胃癌组织中，一些基因的异常改变在 H. pylori 阳性和阴性患者之间无显著差异，这些基因包括 ras 基因、MDM2、C-erbB2、Cyclin D1、p53 抑癌基因及细胞联结基因 E-Cadherin[39]。因此提示 H. pylori 在

胃癌变过程中的作用可能只局限于慢性胃炎（包括萎缩及肠化生）等早期阶段，胃癌变过程晚期的基因改变似乎并不依赖 *H. pylori*，因此，*H. pylori* 在胃癌过程中发挥着早期重要的激活作用。见下图示：

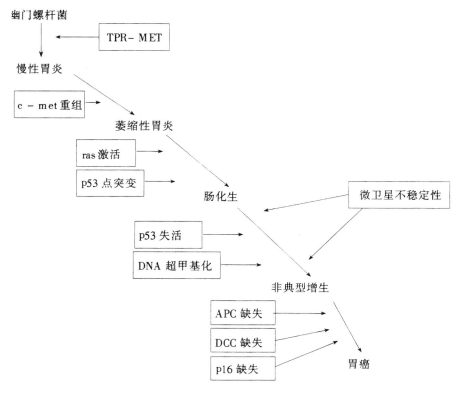

四、幽门螺杆菌根除对胃黏膜基因异常的改善

由于 *H. pylori* 感染引起的萎缩性胃炎及肠上皮化生等组织形态学改变与胃癌的形成密切相关，因此 *H. pylori* 根除后能否改善甚至逆转已形成的这些组织形态学异常改变引起了人们极大的兴趣。尽管各方面的研究结果尚有争议，但多数研究认为 *H. pylori* 根除后可以使炎症消退，长期随访发现多数病人的萎缩性胃炎及肠化生得到改善[40]，不只如此，*H. pylori* 根除后可以改善基因的不稳定性，伴随炎症的消失细胞增殖指数下降，凋亡指数升高[32,41,42]。我们近期的研究也证实，*H. pylori* 阳性的慢性胃炎细胞周期调节促进基因 Cyclin D1 过量表达，调节抑制基因 p27 kip1 呈现过低表达（伴肠化生的 *H. pylori* 阳性胃炎），但在 *H. pylori* 根除一年后，Cyclin D1 和 p27 kip1 的异常表达显著恢复到正常表达状态[36]（图 14－2）。近来研究还发现，*H. pylori* 根除后 70%～80% 黏膜相关组织（MALT）淋巴瘤得以改善甚至消失[43]。因此，建议对伴有萎缩或肠化生的 *H. pylori* 阳性胃炎应进行 *H. pylori* 根除治疗，以便防止基因异常改变及病变进一步发展，有效地降低胃癌发生的危险。

五、小　结

从 1976 年发现第一个逆病毒癌基因到现在仅 25 年，关于癌基因和肿瘤抑制基因的研究已从根本上改变了人们对癌变机理的认识，并由此发展和建立了许多有效的诊疗新技术。胃癌形成过程中大量的基因及分子改变已得到确认，*H. pylori* 引起的基因和分子水平的异常改变在胃癌形成的早期阶段发挥重要作用，而在胃癌变晚期阶段可能不依赖 *H. pylori* 的存在。进一步的基因研究正在为我们揭示一条 *H. pylori* 与胃癌形成相关性的分子生物学行为本质的道路。

参考文献

1　IARC. Working Group on the evaluation of carcinogenic risks to humans *Helicobacter pylori*. In：Schistosomes，liver flukes and *Helicobacter pylori*：views and expert opinions of an IARC Working Group on the evaluation of carcinogenic risks to humans Lyon：IARC，1994. 177～240

2　Nomura AMY，Stemmerman GN，Chyou P，et al. *Helicobacter pylori* infection and gastric carcinoma in a population of Japanese – Americans in Hawaii. N Engl J Med 1991，325：132～136

3　Danesh J. *Helicobacter pylori* infection and gastric cancer：systematic review of the epidemiological studies. Aliment Pharmacol Ther，1999，13：851～856

4　The Eurogast Study Group. An international association between *Helicobacter pylori* infection and gastric cancer. Lancet，1993，341：1359～1362

5　Watanabe T，Tada M，Nagai H，et al. *Helicobacter pylori* infection induces gastric cancer in mongolian gerbils. Gastroenterology，1998，115：642～648

6　Correa P. Human gastric carcinogenesis：a multistep and multifactorial process – first American Cancer Society Award Lecture on cancer epidemiology and prevention. Cancer Res，1992，52：6735～6740

7　Dixon MF. Atrophy，metaplasia，and dysplasia – a risk for gastric cancer：are they reversible？ In：*Helicobacter pylori*；Basic Mechanisms to Clinical Cure 1998；ed：Hunt RH，Tytgat GNJ Kluwer Academic Publishers，Dordrecht，Netherlands，1998，336～353

8　Chen XY，van Der Hulst RW，Shi Y，et al. Comparison of precancerous conditions：atrophy and intestinal metaplasia in Helicobacter pylori gastritis among Chinese and Dutch patients J Clin Pathol，2001，54（5）：367～370

9　Miehlke S，Hackelsberger A，Meining A，et al. Histological diagnosis of *Helicobacter pylori* gastritis is predictive of a high risk of gastric carcinoma. Int J Cancer，1997，73：837～839

10　Meining A，Bayerdörffer E，Müller P，et al. Gastric carcinoma risk index in patients infected with *Helicobacter pylori*. Virchows Arch，1998，432：311～314

11　Wu MS，Shun CT，Lee WC，et al. Gastric cancer risk in relation to *Helicobacter pylori* infection and subtypes of intestinal metaplasia. Br J Cancer，1998，78：125～128

12　Sipponen P，Kekki M，Haapakoski J，et al. Gastric cancer risk in chronic atrophic gastritis：statistical calculations of cross – sectional data. Int J Cancer，1985，35：173～177

13　Yu Jun. Zhang jinkunl Study on the relationship betwee *Helicobacter pylori* infection and the pathogenesis of gastric cancer by using molecular biological techniquesl. Chinese Journal of Digestion，1995，15（suppl）：28～30

14　Fujida K，Ohuchi N，Yao T，et al. Frequent overexpression，but not activation by point mutation of ras genes in primary human gastric cancers. Gastroenterology，1987，93：1339～1345

15　Mizutani T，Onda M，Tokunga A，et al. Relationship of c – erbB2 protein expression and gene amplification to invasion and metastasis in human gastric cancer. Cancer，1993，72：2083～2088

16　Park JB，Rhim JS，Park SC，et al. Amplification，overexpression and rearrangement of the c – erbB2 protooncogene in primary human stomach carcinomas. Cancer Res，1989，49：6605～6609

17　Soman NR，Wogan GN，Rhim JS. TPR – MET oncogenic rearrangement：detection by polymerase chain reaction amplification of the transcript and expression in human tumor cell lines. Proc Natl Acad Sci，1990，87：738～742

18　Sakamoto H，Mori M，Taira M，et al. Transforming gene from human stomach cancers and a non – cancerous portion of stomach mucosa Proc Natl Acad Sci 1986，83：399～4001

19　Yoshida MC，Wada M，Satoh H，et al. Human HST1 gene maps to chromosome band 11q13 and coamplifies with the int – 2 gene in human cancer. Proc Natl Acad Sci，1988，85：4861～4864

20　Yu Jun，Ebert M，Miehlke S，et al. Detection of the *TPR – MET* rearrangement in patients with gastric cancer and relatives. Gastroenterology，1999，116：A397

21　Brito MJ，Williams GT，Thompson H，et al. Expression of p53 in early T1 gastric carcinoma and precancerous adjacent mucosa. Gut，1994，35：1697～1700

22 Ranzani GN, Luinetti O, Padovan LS, et al. p53 gene mutations and protein nuclear accumulation are early events in intestinal type gastric cancer but late events in diffuse type Cancer. Epidemiol Biomark Prev. 1995, 4: 223～231

23 Hsieh LL, Huang YC. Loss of heterozygosity of APC/MCC gene in differentiated and undifferentiated gastric carcinoma in Taiwan. Cancer Lett, 1995, 96: 169～174

24 Woo DK, Kim HS, Lee HS, et al. Altered expression and mutation of beta－catenin gene in gastric carcinomas and cell lines. Int J Cancer, 2001, 95 (2): 108～113

25 Jawhari A, Jordan S, Poole S, et al. Abnormal immunoreactivity of the E－cadherin－catenin complex in gastric carcinoma: relationship with patient survival. Gastroenterology, 1997, 112: 46～54

26 Jun Yu, M Ebert, S Miehlke, et al. alpha－Catenin expression is decreased in human gastric cancers and in the gastric mucosa of first degree relatives. Gut, 2000, 46 (5): 639～644

27 WK Leung, Jun Yu, Enders KW Ng, et al. Concurrent hypermethylation of multiple tumor related genes in gastric cancer and adjacent normal tissues. Cancer, 2001, 91: 2294～2306

28 Crabtree JE, Wyatt JI, Trejdosiewicz LK, et al. Interleukin 8 expression in Helicobacter infected, normal and neoplastic gastroduodenal mucosa. J Clin Pathol, 1994, 47: 61～66

29 Kartunnen R. Blood lymphocyte proliferation, cytokine secretion and appearance of T cells with activation surface markers in cultures with *Helicobacter pylori* Comparison of the responses of subjects with and without antibodies in *H. pylori*. Clin Exp Immunol, 1991, 83: 396～400

30 Tsuji S, Kawano S, Tsuji M, et al. *Helicobacter pylori* extract stimulates inflammatory nictric oxide production. Cancer Lett, 1996, 108: 195～200

31 Fan XG, Kelleher D, Fan XJ, et al. *Helicobacter pylori* increases proliferaion of gastric epithelial cells. Gut, 1996, 38: 19～22

32 Nardone G, Staibano S, Rocco A, et al. Effect of *Helicobacter pylori* infection and its eradication on cell proliferation, DNA status, and oncogene expression in patients with chronic gastritis. Gut, 1999, 44: 789～799

33 Murakami K, Fujioka T, Okimoto T, et al. Analysis of p53 gene mutations in *Helicobacter pylori*－associated gastritis mucosa in endoscopic biopsy specimens. Scand J Gastroenterol, 1999, 34 (5): 474～477

34 Tahara E. Molecular mechanism of human stomach carcinogenesis implicated in *Helicobacter pylori* infection. Exp Toxicol Pathol, 1998, 50 (4～6): 375～378

35 Shirin H, Sordillo EM, Oh SH, et al. *Helicobacter pylori* inhibits the G1 to S transition in AGS gastric epithelial cells. Cancer Res, 1999, 59: 2277～2281

36 Jun Yu, WK Leung, EKW Ng, et al. Effect of *H pylori* eradication on Expression of Cyclin D2 and p27 in Gastric Intestinal Metaplasia. Alimentary Pharmacology & Therapeutics, 2001, 15: 1505～1511

37 Terres AM, Pajares JM, O'Toole D, et al. *Helicobacter pylori* is associated with downregulation of E－cadherin, a molecule involved in epithelial cell adhesion and proliferation control. J Clin Pathol, 1998, 51: 410～412

38 Wu MS, Shun CT, Wang HP, et al. Genetic alterations in gastric cancer: relation to histological subtypes, tumor stage, and *Helicobacter pylori* infection. Gastroenterology, 1997, 112: 1457～1465

39 Blok P, Craanen ME, Offerhaus GJ, et al. Molecular alterations in early gastric carcinomas No apparent coorelation with *Helicobacter pylori* status. Am J Clin Pathol, 1999, 111: 241～247

40 Oberhuber G, Wuendisch T, Rappel S, et al. Significant improvement of atrophy after eradication therapy in atrophic body gastritis. Pathol Res Pract, 1998, 194: 609～613

41 Lynch DAF, Mapstone NP, Clarke AMT, et al. Cell proliferation in *Helicobacter pylori* associated gastritis and the effect of eradication therapy. Gut, 1995, 36: 346～350

42 Leung WK, Yu Jun, To KF, et al. Apoptosis and proliferation in *Helicobacter pylori*－associated gastric intestinal metaplasia. Alimentary Pharmacology & Therapeutics, 2001, 15: 1467～1472

43 Hiyama T, Haruma K, Kitadai Y, et al. *Helicobacter pylori* eradication therapy for high－grade mucosa－associated lymphoid tissue lymphomas of the stomach with analysis of p53 and K－ras alteration and microsatellite instability. Int J Oncol, 2001, 18 (6): 1207～1212

第十五章 幽门螺杆菌感染黏膜损伤的免疫机制及防治策略

洪　流　吴开春

第四军医大学西京消化病医院

幽门螺杆菌（*Helicobacter pylori*，下称 *H. pylori*）是专性定植于人胃的一种微需氧的、呈螺旋状的革兰氏阴性细菌，它是慢性胃炎、十二指肠溃疡和胃溃疡的主要致病因子，并且与胃癌的发生密切相关。多数受感染者是无症状的，只有通过活组织检查才能发现中度的炎症。*H. pylori* 是一种全世界范围的人类感染病原菌，对人类健康构成严重危害；发达国家大约有 40%～50% 的普通人群感染，我国普通人群中感染率更高，约 50%～80%。*H. pylori* 的高感染率及严重的致病性，使之成为医学微生物领域研究的热点之一。

1982 年，澳大利亚学者 J. R. Warren 和 B. J. Marshall 首次分离出 *H. pylori*。从此，*H. pylori* 作为一个新发现的传染病致病菌从根本上改变了人们对胃肠疾病的认识，使胃肠疾病的病因学和治疗学发生了一场革命。1994 年，世界卫生组织国际癌症研究所正式将 *H. pylori* 列为第 I 类人类致癌因子，迄今为止，*H. pylori* 是唯一一被列为致癌因子的原核生物性病原微生物。2005 年，Warren 和 Marshall 因发现 *H. pylori* 等突出贡献获得了诺贝尔生理学/医学奖，使世界各国更加重视 *H. pylori* 感染及其危害的问题，其中的研究热点之一就是 *H. pylori* 的黏膜损伤机制及防治策略。近年来，随着 *H. pylori* 全基因组序列的报道和功能基因的研究深入，对人胃 *H. pylori* 感染的分子机理逐渐阐明。

在正常的胃黏膜上，黏膜上皮分泌的黏液、上皮细胞和细胞连接组成了胃黏膜屏障。*H. pylori* 的毒素，有毒性作用的酶和 *H. pylori* 诱导的黏膜炎症反应均能造成胃黏膜屏障的损伤；当黏膜受到损害时，会造成氢离子反向弥散，从而导致黏膜的损伤和溃疡形成。针对 *H. pylori* 感染的黏膜损伤免疫机制，研制价廉、高效、兼具预防和治疗作用的疫苗是一个相当复杂的系统工程，除抗原设计、免疫佐剂、接种方式等方面的因素之外，还涉及现代免疫学的多个领域。

一、幽门螺杆菌感染的免疫致病机制

作为一种长期定植于人体胃黏膜表面的细菌，*H. pylori* 可通过多种机制致病，包括细菌的黏附、各种毒力因子对黏膜细胞的直接损伤，以及由机体对细菌的免疫反应而导致的免疫性损伤。近年来对 *H. pylori* 感染的免疫致病机制的研究使我们对后者有了更深入地认识。

从 *H. pylori* 黏附定居于胃上皮开始，机体的免疫系统即被激活，表现为黏膜上皮细胞合成多种促炎症细胞因子，进而诱导多种免疫细胞活化后积聚到胃黏膜组织；激活的免疫细胞可进一步分泌多种细胞因子，促使 *H. pylori* 抗原成分被有效地呈递给 T 细胞和 B 细胞，产生特异性细胞免疫和体液免疫。*H. pylori* 全菌、鞭毛蛋白质、脂多糖、尿素酶及空泡毒素等多种成分均可作为免疫原，导致机体产生免疫应答。

H. pylori 感染可诱导胃上皮细胞产生白细胞介素 8（IL－8），而白细胞介素 8 是强有力的中性粒细胞趋化与活化因子；*H. pylori* 感染能增加上皮间巨噬细胞分泌肿瘤坏死因子 α（TNFα）等促炎因子，此类因子也可通过激活白细胞介素（IL）的转录损伤，引起慢性活动性胃炎。随着时间的推移，胃黏膜长期反复的慢性炎症可导致胃黏膜萎缩－肠上皮化生及异型增生；中性粒细胞和单核细胞还可以浸润至化生及异型增生的胃上皮细胞，进一步促进并加速变异细胞的转化过程。*H. pylori* 感染可促使宿主产生不具有免疫保护作用的抗体及特异性 T 细胞克隆，病理上反映为胃黏膜局部淋巴细胞及单核细胞浸润。胃黏膜上皮细胞 *H. pylori* 感染造成大量中性粒细胞聚集于感染局部，常伴大量单核细胞浸润，B 细胞增生甚至产生 B 细胞瘤，但胃 T 细胞的增生反应不活跃，其辅助细胞所产生的局部及全身循环抗体也不足以清除感染。浸润的 T 细胞多为 Th1 表型，其分泌的细胞因子可促进炎症损伤过程而无助于保护免疫的产生。胃 T 细胞还可以通过分泌 Fas/FasL 杀伤邻近及远处的上皮细胞，致上皮黏液屏障被破坏，造成胃酸及胃蛋白酶反流，形成糜烂甚至溃疡。

（一）幽门螺杆菌介导的炎症反应

H. pylori 引起的胃黏膜的活动性炎症始于 *H. pylori* 与胃黏膜的接触。针对菌体抗原生成的血液抗原结合黏附素（BabA）可能是参与这种内在相互作用的重要成分之一，其产生的黏附作用可能是 *H. pylori* 毒素相关蛋白（CagA）和空泡毒素（VacA）传递的重要手段。感染 CagA＋/VacA＋/BabA＋的 *H. pylori* 感染者多数有较严重的组织学反应。一旦 CagA＋ *H. pylori* 定植于胃黏膜上，胃上皮细胞就会发生细胞骨架重组和酪氨酸磷酸化，进而激活多种致炎分子，导致炎症的发生。

H. pylori 感染后，中性粒细胞和巨噬细胞可释放多种炎性介质和细胞因子，包括前列腺素、白三烯、血栓烷、TNFα 和各种白细胞介素等，对胃上皮细胞有直接的细胞毒性作用。NF－kB 是一种在 *H. pylori* 黏膜损伤中发挥重要作用的转录因子，可使上皮细胞或其他细胞分泌 IL－8 及其他趋化因子来趋化和激活炎症细胞，以便它们从血管内移行至胃上皮处，从而导致炎症反应。有研究者发现，与 *H. pylori* 共培养的胃癌细胞株中编码 IL－8、血管内皮生成因子（VEGF）、尿激酶型纤维蛋白酶原激活物和金属蛋白酶 MMP－9 的 mRNA 含量增加；与 *H. pylori* 共同培养还可刺激胃癌细胞的血管生成和增加胶原蛋白酶活性，表明 *H. pylori* 感染有助于胃癌的血管生成和扩散。

在炎性反应中炎症细胞的迁移可破坏黏膜上皮的紧密连接，肥大细胞脱颗粒释放的组胺、前列腺素 PGD2 和白三烯均能扩张血管，增加血管的通透性，进而使胃黏膜水肿。炎症细胞还可产生反应性氧代谢物（ROS）和反应性氮代谢物（RNS），损害胃黏膜。

（二）幽门螺杆菌介导的细胞免疫反应

在感染性疾病中，CD4 + T 辅助细胞（TH）可分为三个亚群：TH0，TH1 和 TH2。TH1 亚群可分泌 IL - 2 和 IFN - r，主要介导细胞免疫反应，并辅助 B 细胞产生可与补体结合的抗体。TH2 亚群主要分泌 IL - 4、IL - 5、IL - 6、IL - 10 等细胞因子，介导体液免疫反应，辅助 B 细胞产生 IgG 和 IgE 抗体。TH0 亚群同时具有 TH1 亚群和 TH2 亚群的特点，可在适当条件下向 TH1 亚群或 TH2 亚群转化。TH1 亚群和 TH2 亚群之间可通过各自分泌的细胞因子制约对方的功能。动物实验的结果证实，TH1 反应与萎缩性胃炎和胃癌的发生发展相关。TH2 细胞参与黏膜表面的分泌性免疫应答和过敏反应，有利于宿主清除细菌。

不同的感染导致不同的转归，不适当的转归会导致感染的持续和炎症损伤。H. pylori 感染正属于后一种情况。H. pylori 是一种细胞外致病菌，H. pylori 感染后，宿主出现抗原特异性 B 细胞和 T 细胞。胃上皮细胞可递呈抗原，起着非专业性 APC 的作用，进而介导免疫反应。T 细胞被激活后可引起两种应答：Th1 和 Th2 应答，主要是 CD4 + T 辅助细胞在固有层内积聚。H. pylori 感染致胃黏膜内 Th1 占优势的宿主免疫应答，H. pylori 的菌株类型、宿主的遗传因素、环境因素及胃黏膜上皮细胞表达的淋巴细胞功能抗原（LFA - 3）均可影响 Th1 应答。Th1 细胞参与细胞介导的免疫应答，分泌 IL - 2、TNFα 和 IFN - r，对宿主造成胃上皮的损伤；Th1 应答释放的炎性细胞因子可增加 Fas 抗原的表达，诱导上皮细胞的凋亡。基因剔除小鼠实验的结果表明，缺乏 IFN - r 基因的小鼠感染 H. pylori 后不产生炎症反应。

调节 T 细胞（Treg）在调节 H. pylori 感染的炎性反应中发挥重要作用。在特殊抗原刺激下，在 H. pylori 感染个体中去除 CD4 + CD25 + Treg 细胞可能抑制 H. pylori 病理免疫，其途径可能是通过减少被激活的 IFN - r 所诱导的 CD8 + T 细胞的产生，但也付出了 H. pylori 细菌负载增大的代价。

树突细胞是 H. pylori 免疫的特点之一。用 H. pylori 诱导切除胸腺的小鼠滤泡性胃炎的模型，当 H. pylori 感染时，骨髓和滤泡有树突细胞的流入，而非 H. pylori 感染的对照组则无，提示胃内树突细胞在促进刺激淋巴滤泡形成中发挥着重要作用。CagE 变异的 H. pylori 菌株丢失约 50% 的 IL - 12 诱导能力，提示 cag IV 型分泌系统在树突细胞激活中扮演重要角色。这些研究还提示，树突细胞在 H. pylori 感染时，通过直接或间接的激活 T 细胞，在免疫应答中发挥重要的调节作用。

慢性活动性胃炎与 CD4/CD8 T 细胞比例增加相关。胃炎的严重程度与 H. pylori 感染的关联度和黏膜内表达 IFN - α 的亚单位 CD58 相平行。在 H. pylori 感染时，免疫调节因子（如 IL - 10）也能在胃黏膜内被诱导，还可能抑制对细菌的炎性反应。研究表明，黏膜 T 细胞反应的调节异常可能导致免疫耐受的丧失，发展为有害的炎症性异常。

（三）幽门螺杆菌介导的体液免疫反应

人体感染 H. pylori 后可发生全面和强烈的体液免疫反应，包括局部免疫反应和全身免疫反应。从细菌在胃上皮细胞黏附定居开始，机体免疫系统即被激活，表现为黏膜上皮细胞合成白介素，免疫细胞活化并聚积到胃黏膜组织。激活后的免疫炎症细胞可进一步分泌细胞因子，产生针对 H. pylori 的特异性体液免疫反应。

慢性 H. pylori 感染的胃黏膜内存在 B 淋巴细胞和浆细胞数量的增多，这是有活动性体液免疫应答的证据。H. pylori 感染可刺激浆细胞产生局部和全身的 H. pylori 特异性抗体，参与体液免疫反应。这种抗体多为 Ig A：非分泌型 Ig A 和分泌型 IgA。抗 H. pylori 的非分泌型 Ig A 不能很好的与补体结合并清除细菌，却可造成宿主自身的损伤，如自身抗体可造成胃上皮的损伤。分泌型 IgA 可存在于唾液和乳汁中，黏膜表面分泌型 IgA 对于抑制细菌抗原的摄取、阻止 H. pylori 的黏附和移动以及中和毒素都非常重要，即分泌型 IgA 在 H. pylori 感染中起保护性免疫作用。多数患者 H. pylori 感染后可产生全身免疫反应，主要由 IgG 组成，抗 H. pylori 的 IgG 抗体可在血清中持续存在数年。IgG 可通过激活补体及诱导粒 - 单细胞在感染部位聚集，释放炎性介质及活性氧等损害胃上皮细胞，产生免疫损伤作用。IgE 可通过促使肥大细胞释放组胺等递质引发黏膜急性炎症，代表机体对 H. pylori

的变态反应。血清 IgM 罕有发现，IgM 应答一般只发现于 *H. pylori* 感染急性期的胃黏膜局部，在自然获得性感染中，可观察到最初血清 IgM 的反应，也记录了 IgM 到 IgA 的血清转换。*H. pylori* 相关性自身抗体的主要靶位是壁细胞的质子泵。自身免疫反应与胃体为主的萎缩性胃炎存在许多相似的病理特征，例如壁细胞总数减少和低盐酸分泌。

H. pylori 特异性体液免疫表现为感染局部及全身抗 *H. pylori* 抗体增加，包括 HB、H＋和 HI 等抗体型。其中 H＋，尤其是黏膜分泌型 H＋，被认为是黏膜免疫反应中起保护作用的抗体。HB 可激活补体、诱导粒－单细胞在感染部位聚集、释放炎性介质及活性氧等物质，从而损害胃上皮细胞，产生免疫损伤作用。HI 则可通过促使肥大细胞释放组胺等介质而引发黏膜急性炎症，可能代表一种变态反应。另外，*H. pylori* 的某些抗原成分与胃黏膜上皮组织有相似结构，可通过"分子模拟"导致抗 *H. pylori* 抗体与胃腺上皮细胞或壁细胞发生交叉反应。这种自身免疫也是 *H. pylori* 的一种免疫致病机制，尤其在 *H. pylori* 与慢性萎缩性胃炎的关系方面，自身免疫似乎更能解释在 *H. pylori* 感染已清除后胃黏膜仍继续发生的萎缩性改变。目前认为，可能导致机体自身免疫反应的抗原包括 *H. pylori* 的鞭毛蛋白、脂多糖和热休克蛋白等。

H. pylori 诱导宿主免疫应答的途径包括：*H. pylori* 可溶性产物的被动吸收——上皮细胞直接内吞细菌抗原——抗原通过被破坏的胃上皮进入组织激发机体的免疫应答。黏膜对不同 *H. pylori* 免疫应答的差异是决定病变后果的重要因素，包括 B 细胞及相应 IgG、IgM 的体液免疫应答，以及在胃炎病变局部出现 T 淋巴细胞浸润的细胞免疫应答。

（四）幽门螺杆菌与天然免疫

针对 *H. pylori* 的天然免疫是快速的非特异过程，它能被多种毒力因子迅速激活。由天然免疫发展而来的获得性免疫是延迟的抗原特异的过程，以 T 细胞、B 细胞和记忆细胞的激活为特征。天然免疫的抗原识别可以被单核细胞和树突状细胞等 APC 细胞所调节。*H. pylori* 和 APC 细胞的相互作用，可导致 growth related oncogene（Gro）、interferon - inducible protein - 10（IP - 10）、IL - 8、monocyte chemoattractant protein - 1（MCP - 1）、macrophage inflammatory protein - 1（MIP - 1）和 "regulated on activation normal T cell expressed and secreted"（RANTES）等细胞因子的释放。*H. pylori* 感染和这些细胞因子的升高密切相关，它们作为局部趋化因素来诱导粒细胞的渗透。单核细胞能分化为巨噬细胞来杀灭细菌。这种反应尽管非特异但往往有效。*H. pylori* 可以通过与溶酶体蛋白相互作用在巨噬细胞内生存，它的这种功能与肺结核杆菌相似。因此，尽管天然免疫对 *H. pylori* 有效，但不足以根除感染。

（五）幽门螺杆菌与氧自由基

H. pylori 致病可能同氧自由基有关：*H. pylori* 的可溶性蛋白可刺激单核－巨噬细胞产生氧自由基；*H. pylori* 的超声分解产物对多形核白细胞和单核细胞有趋化活性；*H. pylori* 的无细胞培养上清液可激活白细胞的氧爆发，与 *H. pylori* 阴性对照组比较，*H. pylori* 感染者胃黏膜内所有抗氧化浓度无明显区别，但氧反应物质化学荧光升高，肯定了 *H. pylori* 阳性患者胃黏膜内存在氧自由基；感染 *H. pylori* 的胃窦黏膜活性氧明显增加，未感染的胃窦黏膜不产生可检测的活性氧，并且活性氧与 *H. pylori* 的感染程度相关。因此，活性氧在 *H. pylori* 致病中起重要作用，激活的中性粒细胞呼吸链的激发过程可能是氧自由基的主要来源。

H. pylori 本身并不产生自由基类物质，但可激发白细胞产生自由基。其机制可能是：*H. pylori* 分泌的某些物质对中性粒细胞具有化学趋向性，从而引起白细胞向感染部位的浸润，同时这类物质亦可刺激白细胞释放自由基类物质。据报道，*H. pylori* 的感染可以导致胃内局部自由基活性的增高及相应损伤。另外，感染 *H. pylori* 后，胃液中维生素 C 浓度明显降低，静脉注射维生素 C 亦不能使之升高。其机制尚未清楚，除与 *H. pylori* 感染有关的自由基活性及硝酸盐分解代谢增加可造成维生素 C 的额外消耗外，维生素 C 自血浆向胃腔内的主动分泌过程也可能受到抑制，因为静脉注射维生素 C 可使血浆维生素 C 水平升高但却未能提高胃液中维生素 C 的水平。

H. pylori 感染后，主要通过两个途径产生自由基。*H. pylori* 感染产生自由基的主要途径：可促使多形核细胞、单核细胞、巨噬细胞和嗜中性粒细胞发挥炎性趋化作用而诱导产生活性氧自由基，包括 OH 等。自由基堆积可使 SOD 活性下降，并侵袭、损伤活细胞中所有的分子，包括蛋白质、碳水化合物、脂质和 DNA，导致黏膜变性、坏死，甚至癌变。*H. pylori* 感染后产生自由基的特殊途径：可通过一系列抗炎生理反应，促使胃黏膜产生胃泌素，促进内源性保护因子前列腺素（PG）产生，抑制炎症反应。但在炎症反应过程中，还可产生大量 NO，促进内源性 N-亚硝基化合物合成，进而攻击 DNA，引起基因突变、重排等。

从 *H. pylori* 感染所致氧化应激损伤中可见如下特点：产生的自由基种类较多，包括氧自由基和氮自由基，造成的氧化损伤比较严重。自由基对胃黏膜的损伤具有多样性：从直接损伤 DNA，到引起基因的点突变、重排等。自由基产生的氧化损伤是一个慢性、长时期的过程，不同自由基在病变的不同阶段产生的作用不同，甚至同样的自由基在不同的阶段也有不同的作用，如既有促进生长的作用，又有促进凋亡的功能。由于不同个体抗氧化抵抗系统的强弱不同，自由基作用后产生的病变种类也不同。早期的病变，如急性炎症反应，大多数个体均可产生，而进一步发展的病变，如萎缩、肠化、异型增生和癌症，则各有不同。机体内不同种的抗氧化酶，对不同自由基的作用强度不同，不同酶的活性差异将直接影响某些自由基的清除。不同自由基对细胞损伤后的表达产物不同，因此有多个不同的指标可反映氧化应激损伤的程度。氧化应激造成 DNA 损伤后，机体对损伤 DNA 修复的酶活性差异（基因多态性造成），使氧化应激造成损伤的病变程度有差异。

（六）幽门螺杆菌感染的基因多态性

近年来，通过对 *H. pylori* 全基因组序列的分析，*H. pylori* 基因多态性成为揭开 *H. pylori* 感染不同结局机制的突破口之一。相关毒力基因的拥有或缺失或某些位点等位基因分布的差异都可能导致宿主产生不同的临床结局。

宿主 IL-1 和 IL-1 受体拮抗剂（IL-1RA）基因的多态性调节激活炎症级连反应活性的水平。对近亲中基因关联性分析，显示高水平循环抗 *H. pylori* IgG 滴度和 IFN GRI 基因的启动子与结构的多态性存在关联。这一基因编码 IFN-γ 受体。日本 *H. pylori* 感染个体的研究显示：携带一种 IL-1β 基因多态性（IL-1A-5-11T/P）或携带 IL-2 RNA 等位基因的个体较不携带这些基因个体的黏膜有更高的 IL-1β 水平。这些研究提示，宿主炎症反应基因的多态性可影响 *H. pylori* 介导的胃炎的性质和程度，从而影响疾病的发生和发展。

亚甲基四氢叶酸还原酶多态性亚甲基四氢叶酸还原酶基因多态性影响叶酸在体内的正常代谢和 DNA 甲基化，促进胃癌产生。MTHFR 基因在总的人群中呈高度多态性，在其编码区有 2 个常见的单核苷酸多态，即 C677T 和 A1298C，前者位于催化区，后者位于活性调节区。MTHFR677T 增加胃癌发病风险，同时，MTHFR677T 还与 CagA$^+$ *H. pylori* 感染，吸烟，摄入发霉、过咸食物等有交互作用，使胃癌发生的风险增加。

肾素-血管紧张素系统参与细胞增殖、血管生成及炎症过程，它们为血管紧张素原（AGT）、血管紧张素 I 和血管紧张素 II。血管紧张素原 A-20C 的多态性与日本 *H. pylori* 相关胃癌有关，即携有 AGT-20C 等位基因 *H. pylori* 感染者胃癌、特别是肠型胃癌发病风险增加。可见肾素-血管紧张素系统可能参与 *H. pylori* 宿主胃癌的发病。

H. pylori 相关的胃癌中，宿主 TNF-α 的 T-1031C 和 C-857T、NAD（P）H 醌氧化还原酶基因 C609T、IL-2T330G 和 IL-13C1111T 都可能致 *H. pylori* 宿主胃癌的发病风险增高，但需进一步研究再定论。IFN-G874AA 与 *H. pylori* CagA 阳性菌株感染性疾病相关。IL-6-174CC、IL-10-1082GG、TNF-α-308AA 基因型可通过提高 C 反应蛋白和可溶性肿瘤坏死因子受体的浓度而恶化胃、食管癌预后。IL-8-251A 多态性可能与 *H. pylori* 感染的胃萎缩过程、增加胃癌和溃疡的危险性相关。Toll 样受体 4（TLR4）是宿主对 *H. pylori* 进行识别和反应的一个细胞表面信号受体。TLR4+896A>G 多态性与针对 *H. pylori* 脂多糖的损伤应对有关。

环氧化酶（Cyclooxygenase，COX）为花生四烯酸代谢中的限速酶，主要包括 2 种基因型，即 COX－1 和 COX－2。COX－1 存在于大多数细胞中，其功能是合成前列腺素来调节细胞的正常生理活性，保持内环境的稳定，对消化道黏膜起保护作用；COX－2 在正常组织中水平很低，在恶性肿瘤发生、肿瘤血管形成及转移过程中发挥着重要作用。研究表明，*H. pylori* 可能促进胃癌细胞 COX－2 的表达；胃上皮细胞 COX－2 启动子甲基化改变可能是 *H. pylori* 重要的致癌机制；随着根除 *H. pylori* 后，胃黏膜 COX－2 的表达明显减少，也说明 *H. pylori* 感染可诱导 COX－2 的表达。

H. pylori 感染后临床的不同结局是 *H. pylori* 亚型、环境、宿主易感性等因素相互协同作用的结果。目前关于 *H. pylori* 宿主胃癌易感基因多态性的研究结果不完全一致，主要原因可能是：地域、种族不同；样本选择、样本大小差异；可能存在多基因间及基因与环境间的交互作用。宿主基因背景不同，导致对 *H. pylori* 感染反应不一。不同种类、不同水平的细胞因子对 *H. pylori* 感染的转归可能起重要作用，但还需更多循证医学证据和进行更大样本量的深入研究。故全面、系统研究基因多态性与 *H. pylori* 宿主胃癌易感性的关系，将有助于了解不同的个体暴露于危险因素 *H. pylori* 下胃癌的易患性，判断 *H. pylori* 高感染率的情况下胃癌高危个体，为胃癌的预测、预防、诊断和基因治疗提供新思路。生物芯片检测具有高速度、分析自动化及高度并行处理能力，因此可为该领域的研究提供便利。

（七）幽门螺杆菌对宿主炎症反应的逃逸与阻断

H. pylori 在宿主体内存活并通过改变信号转导系统、炎症反应并干扰宿主的免疫反应，导致慢性炎症。有研究提示，人类对 *H. pylori* 的免疫应答以 Th1 细胞为主。IFN－r 是由 Th1 反应产生的特殊细胞因子，是病原菌免疫应答的重要组成成分。对大鼠 *H. pylori* 感染模型的研究结果提示，IFN－r 通过信号转导和转录激活 1（Stat－1）系统参与胃炎发生和免疫保护的过程。*H. pylori* 可干扰上皮细胞 Stat－1 介导的 IL－4 信号转导，这一过程不依赖于 CagA、CagE 或 VacA 的机制。细菌通过这一机制，可修饰宿主黏膜的免疫应答，从而提高其在宿主内的存活率。

在大鼠模型中，适当刺激宿主的炎症应答能根除胃内 *H. pylori* 的感染。IL－10 是一种潜在的抗炎和调节免疫的细胞因子。敲除 IL－10 基因的大鼠模型，接种 *H. pylori* IL－10 后、*H. pylori* 定植数减少 100 倍。持续 *H. pylori* 感染可表现为急性或慢性炎症，其不同趋势取决于细菌在宿主细胞内的生存能力。*H. pylori* 可进入和留存于上皮细胞的多囊小泡内。另有报道提示：cagA PAI 阳性菌株在巨噬细胞内存活，从而导致在抗感染治疗后的复发。

二、幽门螺杆菌感染的防治策略

动物试验和初步临床试验的结果证明：疫苗接种不仅能预防 *H. pylori* 感染，还能治疗感染。有研究发现，用 *H. pylori* 全菌粉碎抗原加佐剂经口接种 *H. pylori* 感染小鼠后，能显著清除 *H. pylori* 感染，用重组尿素酶 B 亚单位免疫小鼠也能起到类似的效果。在恒河猴动物模型的实验中也发现，口服疫苗能显著减轻 *H. pylori* 的细菌密度。

（一）疫苗构建

H. pylori 感染多在幼年时获得，其相关疾病往往在数十年后发生，因此有必要在感染早期进行免疫接种。对 *H. pylori* 疫苗的研究始于 20 世纪 90 年代初。*H. pylori* 疫苗的关键在于选择最具保护力并对人体无害的抗原，以及适合的传递媒介将这些抗原成分有效地呈递给宿主的免疫系统，从而在胃黏膜诱导保护性免疫反应。1991 年，Czinn 等发现：用死的 *H. pylori* 给小鼠口服免疫能产生抗 *H. pylori* IgA 和 IgG 抗体，如果再加以黏膜佐剂，则动物血清和肠分泌液中的抗体明显增多，说明了研制 *H. pylori* 疫苗的可行性。随着陆续有试验显示不同成分的 *H. pylori* 疫苗免疫动物模型能产生特异性抗体并具有抗 *H. pylori* 的保护作用，*H. pylori* 疫苗的研究逐渐引起人们的兴趣，其安全性和有效性被普遍看好。

研究 *H. pylori* 疫苗具有重要的意义，不仅经济简便，可在人群中大规模应用，还可以弥补药物疗法的缺点：如药物治疗原发性失效、药物疗法副作用多、病人的依从性下降、*H. pylori* 的再感染、耐药菌株的增多。疫苗接种能够通过有效地调动机体的免疫系统，克服细菌对宿主的免疫逃避来达到预防感染和消除已感染细菌的目的；若与药物疗法合用，可使细菌根除率大为提高，并能降低耐药率，防止再感染。

疫苗的关键在于选择具有保护力且对人体无害的抗原、合适的传播媒介将这些抗原成分有效的递呈给宿主的免疫系统，从而在胃黏膜诱发保护性免疫反应。开发 *H. pylori* 疫苗需要至关重要的三种成分：能干扰黏附且存在于所有菌株的保护性抗原；能模拟感染和疾病的动物模型，这一模型能重复人体疾病的诸多临床表现（如上皮细胞损害和炎症等）；适用于人体的黏膜和佐剂，比较肯定的有霍乱毒素（CT）B 亚单位（CT－B）、大肠埃希菌热敏毒素（LT）B 亚单位（LT－B）。

1. 抗原的选择与设计　研究疫苗的首要任务便是寻找免疫原。最初应用全菌抗原和黏膜佐剂口服免疫 *H. pylori* 感染的小鼠，成功诱导了小鼠保护性免疫反应，但全菌抗原成分复杂，不良反应多，研制 *H. pylori* 亚单位疫苗成为必然。*H. pylori* Ure 基因组由 A、B、C、D 四个亚基基因组成，基因结构已清楚，其中 A、C、D 亚基免疫原性差，其免疫保护作用十分微弱，仅 Ure B 亚基能产生保护性免疫，是疫苗和诊断用抗原的主要候选基因之一。CagA 基因较大，编码分子量为 94KD 的细胞毒性相关蛋白，是 *H. pylori* 的主要致病因子。因此，研究 UreB 和 CagA 相关的疫苗能有效预防致病 *H. pylori* 的感染和发病。Ure 作为候选疫苗有许多优点：在菌株中含量丰富（占 *H. pylori* 可溶性蛋白含量总量的 6%）、分布在细菌表面、广泛表达、其大分子和颗粒状结构也更有利于黏膜免疫接种。

H. pylori 疫苗研究中，已采用的基因重组抗原包括尿素酶、细胞空泡毒素和过氧化酶等，基本上着眼于阻断 *H. pylori* 的毒力因素，尽管可获得不同程度的保护作用，但仍不理想。有研究者试图从黏附素出发寻找保护性抗原，从而阻断 *H. pylori* 对胃黏膜的黏附，使其在胃蠕动时随食物一起排空，达到抗感染的目的。有文献表明，外膜蛋白和膜孔素可能是较好的疫苗候选成分。

2. 抗原表位预测　抗体分子在抗原上的结合位点称为抗原决定簇，又称抗原表位，常出现在分子的高暴露区域，其性质、数目及空间的构型决定其抗原特性。根据这一原理，有研究者利用计算机软件预测蛋白质的空间结构和抗原位点，为 *H. pylori* 抗原多肽合成试验的选段参考。还有人报道，适当扩展（双侧）成 10~20 肽，也可用作 *H. pylori* 抗原克隆表达试验前 PCR 引物设计时模板范围选择的参考，使扩增出的序列能够覆盖较多的预测点。这种预测对研究 *H. pylori* 基因工程疫苗有重要的指导意义。

3. 疫苗的免疫保护机制　自然感染 *H. pylori* 机体的免疫反应并不能清除细菌，反而持续不断的抗原刺激会导致胃黏膜免疫病理损害。动物实验结果表明：通过保护性抗原加黏膜佐剂进行免疫接种可预防 *H. pylori* 感染；对已感染的动物，免疫接种可使菌量减少甚至清除细菌。这些结果表明：*H. pylori* 自然感染后可以诱导机体产生特异性的体液免疫和细胞免疫反应，但这种免疫反应不但不能根除 *H. pylori*，而且对胃上皮细胞具有损伤作用。有效的疫苗接种后刺激机体应该产生不同于自然感染的保护性免疫反应。迄今为止，*H. pylori* 疫苗诱导机体产生保护性免疫和治疗作用的机制仍不清楚。

免疫反应的第一阶段是抗原的递呈。*H. pylori* 疫苗免疫时主要的抗原递呈细胞是表达 MHC II 类抗原的胃黏膜上皮细胞和来自小肠集合淋巴结的 M 细胞。剔除了 MHC II 类基因的小鼠将不能产生保护性免疫反应。

H. pylori 诱导的特异性免疫应答以 Th1 型应答为主，即以炎症性损伤为主。未免疫小鼠感染 *H. pylori* 主要诱发 Th1 型应答，通过增加 γ 干扰素分泌而增强胃黏膜损伤性的炎症反应。相反，*H. pylori* 菌苗抗原免疫后的小鼠感染 *H. pylori* 既诱发 Th1 型应答，又诱发 Th2 型应答。Th2 型应答通过增加 IgG1 抗体、IL－4 和 IL－5 的产生而减弱 *H. pylori* 在胃黏膜表面的生存，起免疫保护作用。有研究者认为，疫苗可能改变胃内 Th1 型应答反应，诱导转变为 Th0 或 Th2 型保护性反应。在

慢性 *H. pylori* 感染小鼠模型中出现 Th1 细胞反应后，口服 *H. pylori* 菌苗可诱导 Th0 或 Th2 细胞活化反应，清除体内感染的细菌。这种转化是免疫保护作用的另一机制。对 IL－4 基因剔除小鼠和 IFNr 受体缺陷小鼠的研究结果表明，Th1 反应和 Th2 反应在 *H. pylori* 的保护性免疫中都是必需的，既要达到免疫保护效果又要避免免疫反应过于强烈则需要一种 Th1 反应和 Th2 反应的平衡。对 *H. pylori* 感染的小鼠模型研究发现，Th2 反应刺激强度与胃黏膜内细菌减少及胃炎消退密切相关，*H. pylori* 免疫小鼠体内发现 IFN－r 下调 Th1 反应，胃内 Th2 细胞分泌 IL－4 水平增高。体外培养 *H. pylori* 免疫小鼠后，发现大量脾细胞中有 *H. pylori* 特异 Th2 细胞，脾细胞接种其他动物（与对照组比）后发现明显减少了胃内 *H. pylori* 感染量。还有研究表明，*H. pylori* 慢性感染人群中 Th1 细胞反应占主要地位，人胃黏膜反应若与小鼠黏膜反应类似，采用无毒黏膜佐剂和治疗型疫苗可能是清除 *H. pylori* 感染的新方法。

　　H. pylori 感染作为一种黏膜感染，全身免疫的保护作用对其微乎其微，而局部黏膜免疫反应就成为重要的保护性反应。这种保护作用来自黏膜分泌性 IgA（sIgA）。大量研究表明：免疫后的个体在受到细菌攻击时胃黏膜内的特异性 IgA$^+$B 细胞较对照组多 2～8 倍，并伴有 sIgA 的增加。有研究者报道，*H. pylori* 感染多发生于一岁以内，但若母亲乳汁内含有高效价的抗 *H. pylori* IgA 抗体，则婴儿受到 *H. pylori* 感染的时间明显推迟。保护性 IgA 抗体可能通过与细菌结合后阻止细菌对易感细胞的吸附，并随脱落的细胞进入不利于生长的下消化道环境而被清除。目前这一假说还没有得到广泛认可，若这一假说成立，则表面暴露应是保护性抗原的必备特征。

　　H. pylori 黏膜疫苗以不同的接种方式和不同的黏膜途径进行免疫接种可引起机体产生特异的体液与细胞免疫应答以及黏膜局部的免疫应答。但这些应答在不同的接种方式和黏膜途径之下存在着许多差异。在 *H. pylori* 感染的小鼠模型中，用 Ure 加上 LT 分别经口腔、鼻内和直肠途径免疫接种，皆可获得一定的保护率。尽管鼻内途径较其他两种途径而言，可使 *H. pylori* 在小鼠鼻内的定植降低至最低限度，但这几种途径的保护性免疫效果并无显著差异。每一种途径免疫后在血清内皆可获得高水平的特异性 IgA 和 IgG。IgG 亚型分析显示，口腔和鼻内途径以 Ig GIIa 型应答为主，而直肠途径以 IgG I 型应答为主。同时口腔和直肠途径均可刺激产生大量胃内 sIgA，而鼻内途径可诱发产生大量唾液 sIgA。胃组织细胞分析表明：经三种途径免疫后，胃部组织出现大量的分泌 Ure 特异性抗体的细胞和 CD4$^+$T 细胞，而此时 CD8$^+$T 细胞水平较低。这些结果说明，sIgA 和 CD4$^+$T 细胞在抗 *H. pylori* 感染的保护性免疫应答中发挥着重要作用。

　　利用基因剔除小鼠的试验证实：在抗 *H. pylori* 的有效免疫中抗体并不重要，这些缺乏 B 细胞的小鼠无法产生任何抗体，对其予以预防性免疫，可以对抗 *H. pylori* 的攻击，而对其感染 *H. pylori* 后进行治疗性免疫也有效。显然，免疫接种后存在不依赖抗体的保护性机制。

　　H. pylori 对宿主的影响及宿主对 *H. pylori* 菌苗的应答既包括炎症反应，也包括免疫应答；既涉及体液免疫应答，也涉及细胞免疫应答；既存在免疫保护作用，也存在免疫损伤作用。因此，深入研究并阐明 *H. pylori* 及其菌苗诱导宿主免疫应答的机理，将为有效的 *H. pylori* 菌苗的研制提供正确的理论指导及新的研究思路。

　　显然，体液和细胞免疫都参与了 *H. pylori* 感染后的免疫保护机制。虽然学者进行了许多探索，但更加具体和全面的有关 *H. pylori* 黏膜疫苗的保护性免疫机制还有待进一步研究。*H. pylori* 黏膜疫苗的研究在许多动物模型中进行，虽然都取得了较好的免疫效果，但这些结果和结论是否适用于人类仍不清楚。彻底阐明这些问题将加速疫苗的研制过程。纵观 *H. pylori* 疫苗研究的趋势，黏膜免疫仍然是一个主流。

　　4. 黏膜佐剂　研究表明，只有当 *H. pylori* 抗原与一种黏膜佐剂一起接种时才具有显著的保护作用，没有佐剂协同时接种抗原只可诱导血清 IgG 产生，但 IgA 极少，更无保护作用。不同的佐剂可诱导不同的 TH 反应，有效的佐剂可能起到同时诱导 TH1 和 TH2 反应的作用。

　　疫苗佐剂的开发可通过经验观察和对免疫系统本质认识后的理性设计两种途径来实现。通常认为佐剂的作用方式主要包括免疫调节（细胞因子网络的修饰）、抗原递呈（抗原构象的维持）、细胞毒性 T 淋巴细胞（CTL）诱导、抗原靶向和储存等方式。理想的疫苗佐剂不仅能增强机体的免疫应答，更需要其作用于特定免疫细胞，从而选择性的诱导机体形成针对特异性抗原的免疫应答。对于可有抗体预防的胞外病原体感染，含无机铝盐的凝胶仍是最佳的佐剂选择。而对于需要细胞免疫参与预防和控制的病毒以及胞内繁殖的细菌或寄生虫感染，则需应用功能接近于弗氏佐剂的新型佐剂，以选择性的促进 Th1 细胞的分化增生，从而诱导机体产生以细胞免疫为主的特异性免疫应答。

颗粒性抗原有较强的口服免疫原性，但大多数可溶性蛋白抗原的口服免疫原性差，已形成口服耐受性。迄今为止，最有效的口服疫苗的黏膜佐剂是霍乱弧菌毒素。霍乱弧菌毒素具有较强的黏膜免疫原性和佐剂作用，口服可能诱生耐受性，霍乱弧菌毒素与其他不相关蛋白同时口服免疫，可消除免疫的耐受，并能在黏膜局部和全身淋巴组织诱导出抗原特异性 T、B 记忆细胞。霍乱弧菌毒素由 A、B 两个亚单位非共价结合而成，霍乱弧菌毒素 - A 为毒性单位，霍乱弧菌毒素 - B 能刺激机体产生抗毒抗体，是 CT 的免疫原部分，故常以霍乱弧菌毒素 - B 作为人类疫苗研究的黏膜佐剂。现有的研究系统有霍乱弧菌毒素 - B 与流感病毒血凝素疫苗、猴艾滋病毒（SIV）、Ty - VLP、呼吸道合胞病毒（RSV）F 蛋白亚单位疫苗，及螺旋菌全菌疫苗等混合免疫，或化学偶联后免疫。大肠埃希菌不耐热肠菌素（LT）亦分为 A、B 两个亚单位，与霍乱弧菌毒素氨基酸序列有 77% 的同源性，其免疫佐剂性与霍乱弧菌毒素类似。目前常通过基因工程的方法将 CT - B/LT - B 与抗原蛋白基因构建于表达载体，诱导产生融合蛋白，霍乱弧菌毒素 - B 和大肠埃希菌不耐热肠菌素 - B 在融合蛋白中发挥着黏膜佐剂的作用。LTB 发挥佐剂效应的机制一是其靶细胞是肠道的上皮细胞，其在肠道被表皮细胞摄取之后，通过刺激相关的细胞分泌细胞因子而增强免疫反应，具体为显著刺激Th2 相关的细胞因子 IL - 4、IL - 5、IL - 6、IL - 10（尤其是 IL - 4）的分泌，二是通过增强抗原递呈细胞（如巨噬细胞、树枝状细胞）表达共刺激分子 B7 - 1（CD80）、B7 - 2（CD86），从而增强协同刺激信号，增强机体的免疫反应。

细胞因子已逐渐作为佐剂用于疫苗研制。IFN - r 与疟疾疫苗合用可在小鼠中激活并增加抗体含量及诱发迟发型超敏反应。机体内源性细胞因子如 IL - 2、IL - 12、GM - CSF 等，也可作新型疫苗佐剂用于疫苗研究，主要通过注射途径进行接种，所引发的免疫应答类型与油/水乳剂型佐剂相似。为促进有效的局部免疫反应，往往需要黏膜免疫佐剂的辅助。现已转向应用霍乱毒素和大肠埃希菌不耐热肠菌素的 B 亚单位作为佐剂。霍乱毒素亚单位价格非常昂贵，将来真正用于临床恐有困难，脂质体作为佐剂将是一条值得探索的途径。

新型疫苗佐剂的组成形式多样，主要包括油/水乳剂型、颗粒型、微生物衍生物型佐剂等。油/水乳剂型佐剂以 MF59、AS02、Montanide ISA - 51 和 ISA - 720 为代表，是一类油包水或水包油型乳化剂。MF59 是一种水包油乳剂，在高压条件下将鲨烯与 Tween 80 和 Span 85 混合后进行微流化进而形成均一的小滴状乳液。AS02 是一种油包水乳剂，能诱导强烈的抗体应答并伴有 Th1 型和CTL 反应，其中 MPL 和 QS - 21 均可单独作为免疫刺激性佐剂使用。Montanide ISA - 51 和 ISA - 720 属于含有表面活性剂的油性佐剂，其中 Montanide ISA - 51 的油来自矿物油，而 Montanide ISA - 720 的油来自非矿物油。当油性佐剂与水相混合后便形成水包油乳剂，该乳剂的导电性、黏滞性及稳定性将直接影响疫苗的安全性和有效性。通常而言，油/水乳剂型佐剂以注射投递途径为主，包括 MF59、QS21、AS02 以及 Montanide 等水包油或油包水型佐剂，这类佐剂通过肌肉或皮下注射接种来增强疫苗抗原的免疫原性，诱导特异的抗体反应，激发 Th1 型细胞因子（IFN - γ、IL - 2 等）产生和较强的反应，然而在实施接种过程中易造成短暂性剧痛，引起局部强烈的炎症反应。

微生物衍生物型佐剂可分为来自微生物的核酸类和非核酸类佐剂，前者主要指 CpG 寡脱氧核苷酸，而后者包括单磷脂 A（MPL）、OM - 174、不耐热肠毒素（LT）及其突变体等。细菌 DNA序列能给免疫系统提供一种危险信号，非甲基化的 CpG 序列易被机体免疫系统的细胞识别。MPL和 OM - 174 均属于细菌脂多糖成分，前者来源于明尼苏达沙门菌的脂多糖，含有 6 个脂肪酸；后者是一种经化学方法减毒的脂质 A 衍生物，仅保留了 3 个脂类分子，且纯度高，可溶于水，4℃下能稳定保存 5 年。

单一的注射途径或黏膜途径型佐剂在疫苗设计与使用上存在一定局限性，因此，具备两种投递功能的新型疫苗佐剂受到青睐。在不同的免疫途径下，这类佐剂既可诱导出系统免疫应答，也可产生黏膜免疫效果，既有体液免疫也有细胞免疫，且各有侧重。根据不同疫苗的免疫应答目的，可灵活选用此类佐剂实施其中一种接种途径或二者混合的免疫投递方式，激发出不同类型和强度的免疫反应，达到免疫预防和免疫治疗的目的。

5. 疫苗的类型

（1）减毒 *H. pylori* 疫苗：减毒疫苗曾成功地用于预防伤寒、霍乱及痢疾等肠道感染细菌，在针对 *H. pylori* 的预防性顺序化接种中可能也能起到一定作用。但它的不足之处比较多：诱导免疫反应的能力很弱，甚至会诱导免疫逃避或耐受；需要重复接种且每次接种的质量要高，大规模接种的可行性差；可能对宿主造成持续性慢性感染；可能导致诱导的免疫反应与人体抗原发生交叉反应，造成自身免疫损伤；只可用于预防感染，却不能用于治疗感染。

（2）粗制全菌抗原疫苗：动物试验结果证实，粗制全菌抗原疫苗在动物模型中具有保护效应。粗制全菌抗原疫苗的特点在于可将众多抗原递呈给机体而无需分离、鉴定及纯化各抗原组分。由于人体组织和 *H. pylori* 抗原间可能有交叉反应，该疫苗在人体的可行性不理想。

（3）活载体疫苗：利用基因重组技术将 *H. pylori* 导入载体，能构建表达 *H. pylori* 的活载体疫苗。载体通过胃肠道等途径进入人体，然后不断复制和刺激黏膜免疫系统，其表达的 *H. pylori* 抗原则同时持续诱导机体的特异性免疫。

（4）亚单位疫苗：为提高 *H. pylori* 抗原的浓度，选择有效免疫成分，通过化学方法或基因工程的方法，去除 *H. pylori* 中有害的和非保护性免疫成分，保留和提取有效的免疫原，制成亚单位疫苗。基因工程技术制备的重组亚单位疫苗，主要是将具有免疫保护性的抗原亚单位的基因构建于适合的载体，在哺乳细胞、真菌和原核细胞中表达出重组的保护性抗原亚单位，作为疫苗的有效组分。这种疫苗的免疫成分中不含核酸物质，从而避免了某些病毒致癌的危险性。亚单位疫苗的特色在于：载体本身可激活黏膜免疫系统，因此无须合用具有潜在毒性的黏膜免疫；接种程序简便，免疫剂量小；疫苗制备简单。目前常用的载体包括肠道细菌载体（如减毒的伤寒沙门菌、福氏痢疾杆菌或大肠杆菌）和病毒载体（如痘病毒、腺病毒）。亚单位疫苗中保护性抗原的选择及组合是至关重要的，可选用的抗原组分具有如下几个条件：高度保守、宜于生产和纯化、和人体无交叉反应、安全无毒、和其他保护性抗原合用可产生协同效应。最早研究的亚单位疫苗是尿素酶疫苗，研究者证实纯化尿素酶加佐剂免疫小鼠或灵长类动物后，不仅安全，而且对 *H. pylori* 的攻击有较强的保护作用。对如何筛选有效的 *H. pylori* 保护性抗原、如何将保护性抗原构建于合适的表达载体、如何消除外源性抗原对载体遗传稳定性的影响等将成为重组亚单位疫苗研究的前提。

H. pylori 多亚单位融合蛋白疫苗研究认为，疫苗的成分组合、合适的佐剂、优良的传递系统等将是 *H. pylori* 疫苗研究成功的关键。依此预测理想的疫苗可能是混合的 *H. pylori* 多抗原成分的融合/组合，全菌体或者变异的减毒 *H. pylori*。应用病原菌的裂解产物或者选择灭活全菌作为免疫原是较为理想的方法。应用灭活的全菌或者超声的菌液作为免疫原，在动物实验中也得到了良好的保护。应用 *H. pylori* 多个亚单位或者功能肽段构建组合疫苗，比单一成分构建疫苗具有更强的免疫保护性。国外在采用 Vac、CagA、NAP 的 3 个亚单位中部分肽段的联合疫的保护性试验中也取得了理想的结果。

（5）多肽合成疫苗：多肽疫苗的设计可根据 *H. pylori* 的亚单位，即 *H. pylori* 功能所需的高度保守区设计相应的天然或合成的免疫原性多肽，进而刺激机体的细胞免疫和体液免疫，达到预防疾病发生的目的。而蛋白质中用于多肽疫苗的肽段的选择是这种疫苗设计的关键。一般而言，蛋白质中有免疫原性的序列往往是位于分子表面的亲水序列。此外，多肽链中易弯曲部分的免疫原性较其他部位强，但仅依多肽区域的亲水性判断是不够的。

（6）多糖菌苗：*H. pylori* 的多糖抗原成分具有较弱的免疫原性，不能被 Th 细胞所识别，因此这种多糖成分必须结合于蛋白载体分子（如白喉毒素或破伤风毒素），才能引起较强的免疫应答。

（7）核酸疫苗：核酸疫苗是指编码某种蛋白抗原的真核重组表达载体，通过肌肉注射等途径将其接种后，能在宿主细胞表达外源抗原，诱导体液和细胞免疫应答，以达到预防和治疗疾病的目的。核酸疫苗包括 DNA 疫苗和 RNA 疫苗，其中研究最多的是 DNA 疫苗，它由于不需要任何化学载体，故又称为裸 DNA 疫苗。用于构建核酸疫苗的载体主要是质粒和病毒（包括逆转录病毒），而质粒载体构建的核酸疫苗较多。核酸疫苗可通过多种方式接种到机体的适当部位。研究者发现，用基因枪接种比直接注射核酸疫苗的免疫效果提高 600 ~ 6000 倍；而骨骼肌注射的免疫效果最佳，血管内注射、腹腔内注射的效果较好，皮下注射效果较差。核酸疫苗与传统疫苗相比具有诸多优点，但也存在着某些不足，主要是安全性的问题。因此，核酸疫苗短期内可能还不会替代任何现行的传统疫苗，可能先开发兽用核酸疫苗，然后再扩大用于人体。也有学者试图用 *H. pylori* RNA 疫苗代替 DNA 疫苗，但 RNA 疫苗生产费用高，且不稳定，在体内半衰期短，尚需进一步研究。

与传统的灭活疫苗、亚单位疫苗和基因工程疫苗相比，核酸疫苗具有如下优点：免疫保护力增强，接种后蛋白质在宿主细胞内表达，直接与组织相容性复合物 MHCI 或 II 类分子结合，同时引起细胞和体液免疫，对慢性病毒感染性疾病等依赖细胞免疫清除病原的疾病的预防更加有效。核酸疫苗作为一种重组质粒，易在工程菌内大量扩增，提纯方法简单，且可将编码不同抗原基因的多种重组质粒联合应用，制备多价核酸疫苗，这样可大大减少人力、物力以及多次接种带来的应激反应。在制备基因疫苗时，可通过对基因表达载体所携带的靶基因进行改造，从而选择抗原决定簇。应用较安全，接种核酸疫苗后，蛋白质抗原在宿主细胞内表达，无因毒力返祖或残留毒力病毒颗粒而引发疫病的危险，也不会引起对机体的不良反应。产生持久免疫应答，免疫具有持久性，一次接种可获得长期免疫力，无需反复多次加强免疫。核酸疫苗的质粒 DNA 稳定性好，便于贮存和运输，无需冷藏。

DNA 疫苗还有许多亟待解决的问题，例如疫苗的生产工艺、质量标准、制剂、效用和安全性等。这些潜在的危险因素主要概括为：质粒 DNA 可能诱导自身免疫反应，但是人和动物的许多试验表明质粒 DNA 诱发自身免疫性疾病的可能性较小。影响核酸疫苗诱导机体免疫应答的因素很多，目前已知的主要有载体设计、核酸疫苗的接种方法、佐剂及辅助因子会对其免疫效果有影响。另外年龄和性别因素、肌注剂量和体积、预先注射蔗糖溶液等都会对肌注质粒 DNA 表达有影响。外源 DNA 注入体内后，可能整合到宿主基因组上，使宿主细胞抑癌基 I 失活或癌基因活化，使宿主细胞转化成癌细胞，这也许是核酸疫苗的安全性问题中最值得深入研究的地方。

（8）黏附素疫苗：*H. pylori* 的黏附素较多，包括 HpaA、过氧化氢酶、热休克蛋白 60（Hsp60）、中性白细胞激活蛋白（NAP）、LewisB 血型抗原结合黏附素、PIdA、AlpA、AlpB、HopZ 等。目前完成动物试验验证的黏附素候选抗原是过氧化氢酶，天然过氧化氢酶的保护率达 80%，重组过氧化氢酶可达 90%。黏附素候选抗原的优点在于：通常位于细菌表面或呈现在细菌表面，从而为免疫反应提供靶位；具备高度的保守性；安全无毒；作为蛋白质，易于大规模生产和纯化。尽管黏附素在 *H. pylori* 疫苗构建中的研究前景十分广阔，但值得注意的是应避免选择能引起人体自身免疫的抗原。通过黏膜免疫激发有效的黏膜免疫应答的治疗性疫苗研究已经取得很好的效果。黏膜治疗性疫苗在自身免疫性疾病、变态反应、过敏性疾病上也取得了很大的进展。以往研究已证实，激活黏膜免疫应答对 *H. pylori* 的清除是重要的而且是必需的，

6. 疫苗的接种

（1）接种途径：无论是黏膜佐剂型疫苗、聚合物微粒疫苗，还是减毒沙门菌载体疫苗，都是将 *H. pylori* 的保护性抗原投递到机体黏膜表面，进而诱发机体特异的体液和细胞免疫。理论上，疫苗可通过直肠、阴道、结膜、口腔和鼻腔部位的黏膜进行接种，但并非都切实可行。如阴道黏膜诱导部位稀少，且仅适用于女性；而结膜部的抗原滴入，有时可引起结膜炎，有时可继发化脓性结膜炎，因而经口腔、鼻腔和直肠的免疫较为切实可行。应用内窥镜将疫苗直接注入幽门口附近的括约

肌或肠黏膜上，亦可使机体产生较好的免疫保护效果。目前，*H. pylori* 黏膜疫苗的接种途径也以这三种途径为主，尤其是口腔黏膜接种途径。

　　免疫学研究及动物实验结果证实：口服免疫不仅可以预防而且能治愈 *H. pylori* 感染，鼻内及结肠免疫均可引起胃黏膜的免疫保护。黏膜部位的免疫细胞（如 T、B）和免疫分子（如 sIgA、sIgM）数量均超过系统免疫，使黏膜部位成为机体中最大的免疫器官。黏膜部位的神经细胞与神经介质、内分泌细胞与激素分子都是机体中数量最集中的部位，这说明在机体神经、内分泌、免疫调节网络中，黏膜部位具有非常重要的地位，也说明黏膜免疫反应受到高度严密的调控，所以消化道和呼吸道的黏膜组织共同被称为机体抵抗感染的第一道防线。*H. pylori* 就定植、生长在胃黏膜这个特殊部位并导致一系列胃黏膜相关疾病，如果在胃黏膜诱导产生不同于自然感染的黏膜特异性免疫反应和免疫记忆，将更容易达到阻止 *H. pylori* 定植和清除感染目的。采用 *H. pylori* 超声上清作为治疗性疫苗，分别以三氧化铝为佐剂进行腹膜注射免疫和以 CT 为佐剂进行鼻内黏膜免疫治疗小鼠 *H. pylori* 感染，结果证实是口服而非注射免疫减少 *H. pylori* 在胃黏膜的定植密度，其原因主要是因为口服免疫诱导增强了 CD4$^+$T 细胞的应答和胃肠道 IgA 抗体的分泌，注射免疫也诱导高水平的血清抗体反应，但没有诱导产生黏膜 IgA 和黏膜 CD4$^+$T 细胞反应，因此没有起到减少 *H. pylori* 定植的作用。将 *H. pylori* 全菌超声抗原与 CT 混合分别以口服和腹膜注射途径免疫治疗小鼠 *H. pylori* 感染，口服免疫清除率 10/16（62.5%），腹膜注射的清除率为 1/17（5.9%），这些结果进一步证实抗原特异性的黏膜免疫反应在清除小鼠 *H. pylori* 感染中的重要作用。然而，利用 *H. pylori* 超声上清与铝佐剂作为预防性疫苗免疫小鼠，可以保护小鼠不受 *H. pylori* 的攻击，这说明预防性疫苗与治疗性疫苗的免疫应答机制不同，在设计疫苗时应首先考虑这一点。

　　口服免疫途径更具有其他途径无法比拟的优势：高效性，既能引起黏膜免疫，也能引起系统免疫，而且，由于黏膜淋巴细胞的归巢性，一处免疫可放大为多处应答；操作简便廉价，适于大规模人群接种；病人易于接受，无针刺痛苦。通过口服等途径，再配合黏膜佐剂将有可能激活黏膜免疫和体液免疫。经口免疫主要有以下几种方式。

　　①保护性抗原的直接口服：此方法简便，但由于动物胃内环境与人类相差显著，人胃内的强酸性环境势必会对蛋白类疫苗造成较大程度的损失，故而直接口服蛋白抗原在人体根本行不通；需要较大抗原量以及佐剂；在以往研究中直接口服容易在动物胃内造成严重炎症，此现象不排除在人体重现。

　　②载体疫苗直接口服：利用减毒伤寒沙门氏菌 SL3261 为载体疫苗免疫小鼠，获得很好的免疫保护效果。将外膜蛋白构建进制粒后在 Top10 大肠埃希氏菌菌株在体内表达并免疫 BALB/c 小鼠能获得明显的免疫保护作用。将 *H. pylori* 脲酶亚单位基因插入减毒脊髓灰质炎病毒的基因组中，代替部分脊髓灰质炎病毒的外壳蛋白，用这种复制子免疫转基因小鼠，能够使小鼠产生抗 *H. pylori* 脲酶亚单位的 IgG 抗体，并且能够诱导产生 IFN - γ 和 IL - 4。

　　③可生物降解缓释口服疫苗：药物剂型发展至今，应用以可降解的高分子材料为代表的缓释药物载体已成为发展的趋势，它以自身诸多优点而越来越受到医药界的青睐。此缓释剂型也同样有应用到 *H. pylori* 疫苗研究的报道，并取得较满意的结果。

　　总之，在 *H. pylori* 疫苗研究的过程中，疫苗给药途径将最终决定其能否发挥正常的免疫效力，也是疫苗研究的关键所在。相信随着研究的深入，简单易行、高效的 *H. pylori* 疫苗给药途径将最终应用于人体，为人类健康做出贡献。

　　（2）免疫接种的最佳时期：大多数 *H. pylori* 感染发生于儿童期，故免疫接种的最佳时期应是学龄期。对尚未感染的儿童，疫苗能保护其以后不被感染；而对已感染者疫苗的治疗性作用也能在出现症状前控制感染。由于早期免疫，暴露于感染的期限缩短，由此引起病理改变发生的机会也将减少。另外，在 *H. pylori* 传播的关键时期免疫宿主，打乱了感染循环周期，也会大大降低感染的流行，甚至最终彻底消除 *H. pylori*。

　　7. 接种系统　传统的疫苗接种方式主要是通过肌肉注射或皮肤划痕方式进行。这种方式存在较大的危险性，且无黏膜免疫反应。随着高效刺激黏膜和全身免疫反应的新型疫苗的发展，疫苗的接种方式的更新成为新型疫苗接种的一个趋势。疫苗的黏膜接种（主要为口服投递）方式具有简便，安全和耐受性，并可接种于（胃肠道）黏膜表面，经相关淋巴组织进入其他黏膜淋巴组织，产生更佳的免疫效果。

（1）聚合物微粒：H. pylori 聚合物微粒用于疫苗黏膜（主要为口服免疫）接种具有诸多优点：可保护抗原不被胃酸及消化道酸分解、可促进肠集合淋巴结对其摄取、可同时接种几种抗原、具有佐剂活性、具有抗原库储效应、可同时包裹细胞因子和佐剂、载体基质本身无免疫原性、可进行重复性接种。微粒应有较高的抗原含量及包裹率才能成功的接种到上皮表面，可通过提高蛋白聚合物的比值增加蛋白负荷量，但蛋白含量过高会导致微粒结构不稳定和出现崩溃现象。用于接种口服疫苗的微粒应小于 $10\mu m$，可能会由此产生短期记忆和需要加强接种剂量的局限性，可以通过增加聚合物分子量或改变其单体组成比等改善抗原的释放行为。

（2）减毒活菌苗载体：载体菌苗是利用细菌作载体，将保护性抗原或表位的基因重组到体内制成的菌苗。载体菌苗系统通常由宿主菌、质粒和外源基因而组成。目前，主要研究的减毒活菌苗载体为减毒的沙门菌载体，它可与作为病毒、细菌、寄生虫等蛋白、抗原或表位的表达载体，向机体输送单价或多价抗原，诱发系统免疫和黏膜免疫。

（3）减毒的病毒载体：近年来，减毒载体疫苗的研究已引起充分重视，它可用于体内或体外蛋白质的合成以及作为候选的重组活疫苗，但对其安全性的担心却一直阻碍着该载体系统更广泛的应用。以痘病毒为基础的重组减毒载体疫苗成为病毒疫苗研究的主要方向。痘病毒载体主要有 NY-VAC、ALVAC 和 TROVAC 三种，这三种载体及其重组病毒对被接种者、未接种的接触者以及所引入的环境均是安全的，而且这些重组载体的遗传性和表型在经体内和体外系列传代后都十分稳定。

（二）动物模型

要明确 H. pylori 的发病作用及其机理，除有待于长期的临床流行病学调查外，动物实验无疑是能提供试验依据和理论基础的重要方法之一。按我国目前对致病微生物危险度分级，H. pylori 属于第三类病原体。因此，只有在 II 级生物安全实验室（又称 p2 实验室或 BSL－2 实验室）中才能对 H. pylori 进行大量培养或制备 H. pylori 感染动物模型。

动物模型是研究疫苗的必要条件，建立良好的 H. pylori 动物模型，须满足多种条件：价格低廉，易于饲养和大量繁殖，胃肠菌丛尤其是致病菌丛清楚，生理特征可模拟与人类感染相似的病理和免疫反应，生命周期和感染持续时间能满足科研观察要求，品种纯系，便于操作和控制。迄今为止，尚没有一种动物模型能完全模拟人类 H. pylori 感染，但在筛选、评价可作为疫苗的抗原及有效无毒的佐剂等方面，动物模型仍具有重要作用。

早期的模型多采用动物螺杆菌感染动物宿主而建立，第一个用于研究的动物模型是猫胃螺杆菌/小鼠模型，然后是鼬鼠螺杆菌/雪貂模型。随后出现的模型是直接感染人的 H. pylori 的动物模型。目前 H. pylori/小鼠模型已广泛用于疫苗研制及 H. pylori 感染免疫机制和相关疾病的研究。其他动物模型还有大鼠、无菌小猪、蒙古沙土鼠、豚鼠、猫和灵长类动物。基因改造动物模型方兴未艾，通过建立基因敲除小鼠或转基因小鼠，将为深入研究 H. pylori 感染和免疫保护的机制奠定基础。H. pylori 动物模型可用来开展以下几个方面的研究：观察致病性与自然病程、验证致病因子、探讨致病机理、筛查抗菌药物、验证治疗方案、筛检保护抗原等。

在免疫预防方面，动物实验中一般采用经口免疫、经鼻黏膜或直肠黏膜接种途径。一般采用抗原加黏膜佐剂连续接种 4 次，每次间隔一周的方法进行免疫，免疫结束后通过测定血清或唾液 H. pylori 特异性抗体滴度、尿素酶试验、定量细菌培养和组织学检查等方法了解免疫是否接种及免疫保护的持续时间。在许多实验中，免疫接种的效果并没有达到完全保护，只是降低了胃内细菌定植密度。关于动物免疫个体出现残存感染的原因有：攻击时菌量过大、抗体或免疫效应分子不能达到细菌定植的地点、抗原或佐剂的免疫刺激作用不够强。

　　免疫治疗是通过运用预防性疫苗对已感染 *H. pylori* 的动物个体进行免疫接种，从而达到清除微生物的目的。研究表明，用 *H. pylori* 粉碎抗原加佐剂经口感染小鼠能清除 *H. pylori* 的感染，用重组尿素酶 B 亚单位免疫已感染 *H. pylori* 的小鼠也取得相似的效果，免疫个体的预后很好，没有出现病变加重的情况。用尿素酶加佐剂口服免疫长期自然感染螺杆菌的雪貂，结果获得了 30% 的根除率，且免疫个体无论感染是否根除，胃部炎症均明显减轻。口服疫苗还能明显减轻恒河猴的胃黏膜细菌密度，但不能完全清除细菌。疫苗和抗生素联合治疗可起到相加作用，用二者联合治疗小鼠的 *H. pylori* 感染，效果显著强于单一疗法。

　　治疗性疫苗免疫治疗效果的评价是疫苗研究的重要环节，而动物模型的建立则是关键因素，成功的动物感染模型将有助于对病原微生物感染与致病机理的认识，直接指导相应疫苗的设计与评价。近 10 年来，*H. pylori* 感染动物模型的建立及应用研究获得了突破性进展，先后在悉生小猪、普通小猪、小鼠、大鼠、豚鼠、蒙古沙鼠、恒河猴等动物中成功建立人工感染 *H. pylori* 的动物模型，并广泛应用于观察 *H. pylori* 感染的致病过程，探讨致病机理，验证致病因子，研究传播途径，筛选新药，尤其在疫苗研制中常用于筛选保护性抗原、无毒免疫佐剂以及探讨免疫方法和免疫应答机制等。Marchetti 等以新鲜 *H. pylori* 临床分离株感染远系繁殖 CD1 小鼠，首次建立了可复制并具免疫力的小鼠感染模型。本室长期从事 *H. pylori* 基础与临床研究，经过长期的探索和反复实验，成功建立了蒙古沙鼠、BALB/c 小鼠和 C57BL/6 小鼠感染模型，经过几年的研究观察，这些动物模型具有感染稳定，带菌量多，持续感染时间长等特点。

　　本研究选择 BALB/c 小鼠建立 *H. pylori* 感染模型，其优点有：①可复制人类感染的数个环节；②小鼠自然患胃炎很少；③便于操作；④机制应答实验中所需抗体易于获得等。另外，本课题中所建立的 BALB/c 小鼠 *H. pylori* 感染模型是以经反复驯化的动物适应菌株感染而建立的，方法操作简便成熟，经检测感染率达 100%，所制备的 BALB/c 小鼠模型符合疫苗免疫效果评价的要求。

　　1. 猪　猪在自然状态下有多种 Hf 样、Hh 样和 *H. pylori* 样微生物定植，对猪胃内分离的 *H. pylori* 样菌进行基因测序，发现其与人 *H. pylori* 的同源性为 88.3%。悉生乳猪是最早建立成功的 *H. pylori* 感染动物模型，已经应用该模型验证了 *H. pylori* 的多种致病因子，如尿素酶和细胞毒素等。应用该模型还开展了 *H. pylori* 感染免疫防治研究，但结果未获成功。经口服和胃肠外途径先给动物接种灭活的 *H. pylori* 进行免疫，继而以 *H. pylori* 活菌攻击，发现动物血清中的抗体虽有升高但未能阻止细菌的定植，胃肠外途径免疫还可以导致动物的胃黏膜炎症程度加重。

　　2. 狗　狗的胃黏膜内存在螺旋 - 弯曲样细菌，可能是猫胃螺杆菌或海尔曼螺杆菌，这些细菌可引起狗的慢性活动性胃炎。有人给出生一周的悉生狗口饲 *H. pylori*，一月后在狗胃内多部位发现 *H. pylori* 定植，但定植密度小于人胃。对照组动物与感染组动物接触 7 天后全部感染 *H. pylori*，在对照组动物的咽部、食管、胃及直肠内均可观察到细菌定植，从而证明 *H. pylori* 可以通过日常接触而传播。

　　3. 裸鼠或无胸腺小鼠　有人用人的 *H. pylori* 新鲜菌株经口接种于裸鼠或无胸腺小鼠，结果在动物的胃内发现 *H. pylori*，而且胃内有黏膜上皮糜烂、气球样变、毛细血管扩张等病变。相对于裸鼠而言，*H. pylori* 定植于无胸腺小鼠的时间（平均 2 周）较短，病变也较轻。目前还发现，*H. pylori* 是否能感染小鼠，和细菌的新鲜程度密切相关。建立 *H. pylori* 的裸鼠模型或无胸腺小鼠模型的不足之处在于：动物的价格不菲，饲养需要专门设施，应用于科研观察的时间不长（往往小于 1 月），不易于胃镜检查等。

　　4. 小鼠　有研究者将多株 *H. pylori* 的新鲜菌株，经口接种 CD1 或 Balb/c 小鼠，经短时间后再从小鼠胃黏膜内分离 *H. pylori* 或直接取其胃组织，制成匀浆后再次感染新的小鼠，不断重复这一过程，直到诱导产生适应小鼠胃内环境的驯化菌株。借助这一原理，国外已制备出可供科研观察超过一年的小鼠模型。

　　在众多的 *H. pylori* 感染动物模型中，值得注意的是猫胃螺杆菌小鼠模型的建立和应用。猫胃螺杆菌培养简单，感染 SPF Balb/c 小鼠后，可使小鼠长期带菌，并可产生相应的慢性胃炎的组织学改变，血清及肠液内的抗体大量产生，是一种理想的 *H. pylori* 感染动物模型。近年来该模型被广泛地用于 *H. pylori* 的疫苗研制工作，有人用 *H. pylori* 的超声粉碎抗原、化学纯化或重组尿素酶作为免疫原，结合佐剂（霍乱毒素或其 B 亚单位）经口免疫 Balb/c 小鼠，然后用 *H. pylori* 攻击。结果表明，免疫组小鼠能显著对抗 *H. pylori* 的定植，且对 *H. pylori* 的清除能力显著高于对照组，从而认为口服尿素酶可以预防 *H. pylori* 感染。但是，建立 *H. pylori* 感染小鼠模型后，*H. pylori* 抗原是否能清除 *H. pylori* 尚需进一步研究。

5. 大鼠　最早应用于建立 *H. pylori* 感染大鼠模型的是 Wistar 大鼠。研究者取成年鼠和幼龄鼠各四只，用人的 *H. pylori* 新鲜菌株经胃管注入胃内，每周一次，历时四周。研究结果表明，感染组大鼠的尿素酶实验、涂片检查、组织学检查和细菌培养结果均为阳性，还可观察到上皮细胞变性、肿胀和炎性细胞浸润。而对照组动物的检测指标均为阴性。还有研究者建立了胃溃疡的大鼠模型，将实验动物分为两组，一组口服 *H. pylori* 的新鲜菌液，另一组口服生理盐水。结果发现：盐水处理组的溃疡病灶很快能够愈合，而 *H. pylori* 处理组则转归为慢性活动性溃疡，且在胃黏膜表面和隐窝部有 *H. pylori* 存在。

6. 灵长类动物　目前发现的可供建立 *H. pylori* 感染动物模型的动物包括日本猴、罗猴、恒河猴和平顶猴。灵长类动物的胃内生理结构和人类的生理结构高度相似，且可能是 *H. pylori* 的自然宿主，可望获得长期感染，构建模型易于成功。但灵长类动物的纯种品系很难获得，而且饲养困难，价格昂贵，具备一定的缺点。

7. 猫　有研究者发现，猫的胃内有 *H. pylori* 定植，可供建立 *H. pylori* 感染动物模型，目前动物模型还在进一步鉴定中，尚未见报道。

8. 雪貂　雪貂是鼬鼠螺杆菌的自然宿主，而鼬鼠螺杆菌的形态特性、生长特性及致病性均与人 *H. pylori* 高度相似。自然感染鼬鼠螺杆菌可引起动物胃炎或胃十二直肠溃疡，组织学可见到淋巴细胞和巨噬细胞浸润。应用 *H. pylori* 感染雪貂模型，已经验证了螺杆菌粪口传播机制。给感染雪貂口服抗酸剂治疗时，粪便中的细菌分离成功率显著高于未治疗组，说明慢性萎缩性胃炎或服用抗酸药物可造成胃内的 pH 值增加，病人粪便中 *H. pylori* 的排出增加可能是 *H. pylori* 传播的重要传染源。应用该模型还验证了几种联合方案对细菌的清除效果及细菌与化学致癌剂的联合作用。与灵长类动物相比，雪貂价格便宜，易于饲养，可以耐受大剂量抗菌药物和麻醉，便于推广。

（三）动物试验

1. 关于抗原的动物实验　尿素酶是第一个确定的纯化抗原，大量动物试验证明了它的安全性和有效性，而且至今报道的临床试验也大都选用尿素酶为抗原。Kreiss 等给无症状 *H. pylori* 感染者单纯尿素酶口服，虽对感染无任何改善，但也未见明显副作用，证实尿素酶用于人体安全，可以耐受。Michetti 等报道了用尿素酶加 LT 口服免疫 *H. pylori* 感染者，结果发现免疫后菌量明显减少，但胃组织炎症程度无变化，而 LT 引起 66% 的受试者腹泻。这项临床试验是 *H. pylori* 疫苗研制的一个里程碑，提示了单一尿素酶抗原虽有一定的免疫效果，但未能清除细菌，也未减轻炎症。LT 会引起毒副作用，还需继续寻求更为安全的佐剂；应检测受试者体内体液和细胞免疫的特异性指标，以进一步探讨疫苗的保护机制。

据报道，用纯化的 Ure B 亚单位和 CT（或 LT）口服免疫小鼠可抵抗 *H. pylori* 定植，而 Ure A 亚单位则无保护作用。重组的 Ure 和 LT 口服、鼻腔、直肠免疫同样能诱导小鼠产生免疫保护力。Ure 抗体被动免疫小鼠后能预防 *H. pylori* 感染，说明 Ure 诱导产生的免疫保护是体液免疫应答介导的。螺杆菌属的 Ure 同源性非常高，*H. pylori* UreB 亚单位和 CT 口服免疫小鼠可抗 *H. pylori* 感染的现象说明：螺杆菌属的 Ure 存在交叉性表位，免疫后可引起交叉性保护。目前，在小鼠模型上已证实：多种 *H. pylori* 抗原包括 VacA、Ure、CagA、过氧化氢酶，*H. pylori* Gro ES 类蛋白均可诱导小鼠免疫保护力的产生。

有研究采用 *H. pylori* 超声裂解物和重组 Ure B 亚单位，结合 CT 口服免疫 *H. pylori* 感染小鼠，结果证实口服免疫兼具预防和治疗双重作用。类似结果在雪貂中也有发现。无论是 *H. pylori* 超声裂解物或者重组蛋白 VacA 和 CagA，与 LTK63 一起免疫，都能成功清除小鼠体内已有的 *H. pylori*，并且在免疫三个月后仍无感染。

H. pylori 毒素相关蛋白（CagA）、空泡毒素（VacA）、热休克蛋白（HSP）、触酶等也先后被作为抗原疫苗，在动物模型上产生了或强或弱的保护作用。最近又有报道分别用 *H. pylori* 的中性白细胞激动蛋白（NAP）、脂蛋白 20（Lpp20）、硫乙酰肝素结合蛋白（HSBP）等免疫小鼠也获得了不同程度的保护作用，提示这些抗原也许有希望发展成为新的疫苗。随着 *H. pylori* 全基因组序列的获得，用 *H. pylori* 感染的动物或人产生的抗血清与基因组文库进行比较，可以更快速筛选出可能的疫苗候选物。

病毒也有可能被用于治疗 *H. pylori* 感染。利用基因重组技术将 *H. pylori* 抗原基因导入载体细菌或病毒，构建能表达 *H. pylori* 抗原的活载体疫苗已用于 *H. pylori* 疫苗研制。Corthesy - Theulaz 等用导入 *H. pylori* 尿素酶 A、B 亚单位基因的减毒活伤寒沙门氏菌 phoPc 株通过鼻黏膜免疫小鼠，发现可触发 TH1 和 TH2 型免疫反应，60% 的小鼠可免受 H. pylori 攻击。Gomez - Doarte 等也以能表达 *H. pylori* 尿素酶 A、B 亚单位的减毒伤寒沙门氏菌活疫苗 SL3261 株经口服免疫小鼠，在其体内诱发了特异性的体液和黏膜免疫反应，100% 的小鼠获得了保护作用。Jiang 等用有复制缺陷的腺病毒变异株经肌注接种于 *H. pylori* 感染的 C57BL/6 小鼠，病毒感染后引发了 TH1 反应，细胞因子 IFN - γ 增多，影响了 *H. pylori* 的定植，使小鼠胃内菌量显著减少，而对炎症反应无影响。Novak 等用能编码 *H. pylori* 尿素酶 B 亚单位的脊髓灰质炎病毒复制子感染小鼠，诱发了抗 *H. pylori* 尿素酶的 TH1 免疫反应，但没有关于是否产生保护性免疫的报道。另有一类缓慢释放抗原微颗粒，本身不是佐剂，但这种颗粒可以包裹抗原，经口服给药时保护抗原在经过胃内时免受降解，并使抗原优先被 Peyer's 淋巴结摄取而递呈给黏膜免疫系统，增强免疫效果，在机体内能缓慢释放抗原，模拟初次和再次接种的作用，可较长时间维持高水平的抗体。

2. 关于胃癌发生的动物实验　关于 *H. pylori* 与胃癌发生的关系，最初的实验是在 H_m（Helicobacter mustelae，Hm）感染的雪貂中进行的，在致癌剂诱导下获得了 90% 的胃癌发生率，但该研究无阴性对照，无法明确 H_m 感染是否增加了动物对致癌剂的敏感性。有研究者发现，蒙古沙土鼠能被 *H. pylori* 所感染，在短期内出现胃炎、胃溃疡和肠化生等病变；感染 62 周后，有 37% 的沙土鼠在胃窦近幽门区出现了胃腺癌。这些研究结果显示：*H. pylori* 在胃癌发生发展中可能扮演重要角色。

3. 关于免疫佐剂的动物实验　在抗 *H. pylori* 疫苗的研制中，CT 和 LT 是应用最多的佐剂，试验证明具有较好的效果，但这些佐剂的毒性作用阻碍了它们的应用。CT 和 LT 均由 A、B 两个亚单位组成，A 亚单位具 ADP - 核糖基化活性，但它既产生免疫刺激活性，同时也具有毒性作用；而 B 亚单位无毒性，但免疫活性也比 A 亚单位或全毒素弱得多。Guy 等试验了四种不同的佐剂，包括皂角素、葡萄糖脂肽、阳离子脂类基团和磷酸聚合物。它们与 *H. pylori* 尿素酶一起经皮下免疫 Swiss 小鼠，与用同样抗原加 LT 经胃肠道免疫的小鼠相比，前两种佐剂的免疫效果与 LT 相同，而后两种的保护作用相对弱些。当然，还需进行更多的毒性研究以明确这些佐剂是否适用于人类。

（四）临床试验

由于对 *H. pylori* 感染者直接观察免疫接种的治疗效果有巨大的临床意义，自从 1994 年，已有多项临床试验报道。现阶段主要在感染 *H. pylori* 的健康成人志愿者中进行，对健康无感染者尚没有进行有关预防接种的实验，主要原因是担心可能出现意料不到的副作用，如严重炎症的发生。迄今为止，但尚无商品化 *H. pylori* 疫苗上市。

试验设计是整个临床研究的工作前提，可直接影响试验结果评价的科学性。然而，试验设计中所涉及的问题十分复杂，如所用佐剂是否为新研发的佐剂？是否需要单独设立佐剂对照组？是否仅仅期望正向效应或积极的免疫刺激？试验目的如何测试疫苗的安全性、免疫原性或有效性？如果 I 期临床试验涉及新佐剂，那么设立单独的佐剂对照组就十分必要。对于疫苗有效性试验，设立类似的对照组对疫苗的疗效评价将更加客观公正。

关于对感染 *H. pylori* 的健康成人志愿者的临床试验，第一个随机双盲试验的目的是验证单纯口服尿素酶的安全性及人体耐受性。实验将 12 个无症状感染 *H. pylori* 的健康成人志愿者随机分成两组，一组口服 60 毫克尿素酶，每周一次共 4 次，另外一组口服安慰剂；试验结果表明，尿素酶用于人体未见明显副作用，但单纯尿素酶免疫前后病人的胃黏膜 *H. pylori* 定植密度、炎症和黏膜损害均没有明显改善。第二个临床实验的目的是验证尿素酶加佐剂（LT）免疫人体后的机体耐受性和安全性。实验者将无症状感染 *H. pylori* 的健康成人志愿者随机分成四组，每组 4~5 人，分别给予尿素酶加佐剂、安慰剂加佐剂、单纯安慰剂、单纯佐剂。每周免疫一次共免疫四周。实验结果显示，尿素酶加佐剂组和其他组相比，在多个免疫后的时间点都可观察到显著增加的尿素酶特异性 IgA 或 IgG 分泌细胞的增加，而且胃黏膜细菌量也显著减少。这两项实验的结果虽然欠缺严格的统计学差异性检验，但它们提供了免疫治疗 *H. pylori* 感染的第一手临床数据，引导众多研究者加入到临床试验研究中。

有人用剂量分别是 180、60、20mg 的 Ure 加 5μgLT 口服，每周一次共 4 次，结果 16/24 例 *H. pylori* 感染者出现腹泻，剂量为 180、60mg 的患者的血清抗 Ure IgA 滴度分别增加 3.7 和 1.6 倍。试验未观察到 *H. pylori* 感染的根除，但胃内的 *H. pylori* 密度明显降低了。另有人用减毒 S. typhi 作为载体，表达 *H. pylori* 的 UreA 和 B 亚单位，采用单剂量口服，对 8 例志愿者进行试验，结果检测到较强的针对沙门菌的黏膜免疫反应，但未检测到针对 Ure 的免疫反应。其中 3 例 15 天后再用重组纯化的 Ure 及 LT 口服以加强免疫，结果仍未检测到相应的免疫反应。有研究者用甲醛灭活的全菌做疫苗，首先对 23 位志愿者进行试验，剂量为 2.5×10^6、2.5×10^8、2.5×10^{10} 及 25μgLTR192G 口服 3 次（0、14、18 天）以检测剂量耐受性，然后对 18 例采用 2.5×10^{10} 全菌体加 25μgLTR192G 或安慰剂口服（0、14、18 天）。结果共有 6 例受试者腹泻，5 例低热，2 例呕吐；2.5×10^{10} 加 25μgLTR192G 剂量组，无论受试者有无 *H. pylori* 感染，其粪便和唾液中抗 *H. pylori* 的 IgA 水平明显升高，并诱导了淋巴细胞增生反映和 IFN-γ 的产生。

1999 年 Diptrllo 等以表达 *H. pylori* 尿素酶的减毒沙门菌免疫志愿者，志愿者们获得了良好针对沙门菌抗原的黏膜免疫应答，但对 *H. pylori* 尿素酶没有应答。2000 年 Angelakopoulos 等采用鼠伤寒杆菌载体进行了相似的研究，6 个志愿者中 3 人产生了抗 *H. pylori* 尿素酶抗体。此类研究表明，异源活载体表达系统尚存在技术不足、表达量太低、目的基因失活或丢失等，难以获得理想结果。Kotloff 等进行了整菌疫苗口服免疫的 I 期临床试验。以 LT 突变体 LTR192G 作为佐剂，给 *H. pylori* 阴性和阳性志愿者 3 次口服 *H. pylori* 整菌粗制抗原。结果显示，在唾液和粪便中可检测到 *H. pylori* 特异性的系统和黏膜局部抗体，循环血和胃活检组织中可检测到抗体分泌细胞。该研究未报道 *H. pylori* 特异性抗体是否与人体细胞发生交叉反应和对 *H. pylori* 阳性志愿者细菌定植的影响。

由我国邹全明课题组自主发明研制的口服重组 *H. pylori* 分子内佐剂疫苗于 2004 年完成了 I、II 期临床研究。结果表明，15mg/支剂量的口服重组 *H. pylori* 疫苗对人体具有良好的安全性，同时能有效刺激人体产生血清特异性 IgG 抗体、唾液特异性 sIgA 抗体、胃肠道特异性 sIgA 抗体。在此基础上，于 2006 年 9 月完成了该疫苗的 III 期临床试验，共对 5000 余名志愿者进行了预防感染效果的系列定期观察和检测。结果证实，试验疫苗安全性良好，疫苗预防 Hp 感染保护率为 72%，特异性抗体阳性率为 85%。该疫苗为国际上首个完成 III 期临床试验的 *H. pylori* 疫苗，随机双盲的设计、规范翔实的临床试验为疫苗的最终研制成功奠定了坚实的研究基础。

新型脂质免疫刺激剂 DC-Chol 是一种中性磷脂，在水中可形成吸附各种蛋白抗原的阳离子表面。以 DC-Chol 构成的阳离子脂质体为佐剂，已用于 *H. pylori* 的 I 期临床试验，结合 *H. pylori* 尿素酶抗原免疫健康人群，结果表明 DC-Chol 可激发机体产生特异性免疫应答，应答水平高于单独抗原免疫组。在 *H. pylori* 疫苗的 I 期临床试验中，与铝佐剂进行比较研究，结果显示 DC-Chol 诱导的抗体水平和细胞免疫应答强度与铝佐剂基本相当。在其安全性方面，DC-Chol 引发较对照组更多的副反应，但该副反应的发生较为短暂，反应强度轻微。

尽管已有大量的新型疫苗佐剂处于研究开发和临床试验阶段，但是真正获得批准用于人用疫苗的佐剂屈指可数，其中，铝盐佐剂是最早获准用于人用疫苗的佐剂，已广泛应用于细菌、病毒等病原微生物疫苗，但不能在亚单位疫苗中发挥有效的佐剂效应，改善或增强免疫应答。迄今为止，已批准上市的新型疫苗佐剂有：MF59、重组霍乱毒素 B 亚单位（rCTB）、AS04 等。

三、展　望

H. pylori 对人体的侵害为一种慢性感染，可引起持久性免疫炎症性病理反应，机体对 *H. pylori* 的免疫反应处于耐受或麻痹状态。由于 *H. pylori* 的高感染性和低致病性等流行病学特点，它的感染人群数量非常巨大。常规的治疗性抗原或疫苗可诱导机体产生新的免疫应答，但极难打破原有的免疫耐受和引发治疗性清除 *H. pylori* 的免疫反应。目前根除 *H. pylori* 需要几种抗菌素联用至少一周，费用也较为昂贵，而耐药菌株的产生更使根除率下降。

基础免疫研究与疫苗发展的经验昭示，免疫预防感染与免疫根治感染的机制是极不相同的，但就预防与治疗性疫苗研发的难易程度与效果方面，前者优于后者。因此，应积极鼓励与加大预防性 *H. pylori* 疫苗的研制。疫苗主要针对健康人群及新生儿，免疫接种是在大规模人群中预防和控制感染性疾病的经典的，最为有效的方法。所以疫苗具有非常大的市场潜力。我国是 *H. pylori* 感染的高发区与预防性 *H. pylori* 疫苗的最主要市场，应当充分利用该区域优势积极开展具有自主知识产权的预防性 *H. pylori* 疫苗的研制。

迄今为止，尚未发现对人类理想的 *H. pylori* 预防或治疗用的疫苗。目前 *H. pylori* 疫苗面临的主要问题是用于疫苗评价的动物模型问题。由于目前常用模型动物的胃肠黏膜部位并无人类特有的 *H. pylori* 黏附受体，所以在动物模型中表现出的免疫保护作用无法代表在人类中的保护作用，这时疫苗研究中疫苗动物保护率很高而人群保护率很差的原因。有研究者指出，在没有建立良好的 *H. pylori* 评价动物模型之前，*H. pylori* 疫苗获得突破的可能性不大。而具有人类胃黏膜受体特征的转基因动物的建立将是未来疫苗研究的突破点。通过对全基因组序列信息的分析比较，有助于阐明 *H. pylori* 适应胃微环境生长的特殊生理机制、生化代谢途径、基因调控机制、与宿主相互作用过程等，并有利于筛选到最佳的抗原蛋白组分，这将给疫苗的设计提供更好的机会，因为每个编码毒力因子的基因和潜在的免疫原性将可用来选择。全基因组序列和后基因组手段如生物信息学、蛋白质组学分析、杂交技术、突变和蛋白质化学的协结合。将从多角度的视点更全面地探索 *H. pylori* 对人体宿主的功能和理解其与生物体之间的复杂的动态交互作用。

对 *H. pylori* 的免疫致病机制及免疫防治已进行了大量研究，且取得了显著进展，但许多问题仍尚待解决。*H. pylori* 与宿主之间的复杂的相互作用的分子网络，自然感染和免疫接种后诱导的免疫反应机制的异同之处，不同的免疫细胞在不同的感染期的功能等很多问题还需要深入探讨。目前佐剂作用机制的认识仍不够深入，使得新型佐剂的进一步发展困难重重。对于新型佐剂的研发与临床应用应注意以下几点：不同佐剂的选择；佐剂的联用与合理配伍；使用安全性、免疫试验途径、佐剂生产来源以及佐剂质量控制等问题。

随着医学实践由经验医学向循证医学的转变，随着大样本的研究和各地胃肠病学研究者的广泛合作，随着临床实验和基础工作的紧密结合，我们有理由相信，*H. pylori* 的黏膜损伤机制终将被阐明，安全满意的 *H. pylori* 疫苗终将会出现。

参 考 文 献

1　Robinson K，Argent RH，Atherton JC. The inflammatory and immune response to *Helicobacter pylori* infection. Best Pract Res Clin Gastroenterol，2007，21（2）：237～259

2　Cooke CL, Huff JL, Solnick JV. The role of genome diversity and immune evasion in persistent infection with Helicobacter pylori. FEMS Immunol Med Microbiol, 2005, 45 (1): 11 ~ 23

3　Ferrero RL. Innate immune recognition of the extracellular mucosal pathogen, *Helicobacter pylori*. Mol Immunol, 2005, 42 (8): 879 ~ 885

4　Baldari CT, Lanzavecchia A, Telford JL. Immune subversion by *Helicobacter pylori*. Trends Immunol, 2005, 26 (4): 199 ~ 207

5　洪流, 吴开春. 幽门螺杆菌感染的黏膜损伤免疫机制和免疫治疗的研究进展. 胃肠病学, 2007, 12 (9): 563 ~ 566

6　Algood HM, Cover TL. *Helicobacter pylori* persistence: an overview of interactions between *H. pylori* and host immune defenses. Clin Microbiol Rev, 2006, 19 (4): 597 ~ 613

7　Franchini M, Veneri D. *Helicobacter pylori* infection and immune thrombocytopenic purpura: an update. Helicobacter, 2004, 9 (4): 342 ~ 346

8　Lee SK, Josenhans C. *Helicobacter pylori* and the innate immune system. Int J Med Microbiol, 2005, 295 (5): 325 ~ 334

9　Portal - Celhay C, Perez - Perez GI. Immune responses to *Helicobacter pylori* colonization: mechanisms and clinical outcomes. Clin Sci (Lond), 2006, 110 (3): 305 ~ 314

10　Franchini M, Veneri D. *Helicobacter pylori* - associated immune thrombocytopenia. Platelets, 2006, 17 (2): 71 ~ 77

11　Bergman M, Del Prete G, van Kooyk Y, et al. *Helicobacter pylori* phase variation, immune modulation and gastric autoimmunity. Nat Rev Microbiol, 2006, 4 (2): 151 ~ 159

12　萧树东. 消化病学新理论与新技术. 上海: 上海科技教育出版社, 1999: 153 ~ 157

13　Bumann D, Jungblut PR, Meyer TF. *Helicobacter pylori* vaccine development based on combined subproteome analysis. Proteomics, 2004, 4 (10): 2843 ~ 2848

14　uerbaum S, Josenhans C. Virulence factors of *Helicobacter pylori*: implications for vaccine development. Mol Med Today, 1999, 5 (1): 32 ~ 39

15　Fujii R, Morihara F, Fukushima K, et al. Recombinant antigen from *Helicobacter pylori* urease as vaccine against *H. pylori* - associated disease. Biotechnol Bioeng, 2004, 86 (7): 737 ~ 746

16　Czinn SJ, Nedrud JG. Working towards a Helicobacter pylori vaccine. Gastroenterology, 1999, 116 (4): 990 ~ 993

17　Blanchard TG, Eisenberg JC, Matsumoto Y. Clearance of *Helicobacter pylori* infection through immunization: the site of T cell activation contributes to vaccine efficacy. Vaccine, 2004, 22 (7): 888 ~ 897

18　Ruggiero P, Peppoloni S, Rappuoli R, et al. The quest for a vaccine against *Helicobacter pylori*: how to move from mouse to man? Microbes Infect, 2003, 5 (8): 749 ~ 756

19　Rupnow MF, Owens DK, Shachter R, et al. *Helicobacter pylori* vaccine development and use: a cost - effectiveness analysis using the Institute of Medicine Methodology. Helicobacter, 1999, 4 (4): 272 ~ 280

20　Rupnow MF, Shachter RD, Owens DK, et al. Quantifying the population impact of a prophylactic *Helicobacter pylori* vaccine. Vaccine, 2001, 20 (5 ~ 6): 879 ~ 885

21　Svennerholm AM. Prospects for a mucosally - administered vaccine against *Helicobacter pylori*. Vaccine, 2003, 21 (5 ~ 6): 347 ~ 353

22　Zevering Y. Vaccine against *Helicobacter pylori*? Ann Med, 2001, 33 (3): 156 ~ 166

23　Hatzifoti C, Wren BW, Morrow WJ. *Helicobacter pylori* vaccine strategies - triggering a gut reaction. Immunol Today, 2000, 21 (12): 615 ~ 619

24　胡伏莲, 周殿元. 幽门螺杆菌感染的基础与临床. 北京: 中国科学技术出版社. 2002: 382 ~ 388

25　Hong L, Zhao Y, Han Y, et al. Reversal of migraine symptoms by *Helicobacter pylori* eradication therapy in patients with hepatitis - B - related liver cirrhosis. Helicobacter, 2007, 12 (4): 306 ~ 308

26　邹全明. 幽门螺杆菌疫苗的研究进展. 胃肠病学, 2007, 9: 567 ~ 570

27　Wu C, Shi Y, Guo H, et al. Protection against *Helicobacter pylori* infection in mongolian gerbil by intragastric or intramuscular administration of *H. pylori* multicomponent vaccine. Helicobacter, 2008, 13 (3): 191 ~ 199

第十六章 幽门螺杆菌感染、蛋白激酶C与胃癌

王吉耀　陈世耀

上海复旦大学中山医院

一、蛋白激酶 C

蛋白激酶 C（Protein Kinase C）是蛋白激酶家族中的一个成员，广泛存在于哺乳类各种组织细胞，在信息传递中起重要作用，能被多种生长因子、激素和神经递质激活。1977 年由日本学者 Nishizuka 等首次在鼠脑的胞质成分中发现。迄今为止，已经分离纯化出至少 12 种亚型。PKC 通常处于失活状态，被激活后可由细胞质转位到细胞膜，能够使众多蛋白质中的丝氨酸和苏氨酸发生磷酸化而发挥作用。因此，PKC 的活化不仅与正常细胞的生长分化、凋亡等多种生物学效应有关，更在肿瘤的发生、发展、转移和多药耐药等方面发挥重要作用。

PKC 通常分为三类：经典型 PKC（classical，cP2KC），由 α、βⅠ、βⅡ、γ 组成，激活时需要依赖 Ca^{2+}、二酰基甘油（DG）和磷脂酰丝氨酸（PS）或佛波酯（PMA）；新型 PKC（novel，nPKC），由 δ、ε、η、θ 组成，不需 Ca^{2+}，但需 DG，磷脂或 PMA 激活；非典型 PKC（atypical，aPKC），由 ζ、λ、τ 组成，仅需要磷脂类激活而不依赖钙、DG 和 PMA；近年来发现一种 PKCμ，不需钙、DG 激活，而由磷脂酰肌醇 – 4,5 – 二磷酸激活，但在结构上与前三部分类似，被认为是 PKC 超家族第四种成员。

二、蛋白激酶 C 与胃癌

PKC 是促癌剂 Phobol esters 在细胞内的高亲和力受体，能使许多与细胞生长有关的重要蛋白质磷酸化。近年来 PKC 对细胞生长的调控及其在肿瘤发生发展中的作用越来越受到人们的重视。目前已发现多种恶性肿瘤组织中 PKC 的含量高于正常组织[1~3]。近年来一些研究表明胃癌的发生发展与 PKC 有关，人胃癌组织的 PKC 活性显著高于正常胃黏膜组织[4]。

在肿瘤细胞的生长调控中细胞周期是重要环节，通过改变细胞周期来阻止肿瘤细胞增殖已引起人们的关注[5]。细胞周期的调节主要发生在两个重要的转变期 G1 – S 期和 G2 – M 期上。通过抑制 PKC 活性（特异性 PKC 抑制剂）可以发现胃癌细胞在体外培养中凋亡增加，同时伴有凋亡相关基因的表达[6]。国内学者用不同浓度的 PKC 抑制剂 Staurosporine（ST）作用于人胃癌细胞株 MGC 803 和 SGC 7901 后，细胞增殖受到明显抑制，提示 PKC 在胃癌细胞增殖中具有重要作用[7]。ST 可

使受损伤的细胞阻滞于细胞周期的某一阶段，使细胞能自行修复或诱导细胞凋亡，阻止因受损突变产生异常增殖，提示对 ST 敏感的 PKC 参与了细胞 G2 - M 期的转变过程调节。另外，在胃黏膜肠上皮化生、不典型增生、胃癌的发生过程中，存在 PKC 表达水平的增高[8]。

蛋白激酶 C 各亚型在分布上具有组织或细胞特异性，某些组织可有几种亚型，同一细胞在不同的生长状态也可表达不同亚型，因此研究 PKC 亚型与肿瘤的关系显得错综复杂。Mckenna 等[9]在人胃癌细胞株 HGT21 中检测到 PKCα 及 ε。随后 Han 等[10]在 SGC7901 胃癌细胞株上发现 PKCα、β1、β2 表达。国内徐秀英等人[11]用免疫组化方法研究 PKC 在胃癌组织及癌旁组织中的表达，结果显示胃癌组织和癌旁组织均表达 PKCα 和 ε，胃癌组织 PKC 亚型 α、ε 的表达较癌旁组织显著增强。上述研究均提示 PKCα 及 ε 在胃癌的发生发展中可能起着重要的调节作用，但其在胃癌细胞增殖中究竟如何发挥作用，二者之间是否存在相互作用以及作用方式尚有待于进一步研究。

除了抗凋亡外，PKC 还有促进凋亡作用。如 PKC 亚型中 PKCα、βⅡ 具有抗凋亡作用，而 PKCδ、θ 可促进凋亡[12]。研究显示 PKCδ 的过表达能加强顺铂诱导的对 MKN28 胃癌细胞的细胞毒作用[13]。

肿瘤细胞的侵袭转移与肿瘤细胞的黏附作用、细胞外基质的水解过程、细胞的运动能力及转移基因调控等密切相关，PKC 作为信号转导通路中的关键因子参与肿瘤细胞的运动、黏附、细胞外基质降解等多个环节。Korczaka 等报道，未转移的乳腺癌细胞 PKC 水平低于转移的癌细胞，应用 PKC 激活剂能诱导细胞的转移表型。近年研究发现，PKC 与胃癌细胞转移相关。有研究报道了 80 例原发性胃癌及其淋巴结中，PKC 阳性的胃癌组织中淋巴结的转移率明显高于 PKC 阴性者，PKC 与胃癌转移呈正相关[14]。另外，有报道在静脉浸润胃癌发生肝转移的病例中，PKC 高表达。不同亚型 PKC 对胃癌侵袭的作用也逐渐引起人们的重视。Schwartz[15]通过体外实验发现具有侵袭力胃腺癌细胞上可观察到 PKCβ 的表达，不具有侵袭力胃腺癌细胞无 PKCβ 的表达，而 PKCα、PKCγ 在这两类细胞上均有表达，推测 PKCβ 可能在胃腺癌的侵袭中具有重要作用。陈亚丽等人[16]的研究也证实在有淋巴结转移的胃癌中，淋巴结转移灶中 PKCβⅡ 的阳性率为 77.18%，低于原发灶 96.0% 的阳性表达率，两者之间比较差异有显著性（$p < 0.05$）。尽管如此，但徐秀英等人[11]的研究结果却显示 PKCα、ε 的表达与胃癌组织的分化程度、临床分期及有无淋巴结转移均无明显相关性。PKC 各亚型与胃癌浸润及转移的关系尚有待于进一步研究。

三、幽门螺杆菌感染与蛋白激酶 C 表达

幽门螺杆菌（*Helicobacter pylori*，下称 *H.pylori*）感染可通过增强 PKC 的活性而促进细胞因子如白介素 - 8（IL - 8）的释放[17]。研究显示无论在慢性胃炎肠化生、不典型增生或者胃癌病例，*H.pylori* 阳性病例的 PKC 表达明显高于 *H.pylori* 阴性病例，提示 *H.pylori* 感染可能通过 PKC 作用在肠化生、不典型增生和胃癌发生中起作用[8]。

姜媛媛等人[18]研究 PKC 同工酶在 *H.pylori* 感染引起胃癌发生中起作用。研究发现 PKCε、PKCγ、PKCι、PKCζ mRNA 在对照组呈现恒定的低水平表达趋势，*H.pylori* 感染后 mRNA 水平呈现明显的持续增高趋势。*H.pylori* 可能通过上调具有肿瘤增殖活性的 PKCε、γ、ι、ζ，参与胃癌的发生过程。和对照相比 PKCθ mRNA 水平在被 *H.pylori* 攻击的样品呈现下调趋势，提示 *H.pylori* 感染可能通过下调具有凋亡活性的 PKCθ 参与其引起胃癌的发生过程。PKCα mRNA 水平无论是被 *H.pylori* 攻击的样品还是对照组均表现上升趋势，但 *H.pylori* 的加入提前了 PKC α mRNA 高水平表达状态。

PKC 对胃癌的发生、发展、侵袭和预后有重要影响。*H.pylori* 感染后引起 PKC 同工酶表达的改变在胃癌发生中起着重要的作用。但 PKC 亚型之间对胃癌的发生是否有相互作用，*H.pylori* 感染后对 PKC 表达有何种影响，又如何在胃癌的发生中起作用，上述问题仍有待于研究。不同 PKC 亚型的表达水平也将为胃癌的诊断和治疗提供有价值的信息，是否 PKC 或者亚型特异抑制剂可能成为抗肿瘤治疗的重要手段之一仍需要探索。

参考文献

1　Hashimoto Y，Chida K，Huang M，et al．Levels of protein kinase C activity in human gastrointestinal cancers．Biochem Biophys Res Commun，1989，163（1）：406～411

2　Lim IK，Lee DJ，Lee KH，et al．High activities of protein kinase C and M in fresh human stomach and breast tumors．Yonsei Med J，1987，28（4）：255～260

3　Hirai M，Camou S，Kobayash M，et al．Lung cancer cells often expree high levels protein kinase C activity．J Pn J Cancer Res，1989，80（3）：204～208

4　Uchida N，Okamura S，Kuwano H．Protein kinase C activity in human gastric carcinoma．Oncol Rep，2000，7（4）：793～796

5　Zong ZP，Fujikawa－Yamamoto K，Li AL，et al．Both low and high concentrations of staurosporine induce G1 arrest through down regulation of cyclin E and cdk2 expression．Cell Struct Funct，1999，24（6）：457～463

6　Zhu GH，Wang BC，Eggo MC，et al．Pharmacological inhibition of protein kinase activity could induce apoptosis in gastric cancer cells by differential regulation of apoptosis－related genes．Dig Dis Sci，1999，44：2020～2026

7　哈敏文，侯柯佐，刘云鹏，等．蛋白激酶 C 抑制剂 Staurosporine 对人胃癌细胞周期的影响．癌症，2003，22（7）：691～694

8　陈世耀，王吉耀，纪元，等．幽门螺杆菌与蛋白激酶 C 在胃癌及癌前病变基因突变中的作用．世界华人消化杂志，2001，9（3）：302～307

9　Mckenna P，Williams JM，Gespach CP，et al．Protein kinase C inhibit s cyclic adenosine monophosphate generation by histamine and truncated glucagon like peptide 1 in the human gastric cancer cell line HGT21．Gut，1993，34（7）：953～957

10　Han Y，Han ZY，Zhou XM，et al．Expression and function of classical protein kinase C isoenzymes in gastric cancer cell line and it s drug resistant sublins．World J Gast roenterol，2002，8（3）：441～445

11　徐秀英，张岱，姜若兰，等．蛋白激酶 C 亚型在人胃癌组织中的表达及其意义．中国组织化学与细胞化学杂志，2007，16（2）：222～226

12　Gutcher I，Webb PR，Anderson NG．The isoform－specific regulation of apoptosis by protein kinase C．Cell Mol Life Sci，2003，60（6）：1061～1070

13　Iioka Y，Mishima K，Azuma N，et al．Overexpression of protein kinase C delta enhances cisplatin－induced cytotoxicity with P53 in gast ric cancer cell line．Pathobiology，2005，72（3）：152～159

14　李玉军，毛伟征，纪祥．胃癌 P53、PKC 及 CD44V6 表达与淋巴结转移关系的研究．实用癌症杂志，2000，15（1）：32～33

15　Schwartz GK，Jiang J，Kelsen D．Protein kinase C，a novel target for inhibiting gastric cancer cell invasion．J Nati Cancer Inst，1993，85（8）：402～408

16　陈亚丽，唐建武．蛋白激酶 C 亚型在胃癌中的表达及其意义．临床肿瘤学杂志，2007，12（5）：27.3～57.3

17　Kassai K，Yoshikawa T，Yoshida N，Hashiramoto A，et al．*Helicobacter pylori* water extract induces interlcukin－8 production by gastric epithelial cells．Dig Dis Sci，1999，44：237～242

18　姜媛媛，李建生，何利华，等．幽门螺杆菌对 AGS 细胞蛋白激酶 C 同工酶表达的影响．胃肠病学和肝病学杂志，2007，16（3）：280～283

第十七章　幽门螺杆菌感染与 Toll 样受体

谢　勇[1]　周南进[2]　吕农华[1]

[1]南昌大学第一附属医院　[2]江西省医学科学研究所

Toll 样受体（toll – like receptors，TLRs）是固有免疫系统中的细胞跨膜受体及病原体相关分子模式（pathogen – associated molecular patterns，PAMPs）识别受体之一，可激活固有性免疫应答，同时还是连接固有免疫和获得性免疫的桥梁。因此，TLRs 在免疫系统中有着十分重要的作用。最近研究发现 TLRs 信号通路和幽门螺杆菌（*Helicobacter pylori*，下称 *H. pylori*）感染和致病关系密切。本文主要介绍 TLRs 的结构、信号通路及其在 *H. pylori* 感染和致病中的作用。

一、Toll 样受体

（一）Toll 样受体的结构特点

Toll 蛋白家族最早是在果蝇中发现的一种跨膜蛋白，1997 年，Medzhitov 等[1]首次克隆并描述了与果蝇同源的人的 Toll 蛋白，命名为 TLRs。它是一类与固有免疫密切相关，识别 PAMPs 的膜蛋白分子，是病原识别受体（pathogen recognition receptor，PRR）中的一个重要家族，它们在多种固有免疫细胞上广泛表达，机体免疫系统通过这些细胞上的 TLRs 识别入侵的微生物和其成分。TLRs 是一类有 13 个成员，进化上高度保守的 I 型跨膜蛋白家族。人 TLRs 的结构分为 3 个部分，即胞内域，膜域和胞外域。胞外域是识别病原体及其毒性致病产物、激活胞内信号转导的部分，由富含亮氨酸的重复序列（leucine – rich repeats，LRR）组成，其同源性较差，提示 TLRs 各分子所结合的配体具有不同的结构、性质。胞内域则与人白细胞介素 – 1 受体（interleukin – 1 receptor，IL – 1R）

胞质区同源，称为 TIR 结构域（Toll/IL-1-receptor homologous region，TIR），同源性较高，提示它们是一组高度保守的分子，执行着相似的功能。

（二）Toll 样受体的配体

TLRs 家族的部分受体的配体新近被逐渐认知，这些配体中绝大多数属于 PAMPs，包括各种细菌细胞壁成分，如脂多糖（lipopolysaccharide，LPS）、多肽糖，胞壁酸等，以及酵母细胞壁上的甘露糖，还有鞭毛蛋白、细菌 DNA 和病毒的双链 RNA 等。目前研究得较为为深入的是 TLR2 和 TLR4，TLR4 是革兰氏阴性菌 LPS 的受体，主要识别 LPS 及其保守结构类脂 A 和类脂 A 的衍生物，是机体与 LPS 反应中的主要信号转导分子[2,3]。TLR4 对 LPS 的识别还需要内毒素结合蛋白、MD2 的辅助。MD2 分子与 TLR4 胞外域结合并强化了 TLR4 对 LPS 的信号转导，为 TLR4 与 LPS 之间信号通路的桥梁[4]，且只在有共表达 CD14 情况下 LPS 才能特异性的与 TLR4 和 MD-2 交联，此过程需血清中可溶性蛋白——内毒素结合蛋白的参与[5]。TLR2 主要是革兰氏阳性菌、分支杆菌、真菌感染的受体，主要识别革兰氏阳性菌的脂磷壁酸（lipoteichoic acid，LTA）、肽聚糖（peptidoglycan）、脂蛋白/脂肽等，TLR2 被 LPS 激活不需 MD2 的绝对存在。TLR1 和 TLR6 作为辅助受体与 TLR2 组成异二聚体发挥作用。TLR3 主要识别病毒感染细胞的双链 RNA（dsRNA），TLR5 识别鞭毛蛋白和有鞭毛的细菌，单链 RNA（ssRNA）可能是 TLR7 和 TLR8 的生理性配体，TLR9 参与识别细菌与病毒的 CpG DNA[6]。

（三）Toll 样受体信号通路传导途径

大量实验表明，TLRs 信号通路在免疫调节中发挥重要作用。特异性 TLRs 信号通路的激活机制很复杂，日益清楚的是不同的 TLRs 激活不同的信号通路，继而根据感染源的性质诱导免疫应答产生。除了直接激活宿主固有免疫应答，TLRs 介导的识别和信号通路在调控获得性免疫应答的起始中也发挥重要作用。TLRs 介导的调控 T 细胞活化的途径至少有两条不同的通路。其一必须通过协同刺激因子途径，另一条为依赖细胞因子封闭调节性 T 细胞（regulatory T cell，Treg）的抑制活性而实现。现已发现多种 TLRs 识别分子以及信号转导所必需的衔接分子，其中脂多糖结合蛋白（lipopolysaccharide binding protein，LBP）、CD14 和 MD2 是识别 TLR4 的重要分子，而髓样分化因子 88（myeloid differentiation factor 88，MyD88）、Mal（（MyD88-adapter like）、白介素-1 受体相关激酶（IL-1R-associated kinase，IRAK）、肿瘤坏死因子受体相关因子 6（TNFR-associated factor 6，TRAF6）等是必须的衔接分子。TLRs 通过多种识别分子与其配体结合，经多种衔接分子将信号转导至胞内，激活核因子-κB（nuclear factor，NF-κB）和丝分裂原活化蛋白激酶（Mitogen-activated protein kinase，MAPK）等，从而诱导免疫相关基因，包括 TNF-α、IL-1、IL-6、IL-8 等促炎细胞因子以及协同刺激分子 CD80、CD86 等的基因表达[7-9]。

Kawai 等[10] 研究发现 MyD88 基因敲除的小鼠丧失了对 IL-1、IL-18、肽聚糖和 CpG DNA 的反应能力，但最终还是能激活 NF-κB 和 MAPK，只是存在动力学上的延迟，这说明还有其他不依赖于 MyD88 的信号转导途径存在。近来发现了一种新分子，称为 MyD88 样分子（MyD88 adaptor-like，MAL）或 TIR 包含蛋白分子（TIR domain-containing adaptor protein，TIRAP），TIRAP/MAL 的羧基端含有与 MyD88 相同的 TIR 域。TIRAP/MAL 可与 TLR4 特异性相互作用，介导非依赖 MyD88 的信号传导途径，激活 NF-κB。TIRAP 的功能与 TLRs 亚型有关，TLR1、TLR2、TLR4 及 TLR6 可识别 TIRAP/MAL，但 TLR3、TLR5、TLR7 及 TLR9 却无此功能。

（四）Toll 样受体在获得性免疫中的作用

众所周知，固有免疫的识别作用调控获得性免疫应答的起始。树突状细胞是体内最重要的抗原递呈细胞（antigen presenting cell，APC），这些细胞表达各种 TLRs。TLRs 和微生物产物结合后，树突状细胞由外周组织转移至淋巴样器官，上调主要组织相容性复合物和 CD80/86 等协同刺激分子，树突状细胞通过分泌细胞因子决定了随后发生的免疫应答特征，并诱导 T 细胞发展为辅助性 T 细胞类型 1（Th1），Th2 和调节性效应细胞[11]。Schnare 等[12] 研究显示 MyD88 缺失的小鼠存在严重的抗原特异性 Th1 而非 Th2 活化障碍，这说明固有免疫系统中有两种不同的通路调控获得性免疫的两个效应器分子。TLRs 通过 APC 调控获得免疫应答的激活，但是，抑制自身反应性 T 细胞活性的调节性 T 细胞（CD4$^+$CD25$^+$Tr 细胞）也调控获得免疫应答的起始[13]。微生物的 TLRs 通路诱导作用封阻了 CD4$^+$CD25$^+$Tr 细胞的抑制作用，导致抗原特异性获得免疫应答的激活，这种抑制活性的封阻作用部分依赖于识别微生物产物后由 TLRs 诱导分泌的 IL-6。由 TLRs 介导的固有免疫应答的识别作用调控获得性免疫应答至少通过两种不同的机制：一是树突状细胞上协同刺激分子的诱导作用；二是通过 IL-6 的分泌，诱导产生封阻 CD4$^+$CD25$^+$Tr 细胞抑制活性的抗原特异性 T 细胞。

二、Toll 样受体与幽门螺杆菌感染

（一）幽门螺杆菌相关性疾病中 Toll 样受体的表达

H. pylori 可上调胃黏膜内 TLRs 的表达[14]。笔者的研究发现 *H. pylori* 感染者 TLR4 在胃黏膜上皮细胞和固有层的单核细胞均大量表达，而无 *H. pylori* 感染者仅在炎症细胞内有少许 TLR4 表达，而在上皮细胞内几乎无表达，在慢性胃炎、萎缩性胃炎和肠上皮化生患者 *H. pylori* 阳性者胃黏膜内 TLR4 的表达均显著高于 *H. pylori* 阴性者，且 CagA 阳性菌株感染者胃黏膜上皮和炎细胞内 TLR4 的表达均显著高于 CagA 阴性菌株感染者，表明 *H. pylori* 感染可能通过上调胃黏膜内 TLR4 的表达来诱导胃黏膜发生炎症反应，并且 CagA 在其中起重要作用[15]。在动物实验中我们也进一步证实了 *H. pylori* 感染后可显著上调小鼠胃黏膜内 TLR4 蛋白和 mRNA 的表达，而 *H. pylori* 根除后 TLR4 的表达随之下降[16]。*H. pylori* 感染不但上调 TLRs 的表达，而且其表达部位和亚细胞分布也有所不同，无 *H. pylori* 感染者 TLR4 主要在胃体表达，而 *H. pylori* 感染者胃窦、胃体均高度表达[17]。Schmausser 等[18]运用荧光共聚焦显微镜观察了 *H. pylori* 感染和非感染者 TLR4、TLR5 和 TLR9 的亚细胞分布，发现 *H. pylori* 感染后，TLR4 和 TLR9 在胃上皮表达增强，TLR4 在胃上皮的顶端和基底外侧一直高度极化表达，TLR5 和 TLR9 动态性转移至基底外侧。由于 TLRs 在上皮细胞的顶端和基底外侧表达在黏膜免疫调节中起重要作用，因此 *H. pylori* 感染所致的 TLRs 的极化现象和动态表达，提示 TLRs 在宿主对 *H. pylori* 的感染的胃黏膜固有免疫中可能发挥着"哨兵"的作用。他们的另一研究运用免疫荧光技术观察 TLRs 在胃癌及癌前病变（肠化生和萎缩）的胃上皮中的表达和亚细胞分布：发现在 *H. pylori* 相关性胃炎中，胃癌前期病变肠化生和萎缩的胃上皮高表达 TLR4 和 TLR5，胃癌的癌细胞同样表达 TLR4 和 TLR5；TLR4 和 TLR5 广泛、均匀地分布于肠化生、萎缩的胃上皮和胃癌细胞；TLR9 不表达于肠化生和萎缩的胃上皮，仅在胃癌中局灶性表达。然而，在没有肠化生和萎缩的邻近胃上皮中却有 TLR9 表达；TLR4、TLR5 和 TLR9 在胃癌细胞和胃癌的前期病变胃上皮的亚细胞水平无极化表达现象，但在邻近胃上皮中却高度极化表达[19]。

（二）Toll 样受体在幽门螺杆菌逃避宿主免疫防御中的作用

H. pylori 定植于覆盖人胃黏膜表面的黏液层，感染后不予治疗将导致长期甚至终生在胃内定植，并能引起许多相关的疾病，如慢性胃炎、消化性溃疡、胃黏膜相关淋巴组织（mucoca associated lymphoid tissue，MALT）淋巴瘤等。*H. pylori* 致病的一个先决条件是在胃内长期定植，当 *H. pylori* 侵入人体胃黏液时，胃黏膜上皮细胞可能是第一个"识别"*H. pylori* 的细胞。这些细胞可表达大量的固有免疫受体如 TLR2、4、5 和 9。然而 *H. pylori* 可通过各种机制来逃避这些受体对其的识别。研究发现成人胃肠上皮细胞对 *H. pylori* 的 LPS 反应低下或无反应性[20]，这可能是由于 TLR4 或辅助蛋白 MD2 和 CD14 的低水平表达。与大肠杆菌比较，*H. pylori* LPS 结合 LBP 的有效性要低得多，继而导致 LPS 向 CD14 的低转移率，说明在激活 TLR4 过程中关键的一步，即结合细菌内毒素于 CD14 时，*H. pylori* LPS 的活性低下。*H. pylori* 在进化过程中形成了多种 LPS 四酰基化的化学变异体，相对于其他的细菌如肠杆菌科的 LPS，它们激活 TLR4 的活性要低 100~1000 倍[21]，*H. pylori* 的 LPS 还可拮抗 TLR4 的激活，因此 *H. pylori* 的 LPS 对 TLR4 的低激活效应可能在其免疫逃避中发挥作用。TLR2 对 *H. pylori* 的识别作用目前尚不清楚，新近研究发现 TLR2 不仅可启动促炎免

疫反应，而且它还可激活代偿性的抗炎机制，它可刺激 IL-10 产生和招募调节性 T 细胞，从而发挥免疫抑制作用[22]。TLR2 可识别完整的 *H. pylori* 菌或其成分，介导抗炎和免疫抑制作用，使 *H. pylori* 感染持续存在。TLR5 可结合细菌鞭毛蛋白单体并对其产生免疫应答，成人胃上皮细胞可表达功能性 TLR5，但 *H. pylori* 可逃避 TLR5 对其鞭毛抗原的免疫识别。与伤寒沙门氏菌等相比，*H. pylori* 的鞭毛结构成分不释放，与 TLR5 识别结合并激活固有免疫的能力明显减弱，这使宿主无法快速有效清除病原[23]。研究表明 *H. pylori* 的鞭毛蛋白在 TLR5 识别位点上有一个不同于其他肠科杆菌的氨基酸序列，使 TLR5 不能识别它[24]。Lee 等[25]通过用 p38 和 NF-κB 激活效应及随后产生的 CXC 趋化因子分泌量来衡量炎症反应，证实 *H. pylori* 鞭毛蛋白 FlaA 和 FlaB 激活 TLR5 诱导的免疫反应能力低下。细菌鞭毛蛋白激活 TLR5 后可引起获得性免疫系统 Th2 的极化[26]，而 TLR5 的激活障碍可阻遏 T 细胞的有效极化。*H. pylori* 可能利用对 TLR5 应答的逃避作为特殊的生存方式，形成慢性持续感染[27]。

（三）Toll 样受体在幽门螺杆菌致病中的作用

虽然 *H. pylori* 可通过对 TLRs 的低激活效应来发挥其免疫逃避作用，但是研究表明 TLRs 对 *H. pylori* 的识别及其诱导的炎症信号通路在 *H. pylori* 的致病过程中仍起着重要作用。APC 上的 TLRs 与 *H. pylori* 或其菌体成分作用后可诱导促炎细胞因子如 TNF-α、IL-1β 和 IL-8 等的分泌。TLRs 目前被认为是炎症反应的启动闸门，是引起机体炎症反应的关键分子，它们能够介导多种重要病原体成分与细胞反应。已有研究证实 *H. pylori* 及其菌体成分（如 LPS 和热休克蛋白 60 等）可经 TLRs 通路激活 NF-κB 和 MAPK、AP-1 启动一系列的炎症信号转导的级联反应，引起多种炎症分子的"瀑链式"释放，诱发胃黏膜的炎症反应。

H. pylori 感染其及菌体成分可上调 TLRs 的表达并激活 TLRs 信号通路，Kawahara 和 Takenaka 等[28,29]研究证实 *H. pylori* 及其 LPS 和热休克蛋白 60（Hsp60）通过 TLRs 尤其是 TLR2 信号通路激活 NF-κB 和刺激 IL-8 分泌，引起炎症反应；他们的研究还发现 *H. pylori* 和其 LPS 可刺激豚鼠胃小凹细胞 TLR4 mRNA 和蛋白的表达，并激活豚鼠胃小凹细胞上的 TLR4，诱导丝裂原氧化酶 1 基因的表达，从而引起炎症反应。笔者分别观察了 *H. pylori* 培养上清液和 *H. pylori* 活菌对人正常胃上皮细胞株 GES-1（该细胞为猴病毒 40 转化的人类胎儿正常胃黏膜上皮细胞系）内 TLR2、TLR4 和 MyD88 mRNA 的表达，发现二者不但可上调 TLR2 和 TLR4 mRNA 的表达，而且还可显著上调 TLRs 信号通路转导途径中的关键分子 MyD88 的表达，且三者的表达呈显著正相关[16]，提示它们不但可上调 TLR2 和 TLR4 的表达，而且还可激活 TLRs 信号通路。由于 MyD88 是 TLRs 共同的胞内信号转导分子，TLRs 与相应的配体结合后被活化，活化的 TLRs 募集 MyD88 到细胞内，MyD88 与 IRAK 和 TRAF6 形成复合物最后激活 NF-κB 引起炎症反应，因此 TLR2 和 TLR4 表达上调如被激活，MyD88 的表达也会相应上调。

H. pylori 对 TLRs 信号通路的上调和激活在 *H. pylori* 介导的炎症反应中起重要作用，Uno 等[30]在研究 *H. pylori* LPS 对正常小鼠胃黏膜细胞 GSM06 中 iNOS、TLR2 和 TLR4 表达影响时发现，*H. pylori* LPS 可上调 TLR2 表达并活化其下游分子 NF-κB，而给予 TLR4 抑制剂或 siRNA 干扰后，TLR2 表达下降，NF-κB 活化受抑制，提示 *H. pylori* LPS 是通过 TLR4 信号通路来诱导 TLR2 表达并激活 NF-κB 信号通路；*H. pylori*-LPS 刺激后 GSM06 中 iNOS 和 NO 的增加，在经 TLR2 和 TLR4 的 siRNA 干扰后也消失。Zhou 等[31]研究发现 *H. pylori*-LPS 可上调胃上皮细胞 SGC-7901 的 TLR4 表达，并刺激 TAK1 的磷酸化，从而促进 NF-κB 活化和 p38MAPK 的磷酸化，同时使胃黏膜内 IL-8 含量显著增加。来自正常人的中性粒细胞与 *H. pylori* 孵育 24 小时后促炎细胞因子 IL-8、IL-1β 和 TNF-α 的分泌显著增加，而给予 TLR2 和 TLR4 抗体阻断 TLRs 信号通路后，IL-8、IL-1β 和 TNF-α 的分泌显著下降[32]。Takenaka 等[29]用 *H. pylori* 全菌和其 HSP60 作用于人胃癌上皮细胞发现二者均可活化 NF-κB，引起促炎因子的释放，而给予抗 TLR2 和 TLR4 抗体阻断 TLRs 信号通路后，NF-κB 的活化和促炎因子的释放被抑制。Su 等[33]研究显示临床分离的 I 型和 II 型

H. pylori 均可增加胃上皮细胞株 AGS 和 MKN45 上 TLR4 mRNA 的表达；抗 TLR4 单克隆抗体可阻断 *H. pylori* LPS 诱导的巨噬细胞 IL－8 的分泌，却不能阻断 *H. pylori* 所致的胃上皮细胞的 IL－8 的分泌，表明 TLR4 在胃上皮细胞和炎症细胞中所起的作用不同。他们的研究还发现 *H. pylori* 对转染了 TLR4 的 CHO 细胞株的黏附作用显著高于转染了 TLR2 和未转染 TLR4 的 CHO 细胞株，表明 TLR4 可以作为 *H. pylori* 与宿主细胞黏附的受体。Sakagami 等[34]研究发现 C3H/He 小鼠（含 TLR4 基因）感染 *H. felis* 后可引起严重的萎缩性胃炎，而 C3H/HeJ 小鼠（TLR4 基因突变）虽然有大量的 *H. felis* 定植，却仅引起轻微的萎缩，并且固有层内巨噬细胞浸润也减少。Smith 等[35]将转染了 TLR2 和 TLR5 的 HEK－239 细胞与 *H. pylori* 共同培养后可活化 NF－κB 进而促进 IL－8 的分泌，而转染 TLR4 细胞则否，表明 *H. pylori* 可通过 TLR2 和 TLR5 活化 NF－κB 引起炎症因子的释放。以上研究均表明 TLRs 信号通路的激活在 *H. pylori* 诱导的炎症反应中起重要作用。

　　TLRs 信号通路除了参与 *H. pylori* 介导的炎症反应外，还与 *H. pylori* 诱导的细胞凋亡有关。Basak 等[36]研究发现，*H. pylori* 的分泌性肽基脯氨酰顺反异构酶（*H. pylori* 0175）诱导胃上皮细胞凋亡是通过 TLR4 信号通路和细胞凋亡信号调节激酶 1 信赖途径。从 cagPAI 阳性（I 型）*H. pylori* 菌株提纯的 LPS 可导致原代培养的豚鼠胃黏膜细胞凋亡，脂质 A 可加速其凋亡。I 型 *H. pylori* 的 LPS 介导的转化生长因子 β 活化激酶 1（transforming growth factor－β activated kinase，TAK1）和 TAK1 结合蛋白 1（transforming growthfactorr－β activated kinase binding protein，TBP1）的磷酸化发生均与 TLR4 表达的上调有关，这表明 I 型 *H. pylori* 的 LPS 可激活 TLR4 信号通路，相反，完全或部分缺失 cagPAI 的 II 型 *H. pylori* LPS 不能磷酸化 TAK1 和 TAB1，且不能诱导凋亡。I 型和 II 型 *H. pylori* LPS 促凋亡活性的差异与 TLR4 激活活性一致，因此认为 I 型 *H. pylori* 诱导凋亡是通过激活 TLR4 信号通路所致[28,37]。

　　TLRs 信号通路除了介导炎症反应在 *H. pylori* 致癌起重要作用外，它还通过其他途径参与 *H. pylori* 的致癌。Chochi 等[38]研究发现 *H. pylori* 和其 LPS 可促进胃癌细胞的生长，用抗 TLR4 抗体阻断 TLR4 后这一促生长作用消失，表明 *H. pylori* 和其 LPS 促进胃癌细胞生长作用是经 TLR4 信号通路诱导的。表皮生长因子受体（epidermal growth factor Receptor，EGFR）和环氧合酶－2（cyclooxygenase－2，COX－2）是 *H. pylori* 致癌的两个重要因子，它们的过度表达参与了 *H. pylori* 的致癌作用。Basu 等[39]研究发现 *H. pylori* 的可溶性蛋白 0175 通过 TLR4 信号通路转移活化 EGFR，并且这一过程与 TLR4 的酪氨酸磷酸化有关。Chang 等[40]研究发现 TLR2 和 TLR9 的突变或用 TLR2 和 TLR9 抗体阻断 TLR2 和 TLR9 可抑制 *H. pylori* 诱导的胃上皮细胞内 COX－2 表达，提示 TLR2 和 TLR9 参与了 *H. pylori* 诱导的 COX－2 表达。他们的进一步研究还发现 *H. pylori* 诱导癌细胞的侵入性和血管生成是依赖于 TLR2 和 TLR9 诱导的 COX－2 过表达[41]。

　　（四）Toll 样受体基因多态性与幽门螺杆菌感染和其相关性疾病

　　TLRs 基因多态性影响着与 *H. pylori* 感染的临床结局，Tahara 等[42]研究发现 TLR2 基因多态性与胃溃疡、十二指肠溃疡、胃炎无相关性，但 TLR2－196/－174ins 等位基因与 60 岁以上的老人肠化生的发生密切相关，携有 TLR2－196/－174ins 等位基因的女性更易于发展成严重的胃黏膜萎缩和肠化生。日本学者的研究表明，TLR4＋3725 G/C 的基因多态性是日本 *H. pylori* 感染者易发生胃癌前病变（萎缩性胃炎）的高危因素[43]。携带有 TLR4 Thr399Ileu 等位基因的 *H. pylori* 感染者更易于导致萎缩和肠化生，提示 TLR4 基因 Asp299Gly 和 Thr399Ileu 的多态性是 *H. pylori* 感染者胃癌和癌前病变的易感基因[44]。TLR4＋896A＞G 多态性与针对 *H. pylori* LPS 的损伤应对有关，TLR4＋896G 等位基因携带者在有 *H. pylori* 存在时发生低胃酸概率增高，发生萎缩、炎症也更严重，因此被认为是非贲门胃癌及其癌前病变的危险因素[45]。TLRs 基因多态性还影响着个体对 *H. pylori* 的易感性及 *H. pylori* 诱导的炎症反应，Moura 等[46]研究发现在儿童 TLR4＋896 A/G 携带者易感染 cagA＋*H. pylori*，并且伴随着胃黏膜内 IL－8 和 IL－10 含量增加。一项对 450 名墨西哥 *H. pylori* 感染者 TLR4 单核苷酸位点多态性（single－nucleotide polymorphisms，SNPs）的研究发现 TLR4/

D299G/T399I 位点的多态性的发生频率在十二指肠溃疡和胃癌患者高于非萎缩性胃炎，并且他们胃黏膜内 IL－1β，IL－6，IL－8 和 GRO－α 含量低于其他基因型患者，胃黏膜内 TNF－α，IL－10，MCP－1 和 MIP－1α 含量高于其他基因型患者，提示 TLR4 SNPs 对 *H. pylori* 感染者的临床结局有重大影响[47]。但是在我国研究未提示 TLRs 基因多态性与 *H. pylori* 感染临床结局有关，夏冰等研究了我国汉族人群中 *H. pylori* 感染者 TLR4 基因多态性，结果 Asp299Gly 和 Thr399Ileu 与 *H. pylori* 感染结局无关，而 CD14 基因－260、－159 和－651 位的基因多态性与胃癌的发生密切相关[48]。

三、Toll 样受体在幽门螺杆菌清除和幽门螺杆菌疫苗中的可能作用

TLRs 是机体激活固有免疫和诱导获得性免疫对抗病原微生物的重要因素，其作为连接固有免疫与获得性免疫的关键环节，在机体免疫防御中发挥着极为重要的作用。TLRs 的激活通过不同机制参与疫苗的免疫保护和治疗作用，笔者的研究发现 *H. pylori* 疫苗免疫小鼠后可显著增加小鼠胃黏膜内 TLR4 mRNA 和蛋白的表达，并且与疫苗的免疫保护和治疗作用密切相关，提示 TLR4 参与了 *H. pylori* 疫苗的免疫保护和治疗作用[49]。

TLRs 信号通路的激活还可刺激一系列的非特异性的防御因子的产生，这些物质可保护机体抵御外来病原体的侵入，多配体蛋白聚糖（syndecan）就是其中之一，syndecan－4 可通过抑制 *H. pylori* 黏附细胞表面在宿主抗 *H. pylori* 感染中发挥重要作用。有研究表明，活 *H. pylori* 菌和 TLRs 激动剂（PAM₃CSK₄－TLR2 激动剂、大肠杆菌鞭毛－TLR5 激动剂）可通过激活 NF－κB 诱导胃上皮细胞表达 syndecan－4，抑制 *H. pylori* 对胃上皮细胞的黏附[50]。防御素（defensin）是先天免疫系统中动物细胞的内源性抗菌肽，人类 β－防御素－3 可抑制 *H. pylori* 的生长。有研究发现 *H. pylori* 可诱导 MKN45 细胞表达人类 β－防御素－3，用抗 TLR4 抗体阻断 TLR4 信号通路可减弱 MKN45 细胞表达人类 β－防御素－3。胃上皮细胞可能通过 TLR4 信号通路促进人类 β－防御素－3 分泌，来抵御 *H. pylori* 感染[51]。

四、结语

TLRs 信号能通过诱导促炎细胞因子的产生并上调协同刺激分子的表达，迅速激活固有免疫，随后导致有效的获得性免疫的激活，为固有性免疫应答的始动因素和获得性免疫应答的调节因素，在急性细菌感染、慢性炎症、自身免疫疾病及肿瘤等方面具有重要的研究价值。除经典的 MyD88－IRAK－TRAF 激活途径外，TLRs 分子可通过与不同的接头蛋白作用，有选择地激活特异的信号转导途径。对 TLRs 信号通路的影响因素以及其他相关通路的研究还有待深入，这些通路之间的相互影响也尚需阐明。目前对于 TLRs 信号通路在 *H. pylori* 感染致病中作用的研究尚处于初级阶段，且研究结论很不一致。随着这些机制的进一步阐明，将会加速 *H. pylori* 感染及致病机制的研究，为通过调节 TLRs 信号通路来防治 *H. pylori* 感染及其相关性疾病带来美好的前景。

参考文献

1　Medzhitov R. Preston－Hurlburt P，Janeway CA Jr. A human homologue of the Drosophila Toll protein signals activation Of adaptive immunity. Nature，1997，388（6640）：394～397

2　Roger Sutmuller，Mary Morgan，Mihai Netea，et al. Toll－like receptors on regulatory T cells：expanding immune regulation. Trends in Immunology，2006，27（8）：387～393

3　Hallman M，Ramet M，Ezekowitz RA. Toll－like receptors as sensors of pathogens. Pediatr Res，2001，50（3）：315～321

4　Shimazu R，Akashi S，Ogata H，et al. MD－2，a molecule that confers lipopolysaccharide responsiveness on Toll－like receptor 4. J. Exp Med，1999，189（11）：1777～1782

5　Wright SD，Ramos RA，Tobias PS，et al. CD14，a receptor for complexes of lipopolysaccharide（LPS）and LPS binding protein. Science，1990，249（4975）：1431～1433

6 Harris G, KuoLee R, Chen WX. Role of Toll - like receptors in health and diseases of gastrointestinal tract. World J Gastroenterol, 2006, 12 (14): 2149～2160

7 Janssens S, Beyaert R. Role of Toll - like receptors in pathogen recognition. Clinlcal Microbiology Reviews, 2003, 16 (4): 637～646

8 Beutler. Science review: Key inflammatory and stress pathways in critical illness - central role of the Toll - like receptors. Crit Care, 2003, 7 (1): 39～46

9 Jouault T, Ibala - Ombetta S, Takeuchio, et al. Candida albicans phospholipomannan is sensed thyough Toll - like receptors. J Infect Dis, 2003, 188 (1): 165～172

10 Kawai T, Adachi O, Ogawa T, et al. Unresponsiveness of MyD88 - deficient mice to endotoxin. Immunity, 1999, 11 (1): 115～122

11 Mazzoni A, Segal DM. Controlling the Toll road to dendritic cell polarization. J Leukoc Biol, 2004, 75 (5): 721～730

12 Schnare M, Barton GM, Holt AC, et al. Toll - like receptors control activation of adaptive immune responses. Nat Immunol, 2001, 2 (10): 947～950

13 Pasare C, Medzhitov R. Toll pathway - dependent blockade of CD4 + CD25 + T cell - mediated suppression by dendritic cells. Science, 2003, 299 (5609): 1033～1036

14 Ishihara S, Rumi MA, Kadowaki Y, et al. Essential role of MD - 2 in TLR4 - dependent signaling during *Helicobacter pylori* - associated gastritis. J Immunol, 2004, 173 (2): 1406～1416

15 Xie Y, Zhou NJ, Lu NH, et al. The expression and significance of TLR4 and Foxp3 in *Helicobacter pylori* associated diseases. 7th China - Korea - Japan Joint Conference on *Helicobacter* Infection, Kyoto Japan, 2008, P98

16 邓乐. 幽门螺杆菌对胃上皮细胞 Toll 样受体信号通路影响的研究. 南昌: 南昌大学 2008 级硕士学位论文, 2008, 14, 16, 28～32

17 Asahi K, Fu HY, Hayashi Y, et al. *Helicobacter pylori* infection affects Toll - like receptor 4 expression in human gastric mucosa. Hepatogastroenterology, 2007, 54 (79): 1941～1944

18 Schmausser B, Andrulis M, Endrich S, et al. Expression and subcellular distribution of toll - like receptors TLR4, TLR5 and TLR9 on the gastric epithelium in *Helicobacter pylori* infection. Clin Exp Immunol, 2004, 136 (3): 521～526

19 Schmausser B, Andrulis M, Endrich S, et al. Toll - like receptors TLR4, TLR5 and TLR9 on gastric carcinoma cells: an implication for interaction with *Helicobacter pylori*. Int J Med Microbiol, 2005, 295 (3): 179～185

20 Backhed F, Rokbi B, Torstensson E, et al. Gastric mucosal recognition of *Helicobacter pylori* is independent of Toll - like receptor 4. J Infect Dis, 2003, 187 (5): 829～836

21 Moran AP, Aspinall GO. Unique structural and biological features of *Helicobacter pylori* lipopolysaccharides. Prog Clin Biol Res, 1998, 397: 37～49

22 Netea MG, Van der Meer JW, Kullberg BJ. Toll like receptors as an escape mechanism from the host defense. Trends Microbiol, 2004, 12 (11): 484～488

23 Gewirtz AT, Yu Y, Krishna US, et al. *Helicobacter pylori* Flagellin Evades Toll - Like Receptor 5 - Mediated Innate Immunity. J Infect Dis, 2004, 189 (10): 1914～1920

24 Andersen - Nissen E, Smith KD, Strobe KL, et al. Evasion of Toll - like receptor 5 by flagellated bacteria. Proc Natl Acad Sci U. S. A, 2005, 102 (26): 9247～9252

25 Lee SK, Stack A, Katzowitsch E, et al. *Helicobacter pylori* flagellins have very low intrinsic activity to stimulate human gastric epithelial cells via TLR5. Microbes Infect, 2003, 5 (15): 1345～1356

26 Didierlaurent A, Ferrero I, Otten LA, et al. Flagellin promotes myeloid differentiation factor 88 - dependent development of Th2 - type response. J Immunol, 2004, 172 (11): 6922～6930

27 Galkin VE, Yu X, Bielnicki J, et al. Divergence of quaternary structures among bacterial flagellar filaments. Science, 2008, 320 (5874): 382～385

28 Kawahara T, Teshima S, Oka A, et al. Type I *Helicobacter pylori* lipopolysaccharide stimulates Toll - like receptor 4 and activates mitogen oxidase 1 in gastric pit cells. Infect Immun, 2001, 69 (7): 4382～4389

29 Takenaka R, Yokota K, Ayada K, et al. *Helicobacter pylori* heat - shock protein 60 induces inflammatory responses through the Toll - like receptor - triggered pathway in cultured human gastric epithelial cells. Microbiol, 2004, 150

（Pt 12）：3913 ~ 3922

30　Uno K, Kato K, Atsumi T, et al. Toll – like receptor (TLR) 2 induced through TLR4 signaling initiated by *Helicobacter pylori* cooperatively amplifies iNOS induction in gastric epithelial cells. Am J Physiol Gastrointest Liver Physiol, 2007, 293 (5): G1004 ~ 1012

31　Zhou C, Ma FZ, Deng XJ, et al. Lactobacilli inhibit interleukin – 8 production induced by *Helicobacter pylori* lipopolysaccharide – activated Toll – like receptor 4. World J Gastroenterol, 2008, 14 (32): 5090 ~ 5095

32　Alvarez – Arellano L, Camorlinga – Ponce M, Maldonado – Bernal C, et al. Activation of human neutrophils with *Helicobacter pylori* and the role of Toll – like receptors 2 and 4 in the response. FEMS Immunol Med Microbiol, 2007, 51 (3): 473 ~ 479

33　Su B, Ceponis PJ, Lebel S, et al. *Helicobacter pylori* Activates Toll – Like Receptor 4 Expression in Gastrointestinal Epithelial Cells. Infect Immun, 2003, 71 (6): 3496 ~ 3502

34　Sakagami T, Vella J, Dixon MF, et al. The endotoxin of *Helicobacter pylori* is a modulator of host – dependent gastritis. Infect Immun, 1997, 65 (8): 3310 ~ 3316

35　Smith Jr MF, Mitchell A, Li G, et al. Toll – like receptor (TLR) 2 and TLR5, but not TLR4, are required for *Helicobacter pylori* – induced NF – kappa B activation and chemokine expression by epithelial cells. J Biol Chem, 2003, 278 (35): 32552 ~ 32560

36　Basak C, Pathak SK, Bhattacharyya A, et al. The secreted peptidyl prolyl cis, trans – isomerase *H. pylori*0175 of *Helicobacter pylori* induces apoptosis of gastric epithelial cells in a TLR4 – and apoptosis signal – regulating kinase 1 – dependent manner. J Immunol, 2005, 174 (9): 5672 ~ 5680

37　Kawahara T, Kuwano Y, Teshima – Kondo S, et al. *Helicobacter pylori* lipopolysaccharide from type I, but not type II strains, stimulates apoptosis of cultured gastric mucosal cells. J Med Invest, 2001, 48 (3 – 4): 167 ~ 174

38　Chochi K, Ichikura T, Kinoshita M, et al. *Helicobacter pylori* augments growth of gastric cancers via the lipopolysaccharide – toll – like receptor 4 pathway whereas its lipopolysaccharide attenuates antitumor activities of human mononuclear cells. Clin Cancer Res, 2008, 14 (10): 2909 ~ 2917

39　Basu S, Pathak SK, Chatterjee G, et al. *Helicobacter pylori* protein *HP*0175 transactivates epidermal growth factor receptor through TLR4 in gastric epithelial cells. J Biol Chem. 2008, 283 (47): 32369 ~ 32376

40　Chang YJ, Wu MS, Lin JT, et al. Induction of cyclooxygenase – 2 overexpression in human gastric epithelial cells by *Helicobacter pylori* involves TLR2/TLR9 and c – Src – dependent nuclear factor – kappaB activation. Mol Pharmacol, 2004, 66 (6): 1465 ~ 1477

41　Chang YJ, Wu MS, Lin JT, et al. *Helicobacter pylori* – Induced invasion and angiogenesis of gastric cells is mediated by cyclooxygenase – 2 induction through TLR2/TLR9 and promoter regulation. J Immunol, 2005, 175 (12): 8242 ~ 8252

42　Tahara T, Arisawa T, Wang F, et al. Toll – like receptor 2 (TLR) – 196 to 174del polymorphism in gastro – duodenal diseases in Japanese population. Dig Dis Sci, 2008, 53 (4): 919 ~ 924

43　Hishida A, Matsuo K, Goto Y, et al. Toll – like receptor 4 + 3725 G/C polymorphism, *Helicobacter pylori* seropositivity, and the risk of gastric atrophy and gastric cancer in Japanese. Helicobacter, 2009, 14 (1): 47 ~ 53

44　Achyut BR, Ghoshal UC, Moorchung N, et al. Association of Toll – like receptor – 4 (Asp299Gly and Thr399Ileu) gene polymorphisms with gastritis and precancerous lesions. Hum Immunol, 2007, 68 (11): 901 ~ 907

45　Hold GL, Rabkin CS, Chow WH, et al. A functional polymorphism of toll – like receptor 4 gene increases risk of gastric carcinoma and its precursors. Gastroenterology, 2007, 132 (3): 905 ~ 912

46　Moura SB, Almeida LR, Guerra JB, et al. Toll – like receptor (TLR2, TLR4 and TLR5) gene polymorphisms and *Helicobacter pylori* infection in children with and without duodenal ulcer. Microbes Infect, 2008, 10 (14 ~ 15): 1477 ~ 1483

47　Trejo – de la O A, Torres J, Pérez – Rodríguez M, et al. TLR4 single – nucleotide polymorphisms alter mucosal cytokine and chemokine patterns in Mexican patients with *Helicobacter pylori* – associated gastroduodenal diseases. Clin Immunol, 2008, 129 (2): 333 ~ 340

48　华开罗，夏冰，李春，等. TLR4 基因多态性与慢性胃炎幽门螺杆菌感染无相关性. 世界华人消化杂志，2006,

14（7）：718~721

49　Xie Y，Zhou NJ，Gong YF，et al. The Change of TLR4 and Foxp3 + Regulatory T Cells in Gastric Mucosa After Immunizeing of *H. pylori* Vaccine. Journal of gastroenterology and hepatology，2007，22：A175

50　Smith MF Jr，Novotny J，Carl VS，et al. *Helicobacter pylori* and toll – like receptor agonists induce syndecan – 4 expression in an NF – kappaB – dependent manner. Glycobiology，2006，16（3）：221~229

51　Kawauchi K，Yagihashi A，Tsuji N，et al. Human beta – defensin – 3 induction in *H. pylori* – infected gastric mucosal tissues. World J Gastroenterol，2006，12（36）：5793~5797

第十八章　幽门螺杆菌感染与胃黏膜细胞凋亡及其与胃癌发生关系研究

陆　红　萧树东

上海交通大学附属仁济医院

一、幽门螺杆菌感染可引起胃黏膜上皮细胞凋亡
二、幽门螺杆菌本身或伴随的炎症反应均可引起细胞凋亡
三、幽门螺杆菌相关的凋亡基因
四、幽门螺杆菌诱导细胞凋亡的基因调控机制

1994 年世界卫生组织下属的国际癌肿研究机构（IARC）根据前瞻性流行病学调查资料和胃癌发生过程中的演变规律，将幽门螺杆菌（*Helicobacter pylori*，下称 *H. pylori*）列为第一类致癌原。1998 年日本学者 Watanabe 等首先报道 *H. pylori* 感染的蒙古沙鼠可发生胃癌，这是 *H. pylori* 感染可诱发胃癌的直接证据。但 *H. pylori* 引起胃癌的机制尚未完全阐明。Correa 肠型胃癌发生的多步骤假说认为胃黏膜发生癌变过程如下：正常胃黏膜→慢性萎缩性胃炎→肠化生→不典型增生→癌变，*H. pylori* 作为始动因子和重要的参与因素起着关键作用。

Kerr 等在 1972 年就提出了细胞凋亡这一概念，作为一种生理现象，细胞凋亡是细胞死亡的一种方式，它是在某些生理或病理条件下，细胞受到某种信号的触发后主动参与并遵循一定程序的死亡过程。细胞增殖和细胞凋亡之间的平衡对于活体组织保持自身稳定起着十分关键的作用。当这一平衡被破坏时，或可致细胞丢失性疾病如萎缩；或可能发生细胞累积性疾病，如恶性病变。在胃黏膜的癌变过程中，凋亡相关基因的紊乱起着非常重要的作用。

一、幽门螺杆菌感染可引起胃黏膜上皮细胞凋亡

Moss 等许多研究报道发现，*H. pylori* 阳性患者胃黏膜上皮细胞凋亡指数与增殖指数均显著高于 *H. pylori* 阴性患者，经原位末端标记技术（TUNEL）检查 *H. pylori* 阴性者胃黏膜组织切片，发现仅少量凋亡细胞和增殖细胞散在分布于黏膜表层，而在 *H. pylori* 阳性者胃黏膜中，凋亡细胞和增殖细胞分布于黏膜全层，并深入腺体的底部和固有膜中。根除 *H. pylori* 后胃黏膜上皮细胞凋亡指数显著下降，研究还表明细胞凋亡指数与胃炎组织学程度无关。动物研究也发现 *H. pylori* 接种到兔或鼠中可以增加其胃上皮细胞的凋亡。体外研究中，*H. pylori* 能够诱导胃上皮细胞、分离出的单核细胞或巨噬细胞凋亡。

但是由于 *H. pylori* 慢性感染者缺乏明显的上皮细胞坏死的证据，反而有胃黏膜上皮细胞增生的现象，可能是 *H. pylori* 诱导细胞凋亡的一种代偿性反应。在不伴有癌前病变或胃癌时，*H. pylori* 导致的细胞凋亡与细胞增生增加显著相关。*H. pylori* 感染导致的显著凋亡可以导致胃腺体的萎缩，凋

亡的增加可以刺激细胞的增殖，从而保持组织内环境稳定。但是如果出现肠化生，则细胞凋亡还原到正常水平，而细胞增殖依然增加。胃黏膜萎缩是细胞增殖和凋亡失衡的关键。黏膜腺体颈部是一个关键区域，这一区域是 *H. pylori* 感染时胃黏膜上皮和腺体复制、再生的区域，也是炎症和凋亡发生最重要的区域。有研究发现根除 *H. pylori* 后，胃黏膜的萎缩会有明显的好转，这与白介素转化酶表达的降低和转化生长因子基因表达增高有关。萎缩性胃炎和肠化生被认为是肠型胃癌重要的癌前病变。*H. pylori* 持续存在，则细胞凋亡和增殖也持续存在，*H. pylori* 感染引起的胃黏膜上皮细胞过度增殖，分裂细胞数、DNA 复制增加，这不仅增加了 DNA 自发突变的机会，而且增加了内、外源性致癌因子作用于 DNA 使基因突变的机会，易于导致 DNA 损伤以及修复的失败，使具有恶性潜能的细胞易于向恶性转化。*H. pylori* 感染可能是导致 DNA 损伤从而使抑癌基因失活和癌基因激活的机制之一。

二、幽门螺杆菌本身或伴随的炎症反应均可引起细胞凋亡

体内外研究表明，不仅全菌接触细胞可诱导凋亡，而且 *H. pylori* 分泌的细胞毒素如 CagA、VacA、脂多糖、氨、氯胺（NH2Cl）和一氧化氮（NO）、尿素酶、感染后炎症反应中释放的细胞因子和氧自由基也与凋亡有关。有关 *H. pylori* VacA 毒素状态与细胞凋亡相关性研究的报道较多，多数研究认为 VacA 毒素本身能诱导细胞凋亡，采用基因重组或 VacA 阳性菌株培养上清液提取获得的 VacA，均在胃黏膜上皮细胞系中成功诱导细胞凋亡。近来有研究报道发现，感染 CagA 和 Cag 致病岛阳性菌株的胃上皮细胞最初可以刺激细胞的凋亡，继而降低凋亡，主要通过 Fas 受体/FasL 通路和 p53、p21、Bcl－2 基因通路。动物实验发现 *H. pylori* 脂多糖可致胃上皮细胞凋亡细胞的显著增加，不仅可以出现在上皮浅层，而且可以出现在腺体深层，并且与炎症程度相关。脂多糖能使 TAK1 以 TAB1 磷酸化，激活 caspases－8，引起线粒体膜电位的改变，进而细胞色素 C 释放，激活 caspases－3，最终导致细胞凋亡。氯胺（NH3Cl）是一种由 *H. pylori* 损害的胃黏膜产生的毒性氧化剂。中性粒细胞在髓过氧化物酶的催化作用下，H_2O_2 将氯氧化成 HClO，后者再与 *H. pylori* 代谢产生的 NH_4^+ 作用，生成氯胺（NH3Cl）。由于氯胺具有亲脂性且分子量小，较易通过细胞膜，因此具有较高的毒性。体外实验表明，胃上皮细胞用氯胺干预后，细胞凋亡率和染色质凝集水平比用 NH_4^+ 或 HClO 干预显著升高。现已证实细胞暴露于氯胺可激活其中的线粒体膜通透性转运孔（MTP）和 caspase－3，这可导致细胞色素 C 的释放。细胞色素 C 可与凋亡蛋白酶活化因子（Apaf－1）、caspase－9 形成复合体，启动 caspase 级联反应，包括 caspases－3、6 和 7，从而引发凋亡过程。此外，*H. pylori* 也可激发/诱导宿主炎症/免疫反应，导致大量细胞因子释放，这些炎性介质同样能调节凋亡反应。

三、幽门螺杆菌相关的凋亡基因

1. Bcl－2 家族（B cell lymphoma/leukemia－2，B 细胞淋巴瘤/白血病基因－2）　包括抑制凋亡的 Bcl－2、Bcl－X_L、MCL－1 和 A1，促进细胞凋亡的 Bax、Bcl－X_S、Bad 和 bak 等，这些基因均具有 BH_1 和 BH_2 两个高度同源区域。Bcl－2 家族内部各种蛋白之间通过 BH_1 和 BH_2 形成同分二聚体或异分二聚体，其相互间的比率及作用可调节细胞内信号传导，进而调节细胞凋亡效应通路之下游共同的调定点。*H. pylori* 感染后，引起 Bcl－2 家族的某些基因表达的失调，出现细胞凋亡异常，有可能是 *H. pylori* 诱导胃癌发生、发展的途径之一。有研究发现，在正常胃黏膜、肠化、腺瘤和腺癌中的 Bcl－2 蛋白表达率分别为 0、77%、38% 和 11%，这表明 Bcl－2 在胃癌前病变时呈过表达，而癌变晚期 Bcl－2 表达受到抑制。*H. pylori* 感染与 Bcl－2 阳性表达及分级呈正相关。在 Bcl－2 家族调控细胞凋亡的机制中，胃黏膜在癌变的不同时期，*H. pylori* 对 Bid 和 Bax 的上调表达的作用可能并不完全相同。在慢性胃炎时，*H. pylori* 可上调 Bid 等促凋亡基因的表达，胃黏膜表现出凋亡增多的现象；而在胃黏膜癌变的过程中，*H. pylori* 则上调 Bcl－2 等抑制凋亡基因的表达，

Bcl－2 的增多会抵消 Bid 和 Bax 的促细胞凋亡作用，使 Bcl－2、Bid 和 Bax 之间的比例失调，细胞凋亡受到抑制，从而造成或加重了胃黏膜癌变过程中凋亡调控基因表达的紊乱。研究发现 *H. pylori* 感染者 Bax 蛋白表达率显著高于未感染者，特别是伴有肠化生与异型增生者更为明显。Bax 蛋白表达状态与细胞凋亡指数呈正相关，而 Bcl－2 蛋白表达在感染者和非感染者中差异不显著，*H. pylori* 感染引起胃黏膜组织细胞凋亡的分子机制主要是通过 Bcl－2 低表达和/或 Bax 高表达，其中主要与活化 Bax 基因介导细胞凋亡有关，而在癌变的早期细胞凋亡的调控，主要是由 Bcl－2 来完成的。

　　2. p53　为肿瘤抑制基因。正常情况下，野生型 p53 参与细胞周期的调控，阻止细胞从 G1 期进入 S 期，对细胞分裂和增殖起调控作用。野生型 p53 具有可抑制细胞增殖和促进细胞凋亡的作用，而突变型 p53 具有抑制细胞凋亡的作用。当突变型 p53 表达增加时，则可导致细胞凋亡停滞，细胞进入高增殖状态。p53 是上游调控基因，bcl－2、bax、apaf－1 和 caspase－9 是下游调控基因，p53 突变时，下游效应蛋白也会因此发生恶变。突变型 p53 也可以启动 MDR－1、c－myc、IL－6、EGF 和 IGF－Ⅱ等与细胞增殖增加有关的基因。p53 缺失小鼠研究发现，p53 在凋亡中起作用，是射线诱发胸腺细胞死亡所必需的，但并非糖皮质激素诱发细胞死亡所必须的，因此 p53 相关的凋亡与 DNA 损伤间接有关，且呈刺激和组织依赖性。野生型 p53 可诱导 bcl－2 表达的减少和 bax 表达的增加，有研究显示，*H. pylori* 呈现剂量依赖性地诱导野生型 p53，而且 bax mRNA 表达逐渐增强，bcl－2 mRNA 表达逐渐减弱，与 *H. pylori* 诱导细胞凋亡结果一致。研究还表明 *H. pylori* 感染可能在 p53 基因突变中起促进作用，使其失去正常的肿瘤抑制功能，从而使胃黏膜上皮细胞易于向恶性转化。通过 p53 通路介导 Bax 的转位并进而导致线粒体崩解和细胞凋亡。

四、幽门螺杆菌诱导细胞凋亡的基因调控机制

　　已发现有两种主要形式的细胞凋亡途径在 *H. pylori* 感染所致胃黏膜上皮细胞凋亡中被激活；一为细胞膜表面受体，即 TNF 受体、Fas 受体/Fas 配体系统；另一为线粒体途径。

　　1. Fas（又称 CD95 或 Apo－1）　是最早被发现的凋亡相关基因，为Ⅰ型膜蛋白，属于 TNF、NGF 受体蛋白超家族成员，是一种具有重要功能的膜受体。FasL 是一个三聚体分子，是由免疫系统的细胞（如激活的 T 淋巴细胞）表达的配体，又称 CD95L，属于 TNF 家族的Ⅱ型膜蛋白。一个 FasL 可结合三个 Fas 分子使之形成三聚体，使 Fas 死亡结构域（FADD）聚集。FADD 以其死亡效应结构域（DED）与下游分子 caspase 8 的 DED 结合，激活 caspase 8，再通过 caspase 的级联激活反应，导致靶细胞的凋亡。Fas/Fas－L 系统与 *H. pylori* 引起的上皮细胞和黏膜固有膜细胞凋亡有关。研究表明，*H. pylori* 感染患者的胃上皮细胞和 T 细胞的 FasL mRNA 表达水平高于健康受试者，这说明某些上皮细胞和 T 细胞可通过 Fas/Fas－L 途径诱导自身及邻近细胞凋亡。现已发现 *H. pylori* 与主要组织相容性复合体Ⅱ（MHC Ⅱ）的相互作用，MHC Ⅱ 是胃上皮细胞的凋亡诱导受体。Fas 和 FasL 在正常胃黏膜细胞中呈阴性或仅有少量，*H. pylori* 感染后胃黏膜上皮细胞 Fas 的表达增加，FasL 的表达也可少量增加，且浸润的 T 淋巴细胞 FasL 的表达增加。Fas 抗原表达状态与细胞凋亡指数呈正相关，Fas 抗原表达阳性肠化生和胃癌组织中的凋亡细胞指数显著高于其阴性组。*H. pylori* 感染无论在体内还是体外均可提高胃上皮的 Fas 表达，从而增加其对致凋亡因子（如 Fas IgM 抗体及 FasL）的敏感性。而且 *H. pylori* 感染所致的胃黏膜中性粒细胞浸润，释放氧自由基和 TH1 细胞因子（TNF－a 和 IFN－r）本身均可致胃上皮凋亡。

　　2. 线粒体是细胞凋亡的调控中心，线粒体损伤与细胞凋亡有密切关系　某些细胞因子或 DNA 损伤以及许多影响 bcl－2 家族成员功能的癌基因突变，可通过线粒体途径产生细胞凋亡信号。线粒体功能的调节经过线粒体膜通透性转运孔（MTP）使得线粒体膜 Ca＋＋通透性快速升高，释放细胞色素 C。胞浆内细胞色素 C 可与凋亡蛋白酶活化因子（Apaf－1）和 caspases－9 相互作用，启动蛋白酶级联反应导致凋亡。正常的线粒体膜电位为细胞生存所必需，线粒体能量代谢障碍会引起膜电位的下降，因此线粒体膜电位是反映线粒体功能的重要指标。阳离子亲脂荧光染料 Rhodam-

in123 可被线粒体摄取，其摄取量主要依赖膜电位差。在各种刺激下，线粒体 Rhodamin123 荧光强度检测，可代表线粒体的量和线粒体功能状态。COX 由线粒体 DNA 编码，是位于线粒体内膜上呼吸链末端的限速酶，是唯一能将电子传给氧分子的细胞色素复合物，是呼吸链氧化磷酸化过程中的关键酶，其损伤可直接影响线粒体功能。体外研究发现，*H. pylori* 培养滤液可使胃黏膜上皮细胞的线粒体膜电位和线粒体 DNA COX 蛋白表达明显降低。

肿瘤的发生是一个多步骤过程，细胞增殖、分化、凋亡等肿瘤相关基因体变异的累积。

H. pylori 导致的细胞凋亡增加主要发生于胃黏膜病变的早期，当病理演变进展为癌前病变及胃癌时，细胞凋亡即呈进行性降低；这表明 *H. pylori* 感染可能作为一种始动因子，作用于胃癌发生的起始阶段，通过细胞凋亡与增殖之间的失衡来促进胃癌的发生。因此，研究 *H. pylori* 感染与细胞凋亡的关系及调控机制，为进一步阐明 *H. pylori* 的分子致病机制、预防和治疗 *H. pylori* 感染均有着重要的意义。

参考文献

1　Correa P. Human gastric carcinogenesis: a multistep and multifactorial process—First American Cancer Society Award Lecture on Cancer Epidemiology and Prevention. Cancer Res, 1992, 52 (24): 6735~6740

2　Moss SF, Calam J, Agarwal B, et al. Induction of gastric epithelial apoptosis by *Helicobacter pylori*. Gut, 1996, 38 (4): 498~501

3　Chen G, Sordillo EM, Ramey WG, et al. Apoptosis in gastric epithelial cells is induced by *Helicobacter pylori* and accompanied by increased expression of BAK. Biochem Biophys Res Commun, 1997, 239 (2): 626~632

4　Unger Z, Molnar B, Szaleczky E, er al. Effect of *Helicobacter pylori* infection and eradication on gastric epithelial cell proliferation and apoptosis. J Physiol Paris, 2001, 95: 355~360

5　Satoh K, Kawata H, Tokumaru K, et al. Change in apoptosis in the gastric surface epithelium and glands after eradication of *Helicobacter pylori*. Dig Liver Dis, 2003, 35: 78~84

6　Hockenbery D, Nunez G, Milliman C, et al. Bcl-2 is an inner mitochondrial membrane protein that blocks programmed cell death. Nature, 1990, 348: 334~336

7　Uemura N, Okamoto S, Yamamoto S, et al. *Helicobacter pylori* infection and the development of gastric cancer. N Engl J Med, 2001, 345: 784~789

8　Green DR, Reed JC. Mitochondria and apoptosis. Science 1998, 281: 1309~1312

9　Chen G, Sordillo EM, Ramey WG, et al. Apoptosis in gastric epithelial cells is induced by *Helicobacter pylori* and accompanied by increased expression of BAK. Biochem Biophys Res Commun, 1997, 239 (2): 626~632

10　Jones NL, Shannon PT, Cutz E, et al. Increase in proliferation and apoptosis of gastric epithelial cells early in the natural history of *Helicobacter pylori* infection. Am J Pathol. 1997, 151 (6): 1695~1703

第十九章　胃癌发生过程中的分子事件及其与幽门螺杆菌感染的关系

杨桂彬[1]　董欣红[2]　胡伏莲[2]　吕有勇[3]

[1]北京大学航天中心医院　[2]北京大学第一医院　[3]北京大学肿瘤医院

按照 Correa[1]的模型，肠型胃癌的发生是一个多阶段的形态学异常的改变过程，正常胃黏膜→慢性浅表性胃炎→慢性萎缩性胃炎→肠上皮化生→非典型增生→原位癌→浸润癌，在这一过程中伴随着基因改变的不断累积（图19－1）。弥漫性胃癌遗传改变尚不清楚。肠型胃癌是起源于 *H. pylori* 相关的慢性胃黏膜疾病演化过程的最后阶段。弥漫性胃癌和肠型胃癌在组织学上和发生的分子机理上有所不同。但是它们之间有一些共同的变化。包括细胞增殖的增加、凋亡的变化，这些变化可能是调节细胞增殖和凋亡的基因发生变异所致。很多影响细胞的增殖和凋亡的基因改变多出现在胃癌发生的早期，相反减少细胞之间相互作用和细胞与基质之间的作用的基因改变发生较晚，可能和肿瘤的转移有关，在弥漫型胃癌多见，肠型胃癌相对少见，和肿瘤的发生过程关系相对较小。

　　H. pylori 感染在胃远端腺癌的发生中起重要作用，目前的主要证据是：①有病例对照大规模的血清流行病学调查[2]，显示胃癌病人的 *H. pylori* 血清学阳性率明显高于对照组。②对低度恶性 MALT 淋巴瘤的病人仅做 *H. pylori* 根除治疗后，淋巴瘤可消退[3]。③感染 *H. pylori* 的沙土鼠可以发生胃癌[4]。目前世界卫生组织已将 *H. pylori* 列入 I 类致癌因子[5]。这促使人们考虑 *H. pylori* 感染对胃癌发生过程的分子事件的影响。本文综述了正常胃黏膜恶性转化过程中出现的分子事件和 *H. pylori* 对其的影响。希望有助于理解 *H. pylori* 在胃癌发生中的作用机理。

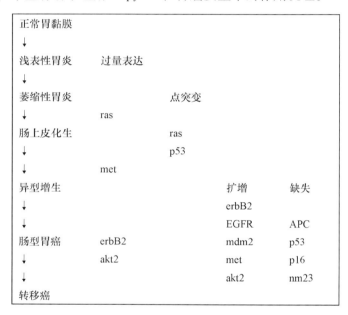

图 19－1　肿瘤相关基因变异与胃癌发生发展的关系

（吕有勇，中华医学杂志，1997；77：878）

一、胃癌发生过程中的细胞增殖和凋亡异常

　　在肿瘤和癌前病变中细胞增殖增加是一个普遍的现象。细胞增殖增加可以增加突变的机会，通过克隆选择，最不受抑制的生长最快的克隆会取得最终的优势，从而导致肿瘤。最近的肿瘤形成理论强调肿瘤的无限制生长的特性不仅因为增殖的增加，还因为凋亡的相对减少。胃癌、癌前病变和 *H. pylori* 相关性胃炎中上皮细胞增殖的速率增加。增殖增加是胃癌形成的早期事件，在这一时期凋亡的情况了解得相对较少。

　　（一）细胞增殖异常

　　Lipkin[6]发现在慢性胃炎中细胞增殖相对于组织正常的黏膜是增加的，在肠化和胃癌中增加更明显。很多其他的研究证实了这个结论，并发现细胞增殖的增加可能与 *H. pylori* 感染有关[7]，*H. pylori* 感染有关的增殖增加发生在胃窦和胃体，*H. pylori* 根除后增殖减少。cagA 阳性 *H. pylori* 感染的慢性胃炎病人增殖更加明显[8]，这可能和更严重的炎性浸润有关。

　　Cahill[9]检测了 *H. pylori* 感染时不同形态学变化时期细胞增殖的情况，发现和无 *H. pylori* 感染的正常黏膜相比，胃炎、萎缩、肠化和胃癌中细胞增殖是增加的，在胃癌增殖最明显。表明在 *H. pylori* 感染相关的胃癌发生的所有阶段中细胞增殖是增加的。萎缩性胃炎时增殖增加和腺管减少的矛盾与凋亡的大量增加有关。Imatani[10] 发现在 I 型肠化和 III 型肠化的病人中增殖细胞和凋亡细胞的数量和分布是不同的，III 型中有更多的增殖和凋亡的细胞，I 型肠化中增殖和凋亡细胞的分布与正常小肠类似。在 III 型肠化凋亡细胞分布在腺腔表面和深达腺体的基底部，I 型肠化进展到 III 型肠化的过程中增殖和凋亡的平衡可能发生了变化。严重的异型增生增殖速率高于轻度的异型增生。

在 Shinohara[11] 的研究中，低分化和高分化的胃癌细胞增殖指数相对于胃切除标本中组织学正常的胃黏膜增加的程度相同。中分化和高分化胃癌有相对较高的凋亡指数，低分化胃癌中凋亡指数是正常的。低分化胃癌和高分化胃癌的区别在于增殖和凋亡的失衡，增殖大于凋亡。

体内的研究提示 *H. pylori* 在肿瘤发生过程的早期阶段增加细胞的增殖。但是很多体外研究[12] 发现 *H. pylori* 减少细胞增殖，这种对增殖的抑制效应可能是因为细菌产生了有生长抑制作用的蛋白。黏膜的高增殖有可能是对 *H. pylori* 引起的凋亡及生长抑制作用的长期代偿，或是细菌引起的炎症反应直接引起增殖增加。目前尚不清楚如何从体外短期研究推断体内几十年慢性感染过程对黏膜增殖动力学的影响。

（二）细胞凋亡异常

在慢性胃炎的病人中 *H. pylori* 感染可以增加凋亡细胞的数量，*H. pylori* 根除后降至正常，与炎症减退的关系不密切[13]。胃炎病人中凋亡细胞的增加程度与 *H. pylori* 的基因型有关，cagA 阴性 *H. pylori* 感染者凋亡指数高，而 cagA 阳性 *H. pylori* 感染者增殖大于凋亡，cagA 阳性的 *H. pylori* 向无限制增长的方向改变了增殖和凋亡的平衡[8]。cagA 阳性菌株的这一作用可能和诱导了更严重的炎症，直接释放了抑制凋亡促进增殖的因子，或者间接干预了内源性的凋亡通路有关。

二、胃癌发生过程中的癌基因和抑癌基因

（一）p53

p53 基因是继 Rb 基因后人类发现的第二个抑癌基因，其位于染色体 17p13.1，全长 20kb，含有 11 个外显子。野生型 p53 具有抑制细胞转化的作用，主要的生物学功能是抑制细胞周期。其在细胞内促进 p21 基因的表达，p21 蛋白通过与细胞周期因子 CDK 结合而抑制 CDK 的激酶活性，从而使细胞周期停滞在 G1 期。p53 蛋白还可以与 mdm－2 等癌基因的产物结合而抑制其作用。当 DNA 受损严重时，p53 诱导细胞周期停留在 G1 期，如果 DNA 不能修复，p53 通过转录调节和与 Bcl－2 和 Bax 直接作用激活凋亡而起细胞保护作用。野生型 p53 有两个主要的激活通路：基因毒应激和癌基因表达。突变型 p53 具有促进细胞转化的作用。85% 的 p53 突变为错义突变[14]，错义突变导致 p53 抑制细胞增殖能力的丧失，还表现出灭活正常 p53 蛋白促进肿瘤生成的活性。突变型 p53 在肿瘤的生成中具有非常重要的意义，是肿瘤细胞中最常见的基因异常之一。p53 突变最常发生在 5~8 外显子，突变的类型具有组织特异性。

1. p53 的方法学　p53 基因的异常在组织中可表现为基因缺失和基因突变。最初是通过检测 p53 所在的 17 染色体的杂合性缺失研究 p53 的缺失。Southern 杂交法是组织中基因缺失检查的主要方法：首先提取组织 DNA，经酶切、电泳，将 DNA 转至硝酸纤维素膜，再与同位素标记的特异性 p53 探针杂交，放射自显影。目前 p53 的缺失的检测可以通过更特异的方法 p53 基因测序实现。

p53 蛋白的半衰期很短，大约只有 6~20 分钟。突变后的 p53 蛋白半衰期明显增高，可达 20~40 个小时，能用免疫学方法探测到的 p53 一般代表变异的 p53，故可以用 p53 蛋白作为突变型 p53 检测的一项标志[15]。但是如果野生型 p53 表达增加，可在敏感的免疫染色中呈阳性。如果 17p 完全缺失（一个或所有的拷贝），p53 蛋白阴性，免疫组化的结果就会出现误判。目前有对野生型 p53 特异的抗体可以解决上述问题。和其他免疫染色检查一样，p53 免疫染色检查可能遇到的其他的问题包括如果切片和染色之间间隔时间太长，p53 抗原性可能丢失，需要抗原修复方法以增加

p53 免疫组化的敏感性。

其他 p53 突变的检查方法主要采用 PCR 结合其他有关检查方法进行，如：PCR – RFLP，原理是 p53 基因突变常引起某一区域限制性内切酶识别位点消失，或因突变而产生新的酶切位点。用适当的酶切时突变的基因会产生和正常基因长度不同的片段。SSCP 是目前检查 p53 突变最常用的方法，原理是特定的电泳环境下 DNA 片段的迁移率主要取决于 DNA 的空间构象，故碱基异常可以表现为 DNA 区带迁移率的差异。用的变性胶电泳筛查 p53 突变，如果 PCR 产物在这些胶上有不正常的条带，说明有突变。D – HPLC（denaturing HPLC）是近年发展的一种新的检测基因突变的技术。具有敏感性、准确性高，全自动化、高效率等特点。原理是在包被着离子耦合剂的烷化的聚苯乙烯上，在部分变性状态下把异源双链从同源双链 DNA 分子中分离出来。上述检测有突变的标本可以用直接测序证实，以获得更直接更准确的结果。基因芯片（gene chip），又称 DNA 芯片技术是近年发展起来的基于核酸杂交原理，可对大量基因或序列同时、快速进行定性、定量分析的检测技术。有报道[16]用基因芯片技术检测 p53 基因突变有很高的敏感性和特异性。但从目前的进展情况来看，该技术距离大面积的推广应用尚有一段距离。

为排除其他组织成分的干扰，PCR 前可以进行仔细的显微切割，但是还是不可避免混有相当数量的非上皮细胞的 DNA，特别是胃癌的早期阶段炎症细胞浸润很多，因此免疫组化在评价 p53 突变方面还是有重要作用。在对比研究中 p53 的过表达和直接测序得到的结果有很好的一致[17]。

2. 胃癌中的 p53 p53 基因缺失及点突变是胃癌发生过程中研究最多的基因异常之一。Wu 等[18]用免疫组化的方法研究了 163 例胃癌病人中 p53 蛋白的表达情况，p53 的过表达在早期肠型胃癌比早期弥漫性胃癌更常见，但是在进展期的弥漫性胃癌比进展期的肠型胃癌显著。该基因的表达与 _H. pylori_ 的感染没有关系。此前进行的两个大系列的研究[19,20]应用 p53 免疫组化和 PCR – SSCP 方法，也得到相似的结论。进展期胃癌约有 50% 有 p53 阳性。早期肠型胃癌 p53 的变异率很高（30% ~40%），相比之下在早期的弥漫型胃癌变异率小于 5%，因此 p53 变异在弥漫型胃癌比肠型胃癌出现的晚，两个研究都显示在大多数的病例变异为单碱基替换导致氨基酸替换。3/4 的突变为 G：C 变为 A：T。

国内在有关 p53 变异与胃癌关系的研究方面做了大量的工作。吕有勇[21]用 PCR/RFLP、PCR/SSCP、DNA 序列分析、免疫组化及原位杂交多项研究手段，系统研究了 60 例胃癌，确定 p53 基因点突变的频率为 58%。突变多发生在第 143、174、175、223、245 和 280 位，其中第 174 和 280 位的突变在胃癌实体瘤和培养细胞中都检测到。免疫组化显示 p53 染色阳性为 54%，与 SSCP 得到的结果相似。用染色体原位杂交和 Northern 杂交分析发现，p53 基因缺失、低表达在胃癌细胞中也较普遍。p53 基因异常与肿瘤的生物学行为有关，p53 有异常的肿瘤组织多表现为分化低和转移率高，病人预后差。提示 p53 基因异常与胃癌的发生、发展密切相关。

3. 癌前病变黏膜中的 p53 肠化、异型增生等胃黏膜的癌前病变中 p53 的异常很常见。Shiao 等[22]检测了 12 个标本中包含癌前病变的胃癌病例，用免疫组化对标本进行 p53 蛋白的检测表明 60% 的胃癌和 60% 的不典型增生可以检测到 p53 的表达。显微切割仔细切取不同的组织，用 PCR/SSCP 和测序检测了 5 ~ 8 外显子，发现在肠化生、异型增生及胃癌中，分别有 37.5%，58.3%，66.7% 的标本检测到 p53 基因变异，71% 的突变为 G：C→A：T 转变。提示在非肿瘤和肠化的胃黏膜细胞中可能也包含有 p53 突变的细胞。有其他研究证明在肠化的胃黏膜中已经有 p53 突变，例如：吕有勇[21]研究了 30 例异型增生和 33 例肠上皮化生病变中基因的改变。确定 p53 基因点突变的频率为 58%，异型增生为 20%，肠上皮化生为 6%。在这个研究中癌前病变中 p53 突变率远较 Shiao[22]的研究中低，可能是因为单纯癌前病变组织与瘤旁的癌前病变组织性质差别较大所致。

p53 基因的变异在Ⅲ型肠化中比Ⅰ、Ⅱ型肠化更为常见。Ochiai[23]发现从胃癌病人切除标本得到的肠化标本中约有 5% 的标本 p53 过表达。几乎所有的都是Ⅲ型肠化，一半经 PCR – SSCP 和测序证实有 p53 突变。王东旭等[24]用 PCR – SSCP 及 PCR – RFLP 技术检测了 47 例肠化生组织中 p53

基因 5~8 外显子，47 例肠化生组织中 p53 突变 14 例，Ⅲ 型肠化中 p53 突变率为 57.1%（8/14），显著高于 Ⅰ、Ⅱ 型肠化为 18.2%（6/33）。

p53 基因点突变是胃癌组织最常见的变异类型，在癌前病变、肠化、异型增生中也可以检测到。在胃黏膜病变在从慢性萎缩性胃炎→肠上皮化生→异型增生→肠型胃癌的演进过程中，p53 基因点突变频率呈渐进的趋势，提示 p53 点突变在胃黏膜细胞癌变过程中起重要作用，是胃癌发生过程中的早期事件。其异常可能发生在慢性萎缩性胃炎向肠上皮化生的过程中，或是肠上皮化生阶段内。

4. p53 和幽门螺杆菌 大量研究提示 p53 的突变发生在胃癌的早期，是否 H. pylori 及其引起的炎症诱导了 p53 突变？H. pylori 感染和 p53 突变在胃癌的发生中是否起协同作用？这些问题目前尚不完全明确，已经有动物实验支持这些观点。Dunn[25] 研究了一个感染 H. Felis 转基因鼠的模型，在 4 个 p53 纯合性缺失的鼠中有 2 个在 3 个月时很快发生了萎缩性胃炎。有一个发生了局灶性的异型增生，对照组则没有这种情况。提示 p53 的缺失加快了 H. pylori 的致癌作用。这和野生型 p53 抑制 H. pylori 致癌作用的学说是一致的。Fox[26] 研究了半合子 p53 等位基因缺失的大鼠感染 H. Felis 的情况，一年后这些鼠和对照都发生了腺瘤样囊性异型增生，但是半合子缺失的感染鼠比野生型的感染鼠和未感染鼠有更多的增生细胞，是否这些病变会发展成肿瘤？转化过程中是否需要其他的分子事件的参与？目前尚不清楚。Peek 等[27] 的体外试验的结果与上述动物实验的结论不完全一致，他在体外把胃癌细胞与不同的 H. pylori 菌株共同培养发现 H. pylori 对细胞系中的 p53 表达没有影响，但是 cagA+ 的 H. pylori 可以使胃癌细胞生命力降低，G2 到 M 期过渡减少，凋亡减少，这些作用依赖于 vacA 和 cagA 致病岛基因的表达。

有关 H. pylori 感染与 p53 基因变异关系的临床研究，结果很不一致，甚至是完全矛盾。多个在胃黏膜病变演化过程中的早期阶段进行的研究提示在这一时期 H. pylori 感染与 p53 基因变异关系密切。H. pylori 根除后胃黏膜中 p53 变异尚可逆转。Hibi 等[28] 比较了 58 个做根除治疗的 H. pylori 阳性的消化性溃疡病人，发现在治疗前病人的胃黏膜中都可以观察到活动性炎症、增殖指数增高、点状的 p53 蛋白阳性。在根除组根除 3 月和半年后活动性炎症、增殖指数增高、点状的 p53 蛋白阳性明显减轻，在未根除组则无明显变化。Nardone[29] 的研究中 53 个 H. pylori 阳性的胃炎中有 8 个 p53 阳性，根除治疗后 45 个病人 H. pylori 成功根除，45 个病人中的 6 个 p53 阳性的病人 p53 全部转为阴性。H. pylori 未根除的 2 个 p53 阳性的病人 p53 仍为阳性。

大部分在胃癌阶段的研究提示在胃癌阶段 H. pylori 感染与 p53 变异可能是相互独立的。Blok[30] 比较了 45 个早期胃癌，发现 H. pylori 阳性和 H. pylori 阴性的早期胃癌在 p53 和其他多个癌基因产物的表达上没有明显的区别，认为在胃癌中 H. pylori 感染和分子改变之间没有特殊的联系。郜恒骏[31] 用免疫组化方法研究了 40 例胃癌患者的癌组织，发现 H. pylori 阳性组胃癌和异型增生组织中 p53 蛋白表达和 H. pylori 阴性组比较均无明显差异。

有研究对胃癌发生过程中 cagA 阳性 H. pylori 感染与 p53 基因变异的关系做了研究，得到很不一致的结果。王思平等[32] 在一个回顾性的研究中用免疫组化的方法检测胃癌组织中的 p53 蛋白，用 PCR 检测 H. pylori 感染，发现 p53 的表达在 H. pylori（+）与 H. pylori（-）组之间差异无显著性，而 cagA（+）株感染组均显著高于 cagA（-）株组，认为胃癌的发生可能与不同 H. pylori 菌株感染有关。产生细胞毒素的 H. pylori 菌株 cagA（+）株与胃癌及 p53 基因突变关系更密切。徐肇敏等[33] 用 ELISA 方法检测 H. pylori 感染，用 PCR-SSCP 检测 p53 5~8 外显子突变，发现与上述相反的结果，胃癌组中 H. pylori 阳性率及 CagA 阳性率均显著高于胃炎组，p53 基因突变与 H. pylori 感染有非常显著的相关性，而与 CagA、VacA 的表达无关。

上述研究结果如此不一致，可能由如下原因造成：病人所在地域不同；样本数不够大；研究方法不同，标本中混有其他组织成分；胃镜下取材局限，癌旁肠化与单纯肠化性质差别较大等多种因素有关，有必要用标准化的统一的方法组织大规模前瞻性研究以消除这些影响，取得更可信的结果。

（二）BCL－2

凋亡的减少在肿瘤的发生中的重要作用正受到广泛重视，细胞的凋亡受很多基因调控，有些促进凋亡（Bax，Bak，Bclxs），有些抑制凋亡（Bcl－2，Bfl－1，Bclxl）。bcl－2 是人们研究最早的和最多的一个凋亡抑制基因。BCL－2 是一个在进化上保守的基因家族，编码一个相对分子量为25000的蛋白质。Bcl－2 基因表达的抗凋亡蛋白对细胞凋亡具有明显的抑制作用，可以促进肿瘤的发生。研究发现 bcl－2 在胃癌发生过程中从慢性萎缩性胃炎、肠上皮化生，非典型增生和胃癌的各个阶段均有异常表达，提示 Bcl－2 基因异常发生在癌前病变和胃癌发生的早期阶段[34]。Bcl－2蛋白高表达与患者的不良预后和病理类型有关，Lauwers[35]研究发现其在肠型胃癌中表达率高达88%（45/51），在弥漫型胃癌中表达率只有 7%（1/14），分化程度低的较分化程度高的肠型胃癌Bcl－2 蛋白表达率高。

Bcl－2 表达与 *H. pylori* 感染的关系目前报道很不一致，Konturek[36]发现 *H. pylori* 感染导致胃黏膜细胞凋亡增加，这至少部分和上调 Bax 基因，下调凋亡抑制基因 Bcl－2 有关。Maor[37]的研究中Bcl－2 的表达在 *H. pylori* 阳性的萎缩性胃炎中和 *H. pylori* 阴性的自身免疫性萎缩性胃炎中是相同的。在 *H. pylori* 相关的非萎缩性胃炎中没有表达。

（三）APC

APC 基因位于染色体 5q21 的一个抑癌基因，APC 基因的性细胞突变导致了家族性腺瘤样息肉。APC 在特定的热点发生突变，表达有缺陷的 APC 蛋白。在家族性腺瘤样息肉 APC 突变很常见。1992 年 Horii 等[38]报道 APC 基因在胃癌也存在突变，随后不少学者应用 PCR 相关技术相继对胃癌组织内 APC 基因进行检测，其突变和缺失率介于 20% ~32%，在胃腺瘤中 APC 基因变异也很常见[39]。Rhyu[40]发现在所有 5q 杂和性缺失的病例，均与 p53 的突变有关，在相邻的异型增生区没有发现 APC 突变，提示 APC 突变发生在异型增生之后，但是在 p53 突变之前。然而在这些研究检测的 5q 中包括 APC 基因和 MCC 基因，因此 5q 区的杂和性缺失可能不是因为 APC 基因突变，而是 MCC 基因突变。为了为这种学说提供证据，Powel[41]检测了显微切割标本中的 APC 基因，发现5q 杂合性缺失很普遍（28% 的病例），但没有 APC 突变或完全缺失的证据。5q 杂和性缺失更象是由临近的基因突变引起的，如：MCC 等。Hsieh[42]报告在 20% 的分化型胃癌中有 APC 杂合性缺失，在未分化的胃癌中没有发现 APC 杂合性缺失；在 23.7% 的未分化胃癌中有 MCC 杂合性缺失，在分化癌中则未发现 MCC 杂合性缺失。提示 APC/MCC 基因杂合性缺失参与了胃癌的发生，在肠型胃癌和弥漫型胃癌中其机理是不同的。

（四）DCC

DCC 基因是位于 18q21 上的抑癌基因，因该基因常在结肠癌细胞中缺失，因而得名（deleted in colorectal carcinoma，DCC）。它编码 750 个氨基酸的蛋白，该蛋白与神经细胞黏附分子有同源性，属于免疫球蛋白超基因家族中的一个蛋白质。DCC 基因在结肠癌中异常的频率很高，在胃癌中突变也很常见。有研究者[43]报告在 58% 的胃癌中存在 DCC 基因 LOH，在胃腺瘤中较少见。有研究者[44]在 4.3%（2/47）的肠化组织中检测到 DCC 基因的 LOH，均为 III 型肠化。这些结果有待更多的研究证实。

（五）DPC4

DPC4 是位于 DCC 相邻的部位染色体 18q. 21.1 新发现的抑癌基因。DPC4 纯合性缺失具有一定的组织特异性，约 48% 的胰腺癌有 DPC4 纯合性缺失。在其他肿瘤细胞系中突变很少见。作为TGF－β 受体介导的转导信号环路中的一种转录因子，DPC4 在 TGF－β 诱导的细胞增殖控制作用中起重要作用，DPC4 纯合性缺失是消除胰腺癌中细胞增殖负性控制的一个关键性步骤。

在胃癌中没有观察到 DPC4 突变[45]，但是有在胃癌细胞系中发现 DPC4 纯合性缺失的报告[46]。在家族性幼年性息肉患者中有性细胞 DPC4 突变，有人在去掉 DPC4 基因的鼠的胃黏膜中观察到类似的病理变化[47]，但其与胃癌发生的关系尚不完全清楚。

（六）p21 ras

P21 ras 是与信号传导有关的 GTP 结合蛋白。Ras 蛋白的活化继发于受体酪氨酸激酶的激活，其活性形式诱导增殖，是细胞周期的调控子。Ras 蛋白具有与 GTP 和 GDP 结合的特性。GDP 结合状态的 Ras 蛋白无活性，与 GTP 结合的 Ras 蛋白具有活性。ras 基因某些热点有点突变，第 12 密码子是最常见的突变热点，13、59、61 密码子也可以出现，这些突变可以导致 GTPase 的持续激活，ras 被锁定。k－ras 的过表达可以导致某些细胞系转化，在肠细胞系中这些过程可以导致凋亡减少。k－ras 的激活突变在胃肠道肿瘤中很常见，例如：90% 的胰腺癌和 50% 的结肠癌有 ras 突变，常发生在第 12 密码子，在结肠癌发生过程中这些突变发生在早期。

在免疫染色研究中，胃癌及癌前病变的胃黏膜中 Ras 的阳性率很高，由于所用的抗体对突变的 ras 比野生 ras 更有特异性。所以最初认为在胃癌发生过程中，ras 的突变是常见的，是胃癌发生的早期事件[48]。然而随后的研究中[49]用利用 RFLP 和显微切割 PCR 基础上的测序对 ras 的 12，13，61 等密码子的突变进行检测发现胃癌中 ras 突变相对较少。可能是因为在早期的研究中 Ras 蛋白阳性率的增高是由野生型 ras 的增加引起的。Hongyo[50] 报告了他们对 34 个意大利胃癌病人的研究结果，对 K－ras 整个编码区进行测序。发现 ras 的突变率为 21%，局限在高分化的肿瘤。在 Lee 的研究[51]中 8% 的病人第 12 密码子突变，与肿瘤分期没有关系。国内王俊茹等[52]发现 33.3%（14/42）的胃癌有 c－Ha－ras 基因第 12 位密码子的点突变，4.8%（2/42）的病例有 k－ras 基因第 12 位密码子的点突变，与上述结果一致。点突变的发生与病人的预后、淋巴结转移及临床分期有关。Craanen[53] 在 45 个早期胃癌病人中没有发现任何 k－ras 突变。因此与其他胃肠道肿瘤相比在胃癌中 k－ras 突变很少发生并且不是一个早期事件。

（七）Rb 蛋白

Rb 蛋白是含 928 个氨基酸的核磷酸蛋白，在变性聚丙烯酰胺凝胶电泳中表现出分子量为 110kDa 的分子，故被称为 P110Rb。在激活或低磷酸化状态时通过与 E2F 转录子结合在 G1 期抑制细胞周期进入 G2 期。当处于磷酸化状态导致的非激活状态时，细胞就通过 G1/S 控制点，视网膜母细胞瘤蛋白在有丝分裂后期再次完全脱磷酸化。控制 Rb 蛋白磷酸化的是 CDK（cyclin－dependent kinase），当细胞中某些 cyclin 浓度增加时可活化 CDK 而使 Rb 磷酸化。视网膜母细胞瘤基因是一个典型的抑癌基因。Rb 基因的突变或缺失与人体很多组织的恶性肿瘤有关。将外源性 Rb 基因导入视网膜母细胞瘤，Rb 基因可以完全抑制其致瘤性，还能部分抑制前列腺癌、膀胱癌、乳腺癌的致瘤性。李文梅等[54]将外源性 Rb 基因导入胃癌 BCG823 细胞系对其恶性增殖能力没有明显抑制。提示 Rb 基因的失活在胃癌的发生中作用有限。Rb 基因失活在胃肠道肿瘤中很少见，早期研究检测染色体 13 杂合性缺失作为 Rb 基因缺失的指标，发现在胃癌中约有 1/4 的病人染色体 13 杂合性缺失。Rb 蛋白在正常增生的胃黏膜细胞中有表达，在慢性胃炎的增生区表达增加，在肠化和异型增生的增生区也有发现，在胃癌进一步增加[55]，Rb 蛋白的表达可能是反映了细胞增殖的增加。在 Constancia[56] 的研究中所有的肿瘤中 Rb 基因的产物都是阳性的，肠型胃癌比弥漫性胃癌有更多的免疫反应细胞，在这些肿瘤中和作为对照的非肿瘤的胃黏膜中 PRb 与 PCNA 的表达有密切关系，在这个报告中，Western & Southern 印迹显示在胃癌中没有 Rb 基因的缺失或突变。Rb 蛋白的表达增加可能是对 *H. pylori* 正常生理反应的一部分，可以减少发生导致肿瘤的胃黏膜破坏的风险。

三、周期素和周期素依赖性激酶

细胞周期由 3 类因子进行精密调控，它们分别是周期素依赖性激酶（cyclin－dependent kinases，CDKs）、周期素（cyclins）和周期素依赖性激酶抑制因子（cyclin－dependent kinases inhibitors，CKIs），其中 CDKs 处于调控中心地位，cyclins 起正调节作用，CKIs 发挥负调节作用。在很多人类肿瘤中发现了 cyclins 基因的突变和过表达。在体外一些 cyclins 有转化能力，说明他们可能具有癌基因的功能。细胞周期蛋白 Dl（cyclin Dl）的作用于决定细胞增殖分化的关键时相 Gl 期，其异常高表达被认为可能是肿瘤发生发展的一个重要原因，因而备受瞩目。Cyclin D1 作用于 CDK4，控制 G1/S 细胞周期检查点，它的主要功能是使 Rb 磷酸化失活，推动细胞周期由 G1 期进入 S 期。Cyclin E 与 CDK2 组成复合物具有相同的功能，但是在稍后的 G1/S 转化时激活。在胃肠道 Cyclin D1 在 1/3 的结肠癌和腺瘤中有过表达，提示这是一个相对早期事件[57]。在半数的胃癌中 Cyclin D1 表达增加，肠型胃癌比弥漫型胃癌多见，在 *H. pylori* 感染的胃炎中没有发现 Cyclin D1 的过表达[58]。Cyclin D1 和病人的预后无关，Cyclin D2 是胃癌病人的独立预后因素[59]。在胃癌中 Cyclin E 的过表达更常见，特别是在肠型胃癌和进展期胃癌[60]。Haruma[61] 的研究中，33 个年轻的胃癌病人中的 4 个 CyclinE 的过表达，并发现 CyclinE 的过表达与 *H. pylori* 感染没有关系。最近的研究发现了几种能够抑制细胞周期依赖性激酶的蛋白质，包括 p15，p16，p21（cip/waf1）和 p27。这些 CDK 抑制物和调节细胞周期有关，可能有肿瘤抑制基因的特征。对 cyclins 和 CDK 及其抑制物的进一步研究有助于确定 *H. pylori* 如何影响细胞的增殖和凋亡。

四、胃癌发生过程中的微卫星不稳定性

微卫星（Microsatellite，MS）是广泛存在于原核及真核细胞基因组中的简单串联重复 DNA 序列，约占人基因组的 10%。其基本构成单位为 1～6 个核苷酸，以双核苷酸（CA）$_n$ 最为常见。近年来，人们发现微卫星 DNA 在肿瘤及相关疾病中表现出不稳定性，表现为微卫星位点内重复序列的增加或减少。导致其不稳定的原因目前尚不十分清楚，可能与错配修复系统（MM）有关，现已证明错配修复系统是一类新的肿瘤相关基因，是肿瘤发生的一种新的发病机制。微卫星不稳定性及其产生的原因是目前肿瘤研究中的一个热点。

微卫星不稳定首先是在 HNPPC（遗传性非息肉性结肠癌）观察到的[62]。此后，不仅在家族性肿瘤，也在许多散发性肿瘤如胃癌、胰腺癌、乳腺癌、膀胱癌、子宫内膜癌等，均发现广泛微卫星不稳定现象，提示微卫星不稳定性是肿瘤细胞又一重要标志。

最近有几个散发性胃癌中微卫星不稳定性的研究，散发性胃癌中微卫星不稳定性的发生率很高，在多个研究中大约 15% ～50%[63]。尽管大都同意这是一个相当常见的现象，但是就其是否和特定病理类型相关还没有取得一致。目前还不肯定微卫星不稳定性是否局限于胃的特定部位，是否与 p53，APC 的变异及 ras 的表达有关。Semba[64] 报告在胃腺瘤中微卫星不稳定性很常见（42%），9 例胃癌切除标本的肠化部分中的 3 例可以观察到微卫星不稳定性，提示微卫星不稳定性在肿瘤发生中出现的相当早，是胃癌发生过程中的早期事件。在他的研究中微卫星不稳定性与 APC 及 p53 基因异常没有关系。胃癌中微卫星不稳定性与和 *H. pylori* 的感染无关[65]。

五、胃癌发生过程中的多肽生长因子

胃肠道细胞的正常生长和分化是受自分泌和旁分泌的多肽生长因子调控，多肽生长因子主要是调控成熟，分化和凋亡。胃癌的非限制性生长可能与这些多肽的分泌异常或细胞对这些多肽的反应异常有关。胃中的肽类生长因子与细胞表面的受体作用，激活胞浆中的酪氨酸激酶。经过一系列复杂的中间体介导后将胞外的生长因子携带的生长调节信息传递到细胞内。

主要有 5 类多肽生长因子家族。

（一）TGF - β 和其受体

肽类生长因子及其受体与细胞的生长、分化、免疫、肿瘤、创伤愈合等多种生理状态有关，因而广受重视。转化生长因子 β（Tranforming growth factor β）是一类能促进细胞发生转化的生长因子。TGF - β 家族包含结构相关的二硫键连接的多肽二聚体，在现在发现的 5 种异构体中只有 TGF - β1、TGF - β2、TGF - β3 存在于哺乳动物中。TGF - β 与肿瘤发生、发展、转归之间的密切关系越来越受到重视。

转化生长因子 β 与其受体结合通过细胞内信号传导作用，可在细胞内引起多种生物学效应，

影响细胞的增殖，分化，凋亡以及和细胞外基质的相互作用，TGF－β 的作用具有双重性，兼有生长正调节作用和负调节作用。它对成纤维细胞具有生长作用，对其他多数细胞却有抑制作用。所以通常将其归入抑制性生长因子。TGF－β 家族的各个成员的表达有组织特异性。在胃肠道，TGF－β1 是上皮细胞产生的主要形式，它的功能是生长抑制。

至少有 3 种 TGF－β 的受体，TGF－βRI 主要和粘连蛋白的合成以及对细胞外基质的其他效应有关。TGF－βRII 与抗增殖效应，凋亡效应有关。主要是通过抑制抑癌基因 Rb 产物 PRb 的磷酸化实现的。TGF－βRIII 不参与 TGF－β 介导的信号传导，也与任何其他已知的 TGF－β 生物学效应无关。

TGF－β 是由胃黏膜细胞包括胃癌细胞系产生的，通过自分泌途径起作用，在细胞周期 G1 期进入 S 期时产生生长抑制作用和介导凋亡的作用。目前尚不清楚 TGF－β 作用如何产生的，研究表明[66]可能与视网膜母细胞瘤蛋白磷酸化减少进而阻滞 c－myc 基因的转录以及抑制 G1 期细胞周期蛋白及 CDK2 有关。最终细胞周期停滞和凋亡。

胃癌细胞系产生 TGF－β1 和其他异构体，胃癌组织相对于正常黏膜 TGF－β 是增高的，但是胃癌组织没有对 TGF－β 表现出生长抑制和凋亡反应。这种生长抑制作用的丧失与肿瘤的进行性扩张有密切关系。胃癌组织对 TGF－β 反应性降低主要是因为 TGF－β 受体的异常造成的，最近发现 TGF－βR I 在一些胃癌细胞系中表达减少[67]。还有研究小组[68]发现了 TGF－βR II 的突变，TGF－βR II 的异常导致 8 个胃癌细胞系中的 7 个失去了对 TGF－β 的反应性，这些异常包括断裂、缺失、表达的增高和降低。柯杨[69]用 PCR－SSCP 银染和荧光测序检测 44 例人胃癌组织中的 TGF－βR II 基因两个热点（cDNA 709－718，1931－1936）的改变。发现 TGF－βR II 基因在人胃癌组织中突变率比结肠癌低，TGF－βR II 的 cDNA709－718 位点突变率为 6.8%（3/44），而另一位点 cDNA1931－1936 未发现突变（0/44）。

最近研究表明 TGF－βR II 突变主要继发于微卫星不稳定性。微卫星不稳定性和 TGF－βR II 突变的关系是怎么样的？在 TGF－βR II cDNA 中的 709－718 有 10 个核苷酸的 polyA 管道，这个微卫星易于发生错配修复错误，导致 polyA 管道长度的改变，从而 TGF－βR II 被截断。这个现象最初在有复制错误表型的结肠癌中被发现，TGF－βR II 突变在 90% 这类结肠癌中出现[70]。随后这种现象在胃癌中被发现，有人在 7 个有微卫星不稳定性胃癌中的 5 个发现了 TGF－βR II 突变[71]。22 个没有微卫星不稳定性的胃癌中只有 1 个发现了 TGF－βR II 突变。更进一步的实验证实，只有有微卫星不稳定性的细胞系（8 个中的 2 个）存在 TGF－βR II polyA 突变，因此在胃癌中 TGF－βR II 突变和微卫星不稳定性的关系很密切。国内有类似研究报告[72]。

（二）表皮生长因子家族

EGF 家族的很多成员在很多组织中促进有丝分裂。I 型生长因子受体家族和 3 个癌基因有关：c－erb－B1（EGFR），c－erb－B2（Her2－neu，p185[c－neu]）和 c－erb－B3。胃中不能合成 EGF，胃腔中的 EGF 主要来源于吞咽的唾液腺的分泌物。TGF－α 是主要的 EGF 样生长因子，在正常的胃主要由黏液样颈细胞合成。TGF－γ 可以单独促进增生抑制酸分泌。和 TGF－β 一样 TGF－α 在体外可以转化细胞。TGF－α 的免疫反应性在肠化和肠型胃癌中仍然存在，在弥漫型胃癌中表达很少。

最早由 Yokota[73]发现在胃癌中 EGFR II 是增多的，EGFR I 不增多。随后其他研究证实，EGFR II 表达增加出现在多达 20% 的胃癌病例，几乎总是肠型胃癌。Filipe[74]用免疫组化和 Western blotting 发现在胃癌病人的肠化胃黏膜中 EGFR I 和 TGF－α 的表达比在单纯肠化病人的表达是增加的。他们还报道在癌旁的组织学正常的黏膜中 TGF－α 是增加的，提示肿瘤的发生可能与癌前病变黏膜中 TGF－α/EGFR I 轴的自分泌刺激有关。在这个实验中 H. pylori 是否参与尚不明确。把 H. pylori 感染的病人胃体和十二指肠的活检标本进行体外培养，发现 TGF－α 减少，在胃窦中感染和非感染的病人 TGF－α 的水平是相同的[75]。同样的研究小组[76]发现在体外 H. pylori 不改变在 MKN28 细胞系中的 TGF－α 表达，在这个研究中 H. pylori 增加了双调因子和肝素结合 EGF 样生长因子。总的说

来提示 *H. pylori* 在非肿瘤黏膜的 TGF – α 表达的调节上没有重要作用。EGF 家族的第三个成员双调因子在胃癌细胞系中可能也是一个自分泌的生长促进子，就像肝素结合 EGF 样生长因子在胃癌中是增加的。

（三）胰岛素样生长因子

多肽生长因子的这一家族在调节上皮细胞的生长中可能很重要，但是他们在胃癌中表达的资料比较少，最近有几个研究[77]发现在有微卫星不稳定性的胃癌中，IGFII 的突变率比较高，约 25%。微卫星不稳定性作为不良预后的指标可能是通过 IGFII 基因及其他基因介导的。在 Taha[78] 的研究中虽然 *H. pylori* 根除后胰岛素样生长因子 – I（IGF – I）的水平有明显下降，但是根除治疗前 *H. pylori* 感染组和对照组 IGF – I 水平无明显差异，考虑 IGF – I 水平下降是治疗本身引起的，与 *H. pylori* 无关。

（四）纤维母细胞生长因子家族类

除了 k – sam 基因外这类生长因子在肿瘤中的情况知道的相对较少。k – sam 基因编码的纤维母细胞生长因子受体在 20% 的弥漫性胃癌中增高，在肠型胃癌中无增高[79]。

（五）肝细胞生长因子及其受体

HGF 是一个普遍表达的生长因子，最初作为一个在肝细胞中促有丝分裂的因子、致突变剂。HGF 在培养的胃黏膜细胞中和正常的胃黏膜中也有产生，可能在黏膜破坏的修复反应中起重要作用。纤维母细胞是胃内 HGF 的主要来源。体内 HGF 的表达可能与 *H. pylori* 感染有关，有人发现[80]在 *H. pylori* 感染的胃炎和体外培养的 *H. pylori* 感染的病人的标本中 HGFmRNA 增高，并且高水平的 HGF 蛋白在 *H. pylori* 根除后减低。

HGF 的受体就是 c – met 基因的产物，多在黏膜上皮细胞和内皮细胞的表面表达。像多肽类生长因子家族的其他成员一样，c – met 结合 HGF 导致酪氨酸激酶的活化。在胃癌中 c – met 的过表达很普遍，其过表达率大约为 40% ~ 70%，大多数研究结果支持其过表达和病人的预后有关[81]。c – met 的过表达在胃癌的发生中是一个早期事件。郭飞等[82]发现在浅表性胃炎中 c – met 蛋白即开始有过量表达。随着病变的进展，在慢性胃炎伴有萎缩、肠化生及异型增生的胃黏膜中，过量表达率逐渐升高。*H. pylori* 感染与 c – met 原癌基因蛋白的表达之间有一定关系。在癌前病变中，*H. pylori* 感染者 c – met 原癌基因蛋白的表达较未感染者高，特别是伴有肠化生（74% 与 45%）与异型增生（78.6% 与 42.8%）者更为明显。表明在这一过程中，胃黏膜在持续的损伤因子作用下，处于一种旺盛的增殖状态，DNA 的合成和分裂活跃，因而易受到各种致癌因子的损伤，发生染色体上基因结构和功能的改变，*H. pylori* 在这一过程中可能起了一定的作用。这和以前的研究[83]结果一致。

六、其他分子事件

（一）端粒酶

染色体端粒（telomere），又称端区。是真核生物染色体末端的特殊结构。人类染色体末端普遍存在端粒结构。人类染色体的端粒由进化上高度保守的 DNA 重复序列 TTAGGG 组成。端粒可以保护染色体，防止染色体降解或端间融合。体细胞的端粒随年龄增高而缩短，导致其染色体稳定性下降。

端粒是由端粒酶（telomerase）合成。端粒酶是一种特殊的逆转录酶，以端粒末端富含鸟嘌呤的单链为引物，自身 RNA 组分为模板合成端粒的核糖核蛋白复合物。端粒酶的存在使染色体末端得以完全复制。端粒酶的激活使端粒的长度得以稳定，细胞获得无限增殖能力成为永生细胞。端粒酶在恶性肿瘤的检出率高达 90%，而在正常组织中检出率为 4% 左右[84]，因此有的学者认为端粒酶是细胞永生化的重要原因，通常情况下细胞经过多次有丝分裂，染色体端粒末端的核苷酸进行性减少，由于在正常体细胞中端粒酶活性极低，处于抑制状态，缩短的端粒得不到补偿，随着分裂次数的增加，端粒不断缩短，当端粒缩短到一定程度时（临界长度）引发了 Hayflick 极限，细胞不再分裂。病毒癌基因的转化可使细胞越过此极限继续分裂（约 20 代），分裂是端粒继续丢失直至危险长度达到临危点（crisis），此时细胞失去活力濒临死亡，端粒消失可诱发染色体畸变，使突变发生。少数细胞由于端粒酶被激活，端粒获得修复，反而越过临界点成为永生化细胞。Hahn 等[85]利用人类端粒酶催化亚单位基因（hTERT 或 hTRT），SV40L－T 抗原基因（SV40 LargeTAg）和 H－rasV12（它是 H－ras 基因的一个等位基因）在人类正常细胞人工表达，最终获得了具有致癌潜能的转化细胞。这是人类第一次将正常细胞在人工培养的条件下一步步变成癌细胞，是肿瘤发生机制研究的一个重大突破。同时说明端粒酶活性的表达是细胞永生化的关键。

很多癌细胞系和癌组织与正常组织相比端粒酶的活性有很大提高。国内外多个学者对胃癌组织中端粒酶活性进行了研究。Marnyama[86]等发现在 89% 的胃癌组织中可检测到端粒酶活性。Ahn[87]等在 95 个胃癌组织中的 85 个检测到端粒酶活性，并且发现端粒酶活性与年龄，性别，肿瘤分期，组织学分级或 K－ras 基因变异都没有关系。Tahara[88]用 TRAP 方法检测了胃癌发生过程中端粒酶的活性，发现在 20 个胃癌中的 17 个和所有的胃癌细胞系中检测到端粒酶的活性，在正常组织中均没有检测到。在两个胃腺瘤中的一个和 23 个Ⅲ型肠化中的 3 个检测到弱阳性，提示在癌前病变中有部分端粒酶阳性细胞。国内也有类似研究得出同样结论[89]。

H. pylori 感染与胃黏膜细胞端粒酶活性的变化的系统研究报道目前还不多见，Lan 等[90]在一个研究中提到，*H. pylori* 感染引起的胃癌与人类端粒酶活性升高有关。

端粒酶活性的获得可能是胃癌发生的一个中期事件。可能继发于肿瘤表型的获得，是克隆选择的结果。端粒酶活性的激活与其他癌基因及抑癌基因的关系以及 *H. pylori* 感染在其中所起的作用尚待进一步的研究。

（二）E－钙黏蛋白－连接蛋白复合物

E－钙黏蛋白（E－cadherin）是一类介导细胞之间互相黏附的钙依赖性跨膜糖蛋白，通过与 β－连接蛋白（β－catenins）形成复合物作用于细胞内的细胞骨架，参与形成和维护正常细胞间的连接。体内各组织 E－钙黏蛋白的表达量各不相同，同一组织不同分化程度时，其表达也不尽相同。一般在胃癌中特别是弥漫型胃癌 E－钙黏蛋白和连接蛋白的水平是减少的[91]。这和肿瘤中细胞与细胞间，细胞与基质之间的相互作用消失是一致的。Jawhari[92]发现在胃癌细胞表面 E－钙黏蛋白，特别是 α，β－连接蛋白染色是减少的，异型增生中也有同样的变化。但是在更早期（胃炎，肠化）没有这种情况，因此 E－钙黏蛋白和连接蛋白表达的消失可能是胃癌发生过程中较晚的事件。国内有类似的研究[93]，得出大体相同的结果，并且发现胃癌组织 E－钙黏蛋白表达下调与胃癌较恶的生物学行为及预后不佳密切相关。

（三）非整倍体

非整倍体就是细胞内的染色体少于 42 条或多于 46 条，可将细胞内的 DNA 作荧光染色后由流式细胞仪作出诊断。在新鲜组织包括胃的活检标本、胃切除标本中分离的腺体细胞[94]、水化后的石蜡包埋标本中已有研究。约 30% ~80% 的胃癌包含有非整倍体细胞。有研究[95]表明非整倍体和 p53 蛋白的表达一样在肠型胃癌的发生中是一个早期事件，在弥漫型胃癌的发生中是一个晚期事件。目前大多数研究[96]支持非整倍体与胃癌的组织病理类型、分期和预后相关。有研究对胃癌病人进行多变量分析研究表明非整倍体可以作为胃癌不良后果的独立预后因子[97]。有关非整倍体与 *H. pylori* 感染的关系国内外研究较少，最近在意大利的一个研究[29]在 82 个因消化不良就诊病人中的 11 个发现了非整倍体，这 11 个病人全部是 *H. pylori* 阳性的慢性萎缩性胃炎，其中全部 8 个未失访的 *H. pylori* 成功根除的病人在根除 1 年后复查，非整倍体全部消失。在这个研究中非整倍体与 p53 和 c－Myc 的表达密切相关。

（四）Homeobox genes

肠化是正常胃黏膜经过多阶段的病理组织学变化进展到肠型胃癌的关键环节。是什么使一种组织正常的细胞系向其他的组织类型转变? 目前已经鉴定出一组重要的进化上保守的转录因子, 叫做 Hox 基因。它包括一个保守的 DNA 结合域, homeodomain, 这些基因有相对的组织特异性在个体发育中很重要[98]。Cdx – 1 基因是一个在肠上皮特异性表达的转录因子, 在肠化的发生中起作用。Chawengsaksophak[99] 发现 Cdx – 2 纯合子缺失的鼠不能成活, 杂合子缺失的鼠可以有多种表现型, 90% 的杂合子缺失的鼠在最初三个月内会发生肠道多发性腺瘤样息肉。和周围肠道上皮相比, 这些肿瘤细胞剩余的等位基因不能表达 Cdx – 2 蛋白。提示 Cdx – 2 突变是肠道肿瘤发生的早期事件。Silberg[100] 用免疫组化检查了 Cdx – 1 蛋白在在不同消化道组织中的表达, 发现 Cdx – 1 在所有的结肠, 小肠上皮细胞中有表达, 在正常的食管和胃组织中是阴性的, 在食管和胃的肠上皮化生的黏膜中是阳性的。在胃食管的腺癌中, Cdx – 1 蛋白可以呈阳性, 也可以呈阴性。在结肠腺瘤样息肉和腺癌中染色比同一标本中正常的腺管浅。因此 Cdx – 1 对消化中的非肿瘤的肠细胞系有特异性, 可能和肠化的发生有密切关系, 但和随后发生的胃癌关系不大。Cdx – 1 的表达是肠化的一个重要原因还是仅仅是其一个标志, 目前还不清楚。

七、结　语

细胞癌变、肿瘤的发生、发展是一个多因素、多阶段及多基因变异累积的复杂病变过程, 特别是胃癌从 *H. pylori* 相关的慢性胃黏膜病变逐渐演化成癌需要较长的时间。在这个病变过程中有很多分子改变, 有一些只是表面现象, 有一些则在肿瘤的发生中起中心作用。肿瘤易于发生多基因变异与广泛的微卫星不稳定性有关。由于失去了正常的基因修复功能, 导致突变子的基因异常进行性累积。一般在肿瘤中一个特定的突变出现的频率越高, 则其在肿瘤发生的多阶段过程中出现的越早, 提示其在胃癌病因学上相对更重要。

在 *H. pylori* 感染的胃炎中凋亡和增殖的增加是黏膜转化的一个早期信号。目前尚不清楚 *H. pylori* 感染是如何导致这些变化的。高增殖可能是 *H. pylori* 诱导的凋亡的代偿反应, 反之亦然。*H. pylori* 感染有关的生长因子表达的改变, 如: 肝细胞生长因子等, 可以直接促进细胞的增殖。凋亡的增加可以消除包含有突变 DNA 的细胞, 是细胞的自我防御的反应。在这些可逆的细胞改变之后, 增生和凋亡失调是胃癌发生通路的关键。其具体原因尚不清楚, 可能是 *H. pylori* 直接或通过炎症反应间接作用。一个或多个上皮细胞中获得的突变, 失去生长抑制, 通过克隆选择取得优势, 导致肿瘤的发生。这些突变包括: p53 的突变或缺失; 编码 cycline 和其他细胞周期调节蛋白基因的扩增; 微卫星不稳定性的发展; TGF – βRⅡ突变导致对 TGF – β 生长抑制的反应性的消失等。肠型胃癌的发生和弥漫性胃癌的发生在分子改变上有很大不同, 提示它们有不同的通路。

参考文献

1　Correa P. A human model of gastric carcinogenesis. Cancer Res, 1988, 48: 3554 ~ 3560

2　Ferreira AC, Isomoto H, Moriyama M, et al. Helicobacter and gastric malignancies. Helicobacter. 2008, 13 (Suppl 1): 28 ~ 34

3　Wotherspoon AC, Doglioni C, Diss TC, et al. Regression of primary low – grade B – cell gastric lymphoma of mucosa – associated lymphoid tissue type after eradication of *Helicobacter pylori*. Lancet, 1993, 342: 575 ~ 577

4　Honda s, Fujioka T, Tokieda M, et al. Development of *Helicobacter pylori* – induced gastric carcinoma in Mongolian gerbils. Cancer Res, 1998, 58: 4255 ~ 9425

5　IARC Working Group on the Evaluation of Carcinogenic Risks to Humans, Schistosomes, Liver Flukes and *Helicobacter pylori*. Infection with *Helicobacter pylori*. IARC monographs on the evaluation of carcinogenic risks to humans. Vol 61. Lyon, France: Interna – tional Agency for Research on Cancer, 1994, 177 ~ 240

6　Lipkin M, Correa P, Shi T Y, et al. Proliferative and antigenic modification in human epithelial cells in chronic atrophic gastritis. J Natl Cancer Inst, 1985, 75: 613 ~ 619

7 Melato M, Sidari L, Rizzardi C, et al. Gastric epithelium proliferation in early *H. pylori* + and *H. pylori* – gastritis: a flow cytometry study. Anticancer Res, 2007, 21 (2B): 1347~1353

8 Cabral MM, Oliveira CA, Mendes CM, et al. Gastric epithelial cell proliferation and cagA status in *Helicobacter pylori* gastritis at different gastric sites. Scand J Gastroenterol, 2007, 42 (5): 545~54

9 Cahill R J, Kilgallen C, Beattie S, et al. Gastric epithelial cell kinetics in the progression from normal mucosa to gastric carcinoma. Gut, 1996, 38: 177~181

10 Imatani A, Sasano H, Yabuki N, et al. In situ analysis of tissue dynamics and p53 expression in gastric mucosa. J Pathology, 1996, 179: 39~42

11 Shinohara T, Ohshima K, Murayama H, et al. Apoptosis and proliferation in gastric carcinoma: the association with histological type. Histopathology, 1996, 29: 123~129

12 Ricci V, Ciacci C, Zarrilli R, et al. Effect of *Helicobacter pylori* on gastric epithelial cell migration and proliferation in vitro: role of VacA and CagA. Infect Immun, 1996, 64: 2829~2833

13 Moss S F, Calam J, Agarwal B, et al. Insuction of gastric epithelial apoptosis by *Helicobacter pylori*. Gut, 1996, 38: 498~501

14 Levine AJ. Normal and neoplastic growth and development. AACR special conference in cancer research. Cancer – Res, 1993, 53: 929~930

15 Levine AJ, Minand J, Finlay C, et al. The p53 tumor suppressor gene. Nature, 1991, 357: 453

16 Ahrendt SA, Halachmi S, Chow JT, et al. Rapid p53 sequence analysis in primary lung cancer using an oligonucleotide probe array. Pro Natl Acad Sci U S A, 1999, 96: 7382~7387

17 Brambilla E, Gazzeri S, Moro D, et al. Immunohistochemical study of p53 in human lung carcinomas. Am J Pathol, 1993, 143: 199~210

18 Wu MS, Shun CT, Wang HP, et al. Genetic alterations in gastric cancer: relation to histological subtypes, tumor stage, and *Helicobacter pylori* infection. Gastroenterology, 1997, 112: 1457~1465

19 Uchino S, Noguchi M, Ochiai A, et al. p53 mutation in gastric cancer: a genetic model for carcinogenesis is common to gastric and colorectal cancer. Int J Cancer, 1993, 54: 759~764

20 Brito MJ, Williams GT, Thompson H, et al. Expression of p53 in early (T1) gastric carcinoma and precancerous adjacent mucosa. Gut, 1994, 35: 1697~700

21 吕有勇, 李净, 孙梅. p53 基因点突变与胃癌细胞恶性程度及临床预后的关系. 中华医学杂志, 1995, 75 (11): 679~682

22 Shiao Y H, Rugge M, Correa P, et al. p53 alteration in gastric precancerous lesions. Am J Pathology, 1994, 144: 511~517

23 Ochiai A, Yamauchi Y, Hirohashi S. p53 mutations in the nonneoplastic mucosa of the human stomach showing intestinal metaplasia. Int J Cancer, 1996, 69: 28~33

24 王东旭, 房殿春, 刘为纹. 胃黏膜肠化生组织中 p53、APC、K – ras 基因突变的研究. 第三军医大学学报, 1999, 21 (6): 403~406

25 Dunn B E, Phadnis S H, Henderson J, et al. Induction of gastric dysplasia by H. felis in p53 – deficient mice. Gut, 1995, 37 (Suppl 1): A40

26 Fox J G, Li X, Cahill R J, et al. Hypertrophic gastropathy in Helicobacter felis – infected wild – type C57BL/6 mice and p53 hemizygous transgenic mice. Gastroenterology, 1996, 110: 155~166

27 Peek RM, Blaser MJ, Mays DJ, et al. *Helicobacter pylori* strain – specific genotypes and modulation of the gastric epithelial cell cycle. Cancer – Res, 1999, 59 (24): 6124~6131

28 Hibi K, Mitomi H, Koizumi W, et al. Enhanced cellular proliferation and p53 accumulation in gastric mucosa chronically infected with *Helicobacter pylori*. Am J Clin Pathol, 1997, 108: 26~34

29 Nardone G, Staibano S, Rocco – A, et al. Effect of *Helicobacter pylori* infection and its eradication on cell proliferation, DNA status, and oncogene expression in patients with chronic gastritis. Gut, 1999, 44: 789~799

30 Blok P, Craanen ME, Offerhaus GJ, et al. Molecular alterations in early gastric carcinomas. No apparent correlation with *Helicobacter pylori* status. Am J Clin Pathol, 1999, 111: 241~247

31　郜恒骏，白剑峰，彭延申，等．幽门螺杆菌感染患者胃癌及癌旁组织中 p53、p16 和 bcl－2 基因的表达．胃肠病学，2000，5（1）：26～29

32　王思平，王孟薇，尤纬缔，等．幽门螺杆菌 cagA 基因株与胃癌 p53、bcl－2 表达的研究．中华老年医学杂志，1999，18（5）：302～305

33　徐肇敏，李运红，王亚东，等．江苏省胃癌高发区幽门螺杆菌感染与胃癌、基因突变之间的关系．中华消化杂志，1999，19：236～238

34　Lauwers GY, Scott GV, Hendricks J, et al. Immunohistochemical evidence of aberrant bcl－2 protein expression in gastric epithelial dysplasia. Cancer, 1994, 73：2900～2904

35　Lauwers GY, Scott GV, Karpeh MS, et al. Immunohistochemical evaluation of bcl－2 protein expression in gastric adenocarcinomas. Cancer, 1995, 75：2209～2213

36　Konturek PC, Pierzchalski P, Konturek SJ, et al. *Helicobacter pylori* induces apoptosis in gastric mucosa through an upregulation of Bax expression in humans. Scand J Gastroenterol, 1999, 34：375～383

37　Maor Kendler Y, Gabay G, Bernheim J, et al. Expression of bcl－2 in autoimmune and *Helicobacter pylori*－associated atrophic gastritis. Dig Dis Sci, 1999, 44：680～685

38　Horii A, Nakatsuru S, Miyoshi Y, et al. The APC gene, responsible for familial adenomatous polypsis, is mutated in human gastric cancer. Cancer Res, 1992, 52：3231～3233

39　Nakatsuru S, Yanagisawa A, Furukawa Y, et al. Somatic mutations of the APC gene in precancerous lesion of the stomach. Hum Mol Genet, 1993, 2：1463～1465

40　Rhyu M G, Park W S, Jung U J, et al. Allelic deletions of MCC／APC and p53 are frequent late events in human gastric carcinogenesis. Gastroenterology, 1994, 106：1584～1588

41　Powell S M, Cummings O W, Mullen J A, et al. Characterization of the APC gene in sporadic gastric adenocarcinomal. Oncogene, 1996, 12：1953～1959

42　Hsieh LL, Huang YC. Loss of heterozygosity of APC／MCC gene in differentiated and undifferentiated gastric carcinomas in Taiwan. Cancer Lett, 1995, 96：169～174

43　Maesawa C, Tamura G, Suzuki Y, et al. The sequential accumulation of genetic alterations characteristic of the colorectal adenoma－carcinoma sequence does not occur between gastric adenoma and adenocarcinoma. J Pathol, 1995, 176：249～258

44　王东旭，房殿春，刘为纹．胃黏膜肠化生组织中多种抑癌基因的杂合缺失．中华病理学杂志，1999，28（4）：264～267

45　Lei J, Zou TT, Shi YQ, Infrequent DPC4 gene mutation in esophageal cancer, gastric cancer and ulcerative colitis－associated neoplasms. Oncogene, 1996, 13：2459～2462

46　Nishizuka S, Tamura G, Maesawa C, et al. Analysis of the DPC4 gene in gastric carcinoma. Jpn J Cancer Res, 1997, 88：335～339

47　Takaku K, Miyoshi H, Matsunaga A, et al. Gastric and duodenal polyps in Smad4（Dpc4）knockout mice. Cancer Res, 1999, 59：6113～6117

48　Czerniak B, Herz F, Koss L G, et al. ras oncogene p21 as a tumor marker in the cytodiagnosis of gastric and colonic carcinomas. Cancer, 1987, 60：2432～2436

49　Czerniak B, Herz F, Gorczyca W, et al. Expression of ras oncogene p21 protein in early gastric carcinoma and adjacent gastric epithalia. Cancer, 1989, 64：1467～1473

50　Hongyo T, Buzard G S, Palli D, et al. Mutations of the K－ras and p53 genes in gastric adenocarcinomas from a high －incidence region around Florence, Italy. Cancer Res 1995, 75：2665～72

51　Lee K H, Lee J S, Suh C, et al. Clinicopathologic significance of the K－ras gene codon 12 point mutation in stomach cancer. Analysis of 140 cases. Cancer, 1995, 75：2794～2801

52　王俊茹，邓国仁，刘为纹，等．ras 癌基因第 12 密码子点突变和胃癌患者预后关系的研究．中华消化杂志，1995，15（3）：133～135

53　Craanen M E, Blok P, Top B, et al. Absence of ras gene mutation in early gastric carcinomas. Gut, 1995, 37：758～362

54　李文梅，吕有勇. 导入 Rb、p53、p16 和 H – ras 反义 RNA 对人胃癌细胞恶性增殖的影响中国肿瘤. 生物治疗杂志，1997，4：90 ~ 94

55　Havard T J, Sarsfield P, Steer H W. Retinoblastoma gene protein expression in non – malignant gastric epithelium. Gut, 1996, 39（Suppl. 2）：A103

56　Constancia M, Seruca R, Carneiro F, et al. Retinoblastoma gene structure and product expression in human gastric carcinomas Br J Cancer, 1994, 70：1018 ~ 1024

57　Arber N, Hibshoosh H, Moss S F, et al. Increased expression of cyclin D1 is an early event in multistage colorectal carcinogenesis. Gastroenterology, 1996, 110：669 ~ 674

58　Moss S F, Arber N, Hibshoosh N, et al. Cyclin D1 expression in gastric carcinogenesis. Gut, 1996, 39（Suppl. 2）：A18 ~ 19

59　Takano Y, Kato Y, Masuda M, et al. Cyclin D2, but not cyclin D1, overexpression closely correlates with gastric cancer progression and prognosis. J Pathol, 1999, 189（2）：194 ~ 200

60　Akama Y, Yasui W, Yokozaki H, et al. Frequent amplification of the cyclin E gene in human gastric carcinomas. Jpn J Cancer Res, 1995, 86（7）：617 ~ 621

61　Haruma K, Ito M, Kohmoto K, et al. Expression of cell cycle regulators and growth factor/receptor systems in gastric carcinoma in young adults：association with *Helicobacter pylori* infection. Int J Mol Med, 2000, 5（2）：185 ~ 190

62　Aaltonen LA, Peltomaki P, Leach FS, et al. Clues to the pathogenesis of familial colorectal cancer. Science, 1993, 260：812 ~ 816

63　Grady W, Rajput A, Myeroff L, et al. What's new with RⅡ? Gastroenterology, 1997, 112：297 ~ 302

64　Semba S, Yokozaki H, Yamamoto S, et al. Microsatellite instability in precancerous lesions and adenocarcinomas of the stomach. Cancer, 1996, 77（8 Suppl）：1620 ~ 1627

65　Lin JT, Wu MS, Shun CT, et al. Microsatellite instability in gastric carcinoma with special references to histopathology and cancer stages. Eur J Cancer, 1995, 31A（11）：1879 ~ 1882

66　Alexandrow MG, Moses HL. Transforming growth factor – β and cell cycle regulation. Cancer Res, 1995, 55：1452 ~ 1457

67　Ito M, Yasui W, Nakayama H, et al. Reduced level of transforming growth factor – beta type Ⅰ receptor in human gastric carcinomas. Jpn J Cancer Res, 1992, 83：86 ~ 92

68　Park K, Kim SJ, Bang YJ, et al. Genetic changes in the transforming growth factor beta（TGF – β）type Ⅱ receptor gene in human gastric cancer cells：correlation with sensitivity to growth inhibition by TGF – beta. Proc Natl Acad Sci USA, 1994, 91：8772 ~ 8776

69　柯杨，K Hagiwara，苏秀兰，等. 胃癌组织Ⅱ型β转化生长因子受体基因突变的研究. 中华肿瘤杂志，1997，19（1）：25 ~ 27

70　Markowitz S, Wang J, Myeroff L, et al. Inactivation of the type Ⅱ TGF – βreceptor in colon cancer cells with microsatellite instability. Science, 1995, 268：1336 ~ 1338

71　Myeroff LL, Parsons R, Kim SJ, et al. A transforming growth factor β receptor type Ⅱ gene mutation common in colon and gastric but rare in endometrial cancer with microsatellite instability. Cancer Res, 1995, 55：5545 ~ 5547

72　房殿春，罗元辉，杨仕明. 胃癌微卫星不稳定性与移码突变的关系. 中华消化杂志，1999，19（6）：385 ~ 387

73　Yokota J, Yamamoto T, Toyoshima K, et al. Amplification of c – erb B – 2 oncogene in human adenocarcinomas in vivo. Lancet, 1986, 1：765 ~ 767

74　Filipe M I, Osborn M, Linehan J, et al. Expression of transforming growth factor alpha, wpidermal growth factor and epidermal growth factor in precursor lesions to gastric carcinoma. Br J Cancer, 1995, 71：30 ~ 36

75　Persico M, Suozzo R, Gesue L, et al. Decreased gastroduodenal concentration of transforming growth factor alpha in *Helicobacter pylori* infected patients. Gastroenterology, 1996, 110：A831

76　Romano M, Ricci V, Sommi P, et al. Upregulation of EGF – related growth factor mRNA expression by *Helicobacter pylori* in gastric mucosal cells in vitro. Gut, 1996, 39（Suppl. 2）：A18

77　Oliveira C, Seruca R, Seixas M, et al. The clinicopathological features of gastric carcinomas with microsatellite instability may be mediated by mutations of different "target genes"：a study of the TGFbeta RII, IGFII R, and BAX genes.

Am J Pathol, 1998, 153: 1211~1219

78 Taha AS, Beastall G, Morton R, et al. Insulin – like growth factor – I in *Helicobacter pylori* gastritis and response to e-radication using bismuth based triple therapy. J Clin Pathol, 1996, 49: 676~678

79 Hattori Y, Odagiri H, Nakatani H, et al. K – sam, an amplified gene in stomach cancer, is a member of the heparin – binding growth factor receptor genes. Proc Natl Acad Sci USA, 1990, 87: 5983~5987

80 Kondo S, Shinomura Y, Kanayama S, et al. *Helicobacter pylori* increases gene expression of hepatocyte growth factor in human gastric mucosa. Biochem Biophys Res Comm, 1995, 210: 960~965

81 Nakajima M, Sawada H, Yamada Y, et al. The prognostic significance of amplification and overexpression of c – met and c – erb B – 2 in human gastric carcinomas. Cancer, 1999, 85: 1894~1902

82 郭飞，胡伏莲，贾博琦. 幽门螺杆菌感染者胃黏膜癌前病变与 c – met 原癌基因蛋白表达的关系. 中华医学杂志, 1998, 78 (7): 488~489

83 王金莹，吕有勇，李吉友，等. c – met 原癌基因表达与胃黏膜病变的关系. 中华医学杂志, 1996, 76: 359~362

84 Patel KP, Vonderheide RH. Telomerase as a tumor – associated antigen for cancer immunotherapy. J Cytotechnology, 2004, 45 (1~2): 91~99

85 Weitzman JB, Yaniv M. Nature, 1999, 400 (6743): 401~402 Hahn WC, Counter CM, Lundberg AS, et al. 1999, 400: 464~468

86 Maruyama Y, Hanai H, Fujita M, et al. Telomere length and telomerase activity in carcinogenesis of stomach. Jpn J Clin Oncol, 1997, 27 (4): 216~220

87 Ahn MJ, Noh YH, Lee JH, et al. Telomerase activity and its clinicopathological significance in gastric cancer. Eur J Cancer, 1997, 38 (8): 1309~1313

88 Tahara H, Kuniyasu H, Yokazoki H, et al. Telomerase activity in preneoplastic and neoplastic gastric and neoplastic gastric and colorectal lesions. Clin Cancer Res, 1995, 1: 1245~1251

89 杨仕明，房殿春，罗元辉，等. 胃癌及癌前组织中端粒酶活性的检测及其临床意义. 中华医学杂志, 1998, 78: 207~209

90 Lan J, Xiong YY, Lin YX, et al. *Helicobacter pylori* infection generated gastric cancer through p53 – Rb tumor – suppressor system mutation and telomerase reactivation. World J Gastroenterol, 2003, 9 (1): 54~58

91 Shimoyama Y, Hirohashi S. Expression of E – and P – cadherin in gastric carcinomas. Cancer Res, 1991; 51: 2185~2192

92 Jawhari A, Jordan S, Poole S, et al. Abnormal immunoreactivity of the E – cadherin – catenin complex in gastric carcinoma: relationship with patient survival. Gastroenterology, 1997, 112: 46~54

93 戴冬秋，陈峻青，徐蕾，等. 胃癌组织中 E – 钙黏附素表达的定量检测及临床病理学评价. 中华医学杂志, 1997, 9

94 Kitayama Y, Nakamura S, Sugimura H, et al. Cytophotometric and flow cytometric DNA content of isolated glands in gastric neoplasia. Gut, 1995, 36: 516~521

95 Sugai T, Nakamura S, Uesugi N, et al. Role of DNA aneuploidy, overexpression of p53 gene product, and cellular proliferation in the progression of gastric cancer Cytometry, 1999, 38: 111~117

96 Lee KH, Lee JS, Suh C, et al. DNA flow cytometry of stomach cancer. Prospective correlation with clinicopathologic findings. Cancer, 1993, 72: 1819~1826

97 Victorzon M, Lundin J, Haglund C, et al. A risk score for predicting outcome in patients with gastric cancer, based on stage, sialyl – Tn immunoreactivity and ploidy – a multivariate analysis. Int J Cancer, 1996, 67: 190~193

98 Scott M P, Tamkun J W, Hartzell G W. The structure and functrion of the homeodomain. Biochim Biophys Acta, 1989, 989: 25~48

99 Chawengsaksophak K, James R, Hammond VE, et al. Homeosis and intestinal tumours in Cdx2 mutant mice. Nature, 1997, 386: 84~87

100 Silberg DG, Furth EE, Taylor JK, et al. CDX1 protein expression in normal, metaplastic, and neoplastic human alimentary tract epithelium. Gastroenterology, 1997, 113: 478~486

第二十章　幽门螺杆菌*cagA*/CagA分子生物学研究进展

王海滨　张茂俊　张建中

中国疾病预防控制中心传染病预防控制所

一、前　　言

幽门螺杆菌（*Helicobacter pylori*，下称*H. pylori*）是一种革兰氏染色阴性、微需氧、弯曲状杆菌，主要寄居在人体胃部。1994年世界卫生组织正式将*H. pylori*列为第Ⅰ类致癌因子[1]，是目前为止唯一被列为明确对人类致癌的细菌性病原微生物。

目前世界范围内成人*H. pylori*感染率达50%～80%[2]，*H. pylori*感染后若不进行系统根除治疗，往往可导致终生感染。*H. pylori*感染后的临床结局不同，感染者可发展成为慢性胃炎、消化性溃疡、胃黏膜相关淋巴组织淋巴瘤甚至胃腺癌，部分感染者表现为无症状或者症状不明显。*H. pylori*感染后的临床结局与宿主的遗传背景和菌株类型相关。

*H. pylori*菌株的基因型不同是导致感染后不同临床结局的重要因素。研究发现细胞毒素相关基因A（cytotoxin－associated gene A，*cagA*）阳性菌株感染后导致严重临床后果（如胃癌等）的危险性明显大于阴性菌株[3,4]。细胞毒素相关蛋白A（cytotoxin－associated gene A protein，CagA）是*H. pylori*的cag致病岛（cag pathogenicity island，cag PAI）上*cagA*基因的编码产物，是*H. pylori*感染导致宿主产生炎性反应的重要效应蛋白。*H. pylori*感染后通过cag PAI编码的Ⅳ型分泌系统将CagA 注入宿主细胞内并发生磷酸化，导致细胞内信号传导等一系列的反应，引起宿主严重的组织炎症损伤，并与胃腺癌的形成密切相关[5~7]。

欧美国家的研究表明，cagA 基因存在于 50% ~ 70% 的当地 H. pylori 菌株，感染 CagA$^+$H. pylori 的患者消化道溃疡和胃癌的发生率明显增高，并认为 cagA$^+$ 菌株比 cagA$^-$ 菌株更可能引起严重的组织炎症和损伤[3,4]。而中国、日本和韩国等的研究发现，cagA$^+$ 菌株的检出率在当地高达 90% 以上[8,9]，不同菌株间 cagA 基因多样性可能是造成不同临床后果的主要原因。作为 H. pylori 的一个重要致病机制，cagA/CagA 依然是目前研究的热点之一。

二、幽门螺杆菌的 cagA 基因

（一）cagA 基因的基本特征

1993 年 Tummuru 等[10]首次利用 H. pylori 染色体酶切克隆得到了国际标准株 ATCC53726 的 cagA 基因，并发现其研究的 15 株产细胞空泡毒素（VacA）的 H. pylori 中均含有该基因，所以将其命名为细胞毒素相关基因。cagA 基因位于 cagPAI 的 3'端，多数文献报道 cagA 基因长度变化在 3400 ~ 5925bp 之间，这种长度的变化与序列内部重复片段数目及片段的插入与缺失有关，也可能有的序列报道包含了其调控序列的长度。周军等[11]比较了 44 条菌株 cagA 全长序列，结果显示序列内存在大量碱基的插入、缺失、替换和重复。cagA 5'端序列相对保守，序列的多样性主要是由于碱基的替换、缺失和小的插入造成。3'端序列存在连续的大片段重复，序列差异更加明显。以往一直认为 cagA 为单拷贝基因，但是在最近完成全基因组测序的一株 H. pylori Shi470 的 cagPAI 上发现了两个基因，分别位于 cagPAI 的 3'端和紧邻 cagP 的上游区域。两段基因核苷酸序列相似性为 86.63%，主要差异为：前者长度为 3486bp，后者为 3258bp，后者较前者有一段 231bp 的大片段缺失，且前者的 2614 ~ 2897bp 区段与后者的 2356 ~ 2669bp 区段有较大的核苷酸序列差异，其他区域也有散在的 SNPs。这段位于 cagP 上游的 cagA 序列是否为其他 H. pylori 的 cagA 序列水平转移所致尚有待探讨。

（二）cagA 基因的多样性以及与幽门螺杆菌感染临床结局的关系

cagA 基因的编码区和非编码区都存在多样性，H. pylori27 的 cagA 基因非编码区序列特点与大多数东亚分离株相似，但与西方株（H. pylori26695 和 H. pyloriJ99）相比在调控序列长度、启动子位置及 −10 区至 −35 区间距等方面差别较大（见表 20 − 1）。基因调控序列可影响 cagA 基因的转录和翻译，因此 cagA 基因调控序列的差异也可能是导致东西方 CagA$^+$ 菌株临床结局差异的原因之一。黄志刚[12]等对一株中国临床分离株 H. pylori27 的基因调控序列分析发现 H. pylori27 的 cagA 基因编码区长 3510bp，5'端非编码区（5' UTR）长 649 bp，−10 区（TATAAT）位于起始密码子 ATG 上游 89bp 处；−35 区（TTGCAA）位于起始密码子 ATG 上游 154bp 处，两区间相隔 59bp；核糖体结合位点 AGGAG 位于起始密码子 ATG 上游 5bp 处，其间相隔 AAACA 序列。3'端非编码区（3' UTR）长 476 bp，在终止密码子（TAA）下游有一富含 GC 的区域，能通过链内互补形成茎环结构，起转录终止作用。

Tummuru 等[10]报道，在西方菌株中，cagA 基因 3'端编码区有一段大小为 102bp 的重复序列，不同菌株此重复序列的拷贝数在 1 ~ 5 个不等，从而引起了 cagA 的长度多态性，目前研究证实这段 102bp 的基因序列正是编码了西方菌株 cagA 蛋白特异氨基酸序列，即 EPIYA - C（约 34aa：FPLKRHDKVDDLSKVGRSVSPEPIYATIDDLGGP）。

Yamaoka 等[13]发现日本菌株 cagA 3'端可变区有三种重复序列，R1（15bp）、R2（42bp）和 R3（147bp）。根据重复序列的不同组合形式，将 cagA 3'端可变区为四型：A 型（R1R2R1R3R1）、B 型（R1R2R1R2 R1R2R1R3）、C 型（R1R2R1R3R1R3R1）和 D 型（R1R3R1R3R1）。A 型和 C 型可通过其 PCR 产物大小加以区分（分别为 642 ~ 651bp 和 810 ~ 813 bp），B 型和 D 型的 PCR 产物大小相似，分别为 756bp 和 755 bp；发现 A 型最常见，C 型与严重的萎缩性胃炎及胃癌相关。cagA 基因长度多态性与临床结局有关，Yamaoka 等[13]发现 cagA 基因 3'

端可变区最长的菌株中，86%（6/7）分离自胃癌患者，另一株分离自胃溃疡患者。Rudi 等[14]扩增 cagA 基因 3'端可变区发现 PCR 产物长度为 450bp 及 552bp - 558bp 的菌株更常见于消化性溃疡。南非的研究也显示，胃癌来源菌株 3'端可变区序列较长，而消化性溃疡来源菌株则较短[15]。

根据目前已测序 cagA 基因的核苷酸序列，cagA 基因的多样性可以归纳为：①cagA 在大多数 H. pylori 的基因组中是单拷贝的，目前仅有一株全基因组测序株 H. pylori 的 cagA 为双拷贝；②虽然目前认为 cagPAI 是外源基因的插入，通过与 NCBI 上提交的核苷酸序列比对发现在其他菌属中尚未发现 cagA 同源序列的存在；③cagA 基因 5'端相对保守，3'端因含有数个重复序列而相对多变。

表 20 - 1 cagA 基因非编码区序列比较

菌株	5'UTR 长度（bp）	-10 区位置（nt）	-35 区位置（nt）	-10/-35 区间距（bp）	3'UTR 长度（bp）
H. pylori27（中国）	649	-89	-154	59	476
F16（日本）	646	-90	-151	55	483
F28（日本）	650	-91	-152	55	482
F32（日本）	651	-91	-157	56	476
F17（日本）	603	-90	-152	56	483
26695（英国）	883	-110	-226	110	1101
J99（美国）	772	-94	-203	103	818

三、幽门螺杆菌的 CagA 蛋白

CagA 是 H. pylori 表达的主要毒力蛋白之一，为 H. pylori 与宿主相互作用的重要效应蛋白。CagA 是第一个被鉴定的通过Ⅳ型分泌系统易位进入真核细胞的细菌蛋白[7,16]，也是继致病性大肠杆菌的易位紧密黏附素受体（translocated intimin receptor，Tir）之后第二个被鉴定的可易位至真核细胞的细菌蛋白，Tir 蛋白是经由Ⅲ型分泌系统易位的[17]。CagA 具有较强的免疫原性，CagA+ H. pylori 感染患者血清及胃黏膜内均可产生高滴度抗 CagA 抗体，但其抗体不能清除胃内 H. pylori，且对再次感染 H. pylori 无保护作用[18]；此外，重组 CagA 免疫动物的血清无中和活性，表明 CagA 的空间结构与其免疫原性密切相关[19]。目前根据有无 CagA 蛋白将 H. pylori 分为两型[20]，Ⅰ型菌：有 cagA 基因，表达 CagA 蛋白，具有 VacA 毒素活性，主要分布在东亚地区，如中、日、韩等国，有 90% ~ 95% 的 H. pylori 为 cagA 阳性；Ⅱ型菌：无 cagA 基因，不表达 CagA 蛋白，无 VacA 毒素活性，主要分布在西方国家，如欧洲、美国、澳大利亚，H. pylori 大约 40% 为 cagA 阴性。此外，还有学者根据 CagA 有无及 VacA 的基因型，将 H. pylori 分成两类[21]，Ⅰ型菌株为 CagA+/s1m1VacA，感染后与溃疡和癌症等相关；Ⅱ型菌株为 CagA-/s2m2VacA，通常使感染宿主表现为无症状胃炎[22]。

（一）CagA 蛋白的特征及多样性

CagA 蛋白是一种具有强免疫原性的亲水性外膜蛋白，不同 H. pylori 菌株 CagA 的 Mr 为 120 ~ 140KDa。CagA 分子内含有较丰富的赖氨酸（11.9%）和天门冬酰胺（7% ~ 9%）等碱性氨基酸[19]，等电点高于 8.0。NCTC11638（CCUG17874）的 CagA 氨基酸序列表明，CagA 中无前导肽或跨膜序列，提示 CagA 蛋白以非 Sec - 依赖的方式被转运和分泌。NCTC11638 的第 600 ~ 900 氨基酸序列为亲水区，其中含重复序列 EFKNGKNKDFSK、EPIYA 基序及连续 6 个天门冬酰胺序列，EFKNGKNKDFSK 可能是主要的非保护性抗原决定簇[23]；EPIYA 基序与 CagA 易位进入胃黏膜上皮细胞后的酪氨酸磷酸化有关；多聚天门冬酰胺与酵母和恶性疟疾的核苷酸结合蛋白有同源性[23]。

CagA 蛋白的 5'端为保守区，3'端由数个长度不等的重复氨基酸序列构成可变区，由此导致不同菌株 CagA 氨基酸序列长短和分子量大小的不等（见表 20 - 2）[24]。

表 20 - 2　来自不同 *H. pylori* 菌株的 CagA 蛋白部分特征比较

菌株	氨基酸长度	等电点	MW（KDa）	磷酸化位点
NCTC11637	1247	8.805	139.0583	1
NCTC11638	1147	8.932	128.0273	1
ATCC53726	1181	8.890	131.5170	2
ATCC15818	1183	8.525	132.6405	1
ATCC43526	1247	8.771	138.8347	1
26695	1186	8.831	132.4009	2
J99	1167	8.835	129.7438	0
SS1	1179	8.755	131.3123	1
GC401	1173	8.740	130.9547	2
CAMP N62	1173	8.060	130.9373	1
CAMP N93	1172	8.358	130.7212	2
CAMP N111	1171	8.228	130.6522	2

　　CagA 易位后的磷酸化位点位于其 3'端可变区的 EPIYA 基序（Glu - Pro - Ile - Tyr - Ala）的酪氨酸残基上，EPIYA 基序多态性很大程度上导致了 CagA 序列长度及分子量的多态性。EPIYA 基序多态性主要表现在其两翼保守氨基酸序列和 EPIYA 基序本身序列及 EPIYA 基序拷贝数等方面。根据 CagA 的 3'端可变区 EPIYA 基序两翼保守氨基酸序列的不同，可将该区的片段分为四类，即 EPIYA - A（约 32aa）、EPIYA - B（约 40aa）、EPIYA - C（约 34aa）、EPIYA - D（约 47aa），依据这四类片段可将全世界 *H. pylori* 大致分为两类：西方株和东方株[25,26]（见图 20 - 1）。研究发现，EPIYA - C 为西方株的 CagA 所特有，常见组合为 EPIYA - ABC，且在不同的菌株中 EPIYA - C 可有 1 - 3 次的重复；与西方菌株不同的是，在亚洲国家，除了与西方菌株共有 EPIYA - A 和 EPIYA - B 外，不含有 EPIYA - C。在与 EPIYA - C 对应的位置上，亚洲菌株的 CagA 含有特异的 EPIYA - D 东方株序列，常见组合为 EPIYA - ABD，且 EPIYA - D 一般只有 1 个拷贝。此外，还有人通过特异的氨基酸序列区分东方型和西方型[26,27]，根据 CagA 蛋白 3'端可变区主要重复序列是 KIASAGK GVGGF-SGA 序列抑或是 FPLKRHDKVDDLSKV 序列分为：东方型（有 KIASAGKGVGGFSGA 序列），见于中

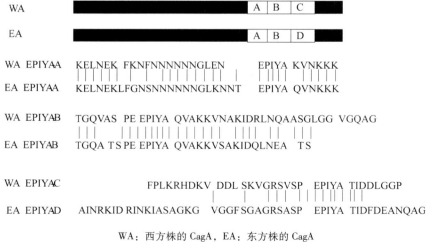

WA：西方株的 CagA，EA：东方株的 CagA

图 20 - 1　EPIYA 侧翼序列的四种类型

国、日本、韩国、越南等，及西方型（有 FPLKRHDKVDDLSKV 序列），见于美国、哈萨克斯坦、印度、爱尔兰、哥斯达黎等。这两种分类方法是一致的，KIASAGKGVGGFSGA 序列和 FPLKRHD-KVDDLSKV 序列分别就是 EPIYA－D 和 EPIYA－C 的一段保守氨基酸序列。

虽然目前 *H. pylori* 的这种地域性依然很明显，但是随着世界人口的流动性增强以及 *H. pylori* 菌株间发生基因片段的同源重组，*H. pylori* 的地域性特点将愈加模糊，亚洲国家同样可检到西方株的特异氨基酸序列。目前，在中国、日本、印度等亚洲国家已有相关报道。

徐顺福等[28]搜集了 539 条 CagA 蛋白的 3'端氨基酸序列进行多态性分析。结果发现，539 株 *H. pylori* 菌株 CagA 蛋白 3'可变区 EPIYA 基序本身有 14 种突变型，突变表现为 E→N/G、P→S/H/T/L、I→V/R、Y→F、A→T/V/D/S 以及 EP 缺失。突变型中以 EPIYT 最为多见，其次为 ESIYA 和 IYT；

在 5 个氨基酸残基中，Y 被替换最少，因为酪氨酸为磷酸化位点，其替换将直接影响 CagA 的生物学功能。EPIYA 基序平均重复（3.3±0.7）次，最少 1 次，最多 7 次。此外，由于 EPIYA 基序重复次数不同，3'端可变区类型可分为 17 种，其中 ABX 中多数为东方株，即 EPIYA－D 单拷贝较多，而 ABXX 中西方株占大多数，即 EPIYA－C 以多拷贝为主，其他类型还有 AABX、AB、ABABX、ABB、ABBBX、ABBX、ABXABX、ABXBX、ABXBXX、ABXXX（X 代表 C、D）。Evans（23）对 CagA 3'端多态性进行了更为详细的描述（见表 20－3），他将可变区分为近端和远端两个相邻的独立可变区，相应的氨基酸序列分别用 NNNN－X（6－10）－D1－X（12－14）－D1－X8、D5－X12－D6－X1－D3－X10－D5 表示（D 代表重复氨基酸序列，X 代表插入残基数），D1 还可分为 D1a（EPIYA）和 D1b（PEEPIYA）；可变区有确定边界，N 端为 4 个或 4 个以上的天门冬酰胺，C 端为重复序列 KIDQ 或 RLNQ。每株菌的可变区都有其独特性，这种独特性取决于重复序列 D6 及重复序列间氨基酸残基多少。其中，D6－X1 数目改变是导致不同菌株 CagA 分子量差异的主要原因，而近端可变区 D1 变异和重复序列间插入氨基酸数（X）改变则是导致 N 端可变区多态性的主要因素。

表 20－3　不同菌株 3'端可变区氨基酸序列

菌株	氨基酸序列变异
NAE	NNNN－X6－D1a－X12－D1b－X8－D5－X12－D6－X1－D6－X1－－－－－－－－－－－D3－X10－D5
TOM	NNNN－X7－D1a－X12－D1b－X8－D5－X12－D6－X1－－－－－－－－－－－－－－D3－X10－D5
CEN	NNNN－X6－D1a－X14－D1a－X8－D5－X13－D6－X1－－－－－－－－－－－－－D3－X10－D5
TUM	NNNN－X8－D1a－X12－D1b－X8－D5－X12－D6－X1－－－－－－－－－－－－－D3－X10－D5
469	NNNN－X10－D1b－X12－D1b－X8－D5－X12－D6－X1－D6－X1－－－－－－－－－－D3－X10－D5
131	NNNN－X9－D1b－X12－D1b－X8－D5－X12－D3－X6－D6－X1－－－－－－－－－－D3－X10－D5
153	NNNN－X5－D1a－X12－D1a－X8－D5－X12－D6－X1－－－－－－－－－－－－－D3－X8－D5
393	NNNN－X6－D1a－X12－D1b－X8－D5－X12－D6－X1－D6－X1－－－－－－－－－－D3－X11－D5
502	NNNN－X10－D1b－X12－D1b－X8－D5－X12－D6－X1－－－－－－－－－－－－－D3－X10－D5
455	NNNN－X8－D1a－X14－D1a－X8－D5－X12－D6－X1－－－－－－－－－－－－－D3－X10－D5
111	NNNN－X6－D1a－X27－D5－X12－D3－X6－D1a，D2－X2－D6－X1－D6－X1－D3－X10－D5
266	NNNN－X7－D1a－X12－D1b－X8－D5－X13－D3－X6－D1a－D2－X1－－－－－－－D3－X10－D5
435	NNNN－X6－D1a－X12－D1b－X8－D5－X12－D6－X1－D6－X1－－－－－－－－－－D3－X10－D5

　　D1a：EPIYA，D1b：PEEPIYA，D2：TIDDLGG，D3：FPLKRHDKVDDLSKV，D4：GRSVSP，D5：KIDQ/RLNQ 或 KIDNLN/SQ，D6＝（D3－D4－D1a－D2）

H. pylori 菌株间的多态性表明，*H. pylori* 是目前多态性较高的细菌之一，充分认识 *H. pylori* 多态性与地域和疾病相关性，有助于了解菌株与宿主的相互作用，以及何种菌株具有致病性，何种菌株导致胃癌等严重胃肠道疾病[11]，对于 *H. pylori* 感染的防治有重要意义。

（二）CagA 与其他 cag PAI 编码蛋白的关系

CagA 蛋白的编码基因 *cagA* 位于 cagPAI 右端，研究表明，cagPAI 上其他基因的编码蛋白与 CagA 易位密切相关。为了研究 cagPAI 上各编码基因在 CagA 易位过程中的作用，Fischer 和 Selbach 等[29,30]通过基因缺失方法，并根据这些基因在 CagA 转运中的作用将其他 cag PAI 编码蛋白大致分为三类：第一类为 cagζ（*H. pylori*0520）、cagε（*H. pylori*0521）、cagS（*H. pylori*0534）、cagQ（*H. pylori*0535）、cagP（*H. pylori*0531）、cagF（*H. pylori*0543），对于 CagA 转运没有影响；第二类为 cagT（*H. pylori*0532）、cagγ（*H. pylori*0523）、cagY（*H. pylori*0527）、cagM（*H. pylori*0537）、cagL（*H. pylori*0539）、cagX（*H. pylori*0528）、cagH（*H. pylori*0541）、cagC（*H. pylori*0546）、cagV（*H. pylori*0530）、cagδ（*H. pylori*0522）、cagα（*H. pylori*0525）、cagW（*H. pylori*0529）、cagU（*H. pylori*0531）、cagE（*H. pylori*0544）、cagβ（*H. pylori*0524）、cagZ（*H. pylori*0526）、cagI（*H. pylori*0540），对于 CagA 转运不可缺少；第三类为 cagN（*H. pylori*0538）、cagG（*H. pylori*0542）、cagD（*H. pylori*0545），对 CagA 转运具有一定作用，但并不是必须的。但是，Couturier 等[31]用免疫共沉淀法发现 CagA 与 CagF 间可发生相互作用；在野生株 *H. pylori*G27 和 cagF 缺失株中都能观察到 CagA 定位于 *H. pylori* 细胞膜内面，可见 CagA 与 *H. pylori* 细胞膜的结合中 CagF 是非必须的；将野生株 *H. pylori*G27 和 cagF 缺失株分别与 AGS 细胞共孵育，用免疫组化法检测 AGS 细胞中的 CagA 时发现与 *H. pylori*G27 孵育的 AGS 细胞中检测到 CagA 而后者未检测到 CagA，提示 CagF 对 CagA 穿过Ⅳ型分泌系统进入宿主细胞是必须的，认为 CagF 起到了一种类似伴随蛋白的作用帮助 CagA 通过分泌系统。Busler 等[32]通过酵母双杂交技术鉴定了一些 cagPAI 编码蛋白间的相互作用。Ⅳ型分泌系统轴心复合物蛋白 CagT、CagV、CagX、CagY 与其他 cagPAI 编码蛋白之间发生相互作用的结果表明，Cagγ、CagM、CagI、CagG、CagF 可能是 cagPAI 编码的 Ⅳ型分泌系统中的一些菌株特异性轴心复合物成分，这些蛋白对 CagA 的转运是必须的。Couturier 和 Busler 的研究结果与 Fischer 和 Secbach 的部分结果尚存在矛盾，作为 CagA 易位的重要机制，各个 cagPAI 编码蛋白的功能还需要进一步研究。

2007 年，Kwok 等[33]报道了整联蛋白（integrin）是连接 *H. pylori* 和胃黏膜上皮细胞并导致 CagA 易位的关键分子。整联蛋白是哺乳动物细胞上一类重要的黏附受体，由 α 和 β 亚单位组成异源二聚体，参与正常的细胞功能，介导细胞 – 细胞、细胞 – 细胞外基质和细胞 – 病原体之间的相互作用。Kwok 等研究发现，位于胃黏膜上皮细胞表面的整联蛋白是由 α_5 和 β_1 构成的 $\alpha_5\beta_1$ 受体，而在 *H. pylori* 的Ⅳ型分泌系统的表面有整联蛋白的配体：由 cagPAI 编码的产物 CagL（cag ligand），是 *H. pylori* 菌株中高度保守的一个蛋白，含有 RGD 基序（Arg – Gly – Asp），表达于Ⅳ型分泌系统的表面，RGD 基序是整联蛋白的识别位点。当 *H. pylori* 黏附于胃黏膜上皮细胞后，Ⅳ型分泌系统与胃黏膜上皮细胞接触，CagL 通过 RGD 基序与细胞整联蛋白 $\alpha_5\beta_1$ 结合，从而诱导 CagA 易位至上皮细胞。

CagA 的易位涉及到 CagA 在 *H. pylori* 细胞膜内面的局限定位、CagA 与Ⅳ型分泌系统的识别与结合、Ⅳ型分泌系统与宿主细胞膜的识别与结合、CagA 穿过Ⅳ型分泌系统易位进入宿主细胞内并定位等精细调节过程。目前 CagA 易位机制的研究热点集中在 cagPAI 编码Ⅳ型分泌系统各组分的功能，对宿主细胞方面的研究还有待加强；宿主细胞作为 CagA 的受体，其组分（尤其是细胞膜成分）对 CagA 的易位同样起着关键作用。有研究发现宿主细胞膜胆固醇成分对 CagA 的转入及其后续过程有影响，将 AGS 细胞膜的胆固醇成分用甲基 – β – 环糊精去除后，发现 CagA 的转入及磷酸化程度都有所降低[34]。

（三）CagA 蛋白与宿主细胞的相互作用

CagA 蛋白可经由 cagPAI 编码的 Ⅳ 型分泌系统转运到宿主胃黏膜上皮细胞中。一旦进入到宿主细胞中，CagA 发生酪氨酸残基磷酸化，导致细胞发生一系列的细胞变化，主要包括宿主细胞胞浆蛋白的去磷酸化，激活 Ras/MEK/Erk 通路，导致细胞扩散生长和细胞增殖，胃上皮细胞形态的改变；也可通过激活 β - 连环蛋白，改变细胞间紧密连接等[22,35~40]。从 CagA 易位进入胃黏膜上皮细胞到干扰宿主细胞内的信号传导，最终引起胃黏膜上皮细胞生物学和功能学方面的改变。

1. CagA 磷酸化 早期的体外实验发现[41]，cag PAI 阳性的 *H. pylori* 菌株攻击 AGS 细胞之后，在 125～140kDa 和 80kDa 附近的蛋白发生了磷酸化改变。随后的研究表明 125～140kDa 蛋白是一种细菌来源的蛋白，其分子量与 CagA 相同[5,41]。构建的 CagA 缺失株攻击细胞未发现 125～140kDa 附近的蛋白磷酸化，证明了 125～140kDa 附近的蛋白是 CagA。而对于可以发生 CagA 磷酸化的 *H. pylori* 菌株 P12 和不能发生 CagA 磷酸化的 *H. pylori* 菌株 J99 的 CagA 氨基酸序列比对发现，差异主要是在 3'端的重复区域，前者此区域具有数个的 EPIYA 基序。目前已确认，EPIYA 上的酪氨酸残基（Y）就是 CagA 的磷酸化位点（tyrosine phosphorylation motif, TPM）。例如，国际标准株 NCTC11637 的 CagA 蛋白含有 5 个 EPIYA 基序，将 5 个 EPIYA 基序中的酪氨酸残基全部替换为丙氨酸残基后，胃黏膜上皮细胞内 CagA 的磷酸化就被阻断[6]。CagA 易位进入胃黏膜上皮细胞后立即定位于细胞膜内面，而定位于胞膜是 CagA 发挥其生物学功能的先决条件，EPIYA 基序对 CagA 在宿主细胞膜内面的定位是必须的，且是 EPYIA 基序非磷酸化依赖性的。Higashi 等[42]将 CagA 的 EPIYA 基序敲除掉后发现 CagA 失去了与宿主细胞膜的结合能力，而将 EPIYA 重新导入后，CagA 又能与胞膜发生结合。易位后的 CagA 3'端的 EPIYA - A、B、C、D 序列上的酪氨酸残基迅速被 SFKs（Src Family Kinases）磷酸化（见图 20 - 2），EPIYA - C、D 为主要的磷酸化位点，EPIYA - A、B 磷酸化作用较弱。Src 因首先发现于鸡恶性肉瘤病毒（sarcoma virus）而得名，其包含 3 个结构域：SH1 为酪氨酸激酶结构域，SH2 为磷酸化酪氨酸识别区，SH3 在信号传递的过程中介导细胞间的相互作用。细胞内的信号蛋白一般都含有 SH2 和 SH3 两个非催化性结构域，与 Src 的相应结构域高度同源，所以称之为 Src homology domain（SH）[43]。胃上皮细胞的 SFKs，包括 c - Src、Fyn、Lyn 和 Yes 等是催化 EPIYA 基序发生酪氨酸磷酸化的酶[44,45]；SFKs 的特异性抑制剂 PP2 作用于胃黏膜上皮细胞可以导致 CagA 磷酸化程度的降低，并能抑制 CagA 引起的细胞蜂鸟样变[22]。

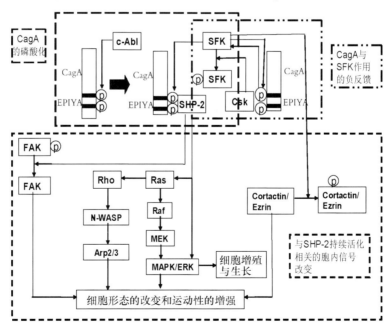

图 20 - 2 CagA 对细胞内信号转导及其功能的影响

2001 年，Moese 等[46]发现使用大量的 *H. pylori* 菌株攻击吞噬细胞 U937 后可以识别出进入细胞的 3 种形式的 CagA，即大小为 130～140kDa 的 CagA 蛋白点（p135^CagA）、100～105kDa 的 CagA 蛋白点（p100^CagA）和 30～40kDa 的 CagA 蛋白点（p35^CagA）。而且发现在不与宿主细胞接触的 *H. pylori*

也可检测到相对量低 2～4 倍的 p100^{CagA} 和 p35^{CagA}。提示在菌体内就有很少量的 CagA 发生了蛋白水解，进入宿主细胞后蛋白水解过程得到了加强。在感染 *H. pylori* 的 U937 细胞中，p35^{CagA} 是主要的磷酸化片段，而在感染 *H. pylori* 的 AGS 细胞中，主要的磷酸化片段是 p100^{CagA}。用 MALDI - TOF - MS 鉴定 p35^{CagA}，结果均来自 CagA 的 C 末端。说明 CagA 进入宿主细胞后断裂成两个片段，分别是 N 端的 p100^{CagA} 和 C 端的 p35^{CagA}。

2007 年 Poppe 和 Tammer 等先后观察到，*H. pylori* 感染 AGS 细胞后激活了 c - Abl 的激酶活性（见图20 - 2）[47,48]，c - Abl 是一种非受体酪氨酸磷酸激酶，参与介导增强细胞运动性及细胞形态改变。CagA 一旦进入细胞即与 c - Abl 相互作用并聚集于黏着斑复合物和细胞褶皱，用 c - Abl 特异抑制剂或将 c - Abl 基因敲除可抑制 CagA 的磷酸化及细胞的扩散生长；c - Abl 与 SFKs 所针对的 CagA 的磷酸化位点完全一致，CagA 进入宿主细胞后其酪氨酸残基可被 c - Abl 与 Src 磷酸化，而 Src 的酶活性在感染早期可被各种负反馈机制抑制，随后的 CagA 的磷酸化主要是通过 c - Abl 进行的，提示 c - Abl 可作为治疗 *H. pylori* 相关疾病的又一备选药物靶位[47,48]。

2. CagA 与 SHP - 2 的相互作用　CagA 易位进入宿主细胞后，其 C 端的酪氨酸残基被磷酸化，磷酸化后的酪氨酸残基可特异的与 S*H. pylori* -2（Src - homology 2 domain - containing protein tyrosine phosphatase）中的 SH2 结构域结合，激活 S*H. pylori* -2 的酪氨酸磷酸酶活性。生理状态下 S*H. pylori* -2 广泛存在于细胞质中，参与生长因子受体下游信号的转导，如 MAPK、细胞外信号调节激酶（ERK）、Ras 等通路，从而参与调节细胞生长、增殖、分化、形态构建及细胞的黏附和移动[47,49]。编码 S*H. pylori* -2 的是 PTPN11 基因，最近在一些人类恶性病变中发现 PTPN11 基因发生了导致功能增强的突变。S*H. pylori* -2 由三部分构成：N 端的两个串联重复的 SH2 结构域（分别称为 N 端 SH2 结构域和 C 端 SH2 结构域）、中间为一个蛋白酪氨酸磷酸酶（protein tyrosine phosphatase，PTP）区域及 C 末端尾区[47]。S*H. pylori* -2 与 CagA 的相互作用就是是由两个串联重复的 SH2 结构域和 EPIYA - C、D 上磷酸化的酪氨酸残基介导的[26]，EPIYA - A、B 上虽然也有磷酸化的酪氨酸残基，但不与 S*H. pylori* - 2 的 SH2 结构域特异结合[50]。X 线衍射晶体结构研究结果表明，S*H. pylori* -2 中的 N 端 SH2 结构域与 PTP 的底物结合位点相结合，阻碍了 PTP 与底物的结合，使磷酸酶表现为失活状态。当两个 SH2 结构域与 CagA 的磷酸化酪氨酸残基特异结合后使 N 端 SH2 构象发生改变，暴露出 PTP 的底物结合位点，S*H. pylori* -2 则表现出磷酸酶活性（见图20 - 3）[50]。S*H. pylori* -2 上两个 SH2 结构域必须同时与 CagA 的酪氨酸磷酸化位点结合才能激活 S*H. pylori* -2 的磷酸酶活性[6,52]。Ren 等[53]发现只有一个 EPIYA - C 或 EPIYA - D 位点的 CagA 在易位进入宿主细胞后先在细胞膜发生多个 CagA 聚合，形成 CagA 二聚体或多聚体，进而与 S*H. pylori* -2 的两个 SH2 结构域发生作用；将 EPIYA 基序的酪氨酸置换后聚合仍可发生，表明 CagA 的这种聚合是磷酸化非依赖性的。通过 EPIYA 周围氨基酸的缺失实验发现，与聚合相关的是一条 16 个氨基酸的序列

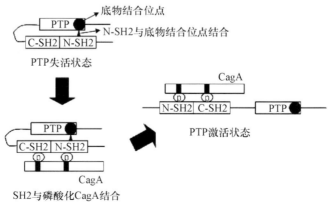

图 20 - 3　磷酸化 CagA 与 SHP - 2 相互作用示意图

（FPLXRXXXVXDLSKVG），称之为 CM 基序。该基序位于 EPIYA－C 内部及 EPIYA－C 和 EPIYA－D 的下游。那些自身就有多个 EPIYA－C 或 EPIYA－D 的 CagA 可能不经过聚合便可激活 SH.pylori－2。西方菌株的 EPIYA－C 的拷贝数多为1－3，而东方菌株的 EPIYA－D 大多为单拷贝，是否可以通过抑制东方株 CagA 的聚合来抑制对 SH.pylori－2 的激活，从而阻断 CagA 活化的与细胞生长、运动及形态变化有关的信号通路，从而有效防止 H.pylori 相关疾病的发生发展，有待探讨。

　　Higashi 等[6]报道，H.pylori 东方株 CagA 的 EPIYA－D 与西方株 CagA 的 EPIYA－C 相比，前者 SH2 结构域有更强的结合能力。原因是 SH.pylori－2 与 EPIYA 结合的两个 SH2 结构域都有一段共有氨基酸序列 pY－（V/T/A/I/S）－X－（L/I/V）－X－（F/W），EPIYA－D 的侧翼序列与该共有氨基酸序列有较好的匹配度，而 EPIYA－C 的侧翼序列在 pY＋5 位置的氨基酸变异使匹配度较低（见图20－4）。所以磷酸化的 EPIYA－D 较磷酸化的 EPIYA－C 有更强的 SH.pylori－2 结合活性。且 Azuma 等[6,54]也发现，感染亚洲 CagA＋ H.pylori 菌株的胃炎患者的胃黏膜炎症、萎缩及胃炎活动性程度都明显高于感染西方 CagA＋ H.pylori 的患者。由此可见，EPIYA 与 SH2 结构域的结合活性直接影响 CagA 的生物学活性，与感染 H.pylori 后的临床结局相关。此外，在西方菌株发现，EPIYA－C 的拷贝数与 CagA 的磷酸化水平、SH.pylori－2 结合活性及胃黏膜上皮细胞形态改变的程度相关[6,55]。

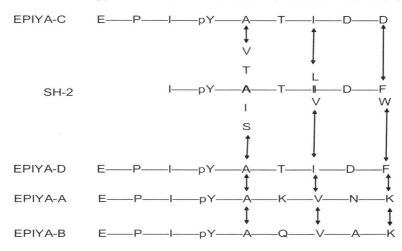

图20－4　EPIYA 与 SH2 结构域结合部位的氨基酸序列对比

　　3. CagA 蛋白的分子模拟作用　Hatakeyama[57]认为磷酸化的 CagA 模拟了哺乳动物细胞内 Gab（Grb2－associated binder）家族的功能，尽管在氨基酸组成上 CagA 与 Gab 没有任何同源性。Gab 家族的功能是当胞外信号传入胞内时，位于胞内的与胞外受体相连的 Gab 家族发生自身磷酸化，识别并募集含有 SH2 结构域的接头蛋白（adapter protein），通过接头蛋白的 SH3 结构域再将其他信号蛋白连接起来，参与下游信号传导。已有文献报道与 CagA 活化信号有关的接头蛋白有 Grb2 和 Crk 等。酪氨酸磷酸化的 CagA 被 Grb2 或 Crk 上的 SH2 结构域识别并结合。Grb2 再通过其 SH3 结构域结合 Sos 蛋白，Sos 是一种鸟苷酸交换因子（GEF），GEF 可促进 Ras－GDP 释放 GDP 结合 GTP 而形成活化的 Ras－GTP，再依次活化 Raf－MEK－ERK；Crk 可识别 C3G 再依次活化 Rap－Raf－MEK－ERK；持续活化的 ERK 参与细胞的生长和增殖。Crk 还可识别 Dock180，并进而活化 WASP－ARP2/3 复合物，促进微丝合成，参与细胞骨架重构[57]。其中 C3G 和 Dock180 与 Sos 蛋白同为 GEF（见图20－5）。

　　4. CagA 与 SFKs 相互作用的负反馈机制　在 SFKs 磷酸化 CagA 的同时，机体同时启动了两条负反馈机制来拮抗 CagA 引起的胞内信号失调节。首先，作为产物的磷酸化 CagA 本身即可抑制 SFKs 的磷酸激酶活性[58]；其次 CagA 中 EPIYA－A、EPIYA－B 磷酸化的酪氨酸残基可特异性的结合 Csk（C－terminal Src kinase）中的 SH2 结构域（见图20－2），激活 Csk。Csk 可磷酸化 SFKs C

末端的抑制性酪氨酸残基，从而下调 SFKs 磷酸激酶活性，进而降低 CagA 的酪氨酸残基磷酸化[50,59]。这两种负反馈机制的意义是避免对胃黏膜上皮细胞的过度损伤，也可能与 *H. pylori* 维持持续性感染状态所需要的宿主环境相关。

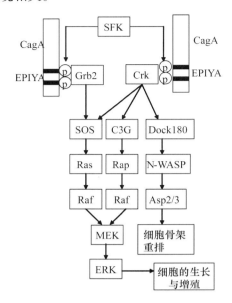

图 20-5 磷酸化 CagA 与接头蛋白的相互作用

5. CagA-c-Met/PLC-γ 相互作用 *H. pylori* 感染可活化胃黏膜上皮细胞内肝细胞生长因子（HGF）的受体 c-Met，c-Met 进而发生自身磷酸化并与 CagA 发生相互作用，这个过程不需要 CagA 磷酸化，CagA-c-Met 相互作用启动了 c-Met 受体信号途径，该信号可刺激细胞增殖和运动，引发与生理状态下 HGF 相类似的效应。CagA 可以和 c-met 的下游磷脂酶 C-γ（PLC-γ）结合，并使其磷酸化。PLC-γ 是一种磷脂酶，其作用产物磷脂酰肌醇4，5-二磷酸（PIP2）可以激活一些结合肌动蛋白的因子，可能最终导致细胞动力学的变化。CagA 也能激活 c-met 下游的磷酸酰肌醇3-激酶（PI3K），提示 CagA 与 c-met 结合后可能活化了与 HGF 引起细胞蜂鸟样变相同的信号通路[37]。

6. CagA 活化的转录因子 对 *H. pylori* 感染的上皮细胞的表达谱分析发现，90% 的基因表达变化是由 cagPAI 引起的[60]，其中又有 79% 是 CagA 依赖的，在这 79% 的基因表达变化中又有 68% 与酪氨酸磷酸化有关[55]。可见，CagA 对转录因子的影响也分为磷酸化依赖性和非依赖性两种机制。现在可以确定的是，CagA 将 Ras 活化，激活的 Ras 活化 Raf（又称 MAPK kinase kinase，MAPKKK），进而激活 MEK（又称 MAPK kinase，MAPKK），最终导致细胞外信号调节激酶（ERK）激活（见图 20-2），激活的 ERK 进入核内，促进多种转录因子磷酸化，如 ERK 可促进血清反应因子（serum response factor，SRF）磷酸化，使其与含有血清反应元件（serum response element，SRE）的靶基因启动子相结合，增强转录活性[61]。

CagA 可经由 Ras-MAPK 途径直接激活 NF-κB（nuclear factory κB），进而促进促炎因子的分泌[36]。NF-κB 是目前发现的最重要的转录因子之一，它不仅可以调控免疫细胞的激活，参与机体炎症反应，还与细胞的增殖、凋亡和分化有密切关系。Hirat 等[62]还报道 *H. pylori* 刺激胃上皮细胞产生 I-κB 激酶（IKK），IKK 降解 I-κB（inhibitor κB），可激活 NF-κB，这是 *H. pylori* 激活 NF-κB 的另一个途径。I-κB 与 NF-κB 结合覆盖了核定位信号，I-κB 被降解后 NF-κB 激活并可进入核内。

CagA 可激活依赖钙调蛋白的丝氨酸/苏氨酸磷酸酯酶，后者介导 NFAT（nuclear factor of activated T cells）从胞浆进入细胞核内，NFAT 可反式作用于 NFAT 依赖基因，这个过程是 CagA 磷酸化非依赖性的[63]，其机制可能是 CagA 与 PLC - γ 相互作用后触发了 Ca^{2+} 的流动，继而活化了依赖钙调蛋白的丝氨酸/苏氨酸磷酸酯酶[37]。有一种 NFAT 依赖基因是 $p21^{Cip1}$（细胞周期依赖激酶抑制剂），一种细胞周期相关激酶抑制剂，参与抑制细胞增殖[63]（见图 20 - 6）。

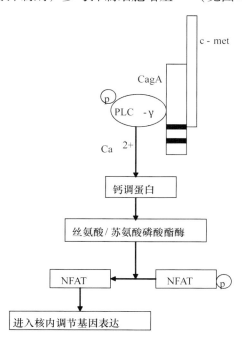

图 20 - 6　CagA 活化转录因子 NFAT 示意图

四、CagA 蛋白对于宿主细胞形态及功能的影响

（一）CagA 蛋白的作用与细胞形态的改变

CagA 易位进入胃黏膜上皮细胞后，细胞发生的一个重要变化就是形态极度延伸，拉展的像蜂鸟的喙一样，称为蜂鸟样变（hummingbird phenotype）[64]。

细胞形态主要是由细胞骨架维持的，包括微管、中间丝和微丝等。CagA 可诱导肌动蛋白的聚合，即通过影响微丝导致细胞骨架结构的重排。阻止 CagA 磷酸化、阻止 CagA - *SH. pylori* - 2 复合物形成或敲除 *SH. pylori* - 2 皆可阻止细胞的蜂鸟样变[65]。皮层肌动蛋白（cortactin）是一种肌动蛋白单体结合蛋白（actin binding protein），它是微丝成核（nucleation）过程的重要调控分子，通过激活肌动蛋白相关蛋白 2/3 复合物（actin - related protein，ARP2/3 complex）促进肌动蛋白在细胞前缘区域迅速组装成微丝，从而引起细胞形态的改变并直接作用于细胞运动。作为一种负反馈效应，磷酸化的 CagA 可直接抑制 SFKs 的磷酸激酶活性，而 cortactin 是 SFKs 的生理性底物；另一方面，CagA 作为 SFKs 的外源性底物与 cortactin 发生竞争，使 cortactin 磷酸化水平降低。cortactin 的低水平磷酸化参与了细胞形态的蜂鸟状改变[58]。与之相类似的还有埃兹蛋白（Ezrin），一种细胞骨架连接蛋白，是表层细胞质溶胶中的信号整合分子：埃兹蛋白 - 根蛋白 - 膜突蛋白（ezrin - radixin - moesin，ERM）家族成员之一，主要参与上皮细胞中细胞骨架与胞膜之间的连接，具有维持细胞形态和运动、连接黏附分子及调节信号转导等功能，在肿瘤的浸润、转移中发挥重要作用。CagA 可使埃兹蛋白磷酸化水平降低，引起细胞骨架重排。

活化的 *SH. pylori* - 2 磷酸酶还可通过 Ras 依赖途径和 Ras 非依赖途径参与细胞形态的改变。前者可经由 Rho 家族活化 WASP（Wiscott - Aldrich syndrome protein，WASP） - ARP2/3 复合物或通过激活 Ras - ERK/MAPK 信号通路参与细胞骨架重排；后者为 *SH. pylori* - 2 直接激活 ERK/MAPK 信号通路引起细胞骨架的重排[66]。激活的 *SH. pylori* - 2 磷酸酶可将黏着斑激酶（focal adhesion kinase，FAK）的活化相关磷酸化酪氨酸位点脱磷酸而使其失活，导致细胞局部黏附能力减弱，细胞伸长变形，活动力增加。实验证实结构性活化的 FAK 可抑制 CagA 引起的蜂鸟样变，而当胞浆的 FAK 发生显性抑制时（采用负显性突变技术），可引起细胞形态的极度伸长[50]。因此 CagA 与 S*H. pylori* -2 相互作用后，处于失调节激活状态的 S*H. pylori* -2 磷酸酶导致 FAK 失活参与细胞形态的蜂鸟样变。CagA 和 S*H. pylori* -2 相互作用是引起胃黏膜上皮细胞形态改变的关键因素（见图 20 -2）。

需要指出的是，细胞形态蜂鸟样变说明细胞的黏附能力下降，移动能力增强，可能与细胞癌变有关。Higashi 等用实时显微视频分析技术确实观察到，细胞形态发生蜂鸟变后其运动性大大提高。

（二）CagA 蛋白对细胞连接的影响

CagA 可干扰上皮细胞的顶端连接（apical junctions），即紧密连接，而顶端连接参与细胞间黏附且与细胞屏障的完整性有关。一旦 CagA 易位进入胃黏膜上皮细胞并定位于细胞膜，CagA 与紧密连接蛋白，如 ZO -1 和 JAM，共局限于 *H. pylori* 的黏附部位，导致紧密连接蛋白在 *H. pylori* 与上皮细胞的黏附部位发生异位装配，CagA 的该功能是磷酸化非依赖性的[35]；而生理状态下紧密连接位于上皮细胞间相互接触的顶侧面。CagA 可大量募集 S*H. pylori* -2 等信号分子到紧密连接部位附近，影响顶端连接复合体的功能。Bagnoli 在 MDCK 细胞中分别表达 CagA 的氨基端和羧基端后发现，前者出现了细胞连接的消失而后者表现为伪足的生成[67]。CagA 氨基端的某些结构域可能参与了对细胞紧密连接的干扰。

Bagnoli 等[67]发现 CagA 可使细胞基底膜发生降解。基底膜是在上皮细胞基面与结缔组织之间的一层由细胞外基质组成的特化结构，而上皮细胞与基底膜之间有桥粒结构，即斑状黏合。桥粒的作用是将上皮细胞锚定在基底膜（细胞外基质）上。细胞外基质不仅具有连接、支持及保护等作用，而且对细胞的基本生命活动发挥生物学功能：细胞外基质可影响细胞的存活、生长和死亡、决定细胞的形状，以及控制细胞的分化和参与细胞的迁移。CagA 引起的桥粒结构的破坏使细胞脱离了细胞外基质的功能调控。

Conlin 等发现 *H. pylori* 感染细胞后细胞间的黏合连接被破坏，黏合连接的主要组分 β - 锁连蛋白（catenin）被释放入胞浆，进入核内参与了癌基因的转录[68]。Franco 等[14]也发现，CagA 可活化胃黏膜上皮细胞中的 β - 锁连蛋白，活化的 β - 锁连蛋白参与了 Wnt/β - catenin 信号通路，从而影响细胞生长、增殖和凋亡[69]（见图 20 -7）。

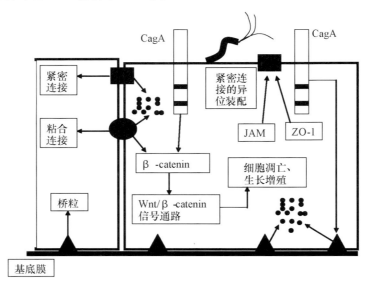

图 20 -7 CagA 对细胞连接的影响

CagA 与 S*H. pylori* -2 的相互作用能抑制在上皮细胞极性中起重要作用的蛋白酶激活受体 1（protease - activated receptor - 1，PAR1）的激酶活性，使 PAR1 与细胞膜解离，从而削弱了细胞之间的连接和极性[70]。细胞间连接的主要功能是封闭细胞间隙、维持细胞屏障的完整和辅助维持细胞形态。对细胞间连接的影响可导致细胞形态及细胞运动性的改变。

（三）CagA 蛋白对宿主细胞的生长和增殖的作用

在生理状态下，S*H. pylori* -2 可经由 Ras 依赖和非依赖机制活化 Erk/MAP 激酶。CagA 易位进入胃黏膜上皮细胞后可持续活化 Erk/MAP 激酶，持续的 Erk 过度激活可促进细胞从 G1 期进入 S 期[71]，而肿瘤组织的一个特点就是处于 S 期的细胞增多。CagA 正是通过持续激活 S*H. pylori* -2 后进一步活化 Ras 等信号通路，对 Erk 产生过度激活导致了细胞生长增殖的失调节（见图 20 - 4）。

五、*cagA*/CagA 与胃癌

CagA 与胃癌的关系研究，一直是 CagA 功能研究领域的热点。早期 *cagA*⁺ *H. pylori* 与胃癌发生密切相关的证据主要来自流行病学的前瞻性研究和回顾性研究，Blaser 等[72]在 1967 年 ~ 1970 年对 5443 名夏威夷欧胡岛的美籍日本人进行巢式病例对照研究，通过选择配伍 103 对经过 21 年监测期后发生胃癌与未发生胃癌的 *H. pylori* 感染者，并检测病例和对照的血清抗 CagA - IgG 水平；结果显示血清抗 CagA - IgG 阳性者发生胃癌 OR = 1.9（95% CI，0.9 ~ 4.0），发生肠型胃癌 OR = 2.3（95% CI，1.0 ~ 5.2）。Parsonnet 等[73]指出感染 *cagA*⁺ *H. pylori* 的人群发生胃癌的可能性是无 *H. pylori* 感染人群的 5.8 倍（95% CI，1.6 ~ 13.0）；而感染 *cagA*⁻ *H. pylori* 的人群与无 *H. pylori* 感染者相比，发生胃癌的可能性无显著性差异，OR = 2.2（95% CI，0.9 ~ 5.4）。何晋德等[74]研究了血清 CagA 抗体与胃癌和非胃癌消化系统恶性肿瘤的关系，发现胃癌组 CagA 抗体阳性率高于结肠直肠癌和肝胆胰腺癌等非胃癌组。CagA 与胃癌关系密切，CagA 抗体阳性者患胃癌的危险度是非胃癌消化系统恶性肿瘤 3.5 倍。韩国 Gwack 等[75]用 100 例胃癌患者以及与之相匹配的 400 例对照进行了巢式病例对照研究发现，感染 *H. pylori* 的研究对象中，CagA 血清抗体阳性率与胃癌显著相关。Huang 等[76]进行了一项包含 2284 例患者和 2770 例对照的 meta 分析，结果显示，*H. pylori* 感染和 CagA 阳性可分别增加患胃癌的危险性 2.28 倍和 2.87 倍。大量的流行病学研究明确了 CagA 与胃癌的明显相关性。但是也有学者经过调查后持有不同观点。Perez - Perez 等[77]检测了 8 个地区 468 例 *H. pylori* 阳性的无症状成年人，发现 CagA⁺ *H. pylori* 感染率与胃癌发生率无明显相关。Mitchell 等[78]检测中国患者血清中 CagA 抗体阳性率后发现，中国 CagA⁺ *H. pylori* 感染率很高。日本人 Yamaoka 等[79]研究发现，胃癌和非胃癌患者血清中 CagA 抗体的阳性率无显著性差异，还有一些日本研究者也认为 CagA⁺ *H. pylori* 感染与 CagA⁻ *H. pylori* 感染相比，与胃癌发生没重要的相关性[80~82]。亚太地区 CagA⁺ *H. pylori* 感染率如此之高，所以还不能将 CagA 作为胃癌相关的标志[83]。之所以在流行病调查方面出现矛盾结果，可能是因为许多对 CagA⁺ *H. pylori* 感染和胃癌之间的联系的流行病学分析存在偏倚；首先，胃黏膜发生癌变后已不适合 *H. pylori* 的定植，部分胃癌病人因标本未检到 *H. pylori* 而被划为 *H. pylori* 阴性组；此外有一些菌株虽为 CagA⁺ 株，但由于种种原因 CagA 并未发生易位，如 cagPAI 发生突变而影响了Ⅳ型分泌系统的功能等，此时虽可检出 CagA，但 CagA 并未进入宿主细胞发挥生物学功能；还有一个重要因素就是胃癌的发生是一个多因素、多阶段、多基因变异的病理过程，并不是由单一的 CagA 所决定的，还与宿主、环境等各种因素密切相关。不难看出，认为 CagA 与胃癌无明显相关的学者大部分集中在亚洲，正如《关于幽门螺杆菌感染处理的共识会议报告》中指出的 "亚太地区 CagA⁺ *H. pylori* 感染率如此之高"。有必要在细胞生物学水平予以证实 CagA 确实能引起细胞恶性变。

此后，人们对 CagA 与胃癌的关系进行了初步的实验室的验证，但是仍未将 CagA 与胃癌直接联系起来。邓长生等[84]检测了患者血清中的 CagA 抗体，并以免疫组织化学方法检测 122 例肠上皮化生、104 例不典型增生及 63 例胃癌组织中的 NF - λB、p65 及其靶基因 c - myc、cyclinDl 和 bcl -

x1 的表达，发现 CagA$^+$ 的胃癌组织中 NF－λB、p65、c－myc、cyclinD1 和 bcl－xl 阳性表达率在肠型胃癌中显著高于弥漫型胃癌，提示 CagA$^+$ 与肠型胃癌有关。Peek 等[85]对 50 例患者胃黏膜活检标本进行凋亡细胞定量分析、胃黏膜上皮细胞增殖指数（PI）测定、cagA 基因型以及血清 CagA 抗体检测，发现感染 cagA$^+$ H. pylori 的患者明显比感染 cagA$^-$ H. pylori 的患者胃黏膜上皮细胞 PI 高而细胞凋亡指数低，认为 PI 升高同细胞凋亡指数的降低可解释感染 cagA$^+$ H. pylori 胃癌发生的高危险性。

　　当 CagA 被证实可经由Ⅳ型分泌系统进入胃黏膜上皮细胞内后，CagA 对细胞功能的影响终于得到了细胞生物学方面的支持。在哺乳动物细胞中，可逆性的蛋白磷酸化是主要的信号调节机制，这些信号通常与细胞增殖、生长、分化及迁移有关。与酪氨酸磷酸化相关的激酶及磷酸酶发生异常可影响到细胞的转化。CagA 易位进入胃黏膜上皮细胞后可通过 CagA 磷酸化依赖性和磷酸化非依赖性发挥生物学活性，可经由 Ras 依赖性和 Ras 非依赖性激活 MAPK/ERK 信号通路，从而引发两类信号传导：一类是速发的、不涉及基因表达变化的、蛋白水平的快速调节，如对肌动蛋白聚合信号的传导、与细胞形态改变相关蛋白的调节等；另一类是迟发的、涉及基因表达变化的信号传导，如一些转录因子对一些细胞分化、生长和增殖相关基因表达的调节等[86]。生理状态下，细胞内的信号通路只有受到机体内生理信号刺激时才能被激活，且在激活后可接受胞内调节；而 H. pylori 黏附于胃黏膜上皮细胞后，CagA 持续进入细胞，对胞内信号通路形成"持续的、失调节"的刺激，最终导致细胞功能紊乱甚至癌变。在人类恶性肿瘤中已发现编码 SH. pylori－2 的基因发生错义突变，主要发生在分别编码 N 端 SH2 结构域和 PTP 片段的外显子 3 和外显子 8.35% 的幼年髓单核细胞白血病、7% 的急性 B 淋巴细胞白血病、5% 急性髓细胞性白血病及一些实体瘤中均发现 PTPN11 基因发生突变[87]。SH. pylori－2 的分子模型提示，N 端 SH2 和 PTP 的突变使它们不能很好的匹配结合，导致 SH. pylori－2 磷酸酶的持续激活。这与 H. pylori 持续感染所致的 CagA 持续激活 SH. pylori－2 是一致的，即 CagA 对 SH. pylori－2 的持续激活模拟了癌细胞中的 SH. pylori－2 获能突变（gain－of－function mutation）[87]。

　　CagA 对细胞生长及增殖具有双重影响，即 CagA 经由 SH. pylori－2－MAPK 和 Grb2－Ras－MAPK 等途径活化了细胞增殖信号，同时通过转录因子 NFAT 活化的 p21^{Cip1} 抑制了细胞增殖。研究发现，CagA 转染到 AGS 细胞后早期引起细胞周期 G1 相的停滞而非细胞增殖；表明 CagA 引起的 p21^{Cip1} 表达增加导致生长抑制作用占优势，在临床上表现为萎缩性胃炎和溃疡等细胞增殖的抑制现象。NFAT 参与了各种细胞系的分化，而细胞周期 G1 相的停滞是细胞分化程序启动的必要条件，可能由 CagA 介导活化的 p21^{Cip1} 和 NFAT 共同参与了胃黏膜上皮细胞的肠化生。此外，CagA 介导的这种生长抑制作用也参与了细胞的凋亡和代偿性的细胞增殖，这种由凋亡引起的代偿性增殖需要细胞内 DNA 的大量合成和复制，以满足细胞增殖的物质需要，在这个过程中有可能出现 DNA 的损伤及修复失败而导致基因突变，使细胞具有恶化潜能。p21^{Cip1} 及抑癌基因 p53 都可能发生突变，使细胞能逃避程序性死亡的调节。当这种突变细胞发生累积，且 CagA 本身可活化细胞增殖相关信号通路，胃黏膜上皮细胞可转入以增殖为主[55]。整个过程符合胃癌发生的"正常胃黏膜－萎缩性胃炎－肠上皮化生－不典型增生－胃癌"发病程序模式。

　　CagA 对上皮细胞的种种影响表明其可能是一种细菌来源的癌蛋白。CagA 具有与以往病毒来源癌蛋白相似的生物学特征，如 CagA 具有与 RNA 病毒癌蛋白相似的特征，对细胞生长的调节主要通过作用于胞浆的信号转导蛋白而非细胞周期调节因子实现的；CagA 又与 DNA 病毒癌蛋白类似，即在哺乳类动物细胞内并没有 CagA 的同源物，它只能通过与目的蛋白结合形成复合物来调整细胞功能[56]。

六、展　望

　　由于医疗资源的限制，目前 H. pylori 感染治疗所面临的一个问题是，具有何种特征的菌株才具有更强的致病性，才能导致更加严重的消化道疾病，才必须更加优先予以根除。在我国大部分

H. pylori 为 CagA 阳性，尚不能作为与胃癌发生相关的毒力标记。然而 *cagA*/CagA 的多态性又提示，是否在 *cagA*/CagA 序列内部存在一些特异的、目前尚未被发现的序列决定了 *H. pylori* 的相关毒力及致病力？需要通过大量的分子流行病学和生物信息学研究进行探索。对 *cagA*/CagA 分子生物学的研究使我们对 CagA 易位进入胃黏膜上皮细胞后的一系列生物学过程有了较为详细的认识，这一系列过程中涉及很多信号转导蛋白及核转录因子，它们都与 *H. pylori* 的感染和致病机制相关，这些蛋白都可能是未来的备选药物靶点，也就是说，未来针对 *H. pylori* 将不再仅仅局限于使用抗生素，也可着眼于恢复被 *H. pylori* 扰乱的宿主胞内信号通路。

H. pylori 作为一种新发现的古老的慢性传染病病原体，其引起急性和突发传染病的能力虽远不及霍乱和鼠疫等烈性病原，但 *H. pylori* 引起慢性感染不论是从感染后的持久性，还是涉及的人群数量、区域分布和在医疗资源的巨大消耗上都是一般病原体所不可比拟和不容忽视的。还有一点值得注意，"*H. pylori* 有可能作为一种良好的研究模式生物，用于原核与真核的相互作用研究，对认识生命的过程产生重要影响"[2]，其中对 *cagA*/CagA 的分子生物学研究是一个很好的切入点。

参考文献

1　Deguchi R，Takagi A，Kawata H，et al. Association between CagA + *Helicobacter pylori* infection and p53, bax and transforming growth factor – beta – RII gene mutations in gastric cancer patients. Int J Cancer, 2001, 91：481~485

2　张建中. 对我国幽门螺杆菌研究的思考. 胃肠病学，2007，12：1~4

3　Nomura A，Stemmermann GN，Chyou PH，et al. *Helicobacter pylori* infection and gastric carcinoma among Japanese Americans in Hawaii. N Engl J Med, 1991, 325：1132~1136

4　Nomura A，Stemmermann GN，Chyou PH，et al. *Helicobacter pylori* infection and the risk for duodenal and gastric ulceration. Ann Intern Med, 1994, 120：977~981

5　Asahi M，Azuma T，Ito S，et al. *Helicobacter pylori* CagA protein can be tyrosine phosphorylated in gastric epithelial cells. J Exp Med, 2000, 191：593~602

6　Higashi H，Tsutsumi R，Muto S，et al. SHP – 2 tyrosine phosphatase as an intracellular target of *Helicobacter pylori* CagA protein. Science, 2002, 295：683~686

7　Odenbreit S，Puls J，Sedlmaier B，et al. Translocation of *Helicobacter pylori* CagA into gastric epithelial cells by type IV secretion. Science, 2000, 287：1497~1500

8　Pan ZJ，van der Hulst RW，Feller M，et al. Equally high prevalences of infection with cagA – positive *Helicobacter pylori* in Chinese patients with peptic ulcer disease and those with chronic gastritis – associated dyspepsia. J Clin Microbiol, 1997, 35：1344~1347

9　Shimoyama T，Fukuda S，Tanaka M，et al. High prevalence of the CagA – positive *Helicobacter pylori* strains in Japanese asymptomatic patients and gastric cancer patients. Scand J Gastroenterol, 1997, 32：465~468

10　Tummuru MK，Cover TL，Blaser MJ. Cloning and expression of a high – molecular – mass major antigen of *Helicobacter pylori*：evidence of linkage to cytotoxin production. Infect Immun, 1993, 61：1799~1809

11　周军，曾浔，尹焱，等. 幽门螺杆菌 cagA 基因及蛋白序列多态性分析. 世界华人消化杂志，2004，12（6）：1307~1312

12　黄志刚，段广才，范清堂，等. 幽门螺杆菌 cagA 全长基因克隆及其分子特征分析. 中国人兽共患病学报，2007，23：484~488

13　Yamaoka Y，Kodama T，Kashima K，et al. Variants of the 3' region of the cagA gene in *Helicobacter pylori* isolates from patients with different H. pylori – associated diseases. J Clin Microbiol, 1998, 36：2258~2263

14　Rudi J，Kolb C，Maiwald M，et al. Diversity of *Helicobacter pylori* vacA and cagA genes and relationship to VacA and CagA protein expression, cytotoxin production, and associated diseases. J Clin Microbiol, 1998, 36：944~948

15　Kidd M，Lastovica AJ，Atherton JC，et al. Heterogeneity in the *Helicobacter pylori* vacA and cagA genes：association with gastroduodenal disease in South Africa? Gut, 1999, 45：499~502

16　Christie PJ，Vogel JP. Bacterial type IV secretion：conjugation systems adapted to deliver effector molecules to host cells. Trends Microbiol, 2000, 8: 354~360

17　Gruenheid S, DeVinney R, Bladt F, et al. Enteropathogenic E. coli Tir binds Nck to initiate actin pedestal formation in host cells. Nat Cell Biol, 2001, 3: 856~859

18　周建嫦, 徐采朴, 张建中. 幽门螺杆菌 cagA/CagA 分子生物学研究进展. 世界华人消化杂志, 2001, 9: 560~562

19　胡伏莲, 周殿元, 贾博琦主编. 幽门螺杆菌感染的基础与临床, 北京: 中国科学技术出版社, 1997

20　Xiang Z, Censini S, Bayeli PF, et al. Analysis of expression of CagA and VacA virulence factors in 43 strains of *Helicobacter pylori* reveals that clinical isolates can be divided into two major types and that CagA is not necessary for expression of the vacuolating cytotoxin. Infect Immun, 1995, 63: 94~98

21　Blaser MJ, Atherton JC. *Helicobacter pylori* persistence: biology and disease. J Clin Invest, 2004, 113: 321~333

22　Backert S, Moese S, Selbach M, et al. Phosphorylation of tyrosine 972 of the *Helicobacter pylori* CagA protein is essential for induction of a scattering phenotype in gastric epithelial cells. Mol Microbiol, 2001, 42: 631~644

23　Covacci A, Censini S, Bugnoli M, et al. Molecular characterization of the 128-kDa immunodominant antigen of *Helicobacter pylori* associated with cytotoxicity and duodenal ulcer. Proc Natl Acad Sci U S A, 1993, 90: 5791~5795

24　胡伏莲, 周殿元主编. 幽门螺杆菌感染的基础与临床, 北京: 中国科学技术出版社, 2002

25　Hatakeyama M. Oncogenic mechanisms of the *Helicobacter pylori* CagA protein. Nat Rev Cancer, 2004, 4: 688~694

26　Higashi H, Tsutsumi R, Fujita A, et al. Biological activity of the *Helicobacter pylori* virulence factor CagA is determined by variation in the tyrosine phosphorylation sites. Proc Natl Acad Sci U S A, 2002, 99: 14428~14433

27　吴莹, 张尤历, 王文兵, 等. 不同地区幽门螺杆菌 cagA 基因羧基端可变区及其蛋白序列差异分析. 世界华人消化杂志, 2007, 15 (7): 746~749

28　徐顺福, 张国新, 施瑞华, 等. CagA 蛋白序列可变区多态性分析. 胃肠病学, 2007, 12 (6): 357~361

29　Fischer W, Puls J, Buhrdorf R, et al. Systematic mutagenesis of the *Helicobacter pylori* cag pathogenicity island: essential genes for CagA translocation in host cells and induction of interleukin-8. Mol Microbiol, 2001, 42: 1337~1348

30　Selbach M, Moese S, Meyer TF, et al. Functional analysis of the *Helicobacter pylori* cag pathogenicity island reveals both VirD4-CagA-dependent and VirD4-CagA-independent mechanisms. Infect Immun, 2002, 70: 665~671

31　Couturier MR, Tasca E, Montecucco C, et al. Interaction with CagF is required for translocation of CagA into the host via the *Helicobacter pylori* type IV secretion system. Infect Immun, 2006, 74: 273~281

32　Busler VJ, Torres VJ, McClain MS, et al. Protein-protein interactions among *Helicobacter pylori* cag proteins. J Bacteriol, 2006, 188: 4787~4800

33　Kwok T, Zabler D, Urman S, et al. Helicobacter exploits integrin for type IV secretion and kinase activation. Nature, 2007, 449: 862~866

34　Lai CH, Chang YC, Du SY, et al. Cholesterol depletion reduces *Helicobacter pylori* CagA translocation and CagA-induced responses in AGS cells. Infect Immun. 2008, 76: 3293~3303

35　Amieva MR, Vogelmann R, Covacci A, et al. Disruption of the epithelial apical-junctional complex by *Helicobacter pylori* CagA. Science, 2003, 300: 1430~1434

36　Brandt S, Kwok T, Hartig R, et al. NF-kappaB activation and potentiation of proinflammatory responses by the *Helicobacter pylori* CagA protein. Proc Natl Acad Sci U S A, 2005, 102: 9300~9305

37　Churin Y, Al-Ghoul L, Kepp O, et al. *Helicobacter pylori* CagA protein targets the c-Met receptor and enhances the motogenic response. J Cell Biol, 2003, 161: 249~255

38　Franco AT, Israel DA, Washington MK, et al. Activation of beta-catenin by carcinogenic *Helicobacter pylori*. Proc Natl Acad Sci U S A, 2005, 102: 10646~10651

39　Hatakeyama M. Oncogenic mechanisms of the *Helicobacter pylori* CagA protein. Nat Rev Cancer, 2004, 4: 688~694

40　Selbach M, Moese S, Hurwitz R, et al. The *Helicobacter pylori* CagA protein induces cortactin dephosphorylation and actin rearrangement by c-Src inactivation. EMBO J, 2003, 22: 515~528

41　Segal ED, Falkow S, Tompkins LS. *Helicobacter pylori* attachment to gastric cells induces cytoskeletal rearrangements and tyrosine phosphorylation of host cell proteins. Proc Natl Acad Sci U S A, 1996, 93: 1259~1264

42 Higashi H, Yokoyama K, Fujii Y, et al. EPIYA motif is a membrane – targeting signal of *Helicobacter pylori* virulence factor CagA in mammalian cells. J Biol Chem, 2005, 280: 23130 ~ 23137

43 韩贻仁主编. 分子细胞生物学, 北京: 高等教育出版社, 2007

44 Selbach M, Moese S, Hauck CR, et al. Src is the kinase of the *Helicobacter pylori* CagA protein in vitro and in vivo. J Biol Chem, 2002, 277: 6775 ~ 6778

45 Stein M, Bagnoli F, Halenbeck R, et al. c – Src/Lyn kinases activate *Helicobacter pylori* CagA through tyrosine phosphorylation of the EPIYA motifs. Mol Microbiol, 2002, 43: 971 ~ 980

46 Moese S, Selbach M, Zimny – Arndt U, et al. Identification of a tyrosine – phosphorylated 35 kDa carboxy – terminal fragment (p35CagA) of the *Helicobacter pylori* CagA protein in phagocytic cells: processing or breakage? Proteomics, 2001, 1: 618 ~ 629

47 Poppe M, Feller SM, Romer G, et al. Phosphorylation of *Helicobacter pylori* CagA by c – Abl leads to cell motility. Oncogene, 2007, 26: 3462 ~ 3472

48 Tammer I, Brandt S, Hartig R, et al. Activation of Abl by *Helicobacter pylori*: a novel kinase for CagA and crucial mediator of host cell scattering. Gastroenterology, 2007, 132: 1309 ~ 1319

49 Neel BG, Gu H, Pao L. The "Shp" ing news: SH2 domain – containing tyrosine phosphatases in cell signaling. Trends Biochem Sci, 2003, 28: 284 ~ 293

50 Tsutsumi R, Takahashi A, Azuma T, et al. Focal adhesion kinase is a substrate and downstream effector of SHP – 2 complexed with *Helicobacter pylori* CagA. Mol Cell Biol, 2006, 26: 261 ~ 276

51 Hof P, Pluskey S, Dhe – Paganon S, et al. Crystal structure of the tyrosine phosphatase SHP – 2. Cell, 1998, 92: 441 ~ 450

52 Naito M, Yamazaki T, Tsutsumi R, et al. Influence of EPIYA – repeat polymorphism on the phosphorylation – dependent biological activity of *Helicobacter pylori* CagA. Gastroenterology, 2006, 130: 1181 ~ 1190

53 Ren S, Higashi H, Lu H, et al. Structural basis and functional consequence of *Helicobacter pylori* CagA multimerization in cells. J Biol Chem, 2006, 281: 32344 ~ 32352

54 Azuma T, Yamazaki S, Yamakawa A, et al. Association between diversity in the Src homology 2 domain – containing tyrosine phosphatase binding site of *Helicobacter pylori* CagA protein and gastric atrophy and cancer. J Infect Dis, 2004, 189: 820 ~ 827

55 Hatakeyama M. *Helicobacter pylori* CagA – a bacterial intruder conspiring gastric carcinogenesis. Int J Cancer, 2006, 119: 1217 ~ 1223

56 Hatakeyama M. *Helicobacter pylori* CagA as a potential bacterial oncoprotein in gastric carcinogenesis. Pathol Biol (Paris), 2003, 51: 393 ~ 394

57 Suzuki M, Mimuro H, Suzuki T, et al. Interaction of CagA with Crk plays an important role in *Helicobacter pylori* – induced loss of gastric epithelial cell adhesion. J Exp Med, 2005, 202: 1235 ~ 1247

58 Selbach M, Moese S, Hurwitz R, et al. The *Helicobacter pylori* CagA protein induces cortactin dephosphorylation and actin rearrangement by c – Src inactivation. EMBO J, 2003, 22: 515 ~ 528

59 Tsutsumi R, Higashi H, Higuchi M, et al. Attenuation of *Helicobacter pylori* CagA x SHP – 2 signaling by interaction between CagA and C – terminal Src kinase. J Biol Chem, 2003, 278: 3664 ~ 3670

60 El – Etr SH, Mueller A, Tompkins LS, et al. Phosphorylation – independent effects of CagA during interaction between *Helicobacter pylori* and T84 polarized monolayers. J Infect Dis, 2004, 190: 1516 ~ 1523

61 Hirata Y, Maeda S, Mitsuno Y, et al. *Helicobacter pylori* CagA protein activates serum response element – driven transcription independently of tyrosine phosphorylation. Gastroenterology, 2002, 123: 1962 ~ 1971

62 Hirata Y, Maeda S, Ohmae T, et al. *Helicobacter pylori* induces IkappaB kinase alpha nuclear translocation and chemokine production in gastric epithelial cells. Infect Immun, 2006, 74: 1452 ~ 1461

63 Yokoyama K, Higashi H, Ishikawa S, et al. Functional antagonism between *Helicobacter pylori* CagA and vacuolating toxin VacA in control of the NFAT signaling pathway in gastric epithelial cells. Proc Natl Acad Sci U S A, 2005, 102: 9661 ~ 9666

64 Segal ED, Cha J, Lo J, et al. Altered states: involvement of phosphorylated CagA in the induction of host cellular

growth changes by *Helicobacter pylori*. Proc Natl Acad Sci U S A, 1999, 96: 14559 ~ 14564

65 Higuchi M, Tsutsumi R, Higashi H, et al. Conditional gene silencing utilizing the lac repressor reveals a role of SHP – 2 in cagA – positive *Helicobacter pylori* pathogenicity. Cancer Sci, 2004, 95: 442 ~ 447

66 Maroun CR, Naujokas MA, Holgado – Madruga M, et al. The tyrosine phosphatase SHP – 2 is required for sustained activation of extracellular signal – regulated kinase and epithelial morphogenesis downstream from the met receptor tyrosine kinase. Mol Cell Biol, 2000, 20: 8513 ~ 8525

67 Bagnoli F, Buti L, Tompkins L, et al. *Helicobacter pylori* CagA induces a transition from polarized to invasive phenotypes in MDCK cells. Proc Natl Acad Sci U S A, 2005, 102: 16339 ~ 16344

68 Conlin VS, Curtis SB, Zhao Y, et al. *Helicobacter pylori* infection targets adherens junction regulatory proteins and results in increased rates of migration in human gastric epithelial cells. Infect Immun, 2004, 72: 5181 ~ 5192

69 Moon RT, Kohn AD, De Ferrari GV, et al. WNT and beta – catenin signalling: diseases and therapies. Nat Rev Genet, 2004, 5: 691 ~ 701

70 Saadat I, Higashi H, Obuse C, et al. *Helicobacter pylori* CagA targets PAR1/MARK kinase to disrupt epithelial cell polarity. Nature, 2007, 447: 330 ~ 333

71 Roovers K, Assoian RK. Integrating the MAP kinase signal into the G1 phase cell cycle machinery. Bioessays, 2000, 22: 818 ~ 826

72 Blaser MJ, Perez – Perez GI, Kleanthous H, et al. Infection with *Helicobacter pylori* strains possessing cagA is associated with an increased risk of developing adenocarcinoma of the stomach. Cancer Res, 1995, 55: 2111 ~ 2115

73 Parsonnet J, Friedman GD, Orentreich N, et al. Risk for gastric cancer in people with CagA positive or CagA negative *Helicobacter pylori* infection. Gut, 1997, 40: 297 ~ 301

74 何晋德，刘玉兰，王怀唐，等. 幽门螺杆菌血清 CagA 抗体与消化系统恶性肿瘤的关系. 中国医师杂志，2006，8（5）: 617 ~ 619

75 Gwack J, Shin A, Kim CS, et al. CagA – producing *Helicobacter pylori* and increased risk of gastric cancer: a nested case – control study in Korea. Br J Cancer. 2006, 95: 639 ~ 641

76 Huang JQ, Zheng GF, Sumanac K, et al. Meta – analysis of the relationship between cagA seropositivity and gastric cancer. Gastroenterology, 2003, 125: 1636 ~ 1644

77 Perez – Perez GI, Bhat N, Gaensbauer J, et al. Country – specific constancy by age in cagA + proportion of *Helicobacter pylori* infections. Int J Cancer, 1997, 72: 453 ~ 456

78 Mitchell HM, Hazell SL, Li YY, et al. Serological response to specific *Helicobacter pylori* antigens: antibody against CagA antigen is not predictive of gastric cancer in a developing country. Am J Gastroenterol, 1996, 91: 1785 ~ 1788

79 Yamaoka Y, Kodama T, Kashima K, et al. Antibody against *Helicobacter pylori* CagA and VacA and the risk for gastric cancer. J Clin Pathol, 1999, 52: 215 ~ 218

80 Backert S, Schwarz T, Miehlke S, et al. Functional analysis of the cag pathogenicity island in *Helicobacter pylori* isolates from patients with gastritis, peptic ulcer, and gastric cancer. Infect Immun, 2004, 72: 1043 ~ 1056

81 Hirata Y, Yanai A, Shibata W, et al. Functional variability of cagA gene in Japanese isolates of *Helicobacter pylori*. Gene, 2004, 343: 165 ~ 172

82 Nishiya D, Shimoyama T, Yoshimura T, et al. Genes inside the cagPAI of *Helicobacter pylori* are not associated with gastric cancer in Japan. Hepatogastroenterology, 2004, 51: 891 ~ 894

83 沈兰兰，刘文忠，萧树东. 幽门螺杆菌共识：1997 年亚太地区关于幽门螺杆菌感染处理的共识会议报告. 国外医学消化系疾病分册，1998，18（2）: 67 ~ 76

84 邓长生，熊永炎，罗峻，等. 核因子 KB、p65 及靶基因在 CagAHp 胃癌及癌前病变中的表达研究. 中华肿瘤杂志，2004，26（9）: 551 ~ 553

85 Peek RM, Jr., Moss SF, Tham KT, et al. *Helicobacter pylori* cagA + strains and dissociation of gastric epithelial cell proliferation from apoptosis. J Natl Cancer Inst, 1997, 89: 863 ~ 868

86 刘文忠主编. 幽门螺杆菌研究进展，上海：上海科学技术文献出版社，2001

87 Hatakeyama M, Higashi H. *Helicobacter pylori* CagA: a new paradigm for bacterial carcinogenesis. Cancer Sci, 2005, 96: 835 ~ 843

第二十一章　幽门螺杆菌感染中细胞因子的调控

纪开宇[1]　胡伏莲[2]

[1] 北京和睦家医院　[2] 北京大学第一医院

一、概述

（一）细胞因子的概念及其特征

细胞因子主要是由免疫细胞及其他广泛的不同的细胞所分泌的激素样蛋白，它们作为局部的调节因子参与细胞生长、细胞分化、炎症和免疫反应。细胞因子使细胞间能够相互沟通与交流，是强有效的调节物质，其具有如下特征：①细胞因子发信号通知细胞且调整免疫反应，它们是免疫系统的荷尔蒙；②它们被细胞传递给体循环系统或局部微环境；③它们可与具高亲和力的受体结合而发挥作用；④细胞因子也可由非免疫细胞产生。

（二）细胞因子的来源和分类

在胃肠黏膜，不仅炎症细胞可以分泌细胞因子，上皮细胞和间质细胞也会对不同刺激产生细胞因子反应。随刺激而产生的细胞因子组分取决于抗原的种类、细胞因子局部的环境和参与反应的特殊种类 T 细胞所占的比例。不同种类的 T 细胞子集由他们分泌的细胞因子的不同特性加以识别。这些不同的 T 细胞子集调节着特异的免疫反应[1,2]。一般依产生的细胞因子的种类不同将其分为 Th1 细胞分泌 IFN－γ 和 IL－12，Th2 细胞分泌 IL－4 和 IL－10[3,4]，Th0 细胞分泌的细胞因子无限制，T 调节细胞的特征是分泌 TGF－β 和 IL－10。炎症性免疫性细胞因子在许多胃肠道疾病中起关键作用，这同样也包括幽门螺杆菌（Helicobacter pylori，下称 H. pylori）的感染所引发的相关疾病。大量的基础与临床研究结果表明了细胞因子在 H. pylori 相关性疾病的发生、发展及转归中起着十分重要的介导作用。H. pylori、宿主和相伴的环境因素之间的相互作用决定了 H. pylori 感染的不同临床表现和结局，而细胞因子始终参与这一过程。

二、幽门螺杆菌感染中相关细胞因子的表达和作用（表 21 - 1）

表 21 - 1　与幽门螺杆菌感染相关的主要细胞因子的功能和作用

细胞因子	来　源	主要功能
IL－1	巨噬细胞 许多其他细胞	诱导其他细胞因子，刺激 T 细胞 诱导金属蛋白酶和前列腺素，增加黏附分子的表达
IL－2	T 细胞	增加 T 细胞增殖，活化 B 细胞
IL－4	T 细胞	免疫球蛋白转换的信号，增加 IgE 减少炎症前细胞因子的生成，抑制 Th1 细胞
IL－6	许多其他细胞	B 细胞和 T 细胞的增殖，急性期反应物 诱导自然蛋白酶抑制物
IL－12	巨噬细胞	增加 IFN－gamma 的生成和 Th1 细胞的分化
IL－13	T 细胞	与 IL－4 相似
TNF－α	T 细胞 巨噬细胞	萎靡不振，诱导其他细胞因子，刺激 T 细胞 诱导金属蛋白酶和前列腺素，增加黏附分子的表达
IFN－gamma	T 细胞	黏附分子，HLA－DR 表达，活化 T 细胞，NK 细胞和巨噬细胞
克隆刺激因子		
GM－CSF	巨噬细胞 T 细胞 纤维原细胞	骨髓分化，巨噬细胞活化
化学因子		
C－X－C 家族	许多细胞	活化中性粒细胞，趋向中性粒细胞和 T 细胞
C－C 家族	许多细胞	为单核细胞和 T 细胞趋化
TGF－β	许多细胞	纤维原细胞增殖，胶原和 TIMP 合成 减少金属蛋白酶，减弱 T 细胞的增殖 血管发生起源，减少炎症前细胞因子

（一）概述

H. pylori 感染可促使人与动物胃黏膜上皮细胞及外周血中多种细胞因子 mRNA 的高表达及蛋白分泌。至今已有许多研究证实了多种细胞因子在 H. pylori 感染及清除过程中的变化，主要包括 IFN-γ、IFN-α、TNF-β、TNF-α、IL-1、IL-2、IL-4、IL-5、IL-6、IL-7、IL-8、IL-10、IL-12、IL-17、IL-18、TGF-β、GRO-α、GM-CSF、MIP1-α，RANTES（正常 T 细胞表达和分泌的激活调解因子）等[5~10]。研究显示，H. pylori 感染在同一个体及不同的宿主引发不同类型的细胞因子分泌，这主要包括由 Th1 和 Th2 细胞及胃肠黏膜上皮细胞分泌的细胞因子反应。（图 21-1）

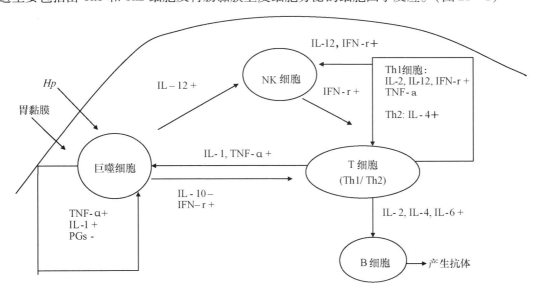

图 21-1　H. pylori 与相关细胞因子反应相互作用示意图（加强反应表示为 +/减弱反应表示为 -）

（二）幽门螺杆菌感染引发的细胞因子表达

1. Th1 反应及其细胞因子　大量的基础与临床研究均证实 H. pylori 感染主要以分泌 IFN-γ 和 TNF-α 为主的 Th1 细胞介导的细胞免疫反应[11,12]。

TNF-α 是由 T 细胞分泌，可以诱发其他细胞因子的表达和刺激 T 细胞反应。TNF-α 还可以促进炎症黏膜产生 IL-8。H. pylori 根除后黏膜内 TNF-α 和 IL-8 mRNA 均与局部炎症平行减少[13]。TNF-α 和 IL-1 通过有丝分裂原活化的蛋白激酶和蛋白激酶 C-依赖性机制直接调节胃泌素基因的表达，在 H. pylori 相关性高胃泌素血症中起直接作用[14]。

人体和动物研究均证实 H. pylori 感染的早期呈现 Th1 细胞反应，表现为单核和多形核细胞在胃黏膜的聚集，且在炎症黏膜的细胞表达 IFN-γ，mRNA 水平也显著升高。IFN-γ 在 H. pylori 相关性胃肠黏膜损害中起重要作用[15]。IFN-γ 在局部有黏附分子的功能，能够促进 HLA-DR 的表达，另外也去活化 T 细胞、NK 细胞和巨噬细胞。IFN-γ 引发 Smad7 的表达，这将阻碍内源性 TGF-β1 下调 Th1 介导的胃黏膜组织损伤[16]。

H. pylori 感染引发的胃肠黏膜炎症起始于单核巨噬细胞释放的细胞因子 IL-8 和 IL-12 以及胃黏膜上皮来源的 IL-8[17,18]。H. pylori 感染的胃黏膜上皮中可以检测出高于正常水平的 IL-8mRNA，IL-8 和 IL-6[19,20]。另外，有研究发现 IL-17mRNA 的翻译和蛋白水平在 H. pylori 感染者较非感染者明显增高；这种 T 细胞原性的细胞因子可调节 IL-8 基因的表达；抗 IL-17 抗体中和过的胃组织单核细胞培养中，IL-8 的产量明显受到抑制，且 IL-8 的水平与中性粒细胞的浸润程度相关，慢性浸润的持续存在将导致严重的损害，如萎缩性胃炎、肠化生、不典型增生等，推断这与病变部位 IL-8 的表达水平有关[21]。

IL-18 是促进 Th1 反应的细胞因子，被 Caspase-1 催化成活性成熟蛋白。H. pylori 促进胃黏膜 IL－18mRNA 的表达。*H. pylori* 感染与胃窦组织 IL－18mRNA 的表达升高相关。成熟 IL－18 蛋白和活性 Caspase－1P20 在 *H. pylori* 感染和 *H. pylori* 阴性胃黏膜均存在，但在 *H. pylori* 感染者升高，提示在 *H. pylori* 感染中，IL－18 可能在促进胃黏膜的 Th1 反应中起重要作用[22]。这种由树枝状细胞和巨噬细胞分泌的 IL－18 进一步增强局部 IL－12 对 IFN－γ 释放的促进[1,2]。也有一些 T 细胞子集的免疫反应研究显示 IL－18 也可与 IL－4 和 IL－33 在局部协同促进 Th2 细胞免疫反应。

IL－12 是一个新的特异性细胞因子，是宿主对细菌感染反应的关键介质。*H. pylori* 相关性胃炎患者 IL－12 水平较非 *H. pylori* 胃炎明显升高，而 TNF－α、IL－1β、IL－6、IL－8 与炎症程度相关，而与 *H. pylori* 的存在与否无关。IL－12 似乎在 *H. pylori* 相关性胃炎中起特殊的作用，而 TNF－α、IL－1β、IL－6、IL－8 并非 *H. pylori* 所特异。IL－12 可促进 IFN－γ 的分泌[3,4]。

近期一项澳大利亚的研究提示在 *H. pylori* 感染后胃黏膜组织的 IL－6 明显增加，而在胃癌组织中 IL－6 和 IL－11 均强烈上调。该研究还提示 IL－11 操纵了胃癌发展中 STAT3 的活化和增殖。IL－11 的表达和胃腺癌的发生发展相关，而与炎症无相关性。这可能揭示了 IL－11 作为胃癌发生机制中一个有效的增殖诱发因子而发挥促癌作用[23]。

2. Th2 反应及其细胞因子 *H. pylori* 感染引发 Th1 细胞免疫反应的同时也刺激胃肠黏膜释放 Th2 细胞因子。众所周知，IL－10 是一种重要的下调人类肠道免疫反应的细胞因子。一个有代表性的研究检测了 *H. pylori* 感染者和非感染者胃黏膜中 IL－10 的表达，结果显示在所有 *H. pylori* 感染的胃黏膜和大多数 *H. pylori* 阴性者均有 IL－10 的表达，尤其在表层黏膜退化的部位更加明显。而且在所有 *H. pylori* 阳性和大多数 *H. pylori* 阴性者黏膜层中单核细胞中 IL－10 的含量显著增加。研究揭示了 IL－10 参与了 *H. pylori* 感染，它可以减少炎症前细胞因子的产生，抑制 Th1 细胞反应，参与下调局部的炎症反应[24]，但可能导致免疫反应下降而不利于清除 *H. pylori*[25]。

（三）幽门螺杆菌菌株、不同的菌体成分与细胞因子反应

基础与临床研究均显示不同 *H. pylori* 菌株间存在功能上的差异可能与其毒力和组织损伤相关[26]。*H. pylori* 产生的一些抗原物质包括热休克蛋白、尿素酶、LPS 等，所有这些物质均可被黏膜层巨噬细胞摄取和传递且激活 T 细胞产生免疫炎症反应[27,28]。抗原不同引发不同的细胞因子反应。一项来自意大利的研究表明 Th 细胞对 *H. pylori* 感染的反应类型因参与的 *H. pylori* 抗原的不同而发生不同的 Th 极化反应[7]。*H. pylori* 感染引发的炎症起始于单核细胞释放的细胞因子 IL－8 和 IL－12 及胃黏膜上皮来源的 IL－8[17]。单核细胞 Th1 产生的 IL－8、IL－12 的量依 *H. pylori* 菌株的不同而各异，而胃黏膜上皮来源的 IL－8 与菌株的 Cag、VacA 无关；另外发现 IL－8 的分泌不依赖 CagA 和 picB（现在重新命名为 CagE）的刺激[29]。CagA 不是 IL－8 的直接诱导者，但 CagPAI 的多种基因对于上皮细胞产生趋化因子是必需的。虽然 CagA 阴性突变株亦能诱导 IL－8 的产生，但整个 CagPAI 的缺失则不能诱导 IL－8 的表达[30]。现在明确在 CagPAI 上游的 CagE 是 IL－8 产生的初始诱导者[31]。另外除 CagA、CagE 及 VacA 外的其他菌体成分也决定了 *H. pylori* 引发单核细胞的 IL 的产生[32]，这包括 *H. pylori* 尿素酶、*H. pylori* DNA、细菌溶解蛋白、外膜蛋白、隐蔽的菌体成分和 *H. pylori* LPS 等。

H. pylori 感染后的黏附和由此引发的炎症反应与感染 *H. pylori* 的菌体结构有关[33]；不同的菌体成分所引发的细胞因子反应不同。Wilson Keith T 等[34]。检测了 *H. pylori* 尿素酶，细菌溶解产物，隐蔽的菌体成分和细菌 DNA 对外周血单核细胞增殖和产生细胞因子的影响。每一种不同的菌体成分均能引发 IFN－γ 和 IL－12p40 的产生。*H. pylori* 尿素酶引发 IL－6、TNF－α 的产量增加，而 IL－8 无变化。*H. pylori* LPS 的特征性反应是 TNF－α 表达水平的增高和凋亡反应的增加，以及 IL－4 分泌的抑制。*H. pylori* LPS 引发单核细胞释放大量促使中性粒细胞聚集的 C－X－C 化学因子（如 IL－8）。与其他细菌的 LPS 相比，*H. pylori* LPS 和 Lipid A 引发前炎症细胞因子的释放反应较弱，它也是 C－C 化学因子 RANTES 的弱刺激因素。不同的 *H. pylori* 菌株的 LPS 诱发细胞因子和化学因子

的能力无区别。C－X－C 化学因子（主要是 IL－8）在 *H. pylori* LPS 刺激后的优先产生提示，这种分子在不同 *H. pylori* 菌株感染中对维持中性粒细胞的聚集均起重要作用[35]。*H. pylori* 有关的菌体成分，如 *H. pylori* LPS 等通过 ERK（Ca2＋/calmodulin 或 MAPKcascades）信号传导途径活化 AP1 和 NF－κB，在其介导下激活了 IL－8mRNA 的转录[36]，从而引发胃黏膜上皮细胞和单核细胞 IL－8 的释放[37]。与 CagA 阴性菌株相比，CagA 阳性者胃黏膜C－X－C 趋化因子的 mRNA 的表达显著增加，而 C－C 趋化因子的表达则无明显差异[38]；CagPAI 通过活化基因转录因子 NF－κB 而在 *H. pylori* 相关性胃炎的炎症反应中起重要作用。Naumann M 等[39]研究 *H. pylori* 感染早期转录因子活化蛋白－1（API）的核活化反应发现，含 CagPAI 的 *H. pylori* 引发 API 和NF－κB 的活化（IL－8 参与这一过程），而有 CagA 基因突变的同型 *H. pylori* 株只引起很弱的 API 和NF－κB 的活化；这进一步证实 *H. pylori* 致病性取决于不同菌株和不同的菌体抗原而引发的细胞因子/化学因子反应。

H. pylori 富半胱氨酸蛋白 A（*H. pylori* Hcp A）作为一种先天的炎症前和 Th1 催化蛋白刺激高浓度的炎症前和 Th1 催化细胞因子 IL－6 和 IFN－γ 的分泌，并且增加了 IL－12，TNF－α 和 IL－10 的水平。提示 *H. pylori* Hcp A 代表了一个先天的细菌毒力因子诱发特定的细胞因子的释放，从而诱使获得性免疫系统产生炎症前的初始化和偏向 Th1 免疫反应[40]。

还有相关研究检测了 *H. pylori* 热休克蛋白 60 在诱发炎症前细胞因子 IL－8 产生中的作用，结果提示 HSP60 与单核细胞产生 IL－8 密切相关[41]。

H. pylori 菌株的不同、不同的菌体成分与细胞因子反应并不能完全解释 *H. pylori* 感染中不同的结局。除菌体外的宿主因素及环境因素间的相互作用而导致细胞因子反应的失衡在感染的转归中起至关重要的作用。

三、细胞因子在幽门螺杆菌引发的黏膜损伤中的致病机理

（一）细菌的黏附

H. pylori 感染起始于对胃黏膜上皮细胞的黏附。*H. pylori* 唯独只定植于胃黏膜样细胞提示了细菌对细胞种类的特殊识别机制。电子显微镜证实了 *H. pylori* 通过形成细胞膜黏附基架与胃黏膜上皮细胞形成紧密连接[42,43]。这一过程需要细菌黏附素识别并特异性结合于表达在宿主细胞表面的受体[44]。这将从形态上和功能上转变上皮细胞或者活化特定的细菌功能使 *H. pylori* 的毒力加强。几种黏附素和外膜蛋白尤其是 BabA、OipA 和 SaBa[45]发挥了绝对的致病作用。其中的 OipA 可能作为黏附素同时也是促炎介质使 IL－8 的表达升高而促进炎症反应[46]。并且，如上所述，*H. pylori* LPS 与胃黏膜的接触将导致其产生炎症前细胞因子和化学因子反应促进炎症和自身免疫而导致相应的细胞损伤[47,48]。

另外，*H. pylori* 和 MHC II 类分子的结合，事实上只要 *H. pylori* 的尿素酶与胃黏膜表面的 MHC II 类分子的结合就足以引发细胞的凋亡反应[49]。

（二）菌体酶的释放和抗原刺激

H. pylori 通过释放几种酶直接或间接导致细胞损伤。如尿素酶除可以直接与黏膜接触造成直接的化学性损伤外，还作为一种抗原物质活化宿主的免疫系统，并且通过刺激炎性细胞释放 IL－6、TNF－α 等细胞因子反应间接造成胃肠黏膜的损害[50]。

还有 *H. pylori* 磷酸脂酶能够改变胃黏膜屏障中磷脂的成分和造成膜磷脂的溶解从而改变黏膜的通透性[51]，这其中也需要细胞因子的参与。

（三）CagA 和 VacA

所有的 *H. pylori* 菌株均带有 VacA 基因，但只有同时带有 CagA 基因的 *H. pylori* 才能共同表达 CagA 和 VacA 这两种蛋白。VacA 蛋白是被动的尿素传递者，这有可能增加胃黏膜对尿素的通透性，进而为 *H. pylori* 感染创造了有利的环境[52]。带有不同 VacA 等位基因的 *H. pylori* 具有不同的毒力。产生 VacA 和 CagA 蛋白的 *H. pylori* 菌株造成更加严重的组织炎症和更加强烈的细胞因子反应。另

外 CagE 基因产物表现出诱发上皮细胞释放细胞因子，这包括 IL－8[31,53]。这一反应是由 NF－κB 介导的，这激活了 IL－8mRNA 的转录。另外，表达 CagA 的细菌是 IL－8 的有力诱发者[34,54]。

动物实验也证实，单核细胞源性细胞因子 IL－1β、IL－6、IL－8、TNF－αmRNA 在 H. pylori 感染后明显增加，与 H. pylori 胃炎的进展程度相吻合；证明 H. pylori 可引发局部单核巨噬细胞产生的炎症细胞因子的基因表达，且能激发在胃组织的原发免疫反应。H. pylori CagA 阳性的病人对 H. pylori 抗原的体液免疫强于 CagA 阴性者，且 IL－6、IL－8 水平升高。H. pylori 感染病人抗 CagAIgG 抗体与 H. pylori 密度及中性粒细胞浸润积分相关。单核细胞浸润积分与 IL－6 水平相关，IL－8 水平与抗 CagAIgG 相关。以上研究均表明了 H. pylori 感染中细胞因子调控与黏膜炎症反应之间的联系。

在 H. pylori 其他毒力因子中，外炎症蛋白 A（OipA）在多因素分析中，是唯一可作为 H. pylori 密度、黏膜炎症和高水平 IL－8 的独立预测因子，与十二指肠溃疡相关[55]。

（四）炎症反应

尽管 H. pylori 是一种非侵袭病原体，它刺激了强烈的炎症和免疫反应[27,56]。许多因素参与了这些反应，这包括细菌的定植、维持感染以及由此导致的先天及获得性宿主免疫反应在 H. pylori 相关疾病中均起重要作用[45,57]。

H. pylori 感染中 T 细胞因子反应向 Th1 反应倾斜促进上皮细胞炎症细胞因子的产生。典型的特征是 IFN－γ 和 TNF－α 刺激了 IL－8 的产生和释放。并且直接引起上皮细胞的凋亡[12,58]。

另外 H. pylori 产生的一些抗原物质包括热休克蛋白、尿素酶和 LPS 等，所有这些物质均被黏膜层的巨噬细胞摄取和传递且激活 T 细胞[27,28]。细胞的破损，尤其是接近细胞间紧密连接处的破损无疑加强了抗原对黏膜的刺激，从而推动了免疫反应。这个网络反应导致炎症细胞因子如 IL－1、IL－6、TNF－α，和最显著的还有 IL－8 的升高[11,19,56,59]。不同的 H. pylori 菌株均可诱发上皮细胞产生 IL－8[19,20]。IL－8 是一个有效的化学趋化因子，活化中性粒细胞并募集急性炎症细胞集聚到黏膜。H. pylori 激活转录因子 NF－κB，后者反过来进一步增加 IL－8 的生成[36,60]。

NF－κB 也调节其他炎症基因的表达，可能在黏膜对抗 H. pylori 合并其他细菌感染时起作用。表达 CagA 和 VacA 的 H. pylori 是更有力的 IL－8 的诱导者；而 CagA 基因上游的 CagE 是 IL－8 产生的初始诱导者[31]。CagA 和 VacA 阳性菌株在有临床症状的 H. pylori 感染者发生率更高，这间接提示 IL－8 在胃十二指肠疾病的病理生理中起重要作用。TNF－α 也能加强炎症黏膜 IL－8 的产生。在成功根除 H. pylori 后，黏膜内 TNF－α 和 IL－8 两者 mRNA 的水平均随着局部炎症的减弱而平行下降[13]。

H. pylori 感染中 T 细胞被活化并且他们产生的细胞因子通过诱导 MHC II 类分子加强细菌的结合。同时 T 细胞被征集到感染的胃黏膜，他们变得反应减弱。死亡程序 1 配体 1（B7－H1），一个在 H. pylori 感染中抑制 T 细胞增殖与 IL－2 合成的 B7 蛋白家族的一员，与 T 细胞的抑制有关，这可能导致感染的慢性化[61]。另外 H. pylori 感染在某些个体因其基因的多态性发生了细胞因子的下调反应，这有利于减轻黏膜的急性炎症反应，但却不利于机体清除 H. pylori。这容易使 H. pylori 持续定植和增殖而导致慢性感染的持续存在[62]。

（五）幽门螺杆菌相关性细胞因子对 DNA 合成及凋亡的影响

细胞因子刺激淋巴细胞的增殖与活化是否会影响 DNA 的合成与凋亡反应呢？研究证明较低浓度的 TNF－α、IL－1β、IL－8、IFN－γ 就可促进 DNA 的合成，但对凋亡反应无影响；IL－2、IL－6 对 DNA 的合成无影响；TGF－β 可抑制 DNA 的合成；提示细胞因子通过特异性受体对胃肠细胞直接发挥促有丝分裂作用；炎症前细胞因子参与了对胃肠细胞增殖的调节[63]。

H. pylori 感染引发的细胞因子刺激炎症细胞的积聚与活化，产生活性氧，细胞内反应性氧成分（ROS）的集聚调节许多基因的表达且可引起 DNA 的损伤。DNA 的点突变扰乱了基因的功能和正常表达，破坏了细胞的正常生长，这被认为是胃癌的致病因素。研究表明，对 H. pylori 的炎症反应影响了上皮细胞的发育，这表现在细胞增殖能力的加强和凋亡引起的细胞死亡的增加。*H. pylori* 能够引发凋亡反应，其中细胞因子 TNF-α 和 IFN-γ 有明显地促进凋亡反应的作用。Faruta S 等[64]研究发现 IFN-γ 明显地减弱细胞的生存，而 TNF-α 对细胞生存的抑制很弱，两者对胃上皮细胞的生存和凋亡反应无协同作用。IFN-γ 通过刺激胃上皮细胞释放 sTNF-α 受体来调节胃上皮细胞的凋亡反应和 TNF-α 引发的胃黏膜损伤。

Fas 介导的胃黏膜凋亡反应在 *H. pylori* 感染引发的组织损伤中的作用引起了人们的关注。暴露于 *H. pylori* 活化的外周血单核细胞的研究显示，并非 *H. pylori* 本身诱导了 Fas 抗原的表达，在这个体系中，细胞因子起到了 Fas 调节因子的作用。检测多种细胞因子，只有 IL-1β 和 TNF-α 诱导 Fas 抗原的表达，其中任一成份缺乏都会削减这个作用。当暴露于 Fas 配体时，暴露细胞中处于 S 期的细胞增多，这提示它们的增殖反应加强。细胞周期分析揭示，继发于 *H. pylori* 感染的免疫环境状态，在胃黏膜细胞基于它的 Fas 抗原状态的凋亡和增殖反应中起重要作用[65]。

另有研究 *H. pylori* 和 *H. pylori* 相关性细胞因子对胃上皮细胞凋亡反应及其机制的影响，结果发现胃上皮细胞因 *H. pylori* 感染诱发的凋亡反应可能与 Fas 受体相关，IL-8 可能通过上调 Fas 受体的表达增强 *H. pylori* 诱发的凋亡反应。IL-1β 和 IL-10 对基础的 Fas mRNA 表达无影响，却能抑制细胞由 Fas 配体引发的凋亡水平提示 IL-1β 和 IL-10 可能通过其他机制调节 *H. pylori* 诱发的凋亡反应[66]。

胃黏膜细胞的增殖反应在 *H. pylori* 感染者明显增强，*H. pylori* 相关性凋亡不再只是细胞周期依赖性的，因为凋亡调节基因的转变或突变将导致凋亡与增殖的失平衡。*H. pylori* 相关性细胞因子与 DNA 合成及凋亡反应研究的进一步深化将会打开通向胃癌研究的大门，揭示胃癌发生发展的机理。

四、宿主细胞因子及其基因多态性对幽门螺杆菌感染预后的影响

（一）细胞因子的基因多态性

H. pylori 菌株的不同尚不能完全解释 *H. pylori* 感染的临床转归。环境因素尤其是宿主基于其背景基因的不同而发生的细胞因子反应是除菌体之外影响感染预后的决定性因素。目前已有大量的来自世界各地的资料研究了不同的细胞因子基因的多态性对 *H. pylori* 感染结局的影响，这包括 IL-1，IL-1RN，IFN-γ、IL-4、IL-10、TNF-α、IL-8 等基因，结果均表明这种基因的多态性决定了不同类型和强度各异的细胞因子反应，从而导致了不同的临床后果。

1. IL-1 和 IL-1RN 的基因多态　一个来自美国的基础研究检测了 *H. pylori* 感染后在感染的不同阶段细胞因子的表达，结果发现在感染早期 IL-1mRNA 开始升高，4 周时达高峰而后快速下降。IFN-γmRNA 也在 4 周时达高峰且一直持续在高水平。IL-1mRNA 和 IFN-γmRNA 在胃窦黏膜比胃体黏膜更高。相反，IL-4、IL-6 和 IL-10mRNA 在 8~26 周达峰值，胃体胃窦水平相近。IFN-γmRNA 在溃疡黏膜较增生性息肉部位明显增高。该研究提示感染的不同结局与黏膜细胞因子的表达失衡有关[67]。

动物实验证实，长时间给予大剂量 IL-1β 将显著增加胃癌的发生，也显著增加胃窦黏膜的 HGF 等免疫活性指标，引发炎症细胞的浸润和腺体萎缩[68]。当根除 *H. pylori* 后，IL-1β 也显著减少，这说明 *H. pylori* 的致癌作用部分是由 IL-1β 介导的。另外 IL-1β 还引发胃黏膜 MMP-3 的分泌，而 MMP-3 内源肽酶参与细胞外基质中细胞增殖和炎症过程的调节[69]。IL-1β 的基因多态性不仅增加 IL-1β 的产生，并且使胃体 IL-8 的生成增多，这在萎缩性胃炎和胃癌的发展中起重要作用[70]。

并非所有的 *H. pylori* 感染都导致临床疾病。宿主基因在对抗 *H. pylori* 感染的生理和临床反应中起重要作用。目前研究较多的是 IL-1 基因多态性在 *H. pylori* 感染中的作用。宿主 IL-1β 的多态性（还可能是 IL-10）决定了炎症反应的程度，导致酸分泌的变化，并改变了胃癌的风险[71,72]。

已发现 IL-1α、IL-1β 和 IL-1RN 基因中的若干种多态性与 IL-1β 的高水平有关。EL-Omar 等[73]报道欧洲胃癌患者亲属中，携带 IL－1β－31 等位基因 2 和 IL－1RN 等位基因 2 纯合子者其胃黏膜 IL－1β 的含量增高，这增加了 H. pylori 导致低胃酸和胃癌发生的危险。德国的 Rad R 以及朝鲜、韩国和美国等不同地区和国家的学者均研究证实了 IL－1 多态性［IL－1RN＊2（＋）/IL－1β－511T/－31 C（＋）］与 IL－1β 的表达增加、更严重的黏膜炎症和肠上皮化生及萎缩性胃炎发病率增加有关[70,74~76]，而 CagA/VacA s1H. pylori 菌株的感染会进一步加强这一损害[77]。Machado 等[78]也证实 IL－1β－511 等位基因的多态性、IL－1RN（VNTR）和 TNF－α－308 ＊ A 等位基因会增加慢性萎缩性胃炎和胃癌的危险性。还有研究资料显示 IL－1β－511T/T 增加日本人中低胃酸和胃黏膜异型增生的危险性，此外携带该基因的人群随年龄的增长，十二指肠溃疡复发率减少。在中国山东省的一项临床研究报告了携带炎症前细胞因子 IL－1β－511T/T 与 H. pyloriVacAm1 基因型和中国人胃黏膜的肠上皮化生发生发展相关[79]。另有研究表明同时带有 IL－1β3954T 等位基因 2 和 IL－1RN 等位基因 2 纯合子与肠上皮化生相关，这可能作为癌前病变的筛查指标[80]。日本人的胃体癌风险与IL－1β－3953 多态性相关[81]。而来自牙买加的一项临床研究分析了 11 种细胞因子基因的多态性与 H. pylori 易感性间的关系，结果显示携带 IL－1A－889T 等位基因表达了更高的细胞因子 IL－1α。这支持了炎症前细胞因子的上调反应可能防止 H. pylori 的持续定植的理论[82]。

　　Crusius JB[83]的研究小组的一项前瞻性研究调查研究了欧洲人群 20 种常见细胞因子基因多态性与胃腺癌的风险之间的相关性，结果提示 IL－1RN2R/2R 基因型和等位基因 IL－1RN Ex5－35C 与 H. pylori 阳性非贲门胃癌的风险增加相关，而 IL－8－251AA 基因型可降低这一风险，提示 IL－8－251AA 可能调节胃癌的风险。而近期来自日本的研究显示 IL－1RN 基因双型（－1102 和 6110CG/GA）可能降低 H. pylori 引发的胃癌风险[84]。这些研究资料对预测 H. pylori 感染相关性胃肠疾病的预后和明确是否作 H. pylori 根除可以提供一定的理论依据。

　　2．TNF－α 的基因多态性　一个有关炎症前和抗炎细胞因子基因多态性的研究，调查了在日本人群中吸烟和饮酒与几个常见细胞因子基因多态性的相互作用对 H. pylori 感染的影响，结果发现 TNF－857T/T 基因型可能帮助抵御 H. pylori 的慢性感染；而吸烟和饮酒可能影响细胞因子基因多态性的作用。建议对 H. pylori 感染中炎症前和抗炎细胞因子基因多态性与基因－环境的相互作用做进一步的研究。这也从另一侧面提示了环境因素的参与，说明环境－基因－H. pylori 间的相互作用是通过细胞因子的表达实现的[85]。

　　最近在日本的一个有关特发性血小板减少性紫癜（ITP）和细胞因子基因多态性关系的临床研究显示部分 ITP 患者是由细胞因子反应和细胞因子网络的调解失衡造成的；其中 TNF－β（＋252）G/G 或 G/A 基因型可作为 H. pylori 根除后 ITP 患者血小板恢复较好的预测因子[86]。

　　意大利的研究也报道了 TNF－α 的基因多态性对临床胃肠疾病的影响，结果提示 TNF－α－857 TT 与胃溃疡和十二指肠溃疡相关，IFN－γ＋874AA 基因型容易感染 CagA，而 IL－10－819TT 更易造成肠上皮化生和非贲门胃癌[87]。前炎症细胞因子 TNF－α 和 IL－10 与非贲门胃癌有关；如同时带有多个前炎症细胞因子多态性，例如 TNF－α、和 IL－10，IL－1β、IL－1R 拮抗剂将造成更大的危险性，1 个因素的 ORs 2.8，2 个因素 ORs 5.4，3 或 4 个因素 ORs 27.3；而这种多态性与食管癌和贲门癌无关；IL－4 与 IL－6 的多态性与这些上消化道癌无关[88]。

　　国内学者[89]也论述了 TNF－α、IL－1β 基因多态性与 H. pylori 相关性疾病的关系；认为 TNF－α、IL－1β 基因多态性是 H. pylori 感染中重要的宿主因素；细菌毒力因素和宿主细胞因子基因型之间的相互作用可能是 H. pylori 感染向不同疾病结局发展的主要途径；并建议继续寻找其他宿主基因因素。

　　3．IFN－γ 的基因多态性　除有报道显示 IFN－G＋874AA 基因型与 CagA 感染相关外[87]，H. pylori 感染中有关 IFN－γ 及其受体基因 IFN－GR1 的多态性的研究很少，目前还没有明确其多态性与 H. pylori 感染结局的直接关系。但有少数研究说明了该基因在 H. pylori 感染中的重要性。Kamradt A 等[90]研究了 IL－4、IFN－γ 基因缺陷及野生型鼠的 H. pylori 自然感染过程，发现 Hpspm326

在 C57BL/6 鼠可以持续感染至少 6 个月，而在 BALB/C 野生型鼠 H. pylori 感染 9 周后却可清除。IFN-γ 基因缺陷鼠与野生型鼠相比，它们的 H. pylori 感染更易恢复。而 IL-4 基因缺失对 H. pylori 感染无保护性作用，对感染的恢复无影响。实验提示背景基因的不同及细胞因子的差异调节了机体对 H. pylori 感染的清除反应。

4. IL-4，IL-10，IL-6 及 IL-8 的基因多态性　应用 IL-4 基因缺失和 IL-4 转基因动物试验研究内源性 IL-4 在 H. pylori 感染中的作用。结果显示内源性 IL-4 在宿主对抗 H. pylori 感染中不起主要作用。增加 IL-4 的产量只会提高抗 H. pylori 特异性抗体的产生。IL-4 转基因小鼠，H. pylori 在胃黏膜的定植降低，但与 IL-4 基因缺失小鼠比较无统计学意义[91]。

IL-10 是炎症抑制因子和免疫调节因子。H. pylori 菌株在 IL-10 基因缺陷小鼠胃黏膜的定植较正常小鼠下降了 100 倍。IL-10 缺陷小鼠血浆中抗 HpIgA，IgG 的特异性抗体明显增多。造成比 IL-10 基因未缺乏小鼠更加严重的慢性胃炎。内源性 IL-10 是对 H. pylori 起免疫防御反应的炎症抑制因子，参与下调 H. pylori 相关性胃炎症反应，这显然对提高 H. pylori 在胃黏膜的定植有利，而不利于 H. pylori 的清除[92]。

有关细胞因子基因多态性与胃癌风险的研究显示，IL-4 和 IL-6 的多态性与各型胃癌均无关[88]IL-4 基因双型（984 和 2983AA/GA）与胃癌发展呈负相关[84]。IL-10 的基因多态性可增加非贲门胃癌的风险[88]。携带 IL-10-592C 基因型增加了 CagA 阳性的墨西哥患者的肠型胃癌的风险[93]。而来自意大利的研究则显示 IL-10-819TT 基因型与肠上皮化生和非贲门胃癌相关，IL-10-819CC 基因型与 H. pylori 相关性胃体炎的活动性相关[87]。携带 IL-10-1082G/-819C/-592C 等位基因胃黏膜有相对更高水平的 IL-10mRNA 且与毒性更强的 CagA，VacAs1 和 BabA2 H. pylori 菌株的定植相关[74]。

有关 IL-8 的基因多态性的研究显示，IL-8A/T 杂合子变异在十二指肠溃疡病人中的检出率显著升高，而正常的等位基因型 T/T 在正常对照组更多见。经可增强细胞因子产生的基因趋向性分析，揭示 IL-8 的多态性在 H. pylori 引发的十二指肠溃疡病的病理机制中可能起重要作用。IL-8T/T 基因型与防御十二指肠溃疡的发病相关[94]。

宿主细胞因子及其基因多态性对 H. pylori 感染预后的影响可能也存在地区性的差异并受环境的影响。一项来自西班牙的研究检测了在西班牙的白人中细胞因子及其基因多态性对 H. pylori 感染引发胃癌的风险报告并未发现显著的相关性[95]。这可能提示宿主其他背景基因及环境因素的影响。

（二）宿主其他背景基因的影响

1. Toll-like receptors（TLR）多态性　最近一篇有关墨西哥人 TLR4 多态性的研究显示在感染 H. pylori 的胃十二指肠疾病的患者 TLR4 的多态性改变了黏膜细胞因子和化学因子的表达模式。TLRs 参与对 H. pylori 的识别，TLR4/D299G/T399I 多型态在十二指肠溃疡出现率更高并表现出胃癌的趋向。携带 TLR4 多态性的患者 IL-1β，IL-6，IL-8 和 GRO-α 的表达显著降低；而 TNF-α，IL-10，MCP-1 和 MIP-α 显著升高。TLR4 的单核苷多态性与严重的 H. pylori 相关性疾病相关，并且在胃黏膜内表现为伴有修饰特征的炎症细胞因子和化学因子表达。这提示 TLR4 的单核苷多态性对 H. pylori 感染的临床结局起重要作用[96]。

2. 组氨酸缺乏　欧洲的一项基础动物实验研究在组胺缺乏（组氨酸脱羧酶敲除）小鼠的 H. pylori 感染中胃黏膜炎症和局部细胞因子的反应，结果显示组胺进一步刺激免疫反应且引发胃酸的分泌。H. pylori 引发的细胞因子 TNF-α，IL-6 的分泌在野生型小鼠较组胺酸脱羧酶敲除小鼠显著升高，而 IL-10 在两组间无差别；组织病理学分析显示组胺酸脱羧酶敲除小鼠 H. pylori 感染导致的炎症程度相对较轻。研究认为在组胺酸脱羧酶敲除小鼠 H. pylori 引发的 Th1/Th2 反应的失衡较轻。这进一步揭示了组胺在 H. pylori 相关性胃炎病理机制中的作用[97]。

3. RANTES 基因启动子多态性　已经证实 H. pylori 感染导致胃黏膜内 RANTES（一个正常 T 细胞表达和分泌的激活调解因子）的转录增加，在黏膜炎症反应中 RANTES 是一个有效的化学趋化细胞因子。有研究检测了在 RANTES 基因上的一个功能性启动子的多态性导致了 RANTES 的高转录活性，但没有任何一个基因型与 H. pylori 引发的胃和十二指肠黏膜的损害程度相关。研究认为尽管 H. pylori 感染在转录水平引发 RANTES 的高表达，但其基因型的不同所导致的高转录活性并不调节严重的程度[98]。

4. 种属和性别　有动物实验研究了 H. pylori 引发的细胞因子反应与宿主种属和性别之间的关系。结果显示 H. pylori 感染引起雌性蒙古沙鼠胃黏膜内 IFN－γ 和 IL－12p40 的表达增加，而TGF－β 和 IL－10 不变。而在雄性蒙古沙鼠胃黏膜内 IFN－γ 和 IL－12p40 反应与雌性相比明显减弱，但上皮细胞的增殖与凋亡反应在雌性与雄性间相当。研究揭示雌性蒙古沙鼠对 H. pylori 感染表现为 Th1 反应且在胃黏膜细胞因子反应程度上呈现性别的差异。研究认为感染 H. pylori 的蒙古沙鼠胃黏膜缺乏细胞因子反应的下调机制，从而导致了比普通小鼠更严重的胃黏膜炎症[99]。

以上研究说明宿主背景基因的不同导致不同种类不同水平的细胞因子反应对 H. pylori 感染的转归起重要作用。正是这些细胞因子反应的差异与程度的不同导致了 H. pylori 感染的不同结局。

（三）环境因素对幽门螺杆菌感染细胞因子反应的影响

环境因素对 H. pylori 感染的影响是多方面的。这可能包括饮食的习惯和结构、吸烟、紧张和应激反应、药物（如与 NSAIDs 的相互作用），合并其他细菌病毒的感染等等。日本人的研究显示，氯化钠本身会诱发人类胃黏膜上皮细胞产生 TNF－α 和 IL－1β，高浓度的氯化钠进一步增强 VacA 对人类胃黏膜上皮细胞活性的抑制且呈剂量相关性。同时氯化钠影响 VacA 诱发的炎症前细胞因子的产生，这提示氯化钠在 H. pylori 相关性胃上皮细胞的细胞毒理中起重要作用[100]。

而另有来自韩国的研究证实了食物中的非中毒剂量的辣椒素抑制胃黏膜细胞因 H. pylori 感染诱发的 IL－8 的产生且与剂量和时间呈相关性。这一反应是通过对 I－κB，NF－κB，和 IL－8 途径的调节实现的。研究认为辣椒素可以作为一种有效的抑制 IL－8 生成的抗炎药物治疗 H. pylori 相关性胃炎[101]。

一项有关 IL－1β 基因多态性与胃癌风险的研究同时观察了 EB 病毒的作用。研究显示 IL－1 的基因多态性对 EBV 相关性胃癌无显著影响，与 EBV 阴性胃癌相比，EBV 相关性胃癌只在胃体发生且不受炎症前细胞因子多态性的影响；研究同时显示日本人的胃癌风险与 IL－1β＋3953 的多态性相关；在胃癌中，H. pylori 感染与 IL－1 基因的多态性无相关性[81]。这似乎与其他有关 IL－1 基因的多态性增加 H. pylori 感染相关胃癌的风险的结论相矛盾，然而这正从另外的侧面证明这种多态性的复杂性，也反应了这种多态性在临床上产生的不同结果。本研究也提示我们在 H. pylori 与细胞因子的研究中应考虑环境等其他因素的参与。

还有研究关注 NSAIDs 对 H. pylori 感染结局的影响。H. pylori 与非甾体抗炎药（NSAIDs）是两种常见的各自独立的胃黏膜损害因子。他们通过不同的机制造成胃黏膜的损害[102]。虽然不同的研究结果之间还存在着矛盾甚至得出相反的结论，但现在多数学者还是认为两者有协同作用。有研究显示 NSAIDs 通过抑制 COX－1 和 COX－2 的合成而使黏膜内前列腺素的合成减少，从而抑制了 H. pylori 感染诱发的反应性前列腺素的升高，进而降低了胃黏膜对 H. pylori 感染的适应和自我保护性调节，因而导致比分别单独处置更加严重的黏膜炎症[103]。与 H. pylori 与 NSAIDs 间的相互作用也是通过细胞因子这一途径实现的。

总之，H. pylori 感染黏附激活胃黏膜内皮细胞后，将放大 H. pylori 引发的炎症反应。H. pylori 不同菌体成分可引发细胞因子的表达差异，并与不同的宿主因素和环境因素相互作用，进一步使中性粒细胞、单核细胞聚集于炎症部位，进一步活化 AP1 和 NF－κB，并且能活化胃黏膜上皮细胞的 RANTES 启动子基因，加强其表达。活化的胃黏膜上皮细胞和单核细胞将释放 TNF－α、IL－1β、IL－6、IL－8、IFN－γ 等细胞因子和炎症因子参与炎症反应。

宿主背景基因的不同、细胞因子基因的多态性以及复杂的环境因素等的相互作用，使得不同个体在特定的环境下有各自特有的细胞因子的质与量的平衡；另外，不同细胞因子间也存在密切的相互作用，每个细胞因子都不是孤立的单向调节，*H. pylori* 感染所引发的细胞因子反应是一个相互作用、寻求动态平衡的网络。因此，孤立地讨论某一因素和单一细胞因子的决定性作用是不科学的。

（四）宿主和细胞因子基因多态性与幽门螺杆菌感染临床结局的关系

1. *H. pylori* 相关性胃炎和消化性溃疡中细胞因子的表达和作用　有研究说明了 *H. pylori* 感染的胃炎和胃溃疡患者的胃黏膜细胞因子反应与炎症参数和 *H. pylori* 细菌数量的关系，结果显示 *H. pylori* 感染黏膜 IL-8，IL-10 和 IFN-γ 的表达增强且在细菌数量，慢性炎症程度及活动度与细胞因子的水平显著相关。研究同时提示 *H. pylori* 感染对 T 细胞反应的双向调节，表现在伴随 IL-10 的反馈性升高可能会下调 Th1 炎症反应，从而减轻黏膜炎症和细胞毒作用[5]。另外还有研究分析了 *H. pylori* 感染中伴有和无消化性溃疡的慢性胃炎患者胃窦黏膜内 *H. pylori* 特异性 T 细胞克隆的不同细胞因子和抗原特异性反应，结果证明 Th 细胞对 *H. pylori* 感染的反应类型因不同抗原的参与而不同，由此引发的 Th1 反应在消化性溃疡病的起因上起作用。而局部趋向 Th0 的反应，如包括 IL-4 的产生可能反映了有由宿主特异性因素的影响而降低了胃黏膜炎症反应和防御了溃疡病的发生[7]。以前的研究显示在十二指肠溃疡患者十二指肠黏膜上皮内细胞因子反应，如 IL-8 等的水平比无症状 *H. pylori* 带菌者显著降低。进一步的研究表明，十二指肠溃疡患者十二指肠黏膜内细胞因子反应下降可能是导致 *H. pylori* 相关性十二指肠溃疡的重要病理机制；这主要是宿主十二指肠黏膜产生细胞因子的能力下降造成的而非 *H. pylori* 菌体因素，但也有部分可能是通过 T 调节细胞的下调作用影响了 *H. pylori* 感染中十二指肠溃疡的发生[104]。

H. pylori 感染增加胃泌素的释放，进而增加了胃酸的分泌而造成十二指肠溃疡。目前认为 *H. pylori* 感染造成的高胃泌素血症主要是由于生长抑素抑制胃泌素的释放受到损害所至。*H. pylori* 感染者，胃窦部生长抑素及其 mRNA 的表达明显减少。生长抑素减少的机理不清，其中一个原因与 *H. pylori* 感染时炎症产生过多的细胞因子可能会影响胃窦部的神经内分泌功能。在转染了胃泌素受体的人鼠胃上皮细胞发现胃泌素不仅引发了 IL-8mRNA 和鼠中性粒细胞趋化因子 IL-1mRNA 的表达，且可检测到 IL-8 蛋白释放的增加。应用 IL-8 启动子基因的荧光素酶实验证明，在胃泌素引发的 IL-8 的最大诱导中 NF-κB 是必不可少的，部分需要 Ap-1 的参与。电泳可动性转换分析揭示：胃泌素活化 NF-κB、Ap-1，抑制 NF-κB 废止了胃泌素引发的化学因子的表达。结果表明胃泌素能上调 C-X-C 化学因子在胃黏膜上皮的表达且造成胃黏膜炎症的进展[105]。

有人认为 *H. pylori* 抑制 D 细胞的功能是胃溃疡致病的中心环节。目前的研究进展关注是什么介质影响了 D 细胞，这包括细胞因子 TNF-α 和 NO。急性暴露于 TNF-α 会引起 D 细胞释放生长抑素；而延长暴露时间，TNF-α 则抑制了 D 细胞的功能。另一组研究显示，D 细胞有合成 NO 的能力，其他来源的 NO 包括神经间隙、炎症细胞和食物中的硝酸盐，后者在口腔中变成亚硝酸盐，随着胃酸的作用而释放 NO。众所周知，IL-1 可以刺激胰岛 B 细胞释放 NO，并且 NO 介导 IL-1 的细胞毒作用。现在研究 NO 对 D 细胞的作用，进而有助于确定这是否会介导 TNF-α 的作用；这将帮助我们深入了解胃溃疡发病的分子机理。

在胃溃疡的发病中，细胞因子引起炎症细胞的聚集与活化，刺激胃泌素的释放增加；细胞因子同时也通过刺激不同类型的胃上皮细胞引起前列腺素和生长抑素的释放，减少酸的分泌而抑制溃疡的生成。由细胞因子所引发的炎症反应、胃泌素、前列腺素、生长抑素及酸分泌的调节，这些因素的失平衡决定了 *H. pylori* 感染的临床表现。

H. pylori 感染者无论是否引发溃疡，炎症前细胞因子和免疫调节细胞因子水平无差别。一些细胞因子，尤其是 IL-1 和 TGF-β 在正常非感染者也存在。*H. pylori* 阳性的十二指肠溃疡病人，胃窦活检组织 IL-1β 和 IL-8 的水平增加及炎症反应程度与 *H. pylori* 的细菌数量有关，而与每个 Cag PAI 所产生的细胞因子增多无关。十二指肠溃疡病人在 *H. pylori* 被根除后，胃黏膜 Th1 型细胞因子 IFN-γ 降低。同时有研究证明胃黏膜细胞因子水平 IL-1、IL-6、TNF-α、IL-8、GRO-α、RANTES 均降低，凋亡指数和可诱导的 NO 合成酶活性降低。根除 *H. pylori* 后，胃黏膜内 TGF-β 的水平也降低。

H. pylori 阳性的十二指肠溃疡病人，接受 LOSEC 治疗后，外周血淋巴细胞培养检测 IL-6，IL-2，GM-CSF 水平在治疗后明显降低，表明 Th1 细胞因子合成在治疗后被抑制，众多的实验数据显示了 *H. pylori* 感染及清除前后机体细胞因子水平的变化，明确说明了细胞因子在消化性溃疡中的重要致病作用，同时提示这种对细胞因子的调节似乎是由对 *H. pylori* 感染的免疫反应引起的，这将使细胞因子的平衡恢复正常[106]。

也有研究观察了消化性溃疡患者在溃疡愈合中及 *H. pylori* 根除前后胃窦黏膜细胞因子表达的变化。结果发现细胞因子的表达水平在溃疡初始和愈合后无显著差别。根除后，除 TNF-α 外 Th1 反应减弱且有持续升高的 IL-4 出现，而同时 IL-10 的表达显著降低。感染根除后，黏膜表现为慢性轻度炎症伴有 Th1 反应减弱，持续的 Th2 反应和 T 调节细胞反应的消失[107]。

2. *H. pylori* 相关细胞因子与胃癌及癌前病变的风险　如上所述，细胞因子尤其是 IL-1 的基因多态性和 *H. pylori* 的 VacA，CagA 与胃黏膜的严重的炎症，肠上皮化生，黏膜萎缩和不典型增生显著相关[70,76,79,80,108~111]。研究表明其中 IL-1 和 IL-1RN 的几种基因多态性增加了 *H. pylori* 感染相关性非贲门胃癌和肠型胃癌的风险[83,88,93,112~114]；IL-4 和 IL-6 的多态性与各型胃癌均无关；IL-10 的基因多态性可增加非贲门胃癌的风险[88]。

还有研究表明，参与活化 STAT3 和 ERK1/2 途径的炎症前细胞因子的表达与胃癌的进展相关；作为已知的胃内的操控 STAT3 活化的配体 IL-6 的表达在 *H. pylori* 感染后增加，并且 IL-6 和 IL-11 在胃癌组织中都被强烈上调。这提示在胃癌的进展中 IL-11 操纵 STAT3 的活化与增殖的机制。结果显示在 *H. pylori* 相关性胃炎中增加的 STAT3 和 ERK1/2 的活化呈现出依赖 IL-6 操控的模式。IL-11 的表达与胃癌的发展相关，但与胃的其他病变无关，而且发现 IL-11 作为一个有效的增殖诱发者是胃癌发生中的一个新机制[23]。

可是正如我们最初的认识，胃癌的发生发展永远是多因素作用的结果。单纯研究宿主及其细胞因子的多态性来评估胃癌的风险是不全面的；应该同时分析在不同地区不同人群中的环境因素与不同 *H. pylori* 菌株的相互作用，进而从中确认胃癌的风险因子。

3. *H. pylori* 相关细胞因子与胃 MALT 淋巴瘤　有关 *H. pylori* 相关的胃低度恶性淋巴瘤的研究提示 *H. pylori* 诱发的依赖 T 细胞的 B 细胞的活化和缺乏细胞毒控制的 B 细胞的生长可能是连接 *H. pylori* 感染，局部 T 细胞反应和胃低度恶性淋巴瘤发病机制的纽带[115]。

一篇关于 TNF-α 启动子多态性与胃黏膜相关淋巴组织淋巴瘤的风险相关的研究显示，TNF-α857T 自身或一个位邻基因可能改变了胃 MALT 淋巴瘤的风险[116]。

4. *H. pylori* 相关细胞因子与卓-艾氏综合征（ZES）　有关细胞因子在卓-艾氏综合征中的作用的研究显示，ZES 患者胃黏膜中 IL-1β 和 IL-8 mRNA 分子的数量超过了单纯 *H. pylori* 感染者；*H. pylori* 与 ZES 合并者的胃黏膜局部细胞因子的 mRNA 水平超过单纯 *H. pylori* 感染或 ZES 者。结果表明炎症前细胞因子 mRNA 的水平在酸诱发和 *H. pylori* 感染诱发的胃黏膜炎症中均升高；两者在引发胃黏膜细胞因子表达中有相加作用。感染和胃酸调控的胃黏膜炎症都是由炎症性细胞因子介导的[117]。

5. *H. pylori* 相关细胞因子与胃肠外疾病　在活动性 *H. pylori* 感染和缺血性心脏病患者中，有关血清和黏膜细胞因子组分的研究提示在缺血性心脏病中，活动的 *H. pylori* 感染可能通过在胃黏膜引发炎症暴发而发挥诱发因子的作用[118]。在 DU 和心脏病患者中，*H. pylori* 诱发的免疫反应研究提示，不排除 *H. pylori* 感染诱发的自身免疫反应在缺血性心脏病中的作用[119]。

特发性血小板减少性紫癜（ITP）与细胞因子反应和细胞因子网络失调相关。近期有临床研究报道了在一些 ITP 患者根除 *H. pylori* 后其血小板计数升高。发现携带 TNF-β（+252）G/G 或 G/A 基因型与 A/A 基因型相比有更高比例的血小板升高，提示 TNF-β（+252）G/G 或 G/A 基因型可作为 ITP 患者根除 *H. pylori* 后血小板恢复的预告因子[86]。

6. 儿童 *H. pylori* 感染细胞因子表达的特点　一有关牙买加儿童细胞因子基因多态性与易感性

的研究显示在牙买加儿童携带 IL−1α−889T 等位基因表现为 IL−1α 的高表达与 H. pylori 感染的风险降低相关。结果提示炎症前细胞因子的上调可能防御 H. pylori 的持续定植（P1）。而在智利儿童中 H. pylori 感染引发胃黏膜内炎症前细胞因子 IL−1β 和IL−8 的生成增加，且在消化性溃疡患儿显著增加；IL−6 在溃疡和非溃疡组间无差别[120]。

日本儿童感染 H. pylori 者胃窦胃体黏膜的 IFN−γ 和 IL−8 水平显著高于未感染者，但 IL−4 水平相当。在 H. pylori 感染患儿胃窦的 IL−8 水平显著高于胃体。在感染者炎症细胞的浸润显著高于未感染者，但黏膜细胞因子水平与炎症细胞浸润间无相关性。结果显示儿童感染 H. pylori 与成人一样表现为胃黏膜炎症 Th1 细胞因子反应和 IL−8 生成的增强[121]。

还有来自波兰的研究检测 H. pylori 感染和食物过敏（Fa）时胃黏膜的细胞因子水平。结果显示胃黏膜 IL−2 水平在 H. pylori 感染最高，而在 Fa 组降低；H. pylori 感染组 IFN−γ 水平最低，而 IL−4 在 H. pylori 感染患儿最高；IL−8 在 H. pylori 感染患儿最高而无论是否有 Fa 的参与；IL−10 水平在 H. pylori 感染患儿的胃黏膜最高，而在 H. pylori 和 Fa 组下降；黏膜炎症的密度和活动度不影响胃黏膜 IL−10 的浓度；H. pylori 感染患儿 TNF−α 浓度最高，而在 H. pylori 合并 Fa 患儿低。结果显示 Fa 和 H. pylori 感染儿童的细胞因子 IFN−γ，IL−2，IL−8 和 TNF−a 的浓度显著不同[122]。

7. H. pylori 相关细胞因子对 H. pylori 根除治疗的影响　宿主细胞因子的基因多态性不仅影响 H. pylori 感染的预后，也会影响宿主对 H. pylori 根除的反应。一项有关炎症前和抗炎性细胞因子的多态性对克拉霉素敏感的三联疗法 H. pylori 根除率的影响的研究显示 CYP2C19 和 IL−1β−511 的多态性是与根除率相关的独立因子，而 IL−1RN、TNF−α 或 IL−10 的多态性与此根除率无关[123]。另有研究分析了克拉霉素耐药，TNF−α 基因多态性和胃黏膜炎症对 H. pylori 根除率的影响，结果发现导致三联疗法失败的菌体方面原因是对克拉霉素耐药，而毒力基因并未参与。宿主方面的有利于根除的要素是与炎症相联系的因素，可能是能够下调抗炎性细胞因子反应的基因型，促使在黏膜内造成更严重的炎症浸润，从而增加了根除成功的机会[124]。

五、展　望

H. pylori 与细胞因子的研究将帮助我们加深对生命过程的本质的理解，揭示生理病理现象的本质，引导我们对 H. pylori 相关性疾病发生发展机理的研究。H. pylori 与细胞因子的研究应成为研究 H. pylori 的主要内容。随着对 H. pylori 相关性细胞因子的重要性的认识的提高及其研究方法的不断进步[125]，将进一步加深我们对 H. pylori 感染中细胞因子调控的理解。H. pylori 相关性细胞因子和化学因子将可能成为临床上重要的治疗标靶[101]。

参考文献

1 Mosmann TR, Cherwinski H, Bond MW, et al. Two types of murine helper T cell clone. I. Definition according to profiles of lymphokine activities and secreted proteins. J Immunol 1986；136：2348

2 Firestein, GS, Roeder, WD, Laxer, JA, et al. A new murine CD4 + T cell subset with an unrestricted cytokine profile. J Immunol 1989；143：518

3 Germann, T, Rude, E. Interleukin−12. Int Arch Allergy Immunol 1995；108：103

4 Belardelli, F. Role of interferons and other cytokines in the regulation of the immune response. APMIS 1995；103：161

5 Dey A, Yokota K, Kobayashi K, et al. Antibody and cytokine responses in *Helicobacter pylori*−infected various mouse strains.. Acta Med Okayama. 1998 Feb；52（1）：41～48

6 Holck S，N ø rgaard A，Bennedsen M，et al. Gastric mucosal cytokine responses in *Helicobacter pylori*−infected patients with gastritis and peptic ulcers. Association with inflammatory parameters and bacteria load. FEMS Immunol Med Microbiol. 2003 May 25；36（3）：175～180

7 D'Elios MM, Manghetti M, Almerigogna F, et al. Different cytokine profile and antigen – specificity repertoire in *Helicobacter pylori* – specific T cell clones from the antrum of chronic gastritis patients with or without peptic ulcer. Eur J Immunol. 1997 Jul; 27 (7): 1751 ~ 1755

8 Yamaoka Y, Kita M, Kodama T, et al. Expression of cytokine mRNA in gastric mucosa with *Helicobacter pylori* infection. Scand J Gastroenterol. 1995 Dec; 30 (12): 1153 ~ 1159

9 Lindholm C, Quiding – Järbrink M, Lönroth H, et al. Induction of chemokine and cytokine responses by *Helicobacter pylori* in human stomach explants. Scand J Gastroenterol. 2001 Oct; 36 (10): 1022 ~ 1029

10 Debreceni A, Okazaki K, Matsushima Y, et al. mRNA expression of cytokines and chemokines in the normal gastric surface mucous epithelial cell line GSM06 during bacterial infection with *Helicobacter felis*. J Physiol Paris. 2001 Jan – Dec; 95 (1 ~ 6): 461 ~ 467

11 Fan XG, Chau A, Fan XJ, et al. Increased gastric production of interleukin – 8 and tumor necrosis factor in patients with *Helicobacter pylori* infection. J Clin Pathol 1995; 48: 133

12 Wang, J, Brooks, EG, Bamford, KB, et al. Negative selection of T cells by *Helicobacter pylori* as a model for bacterial strain selection by immune evasion. J Immunol 2001; 167: 926

13 Moss SF, Legan S, Davies J, et al. Cytokine gene expression in *Helicobacter pylori* associated antral gastritis. Gut 1994; 35: 1567

14 Suzuki T, Grand E, Bowman C, et al. TNF – alpha and interleukin 1 activate gastrin gene expression via MAPK – and PKC – dependent mechanisms. Am J Physiol Gastrointest Liver Physiol, 2001, 281: G1405 ~ 1412

15 Smythies LE, Waites KB, Lindsey JR, et al. *Helicobacter pylori* – induced mucosal inflammation is Th1 mediated and exacerbated in IL – 4, but not IFN – gamma, gene – deficient mice. J Immunol. 2000 Jul 15; 165 (2): 1022 ~ 1029

16 Monteleone G, Del Vecchio Blanco G, Palmieri G, et al. Induction and regulation of Smad7 in the gastric mucosa of patients with *Helicobacter pylori* infection. Gastroenterology, 2004, 126: 674 ~ 682

17 Jonge DR, Kusters JG, Timmer MS, et al. The role of *helicobacter pylori* virulence facters in interleukin production by monocytic cells. FEMS Microbiol Lett, 2001, 196: 235 ~ 238

18 Ernst PB, Peura DA, Crowe SE. The translation of *Helicobacter pylori* basic research to patient care. Gastroenterology 2006; 130: 188

19 Yamaoka Y, Kita M, Kodama T, et al. *Helicobacter pylori* cagA gene and expression of cytokine messenger RNA in gastric mucosa. Gastroenterology 1996; 110: 1744

20 Crabtree JE, Covacci A, Farmery SM, et al. *Helicobacter pylori* induced interleukin – 8 expression in gastric epithelial cells is associated with CagA positive phenotype. J Clin Pathol 1995; 48: 41

21 Katagiri M, Asaka M, Kobayashi M, et al. Increased cytokine production by gastric mucosa in patients with *Helicobacter pylori* infection. J Clin Gastroenterol. 1997; 25 Suppl 1: S211 ~ 214

22 Tomita T, Jackson AM, Hida N, et al. Expression of Interleukin – 18, a Th1 cytokine, in human gastric mucosa is increased in *Helicobacter pylori* infection. J Infect Dis. 2001 Feb 15; 183 (4): 620 ~ 627

23 Jackson CB, Judd LM, Menheniott TR, et al. Augmented gp130 – mediated cytokine signalling accompanies human gastric cancer progression. J Pathol. 2007 Oct; 213 (2): 140 ~ 151

24 Bodger K, Bromelow K, Wyatt JI, et al. Interleukin 10 in *Helicobacter pylori* associated gastritis: immunohistochemical localisation and in vitro effects on cytokine secretion. J Clin Pathol. 2001 Apr; 54 (4): 285 ~ 292

25 Bodger K, Wyatt JI, Heatley RV. Gastric mucosal secretion of interleukin – 10: relations to histopathology, *Helicobacter pylori* status, and tumour necrosis factor – alpha secretion. Gut. 1997 Jun; 40 (6): 739 ~ 744

26 Letley DP, Rhead JL, Twells RJ, et al. Determinants of non – toxicity in the gastric pathogen *Helicobacter pylori*. J Biol Chem 2003; 278: 26734

27 Ernst PB, Jin Y, Reyes VE, et al. The role of the local immune response in the pathogenesis of peptic ulcer formation. Scand J Gastroenterol 1994; 29 (Suppl 205): 22

28 Di Tommaso A, Xiang Z, Bugnoli M, et al. Helicobacter pylori – specific CD4 + T – cell clones from peripheral blood and gastric biopsies. Infect Immun 1995; 63: 1102

29 Scanziani E, Straubinger A. F, Sraubinger R. K, et al. Helicobacter pylori infection in the Cat: Evaluation of gas-

tric colonzation, inflammation and function. Helicobacter, 2001, 6: 1 ~ 14

30　Ernst, Peter B. The disease spectrum of helicobacter pylori: the immunopathogenesis of gastroduodenal ulcer and gastric cancer. Annu Rev Microbiol, 2000, 54: 615 ~ 640

31　Spechler SJ, Fischbach L, Feldman M. Clinical aspects of genetic variability in *Helicobacter pylori*. JAMA 2000; 283: 1264

32　Sharma SA, Tummuru MK, Blaser MJ. Activation of IL − 8 gene expression by *Helicobacter pylori* is regulated by transcription facter nuclear facter − kappaB in gastric epithelial cells. J Immunol, 1998, 160: 2401 ~ 2407

33　Kaji T, Ishihara S, Ashizawa N, et al. Adhence of *Helicobacter pylori* to gastric epithelial cells and mucosal inflammation. J Lab Clin Med, 2002, 139: 244 ~ 250

34　EL − Omar EM, Rabkin CS, Gammon MD, et al. Increased risk of noncardia gastric cancer associated with proinflammatory cytokine gene polymorphisms. Gastroenterology, 2003, 124: 1193 ~ 1201

35　Innocenti M, Svennerholm AM, Quiding − Järbrink M. *Helicobacter pylori* lipopolysaccharides preferentially induce CXC chemokine production in human monocytes. Infect Immun. 2001 Jun; 69 (6): 3800 ~ 3808

36　Covacci A, Rappuoli R. Tyrosine − phosphorylated bacterial proteins: Trojan horses for the host cell. J Exp Med 2000; 191: 587

37　Naito Y, Yoshikawa T. Molecular and cellular mechanisms involved in *Helicobacter pylori* − induced inflammation and oxidative stress. Free Radic Biol Med, 2002, 33: 323 ~ 336

38　Yamaoka Y, Rita M, Kodama T. Chemokines in gastric mucosa in helicobacter pylori infection. Gut, 1998, 42: 609 ~ 617

39　Naumann M, Wessler S, Bartsch C, et al. Activation of activator protein 1 and strss response jinases in epithelial cells colnized by *Helicobacter pylori* encoding the cag pathogenicity island. J Biol Chem, 1999, 274: 31655 ~ 31662

40　Deml L, Aigner M, Decker J, et al. Characterization of the *Helicobacter pylori* cysteine − rich protein A as a T − helper cell type 1 polarizing agent. Infect Immun. 2005 Aug; 73 (8): 4732 ~ 4742

41　Lin SN, Ayada K, Zhao Y, et al. *Helicobacter pylori* heat − shock protein 60 induces production of the pro − inflammatory cytokine IL8 in monocytic cells. J Med Microbiol. 2005 Mar; 54 (Pt 3): 225 ~ 233

42　Dytoc M, Gold B, Louie M, et al. Comparison of *Helicobacter pylori* and attaching − effacing Escherichia coli adhesion to eukaryotic cells. Infect Immun 1993; 61: 448

43　Noach LA, Rolf TM, Tytgat GN. Electron microscopic study of association between *Helicobacter pylori* and gastric and duodenal mucosa. J Clin Pathol 1994; 47: 699

44　Logan RP. Adherence of *Helicobacter pylori*. Aliment Pharmacol Ther 1996; 10 Suppl 1: 3

45　Kusters JG, van Vliet AH, Kuipers EJ. Pathogenesis of *Helicobacter pylori* infection. Clin Microbiol Rev 2006; 19: 449

46　Yamaoka Y, Kwon DH, Graham DY. A M (r) 34, 000 proinflammatory outer membrane protein (oipA) of Helicobacter pylori. Proc Natl Acad Sci U S A 2000; 97: 7533

47　Moran AP. The role of lipopolysaccharide in *Helicobacter pylori* pathogenesis. Aliment Pharmacol Ther 1996; 10 Suppl 1: 39

48　Wang G, Ge Z, Rasko DA, et al. Lewis antigens in *Helicobacter pylori*: Biosynthesis and phase variation. Mol Microbiol 2000; 36: 1187

49　Fan X, Gunasena H, Cheng Z, et al. *Helicobacter pylori* urease binds to class II MHC on gastric epithelial cells and induces their apoptosis. J Immunol 2000; 165: 1918

50　Mobley HL. The role of *Helicobacter pylori* urease in the pathogenesis of gastritis and peptic ulceration. Aliment Pharmacol Ther 1996; 10 Suppl 1: 57

51　Nilius M, Malfertheiner P. *Helicobacter pylori* enzymes. Aliment Pharmacol Ther 1996; 10 Suppl 1: 65

52　Tombola F, Morbiato L, Del Giudice G, et al. The *Helicobacter pylori* VacA toxin is a urea permease that promotes urea diffusion across epithelia. J Clin Invest 2001; 108: 929

53　Blaser MJ. Role of vacA and the cagA locus of *Helicobacter pylori* in human disease. Aliment Pharmacol Ther 1996; 10 Suppl 1: 73

54　Yamaoka Y, Kita M, Kodama T, et al. Induction of various cytokines and development of severe mucosal inflammation by cagA gene positive *Helicobacter pylori* strains. Gut 1997; 41: 442

55　Yamaoka Y, Kikuchi S, el-Zimaity HM, et al. Importance of *Helicobacter pylori* oipA in clinical presentation, gastric inflammation, and mucosal interleukin 8 production. Gastroenterology 2002; 123: 414

56　Crabtree JE. Gastric mucosal inflammatory responses to Helicobacter pylori. Aliment Pharmacol Ther 1996; 10 Suppl 1: 29

57　Portal-Celhay C, Perez-Perez GI. Immune responses to *Helicobacter pylori* colonization: mechanisms and clinical outcomes. Clin Sci (Lond) 2006; 110: 305

58　Elliott SN, Ernst PB, Kelly CP. The year in *Helicobacter pylori* 2001: Molecular Inflammation. Curr Opin Gastroenterol Suppl 2001; 17: S12

59　Crowe SE, Alvarez L, Dytoc M, et al. Expression of interleukin-8 and CD54 by human gastric epithelium after *Helicobacter pylori* infection in vitro. Gastroenterology 1995; 108: 65

60　Keates S, Hitti YS, Upton M, Kelly CP. *Helicobacter pylori* infection activates NF-kB in gastric epithelial cells. Gastroenterology 1997; 113: 1099

61　Das S, Suarez G, Beswick EJ, et al. Expression of B7-H1 on gastric epithelial cells: its potential role in regulating T cells during *Helicobacter pylori* infection. J Immunol 2006; 176: 3000

62　Blaser MJ. Hypotheses on the pathogenesis and natural history of *Helicobacter pylori*-induced inflammation. Gastroenterology 1992; 102: 720

63　Zachrisson K, Neopikhanov V, Samali A, et al. Interleukin-1, interleukine-8, tumor necrosis facter alpha and interferon gamma stimulate DNA synthesis but have no effect on apoptosis in small-intestinal cell lines. Eur J Gastroenterol Hepatol, 2001, 13: 551~559

64　Furuta S, Goto H, Niwa Y, et al. Interferon-gamma regulates apoptosis by releasing soluble tumor necrosis factor receptors in a gastric epithelial cell line. J Gastroenterol Hepatol, 2002, 17: 1283~1290

65　Houghton JM, Macer-Bloch LS, Harrison L, et al. Tumor necrosis facter alpha and interleukin 1beta up-regulate gastric mucosal Fas antigen expression in helicobacter pylori infection. Infect Immun, 2000, 68: 1189~1195

66　Guo T, Qian JM, Zhang JZ, et al. Effects of *Helicobacter pylori* and Helicobacter pylori-related cytokines on apoptosis of gastric epithelial cells and mechanisms thereof. Zhonghua Yi Xue Za Zhi. 2006 Oct 17; 86 (38): 2670~2673

67　Yamaoka Y, Yamauchi K, Ota H, et al. Natural history of gastric mucosal cytokine expression in *Helicobacter pylori* gastritis in Mongolian gerbils. Infect Immun. 2005 Apr; 73 (4): 2205~2212

68　Uedo N, Tatsuta M, Iishi H, et al. Enhancement by interleukin-1 beta of gastric carcinogenesis induced by N-methyl-N'-nitro-n-nitrosoguanidine in Wistar rats: a possible mechanism for *Helicobacter pylori*-associated gastric carcinogenesis. Cancer Lett, 2003, 198: 161~168

69　Gooz M, Shaker M, Gooz P, et al. Interleukin 1 beta induces gastric epithelial cell matrix metalloproteinase secretion and activation during *Helicobacter pylori* infection. Gut, 2003, 52: 1250~1256

70　Hwang IR, Kodama T, Kikuchi S, et al. Effect of interleukin 1 polymorpisms on gastric mucosal interleukin 1 beta production in *Helicobacter pylori* infection. Gastroenterology, 2002, 123: 1793~1803

71　El-Omar EM, Carrington M, Chow WH, et al. Interleukin-1 polymorphisms associated with increased risk of gastric cancer. Nature 2000; 404: 398

72　El-Omar EM. The importance of interleukin 1beta in *Helicobacter pylori* associated disease. Gut 2001; 48: 743

73　Troost E, Hold GL, Smith MG, et al. The role of interleukin-1beta and other potential genetic markers as indicators of gastric cancer risk. Can J Gastroenterol, 2003, 17: 8B-12B

74　Rad R, Dossumbekova A, Neu B, et al. Cytokine gene polymorphisms influence mucosal cytokine expression, gastric inflammation, and host specific colonisation during *Helicobacter pylori* infection. Gut. 2005 Jun; 54 (6): 888

75　Vilaichone RK, Mahachai V, Tumwasorn S, et al. Gastric mucosal cytokine levels in relation to host interleukin-1 polymorphisms and *Helicobacter pylori* cagA genotype. Scand J Gastroenterol. 2005 May; 40 (5): 530~539

76　Zambon CF, Basso D, Navaglia F, et al. *Helicobacter pylori* virulence genes and host IL-1RN and IL-1beta genes interplay in favouring the development of peptic ulcer and intestinal metaplasia. Cytokine. 2002 Jun 7; 18 (5): 242~

251

77　Rad R, Prinz C, Neu B, et al. Synergistic effect of *Helicobacter pylori* virulence factors and interleukin – 1 polymor- phisms for the development of severe histological changes in the gastric mucosa. J Infect Dis. 2003 Jul 15; 188 (2): 272～281

78　Machado JC, Figueiredo C, Canedo P, et al. A proinflammatory genetic profile increases the risk for chronic atrophic gastritis and gastric carcinoma. Gastroenterology, 2003, 125: 364～371

79　Leung WK, Chan MC, To KF, et al. H. pylori genotypes and cytokine gene polymorphisms influence the development of gastric intestinal metaplasia in a Chinese population. Am J Gastroenterol. 2006 Apr; 101 (4): 714～720

80　Con SA, Con – Wong R, Con – Chin GR, et al. Serum pepsinogen levels, *Helicobacter pylori* CagA Status, and cyto- kine gene polymorphisms associated with gastric premalignant lesions in Costa Rica. Cancer Epidemiol Biomarkers Prev. 2007 Dec; 16 (12): 2631～2636

81　Sakuma K, Uozaki H, Chong JM, et al. Cancer risk to the gastric corpus in Japanese, its correlation with interleukin – 1beta gene polymorphism (+3953 * T) and Epstein – Barr virus infection. Int J Cancer. 2005 May 20; 115 (1): 93～97

82　Tseng FC, Brown EE, Maiese EM, et al. Polymorphisms in cytokine genes and risk of *Helicobacter pylori* infection a- mong Jamaican children. Helicobacter. 2006 Oct; 11 (5): 425～430

83　Crusius JB, Canzian F, Capellá G, et al. Cytokine gene polymorphisms and the risk of adenocarcinoma of the stomach in the European prospective investigation into cancer and nutrition (EPIC – EURGAST). 2008 Nov; 19 (11): 1894～1902

84　Seno H, Satoh K, Tsuji S, et al. Novel interleukin – 4 and interleukin – 1 receptor antagonist gene variations associat- ed with non – cardia gastric cancer in Japan: comprehensive analysis of 207 polymorphisms of 11 cytokine genes. J Gas- troenterol Hepatol. 2007 May; 22 (5): 729～737

85　Saijo Y, Yoshioka E, Fukui T, et al. H pylori seropositivity and cytokine gene polymorphisms. World J Gastroen- terol. 2007 Sep 7; 13 (33): 4445～4451

86　Suzuki T, Matsushima M, Shirakura K, et al. Association of inflammatory cytokine gene polymorphisms with platelet recovery in idiopathic thrombocytopenic purpura patients after the eradication of *Helicobacter pylori*. Digestion. 2008; 77 (2): 73～78

87　Zambon CF, Basso D, Navaglia F, et al. Pro – and anti – inflammatory cytokines gene polymorphisms and *Helicobacter pylori* infection: interactions influence outcome. Cytokine. 2005 Feb 21; 29 (4): 141～152

88　EL – Omar EM, Rabkin CS, Gammon MD, et al. Increased risk of noncardia gastric cancer associated with proinflam- matory cytokine gene polymorphisms. Gastroenterology, 2003, 124: 1193～1201

89　王继恒，刘文忠. 细胞因子基因多态性和幽门螺杆菌相关性疾病. 中华消化杂志，2003，23: 685～687

90　Kamradt_ A_ E, Greiner_ M, Ghiara P, et al. *Helicobacter pylori* infection in wild – type and cytokine – deficient C57BL/6 and BALB/c mouse mutants. Microbes Infect, 2000, 2: 593～598

91　Chen W, Shu D, Chadick V. S. *Helicobacter pylori* infection in interleukin – 4 – Deficient and transgenic mice. Scand J Gastroenterol, 1999, 34: 987～992

92　Chadwick V. S, Shu D, Chen W. 　Reduced colonization of gastric mucosa by *Helicobacter pylori* in mice deficient in interleukin – 10. J Gastroenterol Hepatol, 2001, 16: 377～383

93　Sicinschi LA, Lopez – Carrillo L, Camargo MC, et al. Gastric cancer risk in a Mexican population: role of *Helicobact- er pylori* CagA positive infection and polymorphisms in interleukin – 1 and – 10 genes. Int J Cancer. 2006 Feb 1; 118 (3): 649～657

94　Gyulai Z, Klausz G, Tiszai A, et al. Genetic polymorphism of interleukin – 8 (IL – 8) is associated with *Helicobacter pylori* – induced duodenal ulcer. Eur Cytokine Netw. 2004 Oct – Dec; 15 (4): 353～358

95　García – González MA, Lanas A, Quintero E, et al. Gastric cancer susceptibility is not linked to pro – and anti – in- flammatory cytokine gene polymorphisms in whites: a Nationwide Multicenter Study in Spain. Am J Gastroenterol. 2007 Sep; 102 (9): 1878～1892

96　Trejo – de la O A, Torres J, Pérez – Rodríguez M, et al. TLR4 single – nucleotide polymorphisms alter mucosal cytokine and chemokine patterns in Mexican patients with *Helicobacter pylori* – associated gastroduodenal diseases. Clin Immunol. 2008 Nov；129（2）：333～340

97　Klausz G，Buzás E，Scharek P，et al. Effects of *Helicobacter pylori* infection on gastric inflammation and local cytokine production in histamine – deficient（histidine decarboxylase knock – out）mice. Immunol Lett. 2004 Jul 15；94（3）：223～228

98　Hellmig S，Mascheretti S，Fölsch U，et al. Functional promotor polymorphism in RANTES gene does not influence the clinical course of *Helicobacter pylori* infection. J Gastroenterol Hepatol. 2005 Mar；20（3）：405～408

99　Crabtree JE，Court M，Aboshkiwa MA，et al. Gastric mucosal cytokine and epithelial cell responses to *Helicobacter pylori* infection in Mongolian gerbils. J Pathol. 2004 Feb；202（2）：197～207

100　Sun J，Aoki K，Zheng JX，et al. Effect of NaCl and *Helicobacter pylori* vacuolating cytotoxin on cytokine expression and viability. World J Gastroenterol. 2006 Apr 14；12（14）：2174～2180

101　Lee IO，Lee KH，Pyo JH，et al. Anti – inflammatory effect of capsaicin in *Helicobacter pylori* – infected gastric epithelial cells. Helicobacter. 2007 Oct；12（5）：510～517

102　Van LME，Tytgat GN. *Helicbacter pylori* infection in peptic ulcer hemorrhage. Aliment Pharmacol Ther，2002，16：66～78

103　纪开宇，胡伏莲，李爱东，李江. 幽门螺杆菌与吲哚美辛在 Balb/c 小鼠胃黏膜损伤中的相互作用. 中华医学杂志，2003，83，9：726～730

104　Strömberg E，Edebo A，Lundin BS，et al. Down – regulation of epithelial IL – 8 responses in *Helicobacter pylori* – infected duodenal ulcer patients depends on host factors，rather than bacterial factors. Clin Exp Immunol. 2005 Apr；140（1）：117～125

105　Hiraoka S，Miyazaki Y，Kitamura S，et al. Gastrin induces CXC chemokine expression in gastric epithelial cells through activation on NF – kappaB. Am J physiol Gastrointest Liver Physiol，2001，281：G735～742

106　Kountouras J，Lygidakis NJ，Boura P. Omeprazole and regulation of cytokine profile in *Helicobacter pylori* – infected patients with duodenal ulcer disease. Hepatogastroenterology，2000，47：1301～1304

107　Goll R，Cui G，Olsen T，et al. Alterations in antral cytokine gene expression in peptic ulcer patients during ulcer healing and after *Helicobacter pylori* eradication. Scand J Immunol. 2008 Jan；67（1）：57～62

108　Xuan J，Deguchi R，Watanabe S，et al. Relationship between IL – 1beta gene polymorphism and gastric mucosal IL – 1beta levels in patients with *Helicobacter pylori* infection. J Gastroenterol. 2005 Aug；40（8）：796～801

109　Rad R，Prinz C，Neu B，et al. Synergistic effect of *Helicobacter pylori* virulence factors and interleukin – 1 polymorphisms for the development of severe histological changes in the gastric mucosa. J Infect Dis. 2003 Jul 15；188（2）：272～281

110　Con SA，Con – Wong R，Con – Chin GR，et al. Serum pepsinogen levels，*Helicobacter pylori* CagA Status，and cytokine gene polymorphisms associated with gastric premalignant lesions in Costa Rica. Cancer Epidemiol Biomarkers Prev. 2007 Dec；16（12）：2631～2636

111　Zambon CF，Basso D，Navaglia F，et al，Plebani M. *Helicobacter pylori* virulence genes and host IL – 1RN and IL – 1beta genes interplay in favouring the development of peptic ulcer and intestinal metaplasia. Cytokine. 2002 Jun 7；18（5）：242～251

112　Chang YW，Jang JY，Kim NH，et al. Interleukin – 1B（IL – 1B）polymorphisms and gastric mucosal levels of IL – 1beta cytokine in Korean patients with gastric cancer. Int J Cancer. 2005 Apr 10；114（3）：465～471

113　Rocha GA，Guerra JB，Rocha AM，et al. IL1RN polymorphic gene and cagA – positive status independently increase the risk of noncardia gastric carcinoma. Int J Cancer. 2005 Jul 10；115（5）：678～683

114　Figueiredo C，Machado JC，Pharoah P，et al. Helicobacter pylori and interleukin 1 genotyping：an opportunity to identify high – risk individuals for gastric carcinoma. J Natl Cancer Inst. 2002 Nov 20；94（22）：1680～1687

115　D' Elios MM，Amedei A，Manghetti M，et al. Impaired T – cell regulation of B – cell growth in Helicobacter pylori – – related gastric low – grade MALT lymphoma. Gastroenterology. 1999 Nov；117（5）：1105～1112

116　Wu MS，Chen LT，Shun CT，et al. Promoter polymorphisms of tumor necrosis factor – alpha are associated with risk of gastric mucosa – associated lymphoid tissue lymphoma. Int J Cancer. 2004 Jul 10；110（5）：695～700

117　Harris PR, Weber HC, Wilcox CM, et al. Cytokine gene profile in gastric mucosa in *Helicobacter pylori* infection and Zollinger – Ellison syndrome. Am J Gastroenterol. 2002 Feb; 97 (2): 312~318

118　Di Bonaventura G, Piccolomini R, Pompilio A, et al. Serum and mucosal cytokine profiles in patients with active Helicobacter pylori and ischemic heart disease: is there a relationship? Int J Immunopathol Pharmacol. 2007 Jan – Mar; 20 (1): 163~172

119　Klausz G, Tiszai A, Lénárt Z, et al. Helicobacter pylori – induced immunological responses in patients with duodenal ulcer and in patients with cardiomyopathies. Acta Microbiol Immunol Hung. 2004; 51 (3): 311~320

120　Guiraldes E, Duarte I, Peña A, et al. Proinflammatory cytokine expression in gastric tissue from children with *Helicobacter pylori* – associated gastritis. J Pediatr Gastroenterol Nutr. 2001 Aug; 33 (2): 127~132

121　Shimizu T, Haruna H, Ohtsuka Y, et al. Cytokines in the gastric mucosa of children with *Helicobacter pylori* infection. Acta Paediatr. 2004 Mar; 93 (3): 322~326

122　Maciorkowska E, Panasiuk A, Kaczmarsk M. Concentrations of gastric mucosal cytokines in children with food allergy and *Helicobacter pylori* infection. World J Gastroenterol. 2005 Nov 21; 11 (43): 6751~6756

123　Sugimoto M, Furuta T, Shirai N, et al. Influences of proinflammatory and anti – inflammatory cytokine polymorphisms on eradication rates of clarithromycin – sensitive strains of *Helicobacter pylori* by triple therapy. Clin Pharmacol Ther. 2006 Jul; 80 (1): 41~50

124　Zambon CF, Fasolo M, Basso D, et al. Clarithromycin resistance, tumor necrosis factor alpha gene polymorphism and mucosal inflammation affect H. pylori eradication success. J Gastrointest Surg. 2007 Nov; 11 (11): 1506~1514

125　Ryberg A, Borch K, Sun YQ, et al. Concurrent genotyping of *Helicobacter pylori* virulence genes and human cytokine SNP sites using whole genome amplified DNA derived from minute amounts of gastric biopsy specimen DNA. BMC Microbiol. 2008 Oct 8; 8: 175

第二十二章　幽门螺杆菌感染的家庭聚集现象

谢　勇　吕农华　王崇文

南昌大学第一附属医院

　　幽门螺杆菌（*Helicobacter pylori*，下称 *H. pylori*）是慢性胃炎和消化性溃疡的重要致病因子，并且与胃癌的发生密切相关，人群中 *H. pylori* 感染率极高，在发展中国家 *H. pylori* 感染率高达 50%，但是 *H. pylori* 感染的传播途径目前尚不清楚。许多研究报道 *H. pylori* 感染具有家庭聚集性[1~10]，*H. pylori* 在家庭内的传播可能是 *H. pylori* 感染的一个重要途径。本文就 *H. pylori* 的家庭聚集现象、及其可能原因和传播方式作一叙述。

一、幽门螺杆菌感染的家庭聚集

　　1990 年 Drumm 等[1]研究了有消化道症状儿童及其家庭成员中 *H. pylori* 感染情况，发现 *H. pylori* 阳性和阴性儿童的父母 *H. pylori* 感染率分别为 73.5% 和 24.2%（$P < 0.001$），同样他们同胞中 *H. pylori* 感染率分别为 81.8% 和 2%（$P < 0.001$），这首次揭示了 *H. pylori* 感染的家庭聚集。1991 年 Oderda 和 Malaty 等[2,3]也相继报道了 *H. pylori* 感染的家庭聚集现象，之后有关这方面的报道逐渐增多。Goodmant 等[4]用 ^{13}C 尿素呼气试验（$^{13}C - UBT$）检测了 2~9 岁哥伦比亚农村儿童 *H. pylori* 感染情况，发现 *H. pylori* 阳性儿童的同胞 *H. pylori* 感染率显著升高。Dowsett 等[5]通过检测血清抗 *H. pylori*IgG，调查了中美洲的危地马拉农村以家庭为单位的 242 名个体 *H. pylori* 感染情况，证实在家庭中同胞之间传播最为明显，他们研究发现同胞间 *H. pylori* 血清学阳性具有显著的相关性（r = 0.63），此外母亲与子女之间 *H. pylori* 感染也有显著关系（$P = 0.02$）。Dominici 等[6]用 ELISA 方法检测了意大利北部城市来自 416 个家庭的 1433 个成员的 *H. pylori* 感染情况，发现父母双方 *H. pylori* 感染、单方 *H. pylori* 感染和父母无 *H. pylori* 感染的儿童的 *H. pylori* 感染率分别为 44%、30% 和 21%，差异有显著性（$P < 0.001$），经多因素分析证实父母双对均为 *H. pylori* 阳性的儿童获得 *H. pylori* 感染的危险性是父母双方均为 *H. pylori* 阴性儿童的 2 倍（OR = 2.48）。Malaty 等[7]研究了日本山区农村 46 个家庭 161 个成员的 *H. pylori* 感染情况，发现 *H. pylori* 阳性母亲的子女获得 *H. pylori* 感染的危险性高于 *H. pylori* 阴性母亲的孩子 4 倍（OR = 5.3），同时他们连续观察 9 年后发现 4/48（8%）与 *H. pylori* 阳性母亲生活的原 *H. pylori* 阴性儿童获得了 *H. pylori* 感染，而与 *H. pylori* 阴性母亲生活的儿童无一例 *H. pylori* 转阳。Miyaji 等[8]测定日本一城镇 1684 名居民的血清抗 *H. pylori*IgG，结果发现 *H. pylori* 阳性和阴性母亲子女的 *H. pylori* 感染率分别为 45%（27/60）和

10%（2/20）（OR = 7.36，P < 0.005），而且 H. pylori 阳性和阴性儿童，其年幼同胞的 H. pylori 感染率分别为 55%（22/40）和 23%（20/85），二者之间有显著性差异（OR = 3.9，P < 0.001）。Rothenbacher[9]等用¹³C − UBT 法检测了德国乌尔姆 1221 名学龄前儿童和他们双亲的 H. pylori 感染情况，母亲 H. pylori 阳性和父亲 H. pylori 阳性的儿童获得 H. pylori 感染的危险性分别是父母 H. pylori 阴性儿童的 7 倍和 3 倍，OR 值分别为 7.9 和 3.8，提示 H. pylori 感染的父母，尤其是母亲是 H. pylori 在家庭中传播的重要因素。Bassily 等[10]通过测定血清抗 H. pylori 抗体，前瞻性的研究了埃及 169 个母亲妊娠时和她们的孩子出生后 7 ~ 9 月和 18 个月时的 H. pylori 感染情况，结果发现 88% 的母亲 H. pylori 阳性，她们的孩子在 7 ~ 9 月和 18 个月时 H. pylori 感染率分别为 13% 和 15%，提示母亲与子女之间的 H. pylori 传播。国内杨海涛等研究也发现 H. pylori 阳性儿童的家庭成员的 H. pylori 感染率为 68.8%，父母双亲感染率为 63.3%；而 H. pylori 阴性儿童家庭两者分别为 15.4% 和 22.2%，差异非常显著[11]。Oderda 等[12]检测了 47 例经胃镜确诊为 H. pylori 感染患儿家庭成员的 H. pylori 感染状况，发现他们 18 岁以下同胞、18 岁以上同胞和双亲的 H. pylori 感染率分别为 67%、82% 和 87%，对这些患儿和其家庭成员进行抗 H. pylori 治疗，结果这些患儿和其 18 岁以下同胞的 H. pylori 总根除率达 94%，而另 60 例没有同时进行家庭内抗 H. pylori 治疗的患儿的 H. pylori 根除率仅为 75%，这从另一角度说明了 H. pylori 感染的家庭中传播。

　　H. pylori 感染除了在同胞及父母与子女间的传播外，也存在配偶间及儿童与成人之间的传播。Singh 等[13]检测了 25 对夫妻血清中抗 H. pyloriIgG，发现 18 名 H. pylori 阳性者配偶的 H. pylori 感染率为 83.3% 而 7 名 H. pylori 阴性者配偶的 H. pylori 感染率为 28.5%，有显著性差异（P < 0.01），并且一年后随访发现原一方阳性，另一方阴性的 5 对夫妻中有 3 对夫妻阴性的一方转为阳性。Brenner 等[14]采用¹³C – UBT 调查德国一城市 110 对健康配偶的 H. pylori 感染情况，发现 H. pylori 阳性和阴性者的配偶 H. pylori 感染率分别为 42%（10/24）和 7%（6/86），调整年龄及其他潜在的影响因素后，H. pylori 阳性者配偶获得 H. pylori 感染的危险性高于 H. pylori 阴性者配偶的 6 倍（OR = 7），并且随着与 H. pylori 感染配偶生活年限的增加，H. pylori 感染率也增加，共同生活 15 年以下和 15 年以上的 H. pylori 感染率分别为 25%（2/12）和 58%（7/12），二者的 OR 值分别为 5.3 和 9.8。我们采用间接 ELISA 法检测了 150 对夫妻的 H. pylori 感染情况，发现 H. pylori 阳性和阴性者配偶的 H. pylori 感染率分别为 78.94% 和 26.67%（P < 0.005），并且 H. pylori 阳性者其配偶 H. pylori 感染率与结婚年限成正比，结婚三年以上和结婚三年以内 H. pylori 感染率分别为 91.07% 和 61.54%，有非常显著差异（P < 0.005）[15]。Georgopoulos 等[16]研究了希腊中南部的雅典地区 64 个十二指肠溃疡患者及其配偶的 H. pylori 感染情况，发现 H. pylori 阳性和阴性十二指肠溃疡患者其配偶的 H. pylori 感染率分别为 78%（42/54）和 20%（2/10），二者之间具有显著差异，H. pylori 阳性者的配偶获得 H. pylori 感染的危险性是阴性者配偶的十多倍（OR = 14.04）。Stone 等[17]调查了英国 389 对夫妻的 H. pylori 感染情况，发现夫妻间 H. pylori 感染有显著的相关性（P < 0.001），H. pylori 阳性者的配偶获得 H. pylori 感染的危险性是 H. pylori 阳性者配偶的 2 倍（OR = 2.65，P = 0.005）。Malaty 等[3]对 41 个家庭中 151 个健康成员进行研究。通过 UBT 和 ELISA 检测发现，H. pylori 感染者的配偶中有 68% 为 H. pylori 阳性，而 H. pylori 阴性的配偶中只有 9% 为 H. pylori 阳性。还有学者研究发现 2 例病人在成功地根除治疗后又感染了其健康配偶携带的菌株[18]。以上研究均表明 H. pylori 感染存在着配偶间的传播。Al – Knawy 等[19]调查了来自沙特阿拉伯的 42 个家庭中的 355 个成员的 H. pylori 感染情况，发现除了父母与子女间 H. pylori 感染有显著关系外，H. pylori 阳性者的配偶 H. pylori 感染率显著高于 H. pylori 阴性者的配偶（45% 与 19.2%）。同时他们还发现父母的 H. pylori 感染率与家庭中 H. pylori 阳性的孩子数成正相关，提示儿童向成人传播的危险性。Breuer 等[20]的研究得出了类似的结果，他们检测了德国西部的 260 献血员的血清抗 H. pyloriIgG，同时进行问卷调查，结果表明儿童期间家庭中每间房的人数和现在家庭中孩子数与 H. pylori 感染有显著的相关性，OR 值分别为 2.14 和 1.79。Mendall 等[21]调查了 215 名伦敦成人的 H. pylori 感染情

况，发现 *H. pylori* 感染除了与儿童期家庭的生活条件有关外，在现在的生活条件中唯有家庭中孩子的数是 *H. pylori* 感染的独立相关因子（$P = 0.004$）。说明家庭中的孩子数增加成人家庭成员 *H. pylori* 感染的危险性，提示孩子是一个额外的感染源，可能由于同家庭外界密切且频繁的身体接触所致。

以上的流行病学研究强烈的提示 *H. pylori* 感染具有家庭聚集性，同样分子生物学对 *H. pylori* 菌株的分析也进一步证实了 *H. pylori* 在家庭中的传播。Georgopoulos 等[16]分析了 18 对配偶感染的 *H. pylori* 菌株的 rRNA 的基因型，发现有 8 对夫妻感染的 *H. pylori* 为同一菌株。并且这些 *H. pylori* 感染者根除 *H. pylori* 后 6～18 个月有 6 人 *H. pylori* 转为阳性，其中 3 位患者的 *H. pylori* 菌株与他们以前感染的 *H. pylori* 菌的 rRNA 的基因型不同，而与他们妻子体内分离出的 *H. pylori* 菌型一致。Elitsur 等[22]用 Western 印迹方法分析了 10 个 *H. pylori* 阳性儿童及其 31 名家庭成员的血清抗体全貌，发现 4/10（40%）家庭中有 66% 以上的家庭成员具有相同抗体全貌，有 2/10（20%）的家庭中有 50% 的家庭成员具有相同的抗体全貌。进一步分析这些儿童与父母之间 CagA 和 VacA 抗体类型，发现 6/10 的家庭患儿与母亲有相似的抗体，在 5 个有父亲的双亲家庭中有 2 个家庭患儿与父亲有相似的抗体。Ng 等[23]用同样方法方法研究了来自 21 个家庭 72 个成员的血清抗体全貌，发现 9 个家庭内有 100% 相似的抗体全貌，另外 4 个家庭内有 17%～50% 的成员有相似的抗体全貌。Han 等[24]用限制性片断长度多态性分析（RFLP）和脉冲凝胶电脉（PFGE）方法分析了 9 个家庭 27 个成员中分离出的 59 株 *H. pylori* 菌的 vacA、flaA、ureAB 和 16SrRNA 等的基因型，结果表明 4/9 的家庭同胞中感染同一 *H. pylori* 菌株，2/9 家庭中母亲与子女感染同一 *H. pylori* 菌株。Gzyl 等[25]用 PCR – RFLP 和随机扩增多态性 DNA（RAPD）分析法，分析了波兰 5 个家庭和 13 名治疗失败者 *H. pylori* 的 DNA 指纹和 cag 致病岛/vacA 的基因型，发现有 3 个家庭其成员的 *H. pylori* 为同一菌株，并发现根除后再感染者的 *H. pylori* 菌株与家庭成员的 *H. pylori* 菌株具有完全相同的 cag 致病岛/vacA 基因型。Bamford 等[18]通过 DNA 分型的方法发现在 3/4 的家庭中至少有 1～2 个家庭成员携带相同或相近的菌株。Van der Ende 等应用随机引物扩增多态性 DNA（RAPD）指纹分析法发现，一个有消化性溃疡病史的家庭中 8 个患病家庭成员携带的菌株是近似的。Wang 等用 PCR 产物 Hae Ⅲ 的限制性内切酶 DNA 指纹分析表明，在 6 个可分析的家庭中有 5 个家庭中的子女的 DNA 指纹与其同胞兄弟姊妹是一致的。且 5 个家庭中有 3 个家庭的子女其 DNA 指纹与其父母中的一方相一致。这些发现充分说明了 *H. pylori* 在家庭中的传播。

二、幽门螺杆菌感染家庭聚集的可能原因

1. 家庭中的密切接触　许多研究表明家庭中的密切接触，尤其是童年期与 *H. pylori* 感染者的密切接触与 *H. pylori* 感染密切相关，并且以儿童之间的相互传播为主。Goodmant 等[4]研究发现 2～9 岁儿童 *H. pylori* 感染的机会随着家庭中 2～9 岁同胞数的增多而增加，有 1、2、3、4～5 个兄妹的儿童与无兄妹的儿童比较，他们获得 *H. pylori* 感染的相对危险性的 OR 值分别为 1.4、2.3、2.6 和 4.3；并且与第 1 胎孩子相比，第 2 胎和第 3～9 胎孩子的 OR 值分别为 1.8 和 2.2；同与上胎出生相隔 10 年或以上的孩子相比，出生间隔在 4 年内的孩子感染 *H. pylori* 的危险性是前者的 4 倍，而同紧接着的更年幼的同胞的年龄间隔对获得 *H. pylori* 感染的影响很小，提示 *H. pylori* 最容易在年龄上接近的同胞中传播，并且常由年长的传给年幼的。Lin 等[26]等调查了台湾中部 54 个幼儿园的 2551 名健康学龄前儿童和 *H. pylori* 感染情况，发现兄弟姐妹越多，*H. pylori* 感染率越高，有三个兄弟姐妹的儿童获得 *H. pylori* 感染的危险性是无兄弟姐妹儿童的 2 倍多（OR = 2.4），提示童年早期同胞中的传播可能是台湾儿童获得 *H. pylori* 感染的一个重要因素。Fall 等[27]追踪调查了 1020 名 1920～1930 年出生并一直生活在英国的赫特福德郡的居民婴儿期的喂养情况和儿童期的家庭居住条件，并用 ELISA 法测定他们血清中抗 *H. pylori*IgG，结果发现童年时家中同胞多（$P < 0.0001$）和曾经居住在拥挤的住房中（$P = 0.001$）或者与他人共用卧室或一张床者（$P = 0.02$）*H. pylori* 感染

率高，并且婴儿期人工喂养者比母乳喂养者更易获得 *H. pylori* 感染。Webb 等许多学者研究也表明童年期家庭的拥挤和与他人共用卧室、卧床是获得 *H. pylori* 感染的独立的危险因子[17,20,21,28,29]。提示 *H. pylori* 感染常常由于儿童期人与人之间的密切接触而获得，并且持续至成年。Rothenbacher 和Peach 等[17,21,30,31,]的研究也证实儿童期同胞数的多少及家庭成员数均与成年的 *H. pylori* 感染率有密切关系。这些研究均提示童年期，家庭成员的密切接触，尤其是与母亲和其他儿童的密切接触是获得 *H. pylori* 感染的重要因素。除了家庭中的密切接触外，童年期与其他儿童密切接触，获得 *H. pylori* 感染的危险性也增加。Kurosawa 等[32]调查了日本学龄儿童 *H. pylori* 感染的危险因素，表明除了家庭因素外，在托儿所、幼儿园度过时间长的儿童更易获得 *H. pylori* 感染（OR =4）。Miyaji 等[8]的研究也发现进过托儿所儿童 *H. pylori* 感染率（44.4%）显著高于未进过托儿所的儿童（25.6%，OR =2.33，$P < 0.01$）。

　　2. 共同的生活习惯和暴露于共同的传染源　*H. pylori* 感染的家庭聚集，除了与家庭中的密切接触有关外，家庭成员共同的生活习惯和暴露于共同的传染源也是重要原因之一。Rothenbacher 等[33]调查了 945 名德国南部城市乌尔姆的学龄前儿童的 *H. pylori* 感染情况，及其他们的国籍和出生地。发现生活在相同地区的不同国籍的儿童 *H. pylori* 感染率有很大差别（德国籍的为 6.1%，土耳其籍的为 44.8%）表明同一区域不同亚群人群的生活习惯的不同，影响着 *H. pylori* 的感染率。同时他们还发现同一国籍者，出生在德国或 1 岁以前来到德国的儿童 *H. pylori* 感染率明显低于 1 岁以后来到德国儿童（4.8% 和 40%，42.7% 和 66.7%），这表明童年早期的生活条件和暴露于共同的环境与 *H. pylori* 感染密切相关。Lin 等[26]调查了台湾 10 个城镇、10 个都市近郊和 2 个原住民城镇的 54 个幼儿园中 2551 名健康学龄前儿童的 *H. pylori* 感染情况，发现原住民城镇中儿童获得 *H. pylori* 感染的危险性高于其他城镇和都市近郊的儿童（OR =2.6），这可能与原住民的生活习惯和暴露于共同的传染源有关。Fraser 等[34]用 ELISA 法检测了新西兰不同种族儿童和成人血清中抗 *H. pylori*IgG，324 名 11 ~ 12 岁的在校儿童，和 579 名 40 ~ 64 岁的成人参加了这项研究，欧洲人、毛利人和太平洋岛人儿童的 *H. pylori* 感染率分别为 7%、21% 和 48%，成人分别为 35.8%、57.4% 和 73.2%。调整了年龄和社会经济地位因素的影响后，毛利人和太平洋岛人获得 *H. pylori* 感染的相对危险性显著高于欧洲人，OR 值分别为 1.43 和 1.76，提示种族是独立于社会经济因素的一个 *H. pylori* 感染的危险因素。*H. pylori* 感染的种族差异，除了遗传因素外，生活习惯的不同可能是更为重要的原因。Clemens[35]等调查了 569 名 2 ~ 9 岁的孟加拉国儿童的 *H. pylori* 感染情况，发现家庭是印度教徒的儿童 *H. pylori* 感染率高于穆斯林教徒家庭中的儿童（20% 对 10%，$P < 0.05$），提示不同教徒的生活习惯和行为差异，影响 *H. pylori* 的感染状况。McKeown 等[36]调查了加拿大 *H. pylori* 高感染区的北极圈的 2 个社区人群的 *H. pylori* 感染情况，并用 PCR 方法检测了当地供应水中的 *H. pylori*，结果发现加拿大北极圈内人的 *H. pylori* 感染率高于加拿大南部人群，并且在当地供水系统中测到 *H. pylori* 菌，提示暴露于共同传染源可能是 *H. pylori* 感染在这一区域聚集的原因之一。

　　3. 遗传因素　除了上述两个因素外，遗传因素在 *H. pylori* 感染的家庭聚集中也起着一定作用。国内高氏等[37]研究了人类白细胞抗原（HLA）DRB1 基因多态性与 *H. pylori* 感染的关系，发现抗 *H. pylori*IgG 阳性组 HLA - DRB1 ∗08 频率显著高于 *H. pylori*IgG 阴性组（13.1% vs 4.4%，$P < 0.001$）；而 *H. pylori*IgG 阳性组 HLA - DRB1 ∗12 基因频率显著低于 *H. pylori*IgG 阴性组（5.4% vs 11.3%，$P < 0.05$）。这一结果表明 HLA 作为免疫遗传因素与 *H. pylori* 感染有关，HLA - DRB1 ∗08 基因阳性可能增加 *H. pylori* 的易感性，而 HLA - DRB1 ∗12 则可能是抵御 *H. pylori* 感染的保护性基因。国外许多研究也有类似结果，Azuma 等[38]分析了 116 名患者 HLA - DQA1 等位基因与 *H. pylori* 感染的关系，发现 *H. pylori* 阳性十二指肠溃疡患者的 HLA - DQA1 ∗0102 基因频度显著低于 *H. pylori* 阴性的对照组（9% vs 25%），相反 *H. pylori* 阳性十二指肠溃疡患者的 HLA - DQA1 ∗0301 基因频度显著高于 *H. pylori* 阴性的对照组（41.8% vs 21.4%）。Agnusson 等[39]的研究也发现 HLA - DQA1 ∗0102 基因与 *H. pylori* 感染呈负相关（$P = 0.0002$），这说明人类白细胞抗原基因的多

态性是影响 *H. pylori* 感染的一遗传因素。Malaty 等[40]研究了 269 双胞胎的 *H. pylori* 感染情况，发现 *H. pylori* 感染的一致率在同卵双生者为 81%，显著高于异卵双生者（63%，*P* = 0.001），同时还发现分开抚养的同卵双生和异卵双生一方 *H. pylori* 感染，另一方 *H. pylori* 的感染率分别为 82% 和 66%，二者有显著性差异（*P* = 0.003）。并且前者的相关系数达 0.66，这进一步说明了遗传因素在 *H. pylori* 感染中起一定作用。因此 *H. pylori* 感染的家庭聚集现象可能是家庭中密切接触、共同的生活习惯、暴露于共同和传染源和遗传因素共同作用的结果。

三、幽门螺杆菌感染在家庭中传播的可能途径

H. pylori 的传播途径目前尚不清楚，可能有以下几个途径：

1. 口 – 口传播　虽然目前推测 *H. pylori* 感染的传播途径可能有多种，但是口 – 口传播是其最主要途径。Nabwera 等[41]采用 ^{13}C – UBT 检测了 192 名肯尼亚 3～15 岁儿童的 *H. pylori* 感染情况，并进行了问卷调查，发现肯尼亚儿童 *H. pylori* 感染率很高 80.7%（155/192），并且与家人共用餐具是获得 *H. pylori* 感染的独立危险因素（OR = 2.8），这强烈提示 *H. pylori* 感染的口 – 口传播。Chow 等[42]用 ELISA 法检测了墨尔本华裔移民的 *H. pylori* 感染情况，并分析 *H. pylori* 感染率与几个社会 – 人口统计学因素之间的关系，发现使用筷子与 *H. pylori* 感染有显著的相关性，使用筷子者和不使用筷子者和 *H. pylori* 感染率分别是 64.5% 和 42.3%（OR = 2.51，*P* < 0.0001），这一研究结果有力支持了 *H. pylori* 口 – 口传播途径的推论。Peach 等[31]用 ELISA 法测定了维多利亚一个城市随机抽取的 217 名成人的 *H. pylori* 感染情况，并分析其与一些 *H. pylori* 感染的潜在危险因素的关系，发现 *H. pylori* 感染与口腔中牙菌斑数量增高密切相关（OR = 1.7）。我们最近的一项研究用快速尿素酶试验、细菌培养和 PCR 法联合检测了 50 例胃十二指肠疾病患者口腔牙菌斑中和胃黏膜内的 *H. pylori* 感染，发现 86% 的患者口腔和胃内 *H. pylori* 感染情况一致。这些结果说明牙菌斑可能是 *H. pylori* 的储菌库，它可能通过家庭中和密切接触，经口—口传播。Dowsett 等[5]用巢式 PCR 法分析了危地马拉农村以家庭为单位的 242 名成人和儿童口腔牙周袋、舌背和优势手食指指甲下的 *H. pylori*，发现 87% 受检者口腔中至少有一个部位 *H. pylori* 阳性，56% 受检者舌背 *H. pylori* 阳性，58% 的受检者甲下标本 *H. pylori* 阳性，并且指甲和舌部的 *H. pylori* 感染状况有显著的相关性（*P* = 0.002），指甲标本 *H. pylori* 阳性与血清 *H. pylori* 抗体阳性有弱相关性（*P* = 0.075）。这进一步说明 *H. pylori* 感染的口—口传播，并且手在这个传播过程中起一定作用。

2. 粪—口传播　人们已经成功地从粪便中分别培养出 *H. pylori* 菌，动物实验也成功地从被感染的雪貂的粪便中培养出 H. mustelae 菌[43]，McKeown 等[36]用 PCR 的方法从加拿大北极圈两个社区的供水系统中测出 *H. pylori* 菌，这说明 *H. pylori* 可以通过粪便污染水源，而引起的粪—口传播。

3. 胃 – 口传播　它主要发生在幼儿，因为幼儿常发生呕吐和胃食管反流，最近 Leunng 等[44]报告从一 6 岁儿童胃内容中分别培养出 *H. pylori* 菌，提示呕吐物或胃食管反流，可能引起 *H. pylori* 的胃—口传播。另外，Figura 曾经报道，一位医生在给意识丧失的一位病人进行口对口的抢救 2 个月后出现了腹部症状。而当时病人呼吸停止，口腔内充满呕吐物，医生以前血清的 Western blot 结果显示 CagA 基因阴性。继事件发生后，重复的 Western blot 显示医生和病人血清抗 CagA 抗体均阳性[18]，这也说明 *H. pylori* 感染的胃—口传播。

参考文献

1　Drumm B，Perez – Perez GI，Blaser MJ，et al. Intrafamilial clustering of *Helicobacter pylori* infection. N Engl J Med，1990，322（6）：359～363

2　Oderda G，Vaira D，Holton J，et al. *Helicobacter pylori* in children with peptic ulcer and their families. Dig Dis Sci，1991，36：572～576

3　Malaty HM, Graham DY, Klein PD, et al. Transmission of *Helicobacter pylori* infection. Studies in families of healthy individuals. Scand J Gastroenterl, 1991, 26（9）：927～932

4　Goodman KJ, Correa P. Transmission of *Helicobacter pylori* among siblings. Lancet, 2000, 355（9201）：358～362

5　Dowsett SA, Archila L, Segreto VA, et al. *Helicobacter pylori* Infection in Indigenous Families of Central America. J Clin Microbiology, 1999, 37（8）：2456～2460

6　Dominici P, Bellentani S, Biase ARD, et al. Familial clustering of *Helicobacter pylori* infection：population based study. BMJ, 1999, 319：537～541

7　Malaty HM, Kumagai T, Tanaka E, et al. Evidence from a Nine－Year Birth Cohort Study in Japan of Transmission Pathways of *Helicobacter pylori* Infection. J Clin Microbiology, 2000, 23（5）：1971～1973

8　Miyaji H, Azuma T, Ito S, et al. *Helicobacter pylori* infection occurs via close contact with infected individuals in early childhood. J Gastroenterol Hepatol, 2000, 15（3）：257～262

9　Rothenbacher D, Bode G, Berg G, et al. *Helicobacter pylori* among preschool children and their parents：evidence of parent－child transmission. J Infect Dis, 1999, 180（4）：1407～1408

10　Bassily S, Frenck RW, Mohareb EW, et al. Seroprevalence of *Helicobacter pylori* among Egyptian newborns and their mothers：a preliminary report. Am J Trop Med Hyg, 1999, 61（1）：37～40

11　杨海涛，梁冠峰，宋梅，等. 幽门螺杆菌感染在家庭内聚集. 中华消化杂志, 1992, 12（1）：42～44

12　Oderda G, Ponzetto A, Boero M, et al. Family treatment of symptomatic children with *Helicobacter pylori* infection. Ital J Gastroenterol Hepatol, 1997, 29（6）：509～514

13　Singh V, Trikha B, Vaiphei K, et al. *Helicobacter pylori*：evidence for spouse－to－spouse transmission. J Gastroenterol Hepatol, 1999, 14（6）：519～522

14　Brenner H, Rothenbacher D, Bode G, et al. Active infection with *Helicobacter pylori* in healthy couples. Epidemiol Infect, 1999, 122（1）：91～95

15　谢勇，祝金泉，吕农华，等. 配偶间幽门螺杆菌感染的血清流行病学研究. 中华消化杂志, 1999, 19（3）：211～212

16　Georgopoulos SD, Mentis AF, Spiliadis CA, et al. *Helicobacter pylori* infection in spouses of patients with duodenal ulcers and comparison of ribosomal RNA gene patterns. Gut, 1996, 39：634～638

17　Stone MA, Taub N, Barnett DB, et al. Increased risk of infection with *Helicobacter pylori* in spouses of infected subjects：observations in a general population sample from the UK. Hepatogastroenterology, 2000, 47（32）：433～436

18　Thomas E, Jiang C, Chi DS, et al. The Role of the Oral Cavity in *Helicobacter pylori* Infection. Am J Gastroenterol, 1997, 92（12）：2148～2154

19　Al－Knawy BA, Ahmed ME, Mirdad S, et al. Intrafamilial clustering of *Helicobacter pylori* infection in Saudi Arabia. Can J Gastroenterol, 2000, 14（9）：772～774

20　Breuer T, Sudhop T, Hoch J, et al. Prevalence of and risk factors for *Helicobacter pylori* infection in the western part of Germany. Eur J Gastroenterol Hepatol, 1996, 8（1）：47～52

21　Mendall MA, Goggin PM, Molineaux N, et al. Childhood living conditions and *Helicobacter pylori* seropositivity in adult life. Lancet, 1992, 339（8798）：896～897

22　Elitsur Y, Adkins L, Saeed D, et al. *Helicobacter pylori* antibody profile in household members of children with *H. pylori* infection. J Clin Gastroenterol, 1999, 29（2）：178～182

23　Ng BL, Ng HC, Goh KT, et al. *Helicobacter pylori* in familial clusters based on antibody profile. FEMS Immunol Med Microbiol, 2001, 30（2）：139～142

24　Han SR, Zschausch HC, Meyer HG, et al. *Helicobacter pylori*：clonal population structure and restricted transmission within families revealed by molecular typing. J Clin Microbiol 2000, 38（10）：3646～3651

25　Gzyl A, Augustynowicz E, Dzierzanowska D, et al. Genotypes of *Helicobacter pylori* in Polish population. Acta Microbiol Pol, 1999, 48（3）：261～275

26　Lin DB, Nieh WT, Wang HM, et al. Seroepidemiology of *Helicobacter pylori* infection among preschool children in Taiwan. Am J Trop Med Hyg, 1999, 61（4）：554～558

27　Fall CH, Goggin PM, Hawtin P, et al. Growth in infancy, infant feeding, childhood living conditions, and *Helico-*

bacter pylori infection at age 70. Arch Dis Child, 1997, 77（4）：310～314

28　Webb PM，Knight T，Greaves S，et al. Relation between infection with *Helicobacter pylori* and living conditions in childhood：evidence for person to person transmission in early life. BMJ, 1994, 308（6931）：750～753

29　McCallion WA，Murray LJ，Bailie AG，et al. *Helicobacter pylori* infection in children：relation with current household living conditions. Gut, 1996, 39（1）：18～21

30　Rothenbacher D，Bode G，Winz T，et al. *Helicobacter pylori* in out－patients of a general practitioner：prevalence and determinants of current infection. Epidemiol Infect 1997, 119（2）：151～157

31　HG，Pearce DC，Farish SJ. *Helicobacter pylori* infection in an Australian regional city：prevalence and risk factors. Med J Aust, 1997, 167（6）：310～13

32　Kurosawa M，Kikuchi S，Inaba Y，et al. *Helicobacter pylori* infection among Japanese children. J Gastroenterol Hepatol, 2000, 15（12）：1382～1385

33　Rothenbacher D，Bode G，Berg G，et al. Prevalence and determinants of *Helicobacter pylori* infection in preschool children：a population－based study from Germany. Int J Epidemiol, 1998, 27（1）：135～141

34　Fraser AG，Scragg R，Metcalf P，et al. Prevalence of *Helicobacter pylori* infection in different ethnic groups in New Zealand children and adults. Aust N Z J Med, 1996, 26（5）：646～651

35　Clemens J，Albert MJ，Rao M，et al. Sociodemographic，hygienic and nutritional correlates of *Helicobacter pylori* infection of young Bangladeshi children. Pediatr Infect Dis J, 1996, 15（12）：1113～1118

36　McKeown I，Orr P，Macdonald S，et al. *Helicobacter pylori* in the Canadian arctic：seroprevalence and detection in community water samples. Am J Gastroenterol, 1999, 94（7）：1823～1829

37　高长明，李忠佑，丁建华，等. 人类白细胞抗原 DRB1 等位基因与幽门螺杆菌感染的关系. 中华流行病学杂志，2000，21（6）：417～419

38　Azuma T，Ito Y，Miyaji H，et al. Immunogenetic analysis of the human leukocyte antigen DQA1 locus in patients with duodenal ulcer or chronic atrophic gastritis harbouring *Helicobacter pylori*. Eur J Gastroenterol Hepatol, 1995, 7（Suppl 1）：S71～73

39　Magnusson PKE，Enroth H，Eriksson I，et al. Gastric cancer and human leukocyte antigen：distinct DQ and DR alleles are associated with development of gastric cancer and infection by *Helicobacter pylori*. Cancer Res, 2001, 61（6）：2684～2689

40　Malaty HM，Engstrand L，Pedersen L，et al. *Helicobacter pylori* infection：genetic and Environmental influences － a study of twins. Ann Intern Med, 1994, 120（12）：982～986

41　Nabwera HM，Nguyen－Van－Tam JS，Logan RF，et al. Prevalence of *Helicobacter pylori* infection in Kenyan schoolchildren aged 3～15 years and risk factors for infection. Eur J Gastroenterol Hepatol, 2000, 12（5）：483～487

42　Chow TK，Lambert JR，Wahlqvist ML，et al. *Helicobacter pylori* in Melbourne Chinese immigrants：evidence for oral－oral transmission via chopsticks. J Gastroenterol Hepatol, 1995, 10（5）：562～569

43　Rowland M. Transmission of *Helicobacter pylori*：is it all child's play? Lancet, 2000, 355：332～333

44　Leung WK，Siu KLK，Kwok CKL，et al. Isolation of H. pylori from vomitus in children and its implcations in gastri－oral transmission. Am J Gastroenterol, 1999, 94：2888～2884

第二十三章 幽门螺杆菌的混合感染

王蔚虹 胡伏莲

北京大学第一医院

幽门螺杆菌（*Helicobacter pylori*，下称 *H. pylori*）感染在世界范围内广泛存在，其在发达国家成人中的感染率接近 50%，而在发展中国家甚至高达 90%[1]。*H. pylori* 在人胃内的感染是一个长期慢性的过程，如果不经治疗，感染将终生持续存在。*H. pylori* 在生物学上不同于其他微生物的一个显著特点在于其菌株的广泛异质性，这种异质性不仅表现在诸如细菌的黏附特异性、细菌对抗生素的耐药性、空泡毒素的产生以及毒素相关蛋白的表达等表型特征的不同，更突出地表现在其基因型的显著差异，即不同菌株具有完全不同的基因型[2~5]。自从 Beji[6] 首次发现在同一病人胃内的不同部位可同时感染 4 株不同的 *H. pylori* 以来，不少学者开始关注此方面的研究。随着众多分子生物学技术如限制性内切酶分析（restriction enzyme analysis，REA）[7]，核糖分型（ribotype）[8]，脉冲电泳分析（pulsed - field gel electrophoresis，PFGE）[9]，PCR 产物的限制性片段长度多态性分析（PCR - based restriction fragment length polymorphism analysis，PCR - RFLP）[10]，随机扩增的 DNA 多态分析（random amplified polymorphic DNA，RAPD）[11]，重复外基因回文依赖性 PCR（repetitive extragenic palindrome - based PCR，REP - PCR）[12] 在 *H. pylori* 菌株鉴定中的应用，已经证实在通常情况下，不同病人总是感染基因型不同的菌株；而同一病人也发现可同时感染一株以上的菌株，即存在不同 *H. pylori* 菌株的混合感染。不少学者已经注意到有关 *H. pylori* 在胃内感染状态的研究，这不仅有助于澄清该菌的自然感染过程，反映出在长期慢性感染过程中细菌对宿主的适应性，更有助于全面了解细菌的致病性及其对抗生素的耐药性。

一、幽门螺杆菌的混合感染状态

早在 *H. pylori* 还被称做幽门弯曲菌（*Campylobacter pylori*）时，Majewski 和 Goodwin 采用限制性

内切酶分析方法研究了来自 11 例病人的 11 对分离菌株，发现有 6 对菌株具有完全不同的酶切图谱，推测这 6 例病人分别感染了两株不同的菌株[7]。随后又有学者注意到来自同一病人的菌株其基因组 DNA 酶切图谱显示轻度差异，因而认为基因组 DNA 或质粒稍有不同的细菌亚群也可在胃内同时存在[13]。随着研究方法的改进，不断有学者证实在同一病人确可存在不同 H. pylori 菌株的混合感染[14~17]，这种混合感染可以是两株甚至两株以上不同菌株的感染[15,18]，而这恰恰反映出 H. pylori 种属的广泛异质性[5]。Jorgensen 等[18]培养了来自同一病人 10 个活检部位的菌株，每活检部位又分别分离出两株菌株，用 RAPD 方法对来自同一病人的一组菌株进行分析，并以 RAPD 指纹图谱中出现一条带以上的差异为新菌株，如此他们甚至检测出多达 6 株菌株的混合感染。我们和其他作者的进一步研究还显示，混合感染不仅存在于胃内的不同部位[15~17,19,20]，即使在同一部位也可同时存在不同菌株的混合感染[18,21~22,35]。尽管 H. pylori 在人胃内的感染状况可以如此复杂，人们仍然注意到混合感染多数表现为基因型稍有不同的几株菌的感染，并被认为可能是来自同一菌株的变异菌或亚群，且不论是胃内不同部位，还是同一部位的混合感染通常仍以一株菌株为优势感染菌[12,22~24]。

由于 H. pylori 的广泛异质性，人们想到菌株的变异可发生在基因组的任何部位，包括某些已知的与致病有关的基因（如 cagA，vacA，flaA，ureA－ureB 等），且可能由于基因的变异而导致某些表型的改变，因而可能存在某些基因型和表型不同的菌株的混合感染。近年来的研究进一步探讨了混合感染菌株的基因型及表型特征，发现同一病人胃不同部位，甚至同一部位 cagA 阳性和 cagA 阴性菌株的混合感染[23,25~27]。Kuo 等[29]采用 PCR－RFLP 及 RAPD 方法，并结合测序分析发现了 vacA 基因不同菌株（m2 和 m1T/m2）的混合感染。而 Figura 等[28]对 8 例不同基因型菌株混合感染的病人的分析，发现其中 3 例为 cag PAI 不同的菌株的混合感染，2 例为 vacA 不同的菌株的混合感染，其余 3 例为 cag PAI 和 vacA 均不同的菌株的混合感染。此外 ureA－ureB 和 flaA 基因不同的菌株也可同时存在于同一病人的胃黏膜内[25,29]。需要指出的是，现有的为数不多的研究结果表明，这种某个基因不同的菌株的混合感染却常常显示具有完全相同或相似的基因组指纹图谱，因而很可能是同一菌株的变异菌[23,29]。

H. pylori 表型不同的菌株也可存在混合感染，特别引起注意并具有重要临床意义的是细菌对抗生素的耐药性。Ikezawa 等[30]的研究表明，来自同一病人胃窦和胃体的菌株对诸如甲硝唑、克拉霉素和羟氨苄青霉素等抗生素的最小抑菌浓度（minimum inhibitory concentrations，MICs）可相差超过两倍以上，也就是说 MIC 不同的菌株可混合感染于同一病人。由于甲硝唑作为根除 H. pylori 的一线用药被广泛采用，又由于 H. pylori 对甲硝唑的耐药性日益严重，并直接影响了含甲硝唑方案的治疗效果，因此在混合感染研究中，最被人们关注的是各分离菌株对甲硝唑的耐药性。研究发现甲硝唑敏感和耐药菌株可同时混合感染于同一病人胃内的不同部位，甚至同一部位；并且这种耐药性不同的菌株既可以是基因指纹图谱完全不同的另一菌株，也可以是基因指纹图谱完全相同或稍有不同的变异菌株[12,16,18,21,31]。新近的研究报道显示，类似的混合感染状况也存在于克拉霉素敏感和耐药菌株[21,32]。我们从来自 9 例病人已被证实的 9 株克拉霉素耐药菌中各分离出 5 株单菌落菌株，分别再检测它们对克拉霉素的耐药性，并比较这些菌株的 RAPD 指纹图谱，结果发现 4 例病人为克拉霉素敏感和耐药菌株的混合感染，且其中 1 例病人敏感菌株与耐药菌株具有完全不同 RAPD 指纹[32]。

人胃螺杆菌（Helicobacter heilmannii）是文献报道的可在人胃粘膜内感染，并导致慢性胃炎的另一种细菌，其在人群中的感染率远低于 H. pylori，仅占 0.07%～1%[33]。关于混合感染的一种特殊情况，即 H. pylori 和人胃螺杆菌的混合感染文献报道极少[34~36]。这可能是由于一种细菌在人胃内的感染对另一种细菌的感染起到了抑制作用[36]；其次，人胃螺杆菌本身在人群中的感染率就很低，这使得 H. pylori 和人胃螺杆菌混合感染发生的可能性极低。尽管如此，Hilzenrat 等在对 912 例病人的研究中，发现 4 例人胃螺杆菌感染的病人，其中 1 例病人为 H. pylori 和人胃螺杆菌的混合感染[35]。说明 H. pylori 和人胃螺杆菌确实可同时存在，混合感染于人胃黏膜，但这种混合感染是否可长期稳定存在及其致病意义尚有待证实。

二、幽门螺杆菌混合感染率的差异

文献报道的混合感染的发生率差异很大，从 0 ~ 85%（见表 23 – 1）。

表 23 – 1 不同文献报道的混合感染发生率

文献	检测方法	培养部位	菌株性质	混合感染率
Hirschl [14]	PFGE，RAPD	窦，体	单菌落菌株	7 (1/15)
Taylor [15]	REA，RAPD，PCR – RFLP	窦	混合菌落菌株	35 (8/23)
Chalkauskas [16]	RAPD	窦，体	混合菌落菌株	8 (1/13)
Owen [17]	核糖分型	窦，体，底	混合菌落菌株	85 (11/13)
Jorgensen [18]	RAPD	窦，体	混合菌落菌株	76 (13/17)
Prewett [19]	RFLP	窦，体，十二指肠球	混合菌落菌株	13 (2/15)
Cellini [20]	REA	窦，体	混合菌落菌株	16 (5/32)
Berg [21]	RAPD	窦，体	混合菌落菌株	29 (7/24)
Miehlke [22]	REP – PCR	窦，体，底	单菌落菌株	22 (2/9)
Enroth [23]	RAPD	窦，体	单菌落菌株	0 (0/30)
Hua [24]	RAPD	窦	混合菌落菌株	0 (0/58)
Kuo [29]	RAPD	窦，体	混合菌落菌株	23 (9/40)
Marshall [38]	RAPD	窦	单菌落菌株	0 (0/13)

我们复习了现有的资料，推测造成这种广泛差异的原因可能有以下几个方面：

（一）活检采集的部位和数目不同

各组研究中用于细菌分离培养的活检胃黏膜部位和数目均不统一。Jorgensen[18]等从胃窦及胃体各取 5 块胃黏膜分别用于细菌培养，又从每个原代菌中各分离出两个菌株进行基因型鉴定，结果发现高达 76%（13/17）的病人为混合菌株的感染，且其中两株、三株、四株、甚至 5 株以上菌株的感染率分别为 29%（5/17）、18%（3/17）、18%（3/17）和 11%（2/17）。而 Hua 等[24]仅从胃窦分离两株菌株用于分析，结果未发现混合感染的存在。

（二）与用于研究的菌株性质有关

在 *H. pylori* 混合感染的研究中，有人分离不同部位的多个单菌落菌株用于分析[12,22,23]，而有人则直接对混合菌落菌株进行鉴别[16,24,29]。我们分别从胃窦、胃体及胃底各取黏膜 1 块做细菌培养，再从每株原代菌中各分离培养出 5 株单菌落菌株，比较来自同一病人的数株单菌落菌株及其对应的混合菌落菌株的基因型，证实结合采用多个单菌落菌株和混合菌落菌株的分析较仅采用混合菌落菌株能检出更多的混合感染。

（三）混合感染检测方法的敏感性不同

众多分子生物学技术在细菌菌株鉴定中的应用表明：REA 方法虽然敏感性较高，但可能不稳定，且因条带过多、过密而不易肉眼区分；核糖分型、PFGE 分析及 PCR – RFLP 技术虽可产生稳定、易辨的条带，但其敏感性稍差，不能将不同菌株完全区分开来；RAPD 分析和 REP – PCR 具有较高的敏感性，不同病人来源的菌株具有完全不同的 RAPD 图形，且条带清晰，重复性好，近年的研究多采用此类方法。选用敏感性较高的方法可检出更多的混合感染。我们的研究还显示在 RAPD 分析时选用两条随机引物较仅用一条引物可发现更多的混合感染。

（四）混合感染的判断标准不同，从而得出不同的混合感染率

有些研究以基因指纹图谱完全不同作为区分两株不同菌株的标准[24]；而另一些研究则以基因指纹中出现一条以上带型的差别为区分不同菌株的标准[18]，或以某一特定的基因（如 cagA）或表型（如抗生素的耐药性）作为判断标准[23,31]。事实上，前者可能是遗传上完全不同的菌株的混合感染，而后者可能是遗传上有关联的菌株、或来自同一菌株突变后的变异菌或亚群的混合感染。

（五）与被检测人群的不同可能有关

即混合感染可能存在地理或年龄上的差异[37]。虽然到目前为止尚未见到有关此方面的详细研究，但来自像瑞典[23]、新加坡[24]、澳大利亚[37,38]等发达国家的研究结果显示，基因型完全不同的两株 H. pylori 混合感染的发生率很低；但却存在着基因型相同或相似的 cagA 阳性和 cagA 阴性菌株的混合感染[23]。这可能是由于在发达国家，人群中 H. pylori 的感染率相对较低，儿童期后对 H. pylori 暴露的机会较少，因此再感染另一不同菌株的机会也相对较少；而在长期慢性感染的过程中，菌株可发生变异，从而出现基因型稍有不同的细菌亚群。此外，Enroth 等[23]对平均年龄高达 66 岁的 30 例病人的研究，未发现基因型完全不同的 H. pylori 的混合感染，推测 H. pylori 感染的获得和传播通常发生在儿童或青春期，通过长期感染过程中菌株间的竞争性生长，最终建立了一株菌的优势感染，因此不同菌株的混合感染可能在年轻人更为常见。

三、幽门螺杆菌混合感染现象的可能机理

目前认为，同一病人胃内不同部位或同一部位同时存在不同菌株混合感染的现象反映了菌株和宿主间的相互作用，以最终达到 H. pylori 在宿主体内长期慢性适应性生存的过程。

我们推测在儿童期或感染的初期，病人可暴露于多株 H. pylori，这特别可能发生在 H. pylori 感染的高发地区，并导致基因型完全不同的菌株的混合感染。经过长达数年的漫长的过程，不同菌株在胃内竞争性生长以适应宿主，结果导致在胃内某一部位以一株菌株为优势生长，而在另一部位则以另一菌株为优势生长。由于某些菌株可能较其他菌株的适应性更强、更具有生长优势，因而可达到在全胃内单一菌株的优势生长。在 H. pylori 对宿主感染的不同阶段进行检测，则可显示单一菌株感染或混合菌株感染，且混合感染可能多发生于感染的初期，即在儿童或年青人中可能检出率较高。对配偶间 H. pylori 感染状态的研究，发现多数配偶感染的菌株不同，提示他们可能在结婚时已达到了单一菌株的优势感染状态[29]。

现有的、为数不多的研究资料证实了上述推测。Akopyants 等[39]以含有等量的两株 H. pylori 的混合物喂养 10 只豚鼠，并检测它们在豚鼠胃黏膜的感染状况，发现其中 4 只豚鼠混合感染了等量的两株菌株，其余 6 只则以其中一株菌株为优势感染。提示 H. pylori 在体内感染时，通过菌株和菌株的相互竞争，以及菌株和宿主的相互作用，最终使得某特定菌株定居于最适合它生存的特定宿主的特定部位。Hua[24]等在体外液体条件下，将两株不同的 H. pylori 共同培养并记录其生长状况，3 周后经 RAPD 分析发现仅有单一菌株继续存活，说明在体外共同培养条件下，某些菌株确有生长优势，从而抑制了另一菌株的生长。

此外，基因型稍有不同的菌株的混合感染被认为可能是同一菌株的亚群的混合存在。H. pylori 在长期慢性的感染过程中，为更好地适应宿主体内的生存环境，可发生质粒或 rRNA 基因拷贝数目的改变，或通过基因组的重组、突变、转化以及基因序列的改变而出现新的变异菌或亚群，从而发生基因型相似或稍有不同的菌株的混合感染。体外研究也证实，H. pylori 可通过直接的菌体接触或从溶解的菌体摄取 DNA 而发生菌株间的 DNA 转化[40,41]。Danon 等[42]的动物实验研究也发现，以多株菌株同时喂养致小鼠感染后，从小鼠胃黏膜分离出的菌株与用于喂养的原菌株具有不同、但相似的 RAPD 指纹图谱，提示可能在体内通过基因转化发生了基因改变。有人发现 cagA 阳性菌株对胃酸更敏感，更适宜生存在靠近胃黏膜上皮表面；而 cagA 阴性菌株对胃酸不敏感，适宜生存在靠近胃腔的环境[43]，这似可解释在同一病人可同时感染 cagA 阳性和 cagA 阴性菌株。

H. pylori 在长期慢性感染中仍可保持抗生素敏感菌株和耐药菌株共存，而不发生耐药性在菌株之间广泛转化的机理尚不清楚，可能是由于敏感菌株较耐药菌株具有更强的生长优势[32]，从而抑制了耐药菌株的生长和耐药性的转化。而基因型相同、药物敏感性不同的菌株混合感染的机理推测可能有以下几个方面的原因：首先，各种基因型检测方法的敏感性都是有一定限度的，不能敏感地检测出每一个基因的细小的变化，如基因的点突变。而研究表明，H. pylori 对某些抗生素（如甲硝唑和克拉霉素）的耐药性正是由于某一基因的点突变所导致的。其次，可能同一菌株在某种条件下（如抗生素治疗时）可以表现出两种不同的表型。第三，不同的药敏检测方法其结果可有一定差异，而同一检测方法也可因实验条件的偏差导致对耐药性判断的误差。特别是 H. pylori 对甲硝唑的耐药性与氧张力有关，在厌氧条件下预培养 24 小时，可使微需氧条件下甲硝唑耐药菌株转变为甲硝唑敏感菌株[31,44]。

四、幽门螺杆菌混合感染的致病性及研究展望

H. pylori 感染已被公认为慢性胃炎及消化性溃疡的主要致病因子，更引起人们注意的是它可能在胃癌的发生中起重要作用，然而有关不同菌株的混合感染是否具有特殊的致病意义文献尚极少有报道。Kuo 等[29]的研究发现，78%（7/9）混合感染的病人为消化性溃疡，而仅有 29%（9/31）单一菌株感染的病人为消化性溃疡，提示多菌株混合感染的病人可能更易患消化性溃疡。这首先可能是由于多个菌株的混合感染将有更多的机会感染致病力强的产毒菌株；其次，可能通过混合感染的菌株之间的基因转化产生毒力更强的致病菌株。

综上所述，H. pylori 混合感染现象的发现及其深入研究，有助于我们进一步了解 H. pylori 的致病性及其与宿主间的相互作用，然而不同菌株的混合感染与临床疾病是否有关，以及混合感染状态下不同菌株间是如何相互影响、竞争生长，且这种混合感染是否改变菌株的致病力，尚有待今后进一步研究。

参考文献

1　Taylor DN, Blaser MJ. The epidemiology of *Helicobacter pylori* infection. Epidemiol Rev, 1991, 13：42~59

2　Buckley JM, Deltenre M. Therapy of *Helicobacter pylori* infection. Curr Opin Gastroenterol, 1997, 13：56~62

3　Megraud F. Resistance of *Helicobacter pylori* to antibiotics. Aliment Pharmacol Ther, 1997, 11（Suppl）：43~53

4　Xiang ZY, Censini S, Bayeli PF, et al. Analysis of expression of CagA ang VacA virulence factors in 43 strains of *Helicobacter pylori* reveals that clinical isolates can be divided into two major types and that CagA is not necessary for expression of the vaculating cytotoxin. Infect Immun, 1995, 63：94~98

5　Blaser MJ. Heterogeneity of *Helicobacter pylori*. Eur J Gastroenterol Hepatol, 1997, 9（Suppl 1）：S3~S7

6　Beji A, Vincent P, Dachis I, et al. Evidence of gastritis with several *Helicobacter pylori* strains. Lancet, 1989, 2：1402~1403

7　Majewski SIH, Goodwin CS. Restriction endonuclear analysis of the genome of *Campylobacter pylori* with a rapid extraction method：evidence for considerable genomic variation. J Infect Dis, 1988, 157：465~471

8　Rautelin H, Tee W, Seppala K, et al. Ribotyping patterns and emergence of metronidazole resistance in paired clinical samples of *Helicobacter pylori*. J Clin Microbiol, 1994, 32：1079~1082

9　Salama SM, Jiang N, Chang N, et al. Characterization of chromosomal DNA profiles from *Helicobacter pylori* strains isolated from sequential gastric biopsy specimens. J Clin Microbiol, 1995, 33：2496~2497

10　Fujimoto S, Marshall B, Blaser MJ. PCR-based restriction fragment polymorphism typing of *Helicobacter pylori*. J Clin Microbiol, 1994, 32：331~334

11　Akopyanz N, Bukanov NO, Westblom TU, et al. DNA diversity among clinical isolates of *Helicobacter pylori* detected by PCR-based RAPD fingerprinting. Nuc Acids Res, 1992, 20：5137~5140

12　Dore MP, Osato MS, Kwon DH, et al. Demonstration of unexpected antibiotic resistance of genotypically identical He-

licobacter pylori isolates. Clin Infect Dis, 1998, 27: 84 ~ 89

13　Oudbier JH, Langenberg W, Rauws EA, et al. Genotypical variation of *Campylobacter pylori* from gastric mucosa. J Clin Microbiol, 1990, 28: 559 ~ 565

14　Hirschl AM, Richter M, Makristathis A, et al. Single and multiple strain colonization in patients with *Helicobacter pylori* associated gastritis: detection by macrorestriction DNA analysis. J Infect Dis, 1994, 170: 473 ~ 475

15　Taylor NS, Fox JG, Akopyants NS, et al. Long – term colonization with single and multiple strains of *Helicobacter pylori* assessed by DNA fingerprinting. J Clin Microbiol, 1995, 33: 918 ~ 923

16　Chalkauskas H, Kersulyte D, Cepuliene I, et al. Genotypes of *Helicobacter pylori* in Lithuanian families. Helicobacter, 1998, 3: 296 ~ 302

17　Owen RJ, Desai M, Figura N, et al. Comparisons between degree of histological gastritis and DNA fingerprints, cytotoxicity and adhesivity of *Helicobacter pylori* from different gastric sites. Eur J Epidemiol, 1993, 9: 315 ~ 321

18　Jorgensen M, Daskalopoulos G, Warburton V, et al. Multiple strain colonization and metronidazole resistance in *Helicobacter pylori* infected patients: identification from sequential and multiple biopsy specimens. J Infect Dis, 1996, 174: 631 ~ 635

19　Prewett Ej, Bickley J, Owen RJ, et al. DNA patterns of Helicobacter pylori isolated from gastric antrum, body, and duodenum. Gastroenterology, 1992, 102: 829 ~ 833

20　Cellini L, Allocati N, Di Campli E, et al. *Helicobacter pylori* isolated from stomach corpus and antrum comparison of DNA patterns. J Infect, 1996, 32: 219 ~ 221

21　Berg DE, Gilman RH, Lelwala – Guruge J, et al. *Helicobacter pylori* populations in Peruvian patients. Clin Infect Dis, 1997, 25: 996 ~ 1002

22　Miehlke S, Thomas R, Guiterrez O, et al. DNA fingerprinting of single colonies of *Helicobacter pylori* from gastric cancer patients suggests infection with a single predominant strain. J Clin Microbiol, 1999, 37: 245 ~ 247

23　Enroth H, Nyren O, Engsterand L. One stomach — one strain. Does *Helicobacter pylori* strain variation influence disease outcome? Dig Dis Sci, 1999, 44: 102 ~ 107

24　Hua JS, Ng HC, Yeoh KG, et al. Predominance of a single strain of *Helicobacter pylori* in gastric antrum. Helicobacter, 1999, 4: 28 ~ 32

25　van der Ende A, Rauws EAJ, Feller M, et al. Heterogeneous *Helicobacter pylori* isolates from members of a family with a history of peptic ulcer disease. Gastroenterology, 1996, 111: 638 ~ 647

26　Fantry GT, Zheng QX, Darwin PE, et al. Mixed infection with cagA positive and cagA negative strains of *Helicobacter pylori*. Helicobacter, 1996, 1: 98 ~ 106

27　Weel JFL, van der Ende A. The interrelationship between cytotoxin – associated gene A, vacuolating cytotoxin, and *Helicobacter pylori* – related diseases. J Infect Dis, 1996, 173: 1171 ~ 1175

28　Fifura N, Vindigni C, Covacci A, et al. cagA positive and negative *Helicobacter pylori* strains are simultaneously present in the stomach of most patients with non – ulcer dyspepsia: relevance to historical damage. Gut, 1998, 42: 772 ~ 778

29　Kuo CH, Poon SK, Su YC, et al. Heterogeneous *Helicobacter pylori* isolates from H. pylori – infected couples in Taiwan. J Infect Dis, 1999, 180: 2064 ~ 2068

30　Ikezawa K, Kashimura H, Kojima M, et al. Pretreatment antimicrobial susceptibilities of paired gastric *Helicobacter pylori* isolates: antrum versus corpus. Helicobacter, 1999, 4: 218 ~ 221

31　Weel JFL, van der Hulst RWM, Gerrits Y, et al. Heterogeneity in susceptibility to metronidazole among *Helicobacter pylori* isolates from patients with gastritis or peptic ulcer disease. J Clin Microbiol, 1996, 34: 2158 ~ 2162

32　Wang WH, Wong BCY, Mukhopadhyay AK, et al. High prevalence of *Helicobacter pylori* infection with dual resistance to metronidazole and clarithromycin in Hong Kong. Aliment Pharmacol Ther, 2000, 14: 901 ~ 910

33　Flejou JF, Diomande I, Molas G, et al. Human chronic gastritis associated with non – *Helicobacter pylori* spiral organisms (*Gastrospirillum hominis*). Four cases and review of the literature. Gstroenterol Clin Biol, 1990, 14: 806 ~ 810

34　Queiroz DM, Cabral MM, Nogueira AM, et al. Mixed gastric infection by '*Gastrospirillum hominis*' and *Helicobacter pylori*. Lancet, 1990, 2: 507 ~ 508

35　Hilzenrat N, Lamoureux E, Weintrub I, et al. *Helicobacter heilmannii* – like spiral bacteria in gastric mucosal biopsies. Prevalence and clinical significance. Arch Pathol Lab Med, 1995, 119: 1149 ~ 1153

36　Stolte M, Wellens E, Bethke B, et al. *Helicobacter heilmannii* (formerly *Gastrospirillum hominis*) gastritis: an infection transmitted by animals. Scand J Gastroenterol, 1994, 29: 1061 ~ 1064

37　Marshall DG, Dundon WG, Beesley SM, et al. *Helicobacter pylori* — a conundrum of genetic diversity. Microbiology, 1998, 144: 2925 ~ 2939

38　Marshall DG, Chua A, Keeling PWN, et al. Molecular analysis of *Helicobacter pylori* populations in antral biopsies from individual patients using randomly amplified polymorphic DNA (RAPD) fingerprinting. FEMS Immunol Med Microbiol, 1994, 10: 317 ~ 324

39　Akopyants NS, Eaton KA, Berg DE. Adaptive mutation and cocolonization during *Helicobacter pylori* infection of gnotobiotic piglets. Infect Immun, 1995, 63: 116 ~ 121

40　Wang Y, Taylor DE. Natural transformation in *Campylobacter* species. J Bacteriol, 1990, 172: 949 ~ 955

41　Danon SJ, Eaton KA. Genetic exchange and spontaneous mutations leading to antibiotic resistance of Helicobacter pylori in vitro and in vivo. Gastroenterology, 1997, 112: A954

42　Danon SJ, Luria BJ, Mankoski RE, et al. RFLP and RAPD analysis of in vivo genetic interactions between strains of *Helicobacter pylori*. Helicobacter, 1998, 3: 254 ~ 259

43　Yamaoka Y, El – Zimaity HM, Gutierrez O, et al. Ralationship between the cagA 3' repeat region of *Helicobacter pylori*, gastric histology, and susceptibility to low pH. Gastroenterology, 1999, 117: 342 ~ 349

44　Cederbrant G, Kahlmeter G, Ljungh A. Proposed mechanism for metronidazole resistance in Helicobacter pylori. J Antimicrob Chemother, 1992, 29: 115 ~ 120

第二十四章 幽门螺杆菌耐药的分子机制

郑小丽[1]　许　乐[1]　王蔚虹[2]　胡伏莲[2]

[1]卫生部北京医院　[2]北京大学第一医院

幽门螺杆菌（*Helicobacter pylori*，下称 *H. pylori*）感染治疗的研究一直是 *H. pylori* 研究领域中的热点，随着治疗研究的深入，人们已经发现 *H. pylori* 根除的难度逐渐增加，其原因是 *H. pylori* 耐药株的发生率增加[1~3]。最近报道 *H. pylori* 耐药是全球性的，*H. pylori* 对甲硝唑和克拉霉素的耐药是 *H. pylori* 根除治疗失败的主要原因[4~8]。克拉霉素和甲硝唑及其他一些抗生素为什么耐药？下面就最近国内外对 *H. pylori* 耐药机制的研究进行概述。

一、幽门螺杆菌对克拉霉素的耐药性

克拉霉素为新一代大环内酯类药物，该药具有耐酸和能溶解于低 pH 的胃液中的特性，具有口服后生物利用度好，副作用少等优点。单一用药的 *H. pylori* 根除率为 42% ~54%，是目前已知抗生素中对 *H. pylori* 作用最强的药物之一[9]。因而，在近几年的抗 *H. pylori* 二联或三联治疗方案中将其作为主要药物。然而，对克拉霉素耐药的产生，使含克拉霉素治疗方案的疗效明显下降[10]。Du-cons 等[11]采用兰索拉唑 + 克拉霉素 + 阿莫西林的三联疗法，在克拉霉素敏感菌株根除率为 83%，而在其耐药菌株根除率仅为 20%。关于克拉霉素的原发耐药率各家报道不一致，但一般都在 10%以下。Bazzoli 等[12]报道，在根除治疗失败的病人，对克拉霉素的继发耐药率至少为 50%。因此，对克拉霉素的继发耐药比原发耐药更常见，也更应引起人们的重视。

该药的抗菌机制是药物穿透入菌体细胞内，与核糖体紧密结合，作用于 23S rRNA V 区的多肽转移酶环，抑制多肽转移酶，影响核糖体的移位过程，阻止肽链延长，从而抑制细菌蛋白质的合成。关于 *H. pylori* 对克拉霉素的耐药机制，Versalovic 等[13]首次发现 *H. pylori* 23S rRNA V 区上的点突变，与克拉霉素耐药性的产生有关，在所有受试的 12 株耐药菌中均有与大肠杆菌 23S rRNA 2058 和 2059 相对应位置上 A→G 的转换突变。不同的研究者对与克拉霉素耐药有关的 *H. pylori* 23S rRNA 点突变的两个位置记数不一致，包括：A2058 和 A2059，A2514 和 A2515，A2142 和 A2143，A2143 和 A2144 等[13~16]。Taylor 等[17]通过引物的延伸，以核苷酸 A 作为 *H. pylori* 23S rRNA 的 5'末端，将这两个与克拉霉素耐药有关的位置定为 A2142 和 A2143，但目前也有较多作者将这两个位置称为 A2143 和 A2144。除 A2142G 和 A2143G 突变外，Stone 等[18] 报道克拉霉素耐药也可由 A2142C 突变引起。Debets - Ossenkopp 等[19] 用定点诱变方法产生包括 A2142G、C、T 和 A2143G、C、T 突变的突变体，并且证明有 A2142G 和 A2143G 突变的菌株有较高的 MIC，更稳定的耐药性和更高的生长率，所以在克拉霉素耐药的临床 H. pylori 菌株，最常见的是 A2142G 和 A2143G 突变。H. pylori 23S rRNA 的点突变与克拉霉素耐药的不同水平有关，2142 位置突变的菌株的 MICs 高于 2143 位置突变的菌株的 MICs。Garcia - arata 等[20] 报道，有 A2143G 突变的菌株，克拉霉素的 MIC 从 ≤0.016 到 ≥256μg/ml，而在 2142 位置突变的所有菌株（A2142G 或 A2142C 突变），克拉霉素的 MIC 均 >256μg/ml。A2143G 突变的不同菌株，有较大的 MIC 范围，提示突变可能涉及一个或两个 23S rRNA 操纵子，单拷贝 23S rRNA 点突变可致耐药[21]，也有可能与另外的耐药机制有关。目前，其他的经典的大环内酯物的耐药机制，例如 rRNA 甲基化酶引起的大环内酯物失活；细菌膜渗透性下降，因而进入细菌的药物减少；大环内酯物排出泵引起的药物排出增加等[22]，这些机制还没有被确定，但是对 H. pylori 整个基因组序列的进一步了解，将对此有帮助。

Occhialini 等[23] 研究了 23S rRNA 突变对大环内酯物与 H. pylori 核糖体结合的影响。因为在不同的大环内酯物之间有交叉耐药，在他们的试验中使用放射物标记的红霉素。红霉素与敏感菌株的结合呈剂量依赖性增加，而其缺乏与耐药菌株的结合，说明缺乏结合性是耐药发生的机制。结合能力的缺乏可能是由于点突变后核糖体结构的改变。在 H. pylori 23S rRNA 基因的 2142、2143 位置的点突变与核糖体大环内酯物结合位点的构象改变之间有密切关系。以上结果提示点突变引起多肽转移酶环构象的局限的破坏，减少药物结合，从而引起对大环内酯物的耐药。

测序无疑是检测突变的最好方法，但是即使应用自动测序，也相当费时费力。由于 A2142G 和 A2143G 突变分别产生 Bsa I 和 Bbs I 的新酶切位点，因此可用 PCR 产物的限制性片段长度多态性（PCR - RFLP）检测这两种突变[24]。该方法较简便，可用于大环内酯类耐药的流行病学调查，但其不能检测 A2142C 突变。使用 3' 端错配引物的 PCR 可以检测 A2142C 突变[25]，其他检测突变的方法包括：PCR - 寡核苷酸连接分析（PCR - Oligonucleotide Ligation Assay）[26]，PCR/DNA 酶免疫测定（PCR/DNA enzyme immunoassay）[27]，优势同源双链形成分析（preferential homoduplex formation assay，PHFA）[28]，PCR 线性探针分析（PCR - LiPA）[29]。随着基因检测技术的不断发展进步，Real - time PCR 目前已经成为检测 H. pylori 耐药性的主要工具。Oleastro 等[30] 利用 Real - time PCR 快速准确地检测出 H. pylori 23S rRNA 上最常见的 3 种点突变：A2142C、A2142G 和 A2143G。他们检测了 200 例患者的组织样品，其中 157 例出现单一点突变；41 例出现 2 种点突变；而 1 例同时出现 3 种点突变。他们还同时进行 PCR - RFLP 对比，结果基本相同。Lascols 等[31] 分别利用组织培养技术、组织显微解剖技术和 Real - time PCR 技术对 196 例胃部组织样品进行检测，他们的准确率分别为 90.9%、87.9% 和 97.0%。

二、幽门螺杆菌对硝基咪唑类的耐药性

硝基咪唑类药物如甲硝唑和替硝唑，其杀菌活性不受胃内低 pH 的影响，且能在胃腔中浓集，具有较强抗 H. pylori 活性，因而成为抗 H. pylori 感染的主要药物之一。近几年，H. pylori 对硝基咪唑的耐药呈上升趋势，各地报道的甲硝唑耐药率有很大差异，西欧和美国的耐药率为 20%～45%，而在发展中国家的甲硝唑耐药率更高，达到 50% 左右[32]。硝基咪唑耐药的产生，严重影响 H. pylori 的根除。Thijs 等[33] 报道，奥美拉唑 + 阿莫西林 + 替硝唑的三联疗法对咪唑敏感菌株的 H. pylori 根除率为 95%，而对耐药菌株的根除率仅为 69%。硝基咪唑耐药的产生通常与以往对该药的使用有关，有的国家耐药率较高，可能是经常使用甲硝唑治疗厌氧菌和原虫感染，而所用剂量又不足以清除 H. pylori 的结果，这种药物对 H. pylori 生长的抑制将使耐药菌株增加或选择了耐药菌株。另外，女性的耐药率高于男性，可能是由于使用硝基咪唑治疗妇科感染的结果。

硝基咪唑是药物前体，需要在细胞内激活而起效。药物被动扩散进入细胞后，通过一个还原步

骤被代谢，其中该药作为电子受体[34～36]。在这个还原步骤中，*H. pylori* 有几个硝基还原酶起作用，其中 rdxA 基因编码的氧不敏感的 NADPH 硝基还原酶是最重要的。硝基咪唑还原后产生一个亚硝基衍生物，这个亚硝基衍生物不能被再氧化，推进其生成的 NADPH 硝基还原酶因此被称为氧不敏感的。该亚硝基衍生物引起 DNA 损伤和随后的细菌死亡，从而发挥抗菌作用。在其他的硝基还原酶作用下，硝基咪唑还原后生成毒性的阴离子自由基，并进一步形成超氧化物或亚硝基衍生物而发挥抗菌作用[37]。因为该阴离子自由基可以被再氧化，所以这些硝基还原酶称为氧敏感的。*H. pylori* 对硝基咪唑耐药性的产生，主要是由于细菌还原硝基能力的下降，无法获得足够低的氧化还原电位，使硝基咪唑还原而生成具有杀菌活性的代谢产物。

1998 年 Goodwin 等[38]首次阐明 Hp 对甲硝唑耐药的基因基础，他们指出 *H. pylori* 对甲硝唑耐药是由于编码氧不敏感的 NADPH 硝基还原酶的 rdxA 基因的突变失活。在他们的实验中发现：①一个功能性的 *H. pylori* 的 rdxA 基因可使通常对甲硝唑耐药的大肠杆菌成为敏感的；②用穿梭载体将 rdxA 基因导入甲硝唑耐药的 *H. pylori*，可使它产生对甲硝唑的敏感性；③用一个 rdxA∷camR 等位基因代替甲硝唑敏感 *H. pylori* 的 rdxA 基因可产生对甲硝唑的耐药性。来自混合感染的 *H. pylori* 菌株的配对 rdxA 基因相互之间有 1～3 个碱基替换，而不相关菌株的 rdxA 基因在 DNA 序列上有 5% 的不同，因此配对的甲硝唑敏感和耐药的 rdxA 基因的同一性证明 rdxA 失活是起始突变，而不是来自水平基因转移。Debets - Ossenkopp 等[39]也证明 *H. pylori* 的标准菌株 NCTC 11637 的耐药是由于 rdxA 基因的突变，而不是由于其他的基因的突变：如 KatA、fdx、fldA、recA、SodB。然而，与 Goodwin 等[38]发现的 rdxA 基因突变的类型不同，NCTC 11637 的 rdxA 失活是因为微小的 IS605 的插入和临近序列的清除。Tankovic 等[40]研究了法国与北非 *H. pylori* 菌株中 rdxA 基因突变与甲硝唑耐药的相关性，发现同一患者感染的耐药株与敏感株，其遗传学特征非常相似，而不同患者间耐药株与敏感株的基因型都很不同，这就表明 *H. pylori* 对甲硝唑的耐药是由于基因的突变引起，而不是其他菌株的混合感染。

在接受 rdxA 基因的突变为甲硝唑最重要的耐药机制前，还需研究更多的临床菌株。Jenks 等[41]建立感染甲硝唑敏感的 *H. pylori* 菌株 SS1 的鼠模型，并给予灌注甲硝唑，通过对甲硝唑的暴露而诱导对其耐药的菌株。对来自菌株 SS1 的一系列甲硝唑敏感和耐药菌株的 rdxA 基因进行测序发现，在 27 个甲硝唑耐药菌株中，25 个菌株的 rdxA 基因有 1～3 个移码或错义突变，而 10 个敏感的菌株均没有该突变，由此表明，甲硝唑耐药的形成通常与 rdxA 基因的突变失活有关。然而在两个表现耐药的菌株仍有与亲代相同的野生型 rdxA 基因，在这些菌株可能调节 rdxA 表达的基因有突变，或者存在其他的耐药机制。Kwon 等[42]研究表明 *H. pylori* 的甲硝唑耐药性还与 frxA 基因有关，他认为 rdxA 突变失活可导致细菌产生耐药，但 frxA 突变不能单独引起耐药，只能增强 *H. pylori* 对甲硝唑的耐药性，提高其最低抑菌浓度。Marais 等[43]认为 *H. pylori* 对甲硝唑耐药可能还存在其他机制，如：rdxA 和 frxA 基因表达调控、膜转运及 DNA 修复在某种程度上也可能导致耐药。国内有资料显示：*H. pylori* 由敏感株突变成耐药株之后，甲基琥珀酸、琥珀酸、D - 丙氨酸相关酶类活性降低；L - 岩藻糖、6 - 磷酸葡萄糖相关酶类活性增高，提示 *H. pylori* 耐药性与细菌的代谢状态及酶系统的变化有一定相关性[44]。胡伟玲等[45]发现甲硝唑和外膜的结合作用下降，可能会影响外膜对甲硝唑的渗透性，导致胞质中的甲硝唑浓度下降，从而出现耐药。

因为硝基咪唑的代谢产物是诱变的，所以它的使用导致包括 rdxA 基因在内的所有基因的突变频率增加，这快速诱导硝基咪唑耐药突变体的产生。而且，当存在硝基咪唑时，耐药的突变体比敏感菌株有生长优势[46]。所以硝基咪唑不仅诱导了导致其耐药的突变，而且选择了这些突变体，因而在使用包含硝基咪唑的治疗后很快出现 *H. pylori* 对硝基咪唑的耐药[47]。当没有抗生素时，耐药的细菌也没有生长的不利。耐药的突变体可以存活几十年，且经常与敏感菌共存。

耐药使含硝基咪唑的方案的疗效减少到何种程度，依赖于方案中的其他药物和治疗的时间[47]。耐药对含克拉霉素或四环素的方案的影响比对含阿莫西林的方案的影响要小；与标准的铋剂三联疗法相比，耐药对四联疗法的影响较小；治疗方案时间越长，则硝基咪唑耐药对治疗的影响越小。在含硝基咪唑的方案中，硝基咪唑对耐药菌株是否仍然有效，目前还不清楚。当硝基咪唑耐药时，应避免采用含该类药物的方案，如果采用含硝基咪唑的方案，则方案中应包含其他高效的药物。

虽然对硝基咪唑类耐药的 H. pylori 在世界各地的发生率都较高，但由于其耐药的分子机制可能存在很多原因，尚无法最终确定，因此还没有具体分子生物学方法直接检测对其耐药的 H. pylori。同时，又因为在甲硝唑敏感菌株中都有 rdxA 蛋白的表达，而在耐药株中却没有该蛋白的表达，所以，目前有人采用免疫印迹法检测该蛋白来间接确定 H. pylori 是否对甲硝唑敏感。Latham 等[48]将 rdxA 基因克隆到载体质粒 Pmal－c2 上后诱导表达，用亲和层析法得到净化的融合蛋白，并用它免疫兔子得到抗 rdxA 抗体，用免疫印迹法检测 17 株甲硝唑敏感菌株，均可得到一个相应 rdxA 蛋白的免疫复合物，而在 27 株耐药菌中有 25 株该免疫复合物缺失。

三、幽门螺杆菌对阿莫西林的耐药性

阿莫西林是用于治疗 H. pylori 感染的唯一 β－内酰胺药物，它对这种细菌的 MIC 非常低，通常 <0.03mg/l。其作用机制是与位于细菌细胞膜上的青霉素结合蛋白（Penicillin binding proteins，PBPs）紧密结合，抑制细菌细胞壁粘肽酶，从而阻碍细胞壁粘肽合成，使细菌胞壁缺损，菌体膨胀裂解。其对细菌的致死效应还包括触发细菌的自溶酶活性，缺乏自溶酶的突变株则表现出耐药。尽管在过去的 20 多年，阿莫西林广泛用于抗菌治疗，但 H. pylori 对阿莫西林耐药是最近才发现的，世界各地报道的耐药率都比较低，所以阿莫西林仍然是抗 H. pylori 的强效药物。

β－内酰胺抗生素的耐药通常是由于 β－内酰胺酶的合成，膜对药物通透性的改变以及青霉素结合蛋白的量或结构的改变而引起。然而阿莫西林耐药的 H. pylori 菌株没有检测到 β－内酰胺酶活性，说明 H. pylori 不是通过合成 β－内酰胺酶而产生耐药性。PBPs 突变是导致 H. pylori 对阿莫西林耐药的主要原因。Okamoto 等[49]研究韩国的 H. pylori 菌株发现，在阿莫西林敏感或耐药的 H. pylori 菌株中均存在三种 PBPs（66u 的 PBP1，63u 的 PBP2 和 60u 的 PBP3），而 PBP1 的突变在 H. pylori 耐药中起重要作用。Paul 等[50]发现阿莫西林耐药菌株有 PBP1 和 PBP2 突变，通过转染这些突变基因的 PCR 产物至抗生素敏感菌株，发现 PBP1 突变促使 H. pylori 对阿莫西林产生耐药，但单独 PBP1 突变不足以引起高水平耐药。Kwon 等[51]发现 PBP1A 羧基端的 10 个氨基酸突变以及细胞通透性改变可能是 H. pylori 对阿莫西林中、高度耐药的原因。总之，目前关于 H. pylori 对阿莫西林耐药机制的研究结果中，较为肯定的是 PBP1 基因突变使 PBP1 蛋白对阿莫西林的亲和力下降，但是具体的突变位点以及是否存在其他机制尚待于进一步研究。

四、幽门螺杆菌对喹诺酮类的耐药性

喹诺酮类药物包括环丙沙星、左氧氟沙星、莫西沙星等。徐光辉等[52]分别用奥美拉唑、左氧氟沙星及呋喃唑酮和奥美拉唑、阿莫西林及甲硝唑治疗十二指肠溃疡，H. pylori 根除率分别为 84.8% 和 82.0%，说明今后可以将喹诺酮类抗生素作为根除 H. pylori 的一线治疗或失败后的补救治疗的药物之一。喹诺酮类主要抑制 DNA 旋转酶和拓扑异构酶Ⅳ而产生抗菌活性。DNA 旋转酶使超螺旋的 DNA 松弛，并将负超螺旋引入 DNA，使细菌的染色体保持在负超螺旋状态。除此以外，该酶参与了 DNA 复制、重组和转录过程。DNA 旋转酶由 gyrA 基因编码的 2 个 A 亚单位和 gyrB 基因编码的 2 个 B 亚单位组成。作为细胞复制所必需的酶，DNA 旋转酶很明显是抗生素的靶酶。H. pylori 对喹诺酮类的耐药机制主要与其靶酶 DNA 旋转酶亚单位（gyrA，gyrB）喹诺酮类药物耐药决定区（QRDR）基因突变有关。Moore 等[53]对 gyrA 基因进行克隆和测序发现，在 11 个环丙沙星耐药的突变株中，有 10 个分别存在以下 4 种类型的突变：第 87 位氨基酸的 Asn 被 Lys 取代，第 88 位氨基酸的 Ala 被 Val 取代，第 91 位氨基酸的 Asp 被 Gly、Asn 或 Tyr 取代，第 91 和 97 位氨基酸的双重取代，即 Ala 被 Val 替换，最常见的是 91 位氨基酸的改变。使用耐药菌株的 gyrA 基因的扩

增片段作为供体 DNA，可使敏感菌株产生对环丙沙星的耐药性。以上结果表明 *H. pylori* 对喹诺酮的耐药主要是由于 gyrA 基因的改变[54~56]。

五、幽门螺杆菌对四环素的耐药性

四环素是一类治疗 *H. pylori* 感染的比较价廉有效的药物，在欧美，四环素类药一般广泛应用于三联疗法失败后的补救治疗中，效果比较显著，但近 10 年 *H*p 对四环素的耐药率也逐渐上升，但大多在 5% 左右。该药经细胞外膜蛋白弥散及通过细胞内膜上能量依赖性转移系统进入细胞内，与核糖体 30S 亚单位 A 位特异性结合，阻止氨基酰 – tRNA 与核糖体联结，从而抑制肽链延长和蛋白合成。目前认为其耐药机制与 *H. pylori* 16S rRNA 序列中的突变有关。Glocker 等[57]采用实时定量 PCR 技术发现耐药菌株 *H. pylori* 16S rRNA 序列中的突变包括：AGA926 – 928TTC，AGA926 – 928TGC，AGA926 –928ATC，AGA926 – 928TTA，AGA926 – 928GTA，AGA926 – 928GGC，AGA926 –928ATA。其中以三个碱基对同时突变（AGA926 – 928TTC）的抑菌浓度最高，提示其突变对耐药起重要作用。Gerrits 等[58]报道 *H. pylori* 16S rRNA 上的三碱基突变 AGA – TTC（926 – 928）会引起高水平的四环素耐药，而单个或两个碱基的突变则只会引起中低水平的耐药性。Wu 等[59]发现全部研究的 41 株四环素耐药菌株不论存在 16S rRNA 突变与否，均显示细菌中药物的减少，提示四环素耐药是多因素造成的，包括基因突变与膜通透性的改变。

参考文献

1 Onder G，Aydin A，Akarca U，et al. High *Helicobacter pylori* resistance rate to clarithromycin in Turkey. Journal of Clinical Gastroenterology，2007，41：747～750

2 Fischbach L，Evans EL. Meta – analysis：the effect of antibiotic resistance status on the efficacy of triple and quadruple first – line therapies for *Helicobacter pylori*. Alimentary Pharmacology & Therapeutics，2007，26：343～357

3 Zullo A，Perna F，Hassan C，et al. Primary antibiotic resistance in *Helicobacter pylori* strains isolated in northern and central Italy. Alimentary Pharmacology & Therapeutics，2007，25：1429～1434

4 成虹，胡伏莲. 幽门螺杆菌耐药性对其根除治疗影响的研究. 中华医学杂志，2006，86：2679～2682

5 Bruce MG，Bruden DL，McMahon BJ，et al. Alaska sentinel surveillance for antimicrobial resistance in *Helicobacter pylori* isolates from Alaska native persons，1999～2003. Helicobacter，2006，11：581～588

6 Aydin A，Onder GF，Akarca US，et al. The efficacy of two – week therapy with ranitidine bismuth citrate，amoxicillin and clarithromycin on *Helicobacter pylori* eradication in clarithromycinresistant and – sensitive cases. Turkish Journal of Gastroenterology，2005，16：203～206

7 Lee JH，Shin JH，Roe IH，et al. Impact of clarithromycin resistance on eradication of *Helicobacter pylori* in infected adults. Antimicrobial Agents & Chemotherapy，2005，49：1600～1603

8 胡伏莲. 重视幽门螺杆菌耐药株的研究. 中华医学杂志，2000，80：805～806

9 戴宁，钱可大，唐训球. 幽门螺杆菌对抗菌药物的耐药性. 中华消化杂志，1998，18：48～49

10 Goddard AF，Logan RP. Antimicrobial resistance and *Helicobacter pylori*. J Antimicrob Chemother，1996，37：639～643

11 Ducons JA，Santolaria S，Guirao R，et al. Impact of clarithromycin resistance on the effectiveness of a regimen for *Helicobacter pylori*：a prospective study of 1 – week lansoprazole，amoxycillin and clarithromycin in active peptic ulcer. Aliment Pharmacol Ther，1999，13：775～780

12 Bazzoli F，Berretti D，De – Luca – L，et al. What can be learnt from the new data about antibiotic resistance? Are there any practical clinical consequences of *Helicobacter pylori* antibiotic resistance?. Eur J Gastroenterol Hepatol，1999，11：S39～42；discussion S43～45

13 James Versalovic，Dee shortridge，Kirsten Kibler，et al. Mutations in 23S rRNA are associated with clarithromycin resistance in *Helicobacter pylori*. Antimicrob Agents Chemother，1996，40：477～480

14 Occhialini A，Urdaci M，Doucet – Populair H，et al. *Helicobacter pylori* resistance to macrolides：confirmation of point mutation and detection by PCR – RFLP. Gut，1996，39：A9

15 Stone GG，Shortridge D，Versalovic J，et al. Clarithromycin – resistant *Helicobacter pylori* prevalence of 23S rRNA gene mutations from European and Argentinian clinical trials. Gut，1996，39：A9

16 Versalovic J，Osato M，Spakovsky K，et al. 23S gene mutations in *H. pylori*：the A2058G mutation is most prevalent and associated with high level clarithromycin resistance. Gut，1996，39：A9

17 Taylor D E，Ge Z，Purych D，et al. Cloning and sequence analysis of two copies of a 23S rRNA gene from Helicobacter pylori and association of clarithromycin resistance with 23S rRNA mutations. Antimicrob Agents Chemother，1997，41：2621 ~ 2628

18 Stone GG，Shortridge D，Flamm RK，et al. Identification of a 23S rRNA gene mutation in clarithromycin – resistant *Helicobacter pylori*. Helicobacter，1996，1：227 ~ 228

19 Debets – Ossenkopp YJ，Brinkman AB，Kuipers EJ，et al. Explaining the bias in the 23S rRNA gene mutations associated with clarithromycin resistance in clinical isolates of *Helicobacter pylori*. Antimicrob Agents Chemother，1998，42：2749 ~ 2751

20 M. Isabel Garcia – arata，Fernando Baquero，Luis de Rafael，et al. Mutations in 23S rRNA in *Helicobacter pylori* conferring resistance to erythromycin do not always confer resistance to clarithromycin. Antimicrob Agents Chemother，1999，43：374 ~ 376

21 Hultén K，Gibreel A，skÖld O，et al. Macrolide resistance in *Helicobacter pylori*：mechanism and stability in strains from clarithromycin – treated patients. Antimicrob Agents Chemother，1997，41：2550 ~ 2553

22 Weisblum B. Erythromycin resistance by ribosome modification. Antimicrob Agents Chemother，1995，39：577 ~ 585

23 Alessandra Occhialini，Maria Urdaci，Florence Doucet – Populaire，et al. Macrolide resistance in Helicobacter pylori：rapid detection of point mutations and assays of macrolide binding to ribosomes. Antimicrob Agents Chemother，1997，41：2724 ~ 2728

24 Szczebara F，Dhaenens L，Vincent P，et al. Evaluation of rapid molecular methods for detection of clarithromycin resistance in *Helicobacter pylori*. Eur J Clin Microbiol Infect Dis，1997，16：162 ~ 164

25 Teresa Alarcon，Diego Domingo，Nuria Prieto，et al. PCR using 3′ – mismatched primers to detect A2142C mutation in 23S rRNA conferring resistance to clarithromycin in *Helicobacter pylori* clinical isolates. J Clin Microbiol，2000，38：923 ~ 925

26 Stone GG，Shortridge D，Versalovic J，et al. A PCR – oligonucleotide ligation assay to determine the prevalence of 23S rRNA gene mutations in clarithromycin – resistant *Helicobacter pylori*. Antimicrob Agents Chemother，1997，41：712 ~ 714

27 Marais A，Monteiro L，Occhialini A，et al. Direct detection of *Helicobacter pylori* resistance to macrolides by a polymerase chain reaction/DNA enzyme immunoassay in gastric biopsy specimens. Gut，1999，44：463 ~ 467

28 Shin Maeda，Haruhiko Yoshida，Hironari Matsunaga，et al. Detection of clarithromycin – resistant *Helicobacter pylori* strains by a preferential homoduplex formation assay. J Clin Microbiol，2000，38：210 ~ 214

29 Leen – Jan van Doorn，Yvette J. Debets – Ossenkopp，Armelle Marais，et al. Rapid detection，by PCR and reverse hybridization，of mutations in the *Helicobacter pylori* 23S rRNA gene，associated with macrolide resistance. Antimicrob Agents Chemother，1999，43：1779 ~ 1782

30 Oleastro M，Ménard A，Santos A，et al. Real – time PCR assay for rapid and accurate detection of point mutations conferring resistance to clarithromycin in *Helicobacter pylori*. J Clin Microbiol，2003，41：397 ~ 402

31 Lascols C，Lamarque D，Costa JM，et al. Fast and accurate quantitative detection of *Helicobacter pylori* and identification of clarithromycin resistance mutations in *H. pylori* isolates from gastric biopsy specimens by real – time PCR. Journal of Clinical Microbiology，2003，41：4573 ~ 4577

32 Gerrits MM，van der Wouden EJ，Bax DA，et al. Role of the rdxA and frxA genes in oxygen – dependent metronidazole resistance of *Helicobacter pylori*. Journal of Medical Microbiology，2004，53：1123 ~ 1128

33 Thijs JC，Van – Zwet AA，Thijs WJ，et al. One – week triple therapy with omeprazole，amoxycillin and tinidazole for *Helicobacter pylori* infection：the significance of imidazole resistance. Aliment Pharmacol Ther，1997，11：305 ~ 309

34　Ings RMJ，McFadzean JA，Omerod WE．The mode of action of metronidazole in Trichomonas vaginalis and other micro－organisms．Biochem Pharmacol，1974，23：1421～1429

35　Rosenblatt JE，Edson RS．Metronidazole．Mayo Clin Proc，1987，62：1013～1017

36　Muller M．Mode of action of metronidazole on anaerobic bacteria and protozoa．Surgery，1983，93：165～171

37　Edwards DI．Nitroimidazole drugs－action and resistance mechanisms．I．Mechanisms of action．J Antimicrob Chemother，1993，31：9～20

38　Avery Goodwin，Dangeruta Kersulyte，Gary Sisson，et al．Metronidazole resistance in Helicobacter pylori is due to null mutations in a gene（rdxA）that encodes an oxygen－insensitive NADPH nitroreductase．Molecular Microbiology，1998，28：383～393

39　Yvette J．Debets－Ossenkopp，Raymond G．J．Pot，David J．van Westerloo，et al．Insertion of mini－IS605 and deletion of adjacent sequences in the nitroreductase（rdxA）gene cause metronidazole resistance in Helicobacter pylori NCTC 11637．Antimicrob Agents Chemother，1999，43：2657～2662

40　Tankovic J，Lamarque D，Delchier JC，et al．Frequent association between alteration of the rdxA gene and metronidazole resistance in French and North African isolates of Helicobacter pylori．Antimicrobial Agents & Chemotherapy，2000，44：608～613

41　Jenks PJ，Ferrero RL，Labigne A．The role of the rdxA gene in the evolution of metronidazole resistance in Helicobacter pylori．J Antimicrob Chemother，1999，43：753～758

42　Kwon DH，El－Zaatari FA，Kato M，et al．Analysis of rdxA and involvement of additional genes encoding NAD（P）H flavin oxidoreductase（FrxA）and ferredoxin－like protein（FdxB）in metronidazole resistance of Helicobacter pylori．Antimicrobial Agents & Chemotherapy，2000，44：2133～2142

43　Marais A，Bilardi C，Cantet F，et al．Characterization of the genes rdxA and frxA involved in metronidazole resistance in Helicobacter pylori．Research in Microbiology，2003，154：137～144

44　姜葵，张建中，潘国宗．幽门螺杆菌对甲硝唑耐药机制的探讨．中华消化杂志，2000，20：368～370

45　胡伟玲，戴宁，朱永良．幽门螺杆菌外膜和甲硝唑的结合与耐药性的关系．世界华人消化杂志，2002，10：1054～1055

46　Tylor NS，Fox JG，Akopyants NA，et al．Long－term colonization with single and multiple strains of Helicobacter pylori assessed by DNA fingerprinting．J Clin Microbiol，1995，33：918～923

47　E．J．Van Der Wouden，J．C．Thijs，A．A．Vanzwet，et al．Review article：nitroimidazole resistance in Helicobacter pylori．Aliment Pharmacol Ther，2000，14：7～14

48　Latham SR，Owen RJ，Elviss NC，et al．Differentiation of metronidazole－sensitive and－resistant clinical isolates of Helicobacter pylori by immunoblotting with antisera to the RdxA protein．Journal of Clinical Microbiology，2001，39：3052～3055

49　Okamoto T，Yoshiyama H，Nakazawa T，et al．A change in PBP1 is involved in amoxicillin resistance of clinical isolates of Helicobacter pylori．J Antimicrob Chemother，2002，50：849～856

50　Paul R，Postius S，Melchers K，et al．Mutations of the Helicobacter pylori genes rdxA and pbp1 cause resistance against metronidazole and amoxicillin．Antimicrob Agents Chemother，2001，45：962～965

51　Kwon DH，Dore MP，Kim JJ，et al．High－level beta－lactam resistance associated with acquired multidrug resistance in Helicobacter pylori．Antimicrob Agents Chemother，2003，47：2169～2178

52　徐光辉，凌国敏．两种方案治疗十二指肠溃疡幽门螺杆菌感染的临床分析．临床荟萃，2005，20：19～21

53　Moore RA，Beckthold B，Wong S，et al．Nucleotide sequence of the gyrA gene and characterization of ciprofloxacin－resistant mutants of Helicobacter pylori．Antimicrob Agents Chemother，1995，39：107～111

54　Miyachi H，Miki I，Aoyama N，et al．Primary levofloxacin resistance and gyrA/B mutations among Helicobacter pylori in Japan．Helicobacter，2006，11：243～249

55　Cattoir V，Nectoux J，Lascols C，et al．Update on fluoroquinolone resistance in Helicobacter pylori：new mutations leading to resistance and first description of a gyrA polymorphism associated with hypersusceptibility．International Journal of Antimicrobial Agents，2007，29：389～396

56　Bogaerts P，Berhin C，Nizet H，et al．Prevalence and mechanisms of resistance to fluoroquinolones in Helicobacter py-

lori strains from patients living in Belgium. Helicobacter, 2006, 11: 441~445

57　Glocker E, Berning M, Gerrits MM, et al. Real – time PCR screening for 16S rRNA mutations associated with resistance to tetracycline in Helicobacter pylori. Antimicrob Agents Chemother, 2005, 49: 3166~3170

58　Gerrits MM, Berning M, Van – Vliet AH, et al. Effects of 16S rRNA gene mutations on tetracycline resistance in Helicobacter pylori. Antimicrob Agents Chemother, 2003, 47: 2984~2986

59　Wu JY, Kim JJ, Reddy R, et al. Tetracycline – resistant clinical Helicobacter pylori isolates with and without mutations in 16S rRNA – encoding genes. Antimicrob Agents Chemother, 2005, 49: 578~583

第二十五章　主动外排泵外膜蛋白基因 hefA 与幽门螺杆菌多重耐药研究

刘志强　郑鹏远

郑州大学第二附属医院

一、引言

随着抗生素的广泛大量的使用，细菌的耐药性及耐药水平越来越高，病原菌对常用抗生素如 β - 内酰胺类、氨基糖苷类和喹诺酮类药物的耐药性尤为突出，给疾病的治疗和临床用药造成诸多困难。抗生素作用机制主要是通过干扰细菌核酸的合成、抑制核糖体的功能、抑制细胞壁的合成及叶酸的代谢等。细菌对抗生素的耐药机制包括遗传学机制和生化机制[1~2]：①遗传学机制包括细菌先天固有耐药和染色体突变或获得新的脱氧核糖核酸分子。②生化机制是指细菌获得性耐药或质粒介导的耐药。主要包括：产生 β - 内酰胺酶、乙酰基转移酶、腺苷酸酶、磷酸化酶、拓扑异构酶等对药物的灭活作用；依靠菌膜的特性降低药物的通透性，改变抗生素作用的靶位；缩短与药物结合的时间；产生药物代谢的旁路；大量产生青霉素结合蛋白（PBP）降低抗生素的亲和力；产生抗生素导出泵。必须引起注意的是，近年发现的能引起多重药物耐受（multidrug resistance，MDR）的外排泵系统在临床耐药中扮演越来越重要的角色。

二、细菌的主动外排系统

细菌药物外排泵是能将有害底物排出菌体外的一组转运蛋白，是细菌适应环境的表现，作为一种细菌耐药机制，细菌外排泵在 20 世纪 80 年代中期就引起了科学家们的注意。外排泵广泛存在于自然界中，在革兰阳性菌、革兰阴性菌和真核细胞中都可见到，如大肠杆菌、铜绿假单胞菌、金黄色葡萄球菌及枯草芽孢杆菌等。其主要作用是：控制细胞内营养平衡，分泌蛋白质，排除外来有害物质（包括抗生素）。外排泵具有一个重要的特征，即能泵出结构相似性很小的底物，如常见的外排泵 AcrAB - TolC，其底物包括抗生素、去污剂和染料等[3]。目前已知，所有细菌的基因组都包括几套不同的药物外排泵基因，在这些基因中，有 5% ~10% 的基因与转运蛋白有关，而其中大部分基因又可以编码外排泵蛋白。细菌药物外排泵可通过两条途径促使细菌产生耐药性：①对在一定抗生素浓度下的细菌起到保护作用；②为存活下来的细菌进一步获得特异性耐药（如药物靶位突变）提供机会。细菌转运体系统相当复杂，Putman 等[4,5]从细菌转运体进化与功能角度对转运体进行分类。与细菌多重抗生素耐药性有关的主动外排泵系统主要归于以下 5 个家族/类：①ATP 结合盒转运体类（ATP – binding cassettes［ABC］transporters，即 ABC 类）；②主要易化因子家族（Major facilitator superfamily，MFS 类）；③药物与代谢物转运体家族（Drug/Metabolite transporter［DMT］superfamily），此类外排转运体中与细菌耐药性相关的是一类"小多重耐药性（Small multidrug resistance，SMR 类）"外排泵；④多重药物与毒物外排家族（Multidrug and toxic compound extrusion［MATE］）；⑤耐受 – 生节 – 分裂家族（Resistance – Nodulation – Division［RND］family，RND 类）。以上各类转运体中，除 ATP 结合盒转运体类以 ATP 作为能源外排药物外，其余各类均以质子驱动力为能量并形成质子与药物的反转运体（Antiporters），即质子与药物在转运过程中，质子进入胞内而药物被排至胞外，原核生物以后者为主。AcrAB – TolC 系统是大肠埃希菌产生多药耐药性最重要的系统之一，属于质子依赖型。尽管细菌药物主动外排转运体种类众多，但是目前研究显示 RND 类的主动外排泵系统与细菌多重耐药性形成密切相关。

RND 类的主动外排泵系统与细菌多重耐药性形成密切相关，特别是在革兰阴性菌 MDR 中起重要作用。RND 多重药物主动外排系统，是由三个蛋白组成成分形成的蛋白复合体，即质膜主动转运体位于细菌质膜（内膜），并与系于质膜的膜融合蛋白（Membrane fusion proteins，MFP）及位于细菌外膜的但延伸向质膜的细菌外膜因子（Outer membrane factor，OMF）一起形成转运复合体，以达到有效外排药物的功能。RND 主动外排系统中三个蛋白成分中任一蛋白的功能缺陷都会导致外排功能的失活。已经研究较深入的 RND 药物转运复合体有铜绿假单胞菌的 MexA – MexB OprM 系统[6]和大肠杆菌的 AcrA – AcrB – TolC 系统[7~8]等，见图 25 – 1。

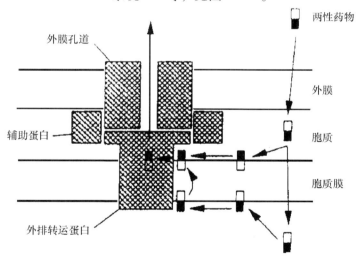

图 25 – 1　RND 类的主动外排泵系统作用机制

三、幽门螺杆菌中外排泵研究进展

细菌对抗生素产生耐药的可能内在机制包括药物吸收的减少和外排的增加。其多重耐药形成的原因主要与细菌中存在主动外排系统有关。该系统能够主动将扩散进细菌细胞中的抗菌药物泵出细胞外，从而使细菌获得耐药性。由于这种系统的转运底物大多非常广泛，而且，同一株细菌中可存在多种主动外排系统，因此，该系统可导致细菌产生对各种结构完全不同的抗菌药物的耐药，即多重耐药（multidrug resistance，MDR）。研究显示，在革兰阴性菌多重耐药中 RND 类主动外排系统起重要作用，大肠杆菌产生多重耐药性主要与 AcrAB – RND 类外排系统有关；如果使该系统失活，则菌株即从多重耐药状态转变为敏感状态。目前，针对幽门螺杆菌（Helicobacter pylori，下称 H. pylori）临床耐药现状，对 H. pylori 中主动外排系统进行研究以明确其在耐药中的作用，具有重要意义。目前，国内外对 H. pylori 中外排泵蛋白结构、作用机理、编码基因及其调控机制研究较少。

1999 年，Johnson and Church[9] 在 *H. pylori* 中鉴定了 2 个 TolC 同源的编码外排泵外膜蛋白基因：*H. pylori*605，*H. pylori*1489。2000 年，Bina 等[10] 在 *H. pylori*11637 菌株中发现只存在三种编码 RND 外排泵系统同源基因，命名为 hefABC、hefDEF、hefGHI，分别对应于 *H. pylori*26695 菌株中的 ORFs *H. pylori*0605 – *H. pylori*0607，*H. pylori*0971 – *H. pylori*0969 和 *H. pylori*1326 – *H. pylori*1329；*H. pylori*J99 中的 ORFs *H. pylori*552 – *H. pylori*554，*H. pylori*905 – *H. pylori*903 和 *H. pylori*1246 – *H. pylori*1249。与大肠杆菌 AcrAB – TolC 系统相对应，其中 hefA、hefD、hefG 编码外膜因子蛋白，hefB、hefE、hefH 编码膜融合蛋白，hefC、hefF、hefI 编码质膜主动转运体。基因表达的分析显示，hefABC、hefDEF 可在体内及体外表达，而 hefGHI 只在体内表达。他们通过敲除相应编码质膜主动转运体 hefC、hefF、hefI 结构基因及用质子动力解偶联剂氰氯苯腙（carbonyl cyanide m – chlorophenylhydrazone，CCCP）抑制外排泵，分别做药敏试验分析。得出结论认为 hefABC – RND 系统在 *H. pylori* 对多种抗生素耐药的内在机制中不起作用。

2004 年 Apweiler 等[11] 报道，在 *H. pylori*26695 基因组中共有 27 个外排泵质膜主动转运体基因，分属于 ABC 类，MFS 类，RND 类，MATE 类质膜主动转运体，只存在 4 种 TolC 同源的编码外膜蛋白基因（*H. pylori*0605，*H. pylori*0971，*H. pylori*1327 和 *H. pylori*1489）。2005 年，van Amsterdam 等[12] 用插入基因突变法，单个敲除一个外膜蛋白基因，或同时敲除两个编码外膜蛋白基因（*H. pylori*0605，*H. pylori*0971），以排除不同外排泵间作用的重叠，来比较野生株 *H. pylori*1061 和外排泵基因突变株对不同抗生素的敏感性差别，发现 5 种单个外排基因敲除株和野生株 *H. pylori*1061 对氯霉素、琥乙红霉素、庆大霉素、四环素、甲氧苄氨嘧啶、万古霉素的敏感性相同，而 *H. pylori*0605 突变株比野生株 *H. pylori*1061 对新生霉素、脱氧胆酸更敏感，*H. pylori*1489 和 *H. pylori*1184 突变株比野生株 *H. pylori*1061 对染料、溴化乙啶敏感性增加，同时敲除两个编码基因（*H. pylori*0605，*H. pylori*0971）和 *H. pylori*0605 突变株一样对新生霉素、脱氧胆酸更敏感，另外 *H. pylori*0605，*H. pylori*0971 双突变株比野生株 *H. pylori*1061 对甲硝唑敏感性增加（单一突变株和野生株 *H. pylori*1061MIC >256μg/ml，而双突变株 MIC8μg/ml）。在比较对甲硝唑敏感性试验时，他们对各组 rdxA and frxA 基因进行了分析，以排除 rdxA and frxA 基因突变产生的耐药影响。据此，他们认为外排泵的存在介导了 *H. pylori* 对甲硝唑耐药，且外排泵在 *H. pylori* 对抗生素耐药机制中起重要作用。

2005 年，Amy Kutschke 等[13] 利用 2 倍连续微稀释法测定了野生株 AR*H. pylori*80 和它的 3 种含有 RND 类编码质膜主动转运体基因（hefC，hefF，hefI）突变株对 20 种抗生素的最低抑菌浓度（MIC）。发现 hefC 基因突变株和野生株 AR*H. pylori*80 的 MIC 相比，20 种抗生素中有 9 种抗生素 MIC 降低了 8 倍以下。而 hefF、hefI 突变株 MIC 变化无统计学意义。他们又用荧光检测法，检测了用质子动力抑制剂 CCCP 抑制外排泵后，野生株 AR*H. pylori*80 中溴化乙啶集聚量和 hefC 基因突变株相比较，发现外排泵抑制后，野生株 AR*H. pylori*80 中溴化乙啶集聚量达到了 hefC 基因突变株集聚水平。结论为 *H. pylori* 和其他革兰阴性菌一样存在对多药耐药的外排泵，在对抗生素耐药中发挥作用。

鉴于亚洲 *H. pylori* 菌株在生物学性状与欧美地区 *H. pylori* 菌株存在诸多不同[14]，我们采用中国 *H. pylori* 菌株，以 *H. pylori* 的外膜通道蛋白的编码基因 hefA（*H. pylori*0605）为研究对象，进行了 *H. pylori* 临床分离株在此抑菌浓度下的氯霉素耐药性诱导试验[15]，首次建立了 *H. pylori* 的多药耐药性诱导试验模型。因纸片扩散法敏感性差，可能导致阴性的药敏结果的产生[10]，我们采用琼脂二倍稀释法测定抗生素对菌株的 MIC。结果显示，经氯霉素诱导后的 6 株敏感株 *H. pylori*，在对氯霉素产生耐药的同时，也产生了对结构和作用机制不同的四环素、环丙沙星、甲硝唑、琥乙红霉素、青霉素 G 5 种抗生素不同程度的耐药，诱导耐药株对 5 种抗生素的 MIC 值比诱导前敏感株增加了 4 倍以上，提示外排泵的存在[12]（表 25 –1）。本实验中 4 株菌未诱导出对琥乙红霉素较高浓度的耐药，可能原因为与其他革兰阴性菌不同[16~18]，RND 类外排系统在 *H. pylori* 中有着不同的底物特异性。

表 25 - 1　氯霉素诱导株的 *H. pylori* 多重耐药性比较（mg/L）

菌株	处理	甲硝唑	琥乙红霉素	环丙沙星	四环素	青霉素 G
03154	诱导前 MIC（mg/L）	0.125	0.125	0.25	0.25	0.125
	诱导后 MIC 提高倍数	8 ×	4 ×	4 ×	8 ×	16 ×
12025	诱导前 MIC（mg/L）	2.0	0.0625	0.125	0.03	0.0625
	诱导后 MIC 提高倍数	16 ×	2 ×	8 ×	4 ×	16 ×
12021	诱导前 MIC（mg/L）	4.0	0.125	0.25	0.125	0.0625
	诱导后 MIC 提高倍数	16 ×	1 ×	16 ×	8 ×	8 ×
11032	诱导前 MIC（mg/L）	1.0	0.0625	0.0625	0.0625	0.25
	诱导后 MIC 提高倍数	8 ×	4 ×	4 ×	16 ×	16 ×
03174	诱导前 MIC（mg/L）	0.5	0.125	0.25	0.125	0.125
	诱导后 MIC 提高倍数	8 ×	1 ×	8 ×	4 ×	32 ×
11637	诱导前 MIC（mg/L）	0.5	0.0625	0.125	0.03	0.25
	诱导后 MIC 提高倍数	4 ×	2 ×	4 ×	8 ×	16 ×

　　经实时定量 PCR 对其外排泵 *hefABC* 结构基因中编码外膜通道蛋白基因 *hefA* 的 mRNA 表达量进行定量，5 株敏感野生株和 *H. pylori*11637 中均可检测出不同程度的 *hefA*mRNA 表达，相对表达量为 2.6356 ± 1.7245；其相对应的氯霉素诱导后多药耐药株中亦可检测出 *hefA*mRNA 的表达，其相对表达量为 5.8466 ± 2.9370，显示在多药耐药株中表达量明显高于野生敏感株（*P* = 0.033）（图 25 - 2）。

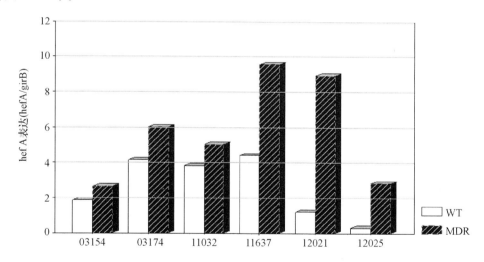

图 25 - 2　*hefA* 在野生株和多药耐药株中的表达
WT：野生敏感株　MDR：多重耐药株

　　我们通过基因敲除技术，敲除中国临床分离株 *H. pylori*LZ1026 的 *hefA* 基因，使 *H. pylori* 中 *hefABC* - RND 外排系统功能失活，并测定敲除前后对多种抗生素的 MIC，显示敲除后 △*H. pylori*LZ1026 对 10 种抗生素中的 4 种敏感性明显增加，进一步证实 *hefA* 基因在 *H. pylori* 多重耐药产生机制中起重要作用。△*H. pylori*LZ1026 对其他 6 种抗生素敏感性与敲除前相比未显示增加，可能因为 *H. pylori* 中除了 *hefABC* 外排系统，还有其他外排机制的存在[4]（表 25 - 2）。

表 25 - 2 抗生素对 hefA 基因敲除前后 *H. pylori* 的 MIC 比较（mg/L）

抗生素	*H. pylori* LZ1026 野生株	*H. pylori* LZ1026 △hefA
阿莫西林	0.0625	0.0625
头孢他定	0.5	0.25
萘啶酸	32	32
庆大霉素	0.5	**0.0625**
多粘霉素 B	16	16
克拉霉素	0.125	**0.015**
氟哌酸	1.25	0.625
环丙沙星	0.25	0.25
头孢噻肟	0.5	**0.015**
氯霉素	2.0	**0.125**

  本研究发现，对 20 株临床分离幽门螺杆菌 *hefABC* 基因进行扩增显示，未见 *hefA* 基因缺失株，证明外排泵在幽门螺杆菌中普遍存在。本研究表明[19,20]，外排泵在 *H. pylori* 多重耐药中起重要作用，介导了 *H. pylori* 多药耐药株的产生。

  外排泵在敏感菌株之间不表达或表达量很低，在接触抗生素之后，表达量明显增加，从而对在一定抗生素浓度下的细菌起到保护作用，为存活下来的细菌进一步获得特异性耐药（如药物靶位突变）提供机会，产生具有临床意义的多重耐药株。多重耐药机制纷繁复杂，可以是多重单耐药机制共同作用，也可单纯由主动外排泵作用造成多重耐药；多重耐药性外排泵也可和其他耐药机制如基因位点的突变等机制协同作用，共同提高 *H. pylori* 的耐药性，可能导致高水平耐药株的产生。目前主动外排机制在 *H. pylori* 多重耐药中的作用已受到人们的重视，为探讨解决该问题的有效措施，对耐药株主动外排泵调控机制进行研究，可以从基因水平阻遏蛋白的过高表达，有助于提高临床治疗 *H. pylori* 的疗效；或者对主动外排泵底物特异性的研究，可指导临床选用不能外排的药物进行治疗，提高 *H. pylori* 的防治水平并开发具有临床价值的外排泵抑制剂，用于治疗主动外排泵引起的多重耐药。

参考文献

1 Hancock RE. Resistence mechanism in *Pseudomonas aeruginosa* and other nonfermentative gram - negative bacterial. Clin infect Dis. 2001, 27（suppl）: 93 ~ 99

2 J Mcmanus MC. Mechanism of bacterial resistance to antimicrobial agent. AM J health Syst Pharm. 1997, 54（12）: 1420 ~ 1433

3 Li XZ, Hiroshi Nikaido. Efflux - mediated drug resistance in bacteria. Drugs 2004, 64（2）: 159 ~ 204

4 Putman M, van Veen HW, Konings WN. Molecular properties of bacterial multidrug transporters. Microbiol Mol Biol Rev, 2000, 64: 672 ~ 693

5 Zgurskaya HI, Krishnamoorthy G, Tikhonova EB, et al. Mechanism of antibiotic efflux in Gram - negative bacteria. Front Biosci. 2003, 8: s862 ~ 873

6 Poole K, Krebes K, McNally C, et al. Multiple antiblotic resistance in Pseudomonas aeruginosa: evidence for involvement of an efflux operon. J Bacteriol, 1993, 175（22）: 7363

7 Nikaido, H. Antibiotic resistance caused by gram - negative multidrug efflux pumps. Clin. Infect. Dis, 1998. 27（Suppl 1）: S32 ~ S41

8　Nikaido, H. Multidrug efflux pumps of gram – negative bacteria. J Bacteriol, 1996. 178: 5853 ~ 5859

9　Johnson, J. M., G. M. Church. Alignment and structure prediction of divergent protein families: periplasmic and outer membrane proteins of bacterial efflux pumps. J Mol Biol, 1999, 287: 695 ~ 715

10　Bina JE, RA. Alm, M Uria – Nickelsen, et al. *Helicobacter pylori* uptake and efflux: basis for intrinsic susceptibility to antibiotics in vitro. Antimicrob. Agents Chemother. 2000, 44: 248 ~ 254

11　Apweiler R. A Bairoch, CH Wu, WC Barker, et al. UniProt: the Universal Protein knowledgebase. Nucleic Acids Res, 2004, 32: D115 ~ D119

12　van Amsterdam K, Bart A, van der Ende A. A *Helicobacter pylori* TolC efflux pump confers resistance to metronidazole. Antimicrob Agents Chemother. 2005, 49 (4): 1477 ~ 1482

13　Kutschke Amy, Boudewijn L. M. de Jonge. Compound Efflux in *Helicobacter pylori*. Antimicrobiasl Agents and Chemotherapy, 2005, 49 (7): 3009 ~ 3010

14　Monteiro MA, Zheng P, Ho B, et al. Expression of histo – blood group antigens by lipopolysaccharides of *Helicobacter pylori* strains from Asian hosts: the propensity to express type 1 blood – group antigens. Glycobiology, 2000, 10 (7): 701 ~ 713

15　余菲菲，丁惠，林建银，等. 球形与螺旋形幽门螺杆菌基因表达差异的研究. 中国微生态学杂志, 2003, 15 (3): 131

16　Burse A, Weingart H, Ullrich MS. NorM, an Erwinia amylovora multidrug efflux pump involved in in vitro competition with other epiphytic bacteria. Appl Environ Microbiol. 2004, 70: 693 ~ 703

17　Fehlner – Gardiner CC, Valvano MA. Cloning and characterization of the *Burkholderia vietnamiensis* norM gene encoding a multi – drug efflux protein. FEMS Microbiol Lett, 2002, 215: 279 ~ 283

18　Morita Y, Kodama K, Shiota S, et al. NorM, a putative multidrug efflux protein, of Vibrio parahaemolyticus and its homolog in *Escherichia coli*. Antimicrob Agents Chemother. 1998, 42: 1778 ~ 1782

19　Liu ZQ, Zheng PY, Yang PC. Efflux pump gene hefA of *Helicobacter pylori* plays an important role in multidrug resistance. World J Gastroenterol, 2008, 14 (33): 5217 ~ 5222

20　刘志强，郑鹏远. 主动外排泵外膜蛋白编码基因 hefA 在幽门螺杆菌多重耐药的重要作用. 世界华人消化杂志, 2008, 16 (17): 1751 ~ 1756

第二十六章　幽门螺杆菌感染后炎性损伤与胃黏膜保护

姒健敏　方燕飞

浙江大学邵逸夫医院

一、正常胃黏膜保护机制

　　（一）黏液－碳酸氢盐屏障

　　（二）黏膜屏障

　　（三）胃黏膜的微循环和酸碱平衡

　　（四）前列腺素

　　（五）胃黏膜的自我修复功能

二、幽门螺杆菌对胃黏膜屏障的破坏

　　（一）定植

　　（二）感染持续

　　（三）引发疾病

三、幽门螺杆菌感染后胃黏膜病理变化

　　（一）遗传因素

　　（二）血型抗原

　　（三）细胞因子的多态性

　　（四）ras 和 p53

　　（五）GST－μ 基因

四、具有抗幽门螺杆菌及胃黏膜保护双重作用的药物和物质

　　由于正常胃黏膜具有抵御各种食物理化因素和酸性胃液自我消化的作用，从而维持胃黏膜屏障完整性。幽门螺杆菌（*Helicobacter pylori*，下称 *H. pylori*）是革兰阴性微需氧菌，是遍及世界各地的最常见人类感染的病原，*H. pylori* 的感染，将引起炎性损伤，导致胃黏膜屏障的破坏。

一、正常胃黏膜保护机制

　　胃黏膜保护是指胃黏膜长期暴露于腔内 pH、渗透压和温度的广泛变化而不受损伤的各种因素，并能对抗细菌产物所引起的局部或全身炎症反应。

　　胃黏膜屏障保护机制涉及许多方面。主要包括正常的黏液－碳酸氢盐屏障、黏膜屏障、微循环状态、前列腺素、黏膜上皮细胞的快速整复与增殖和生长因子等物质的细胞保护作用等。

（一）黏液－碳酸氢盐屏障

胃表面上皮的黏液颈细胞分泌黏液，在胃黏膜表面有 $0.25 \sim 0.5$mm 厚的黏液层，黏液在细胞表面形成一非流动层，黏液内又含黏蛋白，黏液内所含的大部分水分填于黏蛋白的分子间，从而有利于阻止氢离子的逆弥散。胃表面上皮细胞还能分泌碳酸氢盐。无论是黏液或碳酸氢盐，单独均不能防止胃酸和胃蛋白酶的损害，两者结合则形成屏障，黏液作为非流动层而起缓冲作用。在黏液层内，碳酸氢盐慢慢地移向胃腔，中和缓慢移向上皮表面的酸，从而产生一跨黏液层的 H^+ 梯度，上述任一个或几个因素受到干扰，pH 梯度便会减低，防护性屏障便遭到破坏。已知氨可以降低黏蛋白的含量，破坏黏液屏障的完整性。

（二）黏膜屏障

胃黏膜具有在酸性胃液浸泡下 H^+ 不能向胃黏膜反渗，同时钠离子不能由浆膜面向黏膜及胃腔内弥散的特征，因而胃腔内虽然保持极高的 H^+ 浓度，但胃黏膜表面上皮对高浓度酸具有特殊抵抗力，单层胃上皮细胞的顶端可暴露于 pH 值为 2.0 的酸性环境下长达 4 小时，而不受损害。同时，有人认为存在于相邻表面的上皮细胞之间的紧密连接，对限制 H^+ 的逆弥散具有作用。已知氨及空泡毒素直接使上皮细胞空泡变性，并抑制细胞修复，引发细胞凋亡，破坏细胞屏障，影响泌酸功能。

（三）胃黏膜的微循环和酸碱平衡

在表面上皮细胞之下，有密集的毛细血管网，除供应氧和营养物质给上皮更新外，高速的黏膜血流可同时带走组织中多余的 H^+、局部代谢产物、毒素、氧自由基和补充 HCO_3^- 不足，对细胞内的代谢和维持酸碱平衡起重要作用。在对胃黏膜血管的解剖学研究中发现，毛细血管先紧靠泌酸细胞的基底膜，随后又紧贴表面上皮细胞的基底膜，而且血管壁上有较大的孔。正常情况下，只要黏膜上皮血流充足，上皮细胞便可以从中获得足够的 HCO_3^-，以中和返流的 H^+。由此可见，胃黏膜血流和全身酸碱平衡状态对胃黏膜屏障的防御功能起着重要的作用。毒素和免疫反应会导致上皮炎性损伤，导致微循环障碍，破坏屏障功能。

（四）前列腺素

前列腺素在胃黏膜防御机制中起重要作用。前列腺素通过调节黏膜血供、黏膜和 HCO_3^- 分泌、上皮增生和黏膜免疫细胞功能来保持胃黏膜屏障的完整性。大量文献报道，前列腺素可能通过①刺激胃黏液的生成和分泌；②促进 HCO_3^- 的分泌；③增加表面活性磷脂的生成，加强胃黏膜屏障的疏水活性；④保护胃黏膜微循环结构的完整，维持胃黏膜的血液供应；⑤保护增殖细胞，促进黏膜上皮的更新和修复；⑥抑制肥大细胞脱颗粒和白细胞黏附；⑦抑制胃运动过强等机制来实现胃黏膜保护作用。

对胃黏膜具有营养保护作用的生长因子包括表皮生长因子（EGF）、转化生长因子（TGF）、血小板获得性生长因子（PDGF）和碱性成纤维细胞生长因子（bFGF）。

EGF 对胃黏膜有营养保护作用。EGF 可能通过促进黏膜 DNA、RNA 的合成，诱导有丝分裂，从而促进黏膜上皮的更新和修复。TGF 的主要作用是刺激细胞分化和迁移，对药物引起的胃黏膜损伤具有保护作用。但对细胞分裂影响不大。PDGF 能刺激成纤维细胞、上皮细胞和内皮细胞增殖，具有吸引单核细胞、中性粒细胞和某些平滑肌细胞的特性，对组织修复是必需的。bFGF 能刺激血管生成、抵抗胃酸对黏膜重建的抑制作用。目前认为其也是一种黏膜防御因子。

另外，还有一些脑肠肽如生长抑素、胰多肽、神经降压素、脑啡肽等也有细胞保护作用。

黏膜炎性损伤及免疫反应将促使前列腺素及各种上皮生长因子的分泌活跃、细胞增殖和幼稚化改变，有可能发生上皮化生修复，屏障发生改变。

（五）胃黏膜的自我修复功能

在绝大多数情况下，表面上皮细胞破坏不致引起严重后果。即使广泛破坏，如果是浅表性，也能在数分钟内通过再上皮化过程而得以修复，此过程称为重建。上皮破坏后细胞内黏液释放，在损伤局部由细胞碎片、黏液和血液成分构成"黏液状帽"。这种黏液状帽的主要成分是纤维蛋白，其主要作用是保护裸露的基底膜。基底膜对酸极敏感，如无上皮覆盖，很易受损。黏液状帽具有保护基底膜免受酸损害的作用。在黏膜损害处周围，胃小凹内健康细胞伸出板样足突沿着裸露的基底膜向上皮剥落面移动，从而使损伤处再上皮化。

胃肠黏膜是体内增生最迅速的组织之一。增生和生长与表面细胞剥落所致的细胞丢失之间保持平衡状态，从而使细胞群维持于动力稳定状态。衰老的上皮细胞被周围上皮细胞从基底部挤挟而被挤出，或通过原位变性，被周围上皮细胞吞噬而得以清除。与此同时，新生细胞从增生区向表面细胞剥落区移动，并逐步分化为表面上皮黏膜细胞。

二、幽门螺杆菌对胃黏膜屏障的破坏

H. pylori 致病机制非常复杂，其致病因子对胃黏膜的损伤及其对人体损伤机制至今尚未完全明了，其致病过程可以人为地分为三步：定植、感染持续和引发疾病。

（一）定植

动力和尿素酶是 *H. pylori* 定植人体所必需的最基本的因素。

H. pylori 在体内呈螺旋状，一端有 2～6 根单极带鞘鞭毛，这是特殊的动力装置，使它能快速穿过胃腔的酸性环境，并穿过厚厚的黏液层而定居于胃黏膜表面。*H. pylori* 的动力对其定植是必需的。

H. pylori 合成的尿素酶是一种镍金属酶，占其全菌蛋白的 5% 左右，活性约为变形杆菌尿素酶的 20～70 倍，使它在尿素浓度很低的胃液中充分发挥作用。*H. pylori* 的尿素酶产生的"氨云"围绕在 *H. pylori* 的周围，使细菌周围呈中性环境，保护 *H. pylori* 免遭破坏。在 *H. pylori* 的定植中可能还包括：①尿素酶是细胞外膜蛋白成分，可作为黏附分子参与 *H. pylori* 定植；②尿素酶能产生电化学梯度，参与 ATP 合成，即与 *H. pylori* 的能量代谢有关，而促进其定植。

黏附是 *H. pylori* 定植于胃黏膜表面的又一必要条件。因为 *H. pylori* 若不能黏附于胃黏膜就会因表面上皮细胞和黏液的脱落而被快速清除。在较早的研究中，业已提示胃黏膜上皮细胞表面可能存在几种 *H. pylori* 黏附受体。而更多的研究显示 *H. pylori* 可产生与人胃上皮细胞 Lewis B 抗原结合的配体 – 黏附因子。黏附因子主要有两种：可溶性 N – 乙酰神经氨酰乳糖结合纤维血凝素（NLBH）和胞外酶 S 样黏附素。*H. pylori* 通过黏附因子，选择地与黏液层及上皮细胞膜的碳水化合物部分结合，紧密地黏附于上皮细胞上，促使肌动蛋白收缩，形成黏着蒂样改变，使 *H. pylori* 特异地、紧密地黏附于胃上皮。由于 O 型血者表达更多的黏附受体，因而 O 型血者较其他血型者更易感染 *H. pylori*。更为引人关注的是 *H. pylori* 与层黏蛋白的黏附，据报道，一种 25kD 的血凝素同 *H. pylori* 与层黏蛋白的结合有关。层黏蛋白是基底膜的主要成分，一旦 *H. pylori* 与其结合，将使 *H. pylori* 能够在胃黏膜的慢性炎症组织中继续生存。

热休克蛋白 HspB、HspBA 是 *H. pylori* 定植的又一类重要因子。在极端不利的理化条件中，它们能维持菌体活性蛋白的稳定性，显著增强尿素酶的活性。

（二）感染持续

H. pylori 定植于胃黏膜将面临宿主免疫系统的清除，它通过对宿主免疫反应的逃逸、抑制和拮抗来维持自身的生存，除了尿素酶能水解尿素成为氨（NH_3）、二氧化碳（CO_2）和水（H_2O），形成"氨"云，有效地中和了周围的胃酸，从而保护了 *H. pylori*，有利于 *H. pylori* 在低 pH 环境中生长。脂多糖（LPS）是 *H. pylori* 的一个重要维持因子，是一种高效的免疫调节剂。不同细菌来源的 LPS 有一个共同结构，即以寡糖为核心的嗜水性多糖环结合一个脂类（Lipid A）侧链。Lipid A 与 LPS 的免疫特性及内毒素特性有关。对 *H. pylori* 与其他细菌来源的 LPS 的比较分析显示，*H. pylori* 的 Lipid A 为一个未磷酰化的特殊脂肪酸所取代。*H. pylori* 正是通过这种修饰来降低宿主的免疫活性。当人类巨噬细胞的消化酶对 LPS 降解时，可能产生细菌分泌修饰过的 LPS 和（或）Lipid A，

这些化合物可能保留某些较低的免疫活性，给宿主免疫系统以持续的阈下刺激，由此导致发生慢性胃炎。

H. pylori 产生的过氧化氢酶能分解过氧化氢，以致不能形成单氧、羟基根等杀菌物，从而抑制中性粒细胞的杀菌作用，保护 *H. pylori* 免受中性粒细胞的杀伤。同时人们推测 *H. pylori* 过氧化氢酶还可将毒性氧化代谢产物转化成无害的水，维持自身代谢平衡。另外，最新研究发现，在 pH 值小于 5 时，已不能检测到尿素酶的活性，与此相反，在 pH 值等于 3 时，过氧化氢酶仍保持活性。这一发现提示，*H. pylori* 在酸性环境中存活，过氧化氢酶比尿素酶发挥的作用更大。近年来 Putsep 等研究发现 *H. pylori* 具有自身耐受的抗菌活性，该抗菌活性是由核糖体蛋白 L1（RpL1）具有杀菌肽样 N 端肽所决定的。研究分析了 *H. pylori* 粗提物的抗菌活性，由于该活性对蛋白酶敏感，提示 *H. pylori* 像其他细菌一样，可产生一种和多种抗菌肽。*H. pylori* 在胃内裂解后可以释放 RpL1 派生的杀菌肽，可以杀死胃内快速生长的其它细菌，有利于自身生长。

H. pylori 对于人体免疫系统的作用是双重的。一方面，它能够刺激机体产生抗体和细胞因子，另一方面，它能够合成某种蛋白抑制人体的细胞免疫反应。当 *H. pylori* 相关胃炎患者和健康人受到促有丝分裂剂和与 *H. pylori* 无关的抗原刺激时，两组单核细胞增殖的反应是相似的；但是，分别以 *H. pylori* 抗原和与 *H. pylori* 无关抗原来刺激 *H. pylori* 相关胃炎患者时，前者引起的反应明显低于后者。此外，Hp 产生的氨对吞噬小体膜的损伤可能与其耐受巨噬细胞的杀伤作用有关。菌体外膜表面的涎酸特异性的凝集素可能延缓巨噬细胞对 *H. pylori* 的黏附和吞饮。氧化爆发是吞噬细胞杀灭吞饮小体中细菌的主要方式。*H. pylori* 具有抗氧毒作用的过氧物酶和超氧化物歧化酶，而且编码这两种酶的基因与细胞内致病菌的同源性很高，提示 *H. pylori* 能抵抗吞噬细胞氧化爆发的杀伤作用。

致病菌自溶的生物学意义是多方面的，其一就是对付宿主的免疫反应，有人称之为一种非特异的"利他裂解"机制。一部分细菌死亡裂解，其胞浆蛋白包裹在活菌表面，以此饱和分泌型免疫球蛋白的特异结合位点和其他免疫受体，使其免遭杀伤。

（三）引发疾病

H. pylori 在胃黏膜定植后，主要借助于致病因子发挥其致病作用，通过毒素的直接作用及诱导炎性反应等间接作用而损害胃黏膜屏障。其主要致病因子尿素酶、空泡细胞毒素（VacA）、细胞毒素相关蛋白（CagA）、Cag 致病岛（CagPAI）及炎症介质如白介素 -6（IL-6）、白介素 -8（1L-8）等在组织损伤中的作用备受关注。

1. 尿素酶　尿素酶产生的氨能降低黏液中黏蛋白的含量，破坏黏液的离子完整性，削弱屏障功能，造成 H^+ 反向弥散。氨还消耗需氧细胞的 α-酮戊二酸，破坏三羧酸循环，干扰细胞的能量代谢，造成细胞变性。有研究显示，高浓度的氨可导致细胞的空泡变性，其结果类似于 VacA 所致的空泡变性。从细菌表面脱落的尿素酶除了可使细菌逃避宿主的免疫防御机制外，尿素酶本身还可直接造成宿主的组织损害，或改变宿主的免疫反应。

2. 细胞空泡毒素（VacA）　VacA 作为 *H. pylori* 的主要毒力因子之一，在酸性环境 pH 作用下，形成环状花环六或七聚体，通过靶细胞膜上分子质量为 140×10^3 的特异性受体蛋白酪氨酸磷酸酶结合作用于靶细胞的 $Na^+ - K^+ - ATP$ 酶，使离子蛋白功能紊乱，破坏细胞的正常功能，并进入靶细胞内诱发细胞溶酶体及内质网损伤，造成细胞空泡变形；而且还直接损伤胃黏膜，抑制上皮细胞损伤修复，干扰细胞信号转导，引起细胞凋亡。同时 VacA 还影响 $H^+ - K^+ - ATP$ 酶，进而影响壁细胞的泌酸功能。并有体外研究显示，VacA 使骨髓派生的肥大细胞释放大量炎性因子，如 IL-6、IL-8、肿瘤坏死因子 α（TNF-α）、单核细胞趋化因子（MCP）等，认为这种变化可能是宿主对 *H. pylori* 早期感染产生的急性炎性反应。

3. 细胞毒素相关蛋白（CagA）　早期研究发现，仅当一种 128kD 的抗原蛋白存在时，VacA 活性才得以表现，而这种蛋白本身与毒素的输出无关，故称之为细胞毒素相关蛋白（CagA）。CagA 常在 $VacA^+$ 菌株中出现，与 VacA 活性密切相关，60%~70% *H. pylori* 菌株有 cagA 基因，几乎所有

cagA 菌株均产生 CagA，对胃黏膜造成损伤。

4. Cag 致病岛（CagPAI）　近年来，分子生物学研究发现，CagA 处于某些 *H. pylori* 染色体上一个特定的 DNA 区域，该区域包含约 20 个致病基因，其中已鉴定出的有 picB 和 picA（细胞因子诱导启动子），这些因子可诱导 IL－8 的产生，增强炎性反应；第三个基因是 iceA（上皮接触诱导因子），一项研究已表明它与溃疡的存在相关。

5. 炎症介质　*H. pylori* 感染后，*H. pylori* 与宿主相互作用，介导机体对细菌的免疫反应而导致 IL－6、IL－8、TNF－a 等一系列细胞因子表达上调，这些细胞因子构成一个复杂的炎性免疫调节网络，并通过旁分泌、内分泌等途径，作用于 B 淋巴细胞、NK 细胞、巨噬细胞，使其在胃黏膜局部增殖、分化、激活，产生特异性和非特异性免疫反应，损伤局部组织，导致慢性胃炎。

除此之外，近来研究较多的致病因子还有过氧化氢酶（触酶）、过氧化物歧化酶（SOD）、离子结合蛋白、醇脱氢酶及生长抑制因子（GIF）等。

三、幽门螺杆菌感染后胃黏膜病理变化

H. pylori 感染可导致不同的临床结果，如慢性胃炎、消化性溃疡、胃癌等。目前普遍认为 *H. pylori* 感染导致的胃黏膜病理改变并非单纯细菌本身的作用，而是宿主对病原体作用的反应结果，即感染后胃黏膜保护作用的发生和胃黏膜屏障变化。

（一）遗传因素

人体研究发现，人类 HLA 类型与 *H. pylori* 慢性感染结局相关。Wee 等发现 92% *H. pylori* 阳性胃炎胃黏膜中有 HLA－DR 的表达，而 *H. pylori* 阴性胃炎者仅有 39% 表达 HLA－DR，正常胃黏膜中则无 HLA－DR 表达。Beales 等的研究表明，*H. pylori* 感染相关胃黏膜萎缩和肠化病人的 HLA－DQ5 的表达较有 *H. pylori* 感染但无萎缩和肠化者以及无 *H. pylori* 感染者明显增高。而胃黏膜的萎缩和肠化被认为是癌前病变。此外，还有研究发现 HLA－DQA1 型人群感染 *H. pylori* 不易患萎缩性胃炎和胃癌。日本 Azuma 等研究发现，HLA－DQA1＊0102 基因在 *H. pylori* 阳性萎缩性胃炎患者比 *H. pylori* 阳性浅表性胃炎及 *H. pylori* 正常对照组低，其在 *H. pylori* 阳性肠型胃腺癌中的分布也显著降低。提示 HLA－DQA1＊0102 基因可能抵御 *H. pylori* 感染有关。

近年来，对宿主因素影响 *H. pylori* 感染后果的研究取得了重大进展，众多研究显示宿主基因的多态性在其中发挥重要作用。如：HLA－DQB1＊0301 基因可能抵御 HP 感染的保护性基因，HLA－DQB1＊0602 基因则可能是胃癌的易感基因。*H. pylori* 定植密度与 HLA－DR 抗原表达程度间存在正相关，HLA－DQA1＊0302 等位基因可能是儿童抵抗 *H. pylori* 感染的保护基因。

（二）血型抗原

H. pylori 定植在胃黏膜是由其黏附因子与胃上皮细胞的受体结合介导的。Lewis（Le）血型抗原是其特异性黏附受体之一。*H. pylori* 不能与缺乏 Le^b 抗原表达的胃黏膜结合，这已被能表达人类胃黏膜 Le^b 表位的转基因小鼠模型所证实。Osawa 等研究发现，蒙古沙土鼠胃黏膜上 Le 抗原受体密度远较普通小鼠为高，这可能是蒙古沙土鼠极易感染 *H. pylori* 并会出现严重的活动性胃炎、溃疡和肠化以致胃腺癌的主要原因之一。

由于 O 型血者的 *H. pylori* 黏附受体含量高，而且 *H. pylori* 能产生唾液酸特异性红细胞凝集素，因而 O 型血者较其他血型者更易感染 *H. pylori*，这也许能部分解释为什么 O 型血者消化性溃疡发病率高。而在有 *H. pylori* 感染时，A 型和 B 型血与胃黏膜萎缩发生的关系较 O 型血更为密切。

（三）细胞因子的多态性

在研究 *H. pylori* 相关疾病研究中，细胞因子的多态性和螺杆菌相关胃癌的进展联系起来，IL－1、IL－10 成了重要的候选基因。Rad 等对 *H. pylori* 相关性胃炎与细胞因子的多态性的研究发现，致炎因子 IL－1 多态性（IL－1RN2$^+$/IL－1B－511T3$^+$／－31C$^+$）与 IL－1B 表达增加、炎症加重及肠化生、萎缩性胃炎发生率有关。IL－10－1082G／－819C／－592C 等位基因（GCC 单倍体）携带

者黏膜IL－10mRNA 水平高于 ATA 单倍体型携带者，并且与毒性更大的 cagA⁺、vacAsl⁺ 和 babA2⁺ *H. pylori* 菌株建群有关。*Fumta* 等也证明，*IL－IB－51IT⁺* 增加日本人胃酸和胃黏膜异常增生的危险性。同时也有研究显示证实，*H. pylori* 阳性携带者 TNF－a 308G/G 的个体十二指肠溃疡发生率高于携带者TNF－a 308G/A 或 A/A 的个体。有报道指出，TNF－a 的基因多态性增加胃癌发生的危险。说明细胞因子多态性在 *H. pylori* 感染的发生及结局中起着作用。

（四）ras 和 p53

胃癌、肠化生和不典型增生的各类疾病中，*H. pylori* 阳性患者中 p21 和 p53 的表达均高于 *H. pylori* 阴性患者，说明 *H. pylori* 感染时，Ras－p21 和抑癌基因 p53 突变体的产物可能通过不同途径起到致癌作用。*H. pylori* 感染后易于 C－Ha－ras 第十二点突变，提示 *H. pylori* 感染与宿主 ras 基因活化有关。

（五）GST－μ 基因

Enders 等研究发现，*H. pylori* 阳性胃癌患者中的 GST－μ 无效基因的表达均高于 *H. pylori* 阴性患者（65.7% vs 31.3%，P < 0.05），同时 *H. pylori* 阳性胃癌患者中的 GST－μ 纯合子检出率比 *H. pylori* 阳性非胃癌患者明显升高（65.7% vs 37.1%，P < 0.05）。GST－μ 无效基因型在 *H. pylori* 感染相关胃癌中更为明显。在这些患者中，GST－μ 酶的丢失可能增加发展成为胃癌的风险。

四、具有抗幽门螺杆菌及胃黏膜保护双重作用的药物和物质

H. pylori 黏附于胃黏膜表层，主要是黏附因子及受体发挥了重要的作用。研究发现许多物质或药物有抑制 *H. pylori* 黏附及胃黏膜保护的双重作用，如①牛奶：Hata 等通过实验证明，100～200 倍稀释的牛奶能抑制 *H. pylori* 黏附于硫酸脑苷脂、MKN－45 细胞和 Leb 抗原包被的聚苯乙烯盘，同时还能抑制 *H. pylori* 诱导的 Vero 细胞的空泡变性，提示牛奶对胃黏膜有保护作用；②酪酸杆菌：Takahashi 等研究发现酪酸杆菌对 *H. pylori* 有抑制作用，接种酪酸杆菌 MIYA1RI 588 株对于 *H. pylori* 感染将产生良好的治疗效果。③药物：主要包括依卡倍特钠、瑞巴派特、硫糖铝及索法酮等胃黏膜保护剂，它们对 *H. pylori* 的作用各有侧重。依卡倍特钠对胃黏膜有保护作用，并对尿素酶有抑制作用，能直接影响 *H. pylori* 黏附于胃黏膜。瑞巴派特具有抗氧化和清除自由基的活性，通过作用于胃上皮细胞而抑制 *H. pylori* 的黏附。硫糖铝能竞争性地结合于上皮细胞上的 *H. pylori* 受体而抑制 *H. pylori* 的黏附。索法酮对 *H. pylori* 有较强的抑制作用，并能抑制菌体对胃黏膜的黏附。

临床上对于 *H. pylori* 感染所致的胃黏膜损伤，除了必须根除 *H. pylori* 消除其损伤因素外，还可以选择黏膜保护剂促进黏膜修复。多年来，人们对胃黏膜具有保护作用的药物进行了大量的动物实验和临床研究，一般认为，凡具备下列作用的药物可称为胃黏膜保护剂。①轻度的抑酸或抑制胃蛋白酶的活力；②促进胃黏膜上皮黏液细胞的分泌并利于增加碳酸氢盐的含量；③促进上皮细胞 RNA 和 DNA 及蛋白质的合成，加快细胞更新；④稳定上皮细胞膜和溶酶体，减轻细胞水肿和减少细胞自溶；⑤促进黏膜层血液供应。目前，国际上对胃黏膜保护剂的概念还未达成共识，对其分类也尚未统一。根据其作用机制的完全程度将其分为完全性胃黏膜保护剂和不完全性胃黏膜保护剂，前者指具备上述所有胃黏膜保护作用的药物。也有根据黏膜保护剂发挥作用与胃内 pH 影响的关系将其分为 pH 依赖性和 pH 非依赖性的黏膜保护剂，前者主要指硫氢键类和铋剂类药物。临床上更多的是根据其自身的结构特点结合其药理作用机制将黏膜保护剂分为胃肠激素类、硫氢键类、铋剂类、柱状细胞稳定剂和其他类。

合理选择胃黏膜保护剂，可根据适应证不同、治疗或预防用药不同，按胃黏膜保护剂的分类来选择。①根据胃黏膜炎性损害疾病的适应证，合理选择胃黏膜保护剂的种类和疗程，通常疗程4～8 周；②根据可能引起胃黏膜炎性损害的病因，考虑防治需要选择胃黏膜保护剂，如 *H. pylori* 感染后首选铋剂类；③根据疾病联合应用制酸剂时选择黏膜保护剂，如 pH 非依赖性的柱状细胞稳定剂。

参考文献

1　李兆申，湛先保，许国铭. 胃黏膜损伤与保护——基础与临床 ［M］. 上海：上海科学技术出版社，2004

2　Martin GR，JL. Gastrointestinal inflammation：a central component of mucosal defense and repair. Exp Biol Med，2006，231：1 30 ~1 37

3　Hazell SL，Lee A，Brady L，et al. Campylobacter pyloridisand gastritis：association with intercellularspaces and adaptation to an environment of mucus as important factors in colonization of the gastric epithelium. J Infect Dis，1986，153：658 ~663

4　Eaton KA，Morgan DR，Krakowka S. Motility as a factor in the colonisation of gnotobiotic piglets by *Helicobacter pylori*. J Med Microbiol，1992，37：123 ~127

5　Dunn BE，Campbell GP，Perez – Perez GI，et al. Purification and characterization of urease from *Helicobacter pylori*. J Biol Chem，1990，265：9464 ~9469

6　Hu LT，Mobley HL. Purification and N – terminal analysis of urease from *Helicobacter pylori*. Infect Immun，1990，58：992 ~998

7　Mobley HL，Island MD，Hausinger RP. Molecular biology of microbial urease. Microbial Rev，1995，59：451 ~480

8　Goodwin CS，Armstrong JA，Marshall BJ. Campylobacter pyloridis，gastritis，and peptic ulceration. J Clin Pathol，1986，39：353 ~365

9　杨艺. 幽门螺杆菌黏附于人胃黏膜的机制. 国外医学，2000，20 （2）：79 ~82

10　Dunn BE. Pathogenic Mechanism of Helicobacter phlori. Gastroenterol Clin North Am，1993，22：43 ~57

11　Dnnn BE，Vakil NB. Schneider BG，el al. Localization of *Helicobacter pylori* urease and heat shock protein in human gastric biopsies. Infect Immun，1997 Apr，65 （4）：1181 ~1188

12　Moran AP. Biological and serological characterization of Campylobacter jejuni lipopolysaccharides with deviating core and lipid A structures. FEMS Immunol Med Microbiol，1995 Apr，11 （2）：121 ~130

13　Marshall BJ. Helicobacter pylori. Am J Gastroenterol，1994，89：116

14　Bauerfeind R，Garner R，et al. Synthesis and activity of Helicobacter pylori urease and catalase at low pH. Gut，1997，40：25 ~30

15　Putsep K，et al. The cecropins for *Helicobacter pylori*. Nature，1999，398 （22）：671 ~672

16　Karttunen R. Blood lymphocyte proliferation，cytokine secretion and appearance of T cells with activation surface markers in cultures with *Helicobacter pylori*. Comparison of the responses of subjects with and without antibodies to *H. pylori*. Clin Exp Immunol，1991 Mar，83 （3）：396 ~400

17　Hazell SL，Lee A. Campylobacter pyloridis，urease，hydrogen ion back diffusion，and gastric ulcer. Lancet，1986，2：15 ~17

18　Marshall BJ. *Helicobacter pylori*. Am J Gastroenterol，1994，89：S116 ~S128

19　Xu JK，Goodwin CS，Cooper M，et al. Intracellular vaculization caused by the urease of *Helicobacter pylori*. J Infect Dis，1990，161：1302 ~1304

20　Windsor hm，O' Rourke J. Bacteriology and taxonomy of *Helicobacter pylori*. Gastroenterol Clin North Am，2000，29：633 ~648

21　Murakami M，Saita H，Teramura S，et al. Gastric ammonia has a potent ulcerogenic action on the rat stomach. Gastroenterology，1993 Dec，105 （6）：1710 ~1715

22　Romano M，Ricci V，Memoli A，et al. *Helicobacter pylori* up – regulates cyclooxygenase – 2mRNA expression and prostaglandin E2 synthesis in MKN 28 gastric mucosal cells in vitro. J Biol Chem，1998 Oct 30，273 （44）：28560 ~28563

23　van Doorn LJ，Figueiredo C，Sanna R，et al. Clinical relevance of the cagA，vacA，and iceA status of *Helicobacter pylori*. Gastroenterology，1998 Jul，115 （1）：58 ~66

24　AzumaT，Ito S，Sato F，et al. The role of the HLA – DQA1 gene in resistance to atrophic gastritis and gastric adenocarcinoma induced by Helicobacter pylori infection ［J］. Cancer，1998，82 （6）：1013 ~1018

25　WU MS, Hsieh RP, Huang SP, et al. Association of HLA – DQB1 * 0301 and HLA – DQB1 * 0602 with different subtype of gastric cancer in Taiwan. Jpn J Cancer Res, 2002, 93 (4): 404 ~ 410

26　何瑶, 胡品津, 何兴祥, 等. 幽门螺杆菌及其 VacA 亚型和 CagA 基因与胃上皮 HLA – DR 抗原表达的关系. 中山医科大学学报, 2003, 23 (1): 56 ~ 59

27　文革生, 黄永坤, 郝萍, 等. 云南省昆明市汉族儿童幽门螺杆菌感染 HLA – DRB1、DQB1 免疫遗传学分析. 中华流行病学杂志, 2005, 26 (4): 286 ~ 289

28　黄永坤, 戚勤, 文革生, 等. 彝族儿童幽门螺杆菌感染与 HLA – DQA1 免疫遗传学特征分析. 临床儿科杂志, 2004, 22 (10): 652 ~ 655

29　Osawa H, Sugano K, Iwamori M, et al. Comparative analysis of colonization of *Helicobacter pylori* and glycolipids receptor density in Mongolian gerbils and mice. Dig Dis Sci, 2001 Jan, 46 (1): 69 ~ 74

30　Shibata A, Hamajima N, Ikehara Y, et al. ABO blood type, Lewis and Secretor genotypes, and chronic atrophic gastritis: a cross-sectional study in Japan. Gastric Cancer, 2003, 6 (1): 8 ~ 16

31　Rad R, Dossumbekova A, Neu B, et al. Cytokine gene polymorphisms influence mucosal cytokine, gastric inflammation, and host specific colonization during *Helicobacte pylori* infection. GUT, 2004, 53 (8): 1082 ~ 1089

32　Furuta T, El – omar EM, Xiao F, et al. Interleukin – 1 polymorphisms increase risk of hypochorhydria and atrophic gastritis and reduce risk of ulcer recurrence in Japan. Gastroenterology, 2002, 123 (11): 92 ~ 105

33　Kunstmann E, Epplen C, Elitok E, et al. *Helicobacter pylori* infection and polymorphism in the tumor necrosis factor region. Electrophoresis, 1999, 20 (6): 1756 ~ 1761

34　陈强. 幽门螺杆菌与胃癌. 中华消化杂志, 1995, 15 (增刊): 59 ~ 60

35　Enders KW, Joseph Ng, Sung JY, et al. *Helicobacter pylori* and the null genotype of glutathione – S – transferase – u in patients with gastric adenocarcinoma. Cancer, 1998, 82 (2): 268 ~ 273

36　Hata Y, Kita T, Murakami M. Bovine milk inhibits both adhesion of *Helicobacter pylori* to sulfatide and *Helicobacter pylori* – induced vacuolation of Vero cells. Dig Dis Sci, 1999, 44: 1696 ~ 1702

37　Takahashi M, Taguchi H, Yamaguchi H, et al. Studies of the effect of Clostridium butyricum on *Helicobacter pylori* in several test models including gnotobiotic mice. J Med Microbiol, 2000 Jul, 49 (7): 635 ~ 642

38　Hayashi s, k Sugiyama T, Yachi A, et al. Effect of ecabet sodium on *Helicobacter pylori* adhesion to gastric epithelial cells. J Gastroenterol, 1997, 32: 593 ~ 597

39　Hayashi s, sugiyama T, Amano K, et al. Effect of Rebamipide, a novel antiulcer agent, on *Helicobacter pylori* adhesion to gastric epithelial cells. Antimicrob Agents chemother, 1998, 42: 1895 ~ 1899

40　Isomoto H, Furusu H, Ohnita K, et al. Sofalcone, a mucoprotective agent, increases the cure rate of *Helicobacter pylori* infection when combined with rabeprazole, amoxicillin and clarithromycin. World J Gastroenterol, 2005, 11 (11): 1629 ~ 1633

第二十七章　幽门螺杆菌的黏附机制

白　杨　牛凌云　王继德

广州南方医科大学南方医院

一、幽门螺杆菌黏附素
二、幽门螺杆菌黏附素相关受体
三、幽门螺杆菌黏附于胃上皮细胞的病理机制
四、黏附素在幽门螺杆菌疫苗构建中的作用

　　随着幽门螺杆菌（*Helicobacter pylori*，下称 *H. pylori*）病因学地位的上升，对其致病机制的研究亦趋深入。*H. pylori* 的致病机制包括诸多环节，其中定植是致病的关键，而黏附是定植的前提，*H. pylori* 之所以能够在胃蠕动时不会与食物一起被驱除的原因是 *H. pylori* 具有能够紧密黏附于胃上皮细胞的能力。体内研究发现，*H. pylori* 定植具有严格的组织特异性和部位特异性，仅选择性定植于胃上皮及食管和十二指肠的胃上皮化生区；体外组织原位黏附试验也证实 *H. pylori* 只与胃型上皮细胞黏附，而与主细胞、壁细胞及颈黏液细胞均不黏附[1,2]，说明这种黏附作用是由特异的黏附素－受体介导的。同许多细菌一样，*H. pylori* 与胃上皮细胞的特异性黏附有不止一种黏附素参与，其具体的黏附机制和特性尚不清楚且存在较大争议。以下我们从 *H. pylori* 的黏附素、黏附素相关受体、黏附于胃上皮细胞的病理机制以及黏附素在 *H. pylori* 疫苗构建中的作用几方面对 *H. pylori* 黏附机制研究进展做一综述。

一、幽门螺杆菌黏附素

　　文献报道的 *H. pylori* 黏附素较多，包括 *H. pylori*aA、过氧化氢酶、热休克蛋白 60（HSP60）、中性白细胞激活蛋白（NAP）、LewisB 血型抗原（Leb）结合黏附素（BabA）、PIdA、AlpA、AlpB、HopZ、LewisX（LeX）、SabA、OipA 结构等，现就蛋白序列已清楚的黏附素做一介绍。

　　1. *H. pylori*aA　早在 1988 年，Evans 等就发现 *H. pylori* 上存在一种能与 N－乙酰神经氨酰乳糖（NANLac，亦称涎酸乳糖）结合的可溶性原纤维血凝素（NLBH），呈菌毛形态，能与人红细胞紧密结合，血凝抑制试验证实 NANLac 是其受体的主要成分；后续研究中他们纯化了 NLBH 并克隆了相应基因 *H. pylori*aA，该基因表达一分子量为 20KD 的蛋白，其中一段氨基酸序列为 KRTIQK，在结构和功能上与大肠杆菌黏附素 sfas、K99 及定植因子 CFA/I 中的涎酸乳糖结合部位的氨基酸序列相似，包含该序列的 12 肽免疫家兔获得的抗血清能强烈阻断 *H. pylori* 引起的血凝作用，并且免疫电镜显示它所识别的成分位于 *HP* 菌体表面[3]，证明 *H. pylori*aA 应是 *H. pylori* 的黏附素之一。

　　2. 过氧化氢酶　Odenbreit 等[4]根据文献报道的与磷脂酰乙醇胺（PE）结合的黏附素的 N－末端序列设计引物，建立质粒文库，分离了 5 种独立的质粒克隆，所有克隆为同一基因。该基因被命名为 katA，含 1518 个核苷酸，编码含 505 个氨基酸的蛋白质，分子量为 58.599kDa。研究表明该

蛋白质为 *H. pylori* 过氧化氢酶。转座子插入诱变显示 katA 为单拷贝，序列分析表明 katA 与真核与原核生物的过氧化氢酶有高度同源性。然而，与前人文献报道不同的是黏附实验表明 katA 与 *H. pylori* 的黏附无关。因此，关于过氧化氢酶作为黏附素的地位还需进一步研究。

3. Hsp60　Huesca 等[5]研究发现 *H. pylori* 的表面热休克蛋白能够特异地结合人胃黏膜上的一种酸性糖鞘脂——硫酸脑苷脂，而且这种结合是 pH 依赖性的。Yamaguchi 等［6］进一步运用 Hsp60 的单克隆抗体 H20 结合流式细胞仪研究 Hsp60 在 *H. pylori* 黏附过程中所起的作用，结果显示，经 H_2O_2 处理后的 *H. pylori* 黏附于人胃癌细胞 MNK45 和原代培养的人胃上皮细胞的能力明显低于未处理的 *H. pylori*。上述研究结果说明 Hsp60 是 *H. pylori* 的黏附素之一。

4. NAP　是一种铁蛋白，几乎在所有 *H. pylori* 中均可检测到，但不同菌株其表达水平有很大差异。Namavar 等[7]从 *H. pylori* 的外膜蛋白中分离出一种能特异地结合于黏蛋白 MG1 片段的蛋白质，分子量为 16kDa，序列分析证明其与 NAP 的 N - 末端氨基酸序列相同。尽管黏蛋白作为机体防御机制之一能够阻止微生物直接接近黏膜上皮细胞，但是对于 *H. pylori* 这样有动力的微生物，可利用其与黏蛋白的短暂结合穿透黏液层，定植于胃上皮细胞从而发挥其致病作用。因此，NAP 在 *H. pylori* 的致病过程中所起的作用不容忽视。

5. BabA　Ilver 等采用再标记技术发现并纯化了能与人胃黏膜表面 Leb 特异结合的黏附素 BabA，分子量为 75kD，免疫电镜显示其位于细菌表面。I 型和 II 型 *H. pylori* 菌株结合 Leb 的研究显示 CagA 致病岛的存在与 BabA 黏附有关。亲和实验研究表明 Leb 与 BabA 的亲和系数为 ~1*1010M-1，即每个细菌结合 Leb 的分子数为 ~500。进一步研究表明 babA 存在两个等位基因：babA1 和 babA2，其中 babA1 缺乏 10bp 的重复序列，不具有与 Leb 结合的功能。国内学者构建了表达该黏附素的大肠杆菌菌株，细胞黏附实验证实含有该蛋白的菌株，其黏附于胃细胞的能力显著增加[8~9]。

6. PidA　Dorrell 等通过对 *H. pylori*26695 基因序列的研究发现了与大肠杆菌外膜磷脂酶 A 同源的蛋白（*HP*0499），据此设计引物，以 *H. pylori*26695 染色体 DNA 为模板，扩增了一 471bp 的基因序列，其代表了 *H. pylori* 磷脂酶 A44.2% 的序列。进一步构建其突变株，在体外对其磷脂酶 A2 溶血活性进行研究，同时进行了黏附和定植能力的评价。结果表明，突变株的磷脂酶 A2 溶血活性明显下降且不能定植于小鼠，能诱导明显的免疫反应，但其黏附人胃腺癌细胞的能力未受影响。

7. AlpA 与 AlpB　Odenbreit 等采用转座子插入突变的方法分离和鉴定了与 *H. pylori* 黏附有关的两种基因，分别命名为 alpA 和 alpB。alpA 和 alpB 同源性接近，分别编码含 518 个氨基酸的外膜蛋白。AlpA 带有一功能性脂蛋白信号序列，AlpB 带有一标准的 N - 末端信号序列。转座子插入诱变、免疫印迹和引物延伸等研究显示两种基因属同一个操纵子，但在翻译起始位点的上游并未发现明显的同一启动子序列。两种蛋白的 C - 末端部分被预测形成了由 14 条跨膜 β 链构成的膜孔素样 β 结构。黏附实验表明两种蛋白对于 *H. pylori* 特异性的黏附与人胃上皮细胞都是必须的。此外，*H. pylori* 依赖 AlpAB 黏附与胃上皮组织的机制明显不同于 BabA2 介导的黏附，表明不同的受体被涉及[10]。

8. HopZ　Peck 等对来自 *H. pylori* 菌株 ATCC43504 外膜蛋白的 19 种蛋白质进行了氨基酸测序，推断其寡核苷酸序列，进一步建立了基因文库，筛选和克隆了与 *H. pylori* 黏附有关的 HopZ 基因，该基因表达一由 681 个氨基酸构成的成熟蛋白，分子量为 74.2kDa，等电点为 8.4。免疫荧光研究表明该蛋白位于细菌表面。对来自 15 种不同 *H. pylori* 菌株的基因序列分析发现 HopZ 存在两种等位基因，其中等位基因 I 存在一个特有的 20 个氨基酸区域。HopZ 表达的调节可能是通过位于信号肽编码区的 CT 重复序列的滑链错配完成的。在不同的菌株中，全菌蛋白印迹分析和免疫荧光研究表明 HopZ 的表达仅存在于 CT 重复序列允许开放读框编码完整蛋白的菌株。黏附测定表明野生株 ATCC43504 黏附于人胃上皮细胞，而 HopZ 基因敲除株的黏附明显减少。国内有学者证实 HopZ 和 AlpA 的同源性为 59%，具有良好的抗原性和种属特异性，也可作为 *H. pylori* 疫苗的候选分子[11]。

9. Lex 结构　Edwards 等采用插入突变的方法研究了 *H. pylori* 脂多糖（LPS）的 O 抗原侧链结构中 Lex 结构的黏附作用。插入突变产生的 galE 突变株表达缺乏 Lex 结构的 LPS，rfbM 突变株的

LPS 尽管含有 Lex 结构，但缺乏岩藻糖，不能与抗 Lex 结构的单抗反应。进一步的黏附试验显示野生株能够特异地黏附于人胃上皮细胞表面，而突变株不能。这些结果表明 Lex 结构在 H. pylori 的黏附过程中扮演着重要的角色。

10. SabA　SabA 是一种唾液酸黏附素。Magnus U 等学者认为在激活中性粒细胞的过程中，SabA 起决定作用，可使 H. pylori 黏附部位发生突发的氧化作用，是 H. pylori 重要的毒力因子。SabA 变异型或缺陷的野生型 H. pylori 菌株将会丧失激活中性粒细胞的能力。Yoshio Y 等学者对临床病例研究发现 SabA 表达效率较高，能迅速反应引起胃内环境的变化，提示 SabA 能调节胃黏膜的胃酸分泌和抗原表达，但 SabA 表达的稳定性较 BabA 差，其临床价值尚需进一步研究证实。国内学者克隆并表达该蛋白，获得了相对分子量约 17500 的高纯度 SabA 蛋白，体外实验证实黏唾液酸黏附素可以结合含唾液酸的鞘糖脂和胎球蛋白琼脂糖[12]。

二、幽门螺杆菌黏附素相关受体

1. NANLac　早期的电镜及组化研究发现，H. pylori 只黏附于上皮细胞 NANLac 富集的区域；随后越来越多的资料证明，能与 H. pylori 黏附的多种胃上皮细胞表面受体包括神经节苷脂 GM3、硫酸脑苷脂及层黏蛋白等均含有 NANLac，且 NANLac 及含有 NANLac 的肝素、胃黏蛋白等能明显抑制 H. pylori 与胃上皮细胞系的结合[13,14,15]；进一步研究证实，NANLac 的异构体之一 NeuAc（2~3）Gal 有明显抑制血凝及黏附作用[16]，近来又有人在壁细胞缺失的转基因小鼠胃内发现 H. pylori 黏附于 NeuAc（2~3）Gal[17]，说明 NANLac 是 H. pylori 黏附的受体之一。

2. Lewis 血型抗原　1996 年，Wadstr 等[18]推测处在休眠或生长缓慢状态的 H. pylori 能够与胃黏膜表面和上皮细胞的 Lewis 血型抗原相互作用以促进其定植。之后，Iiver［8］等研究了 Lewis 血型抗原中 Leb 调节 H. pylori 黏附的作用。研究显示，含 Leb 的可溶性糖蛋白或抗 Leb 的抗体能抑制 H. pylori 黏附于胃上皮细胞。另外，他们检测了 95 株临床分离的 H. pylori 结合于^{125}I 标记的血型抗原的能力，发现 90% 的 H. pylori 呈现血型抗原结合能力，其中 66% 能与 Leb 结合。同时，Namavar 等[7]也证实了 H. pylori 的 NAP 能够结合 Lex。近来，Bosch 等[19]调查了应激状态下唾液中硫酸化 Lewis（S－Le）水平与 H. pylori 黏附的关系。结果显示，随着应激状态下唾液中 S－Le 浓度、分泌量及 S－Le/总蛋白比率的增加，唾液介导的 H. pylori 黏附也增加。这一结果进一步证实了 Lewis 血型抗原作为 H. pylori 受体的重要地位。

3. PE　是广泛存在与宿主胃黏膜细胞的一种脂质，只是不同来源的 PE 其脂肪酸的组成存在差异。Lingwood 等[20]最早发现人的胃窦部存在一种能与 H. pylori 特异结合的甘油酯成分，后经高压液相色谱分析证实为 PE。不同来源的 PE 与 H. pylori 的结合实验表明 PE 的长链疏水部分是其核心区。之后，一些研究者进一步发现 PE 的脂肪酸组成与 H. pylori 黏附有关[13,21]。Bitzan 等[22]用含 PE 的牛初乳对 H. pylori 黏附的抑制实验也说明 PE 是 H. pylori 黏附的受体之一。

4. 整联蛋白　Su 等[23]在体外利用表达 β 整联蛋白的细胞及其相应的表达缺陷株研究了整联蛋白在 H. pylori 黏附过程中所起的作用。结果显示，表达 β 整联蛋白的细胞结合 H. pylori 的能力显著高于缺陷株，并且抗 α5 和 β 整联蛋白链的抗体能减少 H. pylori 与表达 α5β 整联蛋白的胃上皮细胞的黏附。Su 等认为整联蛋白介导的侵入有助于 H. pylori 的长期感染。

三、幽门螺杆菌黏附于胃上皮细胞的病理机制

胃的活组织病理检查发现 H. pylori 位于黏液内和黏液下层，与胃上皮细胞表面极为接近。然而，H. pylori 黏附于胃上皮细胞的病理机制仍然存在争议。一些研究者描述了以黏附位点微绒毛消失、杯状结构形成以及 H. pylori 黏附细胞的骨架重排等为主的、类似致病性大肠杆菌"黏附和消除"的病理机制[24,25]，涉及这一过程的细胞成分包括肌动蛋白、α－辅肌动蛋白和踝蛋白等。一些研究者发现信号转导参与了 H. pylori 与胃上皮细胞黏附的病理机制。Seagal 等[25,26]发现 H. pylori 的

黏附能诱导宿主细胞 145 和 105kDa 两种蛋白的酪氨酸磷酸化，从而进一步启动了宿主细胞肌动蛋白和其他相关的细胞蛋白的重排、IL – 8 的释放。Su 等[23]通过 YopH 酪氨酸磷酸酶抑制 125 ~ 130kDa 蛋白质的酪氨酸磷酸化介导的 *H. pylori* 黏附实验进一步证实了信号转导参与了 *H. pylori* 黏附的病理机制。与上述研究不同，Dytoc 等[13]的研究并没有发现肌动蛋白重排以及杯状结构形成等病理变化，推测存在不同的 *H. pylori* 黏附的病理机制。因此，有关 *H. pylori* 黏附于胃上皮细胞的病理机制仍需进一步研究。

四、黏附素在幽门螺杆菌疫苗构建中的作用

目前完成动物实验评价的黏附素候选抗原是过氧化氢酶，天然过氧化氢酶的保护率达 80%，重组过氧化氢酶可达 90%[27]。在体外黏附及相应抗体的抑制实验表明某些黏附素也能够作为 *H. pylori* 疫苗候选抗原，如 *H. pylori*aA、AlpA、AlpB、HopZ 等[28,10]；另外一些黏附素在人类自然获得的抗 *H. pylori* 的免疫反应研究中被发现是保护性抗原（如 HSP60[29]）。黏附素所以能够较多的成为 *H. pylori* 疫苗候选抗原是由于其具备以下几个优点：

1. 通常位于细菌表面（如 *H. pylori*aA、AlpA、AlpB）或可呈现在细菌表面（如过氧化氢酶）从而为免疫反应提供靶位；

2. 为 *H. pylori* 致病所必须，具有较高的保守性（如 babA、alpA、alpB 和 hopZ 同属于 *H. pylori*26695 全基因序列中的已被证实的外膜蛋白超基因家族，分别与外膜蛋白超基因家族中的 *HP*1243、*HP*0912、*HP*0913 和 *HP*0009 高度相似，四种蛋白在 N – 末端有 1 个相似保守区，在 C – 末端有 7 个相似保守区，这些保守区也见于所有的外膜蛋白家族成员[30]），而保守抗原通常为疫苗构建的首选抗原；

3. 尽管是 *H. pylori* 致病的必需成分，但本身无毒性；

4. 因其成分通常为蛋白质，从而能够通过构建基因工程疫苗实现大规模生产和纯化。值得注意的是在选择黏附素作为 *H. pylori* 候选抗原的工作中，应避免选择能引起人体自身免疫的抗原[12]。综上，黏附素在 *H. pylori* 疫苗构建中作为候选抗原的研究前景十分广阔。

总之，*H. pylori* 黏附于胃黏膜在其致病过程中起着关键性作用，进一步研究 *H. pylori* 的黏附机制，明确黏附素、黏附素相关受体以及黏附于胃上皮细胞的病理机制，从而合理运用黏附素构建 *H. pylori* 疫苗，将对防治 *H. pylori* 感染引发的疾病有着重要的意义。

参考文献

1　Linwood CA. *Helicobacter pylori*：receptors and adhesin. In：Goodwin CS, eds. *Helicobacter pylori*：biological and clinical practice. Boca Raton：CRC press Inc, 1993, 209 ~ 222

2　Falk P, Roth KA, Boren T, et al. An in vitro adherence assay reveals that *Helicobacter pylori* exhibits cell lineage – specific tropism in the human gastric epithelium. Proc Natl Acad Sci USA, 1993, 90（5）：2035 ~ 2039

3　Evans DG, Karjalainen TK, Evans DJ Jr, et al. Cloning, nucleotide sequence, and expression of a gene encoding an adhesin subunit protein of Helicobacter pylori. J Bacteriol, 1993, 175：674 ~ 683

4　Odenbreit S, Wieland B, Haas R. Cloning and genetic characterization of *Helicobacter pylori* catalase and construction of a catalase – deficient mutant strain. J Bacteriol, 1996, 178：23：6960 ~ 6967

5　Huesca M, Borgia S, Hoffman P, et al. Acidic pH changes receptor binding specificity of *Helicobacter pylori*：a binary adhesion model in which surface heat shock（stress）proteins mediate sulfatide recognition in gastric colonization. Infect Immun, 1996, 64：2643 ~ 2648

6　Yamaguchi H, Osaki T, Kurihara N, et al. Heat – shock protein 60 homologue of *Helicobacter pylori* is associated with adhesion of *H. pylori* to human gastric epithelial cells. J Med Microbiol, 1997, 46：10：825 ~ 831

7　Namavar F, Sparrius M, Veerman EC, et al. Neutrophil – activating protein mediates adhesion of *Helicobacter pylori* to sulfated carbohydrates on high – molecular – weight salivary mucin. Infect Immun, 1998, 66: 444 ~ 447

8　白杨，黄文，王继德，等. 幽门螺杆菌黏附素基因 babA2 的克隆、序列测定及其生物信息学分析. 世界华人消化杂志，2003，11（10）: 1470 ~ 1474

9　白杨，唱韶红，王继德，等. 表达幽门螺杆菌黏附素 BabA 重组蛋白菌株的构建及其黏附活性评价. 第一军医大学学报，2003，23: 293 ~ 295

10　Odenbreit S, Till M, Hofreuter D, et al. Genetic and functional characterization of the alpAB gene locus essential for the adhesion of *Helicobacter pylori* to human gastric tissue. Mol Microbiol, 1999, 31: 1537 ~ 1548

11　白杨，但汉雷，王继德，等. 幽门螺杆菌 AlpA 基因中四种黏附素基因保守区的克隆、表达、纯化及鉴定. 生物化学与生物物理进展，2002，29（6）: 992 ~ 996

12　白杨，王继德，周殿元，等. 幽门螺杆菌唾液酸黏附素的纯化与功能研究. 中华医学会消化病学分会第四次全国幽门螺杆菌学术会议，2005，156

13　Dytoc M, Gold B, Louie M, et al. Comparison of *Helicobacter pylori* and attaching – effacing Escherichia coli adhesion to eukaryotic cells. Infect Immun, 1993, 61: 448 ~ 456

14　Kamisago S, Iwamori M, Tai T, et al. Role of sulfatides in adhesion of *Helicobacter pylori* to gastric cancer cells. Infect Immun, 1996, 64: 624 ~ 628

15　Valkonen KH, Wadstr T, Moran AP. Identification of the N – acetylneuraminy – llactose – specific laminin – binding protein of *Helicobacter pylori*. Infect Immun, 1997, 65: 916 ~ 923

16　Simon PM, Goode PL, Mobasseri A, et al. Inhibition of *Helicobacter pylori* binding to gastrointestinal epithelial cells by sialic acid – containing oligosa – ccharides. Infect Immun, 1997, 65: 750 ~ 757

17　Syder AJ, Guruge JL, Li Q, et al. *Helicobacter pylori* attaches to NeuAc alpha 2, 3Gal beta 1, 4 glycoconjugates produced in the stomach of transgenic mice lacking parietal cells. Mol Cell, 1999, 3: 263 ~ 274

18　Wadstr T, Hirmo S, Bor T. Biochemical aspects of *Helicobacter pylori*colo – nization of the human gastric mucosa. Aliment Pharmacol Ther, 1996, 10 Suppl 1: 17 ~ 27

19　Bosch JA, de Geus EJ, Ligtenberg TJ, et al. Salivary MUC5B – mediated adherence (ex vivo) of *Helicobacter pylori* during acute stress. Psychosom Med, 2000, 62: 40 ~ 49

20　Lingwood CA, Huesca M, Kuksis A. The glycerolipid receptor for *Helicobacter pylori* (and exoenzyme S) is phosphatidylethanolamine. Infect Immun, 1992, 60: 2470 ~ 2474

21　Gold BD, Huesca M, Sherman PM, et al. Helicobacter mustelae and *Helicobacter pylori* bind to common lipid receptors in vitro. Infect Immun, 1993, 61: 2632 ~ 2638

22　Bitzan MM, Gold BD, Philpott DJ, et al. Inhibition of *Helicobacter pylori* and Helicobacter mustelae binding to lipid receptors by bovine colostrum. J Infect Dis, 1998, 177: 955 ~ 961

23　Su B, Johansson S, Lman M, et al. Signal transduction – mediated adherence and entry of *Helicobacter pylori* into cultured cells. Gastroenterology, 1999, 117: 595 ~ 604

24　Porta N, Pringault E, Racine L, et al. Adhesion of *Helicobacter pylori* to polarized T84 human intestinal cell monolayers is pH dependent. Infect Immun, 1996, 64: 3827 ~ 3832

25　Segal ED, Falkow S, Tompkins LS. *Helicobacter pylori* attachment to gastric cells induces cytoskeletal rearrangements and tyrosine phosphorylation of host cell proteins. Proc Natl Acad Sci U S A, 1996, 93: 1259 ~ 1264

26　Segal ED, Lange C, Covacci A, et al. Induction of host signal transduction pathways by *Helicobacter pylori*. Proc Natl Acad Sci U S A, 1997, 94: 7595 ~ 7599

27　Radcliff FJ, Hazell SL, et al. Catalase, a novel antigen for *Helicobacter pylori* vaccination. Infect Immun, 1997, 65: 4668 ~ 4674

28　陈烨，王继德，施理，等. 幽门螺杆菌重组黏附素 r*H. pylori*aA 生物学活性及免疫原性的体外评价. 中华医学杂志，2001，81（5）: 276 ~ 279

29　Zevering Y, Jacob L, Meyer TF. Naturally acquired human immune responses against *Helicobacter pylori* and implications for vaccine development. Gut, 1999 Sep, 45: 465 ~ 474

30　Tomb JF, White O, Kerlavage AR, et al. The complete genome sequence of the gastric pathogen *Helicobacter pylori*. Nature, 1997, 388: 539 ~ 547

第二十八章　幽门螺杆菌致病因子与胃黏膜屏障

胡伏莲[1]　崔梅花[2]　牟方宏[2]

[1]北京大学第一医院　[2]北京大学航天中心医院

一、正常胃及十二指肠黏膜屏障的保护作用
　　（一）正常的胃黏膜屏障
　　（二）对胃及十二指肠黏膜有损害的因素
二、幽门螺杆菌致病因子及其对胃黏膜的损伤
　　（一）与幽门螺杆菌定植有关的致病因子
　　（二）以损伤胃黏膜为主的致病因子
　　（三）与炎症和免疫损伤有关的致病因子
　　（四）幽门螺杆菌的定植与黏附特性对胃黏膜所致的损伤
三、对抗幽门螺杆菌的黏附机制和保护胃黏膜是治疗幽门螺杆菌感染的新思路
　　（一）抗幽门螺杆菌定植或黏附的药物和物质
　　（二）黏膜保护剂对胃黏膜损伤的治疗作用

　　幽门螺杆菌（*Helicobacter pylori*，下称 *H. pylori*）以它特有的生物学特性使其牢固地定植于胃黏膜，而 *H. pylori* 分泌的毒素和产生的一系列致病因子导致胃黏膜炎症损伤和免疫损伤，破坏胃黏膜屏障，并诱发各种临床疾病。

一、正常胃及十二指肠黏膜屏障的保护作用

　　早在 1954 年 Hollande[1] 提出双层黏障学说，"双障"是指黏液屏障和黏膜屏障，它可使黏膜上皮免遭机械损伤和各种化学刺激，并可中和胃酸和灭活胃蛋白酶。

　　（一）正常的胃黏膜屏障

　　所谓胃黏膜的防御机制是指胃黏膜有抵御各种物理和化学方面损伤的机能。它包括黏液、碳酸氢盐的分泌，胃上皮细胞间的紧密连接及脂蛋白层，胃黏膜血流及细胞的更新。当这些防御功能降低或破坏，就可能导致溃疡形成。

　　1. 黏液－碳酸氢盐屏障　胃黏液以两种形式存在，即附着于胃黏膜上皮层的不溶性凝胶层以及腔内的水溶性黏稠的黏液。糖蛋白分子形成不溶于水的凝胶贴附于胃黏膜表面，当暴露于低 pH 环境时，则凝胶溶解脱落于胃液中。附着于胃黏膜表面的黏液凝胶是防止胃酸、胃蛋白酶及各种有害因素对胃黏膜损害的第一道防线，但这道防线不足以维持黏膜上皮的 pH，不过黏膜尚能分泌少量的碳酸氢盐（HCO_3^-），构成所谓的黏液－碳酸氢盐屏障，当 H^+ 逆向弥散时，与正向扩散的 HCO_3^- 相遇，使 H^+ 得到中和，这样便形成了黏液层的 pH 梯度。当腔内 pH 为 2～3 时，上皮表面

pH 保持在 6 ~ 7.5，胃蛋白酶不能透过这层屏障，而使胃黏膜上皮不至于被消化。

2. 胃黏膜屏障是指胃黏膜具有在酸性胃液浸泡下 H^+ 不能向胃黏膜反渗，同时钠离子不能由浆膜面向黏膜及胃腔内弥散的特征，因而胃腔内保持极高的 H^+ 浓度。血浆中 H^+ 浓度为 5×10^{-5} mmol/L（pH = 7.4），而胃腔内 H^+ 浓度达 150 ~ 170mmol/L（pH = 1 左右），其浓度梯度高达 300 万：1。

3. 黏膜血流和酸碱平衡　正常人的胃黏膜血流量占心搏出量的 1%，其正常值为 59.8 ~ 11.4Ml/（min·100g），胃黏膜血流不仅为黏膜供应营养物质和氧气，而且可以运走组织中 H^+ 和向黏膜表面运送 HCO_3^-，从而对维持细胞内的酸碱平衡起重要作用。

4. 十二指肠黏膜屏障　十二指肠液 pH 接近中性，且十二指肠黏膜有吸收 H^+ 的作用，所以 H^+ 的逆向弥散对十二指肠黏膜的致病作用不如它对胃黏膜的作用重要。但刺激胃黏膜的损伤因素同样也可损伤十二指肠黏膜；而且十二指肠球部经常暴露于由胃腔流入的酸性液体中；*H. pylori* 感染时酸分泌异常、十二指肠球内胃腺化生、*H. pylori* 定植等，这些因素都在十二指肠溃疡的发生中起重要作用。

（二）对胃及十二指肠黏膜有损害的因素

各种理化因素、药物因素、胆盐、乙醇、浓茶及咖啡等，都有可能损伤胃及十二指肠黏膜，破坏其防御功能。

许多药物可以损伤胃黏膜，如解热镇痛药、抗癌药、某些抗生素、肾上腺皮质激素，特别是 NSAIDs/阿司匹林，长期摄入可以诱发溃疡，原有溃疡者可使溃疡不愈或增加溃疡的复发率，以及出血、穿孔等合并症的发生率。长期服用 NSAIDs 患者中，约 50% 内镜观察有胃及十二指肠黏膜糜烂和/或出血，5% ~ 30% 有消化性溃疡。NSAIDs 通过两个主要机制损害胃黏膜：①破坏胃黏膜屏障，因为 NSAIDs 多系弱酸脂溶性药物，能直接穿过胃黏膜屏障导致 H^+ 反弥散造成黏膜损伤；②抑制前列腺素的合成，削弱黏膜的保护机制。

在消化性溃疡的发病机理中，*H. pylori* 与 NSAIDs 是两个独立危险因素，在胃酸的作用下而导致胃黏膜损伤或溃疡形成。消化性溃疡的发生是黏膜屏障破坏的结果。

二、幽门螺杆菌致病因子及其对胃黏膜的损伤

H. pylori 致病机制非常复杂，*H. pylori* 致病因子对胃黏膜的损伤及其对人体损伤机制至今尚未完全明了。目前认为 *H. pylori* 的致病机制包括：*H. pylori* 的定植、毒素引起的胃黏膜损害、宿主的免疫应答介导的胃黏膜损伤以及 *H. pylori* 感染后胃泌素和生长抑素调节失衡所致的胃酸分泌异常等。参与 *H. pylori* 致病的因子分为定植因子和毒力因子等。其中定植因子是 *H. pylori* 感染的首要条件。*H. pylori* 本身的动力装置、黏附特性、有毒性作用的酶以及多种毒素既有利于其定植，也有助于 *H. pylori* 在高酸环境下存活，最终是否致病，有赖于 *H. pylori* 菌株的不同及宿主的差异。

H. pylori 致病因子很多，按其致病机理及其特点，通常将 *H. pylori* 致病因子按其致病性和致病特点大致分成 4 大类[2]：①与 *H. pylori* 定植有关的致病因子；②以损伤胃黏膜为主的致病因子；③与炎症和免疫损伤有关的致病因子；④其他致病因子。*H. pylori* 毒素及其致病毒因子与许多临床疾病关系密切，定植于胃黏膜的 *H. pylori* 如果不作根除治疗，通常不会自行消亡，它将伴随宿主，并引发各种临床疾病[3]。

（一）与幽门螺杆菌定植有关的致病因子

H. pylori 在胃黏膜的定植与 *H. pylori* 的鞭毛、尿素酶及 *H. pylori* 本身的黏附特性密切相关。*H. pylori* 一端有 4 ~ 6 根单极带鞘鞭毛，这是 *H. pylori* 特殊的动力装置，*H. pylori* 的动力对于其定植是必需的。*H. pylori* 的尿素酶位于 *H. pylori* 的表面和胞浆内，其产生的"氨云"围绕在 *H. pylori* 的周围，使细菌周围呈中性环境，保护 *H. pylori* 免遭破坏。尿素酶在 *H. pylori* 的定植中可能还存在其他机制，包括：①尿素酶是细胞外膜蛋白，可作为黏附分子参与 *H. pylori* 定植；②尿素酶能产生电化学梯度，参与 ATP 合成，即与 *H. pylori* 的能量代谢有关，而促进其定植。*H. pylori* 定植于胃内的

一个重要因素是细菌具有黏附于胃黏膜的特性。*H. pylori* 紧密黏附于胃黏膜表面，避免其与胃内食物一道排空和因表面上皮细胞及黏液层的脱落而被快速清除。近期研究显示，*H. pylori* 对黏膜的特殊黏附能力不仅有助于其定植在胃黏膜表面，而且黏附本身即能通过改变上皮细胞的骨架直接损伤胃黏膜，这可能与 *H. pylori* 黏附到上皮细胞后形成的黏附垫座（adherence pedestals）有关，使微绒毛减少或消失。

（二）以损伤胃黏膜为主的致病因子

H. pylori 的空泡毒素（VacA）基因在所有 *H. pylori* 菌株中均存在，但仅有 50% 左右菌株有 vacA 表达。VacA 对胃上皮有直接的毒性作用，损伤上皮细胞，使胞浆内形成空泡，造成胃黏膜的损伤和延缓胃上皮的修复。细胞毒素相关蛋白（CagA）常在 VacA$^+$ 菌株中出现，与 VacA 活性密切相关。国内外已有许多研究证实了 *H. pylori* 毒素对胃黏膜的损伤。我们的研究证实了 *H. pylori* 标准菌株（NCTC11637）的培养上清液可致 BALB/C 小鼠的胃黏膜损伤[4]：光镜下可见上皮细胞有空泡形成，部分上皮细胞排列紊乱，腺体结构破坏或消失，有的小鼠黏膜出现糜烂，糜烂处可有大量炎细胞浸润；超微结构观察可见细胞间隙增宽，微绒毛稀疏、脱落，线粒体和粗面内质网肿胀，部分形成空泡，吞噬溶酶体增多；而无毒素组及生理盐水组小鼠胃黏膜的普通病理及超微结构基本正常。我们的研究还证实了 *H. pylori* 标准菌株（NCTC11637）培养上清液在 1:10，1:20，1:40～1:320 均能使 Hela 细胞形成空泡变性；*H. pylori* 阳性者 72.7% 病人血清具有中和 VacA 的活性，而 *H. pylori* 阴性者无 1 例有中和 VacA 的活性，其研究结果显示了 *H. pylori* 毒素在胃黏膜的损伤及胃癌发生中起十分重要的作用[5]。*H. pylori* 分泌脂多糖（LPS），刺激胃上皮细胞分泌 IL-8，在感染宿主的胃黏膜内诱导局部的炎症反应；LPS 还参与胃上皮细胞分泌胃蛋白酶原，胃蛋白酶的蛋白水解作用，造成上皮的损伤，与溃疡病的形成有关。*H. pylori* 的溶血素能阻止吞噬细胞的吞噬功能，对 *H. pylori* 有一定的保护作用，但它有细胞毒性，能介导炎症反应，造成胃黏膜屏障的损害。*H. pylori* 合成和分泌脂酶和蛋白酶，能降解胃上皮的黏液层，使其失去保护特性。蛋白酶使黏蛋白多聚体解聚，而脂酶尤其磷脂酶 A_2 使黏液脂质降解，最终导致溶血卵磷脂生成和黏膜疏水性保护层丧失。溶血卵磷脂的破坏作用还表现在 *H. pylori* 抑制黏液细胞的分泌，对胃上皮的保护功能丧失。尿素酶也是损害胃黏膜的主要致病因子，高浓度的氨可导致细胞的空泡变性，其结果类似于 VacA 所致的空泡变性。

（三）与炎症和免疫损伤有关的致病因子

尿素酶、脂多糖及细胞毒素也是与炎症和免疫损伤有关的毒性因子，除此之外，近来研究较多的有热休克蛋白（Hsp）、过氧化氢酶、过氧化物歧化酶及 iceA 基因等致病因子。Hsp 是存在于原核生物和真核生物中的一种高度保守的蛋白质，正常细胞低表达，对维持正常细胞功能有一定作用。近来的研究发现 *H. pylori* 阳性患者的胃黏膜上皮内 γ/δT 细胞增多，同时上皮细胞表达 Hsp，故推测 γ/δT 细胞参与了 *H. pylori* 引起的自身免疫，与自身 Hsp 有交叉反应，引起胃组织的炎性损伤。*H. pylori* 能分泌中性粒细胞和单核细胞的趋化因子。这些趋化因子穿过黏膜，进入组织后诱发趋化反应、氧化反应、中性粒细胞脱颗粒等免疫病理反应。*H. pylori* 的过氧化氢酶（触酶）和过氧化物歧化酶（SOD），这两种酶能使 *H. pylori* 免受中性粒细胞的杀伤机制，而发挥保护作用。新近研究发现，*H. pylori* 接触上皮后可诱生一种潜在的毒力因子，由 iceA 基因编码，iceA 基因功能尚不清楚，但与 Ⅱ 型限制性核酸内切酶有显著同源性，主要有两种等位基因变异：$iceA_1$ 和 $iceA_2$，$iceA_1$ 基因表达意味着上调 *H. pylori* 与上皮细胞的接触，且与溃疡的发生密切相关，iceA 等位基因型是独立于 cagA 和 vacA 的一种毒力因子。

（四）幽门螺杆菌的定植与黏附特性对胃黏膜所致的损伤

H. pylori 的螺旋形、鞭毛、黏附素和尿素酶等毒力因子使 *H. pylori* 能够克服胃的蠕动排空作用、胃内低 pH 值、胃黏膜表面的稠厚黏液等不利于定居的因素而长期在胃黏膜表面寄生，而黏附又是 *H. pylori* 定植在胃黏膜表面的前提。这种黏附特性反映了 *H. pylori* 存在某些黏附因子，而胃上皮细

胞存在相应的特异受体。在较早的研究中已分离出多种黏附因子，主要有可溶性 N - 乙酰神经氨酰乳糖结合纤维血凝素（NLBH）和胞外酶 S 样黏附素，胃上皮细胞表面存在着相应受体，有神经节苷脂 GM1、GM2、GM3，磷酯酰乙醇胺，N - 乙酰神经氨酰乳糖等。

近年来，通过 *H. pylori* 黏附机制研究的深入，又发现了几种重要的黏附因子，包括：①中性粒细胞活化蛋白（NAP）；②热休克蛋白 60（Hsp60）；③alpAB 基因；④HopZ 蛋白质。

同时也发现了胃黏膜上皮细胞表面与 *H. pylori* 黏附有关的受体，如：①硫酸脑苷脂，是一种存在于人胃黏膜上的酸性糖鞘脂，是 *H. pylori* 的主要黏附受体。有作者用胃黏膜细胞系 KATOⅢ 制作 *H. pylori* 黏附的细胞模型，证实其在 *H. pylori* 黏附中的作用，抗硫酸脑苷脂单抗可以减少 *H. pylori* 对 KATOⅢ 细胞的黏附。②血型抗原 Lewis B（Le[b]）：人胃上皮细胞表达 LewisB（Le[b]）抗原，而部分 *H. pylori*（亚洲）也表达 Le[b] 抗原。人胃上皮 Le[b] 能否作为 *H. pylori* 黏附受体有争论，有人认为其不是 *H. pylori* 黏附的受体。另有研究持相反意见，Ilver 等研究显示 90% *H. pylori* 呈现抗原结合能力，其中 66% *H. pylori* 可与人胃上皮 Le[b] 结合。国内学者研究显示 *H. pylori* 表达的 Le[b] 不影响 *H. pylori* 黏附于人胃 Le[b] 上，提示人胃 Le[b] 是 *H. pylori* 黏附受体。③硫酸黏蛋白：通常认为 *H. pylori* 定植于胃小凹上皮细胞，其中性黏液是 *H. pylori* 的必需物质，而极少定植于肠化细胞，因为其酸性黏液对 *H. pylori* 不利。有研究显示，*H. pylori* 黏附于不完全肠化生细胞与硫酸黏蛋白有关，该型肠化与胃癌高度相关，提示 *H. pylori* 在胃癌发生中起重要作用。④信号传导途径与整合素：有研究提示酪氨酸磷酸化的信号传导途径与整合素在 *H. pylori* 黏附于胃上皮细胞中起重要作用。

三、对抗幽门螺杆菌的黏附机制和保护胃黏膜是治疗幽门螺杆菌感染的新思路

（一）抗幽门螺杆菌定植或黏附的药物

H. pylori 之所以能黏附于胃黏膜表层，基于 *H. pylori* 具有上述特殊的黏附因子，而人的胃黏膜又具有相应的黏附受体，以利于 *H. pylori* 牢固定植于胃黏膜而繁衍致病。关于 *H. pylori* 感染的治疗目前主要是以抗生素为主的治疗方案来根治 *H. pylori*，但新近的研究还针对抗 *H. pylori* 黏附机制进行治疗，现在已有研究证实某些胃黏膜保护剂和一些抗溃疡病药物具有抑制 *H. pylori* 或抗 *H. pylori* 黏附的作用：①依卡倍特钠（Ecadet Sodium）是一种抗溃疡药，本品属萜稀类衍生物，与胃黏膜有高度亲和能力，并能抑制胃蛋白酶活性[6~7]，有研究证实依卡倍特钠能直接影响 *H. pylori* 黏附于胃上皮细胞，能显著抑制 *H. pylori* 黏附于胃黏膜[8]，也有临床研究证实依卡倍特钠能提高质子泵抑制剂（PPI）三联疗法的 *H. pylori* 根除率[9]；②瑞巴比特（Rebamipide）也是一种抗溃疡药[8]，具有抗氧化和清除自由基的活性，直接作用于胃上皮细胞而影响 *H. pylori* 的黏附，研究证实用 Rebamipide 预处理 MKN - 28、MKN - 45 细胞之后，能明显抑制 *H. pylori* 黏附于这两种细胞；③硫糖铝是一个传统的黏膜保护剂，也能竞争性结合与 *H. pylori* 黏附有关的受体——乳酸基酰基鞘氨醇和 GM3 神经节苷脂，而抑制 *H. pylori* 黏附于胃上皮细胞，由此可见，*H. pylori* 能损伤胃黏膜，而某些胃黏膜保护剂、抗溃疡药物不仅具有保护胃黏膜的作用，可能还具有一定的抗 *H. pylori* 的作用。

关于这类药物抑制 *H. pylori* 和影响 *H. pylori* 黏附定植的机制还有待更多的进一步的深入研究。而在抗 *H. pylori* 感染中的作用和地位有待设计严谨的多中心临床研究来证实，但今天的新思路也许成为明天治疗 *H. pylori* 感染的重要手段。

（二）黏膜保护剂对胃黏膜损伤的治疗作用

胃黏膜保护剂种类繁多，包括西药和中药，不论哪一种，其胃黏膜保护作用的机制不外乎以下几个方面：①增加胃黏膜血流；②增加胃黏膜细胞黏液分泌；③增加碳酸氢盐的分泌；④增加胃黏膜细胞前列腺素的合成；⑤增加胃黏膜和黏液中糖蛋白的含量；⑥增加胃黏膜和黏液中磷脂的含量，从而增加黏液层的疏水性；⑦隔离胃酸、吸附毒素等。有动物实验证实 *H. pylori* 毒素可以引起小鼠胃黏膜损伤[10]，而胃黏膜保护剂（包括中药在内）可以减轻或预防 *H. pylori* 毒素所致的胃黏膜损伤[11~12]；动物实验还证实胃黏膜保护剂同样对乙醇、吲哚美辛、阿司匹林所致小鼠的胃黏膜

损伤具有保护和预防作用[13~15]，但应该强调的是包括 *H. pylori* 在内的任何一种损害因素所致的胃黏膜损伤在应用胃黏膜保护药的同时必须首先考虑去除损伤因素，由 *H. pylori* 所致者则必须根除 *H. pylori*。

参考文献

1　Hollandor F. The two – component mucus barrier. Arch Inter Med，1954，93：107

2　崔梅花，胡伏莲. 幽门螺杆菌致病因子. 世界华人消化杂志，2003，11（12）：1993~1996

3　魏虹，杨桂彬，胡伏莲. 幽门螺杆菌毒素及其与临床疾病相关性的研究进展. 中华医学杂志，2005，85（37）：2659~2662

4　崔梅花，胡伏莲，董欣虹. 胃黏膜保护剂预防幽门螺杆菌培养上清液所致小鼠胃黏膜损伤. 世界华人消化杂志，2004，12（2）：355~358

5　胡伏莲，郭飞，贾博琦. 幽门螺杆菌毒素与胃癌发生的相关性研究. 中华内科杂志，1998，37（9）：621

6　Ito Y，Hongoh A，Hongo A，etal. Bactericidal Activity of a New Antiulcer Agent，Ecabet Sodium，against *Helicobacter pylori* under Acidic Conditions Antimicrobial Agents and Chemotherapy，1995，39（6）：1295~1299

7　Ito Y，Shibata K，Hongo A，etal. Ecabet sodium，a locally acting antiulcer drug，inhibits urease activity of *Helicobacter pylori*. European Journal of Pharmacology，1998，345：193~198

8　Hayashi S，Sugiyama T，Yokota K，etal. Combined effect of rebamipide and ecabet sodium on *Helicobacter pylori* adhesion to gastric epithelial celles. Microbiol Immunol，2000，44：557~642

9　Kim H W，Kim G H，Cheong J Y. *H. pylori* eradication：A randomized prospective study of triple therapy with or without ecabet sodium. *World J Gastroenterol*，2008，14，14（6）：908~912

10　孙兆金，胡伏莲. 幽门螺杆菌培养上清液诱发鼠胃黏膜组织学损伤的研究. 胃肠病学和肝胆病学杂志，1998，7（3）：219

11　杨桂彬，胡伏莲，牟方宏. 替普瑞酮预防幽门螺杆菌所致的小鼠胃黏膜损伤的实验研究. 中华医学杂志，2006，86（14）992~995

12　牟方宏，胡伏莲，杨桂彬. 温胃舒、养胃舒预防幽门螺杆菌培养上清液所致小鼠胃黏膜损伤的实验研究. 世界华人消化杂志，2007，15（13）：11505~1509

13　金哲，胡伏莲，杨桂彬. 枸橼酸铋钾对乙醇所致大鼠急性胃黏膜损伤的实验研究. 中国新药杂志，2001，10（8）：587~589

14　纪开宇，胡伏莲，李爱东，等. 幽门螺杆菌与吲哚美辛在 Balb/c 小鼠胃黏膜损伤中的相互作用. 中华医学杂志，2003，82（5）：731~735

15　金哲，胡伏莲，杨桂彬. 吉法酯对阿司匹林致大鼠急性胃黏膜损伤的保护作用. 中国新药杂志，2004，13（5）：401~403

第二十九章 幽门螺杆菌的医源性感染及其预防

张朋彬　徐采朴　周建嫦

第三军医大学西南医院

一、幽门螺杆菌的医源性感染
二、医源性感染的预防
三、常用消毒剂对幽门螺杆菌的杀灭作用
　　（一）常用消毒剂
　　（二）常用消毒方法

自从幽门螺杆菌（*Helicobacter pylori*，下称 *H. pylori*）被发现以来，它与消化系疾病的关系逐渐被引起重视，*H. pylori* 感染已被明确作为慢性胃炎及消化性溃疡的主要病因。此外，它也被认为是胃恶性疾病的主要病因之一，因此世界卫生组织国际癌症研究中心于 1994 年将 *H. pylori* 列为第一类生物致癌因子。作为新发现的传染病之一，*H. pylori* 的感染过程及方式正越来越引起医学界的关注。

世界上约有一半以上的人伴有 *H. pylori* 感染，在发展中国家 *H. pylori* 感染率会更高，可达 70% ~ 90%[1]。流行病学调查发现，*H. pylori* 在不同的国家和地区有不同的感染率，发展中国家的感染率明显高于发达国家，社会经济条件差的人群感染率高于社会经济条件较好的人群。*H. pylori* 感染在婴幼儿时即可发生，在 10 岁以前，感染率每年以 3% ~ 10% 的速度急剧增加，10 岁以后，其感染增加率逐渐延缓，平均每年以 0.5% ~ 1% 的速度增加。在我国，*H. pylori* 的感染率较高，约为 61%[2,3]。

一、幽门螺杆菌的医源性感染

在 *H. pylori* 传染过程中，*H. pylori* 感染者可能是唯一的传染源。有研究发现，用 PCR 方法在 *H. pylori* 感染者的牙斑中可检测到 *H. pylori* 的存在，而且其菌株与胃内感染菌株相同[4]；另一研究则发现 *H. pylori* 感染者的粪便中也存在着 *H. pylori*[5]，这些结果推测 *H. pylori* 的传播途径可能包括口—口、粪—口途径，但目前尚无明确证据。近年来，医源性 *H. pylori* 感染，即通过上消化道内镜造成的 *H. pylori* 感染逐渐引起重视。

在上消化道内镜检查及治疗时，内镜本身及活检钳、治疗器械等辅助器械均可被污染，由于清洗及消毒不彻底，造成污染的器械传染给随后的被检查者。资料研究表明，在给 *H. pylori* 感染患者做完上消化道内镜检查后，内镜镜身及活检钳均可检测到大量的 *H. pylori* 菌体[6]。Langenberg 等[7] 通过限制性内切酶的方法发现，在 281 例次上消化道内镜检查中，有 3 例次患者发生了 *H. pylori* 交叉感染。一般认为，对 *H. pylori* 感染率约为 60% 的人群行上消化道内镜检查时，*H. pylori* 医源性感染的发生率约 4‰。

尽管 *H. pylori* 较脆弱，多数研究发现，大多数消毒剂均能成功地清除 *H. pylori*，但如清洗不彻底、消毒剂选择错误、消毒程序不当（浓度、作用时间）等，即可造成 *H. pylori* 医源性感染。Roosendaal 等[8]研究发现，尽管进行了清洗与消毒，用 PCR 方法仍可在内镜身上检测到 *H. pylori* 的 DNA 片段。

二、医源性感染的预防

首先应严格消毒程序。目前内镜常用消毒方法分为简易手洗消毒法和机械消毒法。二者消毒效果基本相似，但前者更易受人为因素影响。无论是手工消毒还是机械消毒，均应在消毒前手工清洗镜身，将黏液及其他污物清洗掉，这样才保证后续的消毒效果[9]。

选择合适的消毒剂。在目前内镜常用的消毒剂中，以戊二醛为首选。而其碱性液较酸性液杀菌能力强，而加入强化剂后的戊二醛杀菌作用更强，一些研究还发现，较高温度的戊二醛溶液较较低浓度者杀菌所用时间明显缩短。此外，新近出现的酸化电解水因其无腐蚀性、无污染等优点而逐渐得到推广。

此外，消毒剂的浓度应当保证。在消毒液使用中，消毒剂逐渐被稀释，造成消毒效果下降。如当戊二醛浓度低于 1% 或呈酸性时，许多病原菌将产生耐药性。因此应适时更换配制消毒液，以保证消毒效果。

工作人员的自我防护。在内镜检查过程中，除对病人进行保护，防止交叉感染外，工作人员同时应加强自我保护，防止自己被感染。

三、常用消毒剂对幽门螺杆菌的杀灭作用

（一）常用消毒剂

1. 戊二醛（glutaraldehyde）　为无色或浅黄色油状液体，有微弱醛味。可按任何比例溶于水和乙醇，其水溶液呈酸性，较稳定。市售戊二醛为 25% ~ 50%（W/V）的溶液，它对橡胶、塑料、透镜、金属器械等大多数物品无腐蚀性。它有广谱、高效低毒及稳定性好的特点，是目前采用较普遍的内镜消毒剂。但对皮肤、黏膜均有刺激性。它除对细菌繁殖体、芽孢具有杀灭作用外，对分枝杆菌、真菌及病毒等也有杀灭作用。

无论是国内还是国外，戊二醛是目前首选的内镜消毒剂，也是应用最广的内镜消毒剂。临床上常用用来消毒的戊二醛浓度为 2%，若在其溶液中加入 0.3% 的碳酸氢钠则成为碱性戊二醛，使 pH 增至 7.7 ~ 8.3，杀菌作用剧增。在 2 分钟内，可杀灭细菌繁殖体，10 分钟内可杀灭真菌、结核杆菌及脊髓灰质炎病毒及埃可病毒等。若在 2% 戊二醛溶液中加入 0.25% 聚氯乙烯脂肪醇醚等，可成为强化戊二醛，可使其性能稳定，并可增强杀菌能力。内镜消毒用戊二醛要求是强化（活化）戊二醛，使用的浓度是 2%，使用 10 ~ 14 天应更换。消毒时间一般要求 10 分钟以上。美国 FDA 提出，内镜应在 25℃2% 戊二醛液浸泡 45 分钟，才能完成高水平消毒，保证杀灭所有微生物（包括分枝杆菌和芽孢）。Akamatsu 等[10]对 9 株 *H. pylori* 研究发现，0.5% 戊二醛在 15 秒钟内即可杀灭所有 *H. pylori*。

但是戊二醛有一些副作用，一些工作人员接触后会出现接触性皮炎、结膜炎、鼻炎及哮喘。所以工作场所应有通风排气装置，以保证空气的流通；当然，用洗消机可使这一副作用降低。另外，寻找与戊二醛消毒效果相似或更好，但副作用较小的替代消毒剂也是一个办法。

2. 洗必泰（chlorhexidine）　又名双氯苯双胍己烷，为白色结晶，难溶于水，可溶于乙醇，一般都制成盐酸盐、醋酸盐、葡萄糖盐使用。它是一种安全性高的消毒剂，毒性小，刺激性及腐蚀性轻微。常用 1%（W/V）的溶液，5 分钟内能杀死绿脓杆菌、大肠杆菌、变形杆菌及金葡球菌等，但对结核杆菌、芽孢及真菌仅有抑制作用。对于纤维胃镜等的消毒要求 0.1% 溶液浸泡 30 ~ 60 分钟。研究发现，无论是 0.05% 还是 0.1% 的浓度，洗必泰可在 30 秒内杀灭 *H. pylori*[10]。

3. 过氧乙酸（peracetic acid）　为无色透明液体，具弱酸性，有刺激性酸味。它对细菌繁殖

体、芽孢及病毒具有强力的杀灭力。一般多用其 0.2% 溶液，内镜浸泡 5 分钟以上即可杀灭细菌及病毒，但要杀灭芽孢体要 10 分钟以上。

4. 新洁尔灭（benzalkonium） 属季胺盐类消毒剂，是低效消毒剂。内窥镜消毒常用其 0.2% 溶液，它对革兰氏阳性菌杀灭效果较好，对革兰阴性菌需较高的浓度及较长的时间。其 1% 浓度液可在 30 秒内杀灭 *H. pylori*。但其缺点是易被微生物污染，如洋葱假单胞菌、灵杆菌等，因此临床上很少用来对内镜消毒。

5. 乙醇（alcohol） 是醇类中最常用的消毒剂。其杀菌作用快，刺激性小，易挥发，不弄脏消毒物品。它能迅速杀灭细菌繁殖体，尤其是革兰氏阴性菌。常用其 70% ~ 80% 溶液（W/W）。由于它对内镜黏合剂有破坏作用，可使一些塑料制品变质，所以一般不用乙醇浸泡内镜；此外，它还有易燃烧的特点，为安全起见，洗消机中也不用其作为消毒液。它常用于消毒前及消毒后对镜身进行擦拭，可起到进一步杀灭细菌及干燥的作用。临床研究发现，它可在 15 秒内迅速杀灭 *H. pylori*[10]。

6. 酸化电解水（acid electrolytic water，AEW） 在正常情况下，细菌、病毒、真菌等微生物的生存环境 pH 值在 4 ~ 9 之间，氧化还原电位在 -400 ~ 900mV 之间。而 AEW 是用离子隔膜技术电解 0.05% 食盐水而得到的阳极电解液，为强酸性水，其 pH 为 2.3 ~ 2.6，氧化还原电位高达 1000mV 以上，它可在 5 分钟内杀灭所有细菌或病毒[11]。而且它还具有无污染、无刺激及成本较低的优点。新鲜制备的 AEW 较 2% 戊二醛杀菌效果强得多，它是最有可能替代戊二醛的消毒剂。在使用过程中，AEW 一般要每日制作，存放时间不超过 24 小时[12]。

（二）常用消毒方法

目前常用消毒方法分为手工消毒及机械消毒，无论是用哪一种方法消毒，在消毒前均应手工清洗掉内镜上的黏液、血渍等污染物，以保证消毒效果，因上述污物对细菌的包裹作用可减弱消毒剂的杀菌效果。

1. 手工消毒法 包括三桶法及横置水槽流动水洗消毒，其消毒效果易受人为因素影响。而且工作人员长期暴露于消毒剂中，易受到损害，如长期吸入戊二醛气体，易诱发哮喘。所以在手工消毒时，应保证操作室内空气流通，以将空气中有害气体降到最低。

2. 机械消毒 即用洗消机（washer/disinfector）进行消毒。该方法一则可减轻工作人员的工作强度，二则可降低室内有害气体的浓度，如有戊二醛及过氧乙酸作消毒剂时。但是机械消毒并不能完全代替人工操作，如消毒前必须先人工清洁镜身。在使用过程中须注意到消毒剂被稀释的可能性，应定期更换消毒剂。

结语：*H. pylori* 的医源性感染是 *H. pylori* 的一种传播途径。按消毒程序正规消毒可有效地预防 *H. pylori* 的医源性感染。内镜工作人员也应注意自我防护。

关于消化内镜清洗消毒方法请参照卫生部文件，卫医发（2004）100 号《内镜清洗清毒技术操作规范》2004 年版要求执行。

参考文献

1 Dunn BE, Cohen H, Blaser MJ. *Helicobacter pylori*. Clin Microbiol Rev, 1997, 10 (4)：720 ~ 741

2 Li YY, Hu PJ, Du GG, et al. The prevalence of *Helicobacter pylori* infection in P. R. China. Am J Gastroenterology, 1991, 86：446 ~ 449

3 潘志军，肖树东，江绍基，等. 幽门螺杆菌血清流行病学调查. 中华医学杂志，1992，12：198 ~ 200

4 Bickley J, Owen RJ, Fraser AG, et al. Evaluation of the polymerase chain reaction for detecting the urease C gene of *Helicobacter pylori* gastric biopsy samples and dental plaque. J Med Microbiol, 1993, 30：338 ~ 344

5 Mapstone NP, Lyncb DA, Lewis FA, et al. PCR identification of *Helicobacter pylori* in faeces form gastritis patients. Lancet, 1993, 341：447

6 Fantry GT, Zheng QX, James SP. Converntional cleaning and disinfection techniques eliminate the risk of endoscopic transmission of *Hilicobacter pylori*. Am J Gastroenterol, 1995, 90: 227～232

7 Langenberg W, Rauws EAJ, Oudbier JH. Patient－to－patient transfmission of *Campylobacter pylori* infection by fiberoptic gastroduodenoscopy and biopsy. J Infect Dis, 1990, 161: 57～511

8 Roosendaal R, Kuipers EJ, van den Bruce AJC, et al. Importance of the fiberoptic endoscope cleaning procedure for detection of *helicobacter pylori* in gastric biopsy specimens by PCR. J Clin Microbiol, 1994, 1123～1126

9 Ad Hoc Committee of American College of Gastroenterology (ACG), American Gastroenterology Association (AGA), American Society for Gastrointestinal Endoscopy (ASGA), Society of Gastroenterology Nurses and Associates (SGNA). Position statement: reprocessing of flexible gastrointestinal endoscopes. Gastrointest Endosc, 1996, 43: 540～546

10 Akamatsu T, Tabata K, Hironga M, et al. Transmission of *Helicobacter pylori* infecton via flexible fiberoptic endoscopy. Am J Infect Control, 1996, 24: 396～401

11 Tsuji S, Kawano s, Oshita M, et al. Endoscope disinfection using acidic electrolytic water. Endoscopy, 1999, 31: 528～535

12 Working party report: Cleaning and disinfection of equipment for gastrointestinal endoscopy. Report of a Working Party of the British Society of Gastroenterology Endoscopy Committee. Gut, 1998, 42: 585～593

第三十章　幽门螺杆菌及宿主因素基因多态性对临床结局的影响

郜恒骏　王韶英　陈锡美

上海同济大学附属同济医院

一、前　言

幽门螺杆菌（*Helicobacter pylori*，下称 *H. pylori*）被发现 27 年了，已经证实 *H. pylori* 与慢性胃炎、消化性溃疡、胃癌以及胃黏膜相关性淋巴样组织恶性淋巴瘤（Mucosa－associated lymphoid tissue lymphoma，MALT）的关系密切，这无疑是 27 年来消化领域中最重要的发现和成就（图 30－1）。*H. pylori* 感染导致的不同临床结局是由 *H. pylori*、宿主遗传因素及环境因素共同作用的结果[1,2]（图 30－2）。近年来，在 *H. pylori* 毒力因子、宿主胃癌遗传易感性及其相互作用而导致临床结局显著差异方面的研究有了很大进展。

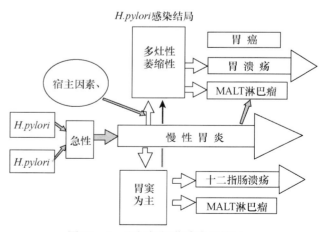

图 30－1　幽门螺杆菌感染的结局

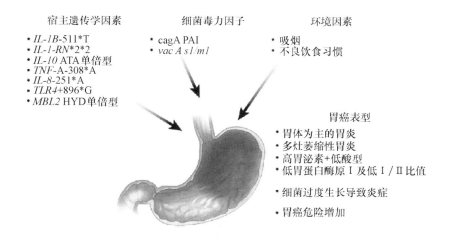

图 30-2　胃癌的发病因素

二、幽门螺杆菌毒力因子与临床结局多样性

H. pylori 菌株的致病因素包括 CagA、VacA 毒素，尿素酶、移行能力、黏附因素、脂多糖、免疫耐受或免疫抑制、*H. pylori* 引起宿主的炎症及免疫反应等因素。其中 CagA 和 VacA 最为重要。近年来，分子流行病学研究显示不同 *H. pylori* 菌株的基因多态性致病力不同[3]，并具有明显的地域分布特征，其地域差异可能与临床结局有关[4]，但其中的机制仍未完全探明。

（一）CagA 和 cagPAI 与临床结局多样性

携带 cag 致病岛（pathogenicity island，PAI）的 *H. pylori* 菌株，编码的一些分子可导致细胞信号转导紊乱，引起胃上皮细胞功能失常而发生恶性转化。cag PAI 由 31 个基因组成。其中 6 个编码第四分泌系统。*H. pylori* 通过第四分泌系统把 CagA 蛋白注射进入宿主胃上皮细胞。CagA 蛋白磷酸化后可与 Src 同源区 2 的酪氨酸磷酸酶（SHP2）结合，从而刺激细胞分裂和增殖，在胃癌发生中起重要作用（图 30-3）。CagA 阳性 *H. pylori* 感染能在胃黏膜组织激活 NF-κB，产生更多的白细胞介素-8（IL-8）等，导致单核细胞和多聚单核细胞在黏膜组织中的聚集和激活，释放蛋白水解酶和反应性氧代谢产物[5]，加上 *H. pylori* 直接的细胞毒性作用，可能是导致组织损伤和溃疡形成的重要因素。

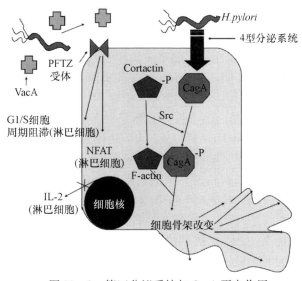

图 30-3　第四分泌系统与 CagA 蛋白作用

Rieder 等[6]研究了 cagPAI 对选择 H. pylori 定植部位的影响，比较了分别感染具有完整 cagPAI 的菌株以及此菌株相应的 TFSS 缺陷株、cagA 缺陷株的蒙古沙土鼠，发现所有感染的动物均发生了显著的胃窦部炎症，伴有上皮细胞增生以及促炎因子如 IL－1 的高表达；胃体 H. pylori 高水平定植需要有完整 cagPAI 存在，进而导致胃体萎缩和胃酸分泌减少，增加了胃癌发生危险。另外，根据 cagA 基因的羧基端可变区上谷氨酸—脯氨酸—异亮氨酸—酪氨酸—丙氨酸（EPIYA）5 个氨基酸序列的重复数目的变化及其前后氨基酸序列的差异把 H. pylori 分为两类：东亚 CagA 株和西方 CagA 株，其中东亚 CagA 比西方 CagA 有更强的结合 SHP2 的能力，从而与胃黏膜萎缩、胃癌具有更高的相关性[7]。还可根据是否表达 CagA 和 VacA 将 H. pylori 划分为 I 型：高毒力株（CagA 阳性、VacA 阳性）；II 型：低毒力株（CagA 阴性、VacA 阴性）。Suriani R 等[8]的研究表明 CagA、VacA 两大毒力因子在萎缩性胃炎、十二指肠球部溃疡、胃癌发病中起着重要的作用，也有研究报道在胃癌高发区的 CagA、VacA 毒力菌株感染率明显高于低发区[9]。以上结果表明 cagA 基因是 cagPAI 中最为主要的基因，参与了 H. pylori 的黏附、植入、引起宿主免疫反应等一系列致病过程，是决定感染 H. pylori 临床结局的重要因素之一。

（二）VacA 与临床结局多样性

VacA 基因存在于所有 H. pylori 菌株中，但只有部分菌株表达 VacA 蛋白，其表达产量也有差异，VacA 是致空泡作用重要分子。H. pylori 首先产生 VacA 前体蛋白，经过加工后成为成熟的有空泡毒性的 VacA 蛋白，被排出至菌体外。VacA 蛋白包含 p33 和 p55 两个特定的结构域。p55 可以与宿主细胞膜结合[10]，而 p33 发挥毒素活性。有实验证明两个片段的作用不是完全独立的，而是互补的。野生型 p33 和 p55VacA 蛋白分别加入细胞时都缺乏空泡毒性，而将 p55N 端的部分氨基酸残基和 p33 共同作用，可使细胞产生空泡变性。p33 和 p55 混合在一起时，也能重新构成空泡毒素的活性[11]。VacA 蛋白会影响与细胞骨架相关基因，破坏细胞骨架，打乱细胞增殖和死亡，同时会诱导炎症反应，调节 T 细胞因子的反应，这些均提示 VacA 可能与胃癌有关。确定 H. pylori 基因型的方法之一为根据空泡形成细胞毒素基因 A（vacA）信号区（s1a、s1b、s1c 和 s2）和中间区（m1a、m1b、m1c 和 m2a、m2b）多种等位基因亚型的不同组合，典型的东亚（日本、韩国、中国、越南）型菌株为 s1c/m1b 亚型，南亚（印度、巴基斯坦）和中亚（哈萨克斯坦）以 m1c 亚型多见，西方国家则以 m1a 亚型为主。Yamazaki 等[12]选择日本不同 vacA 基因亚型的 H. pylori 菌株行 vacA、cagA 和 cagE 基因测序，研究结果提示西方型菌株与消化性溃疡相关。与 s2 型相比，s1 型与胃炎、消化道溃疡、胃萎缩、胃癌的发生更相关。在不同地区之间，m1 型和 m2 型与疾病的相关性也有不同。因此 vacA 的基因多态性和 H. pylori 的毒力相关，与其他因素共同作用从而影响临床结局。

三、遗传基因多态性和临床结局多样性

H. pylori 通过与胃黏膜细胞的相互作用引起宿主免疫反应，参与免疫反应的因子包括促炎和抑炎类细胞因子。近十年的研究已经证明，H. pylori 宿主免疫因子的遗传多态性直接影响个体免疫反应强度，从而对最终临床结局起作用。

（一）宿主 IL－1β 和 IL－1RN 基因多态性与临床结局多样性

IL－1 基因定位于 2q13－21，由 IL－1A，IL－1B 和 IL－1RN 组成，分别编码促炎细胞因子 IL－1α，IL－1β 和 IL－1 受体拮抗物（interleukin－1 receptor antagonist，IL－1ra）。IL－1β 是一种单核因子，主要由单核细胞、巨噬细胞和树突状细胞等在摄取抗原抗体复合物或抗原呈递过程中产生，能促进胃部炎症的产生与发展。H. pylori 感染与胃癌的发生密切相关，其主要途径是 H. pylori 感染导致慢性炎性改变和低酸状态，IL－1β 则是一种内源性胃酸分泌的抑制剂，据估计抑制能力比质子泵抑制剂高 100 倍，比 H₂ 受体拮抗剂高 6000 倍[13]。同时，IL－1β 能启动或放大机体对 H. pylori 感染的炎性反应。2000 年 El－Omar 等[14]首次报道了 IL－1B 和 IL－1RN 基因多态与波兰萎缩性胃炎和胃癌的发病风险增加相关。现在已发现与胃癌相关的 IL－1B 基因多态性主要包括

IL－1B－511T，－31C，＋3954T 和 IL－1RN＊2[15]。Sicinschi 等[16]也证实只有在 CagA 阳性 *H. pylori* 感染者中，携 IL－1B－31CC 基因型者才比 IL－1B－31TT 者肠型胃癌发病风险增高。携有胃癌易感基因越多，如IL－1B－31C、IL－1RN＊2 及 IL－10－592C 等，则发生肠型胃癌的风险就越高，尤其在 CagA 阳性 *H. pylori* 感染时风险更高，说明胃癌的病理类型受宿主和 *H. pylori* 遗传性状影响。总之，宿主这些基因多态性在 *H. pylori* 感染时会促进低胃酸分泌和萎缩，由此可致胃癌发病风险增加 2～3 倍，并与肠型胃癌相关[17]。

（二）宿主其他细胞因子多态性与临床结局多样性

Zambon 等[18]研究与 *H. pylori* 感染结局有关的宿主遗传背景时发现，IFN－G874 AA 与 *H. pylori* CagA 阳性菌株感染性疾病相关。Deans 等[19]还报道，IL－6－174 CC、IL－10－1082 GG、TNF－α－308AA 基因型可经提高 C 反应蛋白和可溶性肿瘤坏死因子受体（soluble tumor necrosis factor receptor，sTNF－R）的浓度而恶化胃、食管癌预后。Ohyauchi[20]还证实 IL－8－251A 多态可能与 *H. pylori* 感染的胃萎缩过程、增加胃癌和溃疡的危险性相关。Sugimoto 等[21]通过在日本的研究发现，TNF－α－857T、TNF－α－863 A、TNF－α－1031C 与胃溃疡、胃癌的形成有关。IL－10－1082/－819/－592 呈 ATA 单体型也与胃癌的发病风险增高相关[22]。El－Omar EM 等[17]研究还发现一种细胞因子基因多态性改变引起胃癌发生的风险增加 [Odds ratio（95% CI）：2.8（1.6～5.1）]。两种细胞因子基因多态性同时改变，则胃癌发生的风险成倍增加 [Odds ratio（95% CI）：5.4（2.7～10.6）]。如果三种细胞因子基因多态性同时存在，则胃癌发生的风险显著增加，[Odds ratio（95% CI）：26.3（7.1～97.1）]（表30－1），这为联合检测宿主基因多态性预测胃癌、筛选高危人群以及指导 *H. pylori* 个性化根除治疗奠定了重要的理论基础。

参与天然免疫的 Toll 样受体 4（Toll－like Receptor 4，TLR4）是宿主对 *H. pylori* 进行识别和反应的一个细胞表面信号受体。TLR4＋896A＞G 多态性与针对 *H. pylori* 脂多糖的损伤应对有关。Hold[23]的研究表明，TLR4＋896G 等位基因携带者在有 *H. pylori* 存在时发生低胃酸几率增高，发生萎缩、炎症也更严重，认为 TLR4＋896G 是非贲门胃癌及其癌前病变的危险因素。另外，编码参与系统和黏膜天然免疫过程中抗原识别的蛋白甘露聚糖结合凝集素（Mannan Binding Lectin，MBL）蛋白，在 Baccarelli 等[24]的研究中表明携 MBL2HYD 单体型者胃癌发病风险增高，如果 MBL2 的 HYD 单体型同时又携有 IL－1B－511T，则发生胃癌的风险可增高至 3.5 倍。可见宿主基因的多态性也将有助于解释 *H. pylori* 感染者的不同临床结局。

表 30－1　细胞因子基因多态性与胃癌相关性的校正优势比

基因型	胃癌（%）	
	贲门 N＝126	非贲门 N＝188
IL－1（－511　T/T）	1.2（0.7～1.9）	2.3（1.4～3.8）
IL－1RN2/2	1.4（0.6～3.3）	3.6（1.7～7.6）
IL－10　ATA/ATA	1.3（0.5～3.6）	2.5（1.1～5.7）
TNF－（－308 A/A）	1.1（0.6～1.8）	2.2（1.4～3.7）

EL－Omar ET，et al. Gastroenterology 2003；124：1193～1120

四、宿主三种主要的胃内病理生理表型与临床结局多样性

体液免疫和细胞免疫参与了由 *H. pylori* 引发的胃炎损伤过程。现在已经明确这些胃炎的程度和部位决定着临床最终结局，据此，可将 *H. pylori* 相关的胃炎分为三种主要的病理生理表型[1]。目前最常见的表型是单纯性或良性胃炎表型，其特征是轻微的全胃胃炎，胃酸分泌功能损伤小。这一类

型见于无症状和不发展为严重胃肠疾病者。第二种表型是所谓的十二指肠溃疡表型，高达15%的*H. pylori*感染者属于这一类型，特别多见于消化性溃疡多发的西方国家。这一型胃炎的特点是胃窦炎为主，伴相对少量的胃体炎。此型表现者胃窦炎重、胃泌素分泌量高、胃体相对正常，产胃酸高，胃酸分泌抑制控制缺陷。这些病理生理机制共同促发消化性溃疡，特别是十二指肠溃疡和大部分的幽门前区溃疡。第三种表型也是最严重，称为胃癌表型，其特点为胃体炎为主的胃炎、多灶性胃萎缩、低或无胃酸状态。近1%的感染者属这一表型，*H. pylori*感染直接导致慢性炎症并增加患胃癌的风险。胃癌表型在胃癌高发的亚洲特别多见[25]。从生理学角度，该表型的特点为胃酸低分泌、胃泌素高分泌、低胃蛋白酶原I和低胃蛋白酶原I/II比值。这种分型的有趣之处在于，那些*H. pylori*宿主一旦发展成十二指肠溃疡，则是有利于防止胃癌的发生，可见这两种临床结局是相互排斥的。因此，*H. pylori*感染可导致临床结局显著不同，要解释这一现象最重要的是弄清*H. pylori*相关疾病，特别是胃癌的发病机制，而*H. pylori*宿主三种主要的胃内病理生理表型的分析能合理解释*H. pylori*相关疾病临床结局的多样性。如图30-4所示[1]。

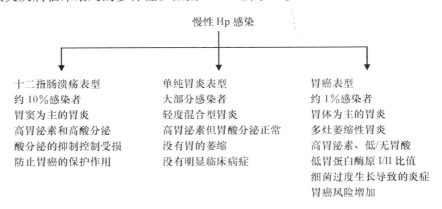

慢性Hp感染

十二指肠溃疡表型
约10%感染者
胃窦为主的胃炎
高胃泌素和高酸分泌
酸分泌的抑制控制受损
防止胃癌的保护作用

单纯胃炎表型
大部分感染者
轻度混合型胃炎
高胃泌素但胃酸分泌正常
没有胃的萎缩
没有明显临床病症

胃癌表型
约1%感染者
胃体为主的胃炎
多灶萎缩性胃炎
高胃泌素、低/无胃酸
低胃蛋白酶原I/II比值
细菌过度生长导致的炎症
胃癌风险增加

图30-4　慢性*H. pylori*感染的病理生理及临床结局

五、幽门螺杆菌感染时检测宿主遗传易感性的意义

复杂人类疾病通常都是由多因素引起的，发病机制涉及宿主和环境因素。以往的知识和技术水平限制了人们对发病机制的探索，而近几十年发生在遗传学领域的革命首次使得大量的临床疑问得以重新开始进行探究。宿主遗传因素决定着基本的生理过程，明确宿主遗传易感性则可对许多疾病的差异表型作出解释，由此可见，检测宿主遗传易感性最重要的意义就在于研究疾病的发病机制。具体到研究*H. pylori*宿主遗传易感性的意义而言，其意义则是在以下两方面：一是机体在受到*H. pylori*攻击时开始发生损伤，此过程中宿主遗传易感性起到怎样的重要作用；二是在由*H. pylori*诱发的慢性炎症过程中，胃生理机制被造成长期损害，而宿主遗传易感性在其中产生了如何重要的影响。除了检测宿主遗传易感性很重要之外，同样，预防*H. pylori*感染，或是根除*H. pylori*和改善感染后所致病变，也都是显而易见并切实可行的防治措施。要避免*H. pylori*感染就应改善卫生和居住条件，而根除*H. pylori*和改善其造成的损伤，目前还需进一步探讨和研究。尽管多数学者认为为了预防非贲门胃癌和消化性溃疡，根除*H. pylori*在理论上是大有裨益的，但慢性炎症的自然过程被破坏后结果会怎样仍是个问题。是不是病程中任何阶段都要行*H. pylori*根除治疗，还是存在一个不可逆转点？泌酸功能的恢复是否会产生新问题？像食管腺癌这样的酸相关癌症发病风险是否会增高？要回答这些疑问只能依靠设计严密、论证有力、科学正确的试验。可喜的是，这些试验有的已经在进行当中，相信用不了几年，有些争论就会有定论了。

明确宿主遗传易感性的另一个重要意义是能根据某些暴露因素（如微生物、化学、饮食、药物等）来预测临床结局。例如：通过确定宿主遗传易感性，对那些感染*H. pylori*后可能发生萎缩和低酸状态者，因为有遗传学筛查依据，这些个体就应当被列为需要提供根除 *H. pylori* 治疗的对象[26~27]。由于目前已经确定的胃癌遗传易感性标记在人群中较为普遍，尚不足以作为个性化胃癌预报，因此对只简单检测了遗传易感性及 *H. pylori* 者来说，其受益是很有限的。随着生物芯片技术的发展，将来也许就能提供高通量基因分型，从而检测出一个更为全面的遗传谱，以满足筛查试验的要求。如果这一手段变成现实，那么建议政府要提前制定有关禁止遗传歧视的法律，由检测宿主遗传易感性带来的这些法律问题已经不再遥远，呼吁关于这些话题的讨论现在就可以开始进行了。

　　总之，*H. pylori* 感染后其临床不同结局是 *H. pylori* 毒力因子、宿主易感性、环境等因素相互协同作用的结果。随着 *H. pylori* 全基因组及其相关芯片的广泛应用，有望全面、系统的研究基因多态性与 *H. pylori* 宿主胃癌易感性的关系，掌握 *H. pylori* 所致胃炎、胃癌的病理生理表型与分子机制。我们构建了 *H. pylori* 全基因组基因芯片、*H. pylori* 感染宿主胃癌易感性基因联合检测芯片与 *H. pylori* 感染蒙古沙鼠动物模型的胃癌组织芯片，应用功能基因组学和高通量技术，进一步揭示了宿主因素影响 *H. pylori* 感染结局的分子机制，将有助了解不同的个体暴露于危险因素时，其发生各种不同临床结局的风险，判断胃癌高危个体和 *H. pylori* 根除对象，为胃十二指肠疾病，尤其是胃癌的预测、预防、早期诊断和个性化治疗提供新思路[27~29]。生命科学的研究进入了信息化、系统化生物学研究时代，生物芯片技术具有高通量、自动化及并行处理能力，有望成为该领域的研究与临床应用提供强有力的工具[30~32]。

参考文献

1　Amieva MR，El – Omar EM. Host – bacterial interactions in *Helicobacter pylori* infection. Gastroenterology，2008，134（1）：306~323

2　Tsugane S，Sasazuki S. Diet and the risk of gastric cancer：review of epidemiological evidence. Gastric Cancer，2007，10（2）：75~283

3　Argent RH，Thomas RJ，Aviles – Jimenez F，et al. Toxigenic *Helicobacter pylori* infection precedes gastric hypochlorhydria in cancer relatives，and *H. pylori* virulence evolves in These Families. Clin Cancer Res，2008，14（7）：2227~2235

4　Malaty HM. Epidemiology of Helicobacter pylori infection. Best Pract Res Clin Gastroenterol，2007，21（2）：205~214

5　Yan Y，Zhan W，Zhao G，et al. Use of siRNA to investigate the role of CagA on *H. pylori* induced IL – 8 production from gastric epithelial cells. Hepatogastroenterology，2007，54（78）：1868~1873

6　Rieder G，Merchant JL，Haas R. *Helicobacter pylori* cag – type IV secretion system facilitates corpus colonization to induce precancerous conditions in Mongolian gerbils. Gastroenterology，2005，128（5）：1229~1242

7　Naito M，Yamazaki T，Tsutsumi R，et al. Influence of EPIYA – repeat polymorphism on the phosphorylation – dependent biological activity of *Helicobacter pylori* CagA. Gastroenterology，2006，130（4）：1181~1190

8　Suriani R，Colozza M，Cardesi E，et al. CagA and VacA Helicobacter pylori antibodies in gastric cancer. Can J Gastroenterol，2008，22（3）：255~258

9　Sicinschi LA，Correa P，Peek RM Jr，et al. *Helicobacter pylori* genotyping and sequencing using paraffin – embedded biopsies from residents of Colombian areas with contrasting gastric cancer risks. Helicobacter，2008，13（2）：135~145

10　Ivie SE，McClain MS，Torres VJ，et al. A *Helicobacter pylori* VacA subdomain required for intracellular toxin activity and assembly of functional oligomeric complexes. Infect Immun，2008，［Epub ahead of print］

11　Torres VJ，Ivie SE，McClain MS，et al. Functional properties of the p33 and p55 domains of the Helicobacter pylori vacuolating cytotoxin. J Biol Chem，2005，280（22）：21107~21114

12　Yamazaki S，Yamakawa A，Okuda T，et al. Distinct diversity of vacA，cagA，and cagE genes of *Helicobacter pylori* associated with peptic ulcer in Japan. J Clin Microbiol，2005，43（8）：3906~3916

13　El – Omar. The importance of interleukin 1beta in *Helicobacter pylori* associated disease. Gut，2001，48（6）：743~747

14　El – Omar EM，Carrington M，Chow WH，et al. Interleukin – 1 polymorphisms associated with increased risk of gastric cancer. Nature，2000，404（6776）：398～402

15　Wang P，Xia HH，Zhang JY，et al. Association of interleukin – 1 gene polymorphisms with gastric cancer：a meta – analysis. Int J Cancer，2007，120（3）：552～562

16　Sicinschi LA，Lopez – Carrillo L，Camargo MC，et al. Gastric cancer risk in a Mexican population：role of *Helicobacter pylori* CagA positive infection and polymorphisms in interleukin – 1 and – 10 genes. Int J Cancer，2006，118（3）：649～657

17　El – Omar EM，Rabkin CS，Gammon MD，et al. Increased risk of noncardia gastric cancer associated with proinflammatory cytokine gene polymorphisms. Gastroenterology Gastroenterology，2003，124（5）：1193～1201

18　Zambon CF，Basso D，Navaglia F，et al. Pro – and anti – inflammatory cytokines gene polymorphisms and *Helicobacter pylori* infection：interactions influence outcome. Cytokine，2005，29（4）：141～152

19　Deans C，Rose – Zerilli M，Wigmore S，et al. Host cytokine genotype is related to adverse prognosis and systemic inflammation in gastro – oesophageal cancer. Ann Surg Oncol，2007，14（2）：329～339

20　Ohyauchi M，Imatani A，Yonechi M，et al. The polymorphism interleukin 8～251 A/T influences the susceptibility of *Helicobacter pylori* related gastric diseases in the Japanese population. Gut，2005，54（3）：330～335

21　Sugimoto M，Furuta T，Shirai N，et al. Different effects of polymorphisms of tumor necrosis factor – alpha and interleukin – 1 beta on development of peptic ulcer and gastric cancer. J Gastroenterol Hepatol，2007，22（1）：51～59

22　Sugimoto M，Furuta T，Shirai N，et al. Effects of interleukin – 10 gene polymorphism on the development of gastric cancer and peptic ulcer in Japanese subjects. J Gastroenterol Hepatol，2007，22（9）：1443～1449

23　Hold GL，Rabkin CS，Chow WH，et al. A functional polymorphism of toll – like receptor 4 gene increases risk of gastric carcinoma and its precursors. Gastroenterology，2007，132（3）：905～912

24　Baccarelli A，Hou L，Chen J，et al. Mannose – binding lectin – 2 genetic variation and stomach cancer risk. Int J Cancer，2006，119（8）：1970～1975

25　Naylor GM，Gotoda T，Dixon M，et al. Why does Japan have a high incidence of gastric cancer？ Comparison of gastritis between UK and Japanese patients. Gut，2006，55（11）：1545～1552

26　于莲珍，虞朝晖，陈卫昌，等. 胃癌易感性白细胞介素 – 1B 基因突变检测芯片的初步临床应用. 胃肠病学，2007，12（9）：541～544

27　郜恒骏，盛海辉. 重视药物基因组学与消化道肿瘤个性化治疗的研究. 国际消化病杂志，2008，28（3），171～172

28　郜恒骏. 消化道肿瘤的"3P"：预测、预防和个性化治疗. 胃肠病学，2006，11（10）：577～578

29　郜恒骏. 重视消化系疾病预测医学的研究和应用. 胃肠病学，2008，13（3）：131～133

30　郜恒骏，萧树东. 生命科学信息化时代消化道肿瘤研究新思路. 胃肠病学，2005，10（Suppl）：2～4

31　郜恒骏. 第一届上海生物芯片与消化道肿瘤研究论坛纪要. 胃肠病学，2006，11（1）：47～49

32　郜恒骏. 重视应用系统生物学指导消化系肿瘤的研究. 胃肠病学，2008，13（11）：641～644

第三十一章　幽门螺杆菌感染与微卫星 DNA 不稳

房殿春

第三军医大学西南医院

一、对细胞核 DNA 微卫星不稳的影响
　　（一）细胞核微卫星的概念和主要特征
　　（二）微卫星不稳的意义及检测方法
　　（三）幽门螺杆菌与微卫星不稳
二、对线粒体 DNA 微卫星不稳（mtMSI）的影响
　　（一）线粒体 DNA 的结构特点
　　（二）线粒体 DNA 的突变
　　（三）胃黏膜幽门螺杆菌感染与线粒体 DNA 微卫星不稳

　　日益增多的资料提示，幽门螺杆菌（*Helicobacter pylori*，下称 *H. pylori*）感染与胃癌的发生有密切关系，世界卫生组织（WHO）已把其列为胃癌的首要致病因子。长期大规模的随访研究证明，胃癌只发生于有 *H. pylori* 感染的胃黏膜，而不发生于无 *H. pylori* 感染胃黏膜[1]，动物实验研究亦发现，*H. pylori* 不仅可以增强甲基硝基亚硝基胍的诱癌作用，长期 *H. pylori* 感染本身即可诱发出胃窦腺癌[2]。尽管众多研究证明 *H. pylori* 感染与胃癌有关，但 *H. pylori* 感染引起胃癌的分子机制仍不完全清楚。

　　基因不稳在肿瘤的发生中起重要作用。这种基因不稳可分为两种不同的形式，即染色体不稳和微卫星不稳（microsatellite instability，MSI）。为深入研究基因不稳在胃癌发生发展中的作用，我们对胃癌 MSI、抑癌基因 APC、MCC 和 DCC 基因杂合缺失（LOH）和 p53、TGFβRⅡ、BAX、IGF－ⅡR 和 hMSH6 基因突变进行分析，将胃癌分为高频率 MSI（MSI－H）、低频率 MSI（MSI－L）和 MSI 阴性（MSS）三组，发现 TGFβRⅡ、BAX 基因和 hMSH6 突变均见于 MSI－H 胃癌，而 p53 突变和 APC、MCC 和 DCC 基因 LOH 均见于 MSI－L 和 MSS 组胃癌。我们的研究进一步表明，胃癌的发生涉及两条不同的分子病理途径：其一为经典的肿瘤抑制途径，另一为 MSI 途径。前者包括 MSI－L 和 MSS 的多数胃癌，APC/MCC、DCC 和 p53 基因等抑癌基因的 LOH 和突变在其发生和发展中起重要作用；而后者则包括少数 MSI－H 胃癌，由于错配修复基因异常，导致了 TGFβRⅡ、BAX、hMSH6 等基因单核苷酸水平突变率的增加和广泛的 MSI[3]。本文复习文献并结合我们自己的研究结果，重点叙述胃黏膜 *H. pylori* 感染与微卫星 DNA 不稳的关系。

一、对细胞核 DNA 微卫星不稳的影响

（一）细胞核微卫星的概念和主要特征

微卫星（microsatellite）是由 2~6 个核苷酸组成，具有高度多态性的简单串联排列而成的 DNA

序列，尤以二核苷酸重复序列（CA/GT）n 最为常见。微卫星广泛存在于原核及真核细胞基因组中，位于很多基因的内含子、基因间隔区、甚至启动子中。据估计，在人类基因组中约有 $10^5 \sim 10^6$ 个 CA/GT 重复序列，重复次数（n）一般为 15～60 次，而且重复单位相同。微卫星的功能尚未完全明了。已知嘌呤嘧啶核苷酸交替排列的形式如（CA）n 是 Z-DNA 形成的基础，而 Z-DNA 有抑制基因转录的作用。有的微卫星有自身特异性结合蛋白或能直接编码蛋白质；有的微卫星如（CA/GT）n 与性别分化、X 染色体的失活有关；有的则可能参与染色单体的折叠及染色体端粒的形成等。总之，微卫星通过改变 DNA 结构或通过与特异性蛋白结合而发挥其基因调控作用，是多态信息容量极高的分子标志。

（二）微卫星不稳的意义及检测方法

微卫星不稳（nMSI）是指由于复制错误引起的简单重复序列的改变。肿瘤遗传学研究表明，细胞恶性转化与细胞遗传物质的不稳定性有关，而遗传物质的不稳定性系错配修复基因（mismatching repair gene）的突变所致。由于错配修复基因的突变及功能异常造成 DNA 频发的复制错误（replication errors，ERE）并不断积累，导致细胞的微卫星 DNA 序列发生改变。微卫星 DNA 序列的改变使其不能正常地发挥调控作用，使细胞的增殖及分化发生异常，由此导致了肿瘤的发生。目前微卫星标记的检测除用于肿瘤研究，还用于遗传病连锁分析、产前诊断和法医学领域。

目前检测微卫星不稳定性均采用 PCR 为基础的方法，主要步骤包括：①收集标本：包括正常及病变组织；②提取基因组 DNA：常用方法为苯酚/氯仿抽提，乙醇沉淀法；③引物设计：根据所选用微卫星标记的旁侧序列合成特异性引物；④PCR 扩增 DNA；⑤扩增的 DNA 片段在变性聚丙烯酰胺凝胶上电泳分离；⑥结果分析。通过与正常组织相比较，若肿瘤组织 DNA 电泳带发生异常的泳动，即可判断为 MSI。通过以上检测，可分辨出一个核苷酸重复单位长度的差异。

（三）幽门螺杆菌与微卫星不稳

Moriichi 等[4]研究 H. pylori 对 Barrett 食管（BE）黏膜基因不稳的影响、分析 113 例内镜诊断可疑 BE 组织 DNA 微卫星不稳、杂合丢失和 hMLH1、E-cadherin、p16 及 APC 基因 CpG 岛甲级化状态，结果发现：特殊肠化组 BE 基因不稳的频率和 E-cadherin、APC 基因甲级化频率显著高于无特殊肠化组；H. pylori 感染组基因不稳的频率和 E-cadherin 基因甲级化频率显著高于无 H. pylori 感染组。根除 H. pylori 以后可部分改变基因不稳和甲基化异常。结果提示，在 BE 发生过程中，H. pylori 感染可不同程度的引起黏膜的分子变化。

为了解 nMSI 在胃癌发生发展中的作用，Semba 等[5]检测了 24 例散发胃癌、12 例腺瘤和 9 例肠上皮化生组织 10 个（CA）n 位点，结果发现胃癌、腺瘤和肠化组织 nMSI 的检出率分别为 33%、42% 和 33%。胃黏膜肠化和腺瘤组织 MSI 的检出率均在 30% 以上，提示 nMSI 发生于胃黏膜癌变的早期阶段，可能在腺瘤癌变和肠型胃癌的发生中起重要作用。Leung 等[6]检测胃癌组织，27% 的胃癌和 9% 的肠上皮化生为 MSI-H，50% 的胃癌和 38% 的肠上皮化生为 MSI-L。MSI-L 与 H. pylori 相关性胃炎有密切关系，而与非 H. pylori 相关性胃炎无关。nMSI 不仅发生于胃癌伴肠上皮化生黏膜，也可发生于肠上皮化生黏膜，提示肠上皮化生区 nMSI 进行性积聚代表胃癌多阶段演变过程中的重要分子改变。Nakashima 等[7]检测 25 例胃癌 6 个微卫星位点，nMSI 的检出率为 16%，早期胃癌的检出率显著高于晚期胃癌，亦提示 nMSI 是胃癌发生的早期事件。但亦有持相反意见者，Chong 等[8]研究发现，进展期胃癌 nMSI 的检出率（33.3%）显著高于早期胃癌（12%）。Tamura 等[9]的研究亦得出相似结论，提示 nMSI 是晚期胃癌的分子标志。以上矛盾结果可能与引物选择不同，取材及实验条件的差异、种族地缘因素的差别有关。

Han 等[10]研究不同组织学分级胃癌 nMSI，胃癌 nMSI 总检出率为 39%，其中低分化癌的检出率为 64%，提示 nMSI 在低分化腺癌的发生中起重要作用。Semba 等[5]的研究发现，nMSI 以硬癌的检出率最高（75%），高分化癌次之（33.3%），而低分化癌最低（18%）。Nakashima 等[7]的研究发现，伴有 nMSI 胃癌淋巴结转移率显著低于无 nMSI 的胃癌，提示 nMSI 阳性胃癌恶性程度较低。

Lin 等[11]检测胃癌 6 种微卫星标记，nMSI 的检出率为 33.3%，nMSI 与 erbB－2 表达呈正相关，与 ras 和 p53 表达无正相关。伴有 nMSI 胃癌 erbB－2 表达阳性率（64.3%）显著高于不伴 nMSI 胃癌（28.6%），由此推测 nMSI 可能通过引起其他基因的变异导致胃癌的发生。Mironov 等[12]检测 22 例胃癌 10 个（CA）n 位点，结果提示 nMSI 并不是导致 p53 基因突变的原因，可能参与 APC 和 MCC 基因 LOH。但 Semba[5]的研究并未发现 nMSI 与 APC 基因缺失有明确关系。

研究发现，H. pylori 相关性胃炎多见于 nMSI＋胃癌，而少见于 nMSI－胃癌，提示 H. pylori 感染可能影响 DNA 修复，为此 Kim 等[13]研究了 H. pylori 感染对胃癌细胞错配修复基因表达的影响，结果表明 H. pylori 感染可导致细胞 DNA 错配修复异常，使突变积聚，从而增加胃癌的危险性。Park 等[14]检测 H. pylori 根治前和根治后胃黏膜错配修复基因表达，结果表明根除 H. pylori 后错配修复蛋白表达增加，提示 H. pylori 感染可导致错配修复蛋白表达降低，根除 H. pylori 可逆转错配修复蛋白的表达，亦提示 H. pylori 可通过影响 DNA 错配修复导致 nMSI。

二、对线粒体 DNA 微卫星不稳（mtMSI）的影响

研究发现，肿瘤除表现细胞核基因不稳以外，还表现为线粒体基因不稳。线粒体是人体细胞独特而重要的细胞器，过去认为其只是人体的"能量供应站"，实际上线粒体的功能远比人们了解的更为复杂[15]。业已发现，很多疾病如线粒体肌病和脑肌病、线粒体眼病、老年性痴呆、帕金森病、Ⅱ型糖尿病、心肌病、肿瘤及衰老等的发生均与线粒体结构和功能缺陷有关，因此有人将这些疾病统称为线粒体疾病[16]。线粒体是迄今发现的人类细胞核外唯一具有自己基因组，且能不依赖核 DNA（nDNA）进行复制、转录和翻译的细胞器，被称为"人类第 25 号染色体"。近年线粒体 DNA（mtDNA）改变在人类肿瘤发生中的作用开始受到关注，人们认识到像核 DNA 的异常改变一样，mtDNA 的异常改变也在肿瘤的发生中起重要作用[17]。

（一）线粒体 DNA 的结构特点

每个细胞都含有数个到上千个不等的线粒体，而每个线粒体可含有数个到数十个不等的 mtD-NA 分子。mtDNA 是一条全长为 16569bp 的双链闭环分子，一条为重链（H 链），一条为轻链（L 链），H 链含有较多的鸟嘌呤（G），而 L 链则含有较多的胞嘧啶（C）。mtDNA 由 2 种 rRNA 基因、22 种 tRNA 基因、13 种多肽编码基因、控制区（D－环区）和轻链复制起始区组成，大部分基因位于 H 链。mtDNA 独立于细胞核 DNA，能独立进行复制、转录和翻译，具有非常活跃的自我复制能力。它编码的蛋白质是 ATP 酶和呼吸链复合物的组分，并与核基因编码的蛋白质和酶共同完成生物氧化功能。mtDNA 还编码 24 种 RNA 用于线粒体蛋白质合成。mtDNA 中各基因排列紧密，每条链各自有自己的启动子，无内含子，几乎每个碱基都用于组建基因，某些基因可相互重叠。D－环区是 mtDNA 的复制起点，为人类 mtDNA 的主要非编码区，对 mtDNA 的转录和复制起调控作用。

由于真核细胞 mtDNA 几乎均是小于 20kb 的闭环分子，与核基因组相比，其分子量小，缺乏组蛋白保护，易受致癌物攻击，且其缺乏损伤修复系统，因此是致癌物的重要靶点[18]。此外，人体内 90% 以上的氧直接与线粒体的电子传递体系——呼吸链相联系，且大量的自由基类在有氧代谢过程中不断地产生。由于线粒体内氧浓度很高，易产生自由基及过氧化氢等物质，它本身又不能合成谷胱甘肽而将这些过氧化物有效地清除，因此线粒体及 mtDNA 易受氧化性损伤。线粒体受损以后可通过改变细胞能量产生，提高线粒体氧化压力，引起线粒体酶表达异常和/或调控凋亡等途径来影响细胞的生物学行为[19,20]。

（二）线粒体 DNA 的突变

由于特殊的生物学环境和遗传学地位，mtDNA 更容易发生突变，其突变频率要比核 DNA 高 10 倍。根据突变的分子性质，可分为错义突变、生物合成突变、缺失—插入突变和拷贝数突变。mtDNA 属母系遗传，突变会沿母系连续积累。

在可能导致 mtDNA 突变的环境有害因子中，研究较多的是活性氧自由基。线粒体在呼吸链代

谢中产生的超氧粒子和电子转运过程中生成的自由基，都可能造成 mtDNA 的损伤，诱发点突变。点突变可提高 DNA 双链的分离机会，促使 mtDNA 进一步发生突变、缺失和重排。线粒体 DNA 损害还与吸烟有关，吸烟者 mtDNA 损伤的水平为非吸烟者的 5.6 倍。许多资料显示，mtDNA 突变有"热点"及与相应的序列结构，这也许对预防和治疗因 mtDNA 突变引起的疾病有所启示。

众多研究表明，致癌物与 mtDNA 的结合率比 nDNA 高。烷化类致癌剂与 mtDNA 的结合率是 nDNA 的 5 倍；苯并芘与 mtDNA 的结合率为 nDNA 的 40 ~ 90 倍；多环香烃与 mtDNA 的结合率为 nDNA 的 50 ~ 500 倍；黄曲霉素 B1 与肝细胞 mtDNA 的结合率是 nDNA 的 3 ~ 4 倍。致癌物与 mtDNA 的高结合率，可能因其为裸露分子，缺乏组蛋白保护，所以致癌物容易与其结合。其次线粒体内脂肪/DNA 的比值高，使得嗜脂性的致癌物优先与之结合。此外，线粒体的高度氧化应激环境和缺乏有效的 DNA 修复机制，使 mtDNA 极易遭受氧化损伤。还有 mtDNA 在整个细胞周期中总是处于不停的合成状态，即使在细胞核停止分裂时也是如此，因此 mtDNA 复制更易受到外界因素的干扰。mtDNA 氧化损伤后可造成碱基片段丢失、碱基修复及插入突变等，其中以片段丢失较多。研究证实，抗氧化剂可减少机体突变相关事件如细胞恶性病变的发生，表明自由基引发的线粒体及 mtDNA 损伤在细胞癌变过程中扮演角色。

（三）胃黏膜幽门螺杆菌感染与线粒体 DNA 微卫星不稳

与正常组织比较，肿瘤细胞 mtDNA 的数量、结构均发生变化。Habano 等[21] 检测 62 例胃癌，16% 表现为 mtDNA 不稳（mtMSI）表型，mtDNA 突变伴有 mtMSI 表型者与肠型胃癌的发生有关，并发现 mtMSI 与 nMSI 呈正相关。但亦有报道胃癌 mtMSI 和 nMSI 并无相关关系[22]。Maximo 等[23] 检测胃癌 mtMSI、mtDNA 缺失和突变，发现 81% 存在 mtDNA 改变，mtDNA 突变主要发生在 D - 环区、ND1 和 ND5 基因。我们对胃癌 mtMSI 进行检测，发现 36.7% 存在 mtMSI，提示 mtMSI 在胃癌是常见现象。由浅表性胃炎—萎缩性胃炎—胃癌前病变—胃癌的过程中，mtMSI 的检出率似乎有增加趋势，提示 mtMSI 可能与胃癌的发生有关。我们还发现，不但胃癌组织中检出 mtMSI，而且肠上皮化生和异型增生组织中也检出了 mtMSI，提示 mtMSI 可能发生于胃黏膜癌变的早期阶段。我们的研究还发现，H. pylori 感染胃黏膜 mtMSI 发生率显著高于非 H. pylori 感染组，提示 H. pylori 感染与胃黏膜细胞 mtMSI 的发生有关[24]

mtDNA 突变可导致肿瘤发生，已为人们所公认，但机制尚不完全清楚。近年来，人们把目光逐渐转向 mtDNA 与 nDNA 的相互作用方面，试图找到其中的联系。结果发现，在一定条件下，mtDNA 序列和 nDNA 序列可以在细胞内游走，形成二者部分遗传物质的交换或者插入，并且 mtDNA 插入到 nDNA 中的比例较 nDNA 插入到 mtDNA 中高。越来越多的资料表明，mtDNA 可以稳定地整合到 nDNA 中。我们的研究发现，部分胃癌及其癌前病变细胞核基因组中存在 mtDNA 序列，提示 mtDNA 可整合到核基因组中，其意义值得进一步研究。我们还发现这种 mtDNA 整合现象主要发生于 H. pylori 感染胃黏膜，提示可能与 H. pylori 感染有关[25]。我们推测这种整合至少可通过两条途径引起细胞癌变：①通过引起核基因组的不稳定性，抑制肿瘤抑制基因的活性或激活癌基因的活性引起癌变；②通过改变细胞能量产生，提高线粒体氧化压力，引起线粒体酶表达异常和/或调控凋亡等途径来影响细胞的生物学行为。以上推论尚需进一步研究来证实。

参考文献

1 Uemura N, Okamoto S, Yamamoto S, et al. *Helicobacter pylori* infection and the development of gastric cancer. N Engl J Med, 2001, 345：784 ~ 789

2 Shimizu N, Inada K, Nakanishi H, et al. *Helicobacter pylori* infection enhances glandular stomach carcinogenesis in mongolian gerbils treated with chemical carcinogens. Carcinogenesis, 1999, 20：669 ~ 676

3 Fang DC, Jass JR, Wang DX, et al. Infrequent loss of heterozygosity of APC/MCC and DCC genes in gastric cancer

showing DNA microsatellite instability. J Clin Pathol, 1999, 52: 504~508

4　Moriichi K, Watari J, Das KM, et al. Effects of *Helicobacter pylori* infection on genetic instability, the aberrant CpG island methylation status and the cellular phenotype in Barrett's esophagus in a Japanese population. Int J Cancer, 2008, Oct 21. [Epub ahead of print]

5　Semba S, Yokozaki H, Yamamoto S, et al. Microsatellite instability in precancerous lesions and adenocarcinomas of the stomach. Cancer, 1996, 77: 1620~1625

6　Leung WK, Kim JJ, Kim JG, et al. Microsatellite instability in gastric intestinal metaplasia in patients with and without gastric cancer. Am J Pathol, 2000, 156: 537~541

7　Nakashima H, Inoue H, Mori M, et al. Microsatellite instability in Japanese gastric cancer. Cancer, 1995, 75: 1503~1508

8　Chong JM, Fukayama M, Hayashi Y, et al. Microsatellite instability in the progression of gastric carcinoma. Cancer Res, 1994, 54: 4959~4563

9　Tamura G, Sakata K, Maesawa C, et al. Microsatellite alterations in adenoma and differentiated adenocarcinoma of the stomach. Cancer Res, 1995, 55: 1933~1937

10　Han HJ, Yanagisawa A, Kato Y, et al. Genetic instability in ancreaticcancer and poorly differentiated type of gastric cancer. Cancer Res, 1993, 53: 5087~5091

11　Lin JT, Wu MS, Shun CT, et al. Occurrence of microsatellite instabilityin gastric carcinoma is associated with enhanced expression of erbB-2 oncoprotein. Cancer Res, 1993, 55: 1428~1432

12　Mironov NM, Agueion MAM, Potapova GI, et al. Alterations of (CA) n DNA repeats and tumor suppressor genes in human gastric cancer. Cancer Res, 1994, 54: 41~44

13　Kim JJ, Tao H, Carloni E, et al. *Helicobacter pylori* impairs DNA mismatch repair in gastric epithelial cells. Gastroenterology, 2002, 123: 542~53

14　Park DI, Park SH, Kim SH, et al. Effect of *Helicobacter pylori* infection on the expression of DNA mismatch repair protein. Helicobacter, 2005, 10: 179~184

15　Martinou JC. Key to the mitochrondrial gate. Nature, 1999, 399: 411~412

16　Wallace DC. Mitochondrial diseases in manand mouse. Science, 1999, 283: 1482~1488

17　Rigoli L, Di Bella C, Verginelli F, et al. Histological heterogeneity and somatic mtDNA mutations in gastric intraepithelial neoplasia. Mod Pathol. 2008, 21: 733~741

18　Penta JS, Johnson FM, Wachsman JT, et al. Mitochondrial DNA in human malignancy. Mutat Res, 2001, 488: 119~133

19　Green DR, Reed JC. Mitochrondria and apoptosis. Science, 1998, 281: 1309~1312

20　Susin SA, Lorenzo HK, Zamzami N, et al. Molecular characterization of mitochrondrial apoptosis-inducing factor. Nature, 1999, 397: 441~443

21　Habano W, Sugai T, Nakamura SI, et al. Microsatellite instability and mutation of mitochondrial and nuclear DNA in gastric carcinoma. Gastroenterology, 2000, 118: 835~841

22　Schwartz S, Perucho M. Somatic mutations in mitochondrial DNA do not associate with nuclear microsatellite instability in gastrointestinal cancer. Gastroenterology, 2000, 119: 1806~1808

23　Maximo V, Soares P, Seruca R, et al. Microsatellite instability, mitochondrial DNA large deletions, and mitochondrial DNA mutations in gastric carcinoma. Genes Chromosomes Cancer, 2001, 32: 136~143

24　Ling XL, Fang DC, Wang RQ, et al. Mitochondrial microsatellite instability in gastric cancer and its precancerous lesions. World J Gastroenterol, 2004, 10: 800~803

25　凌贤龙, 房殿春, 周晓东, 等. 胃黏膜线粒体 DNA 不稳定及核内整合与幽门螺杆菌感染有关. 中华消化杂志, 2003, 23: 80~83

第三十二章　非甾体抗炎药和幽门螺杆菌

王蔚虹　胡伏莲
北京大学第一医院

一、NSAIDs 和幽门螺杆菌相互作用的基础研究
　　（一）NSAIDs 和幽门螺杆菌对胃黏膜攻击和防御因子的作用
　　（二）NSAIDs 对幽门螺杆菌其他致病机理的影响
二、NSAIDs 和幽门螺杆菌相互作用的临床和流行病学研究
　　（一）NSAIDs 对幽门螺杆菌感染率的影响
　　（二）幽门螺杆菌对 NSAIDs 所致消化不良症状的影响
　　（三）幽门螺杆菌对 NSAIDs 所致黏膜损害的影响
　　（四）幽门螺杆菌对 NSAIDs 相关性溃疡并发症的影响
三、NSAIDs 相关性胃肠黏膜损害的治疗和预防
　　（一）导致 NSAIDs 相关性病变的危险因素
　　（二）NSAIDs 相关性溃疡的治疗及愈合
　　（三）NSAIDs 相关性黏膜糜烂和溃疡的预防

　　非甾体抗炎药（Non - steroidal anti - inflammatory drugs，NSAIDs）作为解热止痛和抗炎药物多年来一直在临床上广泛应用，特别是阿司匹林，更由于其有效的抗血小板作用而成为预防心脑血管病的常规用药[1,2]。近年的研究还表明，阿司匹林可预防胃肠道肿瘤[3,4]和早老性痴呆症的发生[5,6]，因而使得阿司匹林成为 20 世纪全球范围内消耗量最多的药物。然而，由于这类药物本身对胃肠道黏膜的损害作用，带来了越来越多的潜在危险性。长期服用 NSAIDs，轻者可导致消化不良症状，重者可发生胃及十二指肠溃疡，并可能发展至溃疡出血及穿孔等危及生命的严重合并症[7]。多数研究表明，服用 NSAIDs 消化性溃疡的发病率较对照组增加 3 ~ 4 倍，且胃溃疡的发生率高于十二指肠指肠溃疡。对一组已发表的病例对照研究的集成分析（meta - analysis）显示，与 NSAIDs 相关的消化道出血和穿孔的平均相对危险度分别为 3.09 和 5.93，由溃疡及其合并症而导致死亡的相对危险度为 7.62[8]。在美国，据估计每年有 10 万人由于与 NSAIDs 相关的合并症而住院，其中有 1.6 万人死亡[9]。

　　另一方面，幽门螺杆菌（*Helicobacter pylori*，下称 *H. pylori*）的感染在世界范围内广泛存在，其在发达国家成人中的感染率接近 50%，而在发展中国家甚至高达 90%[10]，该菌的感染也已被公认为导致慢性活动性胃炎及消化性溃疡的主要致病因素。目前认为，临床上 90% ~ 95% 的胃十二指肠溃疡是由 *H. pylori* 或 NSAIDs 所致，作为溃疡病的两大致病因子，它们可能通过不同的机制导致溃疡的发生。然而，引起人们注意的是，临床上二者合并存在的机会并不少见，二者合并存在时其

致病性是相加、协同，还是拮抗还不清楚，不少学者致力于此方面的研究，但到目前为止，来自各家的报道并不一致，甚至结果相互矛盾。对长期服用 NSAIDs 的病人，*H. pylori* 的感染是加重还是保护胃黏膜损害的发生，以及如何治疗和预防消化性溃疡仍未达成共识[11]。目前可被接受的观点认为，NSAIDs 和 *H. pylori* 是导致胃黏膜损害的两个独立的致病因子，二者通过各自不同的致病机制造成胃黏膜的损害。然而，二者共同存在于胃内微环境中，NSAIDs 不可避免的会对 *H. pylori* 本身及其赖以生长的微环境的发生某些影响，从而可能使得二者共存时的致病情况更为复杂。本文综合了近年有关 *H. pylori* 和 NSAIDs 相互关系的基础和临床方面的研究报道，并特别关注当前 NSAIDs 及其相关疾病研究专家的临床共识意见，以便国内的研究者及临床医生对此方面的研究动态有一个全新的认识。

一、NSAIDs 和幽门螺杆菌相互作用的基础研究

有关 NSAIDs 和 *H. pylori* 相互作用的基础方面的研究，有助于明确二者合并存在而致病的病理生理机制，并可能为解释某些临床观察结果提供理论依据。但遗憾的是，到目前为止，研究报道并不多见，且有待深入。

（一）NSAIDs 和幽门螺杆菌对胃黏膜攻击和防御因子的作用

目前公认的消化性溃疡的致病机理是黏膜攻击因子的增强和防御因子的减弱，而 NSAIDs 和 *H. pylori* 作为消化性溃疡的两个主要的致病因素，二者共同存在时是如何相互作用、且对上述发病机制的某些方面有何影响引起学者们的注意，但结果尚存在分歧。

1. 胃酸分泌　没有资料显示 NSAIDs 或阿司匹林可增加胃内酸度，但 NSAIDs 诱发的胃黏膜损害是 pH 依赖性的，在低酸环境下（pH < 4）NSAIDs 对胃黏膜的损害作用加强[12]，并可通过降低黏膜的疏水性而导致内源性胃酸和胃蛋白酶对胃黏膜上皮的损害[13]。*H. pylori* 感染可增加基础胃酸及胃泌素刺激后的胃酸分泌，而高胃泌素血症是 *H. pylori* 感染的特征之一。

2. 胃黏膜屏障　完整的胃黏膜屏障包括黏液和碳酸氢盐的分泌、黏膜血流、上皮细胞的紧密连接和更新。NSAIDs 可破坏胃黏膜的黏液 - 碳酸氢屏障，增加黏膜的通透性[14,15]，导致 H^+ 反流[16]，这主要是通过抑制前列腺素的分泌而实现的；同时，NSAIDs 还可通过减少胃黏膜血流而降低胃黏膜的防御和修复功能[17]。*H. pylori* 感染可降低胃黏液的黏度[18]，但对胃黏膜血流的影响则不肯定。采用激光多谱乐血流测定方法检测 *H. pylori* 感染者的胃黏膜血流，甚至得出相反的结果[19,20]。由于 NSAIDs 和 *H. pylori* 都对胃黏膜屏障造成损害，可以推测，二者同时存在，其损害作用将进一步加强。

3. 前列腺素　前列腺素被认为在胃黏膜的保护机制中起重要作用，已经知道，NSAIDs 和阿司匹林可显著抑制胃黏膜前列腺素的合成，从而造成胃黏膜损害[21,22]；相反，*H. pylori* 可上调 COX - 2 mRNA 的表达，增加前列腺素的合成[23,24]。有关 NSAIDs 和 *H. pylori* 同时存在对胃黏膜前列腺素合成的影响结果不一[20,25~27]。Hudson 等[25]的结果显示，服用 NSAIDs 的 *H. pylori* 感染者，胃黏膜前列腺素的水平与不服用 NSAIDs 的正常对照组相当，提示 *H. pylori* 感染可抵消 NSAIDs 对前列腺素合成的抑制作用，这可能是 *H. pylori* 感染者服用 NSAIDs 不加重黏膜损害的原因。然而，更多的研究则表明[20,26~29]，NSAIDs 和 *H. pylori* 同时存在将导致黏膜前列腺素水平的明显下降，服用 NSAIDs 使得 *H. pylori* 对胃黏膜前列腺素合成的刺激作用不明显，从而使胃黏膜损害加重。

（二）NSAIDs 对幽门螺杆菌其他致病机理的影响

H. pylori 通过多种机制导致从慢性活动性胃炎到消化性溃疡和胃癌等疾病的发生，然而，有关 NSAIDs 对 *H. pylori* 诸多致病机制的影响目前还了解不多。

1. 中性白细胞浸润　中性白细胞在介导 NSAIDs 相关的胃黏膜损害中起重要作用[30~32]，在动物模型中，实验性减少中性白细胞有助于防止胃溃疡的发生[30]。另一方面，很多研究已经证实，*H. pylori* 相关性胃炎是以中性白细胞浸润为特点。因此，中性白细胞可能成为 NSAIDs 和 *H. pylori*

同时存在、共同致病的关键所在。由 *H. pylori* 诱导的中性白细胞浸润可能增加 NSAIDs 所致胃黏膜损害的危险[33]。在一项前瞻性的内镜研究中，Taha 等[34]检测了 120 例 NSAIDs 服用者 *H. pylori* 感染和中性白细胞浸润情况，发现在 74 例 *H. pylori* 阳性的病人中，93%（69/74）的病人胃黏膜有中性白细胞浸润，而在 46 例 *H. pylori* 阴性者，仅有 17%（8/46）的病人有中性白细胞浸润（$p < 0.001$）；有中性白细胞浸润的 NSAIDs 服用者，消化性溃疡的发生率在安慰剂组、法莫替丁 20mg 组和法莫替丁 40mg 组分别为 47.4%、12% 和 13%，而没有中性白细胞浸润的 NSAIDs 服用者，消化性溃疡的发生率在上述三组病人分别为 7.7%、12.5% 和 0，显示有中性白细胞浸润者，消化性溃疡的发病率明显增加（$p = 0.001$）。CagA 阳性的 *H. pylori* 可诱导更多的中性白细胞浸润，从而进一步加重 NSAIDs 的黏膜损害作用。

然而，Blackett 等[35]的一项体外研究实验却发现：NSAIDs 可抑制 *H. pylori* 诱导的中性白细胞反应性氧代谢物的生成，而中性白细胞反应性氧代谢物被认为在 *H. pylori* 相关的消化性溃疡和胃癌的致病中起重要作用，由此，NSAIDs 和 *H. pylori* 可能并不起协同的致病作用。进一步的研究有待澄清中性白细胞浸润在 NSAIDs 和 *H. pylori* 致病中的意义。

2. 炎性介质的产生　炎性介质在介导 NSAIDs 和 *H. pylori* 致病中的意义近来开始受到关注。NSAIDs 导致胃黏膜上皮 TNF - α（tumor necrosis factor - α）表达的增加及 IAM - 1（intracellular adhesion molecule - 1）的上调[31,32]，而 *H. pylori* 则引起 TNF - α 和 IL - 8（interleukin - 8）的分泌增加。Maeda 等[36]的研究显示，阿司匹林可抑制 *H. pylori* 所致的胃上皮细胞 NF - κB 的活化和 IL - 8 分泌的增加。动物试验结果表明，消炎痛可加强 *H. pylori* 所致的细胞因子和干扰素 - γ 分泌的增加[29]。有人推测在 *H. pylori* 感染、NSAIDs 所致的黏膜损害和细胞因子（TNF - α、IL - 8）之间可能存在着某种联系[37]。

3. 胃黏膜上皮的增生和凋亡　增生和凋亡的平衡对维持胃黏膜的完整性具有重要意义，平衡的失调或导致细胞的丢失，发生黏膜损害及溃疡形成；或导致细胞的堆积，发生胃癌[38~40]。NSAIDs 可抑制结肠癌细胞的增生，并诱导其凋亡[41]。而有关 NSAIDs 对胃上皮细胞增生和凋亡的影响结果则不完全一致[42~45]。NSAIDs 所致的增生[44]可能是凋亡增加的反应，而不是原发作用。在不同的时间阶段、不同的实验模型上所得到的结果可能不同[42,44]。近期的体外实验结果显示，像对结肠癌细胞的作用一样，阿司匹林和消炎痛同样可抑制胃上皮细胞的增生，并诱导其凋亡[46]。

尽管 *H. pylori* 在体外抑制胃上皮细胞的增生，体内的研究则表明，*H. pylori* 感染不仅诱导胃上皮细胞凋亡，也促进其增生[47,48]，根除 *H. pylori* 使得增生和凋亡恢复正常[49,50]。然而，在对 *H. pylori* 感染并服用 8 周 NSAIDs 病人的研究发现，胃黏膜凋亡的活性受到抑制[51]。Zhu 等[45]的交叉对照研究也显示，*H. pylori* 阳性的 NSAIDs 服用者较非服用者凋亡水平减低。上述结果似乎提示，*H. pylori* 可减轻由 NSAIDs 所致的胃黏膜损害，或反过来，NSAIDs 可减轻由 *H. pylori* 所致的胃黏膜损害。但值得注意的是，此时的凋亡水平仍明显高于 *H. pylori* 阴性或服用 NSAIDs 前 *H. pylori* 根除者[51]。而有关 NSAIDs 在 *H. pylori* 感染者对胃黏膜增生的影响结果尚不一致[45,51]，有待进一步深入研究。

4. 胃黏膜的适应性　研究表明，服用阿司匹林或 NSAIDs 后 1~2 个小时，胃黏膜可发生以红斑和糜烂为特点的明显的急性损害，而继续服用该药物，胃黏膜的这种病变将逐渐减轻，此种现象被称为适应性[52]。胃黏膜对 NSAIDs 和阿司匹林适应的能力是致病的关键，但目前却了解甚少。Lipscomb 等[53]以内镜检查作为评价方法，研究了 *H. pylori* 阳性及阴性健康志愿者对 NSAIDs（萘普生，Naproxen）的适应性，发现 4 周后，*H. pylori* 阴性者 81% 达到胃适应性，而 *H. pylori* 阳性者只有 53% 获得了适应性（$p = 0.04$）。Konturek 等[20]对健康志愿者给予重复剂量的阿司匹林，2 周后经胃镜检查，发现在 *H. pylori* 阳性者胃黏膜的适应性受到损害，而根除 *H. pylori* 则可恢复这种适应性。

综上所述，NSAIDs 和 *H. pylori* 作为两个独立的致病因素，虽然在某些情况下的作用相反或拮抗，但在多数情况下，具有相同或相似的黏膜损害作用，二者相互作用的最终结果常常导致损害作用的加强。来自急性动物实验的结果也证实，NSAIDs 可加重 *H. pylori* 所致的中度胃炎，而对重度胃炎则没有加重作用[28]。

二、NSAIDs 和幽门螺杆菌相互作用的临床和流行病学研究

来自流行病学及临床内镜和治疗研究的资料不少，但由于试验设计各异，以及观测指标和检测方法的不同，目前尚未得到一致的结论。某些研究显示，NSAIDs 和 *H. pylori* 协同作用，使得发生消化性溃疡及其并发症的危险性增加；而另一些研究未能证实该结论，甚至得出相反的结果。

（一）NSAIDs 对幽门螺杆菌感染率的影响

有人推测由于 NSAIDs 的胃黏膜损害作用，可能使得 *H. pylori* 更易于定居于受损的胃黏膜，从而导致更易发生 *H. pylori* 感染[54]，然而实际情况似乎并非如此。体外的实验结果也发现，NSAIDs 可抑制甚至杀灭 *H. pylori*[55,56]。一项早期的研究以尿素酶试验检测了服用 NSAIDs 的类风湿关节炎病人和不服用 NSAIDs 的对照组病人 *H. pylori* 感染情况，发现 *H. pylori* 的感染率分别为 30.6% 和 59.0%（$p < 0.001$）[55]。Mizokami 等[57]新近的研究也发现，在胃溃疡病人，NSAIDs 服用者较非服用者 *H. pylori* 阳性率低。更多的研究以血清学或组织学方法评价了服用及不服用 NSAIDs 的病人 *H. pylori* 感染率，证实两组间没有显著性差异[58~62]。基于目前的研究结果，我们有理由相信，长期服用 NSAIDs 并不增加 *H. pylori* 感染的机会。

（二）幽门螺杆菌对 NSAIDs 所致消化不良症状的影响

至少 10%~20% 的病人在服用 NSAIDs 治疗过程中出现消化不良症状[63,64]，而 *H. pylori* 与消化不良关系的报告结果却不一致。不少研究探讨了 NSAIDs 服用者 *H. pylori* 感染与消化不良症状的关系。虽然有研究发现，在 *H. pylori* 阳性的 NSAIDs 服用者更易出现消化不良[65~69]，但某些研究[65~67]未能控制病人的年龄（被认为是影响 *H. pylori* 感染率的原因之一），且未用内镜评价消化不良症状（不能除外溃疡或其他原因所致的消化不良），因而可能使结果发生偏差。另一些研究则显示，在服用 NSAIDs 并伴有消化不良症状组较无症状对照组 *H. pylori* 感染率并无明显增高[70~72]，甚至较低[73]。

总之，NSAIDs 所致的消化不良与 *H. pylori* 感染可能有一定关系，但由于来自各方面的研究对消化不良的定义不同，或未加以说明，且各研究的最终评价指标不同，目前还不能肯定 NSAIDs 和 *H. pylori* 可协同作用，加重消化不良症状。

（三）幽门螺杆菌对 NSAIDs 所致黏膜损害的影响

从目前的资料来看，短期服用 NSAIDs 或阿司匹林（小于 4 周），*H. pylori* 感染并不增加胃黏膜损害的危险[74,75]。但更令人关注的是，*H. pylori* 对长期服用 NSAIDs 的病人是否加重胃十二指肠黏膜的损害。虽然已发表的研究报道不少，但由于研究中所选病人的疾病背景不同，服药时间长短不同，有些研究发现有黏膜损害的 NSAIDs 服用者较黏膜正常者 *H. pylori* 感染率高[76,77]，而另一些研究则发现伴有 *H. pylori* 感染的 NSAIDs 服用者较 *H. pylori* 非感染者溃疡的发病率更高[78~80]。然而上述结果在另一些研究报道中并未得到证实[65,69,81~86]。

新近 Huang 等[87]对 12 个有关 NSAIDs 和 *H. pylori* 对消化性溃疡危险性的流行病学资料进行了集成分析（meta - analysis），在总共 1901 例有胃镜证实的溃疡并已知 *H. pylori* 的感染状态的病人中，发现 *H. pylori* 和 NSAIDs 作为两个独立的致病因子，都可使溃疡的发生率增加近 2 倍（溃疡的发生率在 *H. pylori* 阴性者为 11.8%，*H. pylori* 阳性者为 21.5%；在 NSAIDs 非服用者为 11.8%，NSAIDs 服用者为 19.4%）；值得注意的是，*H. pylori* 阳性的 NSAIDs 服用者溃疡的发生率为 36.4%，而 *H. pylori* 阴性且不服用 NSAIDs 者溃疡的发生率为 11.8%，前者较后者增加了 3 倍以上。

然而，两个大规模的有关 NSAIDs 相关性溃疡的治疗和预防的前瞻性研究分别显示，对给予抑酸剂的病人，治疗溃疡和预防溃疡复发的成功率在 *H. pylori* 阳性者较阴性者明显提高[88,89]。OMNI-

UM（Omeprazole Versus Misoprostol for NSAIDs – Induced Ulcer Management）研究[88]比较了米索前列醇和奥美拉唑在治疗 NSAIDs 相关性消化性溃疡及胃十二指肠糜烂（>10 处）中的疗效，结果发现在溃疡的愈合阶段，米索前列醇组 H. pylori 阴性及阳性者溃疡的愈合率分别为 74% 和 69%，而在奥美拉唑 20mg qd 组 H. pylori 阴性及阳性者溃疡的愈合率分别为 73% 和 83%，奥美拉唑 40mg qd 组 H. pylori 阴性及阳性者溃疡的愈合率分别为 70% 和 83%，提示在以奥美拉唑治疗时，H. pylori 阳性更有利于 NSAIDs 相关性溃疡的愈合；同样，在溃疡愈合后的维持治疗预防复发阶段，米索前列醇组 H. pylori 阴性及阳性者 6 个月的溃疡持续缓解率分别为 52% 和 44%，而在奥美拉唑组 H. pylori 阴性及阳性者溃疡的缓解率分别为 54% 和 74%，安慰剂组 H. pylori 阴性及阳性者溃疡的缓解率则分别只有 28% 和 27%，说明在以奥美拉唑维持治疗时，H. pylori 阳性者较 H. pylori 阴性者 NSAIDs 相关性溃疡的复发率更低；而在服用米索前列醇时，无论在溃疡的愈合还是预防复发阶段，H. pylori 感染者较非感染者则未显示出任何优势[88]。

ASTRONAUT（Acid Suppression Trial：Ranitidine Versus Omeprazole for NSAIDs – Associated Ulcer Treatment）研究先比较了雷尼替丁 150mg bid 和奥美拉唑 20mg/d 及 40mg/d 对持续服用 NSAIDs 所致的胃十二指肠溃疡病人的疗效，结果在雷尼替丁组 H. pylori 阴性和阳性者溃疡的愈合率分别为 55% 和 72%，奥美拉唑 20mg 组 H. pylori 阴性和阳性者溃疡的愈合率分别为 75% 和 83%，奥美拉唑 40mg 组 H. pylori 阴性和阳性者溃疡的愈合率分别为 71% 和 82%；对溃疡愈合的病人，随机以雷尼替丁 150mg bid 或奥美拉唑 20mg/d 维持 6 个月，结果在雷尼替丁组 H. pylori 阴性和阳性者溃疡的持续缓解率分别为 53% 和 66%，奥美拉唑组 H. pylori 阴性和阳性者溃疡的持续缓解率分别为 60% 和 79%；再次证实了对给予抑酸治疗的病人（无论是雷尼替丁，还是奥美拉唑），无论是愈合溃疡，还是防止溃疡复发，伴有 H. pylori 感染似乎都是有益的[89]。然而，上述的两项研究都不是为确定 H. pylori 在 NSAIDs 相关性溃疡中的作用而特别设计的，由此推论 H. pylori 对 NSAIDs 服用者的保护性作用也可能是不恰当的。出现这种结果的可能解释，一是由于 H. pylori 感染可促进前列腺素的产生，这在服用外源性前列腺素时则不明显；另一方面，有人发现在服用奥美拉唑治疗时，H. pylori 阳性者较 H. pylori 阴性者胃内 pH 增高更明显[90,91]。

根除 H. pylori 是否影响 NSAIDs 所致胃十二指肠黏膜损害，可能是澄清二者相互关系的关键问题。Chan 等[92]对既往未服用过 NSAIDs 的关节炎病人，于服用 NSAIDs（奈普生，naproxen）前根除 H. pylori，可使 8 周治疗中溃疡的发生率从 26% 减少到 7%。而 Pilotto 等[93]在对既往有溃疡病史或症状的老年病人的研究中发现，对 H. pylori 阳性的 NSAIDs 服用者，给予潘托拉唑 1 个月较以三联疗法根除 H. pylori 能更有效地预防 NSAIDs 所致的急性胃十二指肠黏膜病变。另有两项研究以胃镜检查评价了在长期服用 NSAIDs 的病人，根除 H. pylori 对溃疡愈合及复发的影响。Bianchi 等[94]将 H. pylori 阳性的 NSAIDs 相关性溃疡的病人随机分成奥美拉唑组和含奥美拉唑的二联疗法组，溃疡愈合后，病人连续服用 NSAIDs 6 个月，随访观察溃疡的复发。结果发现根除 H. pylori 不影响溃疡的愈合率，而在 H. pylori 阳性的病人虽然溃疡的复发率有增高的趋势，但未达到统计学意义。但本研究中 H. pylori 的根除率较低，仅有 56%，限制了进入进一步观察的病人的数目。Hawkey 等[95]的 HELP（Helicobacter Eradication for Lesion Prevention）研究包括了 285 例持续服用 NSAIDs 且 H. pylori 阳性的消化性溃疡病人、有溃疡病史的病人及有消化不良症状的病人，探讨单独奥美拉唑维持治疗与含奥美拉唑的三联疗法根除 H. pylori 对溃疡愈合和预防溃疡复发的作用，发现在 H. pylori 根除组 6 个月内有 56% 的病人未发生溃疡，而在奥美拉唑组有 53% 的病人未发生溃疡（p = 0.8），说明根除 H. pylori 并不能减低长期 NSAIDs 服用者溃疡的发生率；对其中 41 例胃溃疡病人的观察发现，H. pylori 根除组溃疡的愈合率为 75%，而对照组溃疡的愈合率达 100%（p = 0.006），说明根除 H. pylori 延缓了胃溃疡的愈合。而新近 Agrawal 等[96]在一项大规模的双盲、对照、前瞻性研究中，对 353 例持续服用 NSAIDs 的胃溃疡病人，随机给予雷尼替丁 150mg bid、兰索拉唑 15mg Qd 或 30mg Qd 治疗 8 周，结果三组溃疡的愈合率分别为 53%、69% 和 73%（p < 0.05），而

H. pylori 阳性与阴性者胃溃疡的愈合率则相同，*H. pylori* 感染不延缓胃溃疡的愈合。一项来自香港的研究也证实，根除 *H. pylori* 不影响 NSAIDs 相关性出血性胃及十二指肠溃疡的愈合[97]。对来自各家研究报告结果的差异尚缺乏合理的解释。

（四）幽门螺杆菌对 NSAIDs 相关性溃疡并发症的影响

目前尚不能肯定 *H. pylori* 感染可增加长期 NSAIDs 服用者胃肠出血及穿孔的危险。Cullen 等[68]的研究显示，*H. pylori* 阳性的 NSAIDs 服用者较 *H. pylori* 阴性的服用者消化性溃疡出血的危险性有轻微增加，其危险系数为 1.16。不少其他病例对照研究的结论与上述结果相类似[98~104]。也有研究表明，服用 NSAIDs 发生出血性溃疡的危险在 *H. pylori* 血清阳性及阴性者相同[105]。与上述研究相反的结果也有不少，它们认为出血性溃疡较非出血性溃疡 *H. pylori* 阳性率低，并且在服用 NSAIDs 的 *H. pylori* 感染者较非感染者，溃疡出血的发生率更低[80,106~108]。Santolaria 等[109]的结果则表明，*H. pylori* 感染可减低 NSAIDs 服用者胃溃疡所致消化道出血的危险，而对十二指肠溃疡则无此作用。

有研究提示，就消化性溃疡出血危险性而言，小剂量阿司匹林和非阿司匹林 NSAIDs 与 *H. pylori* 的相互作用可能不同。Stack 等[110]的病例对照研究的初步结果表明：*H. pylori* 感染使得非阿司匹林 NSAIDs 服用者消化道出血的危险性减低，而使阿司匹林服用者出血的危险性轻微增加。Chan 等[111]对 400 例有上消化道出血病史且伴有 *H. pylori* 感染的小剂量阿司匹林或其他 NSAIDs 服用者，先以奥美拉唑 20mg/d 愈合溃疡，再随机以奥美拉唑 20mg/d 维持治疗 6 个月，或以铋剂 + 四环素 + 甲硝唑一周疗法根除 *H. pylori*，结果在阿司匹林服用者，两组再出血的发生率分别为 0.9% 和 1.9%（*p* > 0.05），而在其他 NSAIDs 服用者，两组再出血的发生率则分别为 4.4% 和 18.8%（*p* = 0.005），提示奥美拉唑可有效地预防阿司匹林和非阿司匹林 NSAIDs 所致的溃疡再出血，而根除 *H. pylori* 只能减少小剂量阿司匹林所致的溃疡再出血，而对非阿司匹林 NSAIDs 所致的再出血则无保护作用[111]。

有关 NSAIDs 和 *H. pylori* 同时存在对消化性溃疡穿孔的影响研究甚少，目前仍无证据表明二者相互作用增加溃疡穿孔的危险[112,113]。

三、NSAIDs 相关性胃肠黏膜损害的治疗和预防

由于 NSAIDs 特别是阿司匹林的越来越广泛的应用，导致发生了越来越多的胃肠损害。甚至一篇来自香港的报告发现，近年由十二指肠溃疡所致的消化道出血正逐渐减少，但其中老年病人增多；而由胃溃疡所致的出血正逐渐增加，并认为造成这种改变的原因可能是 *H. pylori* 感染在人群中的减少，以及 NSAIDs 在临床应用的增加[114]。因此，治疗和预防 NSAIDs 和阿司匹林所致的胃肠黏膜损害及其并发症具有特别重要的临床意义。

（一）导致 NSAIDs 相关性病变的危险因素

目前已被公认的导致 NSAIDs 相关性胃肠损害的危险因素有：①老年，特别是年龄超过 60 以上；②既往有消化性溃疡病史；③应用大剂量 NSAIDs，或一种以上 NSAIDs；④合并应用皮质激素或抗凝剂[115]。上述危险因素的存在将导致胃十二指肠黏膜发生糜烂、溃疡，甚至出血等并发症的危险性增加，而两项危险因素合并存在更大大增加了这种危险性[116]。研究还表明，不同的 NSAIDs 对胃肠黏膜损害的程度不同，而对同一 NSAIDs 这种损害作用是剂量依赖性的[117]。但即使小剂量阿司匹林也对胃肠黏膜有损害作用[118,119]，且肠溶型或缓冲型阿司匹林与普通型阿司匹林的黏膜损害作用相同[120]。

尚未肯定的可增加 NSAIDs 相关性胃肠损害的可疑危险因素有：吸烟、饮酒、性别因素及 *H. pylori* 感染。有人认为，服用 NSAIDs 的前 3 个月发生胃肠黏膜病变的危险性更高[121,122]，但其后的研究并未证实此项结论[116]，而且有人发现甚至在停药后的 12 个月，胃肠损害的危险性仍较不服药者增高[123]。

（二）NSAIDs 相关性溃疡的治疗及愈合

动物实验及临床研究的结果均表明，NSAIDs 可延缓消化性溃疡的愈合。Lancaster – Smith

等[124]以常规剂量的雷尼替丁治疗 NSAIDs 相关性胃或十二指肠溃疡，结果发现对停止服用 NSAIDs 的病人，溃疡的 8 周愈合率超过 95%；而对继续服用 NSAIDs 的病人，溃疡的 8 周愈合率只有 30%。因此，对 NSAIDs 服用者来讲，一旦发生胃或十二指肠溃疡，为加速或提高溃疡的愈合，首要措施是尽可能停止服用 NSAIDs。但这种做法在临床多数情况下，特别是对病情比较严重的类风湿性关节炎患者可能难以做到。对某些病情允许的病人，可减少服用剂量或换用胃肠损害较轻的 NSAIDs。

研究表明，在继续服用 NSAIDs 的情况下，使用 H₂ 受体拮抗剂，特别是大剂量法莫替丁，确实可使 NSAIDs 相关性溃疡得到较满意的愈合[125]，然而，质子泵抑制剂则显示出更优于 H₂ 受体拮抗剂的治疗效果。Walan 等[126]的研究证实，与雷尼替丁相比，奥美拉唑可更快的愈合 NSAIDs 相关性胃溃疡。另有两项大规模的临床研究（OMNIUM 和 ASTRONAUT）[88,89]比较了奥美拉唑 20mg/天或 40mg/天、雷尼替丁 150mg bid 及米索前列醇 200μg qid，对 NSAIDs 相关性溃疡的治疗效果，发现无论是胃溃疡还是十二指肠溃疡，奥美拉唑较雷尼替丁和米索前列醇都具有更高的溃疡愈合率；但增加奥美拉唑的剂量，并未显示出更强的愈合优势。

（三）NSAIDs 相关性黏膜糜烂和溃疡的预防

在可能的情况下，选用最小剂量、最安全有效的 NSAIDs，并尽量避免或减少相关的危险因素，则有可能防止或减少消化性溃疡和胃黏膜损害的发生。但有时，某些具有高危因素的病人，却不得不长期服用较大剂量的 NSAIDs。对这些病人来说，近年的研究表明，同时服用黏膜保护剂（米索前列醇）或抑酸药（H₂ 受体拮抗剂或质子泵抑制剂）被认为可减低溃疡或黏膜损害发生的危险性。根除 *H. pylori* 是否可有效地预防 NSAIDs 相关性胃黏膜糜烂和消化性溃疡的发生尚不能肯定。而最近，新型的、高选择性的 COX-2 抑制剂更引起人们的关注。

1. 前列腺素制剂　研究表明，对 NSAIDs 服用者，合并使用米索前列醇可使 3~12 个月中溃疡的发生率较对照组减低 50%~90%，且这种保护作用对预防胃和十二指肠溃疡的发生是同样有效的[127~129]。一项大规模的双盲临床试验还显示，合并使用米索前列醇 800μg/天，较安慰剂组可明显减少胃肠出血和穿孔的发生，但有 27% 的病人由于腹泻等副作用而不能坚持服药[130]。目前，国外已经出现了米索前列醇和 NSAIDs（Diclofenac）的复方制剂，受到临床欢迎。

2. 抑酸治疗　减低胃内酸度被认为可防止 NSAIDs 相关性胃十二指肠黏膜损害的发生。有结果表明，合并使用标准剂量的 H₂ 受体拮抗剂（雷尼替丁或法莫替丁）可有效地降低十二指肠溃疡的发生，而对胃溃疡没有明确的保护作用[131~133]。而另一项研究则发现，对长期 NSAIDs 服用者，采用双倍剂量的法莫替丁（40mg bid）既可减少胃溃疡的发生率，也可减少十二指肠溃疡的发生率[133]。然而仍有人认为，由于 NSAIDs 相关性消化性溃疡多数表现为胃溃疡；且有研究显示 H₂ 受体拮抗剂不能减少溃疡并发症的发生率[134]；并可能由于其不能有效地预防溃疡的发生却可以掩盖提示病变的消化不良症状[135]，因而，不宜以 H₂ 受体拮抗剂预防 NSAIDs 相关性胃肠损害。

质子泵抑制剂较 H₂ 受体拮抗剂具有更强的抑酸作用，因而可更有效地预防 NSAIDs 相关性胃肠病变。几项持续了 3~6 个月的临床随机对照研究显示，奥美拉唑 20mg/天可有效地预防 NSAIDs 服用者胃和十二指肠溃疡的发生，与安慰剂组比较溃疡减少了 75%~80%[88,89,136,137]；其作用优于雷尼替丁（150mg bid）及米索前列醇（200μg bid）[88,89]。还有作者指出，奥美拉唑 20mg/天可有效地预防由于长期服用 NSAIDs 所致的溃疡出血[111]。

3. 根除 *H. pylori*　*H. pylori* 和 NSAIDs 的相互作用是多方面的，而 *H. pylori* 阳性的 NSAIDs 服用者是否发生消化性溃疡则取决于诸多因素，如既往是否服用过 NSAIDs，是否有消化性溃疡病史，胃酸的分泌量，以及是否使用抑酸治疗等。而且，就消化性溃疡出血而言，有研究指出，小剂量阿司匹林和非阿司匹林 NSAIDs 与 *H. pylori* 的相互作用也可能存在不同。因此，对 *H. pylori* 阳性的 NSAIDs 或阿司匹林服用者是否需根除 *H. pylori* 可能不宜一概而论。

综合现有的研究资料，在 2005 年佛罗伦萨的欧洲 *H. pylori* 共识会议上，提出了为预防 NSAIDs

相关性溃疡而需考虑根除 *H. pylori* 的几项建议[138]：①对既往未服用过 NSAIDs 且有 NSAIDs 相关性胃肠损害危险因素（如老年，既往有溃疡病史）的病人，在首次服用 NSAIDs 前，应检测并根除 *H. pylori*；②*H. pylori* 根除对长期 NSAIDs 服用者预防消化性溃疡及溃疡并发症有价值，但是不足以完全预防 NSAIDs 溃疡，应使用质子泵抑制剂预防溃疡复发；③长期服用阿司匹林的患者如果发生消化道出血，应该检测和根除 *H. pylori*。

然而，对仅有高危因素的 *H. pylori* 阳性 NSAIDs 服用者是否应根除 *H. pylori* 还存在着很大的争议[139]。这首先是由于众多的流行病学研究未得到一致的结果，证实 *H. pylori* 感染增加溃疡及其并发症发生的危险；其次，对有高危因素的 NSAIDs 服用者，常常需要同时服用 PPI 制剂预防胃肠黏膜损害，而临床干预试验却发现，在这组病人 *H. pylori* 阳性反而减低了胃溃疡发生的危险性，并增加溃疡的愈合率；③由于根除 *H. pylori* 使得 PPI 制剂的抑酸强度减低至 H_2 受体拮抗剂的水平[90]，而 H_2 受体拮抗剂又被认为不能预防 NSAIDs 相关性溃疡及其并发症，并且由于其掩盖某些报警症状而导致溃疡并发症的增加[134,135]，因此，甚至有人推测，对同时服用 PPI 的高危 NSAIDs 服用者，根除 *H. pylori* 可能导致溃疡出血的增加[139]。基于上述理由，建议在这组病人，应单纯以 PPI 制剂预防 NSAIDs 相关性溃疡及其并发症，而不宜根除 *H. pylori*。对已经服用 NSAIDs 或阿司匹林一段时间且未发生 NSAIDs 相关性黏膜损害的病人，不必检测和根除 *H. pylori*。

尽管对治疗和预防 NSAIDs 相关性胃肠损害是否应根除 *H. pylori* 还存在着分歧，以下几点则已基本被各家认可：①并不是对所有的 NSAIDs 服用者都应根除 *H. pylori*；②对首次服用 NSAIDs 的病人，应先根除 *H. pylori*；③对十二指肠溃疡的病人，根除 *H. pylori* 不影响溃疡的愈合，并可预防溃疡复发[94,95,97]；④对已经停用 NSAIDs 或换用 COX－2 抑制剂的病人，应按不服用 NSAIDs 的一般病人处理。⑤对小剂量阿司匹林服用者建议根除 *H. pylori*。

4. COX－2 抑制剂　选择性的 COX－2 抑制剂是一种新型的、更安全的 NSAIDs，不少体内外研究结果均证实了其有效的抗炎和止痛作用[140,141]，初步的临床试验结果也证实了其有效性和良好的胃肠安全性，与传统的 NSAIDs 相比，在骨关节病和类风湿关节炎的服用者中，消化性溃疡及其并发症的发生率明显减少[142,143]。但 COX－2 抑制剂的长期安全性、特别是肾脏安全性还有待确认；且由于该类新药不具有抗血小板作用，因而不能替代小剂量阿司匹林用于预防心脑血管病的发生。

总之，到目前为止，有关 NSAIDs 和 *H. pylori* 相互作用及其关系的认识还未完全清楚。就 NSAIDs 服用者而言，合并 *H. pylori* 感染既有好的方面，也有坏的方面。可能在某种条件下，如不同的地理环境、不同 *H. pylori* 亚型或溃疡病史的不同阶段，这种优势和危险性达到某种平衡。虽然可能存在例外，但目前认为，对曾有溃疡病史的 NSAIDs 服用者，*H. pylori* 感染常常显示出好的一面；而对无溃疡危险的病人，以及首次服用 NSAIDs 的病人，*H. pylori* 感染则显示出有危害性的一面[144]。为进一步澄清 NSAIDs 和 *H. pylori* 的关系，有效地预防 NSAIDs 所致的消化性溃疡及其并发症，仍需要进行更多的、设计周密的、大规模的临床前瞻性研究。

参考文献

1 Antiplatelet Trialists' Collaborative overview of randomised trials of antiplatelet therapy, I: prevention of death, myocardial infarction, and stroke by prolonged antiplatelet therapy in various categories of patients. BMJ, 1994, 308: 81～106

2 Steering Committee of the Physicians' Health Study Research Group. Final report on the aspirin component of the ongoing Physician's Health Study. N Engl J Med, 1989, 323: 1289～1298

3 Govannucci E, Rimm EB, Stampfer MJ, et al. Aspirin use and the risk for colorectal cancer and adenoma in male health professionals. Ann Intern Med, 1994, 121: 241～246

4 Thun MJ. Aspirin and gastrointestinal cancer. Adv Exp Med Biol 1997, 400A: 395～402

5 Breitner JC, Gau BA, Welsh KA, et al. Inverse association of anti－inflammatory treatment and Alzheimer's disease: initial results of a co－twin control study. Neurology, 1994, 44: 227～232

6　Beard CM, Waring SC, O'Brien PC, et al. Non – steroidal anti – inflammatory drug use and Alzheimer's disease: a case – control study in Rochester, Minnesota, 1980 through 1984. Mayo Clin Proc, 1998, 73: 951 ~ 955

7　Russell RI. Non – steroidal anti – inflammatory drugs and gastrointestinal damage – problems and solutions. Postgrad Med J, 2001, 77: 82 ~ 88

8　Hawkey CJ. Non – steroidal anti – inflammatory drugs and peptic ulcers. BMJ, 1990, 300: 278 ~ 284

9　Fries JF, Williams CA, Bloch DA, et al. Nonsteroidal anti – inflammatory drug – associated gastropathy: incidence and risk factor modals. Am J Med, 1991, 91: 213 ~ 222

10　Taylor DN, Blaser MJ. The epidemiology of *Helicobacter pylori* infection. Epidemiol Rev 1991, 13: 42 ~ 59

11　Hawkey CJ, Lanas AI. Doubt and certainty about nonsteroidal anti – inflammatory drugs in the year 2000: a multidisciplinary expert statement. Am J Med, 2001, 110 (1A): 79S ~ 100S

12　Schoen RT, Vender RJ. Mechanisms of non – steroidal anti – inflammtory drug induced gastric damage. Am J Med, 1989, 86: 449 ~ 458

13　Wolfe MM, Soll AH. The physiology of gastric acid secretion. N Eng J Med, 1988, 1715: 177 ~ 180

14　Sutherland LR, Verhoef M, Wallace JL, et al. A simple, non – invasive marker of gastric damage: sucrose permeability. Lancet, 1994, 343: 998 ~ 1000

15　Davenport HW. Gastric mucosal injury by fatty acid and acetylsalicylic acids. Gastroenterology, 1964, 93: 245 ~ 253

16　Jones J, Raud J. nonsteroidal anti – inflammatory drug – associated dyspepsia: basic mechanisms and future research. Am J Med, 2001, 110 (1A): 14S ~ 18S

17　Hirose H, Takeuch K, Okabe S. Effect of indomethacin on gastric blood flow around acetic acid – induced gastric ulcers in rats. Gastroenterology, 1991, 100: 1259 ~ 1265

18　Sarosiek J, Slomiany A, Slomiany BL. Evidence for weakening of gastric mucus integrity by *Campylobacter pylori*. Scand J Gastroenterol, 1988, 23: 585 ~ 590

19　Taha AS, Angerson W, Nakshabendi I, et al. Gastric and duodenal mucosal blood flow in patients receiving non – steroidal drugs – influence of age, smoking, ulceration and *Helicobacter pylori*. Aliment Pharmacol Ther, 1993, 7: 41 ~ 45

20　Konturek JW, Dembinski A, Konturek SJ, et al. Infection of *Helicobacter pylori* in gastric adaptation to continued administeration of aspirin in man. Gastroenterolgy, 1998, 114: 245 ~ 255

21　Soll AH, Weinstein WM, Kurata J, et al. Non – steroidal anti – inflammatory drugs and paptic ulcer disease. Ann Intern Med, 1991, 114: 307 ~ 319

22　Needleman P, Isackson PC. The discovery and function of COX – 2. J Rheumatol, 1997, 24 (Suppl 49): 6 ~ 8

23　Rommano M, Ricci V, Memoli A, et al. *Helicobacter pylori* up – regulates cyclooxygenase – 2 mRNA expression and prostaglandin E2 synthesis in MKN 28 gastric mucosal cells in vitro. J Biol Chem, 1998, 273: 28560 ~ 28563

24　Jackson LM, Wu K, Mahida YR, et al. COX – 1 expression in human gastric mucosa infected with *Helicobacter pylori*: constitutive or induced? Gastroenterolgy, 1998, 114: A160

25　Hudson N, Balsitis M, Filipowicz F, et al. Effect of *Helicobacter pylori* colonization on gastric mucosal eicosanoid synthesis in patients taking nonsteroidal anti – inflammatory drugs. Gut, 1993, 34: 748 ~ 751

26　Laine L, Cominelli F, Sloane R, et al. Interaction of NSAIDs and *Helicobacter pylori* on gastrointestinal injury and prostaglandin production: A controlled double – blind trial. Aliment Pharmocal Ther, 1995: 9: 127 ~ 135

27　Lipscimb GR, Wallis N, Armstrong G, et al. Influence of *H. pylori* in gastric mucosal adaptation to paprosun in man. Dig Dis Sci, 1996, 41: 1583 ~ 1588

28　Takahashi S, Fujita T, Yamamoto A. Nonsteroidal anti – inflammatory drug – induced acute gastric injury in *Helicobacter pylori* gastritis in Mongolian gerbils. Eur J Pharmacol, 2000, 406: 461 ~ 468

29　Takahashi S, Fujita T, Yamamoto A. Role of cyclooxygenase – 2 in *Helicobacter pylori* – induced gastritis in Mongolian gerbils. Am J Physiol Gastrointest Liver Physiol, 2000, 279: G791 ~ 798

30　Wallace JL, Keenan CM, Granger DN. Gastric ulceration induced by nonsteroidal anti – inflammatory drugs is a neutrophil – dependent process. Am J Physiol 1990, 259: G462 ~ 467

31　Appleyard CB, McCafferty DM, Tigley AW, et al. Tumor necrosis factor mediation of NSAIDs – induced gastric damage：role of leukocyte adherence. Am J Physiol, 1996, 270：G42 ~ 48

32　Wallace JL, McKnight W, Miyasaka M, et al. Role of endothelial adhesion molecules in NSAIDs − induced gastric mucosal injury. Am J Physiol, 1993, 265：G993 ~ 998

33　Taha AS, Nakshabendi I, Sturrock RD, et al. Chemical gastritis and *Helicobacter pylori* in patients receiving non − steroidal anti − inflammatory drugs − correlation with peptic ulceration. J Clin Pathol, 1992, 45：135 ~ 139

34　Taha AS, Dahill S, Morran C, et al. Neutrophils, *Helicobacter pylori*, and nonsteroidal anti − inflammatory drug ulcer. Gastroenterolgy, 1999, 116：254 ~ 358

35　Blackett SJ, Hull MA, Davies GR, et al. Non − steroidal anti − inflammatory drugs inhibit *Helicobacter pylori* − induced human neutrophil reactive oxygen metabolite production in vitro. Aliment Pharmacol Ther, 1999, 13：1653 ~ 1661

36　Maeda S, Yoshida H, Ogura K, et al. *H. pylori* activates NF − kappaB through a signaling pathway involving 1kappaB kinases, NF − kappaB − inducing kinase, TRAF2, and TRAF6 in gastric cancer cells. Gastroenterolgy, 2000, 119：97 ~ 108

37　Hamlet A, Lindholm C, Nilsson O, et al. Aspirin − induced gastritis, like *Helicobacter* − induced gastritis, disinhibits acid secretion in humans：Relation to cytokine expression. Scand J Gastroenterol, 1998, 33：346 ~ 356

38　Que FG, Gores GJ. Celldeath by apoptosis：basic concepts and disease relevance for the gastroenterologist. Gastroenterolgy, 1996, 110：1238 ~ 1243

39　Moss SF. Cellular markers in the gastric precancerous process. Aliment Pharmacol Ther, 1998, 12（Suppl 1）：91 ~ 109

40　Khoda K, Tanaka K, Aiba Y, et al. Role of apoptosis induced by *Helicobacter pylori* infection in the development of duodenal ulcer. Gut, 1999, 44：456 ~ 462

41　Schiff SJ, Qiao L, Tsai LL, et al. Sulindac sulfide, an aspirin − like compound, inhibits proliferation, causes cell cycle quiescence, and induces apoptosis in HT − 29 colon adenocarcinoma cells. J Clin Invest, 1995, 96：491 ~ 503

42　Baumgartner A, Koelz HR, Halter. Indomethacin and tumover of gastric mucosal cells in the rat. Am J physiol, 1986, 250：G830 ~ 835

43　Levi S, Goodlad RA, Lee CY, et al. Inhibitory effect of non − steroidal anti − inflammatory drugs on mucosal cell proliferation associated with gastric ulcer bleeding. Lancet, 1990, 336：841 ~ 843

44　Uribe A, Johansson C, Rubio C. Cell proliferation of the rat gastrointestinal mucosa after treatment with E2 prostaglandins and indomethacin. Digestion, 1987, 36：238 ~ 245

45　Zhu GH, Yang XL, Lai KC, et al. Nonsteroidal anti − inflammatory drugs could reverse *Helicobacter pylori* − induced apoptosis and proliferation in gastric epithelial cells. Dig Dis Sci 1998, 43：1957 ~ 1963

46　Zhu GH, Wong BC Eggo MC, et al. Non − ateroidal anti − inflammatory drug − induced apoptosis in gastric cancer cells is blocked by protein kinase C activation through inhibition of c − myc. Br J Cancer, 1999, 79：393 ~ 400

47　Wagner S, Beil W, Westermann J, et al. Regulationof gastric epithelial cell growth by *Helicobacter pylori*：evidence for a major role of apoptosis. Gastroenterology, 1997, 113：1836 ~ 1847

48　Rokkas T, Ladas S, Liatsos C, et al. Relationship of *Helicobacter pylori* CagA status to gastric cell proliferation and apoptosis. Dig Dis Sci, 1999, 44：487 ~ 493

49　Moss Sf, Calam J, Agarwall B, et al. Induction of gastric epithelial apoptosis by *Helicobacter pylori*. Gut, 1996, 38：498 ~ 501

50　Jones NL, Shannon PT, Cutz E, et al. Increase in proliferation and apoptosis of gastric epithelial cells in the natural history of *Helicobacter pylori* infection. Am J Pathol, 1997, 151：1695 ~ 1703

51　Leung WK, To KF, Chan FKL, et al. Interaction of *Helicobacter pylori* eradication and non − steroidal anti − inflammatory drugs on gastric epithelial apoptosis and proliferation：implications on ulcerogenesis. Aliment Pharmacol Ther, 2000, 14：879 ~ 885

52　Olivero JJ, Graham DY. Gastric adaptation to nonsteroidal anti − inflammatory drugs in man. Scand J Gastroenterol, 1992, 27：53 ~ 58

53　Lipscomb GR, Campbell F, Rees WDW. The influence of age, gender, *Helicobacter pylori* and somking on gastric mucosal adaptation to nonsteroidal anti – inflammatory drugs. Aliment Pharmacol Ther, 1997, 11: 907 ~ 912

54 Graham DY, Smith JL,. Gastrodudenal complications of chronic NSAIDs therapy. Am J Gastroenterol, 1988, 83: 1081 ~ 1084

55 Casell M, Pazzi P, LaCorte R, et al. *Campylobacter – like* organisms, nonsteroidal anti – inflammatory drugs and gastric lesions in patients with rheumatoid arthritis. Digestion 1989, 44: 101 ~ 104

56 Shirin H, Moss SF, Stark B, et al. Inhibition of *Helicobacter pylori* growth by sulindac. Gastroenterology, 2000, 119: A4931

57 Mizokami Y, Narushima K, Shiraishi T, et al. Non – *Helicobacter pylori ulcer* disease in rheumatoid arthritis patients receicing long – term NSAIDs therapy. J Gastroenterol, 2000, 35 (Suppl 12): 38 ~ 41

58 Quinn CM, Bjarnason I, Price AB. Gastritis in patients on nonsteroidal anti – inflammatory drugs. Histopathology, 1993, 23: 341 ~ 348

59 Shallocross TM, Rathbone BJ, Wyatt JI, et al. *Helicobacter pylori* associated chronic gastritis and peptic ulceration in patients taking nonsteroidal anti – inflammatory drugs. Aliment Pharmacol Ther, 1990, 4: 515 ~ 522

60 Heresbach D, Raoul JL, Bretagne JF, et al. *Helicobacter pylori*: a risk and severity factor of nonsteroidal anti – inflammatory drug induced gastropathy. Gut, 1992, 33: 1608 ~ 1611

61 Graham DY, Lidsky MD, COx AM, et al. Long – term nonsteroidal anti – inflammatory drug use and *Helicobacter pylori* infection. Gastroenterolgy, 1991, 100: 1653 ~ 1657

62 Loeb DS, Talley NJ, Ahlquist DA, et al. Long – term nonsteroidal anti – inflammatory drug use and gastroduodenal injury: the role of *Helicobacter pylori*. Gastroenterolgy, 1992, 102: 1899 ~ 1905

63 Larkai EN, Smith JL, Lidsky MD, et al. Gastroduodenal mucosa and dyspeptic symptoms in arthritic patients during chronic nonsteroidal anti – inflammatory drug use. Am J Gastroenterol, 1987, 82: 1153 ~ 1158

64 Larkai EN, Smith JL, Lidsky MD, et al. Dyspepsia in NSAIDs users: the size of the problem. J Clin Gastroenterol, 1989, 11: 1580 ~ 1582

65 Goggin PM, Collins DA, Jazrawi RP, et al. Prevalence of *Helicobacter pylori* infection and its effect on symptoms and nonsteroidal anti – inflammatory drug – induced gastrointestinal damage in patients with rheumatoid arthritis. Gut, 1993, 34: 1677 ~ 1680

66 Jones STM, Clague RB, Eldridge J, et al. Serological evidence of infection with *Helicobacter pylori* may predict gastrointestinal intolerance to nonsteroidal anti – inflammatory drug (NSAIDs) treatment in rheumatoid arthritis. Br J Rheumatol, 1991, 30: 16 ~ 20

67 Upadhyay R, Howatson A, Mckinlay A, et al. *Campylobacter pylori* associated gastrtitis in patients with rheumatoid arthritis taking nonsteroidal anti – inflammatory drugs. Br J Rheumatol, 1988, 27: 113 ~ 116

68 Cullen DJE, Hawkey GM, Humphries H, et al. Role of nonsteroidal anti – inflammatory drugs and *Helicobacter pylori* in bleeding peptic ulcer. Gastroenterolgy, 1994, 106: A66

69 Hudson N, Taha AS, Sturrock RD, et al. The influence of *Helicobacter pylori* colonization and gastroduodenal ulceration in patients on non – steroidal anti – inflammatory drugs. Gut, 1992, 33: T165

70 Gubbins GP, Schubert TT, Attanasio F, et al. *Helicobacter pylori* seroprevalence in patients with rheumatoid arthritis: effect of nonsteroidal anti – inflammatory drugs and gold compounds. Am J Med, 1991, 93: 412 ~ 418

71 Gubbins GP, Schubert TT, Attanasio F, et al. Seroprevalence of *Helicobacter pylori* in rheumatoid arthritis patients. Gastroenterolgy, 1991, 100: A405

72 Doube A, Morris A. Non – steroidal anti – inflammatory drug – induced dyspepsia: is *Campylobacter pyloridis* implicated? Br J Rheumatol, 1988: 27: 110 ~ 112

73 Loeb DS, Talley NJ, Ahlquist DA, et al. Long – term nonsteroidal anti – inflammatory drug use and gastroduodenal injury: the role of *Helicobacter pylori*. Gastroenterolgy, 1992, 102: 1899 ~ 1905

74 Lanza DS, Evans DG, Graham DY. *Helicobacter pylori* infection on the severity of gastroduodenal mucosa injury after the acute administration of naproxen or aspirin in normal volunteers. Am J Gstroenterol, 1991, 86: 735 ~ 737

75 Thillainayagam AV, Tabaqchali S, Warrington SJ, et al. Interrelationships between *Helicobacter pylori* infection, non – steroidal anti – inflammatory drugs and gastroduodenal disease. Dig Dis Sci, 1994, 39: 1085 ~ 1099

76 Heresbach D, Raoul JL, Bretagne JF, et al. *Helicobacter pylori*: a risk and severity factor of non – steroidal anti – inflammatory drug induced gastropathy. Gut, 1992, 33: 1608 ~ 1611

77 Publig W, Wustinger C, Zandl C. Non – steroidal anti – inflammatory drugs (NSAIDs) cause gastrointestinal ulcers mainly in *Helicobacter pylori* carriers. Wien Klin Wochenschr, 1994, 106: 276 ~ 279

78 Shallcross TM, Rathbone BJ, Wyatt JI, et al. *Helicobacter pylori* in patients taking non – steroidal anti – inflammatory drugs. Aliment Pharmacol Ther, 1990, 4: 515 ~ 522

79 Martin DF, Montgomery E, Dobek AS, et al. *Campylobacter pylori*, NSAIDs, and smoking risk factors for peptic ulcer disease. Am J Gastroenterol, 1989, 84: 1268 ~ 1272

80 Pilotto A, Franceschi M, Leandro F, et al. The effect of *Helicobacter pylori* infection on NSAIDs – related gastroduodenal damage in the elderly. Eur J Gastroenterol Hepatol, 1997, 9: 951 ~ 956

81 Caselli M, Pazzi P, LaCorte R, et al. *Campylobacter* like organisms, non – steroidal anti – inflammatory drugs and gastric lesions in patients with rheumatoid arthritis. Digestion, 1989, 44: 101 ~ 104

82 Li Ek, Sung JJ, Suen R, et al. *Helicobacter pylori* infection increases the risk of peptic ulcer in chronic users on non – steroidal anti – inflammatory drugs. Scand J Rheumatol, 1996, 25: 42 ~ 46

83 Graham DY, Lidsky MD, Cox AM, et al. Long – term non – steroidal anti – inflammatory drug use and *Helicobacter pylori* infection. Gastroenterolgy, 1991, 100: 1653 ~ 1657

84 Safe AF, Warren B, Corfield A, et al. *Helicobacter pylori* infection in elderly people: correlation between histology and serology. Age Ageing, 1993, 22: 215 ~ 220

85 Schubert TT, Bologna SD, Nensey Y, et al. Ulcer risk factors: interactions between *Helicobacter pylori* infection, non – steroidal use and age. Am J Med, 1993, 94: 413 ~ 418

86 Taha AS, Nakshabendi I, Lee FD, et al. Chemical gastritis and *Helicobacter pylori* related gastritis in patients receiving NSAIDs: comparison and correlation with peptic ulceration. J Clin Pathol, 1992, 45: 135 ~ 139

87 Huang JQ, Lad JR, Shridar R, et al. *H. pylori* infection increases the risk of non – steroidal anti – inflammatory drug (NSAIDs) induced gastroduodenal ulceration. Gastroenterolgy, 1999, 116: A192

88 Hawkey CJ, Karrasch JA, Sczczepanski BS, et al. Omeprazole compared with misoprostol for ulcers associated with non – steroidal anti – inflammatory drugs. N Engl J Med, 1998, 338: 727 ~ 734

89 Yeomans ND, Tulassay Z, Juhasz L, et al. Omeprazole compared with rinitidine for ulcers associated with non – steroidal anti – inflammatory drugs. N Engl J Med, 1998, 338: 719 ~ 726

90 Labenz J, Tillenburg B, Peitz U, et al. *Helicobacter pylori* augments the pH – increasing effect of omeprazole in patients with duodenal ulcer. Gastroenterolgy, 1996, 110: 725 ~ 732

91 Lanbens J, Tillenburg B, Peitz U, et al. Effect of curing *Helicobacter pylori* infection on intragastric acidity during treatment with ranitidine in patients with duodenal ulcer. Gut, 1997, 41: 33 ~ 36

92 Chan FKL, Sung JY, Chung SC, et al. Randomized trial of eradication of *Helicobacter pylori* before starting nonsteroidal anti – inflammatory drug therapy to prevent peptic ulcer. Lancet, 1997, 350: 975 ~ 979

93 Pilotto A, Di Mario F, Franceschi M, et al. Pantoprazole versus one – week *Helcobacter pylori* eradication therapy for the prevention of acute NSAIDs – related gastroduodenal damage in elderly subjects. Aliment Pharmacol Ther, 2000, 14: 1077 ~ 1082

94 Bianchi Porro G, Parente F, Imbesi V, et al. Role of *Helicobacter pylori* in ulcer healing and recurrence of gastric and duodenal ulcers in long term NSAIDs users. Response to omeprazole dual therapy. Gut, 1996, 59: 22 ~ 26

95 Hawkey CJ, Tulassay Z, Szczepanski L, et al. Randomized controlled trial of *Helicobacter pylori* eradication in patients on non – steroidal anti – inflammatory drugs: HELP NSAIDs study. Lancet, 1998, 352: 1016 ~ 1021

96 Agrewal NM, Campbell DR, Safdi MA, et al. Superiority of lansoprazole vs ranitidine in healing nonsteroidal anti – inflammatory drug – associated gastric ulcer: results of a double – blind, randomized, multicenter study. NSAIDs – Associated Gastric Ulcer Study Group. Arch Intern Med, 2000, 160: 1455 ~ 1461

97 Chan FKL, Sung JY, Suen R, et al. Dose eradication of *H. pylori* impair healing of nonsteroidal anti – inflammatory drug associated bleeding ulcers? A prospective randomized study. Aliment Pharmacol Ther, 1998, 12: 1201 ~ 1205

98 Al – Assi MT, Genta RM, Kartunen TJ, et al. Ulcer site and complications: relation to *Helicobacter pylori* infection

and NSAIDs use. Endoscopy, 1996, 28: 229~233

99　Jensen DM, You S, Pelayo E, et al. The prevalence of *Helicobacter pylori* and NSAIDs use in patients with UGI haemorrhage and their potential role in recurrence of ulcer bleeding. Gastroenterology, 1992, 102: A20

100　Labenz J, Peitz U, Köhl H, et al. *Helicobacter pylori* increases the risk of peptic ulcer bleeding: a case control study. Ital J Gastroenterol Hepatol, 1999, 31: 110~115

101　Henriksson AE, Edman AC, Held M, et al. *Helicobacter pylori* and acute bleeding peptic ulcer. Eur J Gastroenterol Hepatol, 1995, 7: 769~771

102　Aalykke C, Lauritsen JM, Halla J, et al. *Helicobacter pylori* and risk of ulcer bleeding among users of non-steroidal anti-inflammatory drugs: a case control study. Gastroenterology, 1999: 116: 1305~1309

103　Ng TM, Fock KM, Khor JL, et al. Non-steroidal anti-inflammatory drugs, *Helicobacter pylori* and bleeding gastric ulcer. Aliment Pharmacol Ther, 2000, 14: 203~209

104　Hawkey CJ. Risk of ulcer bleeding in patients infected with *Helicobacter pylri* taking non-steroidal anti-inflammatory drugs. Gut, 2000, 46: 310~311

105　Cullen DJE, Hawkey GM, Greenwood DC, et al. Peptic ulcer bleeding in the elderly: relative roles of *Helicobacter pylori* and non-steroidal anti-inflammatory drugs. Gut, 1997, 41: 459~462

106　Pilotto A, Leandro G, Di Mario F, et al. Role of *Helicobacter pylori* infection on upper gastrointestinal bleeding in the elderly: a case control study. Dig Dis Sci 1997, 42: 586~591

107　Hosking SW, Yung MY, Chung SC, et al. Differing prevalence of *Helicobacter* in bleeding and nonbleeding ulcers. Gastroenterolgy, 1992, 102: A85

108　Wu CY, Poon SK, Chen GHC, et al. Interaction between Helicobacter pylori and nonsteroidal anti-inflammatory drugs in peptic ulcer bleeding. Scand J Gastroenterol, 1998, 33: 234~237

109　Santolaria S, Lanas A, Benito R, et al. *Helicobacter pylori* infection is a protective factor for bleeding gastric ulcers but not for bleeding duodenal ulcers in NSAIDs users. Aliment Pharmacol Ther, 1999, 13: 1511~1518

110　Stack WA, Hawkey GM, Atherton JC, et al. Interaction of risk factors for peptic ulcer bleeding. Gastroenterolgy, 1999, 116: A97

111　Chan FKL, Sung JY, Suen R, et al. Preventing recurrent upper gastrointestinal bleeding in patients with *Helicobacter pylori* infection who are taking low-dose aspirin or naproxen. N Egnl J Med, 2001, 334: 967~973

112　Reinbach DH, Cruickshank G, McColl KEL. Acute perforated duodenal lcer is not assodiated with *Helicobacter pylori* infection. Gut, 1993, 34: 1344~1347

113　Debongnie JC, Wibin E, Timmermans M, et al. Are perforated gastroduodenal ulcers related to *Helicobacter pylori* infection? Acta Gastro-Enterologicia Belgica, 1995, 58: 208~212

114　Ng EKW, Chan ACW, Lee D, et al. Time trend analysis of peptic ulcer bleeding over an 8-year period in Hong Kong. Gastroenterology, 1999, 116: A1165

115　Hawkey CJ. Nonsteroidal anti-inflammatory drug gastropathy. Gastroenterology, 2000, 119: 521~535

116　Garcia Rodriguez LA, Jick H. Risk of upper gastrointestinal bleeding and perforation associated with individual non-steroidal anti-inflammatory drugs. Lancet, 1994, 343: 769~772

117　Henry D, Lim LLY, Garcia Rodriquez LA, et al. The ability in risk of gastrointestinal complications with individual non-steroidal anti-inflammatory drugs: results of a collaborative meta-analysis. BMJ, 1996, 312: 1563~1566

118　Weil J, Colin-Jones D, Langman M, et al. Prophylactic aspirin and risk of peptic ulcer bleeding. BMJ, 1995, 310: 827~830

119　Lanas AI. Current approaches to reducing gastrointestinal toxicity of low-dose aspirin. Am J Gastroenterol, 2001, 110 (1A): 70S~73S

120　Kelly JP, Kaufman DW, Jurgelon JM, et al. Risk of aspirin-associated major upper-gastrointestinal bleeding with enteric-coated or buffered product. Lancet, 1996, 348: 1413~1416

121　Garcia Rodriguez LA, Jick H. Risk for serious gastrointestinal complications related to use of nonsteroidal anti-inflammatory drugs: a meta-analysis. Ann Intern Med 1991, 115: 787~796

122　Hawkey CJ. Nonsteroidal anti-inflammatory drugs and peptic ulcers. Facts and figurea multiply, but do they add up?

BMJ, 1990, 300: 278~284

123 MacDonald TM, Morant SV, Robinson GC, et al. Association of UGI toxicity of non – steroidal anti – inflammatory drugs with continued exposure: a cohort study. BMJ 1997, 315: 1333~1337

124 Lancester – Smith MJ, Jsderberg MR, Jackson DA. Ranitidine in the treatment of non – steroidal anti – inflammatory drug associated gastric and duodenal ulcers. Gut, 1991, 32: 252~256

125 Hudson N, Taha AS, Russell RI, et al. Famotidine for healing and maintenance in non – steroidal anti – inflammatory drug associated gastroduodenal ulceration. Gastroenterolgy, 1997, 112: 1817~1822

126 Walan A, Bader JP, Glassen M, et al. Effect of omeprazole and ranitidine on ulcer healing and relapse rates in patients with benign gastric ulcer. N Engl J Med, 1989, 320: 69~75

127 Graham DY, White RH, Moreland LW, et al. Duodenal and gastric ulcer prevention with misoprostol in arthritis patients taking NSAIDs. Ann Intern Med, 1993, 119: 257~262

128 Elliot SL, Yeomans ND, Buchanan RRC, et al. Efficacy of 12 months' misoprostol as prophylaxis against NSAIDs – induced gastric ulcers: A placebo controlled trial. Scand J Gastroenterol, 1994, 23: 171~176

129 Agrawal NW, van Kerckhove HEJM, Erhardt LJ, et al. Misoprostol coadministered with diclofenac for prevention of gastroduodenal ulcers: A one – year study. Dig Dis Sci, 1995, 40: 1125~1131

130 Silverstein FE, Graham DY, Senior JR, et al. Misoprostol reduces serious gastrointestinal complications in patients with rheumatoid arthritis receiving non – steroidal anti – inflammatory drugs. A randomized, double – blind, placebo – controlled trial. Ann Intern Med 1995, 123: 241~249

131 Robinson MG, Griffin JW, Bowers J, et al. Effect of ranitidine on gastroduodenal mucosal damage by nonsteroidal anti – inflammatory drugs. Dig Dis Sci, 1989, 34: 424~429

132 Ehsanullah RS, Page MC, Tildesley G, et al. Prevention of gastroduodenal damage by non – steroidal anti – inflammatory drugs: Controlled trial of ranitidine. BMJ, 1988, 297: 1017~1021

133 Taha AS, Hudson N, Hawkey CJ, et al. Famotidine for the prevention of gastric and duodenal ulcers caused by non – steroidal anti – inflammatory drugs. N Engl J Med, 1996, 334: 1435~1439

134 Singh G, Ramey DR, Morfeld D, et al. Gastrointestinal tract complications of non – steroidal anti – inflammatory drug treatment in rheumatoid arthritis: a prospective observational cohort study. Arch Intern Med, 1996, 156: 1530~1536

135 Garcia Rodriguez LA, Ruigomez A. Secondary prevention of upper gastrointestinal bleeding associated with maintenance acid – suppressing treatment in patients with peptic ulcer bleed. Epidemiology, 1999, 10: 228~232

136 Ekstrom P, Carling L, Wetterhus S, et al. Prevention of peptic ulcer and dyspeptic symptoms with omeprazole in patients receiving continuous non – steroidal anti – inflammatory drug therapy. A Nordic Multicenter Study. Scand J Gastroenterol, 1996, 31: 753~758

137 Cullen D, Bardhan KD, Eisner M, et al. Primary gastroduodenal prophylaxis with omeprazole for NSAIDs users. Aliment Pharmacol The, r 1998, 12: 135~140

138 Malfertheiner P, Megraud F, O' Morain C, Bazzoli F, El – Omar E, Graham D, Hunt R, Rokkas T, Vakil N, Kuipers EJ. Current concepts in the management of *Helicobacter pylori* infection: the Maastricht III Consensus Report. Gut, 2007, 56: 772~781

139 Chan FKL, Hawkey CJ, Lanas AI. Helicobacter pylori and nonsteroidal anti – inflammatory drugs: a three – way debate. Am J Med, 2001, 110 (1A): 55S~57S

140 Lipsky PE, Isakson PC. Outcome of specific Cox – II inhibition in rheumatoid arthritis. J Rheumatol, 1997, 24: 9~14

141 Brooks P, Emery P, Evans J, et al. Interpreting the clinical significance of the differential inhibition of cyclooxygenase – 1 and cyclooxygenase – 2. Rheumatology, 1999, 38: 779~788

142 Goldstein AL, Agrawal NM, Silverstein F, et al. Celecoxib is associated with a significantly lower incidence of clinically significant upper gastrointestinal events in osteoarthritis and rheumatoid arthritis patients as compared to NSAIDs. Gastroenterology, 1999, 116A: 174

143 Laine L, Hawkey CW, Harper S, et al. Effect of a COX – 2 specific inhibitor Rofecoxib on ulcer formation: a double – blind comparison with ibuprofen and placebo. Gastroenterology, 1999, 116A: 229

144 Hawkey CJ. Letter: response to Calvet and colleagues. Aliment Pharmacol Ther, 2000, 14: 499~500

第三十三章　基因组时代幽门螺杆菌的研究

郜恒骏　李　娟　郭　一

上海同济大学附属同济医院

一、幽门螺杆菌全基因组

目前，一些微生物的基因组已经被完全测序，其他的正在测序过程中。信息化水平和对描述过序列的计算分析开拓了其他新的基因组研究领域如比较基因组学、功能基因组学、转录组学、蛋白质组学与药物基因组学等。微阵列技术是以整体的方式来分析数千万个基因表达谱的强有力的工具，它也可以被应用于研究各种各样的生物系统。利用幽门螺杆菌（*Helicobacter pylori*，下称 *H. pylori*）和人类的全部基因组序列数据，很多研究者发现了一系列重要的信息。现已了解到 *H. pylori* 具有明显的遗传变异性、基因表达并与临床结果相关联。菌株之间不同的遗传学基因表达向我们展示了微生物对环境和生长的复杂反应。已有研究者探讨了胃上皮细胞对 *H. pylori* 感染的整个转录反应。这些研究报道了基因表达的改变绝大多数与以下几个方面有关：转录功能、转录信号、细胞周期调控和分化、发展因子、细胞增殖和凋亡的平衡、膜蛋白的表达以及炎症反应[1]。

H. pylori 定植在全世界一半人口的胃内，引起了一个广泛的疾病谱：从无症状性胃炎，到溃疡，再到胃癌。尽管产生这些不同的临床结果的基础还不很清楚，很多严重的疾病与存在致病岛的菌株有关。Salama N 等[2]采用 *H. pylori* 全基因组 DNA 微阵列技术研究 15 个临床 *H. pylori* 菌株基因组成分，发现 *H. pylori* 基因组中有 22% 的基因在一个或更多菌株中是可有可无的，确定了最低的 1281 个 *H. pylori* 核心功能基因（图 33 - 1）。这些核心基因决定绝大多数代谢和细胞过程，特异型菌株基因包含了以下的基因：*H. pylori* 自身特有的基因、限制修饰基因、转位酶基因和编码细胞膜蛋白的基因，有助于 *H. pylori* 长期感染宿主期间对特定环境的适应。同时，在特异型菌株基因中，发现了一类候选毒力基因。*H. pylori* 基因组具有可塑性，这也反应了它的高频率基因重组和点突变，这种可塑性通过亚克隆发展促进了宿主结局的差异性，以及可能加强了其对寄生宿主适应性。Björkholm B 等研究了从一个患者体内分离培养的两个亚克隆的基因型和典型表型以及在实验室感

染中这些分离物的遗传进化。采用 DNA 微阵列分析这些菌株全基因组的基因型显示出：它们彼此之间要比从不同宿主体内获得的一小组其他基因型的菌株更加相似。尽管如此，它们之间还是表现出了明显的不同。*H. pylori* 感染人群的个体会有很大的区别，并且产生了具有大量基因型和表型差异的稳定亚克隆。从不同个体中获得的胃致病原 *H. pylori* 的分离物具有高度的形态多样性。在同一个体中也发现了菌株的变异[3]。

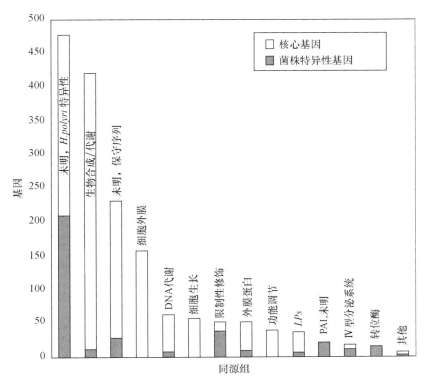

图33－1 *H. pylori* 核心基因和菌株特异性基因的同源性。图中各条代表各同源组中菌株特异性基因（灰色）和核心基因（白色）（基因数目百分比）（Salama N，et al. Proc Natl Acad Sci U S A. 2000；97（26）：14668～14673）

Israel DA 等获得了测序过的 *H. pylori* J99 菌株的分离物，J99 菌株是从经历了 6 年间隔时间后从人类患者中分离培养出的。对 4 种无关联的位点进行随机扩增多态性 DNA PCR（RAPD－PCR）和 DNA 测序后得出：这些分离物与原始菌株紧密关联。相比之下，微阵列分析显示出了所有菌株的基因成分的不同，而 RAPD－PCR 和 DNA 测序并没有发现这些。另外，分离物中的 DNA 与其他完全测序过的 *H. pylori* 菌株 26695 的 ORFs 探针杂交，无论是彼此之间的比较还是与原型菌株比较，遗传多样性模式是明显的（图33－2）。这些结果提示在被大规模的比较和核苷酸序列分析所决定的明显同类的群体中，明显的遗传改变存于 *H. pylori* 单克隆菌株中，直接证明 *H. pylori* 具备丢失和获得外生 DNA 能力，是与同源宿主中的微观持续进化的模型相一致的，更加确定 *H. pylori* 在其天然宿主的遗传性变异程度和范围[4]。最近，Han YH 等[5]应用全基因组 DNA 微阵列研究从临床病人中分离培养出的 *H. pylori* 菌株的基因组多样性以寻找与特有表型相关联的特定基因型。应用两种被测序的 *H. pylori* 26695 和 J99 菌株基因组 DNA 用作模板（图33－3），微阵列包括 1882 个 DNA 片段，与两种 *H. pylori* 菌株 1636 个 ORFs 一致，34 个 *H. pylori* 菌株中，有 1091 个基因（即 66.7%）普遍存在，它们代表了基因组的核心功能，其中绝大部分基因决定了代谢、细胞生长、转录和氨基酸生物合成等，而这些功能对于 *H. pylori* 生长和它在宿主体内克隆有着至关重要的作用。522 个基因（即 31.9%）是菌株特有基因，然而，在至少一个 *H. pylori* 菌株中缺失。菌株特有基因主要包括限制性修饰系统组件、转位酶基因、假设蛋白和外膜蛋白。这些菌株特有基因有助于细菌在特殊的环境下生存，即长期感染遗传多变性宿主。核心基因和菌株特有基因都在 *H. pylori* 的繁殖和致病机理上发挥了关键的作用。

Momynaliev KT 等[6]运用 cDNA 基因微阵列技术来比较生长静止阶段的 4 个临床 *H. pylori* 的表达谱（2 个 cag 阳性，2 个 cag 阴性）。整个 *H. pylori* 临床菌株的转录谱之间的相关系数值从 0.70 到 0.83 不等。其中有 44 组基因（总共是 66 组）属于 *H. pylori* 不同的功能组，这些菌株之间的相关系数值超过 0.7，而有 14 组基因超过 0.9。这些组的基因包括编码参与以下生物活动成分的基因：细胞分裂的成分、适应非典型环境、电信号的传导、核苷和核苷酸的废料回收、糖酵解和糖异生、翻译因子、无氧代谢，以及氨基酸和胺的代谢。在临床 *H. pylori* 菌株中 52 个基因表达明显不同。这些基因中的其中一些基因决定微生物的毒力，如：细胞毒素相关性基因（cagA）、napA、flaA、vacA，还包括一些编码外膜蛋白（omp）、尿素酶 α 和 β 的亚基（ureA 和 ureB）、调节蛋白的基因，以及编码应激性反应相关蛋白，比如伴侣蛋白和热休克蛋白（groEL 和 dnaK）的基因。*H. pylori* 无论是在基因组成上还是基因序列水平上，都在人群中显示出巨大的遗传差异。Kraft C 等从同一个患者体内不同时间段分离培养出 21 对密切相关的菌株，采用全基因组微阵列杂交探讨了变异形成过程，基因改变的所有位点依次被证实。将基因改变的数目与相似基因替换的数目作比较，后者并没有缺失、也未获得过去基于序列数据的多位点分析和数学模型所确定的基因。结果显示绝大多数基因变化是由于基因同源重组，1/650 概率事件导致获得或缺失基因。提示 *H. pylori* 对个体宿主的适应性，主要是通过基因序列的改变，而不是通过获得或失去基因来实现的[7]。序列的多样化和基因组成能够区别绝大多数 *H. pylori* 菌株，甚至更大的序列差别可以区分来自不同地区人群的 *H. pylori*，Gressmann H 等[8]进一步探讨了这些菌群是否也在基因组成上有区别。通过采用全基因组微阵列来测验 56 个具有代表性的 *H. pylori* 菌株，以及 4 个 Acinonychis 螺杆菌菌株。在两个被测过序的基因组 1531 个基因的加权平均值中，有 25% 在至少一个 *H. pylori* 菌株中缺失，21% 在 Acinonychis 螺杆菌菌株中缺失或变异。推断所有 *H. pylori* 菌株的核心基因含有 1111 个基因。变异基因往往很小，具有不寻常的 GC 含量；大多数变异基因是通过水平基因转移而导入的。基于微阵列数据的系统发育树不同于基于核心基因组的 7 个基因序列。这种差异是由于大量菌株中独立基因的缺失或重组所引起的同源异型，此种同源异型歪曲了系统发育的方式。相对于人群结构，这种差异的模式需要重建物种内部对变异基因需求的时机。定位于 cag 致病岛的可变基因明显是在物种形成后整块获取的。相反之下，大多数其他可变基因的功能未知，或者编码限制性修饰酶、转位酶和外膜蛋白。这些似乎是早先 *H. pylori* 物种形成所必需的，接着在个体菌株求同进化中失去。因此，当我们研究基于核心基因序列的系统发生的环境时，采用基因微阵列可以说明基因的获得或缺失。*H. pylori* 全基因组的深入研究，使得我们对此微生物的结构、耐酸机制、定植、粘附、*H. pylori* 感染分子机制等有了更全面、更深入的认识。

二、幽门螺杆菌结构

H. pylori 的形态学已有了充分的描述。总之，它是一种单极、多鞭毛、末端钝圆、螺旋形弯曲的细菌。*H. pylori* 基因组小，几乎没有精确的转录调控因子、启动结构和基因组织，这些特点提示 DNA 拓扑结构在鞭毛基因转录中的作用。*H. pylori* 的超螺旋结构，受一种报告基因质粒所监控，被一种 DNA 促旋酶的抑制剂新生霉素所解螺旋。负超螺旋的减少与下游鞭毛基因 flaA 低转录紧密相连。增加或减少 flaA sigma（28）启动子空间长度的靶向突变降低了 flaA 的转录水平、蛋白表达及鞭毛的形成，也改变了启动子对降低超螺旋的反应。*H. pylori* 中的报告基因质粒 DNA 在流体培养物中随着生长阶段不同而改变。不同空间长度的 flaA sigma（28）启动子和其他超螺旋敏感基因在生长阶段转录是不同的，与超螺旋和生长阶段调控的紧密关联是一致的。在降低超螺旋的特定鞭毛、管家基因、毒力基因的条件下，对野生 *H. pylori* 进行全基因组转录分析发现这些基因的表达与超螺旋的改变和/或生长阶段有关，表明整体超螺旋改变也许有助于 *H. pylori* 鞭毛生长的时序调控

和其他细胞功能[9]。

电镜下,菌体的一端可伸出 2 ~ 6 条带鞘的鞭毛。*H. pylori* 的鞭毛系统,包括40多个主要丛集集团,是定植人类胃黏膜所必不可少的。鞭毛生物合成具有复杂的转录路径,控制鞭毛生物合成的调控基因的突变体如 rpoN、flgR、flhA、flhF 与 *H. pylori*0244 等发挥重要作用。全基因组微阵列技术全基因组规模上研究显示,被 RpoN 控制的调节子,它的激活剂有 FlgR(FleR)和同源组氨酸激酶 *H. pylori*0244(FleS),7 个新的基因(*H. pylori*1076,*H. pylori*1233,*H. pylori*1154/1155,*H. pylori*0366/367,*H. pylori*0869)被认定为属于 RpoN – 相关鞭毛调节子。氢化酶基因 *H. pylori*086 是 RpoN 调节子唯一非鞭毛基因。鞭毛 FlhA 和 FlhF 具有同样掌控 *H. pylori* 的功能,它们的缺失导致了 RpoN(2 级)和 FliA(3 级)调节子转录的普遍降低,包括在两个或两个以上启动子控制下的属于中间调节子 24 个新基因。FlhA – 与 FlhF – 依赖性调节子包括鞭毛和非鞭毛基因。转录组学分析显示,FliA 调节子的负反馈调节是依赖于反 σ 因子 FlgM。FlgM 也参与了 FlhA,但是不参与 FlhF – 依赖性 RpoN 调节子的反馈控制。与其他细菌形成对照的是,趋化作用和鞭毛动力基因不受 FliA 或 RpoN 的控制。一个鞭毛合成的真正的主要调节器在 *H. pylori* 中缺失,这与这种生物鞭毛运动和趋化的关键作用是一致的[10]。*H. pylori* 中的 hrcA 和 hspR 基因编码两种转录阻遏蛋白,负调控 groES – groEL 和 hrcA – grpE – dnaK 操纵子的表达。HspR 结合在这些操纵子的启动子的上游,Roncarati D 等[11]针对野生型菌株和缺失 hspR、hrcA 两者中的一个或两个的菌株进行转录组比较分析发现一组 14 个基因被一个或两个调控因子负调控,而一组 29 个基因被正调控。研究还发现的 14 和 29 这两组基因在鞭毛生物合成中被 HspR 和 HrcA 编码的蛋白正调控。因而,动力功能的缺失存在于 HspR 和 HrcA 一种或两种的突变体中(图 33 – 4)。

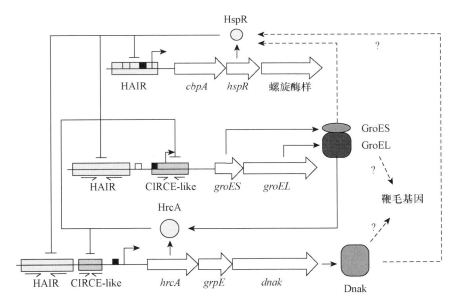

图 33 – 4 HspR 和 HrcA 的调节回路。虚线表示假说阶段的相互作用,实线表示经实验支持的相互作用。
(Roncarati D,et al. J Bacteriol. 2007;189(20):7234 ~ 7243)

H. pylori 具有一系列限制性调控蛋白,这与它紧密适应的宿主,人的胃,是一致的。尽管如此,已经知道了 *H. pylori* 的三个完全双组分系统参与了重要的毒力特征调节,比如运动、耐酸性、金属平衡。*H. pylori*1021 是一个独立的带有一个非典型接收域的反应调节因子,它的失活对 *H. pylori* 的生长有相当大的影响。通过全基因组转录谱鉴定 *H. pylori*1021 调节基因,展示了重要的管家基因 nifS 和 nifU 的转录被 *H. pylori*1021 所激活,而 nifS 和 nifU 是 Fe – S 簇组装所必需的基因。研究还证明一个包括了开放阅读框 *H. pylori*0690 – *H. pylori*0693 和 *H. pylori*0695 – *H. pylori*0697 基因

簇的表达明显被 *H. pylori*1021 所上调，而该基因簇可能参与了丙酮的代谢，证据还表明 *H. pylori*1021 与启动区域的结合直接调控 *H. pylori*0695 ~ *H. pylori*0697 外显子[12]。

三、幽门螺杆菌耐酸性

H. pylori 在胃中的定植已被证明与胃炎、胃溃疡和胃的恶性肿瘤有着错综复杂的关系。该细菌适应不利的人类酸性胃环境的机制还知之甚少。Ang S 等[13]应用一种包含从 26695 菌株获得的 1534 个开放阅读框（ORFs）的膜微阵列，从基因组规模上了解 *H. pylori* 酸应激反应时的 RNA 表达情况，在 pH 7.2 和 pH5.5 的生长条件下 *H. pylori* 的全部 RNA 被抽取出来，反转录为 cDNA，然后标记上生物素。每一个膜微阵列与来自于不同 pH 条件下同一个菌株的 cDNA 探针进行杂交。测量所有 ORFs 的基因表达。1534 ORFs 中有 53 ORFs 高度表达，445ORFs 稳定表达。一共 80 个 ORFs 在低 pH 条件下表达水平明显增高，4 个 ORFs 在酸性条件下表达水平下降，其余 952 个 ORFs 在两种 pH 条件下没有监测到。可见，可以用微阵列来检测原核生物基因在整个基因组水平上的表达。Merrell DS 等[14]通过利用 DNA 微阵列来描述了 *H. pylori* 在低 pH 条件下的反应。当转移到低 pH 环境下，该细菌基因组有将近 7% 表达发生改变。对表达差异的基因进行分析，发现了酸暴露引起 *H. pylori* 运动力更深远的改变：较大比例的酸暴露细菌细胞表现出动力增加和显著高速度的移动。与以往资料相反的是，酸暴露下的细菌毒力基因 cagA 受到强烈抑制，这种转录抑制反应积累于 *H. pylori* 细胞中的蛋白质水平。关于 *H. pylori* 耐酸性的潜在的双成分信号转导系统。与 *H. pylori* 野生型菌株相比，*H. pylori*0165 或 *H. pylori*1364 菌株在 pH5.0 条件下生长的能力被削弱。*H. pylori* DNA 阵列分析和转录报告分析指出，与亲体野生型菌株相比，酸反应基因转录在 *H. pylori*0165 和 *H. pylori*1364 菌株中发生改变，提示完整的 *H. pylori*0165 和 *H. pylori*1364 组氨酸激酶是 *H. pylori* 耐酸性所必需的[15]。

四、幽门螺杆菌定植

已经发现一些基因与 *H. pylori* 感染导致的疾病有关，包括空泡细胞毒素和 cag 致病岛。其他导致感染形成和维持的重要因素包括：尿素酶产生、运动性、铁的摄入和应激反应。因胃内环境不断变化，*H. pylori* 要成功定植需要通过调节细菌基因表达来适应。*H. pylori* 定植在人胃部依赖于高含量、高度活性金属酶尿素酶的产生，*H. pylori* 一定需要转换金属镍，它是尿素酶所必需的一种辅因子。Davis GS 等[16]应用微阵列分析技术探讨在这个过程中基因所起的作用，通过比较两种培养下的野生型 *H. pylori*26695 的转录组，即单独含 BBF 布鲁氏菌肉汤中培养液与其中补充了 100microM Nicl₂ 的培养液，结果表明 *HP*1512 在 100microM 镍存在下是被抑制的。应用定量 RT – PCR 测定，相对于在含有 BBF 和 10microM Nicl₂ 培养中的野生型来说，*H. pylori*1512 的转录下降了 43 倍。纯化的重组 NikR 凝胶迁移分析证实了 *H. pylori*NikR 与 *H. pylori*1511 – 1512 基因区域存在镍依赖性结合。4 个镍相关性基因的定量 RT – PCR 研究提示相对于野生型 *H. pylori*26695，*H. pylori*1512 突变体细胞内镍浓度降低，*H. pylori*1512 编码一个 NikR – 镍调节外膜蛋白。已知铁摄取调节因子（Fur）在 *H. pylori* 适应胃黏膜两种环境变化（即：铁限制和低 pH）上发挥了精确的作用。Fur 是 *H. pylori* 有效定植蒙古沙士鼠所必需的。Gancz H 等[17]应用 DNA 微阵列技术探讨了 Fur 缺失菌株中基因表达的改变。发现 *H. pylori* Fur 调节子大约有 30 个基因，其中大多数过去被认为与酸抑制相关。在暴露于酸性条件下 Fur 突变体中大多数基因异常表达，这个现象说明了这个调节子对于细菌在胃中生长和定植是必需的。Baldwin DN 等利用 C57BL/6 鼠模型探讨两个不同 *H. pylori* 菌株感染下的 2400 个转座子突变体，以寻找有助于 *H. pylori* 在胃内定植的基因位点。应用基于微阵列的转座子突变体跟踪技术检测到了 758 个不同基因位点转座子的插入，其中 223（29%）被预测到有定植缺陷，包括以前所被发现的 *H. pylori* 毒力基因以及 81 个蛋白。通过制作无效等位基因再次验证了过去 10 个未被证实的候选定植基因位点。在需再次验证的基因位点中，60% 特定菌株有定植缺陷，说明

H. pylori 菌株变异性在该生物的致病潜力方面发挥重要的作用[18]。

五、幽门螺杆菌黏附

为了确定黏附相关的基因位点，Lin TL 等[19]从 *H. pylori* 突变体库中筛选出 1500 突变株。现已鉴定了一种突变体，表现为两个胃上皮细胞系黏附性降低。逆转录 PCR 显示这种突变体缺失的位点是 *H. pylori* 菌株 26695 类似物 *H. pylori* 0015。DNA 测序和逆转录 PCR 显示出 *H. pylori* 0015 和两个下游基因 *H. pylori* 0016 和 *H. pylori* 0017 共同组成了一个转录单元。缺失和互补结构显示出 *H. pylori* 0016 和 *H. pylori* 0017 参与自然转化，而不是黏附。*H. pylori* 0015 与黏附和自然转化都有关系。*H. pylori* 0015 突变体的胃组织黏附下降程度与 babA2 敲除的突变体类似，而比 sabA 敲除的突变体更明显。将野生型菌株和 AGS 细胞共同培养结果显示 AGS 细胞中有 19 个基因被上调，但是将 AGS 细胞与 *H. pylori* 0015 突变体共同培养，19 个基因中有 5 个基因没有被诱导。这些结果表明 *H. pylori* 0015 与黏附有关，*H. pylori* 0015、*H. pylori* 0016 和 *H. pylori* 0017 与自然转化有关。*H. pylori* 0017 已经被命名为 virB4/comB4。*H. pylori* 0015 和 *H. pylori* 0016 分别被命名为 comB2 和 comB3。*H. pylori* 外膜蛋白 HopH 的表达是由 hopH 基因的双核苷酸重复序列模式的阶段性变异所调控的。为了探讨 HopH 在细菌致病性方面的重要性，Dossumbekova A 等[20]分析了这种偶然性位点详细的功能基因组的和基于人群的遗传性特征。对 58 个患者分离出的 *H. pylori* 菌株进行 hopH 测序，显示 hopH 基因型与细菌的毒力标记有联系，如 vacAs1、vacAm1、babA2，更重要的是 cagA 基因型。hopH 的突变导致体外细菌黏附胃上皮细胞的能力下降，hopH 的反式互补恢复了 hopH 突变体黏附能力。尽管 HopH 与促炎上皮细胞信号有关系，但体外试验表明 HopH 突变体并不能改变上皮细胞白介素–8 的分泌。cDNA 微阵列技术比较野生型和 hopH 突变体之间的特异性基因表达谱，两者显著差异。相比而言，大量基因以一种 cag 致病岛依赖性的方式被调控。可见，hopH 基因可能与胃十二指肠疾病有关，是因为它与毒力因子有关，或者与细菌的黏附和定植力有关。HopH 和 cagA 之间紧密关联性表明 HopH 有助于体内 cagA 阳性菌株的生存。

六、幽门螺杆菌致病性

H. pylori 感染刺激细胞内信号传导通路，伴随着胃上皮细胞的基因表达的增加。高密度 cDNA 微阵列分析了与 *H. pylori* 共同培养的人胃癌细胞（MKN45，AGS）基因的 mRNA 表达谱。与 Cag 致病岛（PAI）阳性的 *H. pylori*（野生型）共同培养，结果发现 2304 个基因中有 8 个基因的 mRNA 表达明显上调。这 8 个基因中有 6 个基因（白介素–8、I（κB）α、A20、ERF–1、keratin K7、谷胱甘肽过氧化酶）被 RT–PCR 证实表达上调。与同基因的 cagE（–）突变体（δcagE）同时培养，没有发现明显上调，其中 δcagE 和其他 cag PAI 中的基因共同编码一种 IV 型分泌系统。编码 A20 的表达载体转染引起 *H. pylori* 介导的 NF–κB 活化被抑制，这提示了 *H. pylori* 介导的 A20 表达可能负调节 NF–kB 的活化。可见，微阵列技术可作为一种用来分析 *H. pylori* 和宿主复杂相互作用的工具的重要性[21]。

含有 cag 致病岛（PAI）的 *H. pylori* 诱导胃上皮细胞 NF–kappaB 的激活和 IL–8 的分泌。Cox JM 等[22]通过采用高浓度 cDNA 微阵列杂交技术来探讨 cagPKI 阳性或阴性 *H. pylori* 菌株诱导上皮细胞基因表达发生改变。从 *H. pylori* 感染 Kato 3 胃上皮细胞准备的同位素标记 cDNA 与高浓度 cDNA 微阵列杂交。同非感染对照组比较上皮细胞基因表达的改变。通过筛选 ca. 57,800 cDNAs 鉴定了 208 个已知基因和 48 个新的基因和/或 *H. pylori* 感染之后未知功能的表达序列标签在 Kato 3 细胞中的不同表达。在 cag PAI 阳性和 cag PAI 阴性感染后伴有 15 个新的 cDNAs 和 92 个已知的基因表达不同，可见基因表达谱的明显不同。*H. pylori* 改变了编码以下物质的基因的表达：细胞因子/趋化因子和它们的受体、细胞凋亡蛋白、转录因子，以及金属蛋白酶–去整合素（ADAMs）和金属蛋白的组织抑制剂。*H. pylori* 感染的患者体内证实了已知基因（双调蛋白和 ADAM 10）在胃中的不同表达和一个新基因（HPYR1）。个体宿主胃内致病菌 H. pylori 存在遗传多样性。此多样性是代表一个确定的菌株的多样性还是不同菌株混合感染的多样性，至今还不清楚。Salama NR 等[23]分析了高 H. pylori 感染率的墨西哥人种中 8 名成年人和 4 名儿科患者的多个单克隆菌株，12 例患者中有 11 例含相同的随机扩增多态 DNA、扩增片段长度多态性及 vacA 等位基因分子印迹。利用全基因组微阵列 - 比较基因组杂交（array CGH）技术揭示了：从患者分离培养的具有相似分子印迹的菌株中 24 到 67 基因位点发生变异。一个患者包含有两个菌株群，包括了 cag 致病岛毒力基因。这两个菌株群在胃内呈现不同的分布，但遗传性改变有限。在分别来自成年和儿童患者的菌株之间，遗传学差异没有统计学差异。这说明传播到一个新宿主之后不能诱导胃里细菌群立刻发生遗传性改变，提示人类是被一紧密相关的菌株群所感染的，它们在基因位点上只有很小的差异，这样的菌株群在受到感染时也许已经存在了，即使在双重感染的过程中，不同的菌株中遗传性改变也是很少见的。

　　H. pylori 可导致几乎所有人类感染者发生急性浅表性胃炎。然而一部分人可以形成慢性萎缩性胃炎（CAG），表现为产酸壁细胞数量的减少，胃腺癌发生危险性的增加。已有转基因老鼠模型研究发现壁细胞的缺失有利于从 CAG 患者胃干细胞内分离培养出从结合、进入和持续存在的 H. pylori 菌株，这个发现提出了这样一个问题：CAG 是如何影响 H. pylori 的基因组进化、生理和致肿瘤发生作用。Oh JD 等[24]研究了含有 1596366 碱基对的 HPAG1 基因组。HPAG1 Affymetrix 基因芯微阵列，代表了所预测的 99.6% ORFs，病例 - 对照研究了来自瑞典患者分离培养的 H. pyloriChAG 菌株的全基因组，以及 CAG 与由 CAG 发展到胃腺癌患者分离培养的菌株的全基因组。结果显示 ChAG 菌株之间共有的基因标志，以及在腺癌发展过程中也许存在着基因的丢失或获得。体外 HpAG1 对酸反应的全基因组转录谱表明：编码金属摄入和利用、外膜蛋白和毒力因子的基因与 H. pylori 对 ChAG 的适应性有关。H. pylori 增加了溃疡性疾病和胃癌发生的危险性，然而 H. pylori 定植的个体中只有一小部分才发生疾病。H. pylori 全基因组微阵列是一种有效鉴定 H. pylori 菌株之间基因组成的不同，而基因组成的不同可以在啮齿目动物模型上诱导不同的病理学结果。Israel DA 等研究了体内或体外两种 H. pylori 菌株诱导宿主不同反应的能力，采用 H. pylori 全基因组微阵列技术来鉴定细菌的发病机制的决定因素。胃溃疡菌株 B128 比十二指肠溃疡菌株 G1.1 能够诱导沙鼠黏膜发生更严重的胃炎、增殖、细胞凋亡，胃溃疡和胃萎缩只发生在 B128 + 沙鼠。在体外，相对于 G1.1 菌株，B128 + 沙鼠衍生物显著增加了 IL - 8 分泌和细胞凋亡。微阵列 DNA 杂交证实了一些菌株在基因组结构上有所不同，包括 G1.1 菌株致病岛上大量基因的缺失。菌株 B128cag 致病岛的部分或全部破坏减弱了 IL - 8 体外的诱导，并且明显降低了体内胃的炎症反应。这些表明 H. pylori 调节上皮细胞炎症反应的能力依赖于完整的 cag 致病岛[25]。在东亚地区胃癌的死亡率很高，这很大程度上与 H. pylori 的感染有关。H. pylori 在胃黏膜上促进趋化因子基因表达，趋化因子是宿主体内重要的免疫因子能促进炎症和肿瘤生长。确定哪种 H. pylori 分子参与了趋化因子的诱导至关重要，Kuzuhara T 等最近报道了一种可以诱导 H. pylori 分泌蛋白（Tipalpha）的肿瘤坏死因子 - α（TNF - α）在胃癌的发生发展过程中扮演了启动子的角色。借助 DNA 微阵列和 KeyMolnet 进行基因表达综合分析。通过 RT - PCR 定量分析基因的表达。基因表达分析揭示了 Tipalpha 诱导趋化因子 Ccl2、Ccl7、Ccl20、Cxcl1、Cxcl2、Cxcl5 和 Cxcl10 在老鼠胃癌细胞 MGT - 40 中大量的、同时表达。Tipalpha 诱导趋化因子基因高水平表达，然而，无活性的 del - Tipalpha 却不能，说明了肿瘤的启动与 Tipalpha 诱导趋化因子基因表达有关。MG - 132，一种抑制 NF - kappaB 的蛋白酶体抑制剂，它同时可以抑制趋化因子基因的表达。H. pylori 的产物 Tipalpha 是趋化因子基因表达很强的诱导剂，这提供了一种研究胃癌发展的新模型[26]。

　　H. pylori 主要是在人们生活的早期由于家族内部成员之间的接触而发生感染，是一种具有遗传多样性的细菌物种，可以比较容易地适应新的宿主，并且能够生存数十年。Kivi M 等分析从一位母亲和她的三个孩子体内分离培养的 H. pylori 克隆株的遗传多样性揭示了 H. pylori 的传播性和它适应宿主方面的情况。借助以 PCR 为基础的分子分型技术和 5 个位点的序列测定，把两个不同的菌株和菌株的变异体从所要研究的家族成员中分离出来。运用比较微阵列杂交技术，基因组的多样性被15 个菌株证实。微阵列中包含 1745 个寡核苷酸，这些寡核苷酸代表了 2 个已经测序的 *H. pylori* 菌株全部基因，检测到从相同和不同个体分离培养的克隆菌株之间基因差异的限制性的平均数值（＋/－标准误），分别是：1 +/ － 0.4，0.1%，和 3 +/ － 0.3，0.2%。在家族成员的不同菌株之间有相当大的变异性（147 +/ － 4，8%）。不同菌株的差异性与基因功能组有关，而后者是与 DNA 代谢和细胞膜紧密相关的。虽然从家族成员分离培养的 *H. pylori* 克隆菌株中分析得出的数据并不能支持"*H. pylori* 的传播性和适应宿主的能力与该细菌基因组大量的序列变异性有关"这样的论断，然而，重要的表型改变可能由其他的遗传机制所决定，如阶段性变异[27]。

六、结　语

微阵列表达谱、数据挖掘和统计学工具为从基因组规模上研究细菌致病性提供了契机。从生长在模拟宿主微环境的细菌中获得的表达谱描绘了相互作用的代谢路径和多级发展程序，也揭示出了调控网络。基于微阵列的比较基因组学对相互联系的菌株和物种的分析提供了一种评估自然人群中遗传性改变的方法，并且鉴定病原体和共生物之间的区别。在不久的将来，把细菌和宿主微阵列进行结合应用到研究被感染的相同组织中，这种方法可以揭示出宿主和病原体之间关系。微阵列方法的应用能揭示分类学上相关菌株之间基因组成的区别，它们的不同与病原体表型有关[28]。1997年，*H. pylori* 是最早的基因组被测序的细菌物种之一。过去的 10 年之中，基因组和后基因组分析技术大大促进了我们对 *H. pylori* 感染的发病机制的理解，它是我们所知道的遗传性变异最大的细菌物种[29]。目前，*H. pylori* 耐药性的发展是一个严重的临床问题，它代表了临床常规治疗方案失败的主要原因。如何利用基因组学、蛋白质组学和转录组学数据来确定新治疗靶点的基因产物，同时又如何获得、评估这些数据以及将其作为研究疫苗和新的抗 *H. pylori* 治疗方法的基础，是非常重要的研究领域[30]。总之，机遇与挑战并存，过去与现在我们对 *H. pylori* 的认识还很不够。基因组时代，随着科学与技术的迅猛发展，我们将进一步加深对 *H. pylori*、发病机制及其诊治的认识，迎来崭新的发展阶段。所以说"幽门螺杆菌的研究远没有结束，刚刚进入新的起点"。

参考文献

1　Morales Espinosa Mdel R，Delgado Sapién G，et al. The use of microarrays for studying the pathogenesis of *Helicobacter pylori*. Rev Latinoam Microbiol，2003，45（1~2）：24~9

2　Salama N，Guillemin K，McDaniel TK，et al. A whole－genome microarray reveals genetic diversity among *Helicobacter pylori* strains. Proc Natl Acad Sci U S A，2000，97（26）：14668~14673

3　Björkholm B，Lundin A，Sillén A，et al. Comparison of genetic divergence and fitness between two subclones of *Helicobacter pylori*. Infect Immun，2001，69（12）：7832~7838

4　Israel DA，Salama N，Krishna U，et al. *Helicobacter pylori* genetic diversity within the gastric niche of a single human host. Proc Natl Acad Sci U S A，2001，98（25）：14625~14630

5　Han YH，Liu WZ，Shi YZ，et al. Comparative genomics profiling of clinical isolates of *Helicobacter pylori* in Chinese populations using DNA microarray. J Microbiol，2007，45（1）：21~28

6　Momynaliev KT，Rogov SI，Selezneva OV，et al. Comparative analysis of transcription profiles of *Helicobacter pylori* clinical isolates. Biochemistry（Mosc），2005，70（4）：383~390

7　Kraft C，Stack A，Josenhans C，et al. Genomic changes during chronic *Helicobacter pylori* infection. J Bacteriol，2006，188（1）：249~254

8　Gressmann H，Linz B，Ghai R，et al. Gain and loss of multiple genes during the evolution of *Helicobacter pylori*. PLoS Genet，2005，1（4）：e43

9　Ye F，Brauer T，Niehus E，et al. Flagellar and global gene regulation in *Helicobacter pylori* modulated by changes in

DNA supercoiling. Int J Med Microbiol, 2007, 297 (2): 65 ~ 81

10　Niehus E, Gressmann H, Ye F, et al. Genome – wide analysis of transcriptional hierarchy and feedback regulation in the flagellar system of *Helicobacter pylori*. Mol Microbiol, 2004, 52 (4): 947 ~ 961

11　Roncarati D, Danielli A, Spohn G, et al. Transcriptional regulation of stress response and motility functions in *Helicobacter pylori* is mediated by HspR and HrcA. J Bacteriol, 2007, 189 (20): 7234 ~ 7243

12　Pflock M, Bathon M, Schär J, et al. The orphan response regulator HP1021 of *Helicobacter pylori* regulates transcription of a gene cluster presumably involved in acetone metabolism. J Bacteriol, 2007, 189 (6): 2339 ~ 2349

13　Ang S, Lee CZ, Peck K, et al. Acid – induced gene expression in *Helicobacter pylori*: study in genomic scale by microarray. Infect Immun, 2001, 69 (3): 1679 ~ 1686

14　Merrell DS, Goodrich ML, Otto G, et al. pH – regulated gene expression of the gastric pathogen *Helicobacter pylori*. Infect Immun, 2003, 71 (6): 3529 ~ 3539

15　Loh JT, Cover TL. Requirement of histidine kinases HP0165 and HP1364 for acid resistance in *Helicobacter pylori*. Infect Immun, 2006, 74 (5): 3052 ~ 3059

16　Davis GS, Flannery EL, Mobley HL. *Helicobacter pylori* HP1512 is a nickel – responsive NikR – regulated outer membrane protein. Infect Immun, 2006, 74 (12): 6811 ~ 6820

17　Gancz H, Censini S, Merrell DS. Iron and pH homeostasis intersect at the level of Fur regulation in the gastric pathogen *Helicobacter pylori*. Infect Immun, 2006, 74 (1): 602 ~ 614

18　Baldwin DN, Shepherd B, Kraemer P, et al. Identification of *Helicobacter pylori* genes that contribute to stomach colonization. Infect Immun, 2007, 75 (2): 1005 ~ 1016

19　Lin TL, Shun CT, Chang KC, et al. Isolation and characterization of a competence operon associated with transformation and adhesion in *Helicobacter pylori*. Microbes Infect, 2006, 8 (12 ~ 13): 2756 ~ 2765

20　Dossumbekova A, Prinz C, Mages J, et al. *Helicobacter pylori* HopH (OipA) and bacterial pathogenicity: genetic and functional genomic analysis of hopH gene polymorphisms. J Infect Dis, 2006, 194 (10): 1343 ~ 1345

21　Maeda S, Otsuka M, Hirata Y, et al. cDNA microarray analysis of *Helicobacter pylori* – mediated alteration of gene expression in gastric cancer cells. Biochem Biophys Res Commun, 2001, 284 (2): 443 ~ 449

22　Cox JM, Clayton CL, Tomita T, et al. cDNA array analysis of cag pathogenicity island – associated *Helicobacter pylori* epithelial cell response genes. Infect Immun, 2001, 69 (11): 6970 ~ 6980

23　Salama NR, Gonzalez – Valencia G, Deatherage B, et al. Genetic analysis of *Helicobacter pylori strain* populations colonizing the stomach at different times postinfection. J Bacteriol, 2007, 189 (10): 3834 ~ 3845

24　Oh JD, Kling – Bäckhed H, Giannakis M, et al. The complete genome sequence of a chronic atrophic gastritis *Helicobacter pylori* strain: evolution during disease progression. Proc Natl Acad Sci U S A, 2006, 103 (26): 9999 ~ 10004

25　Israel DA, Salama N, Arnold CN, et al. *Helicobacter pylori* strain – specific differences in genetic content, identified by microarray, influence host inflammatory responses. J Clin Invest, 2000, 107 (5): 611 ~ 620

26　Kuzuhara T, Suganuma M, Kurusu M et al. *Helicobacter pylori* – secreting protein Tipalpha is a potent inducer of chemokine gene expressions in stomach cancer cells. J Cancer Res Clin Oncol, 2007, 133 (5): 287 ~ 289

27　Kivi M, Rodin S, Kupershmidt I, et al. *Helicobacter pylori* genome variability in a framework of familial transmission. BMC Microbiol, 2007, 7: 54

28　Schoolnik GK. Functional and comparative genomics of pathogenic bacteria. Curr Opin Microbiol, 2002, 5 (1): 20 ~ 26

29　Josenhans C, Beier D, Linz B et al. Pathogenomics of helicobacter. J Med Microbiol, 2007, 297 (7 ~ 8): 589 ~ 600

30　Loughlin MF. Novel therapeutic targets in *Helicobacter pylori*. Expert Opin Ther Targets, 2003, 7 (6): 725 ~ 735

第三十四章 幽门螺杆菌感染与细胞间隙连接改变及其在胃癌发病中的作用

徐灿霞

中南大学湘雅三医院

一、细胞间隙连接的结构与功能

（一）细胞间隙连接的结构

细胞间隙连接（gap junction，GJ）是细胞间隙连接通讯（gap junctional intercellular communication，GJIC）的结构基础，它是相邻细胞间的膜通道结构，由距离 15 – 20A 的 2 个相邻细胞膜上的 2 个连接子（connexon）组装而成。间隙连接的结构单位是连接子，类似棒状，由镶嵌蛋白即间隙连接蛋白（connexin，Cx）组成，六个连接蛋白环形排列成六聚体，中央形成一个亲水性的管道（hydrophilic channel），称中央小管。中央小管一端开口于胞质，另一端与相邻细胞的中央小管相接，形成连接两个细胞的间隙连接通道。连接子在质膜上常成簇出现，呈斑块状，形成间隙连接斑（gap junction plagues）。一个斑块内包含几对甚至成千上万对连接子。其数量及排列状态与 GJIC 功能状态有关。当相邻细胞质膜上的两个连接子头对头相遇，横架在被缩小了的细胞间隙之间，就形成了间隙连接，连接处两细胞膜

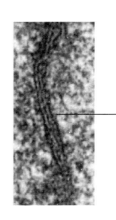

图 34 – 1 细胞间隙连接电镜图像

细胞间隙连接

之间尚有 2 ~ 4nm 的间隙（图 34 – 1，图 34 – 2）。

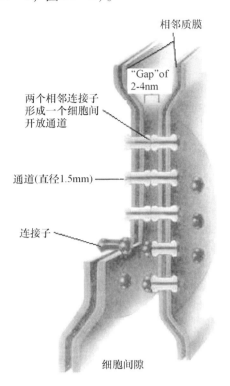

图 34 – 2　细胞间隙连接示意图

Cx 呈哑铃形，为镶嵌蛋白，分子量由 26 ~ 56KD 不等，可分为 α – Cx 和 β – Cx。Cx 是一个保守的多基因大家族，有一个共同的结构：4 个跨膜亲水片段，为 α 螺旋结构，在包膜上形成双跨膜的"M"形分子链；2 个胞外环和 1 个胞浆环，其羧基末端与氨基末端定位于胞浆内（图 34 – 3）。氨基末端相对比较保守，而羧基末端差别较大。

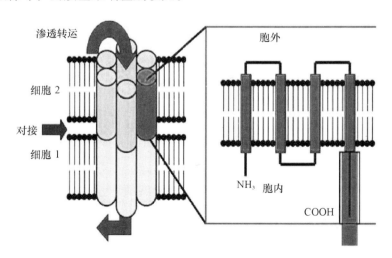

图 34 – 3　间隙连接蛋白结构示意图

各种 Cx 蛋白成员之间具有很高的同源性，这种同源性主要取决于胞外的两个结构域，其次是跨膜结构，差异最大的是胞内部分。Cx 蛋白寡聚成六聚体即连接子，由单一 Cx 组成者称同聚体连接子，由几种 Cx 构成者称异聚体连接子。异聚体连接子相互作用形成通道，不同组合的异聚体连接子构成的通道对物质的通透性具有选择性[1]。羧基末端的丝/苏及酪氨酸残基的磷酸化/去磷酸化水平影响间隙连接的形成及 GJIC 功能状态，并能感受胞内的信息而改变构象，从而调节间隙连接的形成及传导性。

间隙连接的通透性是可调节的。降低细胞 pH 值，或升高钙离子浓度可降低间隙连接的通透性。当细胞破损时，大量钙离子进入，导致间隙连接关闭，以免正常细胞受到伤害。

（二）细胞间隙连接通讯功能

细胞间隙连接通讯有两种方式：①离子偶联或电偶联：已有研究表明离子很容易通过间隙连接通道，离子带有电荷，因而离子的流动伴有电位的变化；②代谢偶联：目前已证实小于 1kD 的分子很容易通过间隙连接，因而氨基酸、葡萄糖、核苷酸、维生素、激素及其它重要的生命物质借助间隙连接的通透性而为相邻的细胞所共用。GJIC 是多细胞生物体中毗邻的细胞内部直接交换小分子信号物质的唯一方式，在胚胎发育、生长控制、自身稳定的维持及电偶联等生物过程中发挥着重要作用。

1. 细胞间隙连接的生理功能　细胞间隙连接的生理功能包括以下几个方面：

（1）维持自身稳定：GJIC 使营养物质、离子和液体在细胞间迅速达到平衡，这可能是 GJ 最原始和最普遍的功能[2]。相邻细胞 Cx 聚集交互作用构成的通道，允许分子量为 1000～1600D 以下的离子或小分子物质如 Ca^{2+}、1，4，5－三磷酸肌醇、一氧化氮、cAMP 等第二信使及水、糖、核苷酸、氨基酸等在相邻两个细胞间直接传递，使细胞间的离子和小分子不用暴露在胞外空间而直接转运，从而使细胞间的电偶联和细胞偶联加强。可协调不同细胞和组织间的代谢或电传导性，使各种信息有效地到达相应的组织和细胞，还可通过周围细胞滋养受损细胞。

（2）生长控制：可用两种模式说明 GJIC 在生长调控中的作用，一种为传输生长抑制信号模式：GJ 将生长抑制信号从生长静止的细胞传送给生长活跃的细胞，达到一定阈值时，后者停止生长；另一种为传输生长刺激信号模式：GJ 将生长刺激信号从生长活跃的细胞传输到邻近细胞，使生长刺激信号在更大的细胞群体中分布，其浓度逐渐稀释，当低于阈值时，生长停止。

（3）电偶联：GJ 作为电突触在心肌细胞、平滑肌细胞和神经元等电兴奋细胞中发挥作用[3]。在心肌和平滑肌组织中，电偶联使肌细胞的收缩作用迅速扩展从而使肌细胞产生协调的收缩。

（4）组织对激素的应答：GJIC 可提高组织对外来刺激的应答能力，Ca^{2+}、三磷酸肌醇、cAMP 等第二信使可通过 GJ 从激素激活的细胞传输至未激活的细胞而使后者激活。这种作用可提高组织中应答细胞的数目[4]。

（5）参与胚胎发育的调控：GJ 作为细胞间化学及电生长信号的传输通道在胚胎发育和生长中发挥着重要的作用。许多化学物质导致的发育异常及畸形与 GJIC 的破坏有关[5]。

（6）调节细胞增殖、分化、凋亡等：胚胎发育的早期，细胞间通过间隙连接相互协调细胞生长与分化。小分子物质可在一定细胞群范围内，以分泌源为中心，建立起递变的扩散浓度梯度，以不同的分子浓度为处于梯度范围内的细胞提供"位置信息"（positional information），从而诱导细胞按其在胚胎中所处的局部位置向着一定方向分化。

2. 细胞间隙连接通讯功能的调控　GJIC 在体内的调控机制目前还不十分清楚。有学者认为 GJIC 主要通过两种方式受到调控，一种是对 Cx 合成与分解的调控，任何影响其合成与分解的物质均将影响到 GJIC[6]。主要影响因素有：①Cx 磷酸化影响 Cx 构象和通道的开关，当 Cx 磷酸化时通道关闭[7,8]，去磷酸化时通道打开，Cx 磷酸化异常可干扰正常的 GJIC 功能，导致生长控制异常；目前较多研究认为 Cx43 磷酸化状态对 GJ 和 GJIC 有非常明显的影响，Cx43 的磷酸化状态可影响 Cx43 的转运、聚集/解聚和降解过程，快速调节胞膜上 GJ 的数量，还影响 GJ 的开放概率和开放时间，从而导致 GJIC 功能的异常；②某些癌基因编码的蛋白激酶如 V－Src、C－src、C－erbB2 等能通过 Cx 磷酸化调节 GJIC[9,10]；③细胞质中 Cx 蛋白池为调节细胞膜上 Cx 数量所必需；④Cx 的快速构象变化是调节 Cx 功能的重要方式，影响通道快速构象变化的因素有蛋白激酶、细胞内 pH 值迅速变化、钙和钙调蛋白、糖皮质激素、cAMP、LDL 和细胞内外电压梯度等，如细胞外 Ca^{2+} 浓度升高时促进连接形成，细胞内 Ca^{2+} 浓度升高时通道关闭，提高 cAMP、LDL 浓度能够促进 Cx 形成细胞间隙连接[11]；⑤细胞间隙连接形成依赖于细胞间质的酸化；⑥细胞间的黏着连接为间隙连接形成提供了稳定的结构[12]；⑦电压梯度可以协调 Cx 成员间的相互作用；⑧化学药物对 Cx 的影响，如抑制肿瘤药物三磷酸腺苷等可增强 GJIC，促癌剂则抑制 GJIC。另一种调控方式是间隙连接通道开关的局部调节，此途径受许多细胞内因子的影响，如细胞内游离 Ca^{2+}、cAMP 浓度、黏附蛋白等，一些环境致癌物通过改变细胞内游离 Ca^{2+} 水平而直接或间接地抑制细胞 GJIC。此外，细胞内 pH 值降低、cAMP 浓度降低可抑制 GJIC。由此可见，体内 GJIC 的调节机制是复杂多样的，且在不同的组织、细胞，其机制也不尽相同。

3. 细胞间隙连接通讯功能测定方法　目前常用检测 GJIC 功能的方法有划痕标记荧光染料示踪技术、荧光漂白再分布技术、激光扫描共聚焦显微镜技术及透射电镜与计算机图像测量分析技术等。

（1）划痕标记荧光染料示踪技术（scrape – loading dye transfer，SLDT）

是目前最常用的检测各种培养细胞 GJIC 的方法，已广泛应用于化学致癌物的检测及其致癌机理的研究。其基本原理是，通过划痕损伤细胞膜，使小分子量的荧光染料进入细胞使之标记，在荧光显微镜下观察，有 GJIC 功能的细胞其标记染料可沿划痕区向外扩散，通过测定荧光染料扩散的距离或划痕区的荧光强度，即可直接反映细胞的 GJIC 功能状况。该技术的最大优点是，操作简单、灵敏度高，检测谱广，可同时检测遗传毒性致癌物和非遗传毒性致癌物及促癌物，测定周期短，能观察肿瘤细胞发生不同时期 GJIC 的变化。其缺点是要求实验者技术熟练程度高，需特殊仪器设备。

（2）荧光漂白再分布技术（fluorescence redistribution after photobleaching，FRAP）

是利用激光束将细胞内标记的荧光色素进行不可逆的漂白，通过低强度激光扫描，探测周围的非淬灭荧光分子向荧光淬灭区域扩散的速率，来判断 GJIC 功能的强弱。该方法可定量检测 GJIC 功能，操作简易，适用于检测各种培养细胞 GJIC 功能。

（3）激光扫描共聚焦显微镜技术

它将 FRAP 与 SLDT 两种技术相结合，能用计算机精确地控制淬灭激光的脉冲强度和时间，对细胞内荧光强度实时定量地监测，已在临床上获得了应用[13]。

（4）透射电镜与计算机图像测量分析技术

将培养细胞或活检黏膜戊二醛前固定、锇酸后固定、Epon812 包埋、半薄切片定位后超薄切片，透射电镜下观察细胞与细胞之间的连接关系，随机拍摄照片，供计算机图像测量和分析。用参数计算对电镜照片内细胞的面积、周长、细胞长轴、短轴、轴比、形状因子、细胞连接数目、连接长度等进行测量。再根据体视学原理及计算方法，计算每个细胞单位周长上的连接数目和连接长度，求出细胞连接数量、细胞单位周长与连接数量之比及与连接长度之比的均值[14]。

二、细胞间隙连接改变与胃癌

（一）细胞间隙连接蛋白与胃癌

目前已发现 Cx 家族有 21 个成员，即 Cx23、Cx25、Cx26、Cx30、Cx30.2、Cx30.3、Cx31、Cx31.1、Cx31.9、Cx32、Cx36、Cx37、Cx40.1、Cx40、Cx43、Cx45、Cx46、Cx47、Cx50、Cx59、Cx62，是一类结构相对保守的跨膜蛋白家族，在氨基酸水平上有 50% ~80% 的相似性。Cx 在各种组织中的表达既有交叉性又存在组织特异性[15]。即不同的组织、细胞可表达相同的 Cx 蛋白，同一组织、细胞可表达一种或几种不同 Cx 蛋白。如 Cx32、Cx43 表达于许多组织、细胞中，而某些 Cx 则只表达于特定的组织、细胞。即使在同一组织中，Cx 的表达有其细胞特异性，说明 Cx 存在特殊而严密的表达调控机制。

目前已有大量研究表明，Cx32 和 Cx43 是构成正常胃黏膜上皮细胞间隙连接的主要成员，从正常胃黏膜→胃癌前病变→胃癌，Cx32，Cx43 表达呈逐渐下降趋势，其在正常胃黏膜上皮细胞呈高表达，肠上皮化生表达减少，不典型增生表达明显减少，胃癌细胞表达明显减少或缺失[16~20]，提示在胃癌发生发展过程中，Cx32，Cx43 表达由高水平到低水平，直至无表达，可作为胃癌早期诊断的指标[16]。

我们近期研究显示[21]，胃癌和癌前病变患者 Cx32，Cx43 表达阳性率和表达强度均明显降低，胃癌患者更低于胃癌前病变患者，且与胃癌分化程度有关，随胃癌分化程度的降低，Cx32，Cx43 表达亦降低。这可能与 Cx32，Cx43 表达降低导致在细胞分化过程中起调控作用的 GJIC 功能抑制有关。Cx32，Cx43 表达越低，GJIC 功能抑制越明显，组织分化就越差。且胃癌 Cx32，Cx43 表达阳性颗粒出现在细胞浆，未见有细胞膜表达，其表达部位异常分布于细胞浆的原因可能与 Cx 不同位点丝/苏氨酸、酪氨酸的磷酸化与去磷酸化有关，Cx 蛋白从胞膜移到胞浆，蓄积于胞浆内[22]，导致间隙连接的中断和功能障碍。

目前有关 Cx 异常的表现主要包括：①Cx 基因突变：如大鼠肝癌细胞中有少数 Cx 基因突变[23]，但尚未在人类肿瘤组织中发现；②Cx 的 mRNA 表达异常：大多数肿瘤如胃癌细胞 Cx32，Cx43 基因的 mRNA 表达下降或缺陷[19]；但也有研究显示 mRNA 表达升高，如大鼠膀胱癌细胞 Cx26 和 Cx43[24]；③Cx 的蛋白质表达异常：如胃癌患者 Cx32，Cx43 蛋白质表达明显降低[25]；④Cx 异常磷酸化：过高或过低的磷酸化状态都可抑制 GJIC 功能[26]；目前已发现 Cx43 的 C 端241~382 为主要的磷酸化区，其上有 13 个丝氨酸（Ser）残基和 2 个苏氨酸（Tyr）残基可被磷酸化，不同位点的磷酸化对 GJIC 功能的影响不同，如高糖可高磷酸化 Cx43 的 Ser 368 位点抑制 GJIC 功能；全反式维甲酸选择性诱导 Cx43 基因及其去磷酸化蛋白的表达，上调 GJIC 功能[26]；⑤Cx 分布异常：Cx 位于细胞浆中，而不是在它发挥功能的细胞膜上[27]；⑥其他蛋白对 Cx 的异常调节：如钙粘连素缺乏，可能与 GJIC 的调节有关[28]。其中 Cx 基因表达下调与 Cx 蛋白异常定位最为多见，而 Cx 基因突变少见。

（二）GJIC 功能抑制与胃癌发生

Cx 具有维持 GJIC 功能，保持细胞渗透性的作用。Cx 表达异常，可出现 GJIC 功能缺陷。肿瘤及转化细胞普遍存在 GJIC 功能缺陷及 Cx 表达异常[29,30]。在致癌过程的三个阶段中，始发阶段（initiation）细胞间仍存在正常的 GJIC 功能；促癌变阶段（promotiom）前肿瘤细胞与周围正常细胞间的 GJIC 功能受到抑制，但此阶段是可逆的，促癌剂或抑癌剂均可抑制或恢复 GJIC 功能；进展阶段是不可逆的，GJIC 功能已完全被抑制或消失。目前认为 GJIC 功能抑制是促癌变阶段的重要机制。多数肿瘤细胞间无 GJIC 功能，其 GJ 数量少或无，少数肿瘤细胞有较弱的 GJIC 功能，但其很容易被破坏；而临近正常组织和良性肿瘤间的 GJIC 功能正常[31]。体外实验证实许多致癌物（如 TPA）、癌基因（如 myc、ras）、表皮生长因子（EGF）、血细胞源性生长因子（PDGF）、肝细胞生长因子（HGF）、转化生长因子 -α（TGF-α）等细胞生长因子均可下调 Cx 表达，抑制 GJIC。胃黏膜上皮细胞 Cx32，Cx43 表达缺失，导致 GJIC 功能抑制或缺陷，使始发细胞失去周围正常细胞的生长调控而无限生长，最终发展成胃癌。

（三）GJIC 功能诱导与胃癌治疗

GJIC 的功能可以诱导，如一些有抗癌作用的物质如绿茶、类胡萝卜素、维生素 E 及某些黄酮类物质等上调 Cx 表达，促进 GJ 形成，提高 GJIC[32]。一些肿瘤抑癌基因产物除可影响细胞周期基因、信号转导旁路和基因表达外，还可促进 GJIC 而达到抑制细胞恶性转化的作用。ATP 能提高胃癌细胞株 MGC-803 细胞 GJIC 功能，减少 c-Ha-ras 癌基因表达[33]。将外源性 Cx 基因转染入肿瘤细胞可诱发或增强 GJIC 功能，肿瘤细胞生长受到抑制，如 Cx43-cDNA 转染高转移性人肺癌 PG 细胞后，Cx43mRNA 表达升高，GJIC 功能增强，细胞生长减慢[34]；Cx43mRNA 转染胶质瘤细胞后，胶质瘤细胞增殖下降，GJIC 恢复[35]；用维甲酸、佛波酯、二甲基亚砜分别诱导胃癌细胞系 MGC-803，Cx43 表达均增强[36]。

转染 Cx 基因抑制肿瘤细胞生长的机制为：①恢复 GJIC 功能；②转染 Cx 基因后诱导或抑制了某些与细胞生长、分化和增殖有关基因的转录。Cx 可能与某些蛋白质存在交互作用，这种交互作用参与细胞生长、分化或增殖的调控过程，或干预与细胞生长和增殖有关的信号转导过程。恢复 GJIC 功能可能通过以下机制达到治疗肿瘤的目的：①直接抑制细胞增殖：在培养细胞、病人新鲜切除组织中发现暴露于促瘤物质之下和肿瘤形成过程中细胞常有 Cx 表达和 GJIC 功能异常[37,38]，将 Cx 基因导入肿瘤细胞后常出现其生长受抑，提示 Cx 可作为肿瘤抑癌基因家族中的一员[39]。因此，上调 Cx 基因表达或将 Cx 基因导入 GJIC 缺陷的肿瘤细胞中可直接杀灭肿瘤细胞。②增加肿瘤细胞对化疗药物敏感性：肿瘤血管化是影响肿瘤对化疗反应的因素之一，许多肿瘤组织的血供是无序而不充分的，肿瘤组织中的许多细胞缺乏养分和营养物。这些缺氧的细胞对某些作用机制为产生氧自由基和反应氧化产物（ROS）的化疗药物如阿霉素不敏感。血液供应不足还可导致化疗药物尤其是水溶性药物如长春碱、甲氨蝶呤和阿霉素等不能很好地从脉管中渗透出去。除此之外，因血供差而缺乏营养物质的肿瘤细胞亦不能启动转运机制而摄取化疗药物，并改变了药物的代谢过程。理论上讲，氧分和营养物质可从邻近血管的细胞通过 GJ 传递给远离血管的细胞，增强 GJIC 便可达到改善药物渗透和扩散的目的，使肿瘤细胞对化疗药物敏感性提高。③增强旁观者效应，发挥间接杀瘤作用：将自杀基因导入肿瘤细胞，不仅被转染自杀基因的肿瘤细胞被杀死，其周围未转染的细胞同时可被杀灭，称旁观者效应（bystander effect，BE）。目前常用的基因转染载体如逆转录病毒或腺病毒载体的基因转染效率均较低，而成功的肿瘤基因治疗需要将肿瘤细胞全部杀灭，否则肿瘤复发在所难免。BE 的出现，使得只需将目的基因转入部分肿瘤细胞便可近乎完全杀灭肿瘤细胞，其在自杀基因疗法中具有重要的重要性。GJIC 功能良好的细胞经自杀基因治疗后 BE 较强[40,41]。由于绝大多数肿瘤细胞 Cx 表达降低，GJIC 功能低下，运用自杀基因治疗这些肿瘤时 BE 程度将较弱，治疗效果较差。促进该肿瘤细胞的 GJIC 则可增强 BE，提高自杀基因治疗肿瘤的疗效。近来有报道，药物上调 Cx43 表达或将 Cx 基因转入 GJIC 缺陷细胞，继而诱导这些细胞的 CJIC 便可增强 BE[42,43]。

Cx 作为肿瘤抑制因子，它的高表达可促进 GJIC 形成，增加正常细胞与肿瘤细胞之间小分子物质交换，从而调节细胞的生长和分化，抑制肿瘤形成和转移。因此在肿瘤中上调 Cx 基因表达，恢复 GJIC，对抑制肿瘤的生成非常重要。如在肝癌细胞株 Hep G2 中上调 Cx26 基因表达，恢复细胞GJIC 功能，体内和体外实验都显示能降低肝癌细胞的贴壁能力[44]。在胰腺癌中高表达 Cx26 和Cx43，也可促进细胞间 GJIC 的形成，同时部分逆转胰腺癌的恶性表型[45]。应用药物前体激活基因（HSV2tk）与甘昔洛韦（GCV）联合治疗胰腺癌，发现胰腺癌细胞株对 GCV 的敏感程度随 GJIC 的水平变化而变化[46]。当胰腺癌细胞株转染 Cx26 后，细胞间 GJIC 功能明显增加，同时 GJIC 介导的旁观者效应也有所增加，肿瘤细胞生长受抑制。此外，Cx 也可不依赖 GJIC，而是通过与配体可逆的结合，调节细胞生长和分化。目前已知的配体有 ZO－1、t ubulin、caveolin 1、catenins、CCN3/NOV、CIP85 和 drebrin 等，这些配体蛋白具有维持细胞结构和抑制肿瘤形成的作用[47]。

胃癌是临床常见的恶性肿瘤之一，目前治疗主要以手术和化疗等为主，不少胃癌患者对化疗不敏感，因此有必要探索新的治疗方案。而胃癌中 Cx 基因表达缺失或异常，并导致肿瘤间和肿瘤与周围正常细胞间的 GJIC 功能异常，是胃癌中普遍存在的一个现象。Cx 基因不仅本身可抑制肿瘤，还可促进其他治疗方法的疗效。因此，通过研究胃癌的 Cx 和 GJIC 功能异常，能进一步深入了解胃癌的发生发展机制，为其治疗提供新的靶点和治疗策略。

三、幽门螺杆菌与细胞间隙连接结构改变和细胞间隙连接通讯功能抑制

幽门螺杆菌（*Helicobacter pylori*，下称 *H. pylori*）致癌机制尚不完全清楚。已有研究认为，*H. pylori* 致胃癌有三种假说：①细菌的代谢产物直接转化胃黏膜；②类似病毒的致病机理，*H. pylori* 的 DNA 整合到宿主胃黏膜细胞中，引起转化；③*H. pylori* 引起炎症反应，而炎症有基因毒作用。

另有研究显示，细胞间紧密连接的破坏可能是 H. pylori 引起胃炎、溃疡或癌变的一个重要因素。如体内 H. pylori 感染后，胃上皮邻近黏液细胞紧密连接处的黏液层中有较多的 H. pylori 聚集，并沿细胞间隙向深部侵入，破坏相邻细胞间的紧密连接，部分胃黏液细胞紧密连接条索减少、断裂等改变[48]。CagA+ H. pylori 菌株集中在 MDCK 细胞间的连接处，其 CagA 作用于上皮细胞紧密连接支架蛋白 ZO-1 和跨膜蛋白接合黏附分子，引起细菌附着部位紧密连接结构异位聚集，改变顶部连接复合物结构和功能，导致细胞完整性破坏；而剔除 CagA 基因的 H. pylori 则不会集中在连接处，细胞连接完好无损[49]。H. pylori 相关性胃溃疡患者胃黏膜上皮细胞间隙连接数目减少[50]。

我们近期采用原位固定、原位包埋法透射电镜下观察 H. pylori 对体外培养胃黏膜上皮细胞间隙连接的影响，能完整地保持细胞生长时的状态，真实地反映细胞间的相邻关系。培养的胃黏膜上皮细胞原位固定与包埋后，透射电镜下可见较多细胞间隙连接及连接复合体，加入 H. pylori 后，细胞间隙明显扩大，细胞连接数目减少，只有少数相邻细胞有灶性间隙连接形成，细胞连接长度缩短，未见连接复合体形成，其中 CagA+ H. pylori 对细胞间隙连接结构的影响比 CagA- H. pylori 更明显。同时，临床研究发现胃癌患者细胞间隙连接数目减少，连接长度缩短，其与 H. pylori 感染，特别是 CagA+ H. pylori 感染有关，胃癌 CagA+ H. pylori 感染者细胞连接数、单位周长连接数与单位周长连接长度均小于 CagA- H. pylori 感染者，细胞间隙最小宽度大于 CagA- H. pylori 感染者，提示 CagA+ H. pylori 可能通过影响细胞间隙连接在胃癌发病中起重要的作用[51]。

目前有关 H. pylori 对细胞间隙连接影响的机制尚不清楚，可能与以下因素有关：①H. pylori 的直接作用：H. pylori 可沿胃黏膜上皮细胞间隙向深部侵入，在细胞间隙处蔓延生长产生机械性损伤而破坏相邻细胞间的连接。②细胞因子作用：H. pylori 感染可致胃黏膜上皮细胞产生 IL-1β、TNF-α 等细胞因子及 EGF、VEGF 等生长因子。细胞因子可介导 Cx 蛋白表达下调，影响 GJIC 功能，在细胞增殖、转化及畸变中发挥效应[52]。如胎儿初级星形细胞经 IL-1β 处理后，细胞连接的电导性显著下降，染色耦联消失，Cx43 mRNA 表达下调，Cx43 蛋白表达缺失[53]。用 TNF-α 处理 Schwann 细胞后，细胞间的间隙连接电导性及 Lucifer yellow 染色耦联能力均下降[54]。将 EGF 作用于培养的单层星形胶质细胞后，细胞 Cx43 蛋白及其 mRNA 水平均降低[55]。③氧自由基作用：H. pylori 感染人体后，胃内抗坏血酸及 CuZnSOD 等抗氧化剂减少，机体清除自由基的能力下降，造成氧自由基的堆积，自由基可作用于间隙连接，如超氧阴离子（O_2^-）可使 Cx43 发生过磷酸化而抑制细胞间通讯[56]。④E-钙黏蛋白（E-cadherin）降低：H. pylori 感染后，胃组织中 E-钙黏蛋白表达下降[57]。E-钙黏蛋白能调节细胞间的黏附和接触，它的降低可减弱胃黏膜上皮细胞间的黏附作用[58]。

最近有研究报道，H. pylori 显著抑制胃黏膜上皮细胞 GJIC 功能，其中 CagA+ H. pylori 比 CagA- H. pylori 抑制更明显[59]，提示 CagA+ H. pylori 下调胃黏膜上皮细胞 GJIC 功能可能与胃癌发生密切相关，但其机制尚不清楚。

四、幽门螺杆菌与间隙连接蛋白改变

细胞间隙连接的形态结构和数量取决于 Cx 基因的表达状态，Cx 基因表达的有无和多少反映 GJIC 功能的有无和强弱[60]。在胃癌发生发展过程中，Cx32，Cx43 表达由高水平到低水平，直至无表达，从而导致胃癌 GJIC 功能障碍。H. pylori 感染是否通过下调 Cx32，Cx43 表达，降低 GJIC 功能而导致胃癌的发生发展，目前尚不清楚。我们近期将 H. pylori 与胃黏膜上皮细胞共培养 24 或 48 小时后，可明显下调细胞 Cx43 表达，且按不同细菌/细胞比例加入 CagA+ H. pylori 标准菌株 J99 后，20:1组、100:1组和500:1组 Cx43 表达均明显减低，随 H. pylori 密度的增加，Cx43 表达下调亦明显，可能系由于 H. pylori 密度的增加，能更多地黏附于细胞，其毒力因子及有毒作用的酶相应增加，加重了对胃黏膜上皮细胞的损害；且随着细胞与 H. pylori 共培养时间的延长，Cx43 表达下调更明显。而按上述比例加入 CagA- H. pylori 标准菌株 NCTC 12908 共培养 24h 和 48h 后，仅 24h 100:1组和

500:1 组 Cx43 表达减低，随共培养时间的延长，Cx43 表达无减低，表明不同 *H. pylori* 菌株对 Cx43 表达下调的程度不同，以 CagA⁺ *H. pylori* 下调 Cx43 表达更明显[61]。

我们还观察到 CagA⁺ *H. pylori* 感染胃癌患者 Cx43 表达下调，CagA⁺ *H. pylori* 感染慢性浅表性胃炎患者 Cx43 的表达强度亦降低[21]，提示 CagA⁺ *H. pylori* 感染下调胃黏膜上皮细胞 Cx43 表达可能在胃癌发生过程的早期阶段起作用。但 Cx32 阳性表达率在 CagA⁺ *H. pylori* 组和 CagA⁻ *H. pylori* 组之间比较差异无统计学意义，可能系 Cx32 的表达下调还与其他因素有关，有待以后进一步深入研究。

CagA⁺ *H. pylori* 感染导致胃癌发生的可能机制为：CagA 作为外源性的信号分子，使胃黏膜上皮细胞 Cx 表达降低，引起间隙连接结构破坏和 GJIC 功能抑制，若信号分子长期持续存在，导致 Cx 表达明显降低或缺失，以及细胞 GJIC 丧失，摆脱周围正常细胞的生长调控，获得自主增殖能力，细胞去分化并不断增殖，最终发展为胃癌。

五、抗幽门螺杆菌治疗对细胞间隙连接的影响

凡早期胃癌术后、低度恶性 MALT 淋巴瘤、胃癌前病变（包括萎缩性胃炎、肠上皮化生及不典型增生）的 *H. pylori* 感染患者，必须作 *H. pylori* 根除治疗已达成共识。1997 年日本一项临床试验首次报道[62]，根除 *H. pylori* 感染对防止经胃镜下切除的早期胃癌患者再发生胃癌有效。近年关于 *H. pylori* 根除治疗后能否使腺体萎缩、肠上皮化生、不典型增生改善或消失，从而降低胃癌的发病率一直是消化领域研究的热点之一。目前 *H. pylori* 根除能否逆转胃癌前病变报道结果不一，如 Correa 等[63]在胃癌高发区哥伦比亚进行的一项随机对照干预试验，显示 *H. pylori* 根除后胃黏膜萎缩和肠上皮化生的好转比例明显增加。国内大规模随机、安慰剂对照的前瞻性研究[64]亦显示 *H. pylori* 根除组胃窦肠上皮化生有轻度改善，而 *H. pylori* 持续感染者胃体部萎缩有明显进展。动物实验表明早期根除 *H. pylori* 可防止黏膜萎缩、肠上皮化生的进展，如接种 *H. pylori* 的蒙古沙土鼠及早根除 *H. pylori*，原已形成的黏膜萎缩、肠上皮化生能够完全恢复[65]。其机制可能为根除 *H. pylori* 后可减轻胃黏膜炎症程度，阻止或延缓萎缩性胃炎及肠上皮化生的发生发展，减少胃癌的发生。但另有研究报道，胃癌前病变患者根除 *H. pylori* 后随访观察，未发现胃黏膜萎缩、肠上皮化生有明显变化[66,67]，认为胃癌前病变存在干预显效的临界点，一旦越过这一点，逆转将很困难[68]，如何确定胃癌前病变干预显效的临界点，值得进一步研究和探索。

H. pylori 感染所致胃癌一般遵循 *H. pylori* 感染→慢性胃炎→胃黏膜萎缩→肠上皮化生→不典型增生→胃癌的演变过程。这一过程又分为三个阶段：①始发阶段：GJIC 功能仍正常，此阶段根除 *H. pylori* 能否防止 GJIC 功能下降而预防胃癌的发生呢？②促癌变阶段：GJIC 功能受到抑制，但抑癌剂可恢复 GJIC 功能，此阶段根除 *H. pylori* 能否恢复 GJIC 功能呢？③进展阶段是不可逆的，GJIC 功能已完全抑制或消失，此阶段根除 *H. pylori* 还能否阻止癌细胞的增殖、侵袭及转移呢？

我们近期将 *H. pylori* 与胃黏膜上皮细胞共培养后加用抗 *H. pylori* 药物干预，培养达 48h 时，Cx43 表达即增强，提示抗 *H. pylori* 药物干预可上调 Cx43 表达[61]。进一步临床研究显示胃癌前病变患者 *H. pylori* 根除后 Cx32，Cx43 表达较治疗前明显增强，而 *H. pylori* 未根除者 Cx32，Cx43 表达无明显变化[21]。同时还发现，*H. pylori* 根除组胃黏膜上皮细胞间隙缩小，细胞连接长度增加，其单位周长连接长度大于未根除组，细胞间隙最小宽度小于未根除组[51]。提示 *H. pylori* 根除能上调胃癌前病变患者胃黏膜上皮细胞 Cx32，Cx43 表达，有助于细胞间隙连接结构的恢复，增强 GJIC 功能，阻止胃癌前病变的发生发展，防止胃癌的发生。

六、结语

胃癌的发生是一个多因素参与、多步骤演变的过程，在这一过程中，*H. pylori* 感染，特别是 CagA⁺ *H. pylori* 感染起着启动因子的作用，是胃癌发生链中的一个重要环节。胃癌患者存在 GJIC 功能降低或缺失，与 Cx 异常有关。CagA⁺ *H. pylori* 可能通过引起胃黏膜上皮细胞 Cx 异常，改变细胞

间隙连接结构，降低 GJIC 功能导致胃癌发生。但 Cx 表达的调控机制尚不完全明确，进一步深入研究和明确 *H. pylori* 与 Cx、GJIC 功能之间的关系，可能为临床防治胃癌提供新的思路和有效途径。

参考文献

1　孙华，刘耕陶. 细胞间隙连接通讯与肿瘤. 中国药理学，2004，20（11）：1205～1208

2　Krutovskikh VA, Mesnil M, Mazzoleni G, et al. Inhibition of ratliver gap junction intercellular comunication by tumor - promoting agentsin vivo. Association with aberrant localization of connexinproteins. Lab Invest, 1995, 72（5）：571～577

3　Gourdie RG. A map of the heart：gap junctions, connexin diversity andretroviral studies of conduction myocyte lineage. Clin Sci（Lond），1995，88（3）：257～262

4　Vander - Molen MA, Rubin CT, McLeod KJ, et al. Gap junctional intercellular communication contributes to hormonal responsiveness in osteoblastic networks. J Biol Chem, 1996, 24, 271（21）：12165～12171

5　Trosko JE, Chang CC, Madhukar BV. The role of modulated gapjunctional intercellular communication in epigenetic toxicology. Risk Anal, 1994, 14（3）：303～312

6　Klaunig JE. Alterations in intercellular communication during the stage of promotion. Proc Soc Exp Biol Med, 1991, 198（2）：688～692

7　Nielsen M, Ruch RJ, Vang O. Resveratrol reverses tumor - promoter induced inhibition of gap junctional intercellular communication. Biochem Biophys Res Commun, 2000, 275（3）：804～809

8　DeoCampo ND, Wilson MR, Trosko JE, et al. Cooperation of bcl - 2 andmyc in the neoplastic transformation of normal rat liver epithelial cellsis related to the down regulation of gap junction mediated intercelularcommunication. Carcinogenesis, 2000, 21（8）：1501～1506

9　Toyofuku T, Akamatsu Y, Zhang H, et al. c - Src regulates the interaction between connexin - 43 and ZO - 1 in cardiac myocytes. J BiolChem, 2001, 276（3）：1780～1788

10　Cottrcll GT, Lin R, Warn Cramer BJ, et al. Mechanism of v - Src and mitogen activated protein kinase induced reduction of gap junctioncommunication. Am J Physiol Cell Physiol, 2003, 284（2）：C5ll～520

11　Paulson AF, Lampe PD, Meyer RA, et al. Cyclic AMP and LDL triggera rapid enhancement in gap junction assembly through a stimulation ofconnexin trafficking. J Cell Sci, 2000, ll3（Pt 17）：3037～3049

12　Yano T, Yamasaki H. Regulation of cellular invasion and marx metal proteinase activity in HepG2 cell by connexin 26 transfection. MolCarcinog, 2001, 31（2）：101～109

13　李楠，徐勤生，杨军，等. 激光扫描共聚焦显微镜监测细胞间隙连接通讯的方法. 中国体视学与图像分析，1997，2：57～59

14　沈永浩，付一提，姜槐，等. 极低频磁场对细胞缝隙连接通讯功能（GJIC）影响的超微结构观察. 中华劳动卫生职业病杂志，2002，20（1）：308～309

15　Kumar NM, Gilula NB. Molecular biology and genetics of gap junctionchannel. Semin Cell Biol, 1992, 3（1）：3～16

16　黄扬，陈丽英，高美钦. 间隙连接蛋白 Cx32 在胃癌和胃癌前病变的表达及意义. 福建医科大学学报，2002，36（3）：257～259

17　黄扬，陈丽英，高美钦. 胃癌和胃癌前病变 Cx43、PCNA 的表达及意义. 福建医科大学学报，2002，36（4）：382～384

18　李百祥，张晓峰，马若波. 小鼠前胃癌诱导中 Cx32 表达的变化. 中国公共卫生，2003，19（9）：1057～1058

19　沈守荣，李伏娥，刘洋，等. 细胞连接蛋白基因在胃癌中的表达、诱导及突变研究. 中华消化杂志，2000，20（5）：304～307

20　王宪远，任景丽，曾艳丽. 胃癌组织 Cx43 表达的研究. 中国现代普通外科进展，2004，7（1）：60

21　徐灿霞，贾燕，杨文斌，等. 胃癌和癌前病变 Cx32，Cx43 表达与幽门螺杆菌感染的相关性. 中华医学杂志，2008，88（22）：1523～1527

22　Beardslee MA, Lrener DL, Tadros PN, et al. Dephosphosrylation and intracellular redistribution of ventricular connexin43 during electrical uncoupling induced by ischemic. Circ Res, 2000, 87（8）：656～662

23　Omori Y, Kmtovskikh V, Tmda H, et al. Cx32 gene mutation in a chemically induced rat liver tumour. Carcinogenesis, 1996, 17 (9): 2077~2080

24 Asamoto M, Takahashi S, Imaida K, et al. Increased gap junctional intercellular communication capacity and connexin 43 and 26 expressionin in rat bladder. Carcinogenesis, 1994, 15 (10): 2163~2166

25 吴瑾, 周红凤, 王翠华, 等. 胃癌中连接蛋白 32 和 43 的表达及细胞间隙连接通讯功能的研究. 中华肿瘤杂志, 2007, 29 (10): 742~747

26 刘志能, 姚珍薇, 唐良苕, 等. 全反式维甲酸上调异位子宫内膜间质细胞的 GJIC 功能的机制. 第四军医大学学报, 2008, 29 (7): 626~629

27 Kanczuga – Koda L, Sulkowski S, Koda M, et al. Alterations in connexin26 expression during colorectal carcinogenesis. Oncology, 2005, 68 (2-3): 217~222

28 Li G, Satyamoorthy K, Herlyn M. Dynamic of cell interactions and communications during melanoma development. Crit Bev Oral Biol Med, 2002, 13: 62~70

29 范松青, 周鸣, 向秋, 等. 细胞间隙连接蛋白在多种类型癌组织中的原位表达研究. 癌症, 2003, 22 (7): 686~690

30 Ruch RJ, Cesen – Cummings K, Mailinson AM, et al. Role of gap junctions in lung neoplasia. Exp Lung Res, 1998, 24 (4): 523~539

31 Kolaja KL, Engelken DT, Klaassen CD. Inhibition of gap – junctional – intercellular communication in intact rat liver by nongenotoxic hepatocarcinogens. Toxicology, 2000, 146 (1): 15~22

32 Ren P, de – Feijter AW, Paul DL, et al. Enhancement of liver cell gap junction protein expression by glucocorticoids. Carcinogenesis, 1994, 15 (9): 1807~1813

33 Lu GZ, Lin zx, Zhang ZQ, et al. Studies on mechanism about ATP inhibited the proliferation of MGC – 803 cells. Shi Yan Sheng Wu Xue Bao, 1994, 27 (1): 137~139

34 林仲翔, 张志谦, 王耐勤. 间隙连接基因 Cx43 表达对肺癌细胞体内成瘤生长的抑制. 中华肿瘤杂志, 1997, 19 (4): 253~255

35 夏之柏, 谢佩玉, 黄强, 等. 连接蛋白基因 Cx43 抑制胶质瘤细胞增殖及其机理的初步探讨. 中华肿瘤杂志, 2003, 25 (1): 4~8

36 施正专, 沈守荣, 邹益友, 等. Cx 基因在胃癌细胞中的表达及诱导分析. 癌症, 2000, 19 (5): 423~425

37 Cesen – Cummings K, Fernstrom MJ, Malkinson AM, et al. Frequent reduction of gap junctional intercellular communication and connexin43 expression in human and mouse lung carcinoma cells. Carcinogenesis, 1998, 19 (1): 61~67

38 Hossain MZ, Jagdale AB, Ao P, et al. Impaired expression and posttranslational processing of connexin43 and downregulation of gap junctional communication in neoplastic human prostate cells. Prostate, 1999, 38 (1): 55~59

39 Zhang ZQ, Zhang W, Wang NQ, et al. Suppression of tumorigenicity of human lung carcinoma cells after transfection with connexin43. Carcinogenesis, 1998, 19 (11): 1889~1894

40 Yang L, Chiang Y, Lenz HJ, et al. Intercellular communication mediates the bystander effect during herpes simplex thymidine kinase/ganciclovir – based gene therapy of human gastrointestinal tumor cells. Hum Gene Ther, 1998, 9 (5): 719~728

41 McMasters RA, Saylors RL, Jones KE, et al. Lack of bystander killing in herpes simplex virus thymidine kinase – transduced colon cell lines due to deficient connexin43 gap junction formation. Hum Gene Ther, 1998, 9 (15): 2253~2261

42 Carystinos GD, Katabi MM, Laird D, et al. Cyclic – AMP induction of gap junctional intercellular communication increases bystander effect in suicide gene therapy. Clin Cancer Res, 1999, 5 (1): 61~68

43 Estin D, Li M, Spray D, et al. Connexins are expressed in primary brain tumors and enhance the bystander effect in gene therapy. Neurosurgery, 1999, 44 (2): 361~368. discussion 368~369

44 Yano T, Hernandez – Blazquez FJ, Omori Y, et al. Reduction of malignant phenotype of HEPG2 cell is associated with the expression of connexin 26 but not connexin 32. Carcinogenesis, 2001, 22: 1593~1600

45 Lahlou H, Fanjul M, Pradayrol L, et al. Restoration of functional gap junctions through internal ribosome entry site – dependent synt hesis of endogenous connexins in density – inhibitedcancer cells. Mol Cell Biol, 2005, 25: 4034~4045

46 Carrio M, Mazo A, Lopez – Iglesias C, et al. Ret rovirus – mediated t ransfer of the herpes simplex virus thymidine kinase and connexin26 genes in pancreatic cells results invariable efficiency on the bystander killing: implications for gene

therapy. Int J Cancer, 2001, 94: 81 ~ 88

47　McLachlan E, Shao Q, Wang HL, et al. Connexins act as tumor suppressors in three – dimensional mammary cell organoids by regulating differentiation and angiogenesis. Cancer Res, 2006, 66: 9886 ~ 9894

48　周琳瑛，梁平，陈丽英，等. 幽门螺杆菌感染后胃黏膜屏障改变的形态学研究——Ⅱ. 胃黏膜细胞间紧密连接的变化. 电子显微学报，1999，18（4）：414 ~ 417

49　Amieva MR, Vogelmann R, Covacci A, et al. Disruption of the epithelial apical – junctional complex by *Helicobacter pylori* CagA. Science, 2003: 300 （5624）: 1430 ~ 1434

50　Ohkusa T, Yamamoto M, Kataoka K, et al. Electron microscopic study of intercellular junctions in human gastric mucosa with special reference to their relationship to gastric ulcer. Gut, 1993, 34 （1）: 86 ~ 89

51　徐灿霞，贾燕，杨文斌，等. 胃癌和癌前病变患者细胞间隙连接改变与幽门螺杆菌感染的关系. 中南大学学报（医学版），2008，33（4）：338 ~ 343

52　Pelletier DB, Boynton AL. Dissociation of PDGF receptor tyrosine kinase activity from PDGF – mediated inhibition of gap junctional communication. J Cell Physiol, 1994, 158 （3）: 427 ~ 434

53　John GR, Scemes E, Suadicani SO, et al. IL – 1beta differentially regulates calcium wave propagation between primary human fetal astrocytes via pathways involving P2 receptors and gap junction channels. Proc Natl Acad Sci USA, 1999, 96 （20）: 11613 ~ 11618

54　Chandross KJ, Spray DC, Cohen RI, et al. TNF alpha inhibits Schwann cell proliferation, connexin46 expression, and gap junctional communication. Mol Cell Neurosci, 1996, 7 （6）: 479 ~ 500

55　Ueki T, Fujita M, Sato K, et al. Epidermal growth factor down – regulates connexin – 43 expression in cultured rat cortical astrocytes. Neurosci Lett, 2001, 313 （1 – 2）: 53 ~ 56

56　Zhou ZY, Sugaware K, Hashi R, et al. Reactive oxygen species uncouple external horizontal cells in the carp retina and glutathione couples them again. Neuroscience, 2001, 102 （4）: 959 ~ 967

57　Terres AM, Pajares JM, O'Toole D, et al. *H. pylori* infection is associated with downregulation of E – cadherin, a molecule involved in epithelial cell adhesion and proliferation control. J Clin Pathol, 1998, 51 （5）: 410 ~ 412

58　Jongen WM, Fitzgerald DJ, Asamoto M, et al. Regulation of connexin 43 – mediated gap junctional intercellular communication by Ca^{2+} in mouse epidermal cells is controlled by E – cadherin. J Cell Biol, 1991, 114 （3）: 545 ~ 555

59　Tao R, Hu MF, Lou JT, et al L. Effects of *H. pylori* infection on gap – junctional intercellular communication and proliferation of gastric epithelial cells in vitro. World J Gastroenterol, 2007, 13 （41）: 5497 ~ 5500

60　Yamasaki H, Krutovskikh M, Mesnil M, et al. Role of connexin (gap junction) genes in cell growth control and carcinogenesis. C R Acad Sci III, 1999, 322 （2 – 3）: 151 ~ 159

61　徐灿霞，齐艳美，杨文斌，等. 幽门螺杆菌 CagA$^+$ 菌株对 BGC – 823 细胞系 Cx43 表达及细胞增殖的影响. 中南大学学报（医学版），2007，32（2）：288 ~ 294

62　Uemura N, Mukai T, Okamoto S, et al. Effect of *Helicobacter pylori* eradication on subsequent development of cancer after endoscopic resection of early gastric cancer. Cancer Epidemiol Biomarkers Prev, 1997, 6 （8）: 639 ~ 642

63　Correa P, Fontham ET, Bravo JC, et al. Chemoprevention of gastric dysplasia: randomized trial of antioxidants supplements and anti – *Helicobacter pylori* therapy. J Natl Cancer Inst, 2000, 92 （23）: 1881 ~ 1888

64　Sung JJY, Lin SR, Ching JYL, et al. Atrophy and intestinal metaplasia one year after – cure of *H. pylori* infection: a prospective, randomized study. Gastroenterology, 2000, 119 （1）: 7 ~ 14

65　Keto Y, Ebata M, Okabe S, et al. Gastric mucosal changes induced by long term infection with *Helicobacter pylori* in Mongolian gerbils: effects of bacteria eradication. J Physiol Paris, 2001, 95 （1 – 6）: 429 ~ 436

66　Van der Hulst RW, Van der Ende A, Dekker FW, et al. Effect of *Helicobacter pylori* eradication on gastritis in relation to cagA: a prospective 1 – year follow – up study. Gastroenterology, 1997, 113 （1）: 25 ~ 30

67　Forbes GM, Warren JR, Glaser ME, et al. Long – term follow – up of gastric 此 histology after H. pylori eradication. J Gastroenterol Hepatol, 1996, 11 （7）: 670 ~ 673

68　You WC, Brown LM, Zhang L, et al. Randomized double – blind factorial trial of three treatments to reduce the prevalence of precancerous gastric lesions. J Natl Cancer Inst, 2006, 98 （14）: 974 ~ 983

第三篇　幽门螺杆菌感染与临床疾病

第三十五章　幽门螺杆菌感染与临床疾病概述

北京大学第一医院

一、幽门螺杆菌的发现是人们对许多上胃肠道疾病重新认识的里程碑
二、幽门螺杆菌感染已涉及多系统和多学科疾病
三、尚有争议的某些临床问题
　　（一）幽门螺杆菌感染与功能性消化不良的关系
　　（二）幽门螺杆菌感染与胃食管反流病的关系
　　（三）幽门螺杆菌感染与非甾体类抗炎药的关系
四、对幽门螺杆菌感染与临床疾病关系的研究从认识到再认识

一、幽门螺杆菌的发现是人们对许多上胃肠道疾病重新认识的里程碑

　　幽门螺杆菌（*Helicobacter pylori*，下称 *H. pylori*）的发现是医学上的一件大事，也是人们对许多临床疾病特别是对上胃肠道疾病重新认识的里程碑，因而 *H. pylori* 的发现者 Warren 和 Marshall 荣获了 2005 年度诺贝尔生理学和医学奖。

　　目前已经确认 *H. pylori* 与上胃肠道疾病中的 4 种疾病密切相关：①慢性胃炎；②消化性溃疡病；③胃癌；④胃黏膜相关性淋巴样组织恶性淋巴瘤（MALT 淋巴瘤）。

　　H. pylori 发现至现在已超过 27 年的历史，有关 *H. pylori* 与上胃肠道疾病之间关系已受到胃肠病学、微生物学、病理学、免疫学及毒理学等领域的学者或专家的极大关注。*H. pylori* 的发现使慢性胃炎和消化性溃疡病面临着一场病因学和治疗学上的革命，特别是对消化性溃疡发病机理的认识以及治疗原则发生了革命性的变化，根除 *H. pylori* 可以降低或预防消化性溃疡复发已被公认。*H. pylori* 是慢性活动性胃炎的重要病因，其证据符合 Koch 定律[1]：即病原体存在于患者体内，其存在部位与病变部位一致，清除原体病变好转，该病原体在动物体内可诱发与人相似的疾病。1994年世界卫生组织下属的国际癌肿研究机构根据前瞻性流行病学调查资料和胃癌发生过程中的演变规律，将 *H. pylori* 列入 I 类致癌因子，因而关于 *H. pylori* 与胃癌的研究也倍受人们关注。*H. pylori* 感染在 MALT 淋巴瘤发病中的作用也已确认，根除 *H. pylori* 后 MALT 淋巴瘤可以缩小甚至消失。

二、幽门螺杆菌感染已涉及多系统和多学科疾病

　　H. pylori 感染不仅与上胃肠道疾病相关，而且还涉及许多胃肠道外疾病。*H. pylori* 不仅涉及消化疾病，而且还涉及心脑血管、血液、内分泌、免疫、皮肤等多系统疾病，所以 *H. pylori* 感染是涉及多系统和多学科疾病的研究课题[3]，而且涉及的胃肠道外疾病范围很广，目前已有较多的研究

报道 H. pylori 感染与动脉粥样硬化、心脑血管疾病、血液系统疾病和皮肤病（如酒糟鼻、荨麻疹）、牙周疾病、儿童和胎儿的生长发育迟缓、不明原因的缺铁性贫血和特发性血小板减少性紫癜（ITP）等密切相关。还有研究报道硬化性胆管炎、原发性胆汁性肝硬化、胆囊炎、胆石症患者 H. pylori 感染率较高，以上疾病如果与 H. pylori 感染存在相关性，则对这些疾病的治疗和预防可能带来新思路和开辟新途径，其中不明原因的缺铁性贫血和特发性血小板减少性紫癜已在欧洲 Maastrecht III[2] 和国内第三次全国 H. pylori 共识[4]（2007.8 庐山）已被明确列入 H. pylori 根除适应证。但其他疾病与 H. pylori 感染是否存在相关性还需要更多的符合循证医学要求的多中心临床研究来证实。对于 H. pylori 感染如何会涉及如此广泛的临床疾病目前尚无法解释。有关 H. pylori 与胃肠道外疾病在本书有专章讨论，详见四十九章。

三、尚有争议的某些临床问题

（一）幽门螺杆菌感染与功能性消化不良的关系

对于 H. pylori 与功能性消化不良（FD）之间是否存在因果关系一直是广大学者争议的问题。不少学者认为 FD 与 H. pylori 感染无明显关系，理由是对 H. pylori 阳性的 FD 患者根除 H. pylori 并不能显著改善其消化不良症状；但多数学者则持相反观点，因为也有不少设计严谨的大样本临床研究证实 FD 患者在根除 H. pylori 之后可以显著提高生活质量。目前对 H. pylori 阳性的 FD 与慢性胃炎之间的关系以及 FD 与非溃疡性消化不良（NUD）的定义或本质一直存在争议，有关以上问题本书中有专章作解读和讨论，详见第七十五章。

（二）幽门螺杆菌感染与胃食管反流病的关系

胃食管反流病（GERD）发病率与 H. pylori 感染之间存在负相关，这一关系的本质尚未确定。根除 H. pylori 后 GERD 发病率增加的报道一直引起人们关注，有学者支持 H. pylori 对 GERD 有保护作用的观点，也有不少报道认为 H. pylori 感染与 GERD 发生无关，根除 H. pylori 后 GERD 发病率增加仅发生于原本已有 GERD 倾向的人群中，而 H. pylori 根除后使这一倾向得以暴露。至于 H. pylori 根除是否响质子泵抑制剂（PPI）对 GERD 的疗效？H. pylori 阳性的 GERD 患者长期服用 PPI 是否会引起或加重胃体黏膜萎缩发生、从而增加胃癌发生危险性也有争议。国内外对 H. pylori 若干问题共识意见是根除 H. pylori 不影响 PPI 对 GERD 的治疗，对长期需要接受 PPI 治疗的 GERD 应接受 H. pylori 根除治疗，根除 H. pylori 能阻止萎缩性胃炎的进展，并有可能逆转萎缩，但对肠化的作用尚不明确。

（三）幽门螺杆菌感染与非甾体类抗炎药的关系

H. pylori 感染和非甾体类抗炎药（NSAID）是消化性溃疡发生和增加溃疡出血的两个重要独立危险因素，两者致溃疡的机制是不同的，当两者同时存在时，其相互相作用比较复杂，这两个危险因素之间到底是协同、拮抗或无关作用目前尚有不同看法。

鉴于有时无法区分患者发生的溃疡或出血，是由于 H. pylori 感染还是 NSAID 作用或两者共同作用的结果，而当两者同时存在时则明显增加溃疡发生和出血的危险性，所以目前主张是对需长期服用 NSAID 者应该首先根除 H. pylori。

四、对幽门螺杆菌感染与临床疾病关系的研究从认识到再认识

自 H. pylori 被分离至今已 27 年余，27 年来 H. pylori 的研究得到迅速发展。H. pylori 感染的临床问题十分复杂，目前人们对 H. pylori 的研究已经从上胃肠道疾病扩展到胃肠道外疾病，尽管我们目前对 H. pylori 与某些胃肠道外疾病的关系认识非常粗浅，但我们相信未来的研究将会使我们像现在认识 H. pylori 与上胃肠道疾病（慢性胃炎，消化性溃疡、胃癌及 MALT 淋巴瘤）一样来认识 H. pylori 与某些肠道外疾病。所以，对 H. pylori 与胃肠道外疾病关系还有待作继续深入的研究，尤其对发病机制和干预途径的研究，还有关于上述尚有争议的一些临床问题都有待更多的循证医学的

证实。笔者相信对 *H. pylori* 与临床疾病关系的研究也是遵循一个从不认识—争议—认识—再认识的原则。

参考文献

1 Marshall BJ, Armstrong JA, McGechie DB, et al. Attempt to fulfill Koch's postulates for pylori campylobacter. Med J Aust, 1985, 142: 436~439

2 Malfertheiner P, Megraud F, O'Morain C, et al. Current concepts in the management of *Helicobacter pylori* infection: the Maastricht III Consensus Report. Gut, 2007, 56: 772~781

3 胡伏莲. 幽门螺杆菌感染是涉及多学科的研究课题. 中华医学杂志, 2008, 88 (22): 1513~1515

4 中华医学会消化病分会幽门螺杆菌学组/幽门螺杆菌科研协作组. 第三次全国幽门螺杆菌感染若干问题共识报告 (2007.8 庐山). 中华医学杂志, 2008, 88 (10): 652~656

第三十六章　幽门螺杆菌感染与胃炎

沈祖尧[1]　梁伟强[1]

孙兆金[2]　高　文[3]　译　　　胡伏莲[3]　校

[1]香港中文大学医学院　[2]清华大学校医院　[3]北京大学第一医院

一、概述

胃炎具有广泛的组织病理学改变，其临床诊断标准常比较模糊。这是因为在诊断胃炎时应用不精确和混乱的术语，以及过去对其病因不了解所造成的。Strickland 及 Mackay 结合形态学变化和病理生理学参数的改变，将胃炎分为 A 型（以胃体病变为主，伴有恶性贫血）和 B 型（以胃窦病变为主，或者是花斑状胃炎）[1]。Warren 和 Marshall 于 1982 年在胃炎患者中发现了幽门螺杆菌（*Helicobacter pylori*，下称 *H. pylori*），这引发了胃炎概念上的一场革命[2]。目前人们已经知道 *H. pylori* 感染是慢性胃炎最常见的原因，而且 *H. pylori* 相关性胃炎是非贲门部胃腺癌的癌前期病变。虽然本篇文章将集中介绍 *H. pylori* 相关性胃炎，但是应该指出 *H. pylori* 感染并不是胃炎的唯一原因。NSAIDS、放射线、缺血、克隆氏病、Menetrier 病和许多少见的胃部疾病亦可引起特异类型的胃炎，本篇将不赘述。

二、幽门螺杆菌与急性胃炎

急性 *H. pylori* 感染应注意与慢性 *H. pylori* 感染引起的活动性胃炎相区别，*H. pylori* 感染的急性期很少在临床实践中遇到。急性 *H. pylori* 感染时上皮细胞的反应表现为显著的退行性改变，包括黏液的损耗、细胞脱落及腺体的不典型增生。胃小凹里多形核粒细胞浸润及"腺窝脓肿"形成、表面渗出及浅表性糜烂均很常见，这在组织学上被命名为"急性活动性胃炎"。急性 H. pylori 相关性胃炎的临床症状包括上腹部痉挛性疼痛、恶心、呕吐及腹胀，亦可出现胃酸减少甚或无酸。

急性期通常持续大约 7 天，部分病人在此期间细菌可被清除，多形核细胞浸润消失，胃黏膜上皮恢复正常。但大部分病人的免疫反应不能清除 H. pylori 感染。再过 3~4 周，慢性炎症细胞逐渐聚集，并在组织学变化上渐变明显。因此，急性活动性胃炎的诊断这时应改为慢性活动性胃炎。关于 H. pylori 急性感染的不多的报道显示，胃体部炎症消散而胃窦部炎症持续存在。

三、幽门螺杆菌与慢性胃炎

慢性胃炎的病人有 95% 感染 H. pylori。人们已经认识到 H. pylori 可引起 3 种不同类型的慢性胃炎：①浅表性胃炎；②弥漫性胃窦胃炎（diffuse antral gastritis，DAG）；③多灶性萎缩性胃炎（multifocal atrophic gastritis，MAG）。H. pylori 感染导致的形态学改变不同的原因现今还不清楚。有人提出高胃酸分泌时，细菌的种植及胃炎的发生局限于胃窦如 DAG。而浅表性胃炎和 MAG 病人呈低胃酸分泌状态，浅表性胃炎可能是多灶性萎缩性胃炎发展过程中的早期阶段。同时人们还观察到，慢性胃炎起始于胃窦部，沿胃小弯逐渐扩展至全胃而呈现全胃炎。

H. pylori 相关性胃炎的特点是：①表面上皮变性；②多形核细胞浸润；③慢性炎症细胞浸润；④萎缩；⑤肠上皮化生。退行性改变如黏液耗损、上皮细胞转变为立方形、渗出及表皮细胞"脱落"，均是慢性胃炎的显著特征。表面上皮细胞的变化与 H. pylori 数目的多少有关，此发现支持细菌产物（如氨、空泡毒素、磷脂酶）对上皮细胞的直接毒性作用。多形核细胞的浸润是"活动性"慢性炎症的标志。表面上皮及固有层有中性粒细胞浸润，并聚集于胃小凹处形成"腺窝脓肿"。以淋巴细胞、浆细胞及一些嗜酸性粒细胞为主的慢性炎性细胞浸润是慢性胃炎的突出特点。慢性炎性细胞浸润的程度与感染 H. pylori 数目多少有密切关系，但是在伴有严重腺体萎缩和肠上皮化生的胃炎中炎性浸润却很少。

持续性慢性胃炎的特点是形成腺体萎缩和肠上皮化生（intestinal metaplasia，IM）。反复的黏膜损伤使腺体消失，引起黏膜萎缩（图 36-1），导致黏膜层变薄。并随着腺体的消失，出现糜烂和形成溃疡。随 H. pylori 感染时间的延长，萎缩的发生率及严重程度均有所增加。Correa 等追踪调查了 780 名具有正常胃黏膜或慢性浅表性胃炎的患者，平均 5.1 年重复一次胃镜检查，有 284 名患者发展成萎缩性胃炎，代表了每年 7.5% 的转变率[3]，萎缩既可能是细菌作用后的结果又可能是慢性炎症反应的结果。H. pylori 的慢性感染亦可引起胃黏膜上皮类似于肠黏膜上皮的形态学改变，称为肠上皮化生（图 36-2）。肠上皮化生是胃肠道黏膜对持续性感染的一种适应性现象。根据黏液含量和形态可将肠上皮化生分为 3 种主要类型：一种是"完全型"（Ⅰ型），化生上皮与正常的小肠上皮相似；另外两种是"不完全型"，杯状细胞与正常的胃黏膜细胞相似（Ⅱ型）或与硫黏蛋白染色的结肠型上皮相似（Ⅱb 型或Ⅲ型）。Ⅲ型肠上皮化生已被认为是发展成胃腺癌的高危因素。随着萎缩的加重，伴有肠上皮化生的胃黏膜分泌胃酸减少，不适合 H. pylori 的定居，因而细菌逐渐消失。H. pylori 的消失伴随慢性炎症的逐渐减轻，因此 H. pylori 相关性胃炎的后期大部分缺乏 H. pylori 和慢性炎性细胞。

四、致病机理

H. pylori 是非侵袭性病原体，但是能引起强烈的免疫反应。黏膜炎性细胞包括中性粒细胞、淋巴细胞、浆细胞和巨噬细胞。白细胞介素-8（IL-8）是胃黏膜上皮细胞暴露于 H. pylori 后分泌的强有力的中性粒细胞和淋巴细胞激活因子[5]。感染 CagA 阳性的 H. pylori 菌株可增强 IL-8 的分泌。被激活的中性粒细胞在黏附因子的帮助下与上皮细胞结合，通过上皮转移进入腺腔。通过肠黏膜 T 细胞和 B 细胞的上调，胃上皮细胞亦表达Ⅱ类主要组织相容性复合物（MHC）分子和 IL-7。

CD4 +（辅助性）T 细胞的激活引发 IL - 2 和 IFNγ 的分泌。IFNγ 在炎症早期具有广泛的作用，包括激活血管内皮细胞、巨噬细胞、中性粒细胞、细胞毒 NK 细胞、Ⅱ类 MHC 分子表达的上调以及 T 细胞和 B 细胞的分化。来自肠道的 T 细胞克隆选择性地增加 IgA 分泌性 B 细胞，并引起免疫球蛋白的产生（图 36 - 3）。

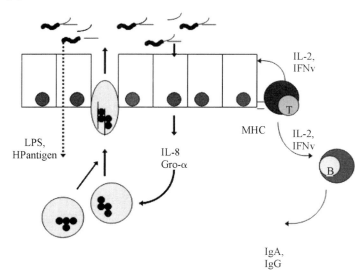

图 36 - 3　胃炎发展过程中免疫反应与上皮细胞的相互作用

目前对这种活动性炎性反应的细胞学机制了解很少，但 *H. pylori* 与胃黏膜上皮的接触是其中的关键一步。针对菌体 Lewis 抗原生成的血液抗原结合黏附素（BabA）可能是参与这种内在相互作用的重要成分之一。*H. pylori* 通过 BabA 产生的黏附作用可能是 VacA 和 CagA 传递的重要手段。感染 cagA +/vacA S1 +/BabA + *H. pylori* 的病人多数有较严重的组织学炎症反应[6]。同时，cag 基因岛与作为核蛋白输出管道的Ⅳ型分泌系统成分具有同源性。一旦 CagA 阳性 *H. pylori* 与胃黏膜上皮结合，cag Ⅳ型分泌系统可以将某些未知的细菌因子转运至宿主上皮细胞。已有证据显示，在与 *H. pylori* 接触的宿主上皮细胞内检测到 CagA 的酪氨酸磷酸化作用[7]。结果这些未知的细菌因子激活 NF - κB 和/或促分裂素激活的蛋白激酶（MAPK），诱导前炎性细胞因子如 IL - 8 的生成。另外，磷酸化的 CagA 诱导细胞骨架变化如细胞延长、伸展、丝状或板状伪足生成[8]。然而到目前为止，我们还不知道这些变化的真正意义。

五、幽门螺杆菌相关性胃炎的生理改变

有证据表明 *H. pylori* 相关性胃炎和胃酸分泌功能二者之间具有双向关系。一方面，胃酸的分泌影响 *H. pylori* 寄居在胃黏膜中的数量及其分布，并影响感染后黏膜炎症反应的严重程度。另一方面，*H. pylori* 相关性胃炎改变了胃黏膜的胃酸分泌功能。

H. pylori 感染引起基础胃泌素、食物刺激后胃泌素以及胃泌素释放肽（GRP）刺激后的胃泌素水平的升高[9]。这是因为 *H. pylori* 感染者胃窦 D 细胞分泌生长抑素下降、胃窦 G 细胞分泌胃泌素增加所致。十二指肠溃疡病人，高胃泌素血症导致大量的胃酸分泌；而在没有溃疡史的 *H. pylori* 感染者中，*H. pylori* 感染引起的高胃泌素血症并没有引起基础胃酸量和 GRP 刺激的胃酸量的显著增加，这种导致不同反应的原因还不清楚。

在慢性 *H. pylori* 感染患者中，胃体部的肠上皮化生和胃黏膜萎缩引起胃酸分泌的显著降低或完全的胃酸缺乏。胃酸分泌降低的原因部分是由于分泌性胃黏膜的萎缩，部分是由于通过目前还不清楚的机制引起酸分泌功能的抑制。这些病人根除 *H. pylori* 后胃酸分泌部分恢复，但是恢复的程度依赖于胃黏膜萎缩的严重程度。

　　慢性 *H. pylori* 感染及显著的胃酸分泌减少对解释 *H. pylori* 感染与随后发生的胃癌之间的相关性有重要的作用。虽然 *H. pylori* 感染与增加胃癌发生的危险性二者之间有密切关系，但是已经证明感染 *H. pylori* 的十二指肠溃疡病人具有较小的恶变概率。此意味着高胃酸病人尽管有 *H. pylori* 感染，发展成胃癌的机会却比较小。总之，*H. pylori* 感染导致明显增加的胃酸分泌，并伴有以胃窦部为主的胃炎。在另外一些病人，*H. pylori* 感染则导致胃酸分泌的明显抑制并伴有严重的胃体胃炎。对于一个病人来说，是什么决定了酸分泌反应的方式和胃炎类型？可能是宿主因素起的作用（图 36 - 4）。近来，El - Omar 及其同事提出白介素 - 1 基因簇多样性与 *H. pylori* 所致的低胃酸状态和胃癌有关，此多样性被认为能促进白介素 - 1 - β 的生成[10]。白介素 - 1 - β 是重要的前炎性细胞因子和强有力的胃酸分泌抑制物。尽管这一发现尚需对其他人口地区的研究证实，它仍能部分解释宿主对 *H. pylori* 反应的差别。

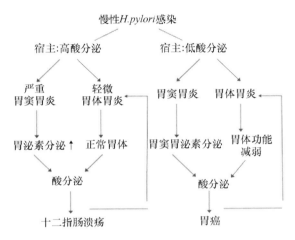

图 36 - 4　*H. pylori* 感染时不同宿主的生理反应（修改自 McColl，1996）

六、幽门螺杆菌相关性胃炎和胃食管反流性疾病

　　在我们观察到 *H. pylori* 感染率有下降趋势的同时，流行病学的证据显示西方国家近端胃癌的发生率正在快速上升。这种有趣的联系引发了关于 *H. pylori* 与 GERD 关系的一系列研究。现在我们已经知道在 GERD 病人中 *H. pylori* 感染率低[11]，这可能由 *H. pylori* 感染引起的慢性胃炎来解释。由于胃体是胃酸生成的主要区域，此区域的炎症和萎缩可造成胃酸分泌的大量减少，因此在 *H. pylori* 感染病人中很少会发生反流性食管炎[12,13]。相反，随炎症消退和胃酸分泌的恢复，在根除了 *H. pylori* 的病人中发生 GERD 就不难理解了[14]。

七、慢性胃炎和胃癌

　　支持 *H. pylori* 与胃癌相关的最重要证据来自 3 个流行病学研究[15~17]。根据这三个前瞻性研究所评估的发生胃癌的相对危险度（RR）分别为 2.8、3.6 和 6.0（总的 RR：3.8）。在最近的包括 2500 病人和 4000 名对照的 19 个临床研究中，*H. pylori* 感染病人总的胃癌风险率为 1.92（95% 可信区间为 1.32 ~ 2.78）[18]。而某些研究随访时间较短，*H. pylori* 感染所致胃癌的风险可能被低估。由于合并严重萎缩性胃炎的老年病人可能出现感染的自发消退，*H. pylori* 与胃癌的联系在年轻病人中更加明显，胃癌风险率从 ≥70 岁时 1.05 上升到 ≤29 岁时 9.29。

　　基于这些证据，世界卫生组织国际癌研究协会将 *H. pylori* 定为 I 级或明确的致癌因子[19]。人们推测从感染 *H. pylori* 到演变为癌的过程包括急性胃炎的发展，然后是慢性胃炎、胃黏膜萎缩、肠上皮化生、不典型增生和腺癌（图 36 - 5）。此演变过程是在基于大规模人群的抽样研究和群体研究的基础上，联系慢性胃炎和胃癌的早期观察得到的[3,4]。在逐步发展至恶性病变的过程中，估计发生萎缩的比率为每年 1.3%[20]，在一个 Columbian 研究中为 3.3%[4]。萎缩性胃炎发生的概率增加与感染 CagA 阳性 *H. pylori* 菌株有关[21]。低酸状态，如使酸分泌减少的手术和应用质子泵抑制剂，均可导致萎缩形成。

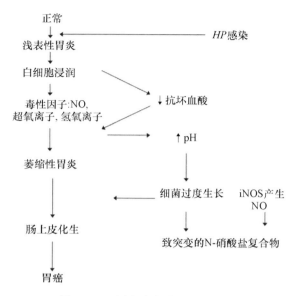

图 36-5 胃炎演变成胃癌的过程

虽然 *H. pylori* 感染可能是非贲门部胃癌发生的最主要危险因子，其他因素的协同作用亦不容忽视。高盐饮食、缺乏新鲜水果及蔬菜、吸烟、饮酒与咖啡等都是与胃癌发生有关的很重要的环境因素[22]。抗坏血酸（一种重要的自由基清除剂）的缺乏、高硝酸盐饮食（能够增加致癌物质 N-亚硝酸盐复合物的形成）都是已被确认的致癌因素。现已知胃的慢性炎症影响胃内抗坏血酸的分泌。胃萎缩引起的胃酸减少易于使非 *H. pylori* 的细菌在胃内过度生长而将硝酸盐转化为亚硝酸盐。

八、幽门螺杆菌相关性胃炎的诊断与评价

随着人们认识到 *H. pylori* 感染是胃炎的主要原因之一，而且对胃癌的发生具有重要影响，一种新的胃炎分类方法即悉尼系统胃炎分类法，在 1990 年悉尼世界胃肠病大会上产生[23]。悉尼系统强调将局部解剖、形态及病因综合成一体的重要性，目的在于产生一种临床实用且可以重复使用的胃炎诊断与评价系统。悉尼系由两个主要分支构成：①组织学；②内镜。组织学分支由三部分组成：A. 病因（前缀）；B. 解剖部位（核心）；C. 形态（后缀）。描述形态时，悉尼系统仅拟定了 3 种不同类型：Ⅰ. 急性胃炎；Ⅱ. 慢性胃炎；Ⅲ. 特殊类型胃炎。慢性胃炎形态变化的评估包括炎症、炎症的活动性、萎缩、肠上皮化生与 *H. pylori*。在这些参数中，对萎缩、炎症的活动性、肠上皮化生及 *H. pylori* 数目的多少用无、轻、中、重的分级来描述。三个部位的胃炎分别是：胃窦炎、胃体胃炎和全胃炎。与组织学的分级一样，内镜下所见的胃炎严重程度亦被分为无、轻、中、重。解剖部位与组织学划分一样。内镜下的显示如水肿、充血、脆性、渗出、平坦/隆起型糜烂、皱襞性增生/萎缩、血管的可见度、壁内出血点和结节形成等被用来描述炎症的特征。

悉尼系统建立 4 年后，病理学家在美国得克萨斯的汉斯顿对此种分类进行了重新评价[24]。最新的悉尼系统即汉斯顿系统，最主要的变动是在划分组织形态变化时采用了直观尺度。此分类系统实用且结果可以重复。

为了使胃炎的组织学评价标准化，最新的悉尼系统亦推荐了取材部位。检查时取 4 块标本，2 块来自胃窦，2 块来自胃体。胃窦的 2 块标本需分别来自胃窦的小弯侧（A$_1$）和大弯侧（A$_2$），均距幽门 2~3cm。胃体的 2 块标本需分别来自距胃角大约 4cm 的胃小弯（B$_1$）和距贲门大约 8cm 的

胃大弯中部（B₂）。胃体活检标本对治疗后的病例特别有价值，尤其在应用质子泵抑制剂（PPI）治疗时。虽然胃窦和胃体的活检标本已足够评价 *H. pylori* 感染和胃炎的情况，专家小组成员仍推荐在发现任何病变以及确定肠上皮化生和不典型增生的范围和程度时，应多处取材。既然经常在胃角切迹附近发现肠上皮化生和严重萎缩，人们认为亦有必要于此处（ⅠA）再取第5块活检标本（图36－6）。来自不同部位的活检标本被送至实验室时应分别标记，以方便得出最恰当的病理学诊断。标本包埋时亦应强调标本的正确方向。

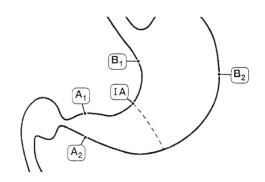

图36－6　评价 *H. pylori* 相关性胃炎推荐的活检部位
（采用 Dixon 等的最新悉尼分类系统）

九、幽门螺杆菌相关性胃炎的治疗

治疗 *H. pylori* 相关性胃炎有两个主要目的。首先，一些临床医生认为慢性胃炎引起了消化不良症状，治疗慢性胃炎或可减轻病人的症状。第二，治疗慢性胃炎或可防止发生胃癌。

许多研究证明成功根除 *H. pylori* 后可使内镜下所见胃炎及组织学胃炎消退，虽然此过程需要数月时间[25]。含铋剂三联（联合甲硝唑和四环素）和含质子泵抑制剂（PPI）三联（联合阿莫西林/甲硝唑和克拉霉素）均是有效的治疗方案。尽管能够成功根除 *H. pylori*，但关于 *H. pylori* 根除后是否能减轻消化不良症状还未达成一致意见，最近的研究结果并不支持这种治疗选择[26]。我们认为消化不良包括多种不同的症状，仅治愈 *H. pylori* 感染未必能减轻所有病人的症状。

治疗慢性胃炎是否能防止胃癌发生面临两个主要问题：①根除 *H. pylori* 后慢性胃炎可否复原；②治疗 *H. pylori* 相关性胃炎以防癌是否合乎经济效益。应用统计学方法比较两个妨碍因素：①普查 *H. pylori* 并治疗 *H. pylori* 阳性病人；②不检测 *H. pylori*，不治疗 *H. pylori* 感染，以治疗慢性胃炎阻止恶性演变过程，Parsonnet 指出即使在美国这种 *H. pylori* 感染率很低的国家抗 *H. pylori* 治疗亦很有价值[27]。对生活在高 *H. pylori* 感染率国家的人群、某些特殊群体和大于50岁的人群进行抗 *H. pylori* 治疗其价值更大。目前存在的问题是肠上皮化生和胃黏膜萎缩是否可以逆转。在一个经历了7年的追踪研究中，Forbes 等[28]比较了32例成功根除 *H. pylori* 的病人与22例失败病人，既未证实肠上皮化生与胃黏膜萎缩在这两群病人中有何差异，也未证实这二者会随着时间而发生改变。在另一方面，Uemura 等[29]随机抽取内镜下黏膜切除术后的早期胃癌病人进行研究，一组采用抗菌治疗，另一组则不用抗生素，他们的研究结果表明那些接受抗 *H. pylori* 治疗的病人出现了肠上皮化生的减轻和胃内新发癌的发生率减少。最近我们在山东省烟台市的一个大规模人口调查研究中评估了根除 *H. pylori* 在胃癌前病变消退中的作用。随机接受抗 *H. pylori* 治疗的病人一年后复查并与仅接受安慰剂治疗的病人相比，胃部炎症明显消退，胃癌前病变状态得到了改善[30]。这个结果同时被 Correa[31]在哥伦比亚进行的随访6年的类似研究所证实。有趣的是，在 Correa 的研究中，不仅根除

H. pylori 导致肠上皮化生消退，β－胡萝卜素和抗坏血酸也取得了同样的效果。这些令人鼓舞的结果说明慢性胃炎是可以逆转的，根除 *H. pylori* 的治疗可以防止胃癌的发生。

十、小结

随着 20 年前 *H. pylori* 的发现，人们对胃炎的理解有了很大进展，对于 *H. pylori* 相关性胃炎，中华医学会消化病学分会于 2006 年也达成了新的共识[32]。对 *H. pylori* 在胃炎发生中的重要性有了更好的评价。*H. pylori* 感染是慢性胃炎的最常见原因，但感染后的结局很大程度上依赖于细菌种属和宿主的反应。因为居于世界肿瘤死亡前列的胃腺癌与慢性胃炎关系密切，所以大规模的普查和治疗 *H. pylori* 相关性胃炎是一项对公众健康事业很有吸引力的措施。

参考文献

1 Strickland RG, Mackay IR. A reappraisal of the nature and significance of chronic atrophic gastritis. Am J Dig Dis, 1973, 18: 426~440

2 Warren JR, Marshall B. Unidentified curve bacilli on gastric epithelium in active chronic gastritis. Lancet, 1983, I: 1273~1275

3 Correa P, Haenszel W, Cuello C, et al. Gastric precancerous process in a high risk population: cohort follow-up. Cancer Res, 1990, 50: 4737~4740

4 Correa P, Haenszel W, Cuello C, et al. Gastric precancerous process in a high risk population: cross-sectional studies. Cancer Res, 1990, 50: 4731~4736

5 Crabtree JE, Wyatt JI, Trejdosiewicz LK, et al. Interleukin-8 expression in *Helicobacter pylori* infected, normal and neoplastic gastroduodenal mucosa. J Clin Pathol, 1994, 67: 61~66

6 Prinz C, Schoniger M, Rad R, et al. Key importance of the Helicobacter pylori adherence factor blood group antigen binding adhesin during chronic gastric inflammation. Cancer Res, 2001, 61: 1903~1909

7 Odenbreit S, Puls J, Sedlmaier B, et al. Translocation of *Helicobacter pylori* cagA into gastric epithelial cells by type IV secretion. Science, 2000, 287: 1497~1500

8 Segal ED, Cha J, Lo J, et al. Altered states: involvement of phosphorylated CagA in the induction of host cellular growth changes by *Helicobacter pylori*. Proc Natl Acad Sci USA, 1999, 96: 14559~14564

9 El-Omar EM, Penman ID, Ardill JES, et al. *Helicobacter pylori* infection and abnormalities of acid secretion in patients with duodenal ulcer disease. Gastroenterol, 1995, 109: 681~691

10 El-Omar EM, Carrington M, Chow WH, et al. Interleukin-1 polymorphisms associated with increased risk of gastric cancer. Nature, 2000, 404: 398~402

11 Wu JC, Sung JJ, Ng EK, et al. Prevalence and distribution of *Helicobacter pylori* in gastroesophageal reflux disease: a study from the East. Am J Gastroenterol, 1999, 94: 1790~1794

12 El-Serag HB, Sonnenberg A, Jamal MM, et al. Corpus gastritis is protective against reflux oesophagitis. Gut, 1999, 45: 181~185

13 Wu JCY, Sung JJY, Chan FKL, et al. *Helicobacter pylori* infection is associated with milder gastro-oesophageal reflux disease. Aliment Pharmacol Ther, 2000, 14: 427~432

14 Labenz J, Blum AL, Bayerdorffer E, et al. Curing *Helicobacter pylori* infection in patients with duodenal ulcer may provoke reflux esophagitis. Gastroenterology, 1997, 112: 1442~1447

15 Forman D, Newell DG, Fullerton F, et al. Association between infection with *Helicobacter pylori* and risk of gastric cancer: evidence from a prospective investigation. Br Med J, 1991, 302: 1302~1305

16 Parsonnet J, Freidman GD, Vandersteen DT, et al. *Helicobacter pylori* infection and risk for gastric cancer. N Engl J Med, 1991, 325: 1127~1131

17 Nomura A, Stemmermann GN, Chyou PH, et al. *Helicobacter pylori* infection and gastric carcinoma in a population of Japanese-Americans in Hawaii. N Engl J Med, 1991, 325: 1132~1136

18 Huang JQ, Sridhar S, Chen Y, et al. Meta – analysis of the relationship between *Helicobacter pylori* seropositivity and gastric cancer. Gastroenterology, 1998, 114: 1169 ~ 1179

19 IARC Working Group on the Evaluation of Carcinogenic Risk to Humans, Schistosomers, Liver Flukes and *Helicobacter pylori*. Vol 61 of IARC monographs on the evaluation of carcinogenic risks to humans. Lyon: International Agency for Research on Cancer, 1994

20 Ihamaki T, Saukkonen M, Siurala M. Long – term observation of subjects with normal mucosa and with superifical gastritis: results of 23 ~ 27 years' follow – up examinations. Scand J Gastroenterol, 1978, 13: 771 ~ 774

21 Kuipers EJ, Perez – Perez GI, Meuwissen SGM, et al. *Helicobacter pylori* and atrophic gastritis: imporance of the cag A strain. J Natl Cancer Inst, 1995, 87: 1777 ~ 1780

22 Hansson LE, Engstrand L, Nyren O, et al. *Helicobacter pylori* infection: independent risk indicator of gastric adenocarcinoma. Gastroenterol 1993; 105: 1098 ~ 1103

23 Misiewicz JJ, Tytgat GNJ, Goodwin CS, et al. The Sydney System: A new classification of gastritis. J Gastroenterol Hepatology, 1990, pp 1 ~ 10

24 Dixon MF, Genta RM, Yardley JH, et al. Classification and grading of gastritis: The updated Sydney System. Am J Surg Pathol, 1996, 20: 1161 ~ 1181

25 Genta RM, Hamner HW, Graham DY. Gastric lymphoid follicles in *Helicobacter pylori* infection: frequency, distribution and response to tripe therapy. Human Pathol, 1993, 24: 577 ~ 583

26 Laine L, Schoenfeld P, Fennerty MB. Therapy for *Helicobacter pylori* in patients with nonulcer dyspepsia. A meta – analysis of randomized, controlled trials. Ann Intern Med, 2001, 134: 361 ~ 369

27 Parsonnet J, Harris RA, Hack HM, et al. Modelling cost – effecitveness of *Helicobacter pylori* screening to prevent gastric cancer: a mandate for clinical trials. Lancet, 1996, 348: 150 ~ 154

28 Forbes GM, Warren JR, Glaser ME, et al. Long – term follow – up of gastric histology after *Helicobacter pylori* eradication. J Gastroenterol Hepatol, 1996, 11: 670 ~ 673

29 Uemura N, Mukai T, Okamoto S, et al. Effect of *Helicobacter pylori* eradication on subsequent development of cancer after endoscopic resection of early gastric cancer. Cancer Epidemiol Biomarkers Prev, 1997, 6: 639 ~ 642

30 Sung JJY, Lin SR, Ching JYL, et al. Atrophy and Intestinal Metaplasia One Year After Cure of *H. pylori* Infection: A Prospective, Randomized Study. Gastroenterology, 2000, 119: 7 ~ 14

31 Correa P, Fontham ETH, Bravo JC, et al. Chemoprevention of gastric dysplasia: randomized controlled trial of antioxidant supplements and anti – *Helicobacter* therapy. J Natl Cancer Inst, 2000, 92: 1881 ~ 1888

32 中华医学会消化病学分会. 中国慢性胃炎共识意见. 胃肠病学, 2006, 11 (11): 674 ~ 684

第三十七章 幽门螺杆菌感染与十二指肠溃疡

顾 芳 李益农

北京大学第三医院

自 1982 年 Marshall 和 Warren 成功地从人胃黏膜活检标本中分离培养出幽门螺杆菌（*Helicobacter pylori*，下称 *H. pylori*）以来，大量的研究证明 *H. pylori* 是引起慢性 B 型胃炎的病因，并与消化性溃疡特别是十二指肠溃疡（duodenal ulcer，DU）有密切关系。

一、幽门螺杆菌与十二指肠溃疡的关系密切

现有的大量事实证明 *H. pylori* 在 DU 的致病中具有非常重要的作用。

（一）幽门螺杆菌引起的胃炎是发生十二指肠溃疡的一个重要基础

十二指肠溃疡均发生在慢性胃炎的组织学基础上。早在 *H. pylori* 被发现之前，人们即已发现胃部炎症与 DU 有关。流行病学研究表明，胃炎的分布部位、严重程度及进展情况与胃酸分泌及 DU 的发生密切相关[1]。而 *H. pylori* 为慢性炎症的主要病因，并存在于几乎所有 DU 患者。许多临床及研究资料证实 DU 患者有较重的胃窦炎；而胃溃疡患者有全胃炎。有研究显示 1% ~6% 的 *H. pylori* 感染者有溃疡病变，多为 DU。而且随访 *H. pylori* 感染者 10 ~20 年，约有 10% ~15% 患者将发生溃疡。*H. pylori* 感染人群发生 DU 的危险性为非 *H. pylori* 感染人群的 9 倍以上[2]。

（二）十二指肠溃疡患者有较高的幽门螺杆菌检出率

H. pylori 在世界各地广泛存在，80% 以上甚至 100% 的 DU 患者存在 *H. pylori* 感染。相反，在

H. pylori 感染率低于 5% 的澳大利亚土著居民中则很少发生 DU[3,4]。Borody 等发现，在无服用非甾体类抗炎药（NSAIDs）等病史的患者中，无 *H. pylori* 感染的溃疡病患者非常少见。他们研究 300 例 DU 患者，其中 284 例存在 *H. pylori* 感染，*H. pylori* 阴性的 16 例患者中，仅 1 例既无 NSAIDs 服用史，也无其他引起 DU 的疾患。故认为与 *H. pylori* 无关的溃疡仅占 0.3%，且其中绝大多数与服用 NSAIDs 有关。提示 *H. pylori* 与 DU 关系密切[5]。

（三）根除幽门螺杆菌可加速溃疡愈合及减少溃疡复发

根除 *H. pylori* 可以加速溃疡的愈合；根除 *H. pylori* 还可以使溃疡复发率显著降低[6]。这是 *H. pylori* 在 DU 致病中起作用的最有力证据。抗 *H. pylori* 药物可促进溃疡愈合，可达到与 H_2 受体拮抗剂相近甚至相同的疗效[7~9]。传统的抑酸剂加用抗生素后可加速溃疡的愈合[6,10]。尚有报道部分难治性 DU，经抗 *H. pylori* 治疗得以愈合[11,12]。大量研究证实，*H. pylori* 根除后 DU 的复发率明显降低。Mohamed 等总结分析 700 例 DU 患者的复发情况发现，未根除 *H. pylori* 者 1 年内溃疡复发率达 80%，而根除 *H. pylori* 者复发率仅为 4%，差异显著[13]。

（四）幽门螺杆菌的某些菌株与十二指肠溃疡的发病有关

研究发现从溃疡病患者与从胃炎患者分离出的菌株，在基因和功能方面均有差异。大量的研究结果表明，只是 *H. pylori* 的某些菌株与溃疡的发生有关，而且其致溃疡潜能与菌株特异性因子如空泡毒素（vacuolating cytotoxin，VacA）、细胞毒素相关蛋白（cytotoxin associated protein，CagA）、与上皮细胞接触而产生的基因（iceA）等毒力因子有关。

VacA 是 *H. pylori* 非常重要的一个毒力因子。1988 年 Leunk 等发现 *H. pylori* 肉汤培养基的上清液中含有一种分子量为 87kDa 的细胞毒素，它可诱发培养细胞不同程度的空泡样变性，这种毒素称为 VacA，编码 VacA 的基因称为 vacA。根据 *H. pylori* 产 VacA 与否可将其分为产毒株和非产毒株，约 50%~60% 的 *H. pylori* 为产毒菌株。研究发现从消化性溃疡患者体内分离出的 *H. pylori* 中，产毒菌株（40%~100%）明显高于慢性胃炎患者（25%~26%）[14,15]。Marchetti 等用无病原小鼠经口接种新鲜的 *H. pylori* 临床分离株，发现产毒株可引起类似人感染 *H. pylori* 后的胃黏膜病变，包括胃腺结构丧失、糜烂及溃疡形成、固有层内炎症细胞浸润等；而非产毒株则不引起上述改变[16]。经口灌服 VacA 可引起小鼠胃黏膜炎症、糜烂，并可使大鼠实验性乙酸溃疡的愈合延迟[17~19]。临床感染产毒株的患者，比感染非产毒株更有可能产生特异性抗毒素抗体，胃窦黏膜内多形核炎症细胞的浸润也更为严重[20]。

无论是产毒株还是非产毒株均存在 vacA 基因，产 VacA 与否取决于基因的表达形式。研究发现溃疡病患者的 *H. pylori*，产 VacA 的 vacA 基因型占 91%，而慢性胃炎患者中只占 48%。近年研究发现在 vacA 基因结构中存在不同的信号序列区（s_{1a}，s_{1b}，s_2）和两个中间区（m_1，m_2），s 和 m 以不同形式组成 vacA 的嵌合体。后来研究发现 s_1 型中除 s_{1a}、s_{1b} 亚型外，还有 s_{1c} 亚型，m_1 型中有 m_{1a}、m_{1b}、m_{1c} 亚型，m_2 型中还有 m_{2a} 和 m_{2b} 亚型。不同类型与细胞毒素的产生及 *H. pylori* 菌株致病性密切相关，其中含 s_1 或 m_1 基因型的菌株比含 s_2 或 m_2 基因型菌株的毒力更大，因此，s_{1a}/m_1 型菌株毒力最大，s_2/m_2 型菌株检测不到毒素活性，而 s_1/m_2 型菌株介于二者之间[21]。研究显示与 s_2 型相比，s_1 型与消化道溃疡的发生相关性更强；在不同地区之间，m_1 型和 m_2 型与消化道溃疡的相关性研究结果并不一致。

CagA 是 *H. pylori* 另一重要的毒力因子，编码 CagA 的基因为毒素相关基因 A（cytotoxin associated gene A，cagA），几乎所有 cagA 阳性菌株均可产生 CagA。cagA 位于 *H. pylori* 致病岛内，是评价 *H. pylori* 毒力指标之一，它与空泡毒素密切相关，但并不直接调节毒素活性。大约 60%~70% 的 *H. pylori* 菌株含有 cagA 并表达 CagA。CagA 阳性菌株感染在胃内定植的数量远多于 CagA 阴性的菌株，并产生更多的炎症因子及更明显的急性和慢性炎症。CagA 阳性菌株与消化性溃疡有密切的关系。Crabtree 等的研究显示，80% 的 *H. pylori* 阳性 DU 患者的血清内可检测到 CagA 蛋白的 IgG 抗体，而在 *H. pylori* 阳性健康人群及非溃疡性消化不良患者中，其抗体阳性率则分别为 52% 及 44%，且 DU 患者体内抗体浓度也明显高于后两者[22]。Blaser 等则报告高达 100% 的 DU 患者血清中可检测到 CagA 蛋白的 IgG 及 IgA 抗体，而在慢性胃炎患者的血清中仅 60% 可检测到此种抗体[23]。此外，许多研究发现，从 DU 患者分离出的 H. pylori 中，cagA 阳性株占 80% ~ 100%，慢性胃炎患者中只占 40% ~ 60%，提示 cagA 基因及其产物 CagA 蛋白与 DU 密切相关。但另外一些研究则未能显示 cagA 基因与 DU 的相关性。因此，cagA 基因与 DU 的发生关系尚有待进一步研究。

近年 H. pylori 被分为两大类型，Ⅰ 型为具有 cagA 并表达 CagA 及 VacA，约占 56%；Ⅱ 型无 cagA，不表达 CagA 及 VacA，约占 16%[24]。另有 28% 属中间型，仅表达 CagA 或 VacA。与 Ⅱ 型 H. pylori 菌株相比，Ⅰ 型 H. pylori 菌株可产生更严重的组织炎症，似乎更具有引起溃疡的致病力[15,25~27]。有研究显示 vacA 的基因亚型为 vacA s_1 或 vacA m_1 且 cagA 阳性菌株与 DU 的发病相关。

对于 H. pylori 毒力基因 iceA 和 babA2 与 DU 的关系，目前不同国家和地区的研究结果并不一致[28,29]。iceA 基因是独立于 cagA 和 vacA 的一种毒力因子，见于所有 H. pylori 菌株。iceA 有两个等位基因型 $iceA_1$ 和 $iceA_2$，西方的一些研究显示 $iceA_1$ 与消化性溃疡有显著相关性，认为 iceA 是 H. pylori 感染后发展为消化性溃疡的标志基因。也有少数西方学者发现 $iceA_2$ 基因和消化性溃疡关系密切。而日本、英国及我国学者的研究则未能证实 iceA 与消化性溃疡的相关性，提示 iceA 基因与溃疡的关系可能还与地域、种族等其他因素有关。BabA 蛋白是 H. pylori 的外膜蛋白之一，可介导 H. pylori 黏附于人胃上皮细胞的血型抗原 Lewis B，BabA 有两个等位基因，$babA_1$ 和 $babA_2$。西方人群的研究表明 $babA_2$ 与消化性溃疡有相关性，是判断消化性溃疡的可靠标志物，$babA_2$ 以及 cagA 和 $vacAs_1$ 均为阳性的菌株与 DU 的发生显著相关。但日本的研究未发现 $babA_2$ 与消化性溃疡的这种相关性。

此外，与 DU 的发病相关的 H. pylori 毒力因子可能尚包括 H. pylori 外膜蛋白 oipA、DU 促进基因 dupA、促细胞因子诱导基因 PicA 和 PicB 等。它们与 DU 的关系有不同的研究结果，有待进一步明确[30~32]。

综上所述，H. pylori 的某些毒力因子与其致溃疡作用密切相关，但 H. pylori 的各种毒力因子均具有遗传多样性和地区分布的差异。这些毒力因子在病变过程中所起的作用也不尽相同，对这些毒力因子的深入研究有助于阐明 H. pylori 的致病机理，并有望更好的解释 H. pylori 与疾病之间的关系。

二、幽门螺杆菌引起十二指肠溃疡的致病机制

关于 H. pylori 导致 DU 的致病机制，目前主要有以下五种学说[33]。

（一）胃上皮化生学说（the gastric metaplasia theory）

H. pylori 通过定植于十二指肠内的胃化生上皮，引起黏膜损伤并导致 DU 形成。这一过程与 H. pylori 相关性胃炎的致病过程相似。十二指肠内胃上皮化生是 H. pylori 定植并导致溃疡形成的先决条件。现认为十二指肠内胃上皮化生与十二指肠内高胃酸负荷有关，而高酸负荷是由于胃酸分泌增加引起。这可能与 H. pylori 感染有关，也可能与病人先天泌酸功能增强或壁细胞对胃泌素刺激的敏感性增强有关。DU 患者的胃酸水平大多增高，部分患者胃酸水平正常。但多数患者存在胃酸代谢紊乱，表现为夜间胃酸分泌增加，以及胃排空加速，而使十二指肠承受高酸负荷[34]。H. pylori 定植于胃化生上皮后，H. pylori 释放的毒素、破坏性的酶类以及激发的免疫反应导致十二指肠炎症的产生。由于炎症黏膜对其他致溃疡因子的攻击耐受力下降，导致溃疡的发生，或者重度炎症本身导致溃疡产生。其他致溃疡的遗传和环境易患因素可能在三个水平上起作用[34]：①决定胃上皮化生的产生；②决定宿主对 H. pylori 的易感性；③决定有炎症的十二指肠黏膜是否产生溃疡。

在十二指肠内，H. pylori 仅在胃上皮化生部位附着定植，为本学说的一个有利证据。胃上皮化生几乎均发生于十二指肠的第一部，且常发生于十二指肠炎邻近的区域，与 DU 的分布相似。此外，Crabtree 等[35] 发现十二指肠炎患者的十二指肠黏膜内，对 H. pylori 感染存在一种特异性的局部

IgA 反应。这种免疫反应在十二指肠的第一部最为明显，而在十二指肠的第二部及十二指肠远端则明显减弱。但活检显示的十二指肠内 *H. pylori* 感染的情况却令人失望。Madsen 等[36] 仅在 15.1% 活动期 DU 病人的十二指肠内检测到 *H. pylori*，Wyatt 等[37] 在十二指肠炎区域检测的 *H. pylori* 阳性率也仅为 56%。所以胃上皮化生学说还有不完善之处，有待进一步证实。

（二）胃泌素—胃酸学说（the gastrin – acid theory）

H. pylori 通过使胃泌素及胃酸分泌增加而导致溃疡的产生。多年来，一直认为高胃酸为溃疡形成的最主要因素。DU 患者的血清胃泌素水平常较高，并且有高酸分泌，壁细胞的数量也较多。"无酸无溃疡"一直为治疗溃疡病的理论基础。现有许多证据说明，*H. pylori* 感染可通过多种机制改变胃泌素及胃酸的分泌功能。

许多研究发现，*H. pylori* 感染可引起胃泌素水平的增高。*H. pylori* 阳性的 DU 患者及 *H. pylori* 阳性的健康志愿者，血清胃泌素水平明显高于 *H. pylori* 阴性的对照组。Levi 等发现 *H. pylori* 阳性 DU 患者的基础及餐后胃泌素水平均高于 *H. pylori* 阴性的 DU 患者。此外，*H. pylori* 感染尚可引起空腹、进餐后及胃泌素释放肽（gastrin – releasing peptide，GRP）刺激后的胃泌素水平升高，并且根除 *H. pylori* 后，基础和刺激后的血清胃泌素可降至正常[38~43]。*H. pylori* 感染者的高血清胃泌素血症是 C – 17 型胃泌素升高的结果，主要来源于胃窦 G 细胞。胃泌素除了可以促进胃酸分泌外，还对泌酸区黏膜有营养作用。长期的高胃泌素血症可导致泌酸区的壁细胞和 ECL 细胞过度增生和功能亢进，从而引起胃酸分泌增加。关于 *H. pylori* 感染后导致胃泌素释放增加的机制尚不十分清楚，可能的机制包括：①许多学者认为 *H. pylori* 相关高胃泌素血症主要是由于 D 细胞释放生长抑素（SS）减少使其抑制胃泌素释放作用受损所致[44~47]。胃窦黏膜中，释放胃泌素的 G 细胞与释放 SS 的 D 细胞相邻，SS 通过旁分泌的途径对 G 细胞释放胃泌素有显著的抑制作用。*H. pylori* 感染抑制了 D 细胞的功能，导致 SS 分泌减少，从而也削弱了对 G 细胞的抑制功能；②*H. pylori* 的尿素酶水解尿素产生氨，使胃窦局部 pH 值增高，破坏了胃酸对胃泌素分泌的反馈性抑制作用，导致胃窦部 G 细胞胃泌素释放的增加。但有人给胃腔内灌注胃泌素抑制剂，并不能使 *H. pylori* 感染者的血清胃泌素水平降低；将胃内的 pH 恒定在 2.5 或 5.5 时，对 *H. pylori* 相关性高胃泌素血症并无明显影响，表明 *H. pylori* 促胃泌素增多的原因与胃腔内的 pH 或尿素酶活性没有关系；③*H. pylori* 自身产物或炎症反应产物刺激 G 细胞释放胃泌素。TNF – α、IL – 1β 、IL – 8 等能直接刺激 G 细胞释放胃泌素；*H. pylori* 产生的 N – α – 甲基组胺为一种 H_3 受体激动剂，它可以刺激 D 细胞上的 H_3 受体，抑制 SS 的释放，从而使胃泌素的分泌增加；④*H. pylori* 感染者胃黏膜内的 G 细胞数量并不增多，而黏膜内胃泌素含量增高，提示可能是胃黏膜内的 G 细胞对刺激的敏感性增强的结果；⑤*H. pylori* 可干扰胆囊收缩素（CCK）刺激 SS 的释放，从而增加胃泌素的分泌。正常情况下，CCK 可通过激活 D 细胞上的 CCK – A 受体，导致 D 细胞释放 SS，进而抑制胃泌素的释放。Konturek 等报道 *H. pylori* 阳性 DU 患者的胃泌素分泌明显增多，在 *H. pylori* 根除前予 CCK – A 受体拮抗剂对胃泌素释放无影响，但于根除 *H. pylori* 后再予 CCK – A 受体拮抗剂时，则胃泌素释放增加，从而认为 *H. pylori* 可使 CCK 对 G 细胞释放胃泌素的反馈抑制机制发生障碍。

目前关于 *H. pylori* 对胃泌素影响的研究结果比较一致，但 *H. pylori* 对胃酸的影响，各家的报告则不尽相同。Harris 等[48] 发现 *H. pylori* 阳性 DU 患者的基础胃酸分泌量、GRP 刺激的胃酸分泌量及外源性胃泌素刺激的最大胃酸分泌量均明显高于 *H. pylori* 阴性健康志愿者，且上述改变于根除 *H. pylori* 6 个月后下降至正常对照的水平，故认为 DU 的高酸分泌是由 *H. pylori* 所致。其他数项有关研究也得出了相似的结论[39,40]。此外，有研究显示 *H. pylori* 阳性健康志愿者的基础胃酸分泌量、GRP 刺激的胃酸分泌量也高于 *H. pylori* 阴性对照组，但升高的程度小于 DU 患者，且以上异常在根除 *H. pylori* 后也得以纠正，但外源性胃泌素刺激的最大胃酸分泌量在 *H. pylori* 阳性和阴性健康志愿者中无明显差异，提示二者的壁细胞数量相似。与上述报告不同，有一些研究则未能证实 *H. pylori* 与胃酸分泌有固定的联系。多项研究发现 *H. pylori* 阳性 DU 患者在根除 *H. pylori* 后，其基础胃酸分泌量、外源性胃泌素刺激的最大胃酸分泌量与根除前并无明显变化。有的研究随访至 *H. pylori* 根除后 12 个月，也未能发现基础胃酸分泌量、外源性胃泌素刺激的最大胃酸分泌量较 *H. pylori* 根除前有明显下降[40,49~52]。还有研究显示 *H. pylori* 阳性与 *H. pylori* 阴性健康人的胃酸分泌无明显差异，胃酸分泌也不随 *H. pylori* 的清除而改变。*H. pylori* 感染导致胃泌素水平升高，但胃酸的分泌却不受影响，其机制尚不清楚，有待进一步研究。

　　H. pylori 阳性 DU 患者的胃酸分泌异常，*H. pylori* 引起的胃泌素水平增高可能只是其部分原因[40,53,54]。Omar 等[40]的研究显示 *H. pylori* 阳性 DU 患者的胃酸分泌异常还可能与泌酸黏膜对胃泌素的反应增强有关，他们发现尽管 *H. pylori* 阳性 DU 患者及 *H. pylori* 阳性的健康志愿者二者的血清胃泌素水平相似，但 *H. pylori* 阳性 DU 患者的基础胃酸分泌都高于后者；*H. pylori* 阳性 DU 患者根除 *H. pylori* 1 个月后，虽然血清胃泌素恢复正常，但基础胃酸分泌仍高；*H. pylori* 阳性 DU 患者基础胃酸分泌于根除 *H. pylori* 1 年内完全恢复正常，但并不伴有血清胃泌素的进一步下降。所以，认为 *H. pylori* 阳性的 DU 患者的基础胃酸分泌异常，不能完全用胃泌素释放增多解释，可能还与泌酸黏膜对胃泌素的反应增强有关。他们通过对 *H. pylori* 根除前、后 GRP 刺激的胃酸分泌量进行分析，也得出了相同的结论。但这一观点并未得到其他研究的证实，有研究显示壁细胞的敏感性在 *H. pylori* 根除前、后并没有明显变化。Omar 等的研究还显示，尽管 *H. pylori* 阳性的 DU 患者，高胃泌素血症于 *H. pylori* 根除后得以纠正，但胃泌素刺激的最大胃酸分泌量却未能下降。根除 *H. pylori* 1 年后，其水平仍不正常，提示根除 *H. pylori* 并未能使增多的壁细胞数量发生改变。胃泌素对泌酸黏膜有营养作用，继发于 *H. pylori* 感染所致的长时间的高胃泌素血症可引起壁细胞数量的增加，但用 *H. pylori* 感染所致的高胃泌素血症不好解释 Omar 等的研究结果。因为 *H. pylori* 感染引起的高胃泌素对壁细胞的营养作用，于 *H. pylori* 根除数月至 1 年时应该消失。这可从佐林格－埃利森综合征患者中得到间接的证实。佐林格－埃利森综合征患者肥厚的胃黏膜及增多的壁细胞数量常于肿瘤切除后数月内恢复正常[40,55]。所以，DU 患者壁细胞数量增多也可能为遗传性，或可能由与 *H. pylori* 无关的其他环境因素所致。DU 患者的壁细胞数量增加，使患者在感染 *H. pylori* 后更易形成溃疡。*H. pylori* 感染与胃酸分泌之间的相互作用相当复杂，有待进一步明确。

　　（三）介质冲洗学说（the mediater wash down theory）

　　H. pylori 引起的细胞因子或其他炎性介质在胃排空时冲至十二指肠而导致溃疡的产生。此理论认为十二指肠黏膜的损伤是由于从胃内排至十二指肠的炎性介质所造成，此学说的优点在于可以解释十二指肠内多无 *H. pylori* 存在，但可发生黏膜损伤。多项研究显示，虽然绝大多数甚至 100% DU 患者伴有 *H. pylori* 相关性胃炎，但十二指肠黏膜活检的 *H. pylori* 阳性率相对较低。*H. pylori* 阳性的十二指肠炎患者，其十二指肠第一部存在对 *H. pylori* 特异性的局部 IgA 反应，而于第二部及远端十二指肠则这种反应明显减弱，这是支持该学说的另一有力证据。此学说与 *H. pylori* 为一非侵入性细菌这一事实相一致。如果 *H. pylori* 可直接侵入黏膜细胞，则不难发现相应的组织学改变。事实是组织学检查 *H. pylori* 只附着于黏膜表面，周围有白细胞浸润，黏膜细胞基本正常。而且，有动物实验表明 *H. pylori* 本身不足以引起大鼠胃黏膜的损伤[56]。

　　已有许多研究证实 *H. pylori* 感染导致多种介质的释放，包括空泡毒素、乙醛、血小板活化因子、白细胞介素等。Kozol 等发现 *H. pylori* 相关性胃炎患者有高水平的中性白细胞趋化活性，可能为 *H. pylori* 产生的中性白细胞趋化因子作用的结果[57,58]。类似的细菌产物可以刺激多形核白细胞-内皮细胞的黏附，并在一定条件下激活多形核白细胞。但白细胞趋化因子由 *H. pylori* 本身产生还是通过损伤组织释放，尚待研究。因此，*H. pylori* 及相关炎症黏膜产生的生物活性产物，可能为联系 *H. pylori* 相关胃炎及 DU 的纽带。这些介质随胃液排入十二指肠，从而引起免疫反应和黏膜损伤，并导致 DU 的产生。但仅是从胃排至十二指肠的介质本身可能不足以导致溃疡的产生，Ross 等发现 *H. pylori* 培养上清液（无论是否带有活菌）未能造成大鼠胃黏膜损伤，除非胃黏膜事先已受损伤[59]。因此胃酸等导致的黏膜损伤可能为 *H. pylori* 引起 DU 的先决条件。

（四）免疫损伤学说（the immunologic damage theory）

H. pylori 通过免疫机制导致溃疡的产生。此学说认为黏膜损伤是未能根除 *H. pylori* 而引发的持续免疫反应的结果[60]。*H. pylori* 可导致从急性炎症反应到体液及细胞免疫等一系列免疫反应，并导致黏膜损伤的发生。

H. pylori 引发的免疫反应，首先表现为炎症细胞的非特异性浸润。无论胃或十二指肠胃化生黏膜，感染 *H. pylori* 后均表现有明显的中性白细胞浸润。不同的 *H. pylori* 菌株产生的某些蛋白质产物有所不同，这可以解释 *H. pylori* 感染所致组织学表现的差异。Kozol 等发现某些 *H. pylori* 菌株产生的趋化蛋白并不能激活多形核白细胞[33]，因此不难理解 *H. pylori* 感染后有些病人的受累黏膜内虽然有中性白细胞的浸润，但组织损伤却很轻甚至无损伤，而在另外一些病人则组织损伤很重，以致溃疡形成。

H. pylori 感染诱发宿主产生针对细菌蛋白的抗体。Grabtree 等通过检测 *H. pylori* 感染者胃黏膜内 IgA 抗体，发现在针对 *H. pylori* 的 120kDa 蛋白的 IgA 抗体呈阳性的 57 例患者中，25 例患者有消化性溃疡，而 19 例阴性患者中无溃疡患者（$p < 0.001$），提示 120kDa 蛋白阳性的 *H. pylori* 菌株似更具致溃疡性。机体产生的针对 *H. pylori* 的单克隆抗体与胃黏膜细胞有很强的交叉反应，而且体外实验用 *H. pylori* 免疫小鼠可诱发与壁细胞的显著交叉反应。以上发现有助于对胃炎发生机制的理解，但目前尚未发现抗体与十二指肠黏膜存在交叉反应。因此，抗体介导的损伤在 DU 致病中的作用尚需进一步证实。

H. pylori 感染尚可导致上皮内 T 细胞数量增加，诱导淋巴细胞产生 γ - 干扰素等。以上这些作用均可加重组织损伤。

（五）酸假说（acid hypothesis）

此假说认为 *H. pylori* 在胃黏膜上的定植，受胃黏膜局部酸浓度的影响。*H. pylori* 为嗜中性细菌，在强酸和强碱环境中均难以存活，*H. pylori* 会选择适合自己生存的酸环境定植。不同部位局部的酸浓度不同，*H. pylori* 的定植密度也不同，引起的炎症也不相同。胃酸分泌多的人，胃体部的 pH 低，局部酸浓度不适于 *H. pylori* 生长，所以 *H. pylori* 主要定植于胃窦部，引起严重的胃窦炎。胃窦炎使 D 细胞分泌 SS 减少，胃泌素分泌增加，使胃酸分泌增加。高胃酸负荷使十二指肠发生胃上皮化生，*H. pylori* 定植于化生的胃上皮，引起十二指肠炎症和溃疡；胃酸分泌较少的人，其胃体部的局部酸浓度可以适合 *H. pylori* 生长，因此，*H. pylori* 也可以胃体定植，*H. pylori* 的广泛定植，引起全胃炎。胃体和胃窦之间的移行部因局部壁细胞的数量不同，形成酸的梯度，最适于 *H. pylori* 生长，*H. pylori* 生长最繁茂，炎症最重，该处最易发生溃疡。所以胃酸分泌少的人，胃溃疡多发生于移行部。

此假说主要是根据微生物学的研究结果。微生物学研究发现 *H. pylori* 已适应在酸性环境下生存，*H. pylori* 对胃酸的适应有很微细的调节机制[61~64]。尿素酶对其能在酸性环境中生存非常重要。研究发现 *H. pylori* 尿素酶基因组共有 9 个读码框（ORF），即 ureA - ureI。一个具有催化活性的尿素酶需要至少有 7 个 *H. pylori* 的基因产物，其中 ureA、ureB 为尿素酶的结构基因，可编码尿素酶的 ureA、ureB 两个结构亚单位，是其活性部分，而 ureE - I 为辅助基因，其作用是将镍离子传递至尿素酶活性位点，它们与结构基因 ureA、ureB 一起为表达尿素酶活性所必需。ure I 在 *H. pylori* 的定植及致病机制中起着重要作用。研究发现该基因编码一种胞浆膜蛋白成分，负责把守尿素通道，控制尿素的转运，由 pH 激活。*H. pylori* 的尿素酶位于 *H. pylori* 的表面和细胞内，细胞内的尿素酶负责抵抗酸的侵袭。细胞内的尿素酶存在于外周胞质和细胞内。在酸性 pH 状态下，ureI 基因在内膜的产物被激活，尿素通道开放，允许尿素通过并进入细胞，细胞内被激活的尿素酶分解尿素产生氨，使外周胞质的酸得到缓冲，并使胞质 pH 维持在足够高的水平，从而使 *H. pylori* 能够适应酸环境生存；另外，少量存在于 *H. pylori* 表面的尿素酶，其作用尚不十分清楚。此尿素酶对酸敏感，在酸性环境下无活性，在中性 pH 状态下，细菌表面的尿素酶被激活并产生氨，对 *H. pylori* 是有害的，不利于 *H. pylori* 生存。

从理论上来说，在人和小鼠的胃窦部，其酸水平能使细菌内的尿素酶激活，氨可将过量的 H^+ 全部清除，细菌表面的尿素酶不参与其作用；在胃体部，壁细胞的 H^+ 流出量太大，细胞内的尿素酶不能将其清除掉。在这种情况下，即使 *H. pylori* 能存活，也只能存在于位于黏膜表面的黏液中，不会引起胃黏膜的炎症。但如果酸的水平降低到一定水平，如低酸或服用抑酸剂的患者，*H. pylori* 的定植情况将发生改变。这时，胃窦部相对中性，ureI 基因把守的尿素通道关闭，但细菌表面的尿素酶将被激活而产生氨，而此时并无 H^+ 可清除，以致局部环境变为过于碱性，*H. pylori* 将自行破坏，不能引起胃炎。相反，在胃体部，当酸降到一定水平时，ureI 尿素通道开放，而细菌表面的尿素酶无活性，*H. pylori* 生长繁茂，导致胃体炎。在移行部，因壁细胞数量的不同导致局部形成酸的梯度，最适于 *H. pylori* 生存。*H. pylori* 具有在一定酸环境下适应生存的能力，所以，可以预测 *H. pylori* 将选择最适于其生长的部位定植，引起炎症，并最终导致溃疡的形成。

一些临床研究的结果支持此假说。Fareed 等[65]对 150 例病人进行了前瞻性的观察，发现 *H. pylori* 的定植密度与中性细胞浸润程度相关；胃窦部的 *H. pylori* 密度和中性细胞浸润高于胃体部，认为是与该部位的 pH 偏碱有关。Maoyyedi 等[66]对长期服用 PPI 的 GERD 病人进行 12 个月的前瞻性双盲对比观察，结果 5/11 发展为胃体萎缩，与对照组相比，差异显著，结论为长期抑酸治疗，胃窦部 *H. pylori* 向胃体部迁移，由原来胃窦炎显著，变为胃体炎显著。

酸假说可以解释 *H. pylori* 在不同病人的胃内，何以 *H. pylori* 定植的分布有所不同。用这一理论也可以解释为什么有的人感染 *H. pylori* 后发生胃溃疡，而另外的人则发生 DU。但需要结合其他学说才能全面解释溃疡的发病机制。

很明显，以上五种学说和假说不是完全孤立的，现有的任何单一学说还难以满意地说明溃疡病的全部发病机制。它们之间存在相互的联系，各学说是从不同角度阐明 *H. pylori* 致 DU 的机制。整体来说，这些学说对 *H. pylori* 致 DU 机理的进一步研究打下了坚实的理论基础。

三、幽门螺杆菌与其他致溃疡因素

绝大多数 DU 病人有 *H. pylori* 感染，但并非必然导致溃疡的产生。目前尚未证实某种特异性的 *H. pylori* 菌株必然导致溃疡的发生。因此，溃疡的形成及复发需有其他因素的参与。*H. pylori* 是 DU 诸致病因素中的一个非常重要的因素，遗传因素和环境因素在溃疡致病中也具有重要的作用，它们可以影响宿主对 *H. pylori* 的易感性及反应性[34]。*H. pylori* 感染的结局是 *H. pylori* 菌株的毒力、宿主的个体差异和环境因素等多种因素综合作用的结果。

胃酸分泌异常是 DU 发病的危险因素。Peura 等认为壁细胞数量增多的患者在 *H. pylori* 感染后更易发生溃疡。

以往认为吸烟为溃疡的一个重要危险因素。有研究表明，吸烟不利于溃疡的愈合；吸烟患者溃疡复发的危险性也高于非吸烟者。但 Brody 等随访根除 *H. pylori* 的 DU 患者 3 年，无论患者吸烟与否，均未发现溃疡复发[67]，提示在不存在 *H. pylori* 感染的情况下，吸烟似乎不足以成为一个致溃疡的危险因素[68]。

应用 NSAIDs 是溃疡（特别是溃疡出血）发生的另一个危险因素。*H. pylori* 感染与 NSAIDs 的关系很复杂，二者在致溃疡中是否有协同作用有关研究结果不尽一致。研究显示两个因素同时存在时，溃疡出血的危险性增加。对初次使用 NSAIDs 的 *H. pylori* 感染者，根除 *H. pylori* 治疗在 6 个月内预防消化性溃疡和上消化道出血的效果优于安慰剂。Sung 等[69]发现 *H. pylori* 感染者在经根除 *H. pylori* 治疗后再服用 NSAIDs，其溃疡（包括胃溃疡、DU 及复合溃疡）的发生率（5%）明显低于 *H. pylori* 阳性而未经根除治疗的服用 NSAIDs 者（26%），从而认为 *H. pylori* 感染与 NSAIDs 有协同致溃疡作用。而另外一些研究则未能证实上述效果[70]。Cullen 等[71]的研究显示服用 NSAIDs 并

有 *H. pylori* 感染者发生溃疡出血的危险性与应用 NSAIDs 的患者或感染 *H. pylori* 的患者相似。

目前 *H. pylori* 共识意见认为根除 *H. pylori* 对长期服用 NSAIDs 者有价值，主张对长期服用阿司匹林、有溃疡病和明显出血史者应检测 *H. pylori* 感染，阳性者应予根除治疗。但单纯根除 *H. pylori* 本身不足以完全预防 NSAIDs 相关性溃疡病[72~73]。

关于消化性溃疡发病机理的现代理念在本书中有专章讨论，详见第三十九章。

四、幽门螺杆菌与十二指肠溃疡的治疗

H. pylori 的发现使消化性溃疡的治疗策略发生了改变。国内外的 *H. pylori* 共识意见将 *H. pylori* 阳性的消化性溃疡（无论活动或非活动，无论有无并发症）列为必须根除治疗的指征。

尽管 *H. pylori* 感染仍在消化性溃疡发病中具有重要地位，但近年随着对 *H. pylori* 研究的不断深入以及 *H. pylori* 根除治疗的普及，目前在发达国家和地区 *H. pylori* 的感染率已经开始逐渐降低，*H. pylori* 在消化性溃疡患者中的检出率正在下降，而 NSAIDs 相关性溃疡的发生率呈上升趋势，因此，对 DU 患者进行 *H. pylori* 根除治疗前，应明确是否存在 *H. pylori* 感染，而不应盲目进行根除治疗。根除 *H. pylori* 的具体治疗方案应按照我国《2007 年庐山共识》中 *H. pylori* 感染处理若干问题共识意见进行处理[72]，详见本书第七十五章。

参考文献

1 Sipponen P, Seppala K, Aarynen M, et al. Chronic gastritis and gastroduodenal ulcer: a case control study on risk of coexisting duodenal or gastric ulcer in patients with gastritis. Gut, 1989, 30: 922

2 Normura A, Stemmermann GN, Chyou PH, et al. *Helicobacter pylori* infection and the risk for duodenal and gastric ulceration. Ann Intern Med, 1994, 120: 977

3 Bateson EM. Duodenal ulcer – does it exist in Australian aborigines? Aust NZ J Med, 1976, 6: 545

4 Dwyer B, Nanxiong S, Kaldor J, et al. Antibody response to Campylobacter pylori in an ethnic group lacking peptic ulceration. Scand J Infect Dis, 1988, 20: 63

5 Borody TJ, George LL, Brandl S, et al. *Helicobacter pylori* negative duodenal ulcer. Am J Gastroenterol, 1991, 86: 1154

6 Hentschel E, Brandstatter G, Dragosics B, et al. Effect of ranitidine and amoxicillin plus metronidazole on the eradication of *Helicobacter pylori* and the recurrence of duodenal ulcer. N Engl J M, 1993, 328: 308

7 Hunt RH, Schwartz D, Fitch R, et al. Dual therapy of clarithromycin and omeprazole for treatment of patients with duodenal ulcers associated with H. pylori infection. Gastroenterol, 1995, 108 (part 4 suppl): A 118

8 Zheng ZT, Wang ZY, Chu YX, et al. Double blind short – term trial of furazolidone in peptic ulcer. Lancet 1985, 1: 1048

9 Draz MQ, Escobar AS. Metronidazole versus cimetidine in treatment of gastroduodenal ulcer. Lancet, 1986, 1: 907

10 Graham DY, Lew GM, Evans DG, et al. Effect of the triple therapy (antibiotic plus bismuth) on duodenal ulcer healing. Ann Intern Med, 1991, 115: 266

11 胡伏莲, 贾博琦, 谢鹏雁, 等. 用抗生素治疗合并幽门螺杆菌感染的难治性十二指肠溃疡. 中华内科杂志, 1988, 27: 205

12 Mantzaris GJ, Hatzs A, Kontoyianis P, et al. A prospective study of *Helicobacter pylori* infection treatment in resistant duodenal ulcer. Gastroenterology, 1992, 102: A118

13 Mphamed AH, Wilkinson J, Hunt RH. Duodenal ulcer recurrence after *Helicobacter pylori* eradication: a meta – analysis. Gastroenterology, 1994, 106: A142

14 Covacci A, Censini S, Bugnoi M, et al. Molecular characterization of the 128 – Kda immunodominant antigen of *Helicobacter pylori* associated with cytotoxity and duodenal ulcer. Proc Natl Acad Sci USA, 1993, 90: 5791

15 Crabtree JE, Taylor JD, Wyatt JI, et al. Mucosal IgG recognition of *Helicobacter pylori* 120 KDa protein, peptic ulcer-

ation and gastric pathology. Lancet, 1991, 338: 332

16　Marchtti M, Arico B, Burroni D, et al. Development of *Helicobacter pylori* infection that mimics human disease. Science, 1995, 267: 1655

17　Ghiara P, MArchetti M, Blaser MJ, et al. Role of *Helicobacter pylori* virulence factors vacuolating cytotoxin, CagA, and urease in a model of disease. Infet. Immun, 1995, 63: 4154

18　Telford JL, Ghiara P, Dell' Orco M, el al. Gene structure of the *Helicobacter pylori* cytotoxin and the evidence of its key role in gastric disease. J Exp Med, 1994, 179: 1653

19　Wyle F, Chang K, Stchuru I, et al. *Helicobacter pylori* cytotoxin delays healing of experimental gastric ulcer. A key to pathogenecity. Dig Dis Sci, 1993, 38 (7): A15

20　Cover TL, Cao P, Lind CD, et al. Correlation between vacuolating cytoctoxin production by *Helicobacter pylori* isolates in vitro and in vivo. Infect Immun, 1993, 61: 5008

21　Atherton JC, Cao P, Peek RM, et al. Mosaicism in vacuolating cytotoxin alleles of Helicobactor pylori. J Biol Chem, 1995, 207: 17771

22　Crabtree JE, EL-Omar E, Bulgnoli M, et. Serum CagA IgG antibodies in *Helicobacter pylori* positive healthy volunteers and patients with dispeptic disease. Gut, 1994, 35: S35

23　Blaser MJ. *Helicobacter pylori* phenotypes associated with peptic ulceration. Scand J Gastroenteral, 1994, 24 (suppl 205): 1

24　Xing Z, Censini J, Bayelli PF, at al. Analysis of CagA and VacA virulence factors in 43 strains of *Helicobacter pylori* reveals that clinical isolates can be divided into two major types and that CagA is not necessary for expression of the vacuolating cytotoxin. Infect Immun, 1995, 63: 94

25　Cover TL, Dooley CP, Blaser MJ. Characterization of Human serologic response to proteins in *Helicobacter pylori* broth culture supernatants with vacuolizing cytotoxin activity. Infect Immun, 1990, 58: 603

26　Tummuru MK, Cover TL, Blaser MJ. Cloning and expression of a high-molecular mass major antigen of *Helicobacter pylori*: evidence of linkage to cytotoxin production. Infect Immun, 1993, 61: 1799

27　Figura N, Guglielmetti P, Rossolini A, et al. Cytotoxin production by Campylobacter pylori strains isolated from patients with peptic ulcers and from patients with chronic gastritis only. J Clin Microbiol, 1989, 27: 225

28　Caner V, Yilmaz M, Yonetci N, et al. H pylori iceA alleles are disease-specific virulence factors. World J Gastroenterol, 2007, 13: 2581

29　Olfat FO, Zheng Q, Oleastro M, et al. Correlation of the *Helicobacter pylori* adherence factor BabA with duodenal ulcer disease in four European countries. FEMS Immunol Med Microbiol, 2005, 44: 151

30　Yamaoka Y, Kikuchi S, el-Zimaity HM, et al. Importance of *Helicobacter pylori* oipA in clinical presentation, gastric inflammation, and mucosal interleukin 8 production. Gastroenterology, 2002, 123: 414

31　Zhang Z, Zheng Q, Chen X, et al. The *Helicobacter pylori* duodenal ulcer promoting gene, dupA in China. BMC Gastroenterol, 2008, 8: 49

32　Gomes LI, Rocha GA, Rocha AM, et al. Lack of association between *Helicobacter pylori* infection with dupA-positive strains and gastroduodenal diseases in Brazilian patients. Int J Med Microbiol, 2008, 298: 223

33　Kozol RA, Dekhne N. *Helicobacter pylori* and the pathogenesis of duodenal ulcer. J Lab Clin Med, 1994, 124: 623

34　Wyatt JI. Campylobacter pylori, duodenitis and duodenal ulcer. In: Rathbone BJ, Heatley RV, eds. Campylobacter pylori and gastroduodenal disease. Oxford: Blackwell Scientific Publications, 1989, 117

35　Crabtree JE, Shallcross TM, Wyatt JI, et al. Mucosal humoral immune response to *Helicobacter pylori* in patients with duodenitis. Dig Dis Sci, 1991, 36: 1266

36　Madsen JE, Vetvik K, AAse S. *Helicobacter pylori* and chronic active inflammation of the duodenum and stomach in duodenal ulcer patients treated with ranitidine, misoprostol or an acid neutralizing agents. Scand J Gastroenterol, 1991, 26: 465

37　Wystt JI, Rathbone BJ, Sobala GM, et al. Gastric epithelium in the duodenum: its association with *Helicobacter pylori* and inflammation. J Clin Pathol, 1990, 43: 981

38　Peterson WL, Barnett CC, Evans DJ, et al. Acid secretion and serum gastrin in normal subjects and patients with duodenal ulcer：the role of *Helicobacter pylori*. Am J Gastroenterol，1993，88：2038

39 El－Omar EM，Penman ID，Ardill JES，et al. *Helicobacter pylori* infection lowers gastrin mediated acid secretion by two thirds in patients with duodenal ulcer. Gut，1993，34：1060

40 El－Omar EM，Penman ID，Ardill JES，et al. *Helicobacter pylori* infection and abnormalities of acid secretion in patients with duodenal ulcer disease. Gastroenterology，1995，109：681

41 Queiroz DMM，Mendes EN，Rocha GA，et al. Effect of *Helicobacter pylori* eradication on antral gastrin and somatostatin immunoreactive cell density and gastrin and somotostatin concentrations. Scand J Gastroenterol，1993，28：858

42 Graham DY，Go MF，Lew GM，et al. *Helicobacter pylori* infection and exaggerated gastrin release. Effects of inflammation and progastrin processing. Scand J Gastroenteol，1993，28：690

43 Witteman EM，Verhulst ML，Dekoning RW，et al. Basal serum gastrin concentrations before and after eradication of *Helicobacter pylori* infection measured by sequence－specific radioimmunoassys. Aliment Pharmacol Ther，1994，8：515

44 Graham DY，Lew GM，Lechago J. Antral G－cell and D－cell numbers in *Helicobacter pylori* infection：effect of eradication of H. pylori eradication. Gastroenterology，1993，104：1655

45 Sumii M，Sumii K，tan A，et al. Expression of antral gastrin and somatostatin RNA in *Helicobacter pylori*－infected subjects. Am J Gastroenterol，1994，89：1515

46 Odum L，Petersen HD，Andersen IB，et al. Gastrin and somatostatin in *Helicobacter pylori*－infected antral mucosa. Gut，1994，35：615

47 Queiroz DM，Moura SB，Mendes EN，et al. Effect of *Helicobacter pylori* eradication on G－cell and D－cell density in children. Lancet，1994，343：1191

48 Harris AW，Gummett PA，Misiewicz JJ，et al. Eradication of *Helicobacter pylori* in patients with duodenal uncer lowers basal and peak acid outputs to gastrin releasing peptide and pentagastrin. Gut，1996，38：663

49 Levi S，Bardshall K，Desa LA，et al. Campylobacter pylori，gastrin，acid secretion and duodenal ulcers. Lancet，1989，ii：613

50 Fullarton GM，Chittajallu R，McColl KEL. Effect of eradication of H pylori on acid secretion in duodenal ulcer patients. Gastroenterology 1991，100：A68

51 Graham D. *Helicobacter pylori*：its epideminology and its role in duodenal ulcer disease. J Gastroenterol Hepatol，1991，6：105

52 Moss S，Ayesu K，Calam J. Gastrin and gastric acid output 1 year after eradication of *Helicobacter pylori* in duodenal ulcer patients. Regul Pept，1991，35：251

53 Levi S，Bardshall K，Hadded G，et al. Campylobacter pylori and duodenal ulcer：the gastrin link. Lancet，1989，1（8648）：1167

54 Graham DY，Opekum A，Lew GM，et al. *Helicobacter pylori* associated exaggerated gastrin release in duodenal ulcer patient. Gastroenterology，1991，100：1571

55 Peura DA. *Helicobacter pylori* and ulcerogenesis. Am J Med，1996，100（suppl 5A）：19S

56 Santa H，Murakami M，Teramura S，et al. *Helicobacter pylori* has an ulcergenic action in the ischemic stomach of rats. J Clin Gastroenterol，1992，14（suppl 1）：S122

57 Kozol R，Dmanowski A，Jaszewski R，et al. Neutrophil chemotaxis in gastric mucosa：a signal to response comparison. Dig Dis Sci，1991，36：1277

58 Kozol R，McCurdy B，Czanko R. A neutrophil Chemotactic factor present in H. pylori but absent in H. mustelae. Dig Dis Sci，1993，38：137

59 Ross JS，Bui HX，Del Rosario A，et al，*Helicobacter pylori*：its role in the pathogenesis of peptic ulcer disease in a new animal model. Am J Pathol，1992，141：721

60 Graham DY，Go MF. *Helicobacter pylori*：current status. Gastroenterology，1993，105：279

61 Sachs G，Kraut JA，WenY，Wen Y，et al. Urea transport in bacteria：acid acclimation by gastric Helicobacter spp. J Membrane Biol，2006，212：71

62 Mitchell HM，Lee A. The transitional zone－the key to understanding H. pylori－associated disease. Chinese J Gas-

troenterol，2000，（suppl）：A36

63 Tygat GNJ. H. pylori infection – an overview. Chinese J Gastroenterol，2000，（suppl）：A43

64 Malfertheiner P. H. pylori infection – basic and clinical outcomes. Chinese J Gastroenterol，2000，（supl）：A63

65 Fareed R，Abbas Z，Shah MA. Effect of *Helicobacter pylori* density on inflammatory activity in stomach. J Pak Med Assoc，2000，50：148

66 Figueiredo C，Van Doorn LJ，Nogueiral C，et al. *Helicobacter pylori* genotypes are associated with clinical outcome in Portuguese. Scand J Gastroenterol，2000，36：128

67 Borody TJ，George LL，Brandl S，et al. Smoking does not contribute to duodenal ulcer relapse after *Helicobacter pylori* eradication. Am J Gastrenterol，1992，87：1390

68 Blum AL. *Helicobacter pylori* and peptic ulcer disease. Scand J Gastroenterol，1996，31（suppl 214）：24

69 Sung JJ. H. pylori contribute to NSAID gastroduodenal damage. In：Proceeding of International Workshop on *Helicobacter pylori*，Hong Kong，1996，48

70 Vergara M，Catalan M，Gisbert JP，et al. Meta – analysis：role of *Helicobacter pylori* eradication in the prevention of peptic ulcer in NSAID users. Aliment Pharmacol Ther，2005，21：1411

71 Cullen DJE，Hawkey GM，Humphries H，et al. Role of non – steroid anti – inflammatory drugs and *Helicobacter pylori* in bleeding peptic ulcer. Gastroenterology，1994，106：A6

72 中华医学会消化病学分会幽门螺杆菌学组/幽门螺杆菌科研协作组. 第三次全国幽门螺杆菌感染若干问题共识报告（2007 年 8 月庐山）. 中华医学杂志，2008，88：652～656

73 幽门螺杆菌感染处理的当前观念——MaastrichtⅢ共识报告. 胃肠病学，2007，12：159

第三十八章　幽门螺杆菌感染与胃溃疡

冯桂建[1]　胡伏莲[2]

[1]北京大学人民医院　[2]北京大学第一医院

一、幽门螺杆菌与胃溃疡的关系

（一）幽门螺杆菌在胃溃疡病中的检出率

不是所有的胃溃疡都与幽门螺杆菌（*Helicobacter pylori*，下称 *H. pylori*）感染有关。Barry 和 Marshall 认为[1]，胃溃疡有两个主要的病因：①*H. pylori* 感染（占 70%）；②非甾体类消炎药（non – steroid anti – inflammatory drugs，下称 NSAIDs）引起（占 30%）。非溃疡非 NSAIDs 引起的溃疡极少。*H. pylori* 作为胃溃疡的致病因子，很重要的一点是在胃溃疡中感染率较高。由于受检测技术、标本取材以及人群中的差异等的影响，*H. pylori* 在胃溃疡中的检出率报道不一。Coelho 等[2]研究了 51 例胃肠道疾病患者，其中胃溃疡病患者 *H. pylori* 阳性率为 100%；中国台北[3]报道胃溃疡的 *H. pylori* 感染率为 87.5%；Santolaria 等[4]报道，*H. pylori* 在十二指肠溃疡中的感染率为 94.6%，在胃溃疡中的感染率为 84.4%，而在对照组中的感染率为 67.4%（$p < 0.001$）。有人认为近来 *H. pylori* 在胃溃疡中的感染率降低，Sugiyama 等[5]为此进行研究，结果在 1950 年出生以前的胃溃疡病人中，*H. pylori* 的感染率为 94.6%，在 1950 年以后出生的胃溃疡人群中，*H. pylori* 的感染率为 95.8%，两者无明显差异。

H. pylori 的检出率与地区不同有很大差异，有的地区 *H. pylori* 感染率很低。有一项来自马来群岛的东北半岛的研究[6]，共入选 124 例病人，经胃镜确诊为胃溃疡、十二指肠溃疡、胃糜烂、十二指肠糜烂，取胃窦部及胃体部组织行快速尿素酶试验、革兰氏染色、细菌培养、组织学检查、血清学检查，任一项阳性均判定 *H. pylori* 阳性，结果 *H. pylori* 感染率分别为 21.2%、20%、17.1% 及 16.7%.，但在这一组人群中，马来人的感染率要低于非马来人，其中的原因目前不明。

但是绝大多数的研究报道，*H. pylori* 在胃溃疡中的检出率约是 70% ~ 100%，通常 *H. pylori* 在十二指肠溃疡中的检出率（90%~100%）高于在胃溃疡中的检出率。

（二）幽门螺杆菌基因型与胃溃疡

胃溃疡和 *H. pylori* 的基因型可能有一定关系。1997 年，Ito 等[7]报道，CagA 阳性菌株在胃十二指肠溃疡中的检出率高于胃炎病人，V1（vacA 上段）及 V2（vacA 中段）的阳性率也高于胃炎病人；Tham 等[8]经过对 183 例病人的分析认为 vacA s1/cagA 阳性的 *H. pylori* 菌株和胃黏膜的炎症及上皮变性有关，并增加消化性溃疡发病的危险性，而 vacA s2m2/cagA 阴性的菌株仅和轻微的胃黏膜组织病理学改变有关，和消化性溃疡发病的危险性无关；另有一组来自葡萄牙人群的研究[9]，对 319 例病人进行分析，胃溃疡、十二指肠溃疡、胃癌三者均和 cagA 有关，但是进一步分析发现胃溃疡和胃癌与 vacA s1（$p = 0.008$ 和 $p < 0.001$）及 vacA m1 相关（$p = 0.007$ 和 $p < 0.001$），而十二指肠溃疡仅和 vacA s1 相关，与 vacA m1 无关。这些研究得到 Bolek 等[10]的支持。但是，也有人认为 *H. pylori* 基因型同胃肠病的临床结局无关，Matsukura 等[11]对慢性胃炎、胃溃疡、十二指肠溃疡、胃癌等在年龄性别方面进行配对研究，未发现在 cagA 及 vacA 方面的不同；Park 等[12]对 *H. pylori* 阳性的 53 例胃溃疡、57 例十二指肠溃疡、26 例胃炎进行研究，cagA 在三者中检出无区别，vacA s1 和 s1a/m1 也是大部分 *H. pylori* 菌株所具备，和临床转归无明显关系。目前有报道[13]胃溃疡复发可能与 *H. pylori* 特异菌株有关，将 *H. pylori* 根据尿素酶基因 B 分为四型，type II 型的复发率低于其他三型（$p < 0.05$）；对感染 *H. pylori* 的蒙古沙鼠浸水应激，感染 type II 型的溃疡发病率也低于其他各型。

（三）幽门螺杆菌感染与胃溃疡的愈合及复发

H. pylori 感染的消化性溃疡病人，溃疡愈合延迟，仅经常规抑酸药物治疗愈合后的溃疡年复发率 40%~70%，根除 *H. pylori* 后胃十二指肠溃疡的年复发率小于 5%，而且并发症也减少，说明溃疡病的复发与 *H. pylori* 感染有关[14]。对于溃疡病手术后复发，*H. pylori* 感染与其关系不大[15]。

有很多资料显示 *H. pylori* 感染可以延迟溃疡的愈合，Makino 等[16]发现，利用醋酸诱导发生胃溃疡的小鼠，服用 *H. pylori* 后溃疡愈合延迟，而应用阿莫西林根除 *H. pylori* 后，溃疡的愈合率增加。Konturek 等[17,18]应用缺血再灌注法或阿司匹林诱导制造了胃溃疡大鼠模型，并给予接种 *H. pylori*，同样延迟胃溃疡的愈合，并加重了溃疡的进展。

大量的研究资料证明，*H. pylori* 相关性十二指肠溃疡在成功的根除 *H. pylori* 之后，不仅可以加速十二指肠溃疡的愈合，而且还可以降低或防止十二指肠溃疡的复发率，这一事实已经得到大家的认可，相对而言，有关 *H. pylori* 与胃溃疡复发之间关系的研究资料较少，但有资料表明，根除 *H. pylori* 之后，也可以加速胃溃疡的愈合和降低胃溃疡的复发率[19]。Graham 等[20]报道对 109 例 *H. pylori* 相关性消化性溃疡病人随即给予雷尼替丁或雷尼替丁加三联疗法对照治疗，结果发现在成功根除 *H. pylori* 的 83 例十二指肠溃疡和 26 例胃溃疡患者都明显降低了溃疡复发率。另一个使人信服的研究是芬兰的一个多中心胃溃疡协作组对 *H. pylori* 在胃溃疡愈合和复发中的重要性进行了一项前瞻性的长期随访研究[19]，对 231 例胃溃疡病人随机分成 A 组（De-Nol＋甲硝唑）；B 组（De-Nol＋安慰剂）和 C 组（雷尼替丁＋安慰剂），其研究结果显示在 *H. pylori* 仍阳性者 12 周溃疡愈合率为 76%（133/203）；而 *H. pylori* 阴性者为 92%（175/203），对其中 159 例溃疡愈合患者随访一年，结果发现 *H. pylori* 阳性者一年复发率 47%（63/159）；而 *H. pylori* 阴性者一年之内则无一例溃疡复发（$p < 0.001$），这一项大宗资料的研究有力地证明了 *H. pylori* 的存在不但影响胃溃疡的愈合，而且也影响胃溃疡的复发，尚有更多的资料表明根除 *H. pylori* 后可以减少胃溃疡的复发[21~23]。研究证明同十二指肠溃疡一样，在成功的根除 *H. pylori* 之后，不仅可以加速胃溃疡的愈合，而且可以防止胃溃疡的复发。Ford 等[24]的系统综述纳入 11 个临床研究，1104 例患者，结果证实根除 *H. pylori* 组在防止胃溃疡复发方面，明显优于未根除 *H. pylori* 组。对一些反复出血的胃溃疡患者，根除治疗也可以预防再次出血[25]。

（四）幽门螺杆菌、慢性胃炎与胃溃疡

H. pylori 是慢性胃炎的重要病因，特别是 B 型胃炎的重要病因，消化性溃疡与慢性胃炎几乎都是合并存在，而且在消化性溃疡发生之前必定先有慢性胃炎。有两项对消化性溃疡发生危险性的长期研究：Sipponen 等[26] 对 336 例无消化性溃疡的人随访达 10 年之久，在随访过程中，其中 223 例原有慢性胃炎者 29 例（12.4%）发生溃疡病，而在其余的 133 例胃黏膜组织学正常者仅一例发生溃疡病；另一个研究是 Cullen 等[27] 对 407 例血清诊断 *H. pylori* 阳性和阴性患者随访达 18 年之久，发现 *H. pylori* 阳性的 157 例中有 30 例（19%）发生溃疡，而在 250 例 *H. pylori* 阴性者仅 11 例（4%）发生消化性溃疡。Toljamo 等[28] 对 117 例胃黏膜糜烂患者随访 17 年，发现 *H. pylori* 感染者发展为溃疡或形成瘢痕者高达 17%，而对照组仅为 5%。一系列研究表明，在消化性溃疡发生之前先有慢性胃炎和（或）*H. pylori* 感染，而 *H. pylori* 感染是慢性胃炎的主要原因，如果 *H. pylori* 持续存在，则 *H. pylori* 在胃黏膜造成的损伤也不断加重，最终导致胃黏膜屏障破坏，在胃酸的作用下将导致胃溃疡的形成。故慢性胃炎与胃溃疡的关系比与十二指肠溃疡的关系更为密切。

（五）幽门螺杆菌、非甾体类消炎药与胃溃疡

H. pylori 感染并非胃溃疡的唯一病因，NSAIDs 也是引起溃疡病的因素。既无 *H. pylori* 感染又无服用 NSAIDs 史的胃溃疡少见。Henriksson 等[29] 认为 *H. pylori* 感染、NSAIDs、吸烟是消化性溃疡出血的相互独立的因素，Hsu 等[15] 认为 *H. pylori* 相关性溃疡服用 NSAIDs 可以增加出血的危险，但是 Santolaria 等[30] 通过多组对照研究发现 *H. pylori* 及 NSAIDs 是十二指肠溃疡病出血的相互独立的因子，而 NSAIDs 是胃溃疡出血的主要危险因子（OR = 12.4；5.5～27.9），*H. pylori* 与 NSAIDs 相互作用可以减少胃溃疡的出血危险（OR = 0.19；0.04～0.88）。Chan 等[31] 报道在应用 NSAIDs 之前根除 *H. pylori* 可以减少消化性溃疡的形成，可能与 *H. pylori* 及 NSAID 在溃疡的形成中具有协同作用[32] 有关。目前对计划长期应用 NSAIDs 药物患者根除 *H. pylori* 已经达成共识[33~35]。有人[36] 认为这是因为根除 *H. pylori* 可以减少细胞凋亡，维持胃黏膜的完整性，延缓溃疡的形成及发展。有报道根除 *H. pylori* 可以影响奥美拉唑对 NSAIDs 相关胃溃疡的疗效，使溃疡愈合轻度延迟[37]，这可能与根除 *H. pylori* 影响胃内酸度及奥美拉唑的抑酸效果有关[38,39]。

二、幽门螺杆菌在胃溃疡发生中的致病机理

胃溃疡和十二指肠溃疡在发病机理上有许多相同之处，但是，实际上二者在发病机理上仍然存在差异。损害因素增强在十二指肠溃疡形成中占有重要地位，而防御因素的削弱在胃溃疡中比十二指肠溃疡更为重要。胃的主要防御因素即为其黏膜屏障，一个健康的黏膜屏障不会有溃疡形成，溃疡的发生是黏膜屏障被破坏的结果。胃黏膜有抵御各种物理和化学损伤的功能[40]，它包括黏膜表面的黏液层和碳酸氢盐的分泌，胃上皮细胞间的紧密连接和脂蛋白层，胃黏膜血流及细胞的更新等。*H. pylori* 导致胃溃疡的发生同其破坏胃黏膜屏障有关，同宿主上皮细胞的相互作用扮演者重要角色[41]。目前关于胃黏膜屏障与 *H. pylori* 的关系越来越受到重视[42,43]。

关于 *H. pylori* 致病机理曾经有两种学说，一种是由 Goodwin 于 1988 年提出的"漏屋顶学说"（"the leaking roof" concept），他把具有炎症的胃黏膜比喻为漏雨的屋顶，由于黏膜受损，造成 H⁺ 反向弥散，导致胃黏膜的进一步损伤，溃疡形成。"漏屋顶学说"在胃溃疡的形成中起重要作用，实际上指的就是黏膜屏障的破坏；另一种是 Levi 提出的"胃泌素相关学说"，即幽门螺杆菌周围的"氨云"可以使胃窦部的 pH 增高，胃窦部胃泌素反馈性释放增加，因而胃酸分泌增加，这主要在十二指肠溃疡的形成中起重要作用。*H. pylori* 有多种致病因子如 *H. pylori* 毒素、尿素酶、脂多糖、脂酶及蛋白酶、溶血素等参与了胃黏膜屏障的损伤机制：

空泡毒素（vacA）蛋白和细胞毒素相关基因（cagA）蛋白是 *H. pylori* 毒力的主要标志，vacA 蛋白可以致细胞产生空泡，提高胃上皮细胞的通透性[44]；cagA 蛋白的功能目前虽不确切，但有人认为可以独立于 vacA 致消化性溃疡[45]，延缓连接蛋白 32 的生成[46]；vacA/cagA 阳性菌株可以促

进细胞凋忙[46]，比 vacA/cagA 阴性菌株更能促进溃疡边缘微循环血流量减少、炎症因子的过度表达，延迟溃疡愈合[47,48]。

　　H. pylori 产生的尿素酶对 *H. pylori* 具有保护作用，还可以分解尿素产生氨，从而提高局部的酸碱度，保护 *H. pylori* 免遭酸的侵袭；氨通过反应产生铵，氨和铵破坏细胞的能量代谢，损害胃黏膜[49]，阻碍受损胃黏膜的修复重建，促进胃上皮细胞形成空泡[50]，导致溃疡的发生[51]，破坏胶原代谢，延迟溃疡愈合[52]。

　　H. pylori 可以通过抑制半乳糖转移酶影响黏液蛋白的表达[53]，可以分泌脂多糖，脂多糖可以抑制层粘连蛋白和嵌有脂质体的层粘连蛋白受体的结合，破坏了上皮细胞的完整性；刺激胃上皮细胞产生 IL-8，在感染宿主的胃黏膜内诱导局部的炎症反应；刺激单核细胞释放 IL-8、ENA-78 以及单核细胞趋化蛋白 1（MCP1）[54]；可以抑制中性粒细胞的凋亡，强化了炎症反应对胃上皮细胞的损害[55]；还参与了胃上皮细胞分泌胃蛋白酶原，胃蛋白酶的水解作用，造成上皮的损伤，促进溃疡的形成。

　　H. pylori 合成并分泌脂酶和蛋白酶，能降解胃上皮的黏液层。蛋白酶使黏蛋白多聚体解聚，而脂酶尤其磷脂酶 A2 使黏液脂质降解，导致溶血卵磷脂生成和黏膜疏水性保护层丧失。溶血卵磷脂还能够抑制黏液细胞的分泌，对胃上皮的保护功能丧失。在 *H. pylori* 慢性感染的小鼠模型中，*H. pylori* 可以破坏其黏液碳酸氢盐屏障，改变其维持上皮表面中性 pH 值的能力[56]。

　　溶血素能阻止吞噬细胞的吞噬功能，对 *H. pylori* 具有一定的保护作用，但它具有细胞毒性，能介导炎症反应造成胃黏膜屏障的破坏。

　　H. pylori 和纤维母细胞共同培养时可以诱导产生 MMP-1（间质金属蛋白酶 1）[57]，MMP-1 可以破坏胶原及其他细胞外基质，促进溃疡的形成。Menges 等[58]的观察也证实溃疡组织的 MMP-1 浓度要高于周围组织，而且 *H. pylori* 导致的胃溃疡病人的 MMP-1 浓度高于 NSAIDs 物所致胃溃疡。

　　H. pylori 同样可以影响损害因素胃蛋白酶的前体胃蛋白酶原。*H. pylori* 可以通过 cAMP 途径诱导大白鼠胃细胞分泌合成胃蛋白酶原[59]，也有人曾证实[60]，*H. pylori* 可以诱导猪的胃主细胞分泌胃蛋白酶原；有许多临床试验也观察到 *H. pylori* 阳性的消化性溃疡患者血清胃蛋白酶原 I、II 水平明显高于 *H. pylori* 阴性者，在根除 *H. pylori* 后胃蛋白酶原 I、II 水平明显下降[61~63]。

　　H. pylori 各种致病因子对胃黏膜的共同作用，使局部产生炎症反应和免疫反应，从而造成胃黏膜的损伤，受损的胃黏膜更容易遭受胃酸和胃蛋白酶的侵蚀，导致胃溃疡的形成。*H. pylori* 尚可同应激[64]、NSAIDs 药物发挥协同作用破坏胃黏膜屏障。

　　关于 *H. pylori* 在胃溃疡发生中的致病机理详见本书第三十九章消化性溃疡发病机理和治疗新理念。

三、幽门螺杆菌和胃溃疡的治疗

　　对于 *H. pylori* 相关性溃疡病的治疗原则是：①抑制胃酸；②保护胃黏膜；②根除 *H. pylori*。无论对十二指肠溃疡病还是胃溃疡病都是如此。但在胃溃疡病中，除了强调根除 *H. pylori* 外，还有胃黏膜屏障的保护也很重要。有人提出对溃疡患者根除 *H. pylori* 后，无须后续使用抑酸分泌药物[65]。具体治疗方案及评价详见本书第七十五章。

参考文献

1　Marshall BJ. Treatment of *Helicobacter pylori*. In：Marshall BJ, McCallum RW, Ruerrant RL, editors. *Helicobacter pylori* in peptic ulceration and gastritis. Oxford：Blackwell Scientific Publications, 1991：160 ~186

2　Coelho LG, Das SS, Karim QN, et al. Campylobacter pyloridis in the upper gastrointestinal tract：a Brazilian study. Arq Gastroenterol, 1987, 24（1）：5~9

3　Lee CT，Chang FY，Lee SD. The effect of cimetidine on serum acidic markers and *Helicobacter pylori* in gastric ulcer subjects. Zhonghua Yi Xue Za Zhi（Taipei），1996，57（1）：28～33

4　Santolaria S，Barrios Y，Benito R，et al. *Helicobacter pylori* and immunogenetic factors of the host：relevance of the HLADQA1 ＊0102 and ＊0301 alleles in peptic ulcer. Gastroenterol Hepatol，2001，24（3）：117～121

5　Sugiyama T，Nishikawa K，Komatsu Y，et al. Attributable risk of *H. pylori* in peptic ulcer disease：does declining prevalence of infection in general population explain increasing frequency of non－*H. pylori* ulcers. Dig Dis Sci，2001，46（2）：307～310

6　Raj SM，Yap K，Haq JA，et al. Further evidence for an exceptionally low prevalence of *Helicobacter pylori* infection among peptic ulcer patients in north－eastern peninsular Malaysia. Trans R Soc Trop Med Hyg，2001，95（1）：24～27

7　Ito A，Fujioka T，Kodama K，et al. Virulence－associated genes as markers of strain diversity in *Helicobacter pylori* infection. J Gastroenterol Hepatol，1997，12（9～10）：666～669

8　Tham KT，Peek RM Jr，Atherton JC，et al. *Helicobacter pylori* genotypes，host factors，and gastric mucosal histopathology in peptic ulcer disease. Hum Pathol，2001，32（3）：264～273

9　Figueiredo C，Van Doorn LJ，Nogueira C，et al. *Helicobacter pylori* genotypes are associated with clinical outcome in Portuguese patients and show a high prevalence of infections with multiple strains. Scand J Gastroenterol，2001，36（2）：128～135

10　Bolek BK，Salih BA，Sander E. Genotyping of *Helicobacter pylori* strains from gastric biopsies by multiplex polymerase chain reaction. How advantageous is it. Diagn Microbiol Infect Dis，2007，58（1）：67～70

11　Matsukura N，Onda M，Kato S，et al. Cytotoxin genes of *Helicobacter pylori* in chronic gastritis，gastroduodenal ulcer and gastric cancer：an age and gender matched case－control study. Jpn J Cancer Res，1997，88（6）：532～536

12　Park SM，Park J，Kim JG，et al. Relevance of vacA genotypes of *Helicobacter pylori* to cagA status and its clinical outcome. Korean J Intern Med，2001，16（1）：8～13

13　Matsui H，Kubo Y，Ninomiya T，et al. Recurrence of gastric ulcer dependent upon strain differences of *Helicobacter pylori* in urease B gene. Dig Dis Sci，2000，45（1）：49～54

14　Maaroos HI，Kekki M，Vorobjova T，et al. Risk of recurrence of gastric ulcer，chronic gastritis，and grade of *Helicobacter pylori* colonization. A long－term follow－up study of 25 patients. Scand J Gastroenterol，1994，29（6）：532～536

15　Hsu PI，Lai KH，Tseng HH，et al. Risk factors for presentation with bleeding in patients with *Helicobacter pylori*－related peptic ulcer diseases. J Clin Gastroenterol，2000，30（4）：386～391

16　Makino M，Koga T，Ito K，et al. Delayed healing of chronic gastric ulcer after *Helicobacter pylori* infection in mice. J Pharm Pharmacol，1998，50（8）：943～948

17　Konturek SJ，Brzozowski T，Konturek PC，et al. *Helicobacter pylori* infection delays healing of ischaemia－reperfusion induced gastric ulcerations：new animal model for studying pathogenesis and therapy of *H. pylori* infection. Eur J Gastroenterol Hepatol，2000，12（12）：1299～1313

18　Konturek PC，Brzozowski T，Kwiecien S，et al. Effect of *Helicobacter pylori* on delay in ulcer healing induced by aspirin in rats. Eur J Pharmacol，2002，451（2）：191～202

19　Seppälä K. *H. pylori* and gastric ulcer disease In：Hunt RH，and Tytgat GNT，editors. Helicobacter Pylori，basic mechanisms to clinical cure. Kluwer Academic Publishers，1994：429～436

20　Graham DY，Lew GM，Klein PD，et al. Effect of treatment of *Helicobacter pylori* infection on the long－term recurrence of gastric or duodenal ulcer. A randomized，controlled study. Ann Intern Med，1992，116（9）：705～708

21　Malfertheiner P，Bayerdorffer E，Diete U，et al. The GU－MACH study：the effect of 1－week omeprazole triple therapy on *Helicobacter pylori* infection in patients with gastric ulcer. Aliment Pharmacol Ther，1999，13（6）：703～712

22　Van der Hulst RW，Rauws EA，Koycu B，et al. Prevention of ulcer recurrence after eradication of *Helicobacter pylori*：a prospective long－term follow－up study. Gastroenterology，1997，113（4）：1082～1086

23　Bayerdorffer E，Miehlke S，Lehn N，et al. Cure of gastric ulcer disease after cure of *Helicobacter pylori* infection－German Gastric Ulcer Study. Eur J Gastroenterol Hepatol，1996，8（4）：343～349

24　Ford AC，Delaney BC，Forman D，et al. Eradication therapy for peptic ulcer disease in *Helicobacter pylori* positive patients. Cochrane Database Syst Rev. 2006, (2): CD003840.

25　Horvat D, Vcev A, Soldo I, et al. The results of Helicobacter pylori eradication on repeated bleeding in patients with stomach ulcer. Coll Antropol, 2005, 29 (1): 139~142

26　Sipponen P, Varies K, Fräki O, et al. Cumulative 10 – year risk of symptomatic duodenal and gastric ulcer in patients with or without chronic gastritis. Scand J Gastroenterol, 1990, 25: 966~973

27　Cullen DJE, Collins BJ, Christian KJ, et al. Long – term risk of peptic ulcer disease in people with *Helicobacter Pylori* infection —a community based study. 1993: DDW abstract 1861. Gastroenterology, 1993, 104 (supple): A60

28　Toljamo KT, Niemela SE, Karttunen TJ, et al. Clinical significance and outcome of gastric mucosal erosions: a long – term follow – up study. Dig Dis Sci, 2006, 51 (3): 543~547

29　Henriksson AE, Edman AC, Nilsson I, et al. *Helicobacter pylori* and the relation to other risk factors in patients with acute bleeding peptic ulcer. Scand J Gastroenterol, 1998, 33 (10): 1030~1033

30　Santolaria S, Lanas A, Benito R, et al. *Helicobacter pylori* infection is a protective factor for bleeding gastric ulcers but not for bleeding duodenal ulcers in NSAID users. Aliment Pharmacol Ther, 1999, 13 (11): 1511~1518

31　Chan FK, Sung JJ, Chung SC, et al. Randomised trial of eradication of *Helicobacter pylori* before non – steroidal anti – inflammatory drug therapy to prevent peptic ulcers. Lancet, 1997, 350 (9083): 975~9759

32　Zapata – Colindres JC, Zepeda – Gomez S, Montano – Loza A, et al. The association of *Helicobacter pylori* infection and nonsteroidal anti – inflammatory drugs in peptic ulcer disease. Can J Gastroenteroll, 2006, 20 (4): 277~280

33　Chan FK. Should we eradicate Helicobacter pylori infection in patients receiving nonsteroidal anti – inflammatory drugs or low – dose aspirin. Chin J Dig Dis, 2005, 6 (1): 1~5

34　胡伏莲, 胡品津, 刘文忠, 等. 第三次全国幽门螺杆菌感染若干问题共识报告. 胃肠病学, 2008, 13 (01): 42~46

35　Malfertheiner P, Megraud F, O' Morain C, et al. Current concepts in the management of *Helicobacter pylori* infection: the Maastricht III Consensus Report. Gut, 2007, 56 (6): 772~781

36　Leung WK, To KF, Chan FK, et al. Interaction of *Helicobacter pylori* eradication and non – steroidal anti – inflammatory drugs on gastric epithelial apoptosis and proliferation: implications on ulcerogenesis. Aliment Pharmacol Ther, 2000, 14 (7): 879~885

37　Hawkey CJ, Tulassay Z, Szczepanski L, et al. Randomised controlled trial of *Helicobacter pylori* eradiction in patients on non – steroidal anti – inflammatory drugs: HELP NSAIDs study. *Helicobacter* eradiction for lesion prevention. Lancet, 1998, 352: 1016~1021.

38　Gillen D, Wirz AA, Neithercut WD, et al. *Helicobacter pylori* infection potentiates the inhibition of gastric acid secretion with omeprazole. Gut, 1999, 44: 468~475.

39　El – Omar EM., Oien K, EL – Nujumi A, et al. Cure of Helicobacter pylori infection and chronic gastric acid hyposecretion. Gastroenterology, 1997, 113: 15~24.

40　Bi LC, Kaunitz JD. Gastroduodenal mucosal defense: an integrated protective response. Curr Opin Gastroenterol, 2003, 19 (6): 526~532

41　Buret AG, Fedwick JP, Flynn AN. Host epithelial interactions with *Helicobacter pylori*: a role for disrupted gastric barrier function in the clinical outcome of infection. Can J Gastroenterol, 2005, 19 (9): 543~552

42　胡伏莲. 重视胃肠黏膜屏障的研究. 中华医学杂志, 2005, (39): 6~7

43　胡伏莲. 幽门螺杆菌致病因子与胃黏膜屏障. 临床药物治疗杂志, 2007, (03): 1~4

44　Pelicic V, Reyrat JM, Sartori L, et al. *Helicobacter pylori* VacA cytotoxin associated with the bacteria increases epithelial permeability independently of its vacuolating activity. Microbiology, 1999, 145 (Pt 8): 2043~2050

45　akata T, Fujimoto S, Anzai K, et al. Analysis of the expression of CagA and VacA and the vacuolating activity in 167 isolates from patients with either peptic ulcers or non – ulcer dyspepsia. Am J Gastroenterol, 1998, 93 (1): 30~34

46　Mine T, Endo C, Kushima R, et al. The effects of water extracts of CagA positive or negative *Helicobacter pylori* on proliferation, apoptosis and connexin formation in acetic acid – induced gastric ulcer of rats. Aliment Pharmacol Ther, 2000, 14 Suppl 1: 199~204

47　Konturek PC, Brzozowski T, Konturek SJ, et al. Mouse model of Helicobacter pylori infection: studies of gastric function and ulcer healing. Aliment Pharmacol Ther, 1999, 13 (3): 333346

48　Brzozowski T, Konturek PC, Konturek SJ, et al. Water extracts of Helicobacter pylori delay healing of chronic gastric ulcers in rats: role of cytokines and gastrin – somatostatin link. Digestion, 1999, 60 (1): 22 ~ 33

49　Tsujii M, Kawano S, Tsuji S, et al. Mechanism of gastric mucosal damage induced by ammonia. Gastroenterology, 1992, 102 (6): 1881 ~ 1888

50　Suzuki H, Yanaka A, Muto H. Luminal ammonia retards restitution of guinea pig injured gastric mucosa in vitro. Am J Physiol Gastrointest Liver Physiol, 2000, 279 (1): G107 ~ 117

51　Murakami M, Saita H, Teramura S, et al. Gastric ammonia has a potent ulcerogenic action on the rat stomach. Gastroenterology, 1993, 105 (6): 1710 ~ 1715

52　Endo H, Tsukamoto Y, Arisawa T, et al. Effects of intragastric ammonia on collagen metabolism of gastric ulcer base in rats Digestion, 1996, 57 (6): 411 ~ 419.

53　Tanaka S, Mizuno M, Maga T, et al. H. pylori decreases gastric mucin synthesis via inhibition of galactosyltransferase. Hepatogastroenterology, 2003, 50 (53): 1739 ~ 1742

54　Bliss CM Jr GDT, Keates S. Helicobacter pylori lipopolysaccharide binds to CD14 and stimulates release of interleukin – 8, epithelial neutrophil – activating peptide 78, and monocyte chemotactic protein 1 by human monocytes. Infect Immun, 1998, 66 (11): 5357 ~ 5363

55　Hofman V RV, Mograbi B. Helicobacter pylori lipopolysaccharide hinders polymorphonuclear leucocyte apoptosis. Lab Invest, 2001, 81 (3), 375 ~ 384

56　Henriksnas J, Phillipson M, Storm M, et al. Impaired mucus – bicarbonate barrier in Helicobacter pylori – infected mice. Am J Physiol Gastrointest Liver Physiol, 2006, 291 (3): G396 ~ 403

57　Yokoyama T, Otani Y, Kurihara N, et al. Matrix metalloproteinase expression in cultured human gastric wall fibroblasts – interactions with Helicobacter pylori isolated from patients with ulcers. Aliment Pharmacol Ther,. 2000, 14 Suppl 1: 193 ~ 198

58　Menges M, Chan CC, Zeitz M, et al. Higher concentration of matrix – metalloproteinase 1 (interstitial collagenase) in H. pylori – compared to NSAID – induced gastric ulcers. Z Gastroenterol, 2000, 38 (11): 887 ~ 891

59　Jiang HX, Pu H, Huh NH, et al. Helicobacter pylori induces pepsinogen secretion by rat gastric cells in culture via a cAMP signal pathway. Int J Mol Med, 2001, 7 (6): 625 ~ 629.

60　Beil W, Wagner S, Piller S. Stimulation of pepsinogen release from chief cells by Helicobacter pylori: evidence for a role of calcium and calmodulin. Microb Pathog, 1998, 25 (4): 181 ~ 187.

61　Bermejo F, Boixeda D, Gisbert JP, et al. Basal concentrations of gastrin and pepsinogen I and II in gastric ulcer: influence of Helicobacter pylori infection and usefulness in the control of the eradication. Gastroenterol Hepatol, 2001, 24 (2): 56 ~ 62

62　Park SM, Park J, Chang SK, et al. Helicobacter pylori infection and serum pepsinogen I concentration in peptic ulcer patients: effect of bacterial eradication. Korean J Intern Med, 1996, 11 (1): 1 ~ 8

63　Gisbert JP BD, Al – Mostafa A. Basal and stimulated gastrin and pepsinogen levels after eradication of Helicobacter pylori: a 1 – year follow – up study. Eur J Gastroenterol Hepatol, 11 (2), 1999: 189 ~ 200

64　Oh TY, Yeo M, Han SU, et al. Synergism of Helicobacter pylori infection and stress on the augmentation of gastric mucosal damage and its prevention with alpha – tocopherol. Free Radic Biol Med, 2005, 38 (11): 1447 ~ 1457

65　Arkkila PE, Seppala K, Kosunen TU, et al. Helicobacter pylori eradication as the sole treatment for gastric and duodenal ulcers. Eur J Gastroenterol Hepatol, 2005, 17 (1): 93 ~ 101

第三十九章　消化性溃疡发病机理和治疗新理念

胡伏莲

北京大学第一医院

一、消化性溃疡发病机理新理念
二、"溃疡愈合"和"溃疡治愈"与溃疡愈合质量
三、幽门螺杆菌的发现是消化性溃疡病因学和治疗学上的一场革命
四、保护胃及十二指肠黏膜屏障是治疗消化性溃疡最基本的手段
五、消化性溃疡治疗新策略

通常认为消化性溃疡的发生是指对胃黏膜的损害因素与防御因素之间的失衡，当损害因素大于防御因素时则溃疡就会形成，但实际上消化性溃疡发病机理非常复杂，并非以一个"天平称"就能简单阐明有关消化性溃疡的所有病因和发病机理。如何谓消化性溃疡发病新理念，为什么消化性溃疡容易复发，什么谓溃疡愈合质量，消化性溃疡的处理原则是什么？诸如此类问题近20多年来的研究取得了很大进展，人们对这些问题已逐渐有了新的认识。

一、消化性溃疡发病机理新理念

近世纪来，对消化性溃疡发病机理的认识有着阶段性突破进展，在对消化性溃疡发病机理的认识过程中存在三大里程碑：第一是早在1910年Schwartz提出的"没有胃酸就没有溃疡"的名言，胃酸一直在消化性溃疡病的发病机理中占据统治地位；第二是1983年由Marshall[1]提出来的没有幽门螺杆菌（Helicobacter pylori，下称H. pylori）就没有溃疡，根除H. pylori就可以防止H. pylori相关性溃疡复发；第三是1991年由Tarnawski[2]提出的溃疡愈合质量（Quality of Ulcer Healing，QOUH）的概念。溃疡愈合不仅需要黏膜表面的修复，同时需要黏膜下组织结构的重建才谓溃疡完整修复。健康的黏膜屏障不会有溃疡形成。消化性溃疡的病因和发病机理非常复杂，但近20多年来，人们对溃疡病发病机理的奥秘逐渐趋向明朗，至少以下理念可以达成共识：①消化性溃疡是多种病因所致的异质性疾病群；②抗酸药和抑酸药对消化性溃疡的有效治疗证实了胃酸在溃疡病发生中起主导作用；③根除H. pylori可以防止或显著降低溃疡复发率，证明了H. pylori在溃疡病的发生特别在溃疡复发中起十分重要的作用，对这一事实已被大家认可。

二、"溃疡愈合"和"溃疡治愈"与溃疡愈合质量

"溃疡愈合"与"溃疡治愈"是两种不同的临床归转，"愈合"与"治愈"是两个意思不同的医学术语。"愈合"是指溃疡在形态上消失，但并不代表本病治愈；而"治愈"不仅是溃疡在形态上得以消失，而且愈合的溃疡不易复发，表示真正治愈本病。所以"溃疡愈合"与"溃疡治愈"

是两种不同的临床归转。不同的溃疡愈合质量在病理组织学上的改变亦不相同，高质量愈合：溃疡疤痕厚，黏膜腺体结构佳，腺体间结缔组织少；低质量愈合：溃疡疤痕薄，黏膜腺体少，且结构紊乱，腺体间大量结缔组织。低质量愈合的溃疡往往伴有炎症，且容易复发。

传统观念消化性溃疡是一种反复发作的不可治愈的临床疾病，自从 1982 年发现 *H. pylori* 的年代开始，人们对本病的认识发生了根本性变化，特别是近几年来对胃黏膜屏障损伤与溃疡发生之间关系的深入研究，人们已经认识到消化性溃疡通过抑制胃酸、保护胃黏膜和杀灭 *H. pylori* 可以改变消化性溃疡的自然病程而达到治愈本病的目的。认识了 *H. pylori* 后的今天人们对消化性溃疡临床转归的认识也发生了根本性变化。消化性溃疡的愈合质量必须具备以下四个方面的条件：①胃腔环境内保持低酸和无 *H. pylori*；②完成"再上皮化"，形成新的"愈合带"；③肉芽组织内新生血管生成；④建立充足的胃黏膜血流。换言之，消除病因，建立一个健康的胃黏膜屏障，消化性溃疡才不会复发，也就是能治愈本病。

三、幽门螺杆菌的发现是消化性溃疡病因学和治疗学上的一场革命

消化性溃疡的发生，通常认为是损害因素与防卫因素之间的失衡。损害因素是包括胃酸、胃蛋白酶、*H. pylori*、非甾体类消炎药、酒精、吸烟、胆汁反流及炎性介质等；防御因素包括胃黏膜–黏液屏障、重碳酸盐、磷脂、黏膜血流、细胞更新、前列腺素和表皮生长因子等。在攻击因子中胃酸起着主导作用。Schwartz 的名言"没有胃酸就没有溃疡"，胃酸一直在消化性溃疡病的发病机理中占据统治地位，所以针对胃酸的治疗一直是治疗消化性溃疡的主要手段。但在 *H. pylori* 未被发现之前，消化性溃疡被认为是原因不明的复发性疾病，应用抑制胃酸分泌的药物或者维持治疗虽然可以使溃疡愈合，但一旦停止治疗则溃疡很快复发。因此以往的观点认为消化性溃疡是一个不可治愈的疾病，抗酸剂或抑酸剂使溃疡愈合，而不是治愈，当季节变化，精神紧张或劳累等因素可引起溃疡复发。自从 1982 年 Warren 和 Marshall 从慢性活动性胃炎病人的胃黏膜中分离出 *H. pylori* 之后，有些学者也提出"没有 *H. pylori* 就没有溃疡"的观点，尽管有人提出异议，但根除 *H. pylori* 可以减少或预防溃疡复发这个事实不得不使人承认 *H. pylori* 的发现是消化性溃疡病因学和治疗学上的一场革命。在根除 *H. pylori* 之后可以明显降低溃疡复发率或使溃疡治愈这一事实已被大家普遍认可。

20 多年来国内外已有大量符合循证医学要求的临床研究证实了根除 *H. pylori* 可以防止或降低消化性溃复发率，并能促进溃疡愈合。我们曾对一些所谓难治性溃疡患者在成功根除 *H. pylori* 之后其溃疡得以愈合，根除 *H. pylori* 可以促使溃疡愈合这一事实证明了 *H. pylori* 在溃疡的延迟不愈中起重要作用[3]，我们的研究亦证实了 *H. pylori* 根除者溃疡完全愈合，而未根除者其愈合率为 61.9%；该研究证明了 *H. pylori* 的存在影溃疡愈合；此外，*H. pylori* 根除者半年内无复发，一年内复发率 4%，*H. pylori* 未根除者半年内复发率 58%，一年内 100% 复发[4]。北京地区一项对消化性溃疡患者 *H. pylori* 根除后溃疡复发随访的多中心临床研究，其结果显示 *H. pylori* 根除组一年的溃疡复发率仅 2.3%，而在 *H. pylori* 未根除组，一年复发率 58.9%[5]。

四、保护胃及十二指肠黏膜屏障是治疗消化性溃疡最基本的手段

Schwartz 的名言"没有胃酸就没有溃疡"至今沿用不衰，而"没有 *H. pylori* 就没有溃疡"目前尚有争论，因为从整体上来说，大约有 5%~30% 的消化性溃疡没有合并 *H. pylori* 感染，这部分病人还存在引起胃黏膜损伤的其他因素。在消化性溃疡的发病机理中，除了胃酸和 *H. pylori* 是消化性溃疡发病的主重要病因之外，还有其他一些因素对胃及十二指肠黏膜屏障的损伤在消化性溃疡的发生中也起着十分重要的作用。1991 年由 Tarnawski[2] 提出的溃疡愈合质量的概念，强调了胃黏膜屏障损伤在溃疡形成的重要性。一个健康的黏膜屏障不会有溃疡形成，溃疡的发生是黏膜屏障破坏的结果。所谓胃黏膜的防御机制是指胃黏膜具有抵御各种物理和化学方面损伤的机能，胃黏膜的防御机制包括黏液、碳酸氢盐的分泌，胃上皮细胞间的紧密连接及脂蛋白层，胃黏膜血流及细胞的更新

等，当这些防御功能降低，就会导致胃黏膜屏障破坏或溃疡形成[6]。在对胃黏膜损害因素中除了胃酸和 H. pylori 是主要原因之外，还有各种理化因素、药物因素、胆盐、乙醇、浓茶及咖啡等，都有可能损伤胃及十二指肠黏膜，破坏其防御功能。其中药物因素，如 NSAIDs/阿司匹林、抗癌药、某些抗生素、肾上腺皮质激素，特别是 NSAIDs/阿司匹林，长期摄入可以破坏胃黏膜屏障而诱发 NSAIDs 相关性溃疡[7]，原有溃疡者可使溃疡不愈或增加溃疡的复发率以及出血、穿孔等合并症的发生率。长期服用 NSAIDs 患者中，约 50% 内镜观察有胃及十二指肠黏膜糜烂和/或出血，5% ~ 30% 有消化性溃疡，这些病人主要与长期服用 NSAIDs/阿司匹林之类药物有关。目前的观点是对 NSAIDs 使用者必须同时给予胃黏膜保剂如米索前列醇或质子泵抑制剂（PPI）以预防 NSAIDs/阿司匹林对胃黏膜损伤[8,9]，对高危病人使用 NSAIDs 时应与米索前列醇或 H_2RA/PPI 合并应用，由于选择性 COX－2 抑制剂对高危人群并不能完全消除 NSAIDs 相性溃疡及溃疡并发症的发生，所以有学者主张对高危病人（多种高危因素并存），可采用选择性 COX－2 抑制剂与 PPI 联合应用可能是避免 NSAIDs 溃疡发生的最佳措施。

NSAIDs 是通过两个主要机制损害胃黏膜：①破坏胃黏膜屏障，因为 NSAIDs 多系弱酸脂溶性药物，能直接穿过胃黏膜屏障导致 H^+ 反弥散造成黏膜损伤；②抑制前列腺素的合成，削弱黏膜的防御机制。大量的临床研究证实胃黏膜保护剂可以预防溃疡的发生，并且明显提高溃疡愈合质量，增加瘢痕期（S_2）获得率[10]。也有研究报道某些胃黏膜保护剂还能改善 H. pylori 的根除率[11]，所以针对胃及十二指肠黏膜屏障损害的治疗是治疗消化性溃疡的基本手段。

NSAIDs 与 H. pylori 在消化溃疡发病中是两个独立危险因素，根除 H. pylori 并不能治愈 NSAIDs 相关性溃疡及减少其并发症，但对长期需要服用 NSAIDs/阿司匹林者，则在用药前应首先根除 H. pylori[12]，关于 NSAIDs 与 H. pylori 之间的相互关系在本书中有专题章讨论，详见第三十二章。

五、消化性溃疡治疗新策略

随着人们对溃疡病发病机理认识的不断深入，自然对溃疡病的治疗策略亦有新的变更。H. pylori 的发现给人们带来了对消化性溃疡病因学和治疗学上的新观点，但 Schwartz 的名言"没有胃酸就没有溃疡"至今沿用不衰，由于 NSAIDs/阿司匹林在免疫性疾患及心脑血管疾病上的广泛应用而导致 NSAIDs 相关性溃疡也并不少见，因而保护胃及十二指肠黏膜屏障，加强其防御功能应该是治疗消化性溃疡的基本手段。消化性溃疡发病机理很复杂，每位患者病因都可有不同，治疗也不尽相同，但其目的都在于消除病因、解除症状、愈合溃疡、防止复发和避免并发症。所以消化溃疡的治疗原则主要应该包括三个方面：①降低胃酸；②根除 H. pylori；③保护胃及十二指肠黏膜。

参考文献

1 Warren JR, Marshall B. Unidentified curved bacilli on gastric epithelium in active chronic gastritis. Lancet, 1983, 1：1273

2 Tarnawski A, Stachura J, Krause WJ, et al. Quality of gastric ulcer healing：a new, emerging concept. J Clin Gastroenterol, 1991, 13 Suppl 1：S42 ~ 7

3 胡伏莲，贾博琦，谢鹏雁，等. 用抗生素治疗合并幽门弯曲菌感染的难治性十二指肠溃疡病。中华内科杂志，1988, 27（4）：205

4 胡伏莲，黄志烈，王菊，梅等. 幽门螺杆菌的根除及其在十二指肠溃疡愈合和复发中的作用。中华消化杂志，1996, 16（2）：106

5 胡伏莲. 不同组合的三联法对幽门螺杆菌阳性的十二指肠溃疡的疗效及一年随访研究. 中华医学杂志，2004, 84（14）：1161 ~ 1165

6 Laine L, Takeuchi K, Tarnawski A. Gastric mucosal defense and cytoprotection：bench to bedside. Gastroenterology, 2008, 135：41 ~ 60

7　Rostom A, Wells G, Tugwell P, et al. Prevention of NSAID – induced gastroduodenal ulcer. Cochrane Database Syst Rev, 2002, 4: CD002296

8　Laine L, Margolis J, Brown K, et al. Use Of GI protective agents and COX – 2 selective inhibitors in 14, 394, 624 US patients taking NSAIDs. Gastroenterology, 2004, 126 (Suppl 2): A36 ~ A37

9　Graham DV, Agrawal NM, Campbell DR, et al. Ulcer prevention in long – time users of nonsteroidal anti – inflammatory drugs: results of a double – blind, randomized, multicenter, ctive – and placebo – controlled study of misoprostol vs lansoprazole. Arch Intem Med, 2002; 162: 169 ~ 175

10　Hu Fulian, Jia Boqi, Chen Shoupo, et al. The effects of Teprenone on the ulcer healing rate and the quality of healing in the treatment of patients with active gastric ulcers. Chin J Intern Med, 1998, l37 (Supplement): 42 ~ 44

11　Kim H W, Kim G H, Cheong J Y. *H. pylori* eradication: A randomized prospective study of triple therapy with or without ecabet sodium. *World J Gastroenterol*, 2008, 14, 14 (6): 908 ~ 912

12　FuLian Hu, PinJinHu, WenZhong Liu, et al. Third Chinese National Consensus Report on the management of *Helicobater pylori* Infection. Journal of Digestive Diseases, 2008, 9: 178 ~ 174

第四十章　幽门螺杆菌感染与胃癌

夏志伟　林三仁

北京大学第三医院

一、幽门螺杆菌与胃癌的流行病学
二、幽门螺杆菌与胃癌的相关性研究
三、幽门螺杆菌与癌前病变的相关性
四、幽门螺杆菌感染与胃癌发生的可能机制
五、幽门螺杆菌的治疗与胃癌预防

胃癌的发生并不是由单一因素引起，而是与多种因素相关。20 世纪 80 年代以来，幽门螺杆菌（*Helicobacter pylori*，下称 *H. pylori*）感染与胃癌的关系已被全世界的学者广泛深入地研究。目前认为：在慢性胃炎—胃黏膜萎缩—肠化生—异型增生—胃癌这一演变模式中，*H. pylori* 可能起着先导作用，胃癌是 *H. pylori* 长期感染与其他因素共同作用的结果。世界卫生组织将 *H. pylori* 列为 I 类致癌原[1]后，关于 *H. pylori* 感染与胃癌的关系的研究一直是世界性的热点话题。

一、幽门螺杆菌与胃癌的流行病学

多数资料显示：胃癌发病率和人群的 *H. pylori* 感染率成正比，即胃癌高发区、国家和人群的 *H. pylori* 感染率也较高[2,3]。胃癌死亡率也与 *H. pylori* 感染率呈明显的正相关。在一项国际性研究中[4]，比较了世界上具有代表性的 13 个国家 17 个人群的感染情况，结果显示 *H. pylori* 感染率与胃癌发生率之间存在显著的相关性。

在近几十年内，胃癌发生率呈下降趋势，特别是在发达国家，*H. pylori* 的感染率也呈下降趋势。日本 1990 年的 *H. pylori* 血清阳性率（28.6%）比 1970 年（54.7%）有明显下降[5]。这种下降趋势在青年和儿童中尤为显著。胃癌与 *H. pylori* 感染之间的这种平行关系提示了二者的因果关系。*H. pylori* 还与胃癌具有共同的流行病学特点[6]。二者与年龄、社会经济水平、社会阶层、收入水平的关系呈现同样的趋势。胃癌高发国家胃癌的发病年龄较低发国家低 10 ~ 20 岁。

王凯娟等对 89 篇国内 *H. pylori* 流行病学研究结果进行荟萃分析[7]。胃癌高发区（胃癌死亡率 > 30/10 万）人群 *H. pylori* 感染率为

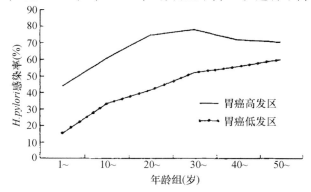

图 40-1　胃癌高发区和低发区 *H. pylori* 感染的差别

63.58%，明显高于胃癌低发区的 41.34%，与我国胃癌死亡率的地区分布呈现一致性。儿童期的感染率差异明显，高发区人群 *H. pylori* 高感染年龄段提前，1~5 岁组儿童感染率为 43.90%，高峰年龄段感染率维持在 70% 以上（见图 40 - 1）。15 个合并研究结果显示：胃癌患者 *H. pylori* 感染率为 66.7%，胃癌 OR = 1.92（95% CI：1.26~4.48）。证实了我国胃癌发病与 *H. pylori* 感染成正相关。

二、幽门螺杆菌与胃癌的相关性研究

绝大多数资料表明胃癌患者的 *H. pylori* 感染率高于配对对照组[8,9]。但类似相关性调查也有不同的结果。这一方面提示：胃癌的发病受多种因素影响。另一方面：研究设计方法中的抽样人群、检测方法、对照组的选择、胃癌的部位、病理类型及分期、患者的年龄、随访时间的长短等都有文献报道可能影响到研究结果。*H. pylori* 感染的地域性及菌株差异也是不可忽视的影响因子。

虽然部分回顾性病例对照研究仍显示出 *H. pylori* 血清学阳性与进展期胃癌之间存在相关性，但一般认为：以进展期胃癌为研究对象的结果所显示的 *H. pylori* 感染率事实上低于应有的感染率，因为 *H. pylori* 难以定居于此种黏膜有肠化生及萎缩性胃炎。早期胃癌患者的 *H. pylori* 感染率高于健康对照组和晚期胃癌[10]，二者之间呈现更强的相关性，且年轻的胃癌患者 *H. pylori* 感染率高于高龄的胃癌患者。非贲门区胃癌与 *H. pylori* 的相关性高于贲门区胃癌[11]。弥漫性胃癌与 *H. pylori* 感染的相关性似乎弱于肠型胃癌，但癌旁组织的研究表明[12]：肠型胃癌和弥漫型胃癌的 *H. pylori* 感染率无明显差异。应用血清学方法检测的胃癌患者 *H. pylori* 感染率高于手术标本等组织学检测方法的阳性率。特别是应用胃癌发生之前的血清检测结果呈现出更高的阳性率。这也从另外一个角度提示了 *H. pylori* 感染与胃癌发生之间的时序贯性。

近期采用免疫组化方法的研究显示[13]：胃癌患者的 *H. pylori* 倾向于在胃黏液内分布，胃部位和癌周组织的黏液内 *H. pylori* 阳性率无差别。而萎缩性胃炎患者的胃黏液内 *H. pylori* 密度高于浅表性胃炎。胃癌患者黏液内的 *H. pylori* 密度也远高于预期。但胃上皮表面的细菌阳性率低下。

血清 *H. pylori* 抗体阳性的人群胃癌发病危险随时间的推移是逐渐增加的。在采血检测后的平均10 年以内，其 OR 值为 2.2，10~14 年时为 4.4，但在 15 年以上时增至 8.7，如果从人群的 *H. pylori* 感染率来估计的话，与 *H. pylori* 感染相关的胃癌人数是相当可观的[14]。胃癌高发区的研究显示：人群的儿童期 *H. pylori* 感染率明显高于胃癌低发区。幼年感染 *H. pylori* 的人群在感染后生存期较长，更易出现慢性活动性胃炎和肠化生等病变，从而增加了胃癌发生的可能性。一般认为从病因接触到胃癌发生需要 10~20 年以上的时间，而成年人胃癌发生的危险性取决于儿童及少年期的状况。

多个研究试图利用循证医学的方法，对不同地区和国家的研究结果进行荟萃分析。Eslick 等[15]发表了一篇包括 42 篇文章的 Meta 分析，证明 *H. pylori* 感染与胃癌的发生相关，并发现患者年龄、胃癌的组织学类型是造成结果差异的可能原因。郭军巧等[16]检索了 1991~2001 年间评价 *H. pylori* 感染和胃癌相关性的文献，选择病例对照研究和队列研究中巢式病例对照研究的各研究样本量大于 70 例的中、英文发表的研究结果共 36 篇。研究范围包括亚洲 18 篇、美洲 3 篇、欧洲 14 篇的共 13 个国家和地区。其中 19 篇认为 *H. pylori* 感染与胃癌发生关系密切，余下 17 篇认为二者无必然联系。采用 Meta 分析的随机效应模型分析有关可能影响 *H. pylori* 感染与胃癌关系后发现，合并 OR = 2.37，95% CI：2.14~2.61，*H. pylori* 感染与胃癌相关，各研究结果之间存在显著性差异，早期胃癌的阳性率高于晚期胃癌，1995 年以前的资料阳性率高于此后的资料结果。总体的分析显示：*H. pylori* 感染与胃癌发生的密切程度按地域划分：美洲 > 亚洲 > 欧洲。*H. pylori* 感染率越高的地方，感染与胃癌发生的关系越密切。而随着时间的变迁，*H. pylori* 感染率的下降可能会影响到流行病学调查的结果。

针对我国资料进行的 meta 分析显示[17]：非贲门区胃癌与 *H. pylori* 感染相关：OR = 3.60（95% CI 1.25~10.36）；以正常人为对照者的结果显示有显著性意义（合并 OR = 2.00，95% CI：1.25~

3.2），以慢性胃炎为对照的患者研究结果相关性较差（合并 OR = 1.54，95% CI：0.68 ~ 3.5）。

更具有说服力的资料来自动物实验。日本学者[18]对 H. pylori 感染后的蒙古沙土鼠进行长时期的观察。在感染后的早期阶段，动物胃黏膜出现黏膜炎症浸润现象；在感染后的 6 个月时即可发现胃黏膜出现上皮增生腺体萎缩，囊性变和肠化生；在感染后 2 年时，胃黏膜可见腺体异型增生；感染后 3 年时 40% 可见类癌样改变，30% 有腺癌发生。

三、幽门螺杆菌感染与癌前病变的相关性

慢性胃炎—萎缩性胃炎—肠化生—异型增生—胃癌这样的过程一般需十几年甚至几十年。已有大量研究结果证实 H. pylori 感染与癌前相关性病变的发生有关。

H. pylori 阳性者的萎缩性胃炎检出率高于阴性组的对照者。其萎缩性胃炎的发病率随年龄增长而上升[19]。H. pylori 感染者的萎缩性胃炎发病较对照组的时间提前。持续的慢性炎症不断破坏上皮腺体的结构和功能，损伤了增生带，选择性地削弱了黏膜腺体的再生能力，从而促使萎缩性胃炎的发生，而导致持续慢性炎症的直接原因为 H. pylori 的感染。

H. pylori 阳性的患者患萎缩性胃炎的危险系数是阴性者的 6.4 倍[20]；长期随访证实[21]：最初 H. pylori 阳性者的萎缩性胃炎检出率逐渐增加，与同期的 H. pylori 阴性者萎缩性胃炎检出率有明显区别，随时间变化的增长率也有明显区别。

以往认为：当萎缩性胃炎发生后，H. pylori 不易定居在萎缩的胃黏膜上皮，其检出率呈现下降趋势。但近期的文献显示[22]：H. pylori 依赖于腺腔内的黏液而存活。采用免疫组织化学方法检测的结果证实[13]，萎缩性胃炎患者胃黏膜上皮表面的 H. pylori 密度低于浅表性胃炎，但其黏液内 H. pylori 密度甚至高于浅表性胃炎，提示从慢性浅表性胃炎—慢性萎缩性胃炎—胃癌发生过程中，定植于黏膜的 H. pylori 逐渐减少，而倾向在黏液内分布。这类结果进一步证实了 H. pylori 在胃癌发病过程中的重要影响。

肠化生是胃癌发生过程中的环节之一。而 H. pylori 与肠化生的关系也十分密切。存在肠化生者的 H. pylori 检出率明显高于非肠化生者[23]。H. pylori 感染者的肠化生的出现提前[24]，更倾向于出现重度肠化生和不完全型肠化生[25]。队列研究显示[26]：健康无症状人群在平均观察 7.7 年后，胃癌的发生与 H. pylori 感染和萎缩性胃炎密切相关，感染者发生胃癌的危险性随非萎缩性胃炎—萎缩性胃炎—肠化生而逐步增加，其 OR 值分别为 7.13、14.85、61.85，无感染者和无萎缩性胃炎者无人发展为胃癌。

相当多的研究关注了萎缩性胃炎和胃黏膜肠化生在根除 H. pylori 后的变化。胃癌高发区 H. pylori 阳性人群在接受根除治疗胃黏膜肠化生 1 年后，治疗组胃窦黏膜炎症明显减轻，且胃窦肠化生检出率低于治疗前，也明显低于安慰剂对照组[27]。日本的一项综合分析显示[5]，1990 年日本人群的 H. pylori 感染率较 1970 年有明显下降，同时胃黏膜炎症积分有同样明显的下降趋势。而在此期间，日本年轻人群的萎缩性胃炎发病率明显减少，胃癌特别是肠型胃癌的发生率也有明显减少。对术后胃的研究显示[28]：根除 H. pylori 后吻合口和胃体的萎缩和肠化生减轻，其胃内的 pH 水平低于治疗前，说明其胃酸分泌能力比治疗前好转。这一变化与胃蛋白酶原 I/II 的比值相平行。

但相关研究结果存在差异。Hojo 等[29]检索了共 1066 篇文献，对其中的 51 篇设计符合要求的文献进行分析。在根除 H. pylori 后，胃黏膜活动性炎症迅速消失，但慢性炎症仍持续存在，25 篇文章中有 11 篇显示萎缩性胃炎的明显好转，在 4 项大样本的研究中，有 1 项研究不支持上述结论，5 项长期随访的研究中 2 项研究未能显示出萎缩的好转。患者的选择等方法学的影响值得考虑。28 项研究中有 5 项的结果表明肠化生可以在根除 H. pylori 后减轻。所以，Hojo 认为：根除细菌后的胃黏膜变化可能存在较多的差异。有研究进一步证实[30]，根除 H. pylori 5 年后，胃黏膜的萎缩和肠化生的发生明显低于对照组，但对于已发生的萎缩和肠化生无明显逆转作用。而持续感染者更易出现萎缩性胃炎和肠化生等癌前疾病状态[31]。而最新的研究表明[32]：对成功根除 H. pylori 者随访 4.5

年后，发现 2.5% 发生早期胃癌，发生胃癌者年龄大于非胃癌者，且胃体的萎缩和肠化生重于后者，提示：如果已有严重的胃黏膜病变，根除 *H. pylori* 并不能阻止病变的进一步演化。另一项研究显示[33]：进入观察前将随访者分为四组：无感染且黏膜正常组，有感染但黏膜无萎缩者，有感染且黏膜萎缩组及无感染但黏膜萎缩组。随访 4.7 年后，存在萎缩的两组胃癌发病 OR 分别为：6.0（2.4～14.5）和 8.2（3.2～21.5），而有感染无萎缩组仅为 1.1（95% CI 0.4～3.4）。所以推测，只有在萎缩发生之前根除 *H. pylori* 方具有阻断胃炎向胃癌演变的作用。

专家们同时也指出，在萎缩性胃炎和肠化生的发生上存在地域和人群特点，亚洲地区的萎缩性胃炎发生年龄早于西方国家，除 *H. pylori* 感染较早外，感染菌株的毒力差异，种族的遗传易感性，饮食和吸烟等人文因素均是不可忽略的。

关于胃癌患者感染的 *H. pylori* 菌株特异性，以往有研究表明[34]：具有 cagA 基因的 *H. pylori* 感染者发展成萎缩性胃炎及发生胃癌的危险性高于 CagA 阴性菌株感染者（OR 值为 5.8）。胃癌高发区的人群中 VacA 和 CagA 抗体的检出率显著高于胃癌低发区人群[35]。胃癌患者的 CagA 抗体检出率高于对照组，且以 20～29 岁人群的检出率最高[36]；CagA 阳性菌株更容易引起胃黏膜的炎症细胞浸润，其刺激胃黏膜上皮细胞增生的能力也强于阴性菌株。

Huang 等[37]所做的 Meta 分析显示：2284 例胃癌患者和 2770 例对照。在 *H. pylori* 感染者中，CagA 阳性患胃癌的风险比阴性者增加了 0.64 倍，患胃癌（非贲门癌）的风险增加了 1.01 倍。由此可见，CagA 阳性的 *H. pylori* 感染更易患胃癌。目前将 *H. pylori* 分为两类：东亚 CagA 株和西方 CagA 株。研究发现[38]，与西方株相比，东亚株与胃萎缩之间有更强的关联，胃癌仅发生在东亚株。由于 CagA 蛋白进入上皮细胞并经磷酸化后可与 Src 同源区 2（SRChomology 2 domain，SH2）的酪氨酸磷酸酶SHP-2结合，从而刺激细胞分裂和增殖。因此，CagA 与 SHP-2 的结合是 CagA 阳性 *H. pylori* 促进胃癌形成的重要机制。而东亚株与 SHP-2 的结合能力更强。

vacA 基因是另一个重要的细菌毒力因子。vacA 基因有 s1/m1、s2/m2 和 s1/m2 3 种基因型。胃癌患者中分离的 *H. pylori* 多为 vacA 基因型 Slb/m1 菌株，而十二指肠溃疡患者中则多为 sla/m1 菌株。

受到关注的细菌毒力因子还有 iceA（分 iceA1 和 iceA2 两种基因型）和介导细菌和人胃上皮细胞黏附的 babA 等位基因，胃腺癌中 iceA1 基因表达高于胃炎，iceA1 基因与 vacA s1 共同存在使胃腺癌发生的概率增加。研究发现单独有 babA2 或与 cagA（+）和 vacAs1 联合存在的 *H. pylori* 菌株易发生癌前病变。

四、幽门螺杆菌感染与胃癌发生的可能机制

胃癌的发生是一个多病因、多阶段的过程。在慢性胃炎—萎缩性胃炎—肠上皮化生—异型增生—胃癌这样一个漫长的过程中，各种致病因子可能单独或协同作用于不同的阶段。目前多数学者认为：*H. pylori* 感染主要作用于癌变的起始阶段，既在活动性胃炎、萎缩性胃炎和肠化生的发展中起主要作用，也就是说 *H. pylori* 感染启动了胃癌的发生过程。

H. pylori 本身不会直接引起人体细胞 DNA 突变及细胞表型的转化。但 *H. pylori* 的生化特征可能参与癌变过程。包括其分泌的大量氨和磷脂酶等可以破坏胃黏膜的保护机制，使各种具有致癌作用的因子直接作用于黏膜上皮细胞，这些化学物质也可以直接促进细胞分裂，而有丝分裂的增加会增加 DNA 突变的机会。这一复杂的过程中包括多个层次上的多个复杂因素参与。

1. *H. pylori* 感染后引起胃黏膜急、慢性炎性反应中性粒细胞氧化爆发和单核巨噬细胞等炎性细胞的激活，分泌和释放多种细胞因子，如白细胞介素 1（interleukin1，IL-1）、IL-6、IL-8、肿瘤坏死因子 α（TNF-α）等。CagA 阳性菌株 *H. pylori* 感染后，细胞内信号启动，细胞因子基因促进转录激活蛋白 1 的激活，导致胃黏膜炎性因子的表达如 IL-8、TNFα 等。胃癌组织中 IL-6 和 IL-8 的水平明显高于正常组织[39]，且进展期癌组织的水平高于早癌组织，早癌组织中 *H. pylori* 阳

性者高于阴性者。H. pylori 感染后胃黏膜上皮细胞 IL－6mRNA 表达率明显上升，且与黏膜中 H. pylori 密度、炎性细胞浸润度及 IL－8、TNFα 等细胞因子水平呈正相关。根除 H. pylori 后，黏膜中 IL－6 含量明显降低。在胃癌发生和进展过程中，有多种炎症因子参与。这些细胞因子构成一个复杂的炎性免疫调节网络，并通过旁分泌、内分泌等途径，作用于 B 淋巴细胞、NK 细胞、巨噬细胞，使其在胃黏膜局部增殖、分化、激活，产生特异性和非特异性免疫反应，上皮细胞在这一炎症过程中受到损伤，持续损伤和修复过程中容易出现结构和功能的变化，DNA 的破坏和突变。

2. H. pylori 感染引起氧化性损伤加重感染导致的炎症过程中，中性粒细胞及单核细胞可产生大量具有高度活性的代谢产物特别是自由基团。如 O_2，H_2O_2，HOCL 等多种自由基，可引起 DNA 链断裂，染色体损伤。由此可见，H. pylori 感染不仅可以诱导有丝分裂，还提供了内源性的致突变原。Danse 等[40]的研究就显示，H. pylori 感染者胃黏膜中的氧自由基水平明显高于无细菌感染者，且与中性粒细胞的浸润密度正相关。持续的炎症还可以通过其他物质如 N－硝基化合物等来引起基因的破坏。因此，慢性炎症可以从多个途径参与并促进肿瘤的发病。

3. H. pylori 感染可上调诱导型一氧化氮合酶（iNOS）和一氧化氮（NO）的表达[41] NO 可以损伤细胞的 DNA，导致其断裂或突变，还可转化成具有潜在毒性的硝酸盐和亚硝酸盐，亚硝酸盐转化成亚硝胺，大量亚硝胺的产生可促进胃癌演变进程加速。iNOS 的上调出现于 H. pylori 感染胃黏膜，且在根除细菌后可恢复正常，这种上调在胃炎，异型增生和胃癌组织中呈现平行递增趋势。

4. H. pylori 感染可诱导胃黏膜上皮细胞 COX－2 的过度表达[41] COX－2 通过抑制凋亡，促进增殖，促进新生中血管增生来参与肿瘤发生和发展的进程。同时 COX－2 的下游产物—过氧化物酶体增生物激活受体（PPAR）－γ 表达增加。这些变化在 CagA 阳性菌株感染时更为显著，且在根除细菌后可以恢复正常。这一途径可能也参与了 H. pylori 感染后细胞凋亡受抑制的过程。

5. 对胃黏膜细胞端粒酶的活化作用 有文章报道显示：H. pylori 感染可以导致胃黏膜细胞端粒酶的上调，但也有试验显示：端粒酶的上调与年龄有关，而与 H. pylori 感染无明显相关性[42]。

6. H. pylori 感染与多种胃癌相关基因变异有关 这些分子生物学方面的异常现象可能受 H. pylori 本身及其代谢产物的影响，也可能在感染后继发的炎症过程中发生。

目前研究中的基因包括多种[43]。在肠化生、异型增生的上皮中有阳性表达参与细胞增殖调控的原癌基因 ras、p21；特别是与胃癌关系较为密切的 H-ras 基因，其异常表达对细胞恶性表型起着重要作用。c-met 基因在胃癌前病变肠化生、异型增生胃黏膜中呈现持续性高水平表达，并随病变的进展而呈上升的趋势。癌前病变的早期阶段即有表达的 c-myc 基因、存在肠化生、慢性萎缩性胃炎和异型增生上皮中的细胞凋亡抑制基因 del-2 等，均有报道与 H. pylori 感染或培养上清液刺激有关。而这类不稳定基因的异常表达可激发更多的原癌基因活化。这些变异的出现一方面提示了胃黏膜上皮细胞在 H. pylori 存在发生了细胞基因的不稳定现象，同时也可能出现凋亡调节障碍。

p53 基因的缺失或突变则可能引起细胞的恶性增殖，野生型 p53 基因突变成突变型 p53 基因后成为癌基因，丧失抑制肿瘤生长的作用。故 p53 基因蛋白的变化是胃癌的早期特征。多项研究结果显示：p53 基因突变与 H. pylori 感染有密切关系。其他涉及研究的基因异常还有 c－fos、p27、bcl－2 等，均有报道可能参于 H. pylori 感染后的过程。

7. H. pylori 感染引起细胞增生与凋亡平衡失调 正常胃黏膜上皮细胞存在增殖和凋亡之间的动态平衡，二者失衡则会导致病变发生。细胞增殖加快时，其基因组具有不稳定性，增殖加快也增加了 DNA 损伤和产生非整倍体的危险性。若损伤的 DNA 得不到及时修复又不能启动凋亡信号系统使该细胞正常死亡，就有可能进入异常增殖的通道。实验室研究表明[44]：H. pylori 感染可使上皮细胞增生活跃，其增殖超出正常水平一倍以上，而在根除 H. pylori 后，其增殖水平恢复正常。H. pylori 粉碎菌体成分及其培养上清液可使培养细胞的增生活跃[45]。H. pylori 可通过促进上皮细胞的凋亡而刺激代偿增生的过程[46]。在根除 H. pylori 后，凋亡细胞可以减少。凋亡细胞数与胃炎的严重程度无关。这种凋亡增加引起的代偿增生反应过程中，可能存在癌变的危险。

8. 宿主因素　*H. pylori* 感染暴露相同，但存在非感染者及胃癌的家族聚集现象，且同卵同胞共患胃癌的现象均提示：遗传易感性对胃癌的发生十分重要[47]。

细菌感染的过程、导致炎症反应的程度、细胞对损伤的易感性等，宿主的特点参与结局产生的过程。IL－1、IL－10、IL－8、TNF－α 等细胞因子的多态性可能使细菌感染后的炎症反应有所区别[48]，这种细胞因子的多态性与细菌的菌株特异性共同作用，使感染后的个体趋向不同的疾病过程。

脂多糖（LPS）是 *H. pylori* 等 G^- 杆菌的内毒素成分。CD_{14} 与 TLR_4 是递呈 LPS 途径中重要的受体复合体。CD_{14} 启动子区域的多态性 －159 位点，可发生 C→T 的突变，TLR_4 基因亦存在非同义的单核苷酸多态性 Asp299Gly 和 Thr399 Ile，其中位于第 4 外显子的 Asp299Gly 多态性位点与机体对 LPS 的免疫应答的减弱及促炎细胞因子的分泌水平降低有关。这种对 LPS 反应性的差异可能与 *H. pylori* 感染后的胃黏膜病变的进一步发展存在密切的关系[49]。表达于胃上皮细胞的 TLRs 与 *H. pylori* 相互作用，从而调节致炎细胞因子和趋化因子的生成，引起胃黏膜的炎症。在活动性胃炎的背景下，通过胃上皮的前期病损、肠化生和不典型增生逐渐发展，导致了胃癌的形成[50]。TLR_4/CD_{14} 基因突变可使机体的免疫系统失去正常处理胃腔 *H. pylori* LPS 等病原分子的能力，进而使胃黏膜在其长期刺激下产生感染、炎症乃至癌变。CD142159 基因多态性可能是导致个体在对 *H. pylori* 感染的免疫应答中不同的 CD_{14} 表达水平及免疫应答程度的基因方面的因素。

关于 *H. pylori* 与 HLA－Ⅰ、Ⅱ类经典基因多态性的研究，也有大量的报道[43]。HLA 等位基因的变化决定了宿主的发病风险。如 HLA－DQA＊0102 基因和 HLA－DQB1＊0301 可能与抵御 *H. pylori* 感染有关，HLA－DQB1＊0602 和 HLA－DR 则可能是易感基因。

其他涉及研究的基因还有 GST－μ 基因。GST－μ 无效基因型在 *H. pylori* 感染相关胃癌中更为明显。GST－μ 酶的丢失可能增加发展成为胃癌的风险。

支持这一观点的证据还包括[48]：直系亲属中有胃癌发病者患胃癌的风险较对照增加 3 倍。10% 的患者呈现家族集中发病的现象。

9. 胃内环境及其他危险因子的改变　已有实验证实[50]，*H. pylori* 患者空腹胃液的抗坏血酸浓度低于正常对照者，并有实验证实[51]，在根除 *H. pylori* 治疗后，胃液抗坏血酸的浓度可以上升。还有实验表明[52]：*H. pylori* 阳性者与阴性者及正常对照比较，胃液内的 CuZnSOD 明显降低，MDA 水平升高，二者呈负相关。*H. pylori* 阳性者中，浅表性胃炎、萎缩性胃炎、胃癌的 CuZnSOD 含量逐渐减少而 MDA 含量递增，提示 *H. pylori* 感染后清除氧自由基能力下降，而且始于癌前阶段。一般认为脂质过氧化物能通过裂解染色体，使蛋白交联，改变与肿瘤相关基因的表达等作用促癌和诱癌。*H. pylori* 感染时 CuZnSOD 降低，势必造成超氧自由基的堆积，使细胞膜、细胞内线粒体及溶酶体受到损害，导致胃黏膜的细胞变性和坏死，甚至癌变。

H. pylori 感染引起胃酸分泌减少，胃腔内 pH 升高，这种胃内环境的改变在萎缩性胃炎产生后则更为明显。胃内高 pH 状态有利于其他细菌生长并促进 N-亚硝基化合物的合成。*H. pylori* 为硝酸盐还原阴性菌，也具有催化 N-亚硝基化合物的作用。而胃液的高 N-亚硝基化合物的状态无疑是胃癌的高发因素。因此，有学者认为[48]，*H. pylori* 作为萎缩性胃炎的触发因子，而低胃酸环境则加速推进的癌变的过程，胃内 pH＞4 时，多种细菌繁殖增加，对胃黏膜的损伤作用并不亚于 *H. pylori*。胃泌素基因缺失小鼠在长期低胃酸状态下，同样可以导致类似 *H. pylori* 引致的萎缩性胃炎和胃癌发生率增加。

10. 骨髓动员细胞膜募集和参与　由于慢性炎症刺激，多种细胞因子和化学因子上调，并使多种炎症细胞募集至胃黏膜炎症区域，慢性炎症在损伤黏膜，导致壁细胞和主细胞等腺体细胞减少的同时，也会募集前体细胞进入胃黏膜内并着床。新近研究显示[48]：*H. pylori* 感染导致的慢性炎症可能募集骨髓来源的前体细胞，即骨髓动员内皮前体细胞，这类细胞具有相当大的可塑性。给 C57BL/6 骨髓移植小鼠感染 *H. felis* 后，发现异型增生和化生乃至胃癌的出现都是供者来源的，即是来自移植骨髓的。令人感兴趣的是，这种骨髓动员细胞的募集并不会出现在急性炎症和药物性损伤过程，只有在严重的慢性炎症状态下，才会出现骨髓动员细胞驱动的化生。炎症导致的黏膜增生细胞区域扩大，以激活的肌成纤维细胞增加为特点，而肌成纤维细胞可以来自骨髓动员细胞或局部的间质。一些骨髓动员细胞还可以进入增生带，导致化生和异型增生。这些前体细胞起类似癌干细胞的作用。但其中的详细机制尚未明确。

截至目前阶段，关于 H. pylori 感染和胃癌的发生仍有许多问题需要回答。人群中 H. pylori 感染虽众多，但毕竟患胃癌者为数很少，估计产生胃癌结局者占 1%。H. pylori 感染后的个体出现了不同的感染结局，在此复杂的病生理过程中，宿主的遗传背景、饮食因素、营养、获得感染的年龄以及其他环境因素可能同时起重要的作用。

五、幽门螺杆菌的治疗与胃癌预防

以往的文献分析，倘若普查 10 万 55～59 岁的男性，可检出 3.5 万 H. pylori 阳性者，其中有 1600 人可能在未来的 30 年内发展成胃癌。由此计算，估计有 500～1200 人的胃癌从理论上是可以预防的，那么预防每例胃癌患者所需要的费用与用于宫颈癌和乳腺癌的大致相同[36]。从理论上可以减少 30% 的胃癌发生[48]。

有试验表明[53]，胃切除术后的患者经根除 H. pylori 后可降低胃癌的发生。来自胃癌高发区的一些试验也有阳性的结果[54]。但目前的研究结果存在一定的差异。虽然动物试验显示[55]：C57BL/6 小鼠经根除 H. felis 后，萎缩的黏膜可以恢复甚至正常。多数学者仍认为：对于已经发生萎缩和肠化生的患者，根除治疗可能达不到预期效果。阻止胃癌发生进程的干预时机仍需进一步探索。也有学者设想：H. pylori 感染后激发的炎症过程中的某个阶段有可能成为干预的靶点，比如对炎症因子的阻断乃至对骨髓动员细胞的消除等。

2005 年 Maastricht III 共识意见中指出：根除 H. pylori 可以预防胃黏膜萎缩及肠化生等病变的出现，根除 H. pylori 有可能减少胃癌的发生；根除 H. pylori 的理想时机应在肠化生发生之前。按照我国 2007 年庐山会议制定的《第三次全国 H. pylori 感染若干问题共识报告》，早期胃癌及慢性胃炎伴萎缩和糜烂的患者必须接受根除治疗，同时也支持对有胃癌家族史的患者进行治疗。

参考文献

1　International agency for research on cancer. Schistosomes, live flukes and *Helicobacter pyloyi*. IARC monographs on the evaluation on carcinogenic risks to humans. Vol61, Lyon：IARC, 1994

2　Forman D. Geographic association of *Helicobacter pylori* antibody revalenee and gastric cancer mortality in rural China. Int J Cancer, 1990, 46：608

3　张万岱，吴炎，杨海涛，等. 胃癌自然人群 H. pylori 感染的血清流行病调查. 中华消化杂志, 1995, 15：276

4　Correa P. *Helicobacter pylori* and gastric carcinoma：serum antibody prevalence in populations with contrasting cancer reisk. Cancer, 1990, 66：2569

5　Haruma K. Trend towards a reduced prevalence of *Helicobacter pylori* infection, chronic gastritis and gastric cancer in Janpan. Gastroenterol clin North Amereica, 2000, 29：623

6　Nomura A. *Helicobacter pylori* and gastric cancer. J Gastroenterol Heptol, 1993, 8：294

7　王凯娟，王润田. 中国幽门螺杆菌感染流行病学 Meta 分析. 中华流行病学杂志, 2003, 24（6）：443～445

8　Buruk－F. Gastric cancer and *Helicobacter pylori* infection. Br J Surg, 1993, 379：378

9　Sipponen P. *Helicobacter pylori* infection and chronic gastritis, gastrie cancer. J Clin Pathol, 1992, 54：319

10　Asaka M. Possible role of *Helicobacter pylori* infection in gastric cancer development. Cancer, 1994, 73：2691

11　Menegatti M, Vaira D, Miglioli, et al. *Helicobacter pylori* in patients with gastric and nongastric cancer. Am J Gastr0enterol, 1995, 90：1278

12　张安田. 幽门螺杆菌与胃癌关系的研究现状. 中华消化杂志，1995，15：127

13　于秀文，董楠楠，宫月华，等. 幽门螺杆菌在胃癌及其癌前疾病中的原位检测及意义　世界华人消化杂志，2008，16（33）：3740～3745

14　Forman D. *Helicobacter pylori* and gastric cancer. Seand J Gastroenterol，1996，31（Suppl220）：23

15　Eslick GD. Association of *Helicobacter pylori* Infection With Gastric Carcinoma：A Meta2Analysis. Am J Gastroenterol，1999；94：2373～2379

16　郭军巧，肖万安，袁媛. 幽门螺杆菌与胃癌关系的 Meta 分析　中国卫生统计，2004，21（1）：24～27

17　田文静，王滨有，张建中，等. 幽门螺杆菌感染与胃癌关系的分析. 中国循证医学杂志，2006，6（11）：833～837

18　Miyazaki SM. Infection of *Helicobacter pylori* induces gastric cancernin animal model. GUT，2000，47（suppl 1）：A73

19　Kavaguchi H，Haruma K，Komoto K，et al. *Helicobacter pylori* infection is the major risk factor for atrophic gastritis. Am J Gastroenterol，1996，91：959

20　Fontham ET，Ruiz B，Perez A，et al. Determinants of *Helicobacter pylori* infection and chronic gastritis. Am J Gastroenterol，1995，90：1094

21　Satok K Kimura Ken，Taniguchi Y，et al. Distribution of inflamation and atraphy in the stomach of *Helicobacter pylori* possitive and negtive patients with chronic gastritis. Am J Gastroenterol，1995，90：1094

22　Kang HM，Kim N，Park YS，et al. Effects of *Helicobacter pylori* Infection on gastric mucin expression. J Clin Gastroenterol，2008，42：29～35

23　钟伟润，黄元熹. 幽门螺杆菌感染与胃黏膜肠化生的关系的研究，中华消化杂志，1995，15：232

24　Grannen ME. Intestinal metaplasia and *Helicobacter pylori*：an endoscopic bioptic study of the gastric antrum. Gut，1992，33：16

25　Rugge M，Cassaro M Leandro. *Helicobacter pylori* in promotion of gastric carcinogenesis. Dig Dis Sci，1996，41：950

26　Ohata H，Kitauchi S，Yoshimura N，et al. Progression of chronic atrophic gastritis associated with *Helicobacter pylori* infection increases risk of gastric cancer. Int J Cancer，2004，109（1）：138～141

27　Sung JJY，et al. Atrophy and intestinal metaplasia：one year after cure of *Helicobacter pylori* infectio：a prospective randomized study. Gastroenterol，2000，119（1）：7

28　Kato，Shunji，Matsukura，et al. Normalization of pH level and gastric mucosa after eradication of *H. pylori* in the remnant stomach. Aliment Pharmacol J，2008，23（2）：s258～s261

29　Hojo M，Miwa H.，Ohkusa T，et al. Alteration of histological gastritis after cure of *Helicobacter pylori* infection. Aliment Pharmacol J，2002，16（1）：1923～1932

30　Zhou L，Sung JJ，Lin SR，et al. A five－year follow－up study on the pathological changes of gastric mucosa after H. pylori eradication. Chin Med J，2003，116：11～14

31　谢勇，吕华农，陈江，等. 持续幽门螺杆菌感染对胃黏膜的作用及转归的影响因素. 中华全科医师杂志，2004，3（2）：105～108

32　Tashiro Jun，Miwa Jun，Tomita Takashige，et al. Gastric cancer detected after *Hellicobacter pylori* eradication. Dig Endosc，2007，19（4）：163～167

33　H Watabe，T Mitsushima，Y Yamaji，et al. Predicting the development of gastric cancer from combining *Helicobacter pylori* antibodies and serum pepsinogen status：a prospective endoscopic cohort study. Gut，2005，54（6）：764～768

34　Parsonnet J，et al. Risk for gastric cancer in people with cag A positive or cagA negative *Helicobacter pylori* infection. Gut，1997，40：297

35　Miehlke S. Allelic variation in the cagA gene of *Helicobacter pylori* obtain from Korea compared to the United state. Am J Gastroenterol，1996，91：1322

36　Kuipers EJ，Meuwissen SGM. *Helicobacter pylori* and gastric careino－gesis. Scand J Gastroenterol，1996，31（Suppl218）：103

37　Huang JQ，Zheng GF，Sumanac K，et al. Metaanalysis of the relationship between cagA seropositivity and gastric cancer. Gastroenterology，2003，125（6）：1636～1644

38 Azuma T, Yamazaki S, Yamakawa A, et al. Association between diversity in the Src homology 2 domain – containing tyrosine phosphatase binding site of H pylori CagA protein and gastric atrophy and cancer. J Infect Dis, 2004, 189 (5): 820~827

39 Yamaoka Y, Kodama T, Kita M, et al. Relation between clinical presentation, *Helicobacter pylori* density, interleukin 1 beta and 8 production, and cagA status. Gut, 2000, 46 (4): 584~591

40 S. danse, et al. *Helicobacter pylori* cagA – positive strains affect oxygen free radicals generation by gastric mucosa. Scand J gastroenterol, 2001, 36: 247

41 胡晓艳. 幽门螺杆菌感染致胃癌机制的研究. 医学综述, 2007, 13 (16): 1233~1235

42 CRAIG Wendy L.; MCKINLAY Alastair; VICKERS Mark A. Cellular turnover of normal gastrointestinal epithelium assessed by changes in telomeric: total DNA signal ratios. European journal of gastroenterology & hepatology, 2003, 15 (1): 1195~1201

43 张微, 刘纯杰. 幽门螺杆菌致胃癌发生机制. 胃肠病学和肝病学杂志, 2008, 17 (3): 177~181

44 Kuipers EJ, Meuwissen SGM. *Helicobacter pylori* and gastric careino – gesis. Scand J Gastroenterol, 1996, 31 (Suppl 218): 103

45 Fan XG, Kelleher D, Fan XJ. *Helicobacter pylori* increase proliferation of gastric epithelial cells. Gut, 1996, 38: 19

46 Anonymous. Induction of gastric epithelial apoptosis by Helicobater pylori. Gut, 1996, 38: 498

47 Hamajima N, Matsuo K, Saito T, et al. Interleukin 1 olymorphisms, lifestyle factors, and *Helicobacter pylori* infection. Jpn J Cancer Res, 2001, 92 (4): 383~389

48 James G, Fox, Timothy C Wang. Inflammation, atrophy, and gastric cancer. J Clin Inves. 2007, 117 (1): 60~69

49 Kiechl S, Lorenz E, ReindlM, et al. Toll2 like receptor 4 polymorphisms and the oncogenesis. N Engl J Med, 2002, 47: 185~192

50 Schmausser B, AndrulisM, Endrich S, et al. Expression and sub – cellular distribution of toll like receptors TLR4, TLR5 and TLR9 on the gastric epithelium in *Helicobacter pylori* infection. Clin Exp Immunol, 2004, 136: 521~526

51 陈学贤, 陈强, 许幼如, 等. 幽门螺杆菌感染患者胃液和血液抗坏血酸及脂质过氧化物的变化. 中华消化杂志, 1995, 15: 339

52 Bunerjee S, Hawksby c, Miller S, et al. Changes in the intragastric distribution of treatment. Am J Gastroenterol, 1995, 90: 1401

53 于军, 张锦坤. 应用分子生物学技术研究幽门螺杆菌与胃癌变的关系. 中华消化杂志, 1995, 15 (增刊): 28

54 Kato, Shunji, Matsukuraet, et al. Normalization of pH level and gastric mucosa after eradication of *H. pylori* in the remnant stomach. Aliment Pharmacol J, 2008, 23 (2): s258~s261

55 Wong B C, et al. *Helicobacter pylori* eradication to prevent gastric cancer in a high – risk region of China: a randomized controlled trial. Jama, 2004, 291: 187~194

56 Cai X, et al. *Helicobacter felis* eradication restores normal architecture and inhibits gastric cancer progression in C57BL/6 mice. Gastroenterology, 2005, 128: 1937~1952

第四十一章 幽门螺杆菌感染与胃癌的发生和预防

孙丹凤　房静远

上海交通大学医学院附属仁济医院

尽管胃癌的发生已呈下降趋势，但其仍是肿瘤死亡的主要原因之一。胃癌在全世界最常见肿瘤中排名第四，约10.4%的肿瘤患者死于胃癌[1]。全球每年约有900000人被诊断为胃癌，并有700000人死于此[2]。胃癌是一种多因素疾病，最重要的危险因素为幽门螺杆菌（*Helicobacter pylori*，*H. pylori*）感染及宿主基因背景，如胃癌家族史或遗传性促炎反应特征等。此外，环境及营养因素也起重要作用[3~5]。*H. pylori*感染已被国际癌症研究机构（IRAC）定为一类致癌因子，根除*H. pylori*已成为胃癌初级化学预防的手段之一。由于在设计干预研究中存在众多困难，其预防效果目前仍未明确[6]。尽管如此，不少研究者仍对此非常关注，并报道了一系列相关研究。

一、幽门螺杆菌感染与胃癌的相关性

*H. pylori*感染与胃癌的相关性主要基于大规模流行病学调查、病例对照研究的荟萃分析以及动物模型研究。不少前瞻性病例对照研究试图揭示*H. pylori*感染与胃癌发生的关系，但常无一致结论[7~9]。为克服这些研究的变异问题，部分学者应用荟萃分析来研究两者关系。2001年，Forman等对一系列前瞻性病例对照研究进行了荟萃分析，发现*H. pylori*感染与非贲门胃癌的发生呈显著正相关（OR：2.97）[10]，而与贲门癌的发生则无相关性。另一荟萃分析则研究了*H. pylori*的cagA基因状态与胃癌发生的关系[11]，发现cagA阳性的*H. pylori*菌株毒力更强且与严重的胃黏膜炎症反应有关。动物模型实验亦支持以上的发现，这些研究主要运用转基因小鼠观察细菌感染对宿主胃癌发生相关基因的影响[12~14]。新近的研究还发现宿主的免疫反应在肿瘤发生中起着重要作用[15,16]。此外，在感染*H. pylori*的蒙古沙土鼠中再现了胃癌发生的基本病变过程，即慢性胃炎、萎缩性胃炎、肠化、异型增生直至肿瘤形成[17]。以上这些均强烈提示*H. pylori*感染是胃癌发生的致癌物之一，慢性感染可致易感者进展为胃癌。

二、根除幽门螺杆菌与胃癌预防的临床研究

（一）根除幽门螺杆菌对胃癌前期变化的影响

H. pylori 与胃癌的强相关性提示根除 *H. pylori* 是防止胃癌发生的重要手段。人胃癌发生是一个多步骤的过程，包括上皮细胞逐步积累的遗传学和表观遗传学分子改变。遗传学机制涉及 DNA 序列的改变，而表观遗传改变则为可逆的过程，表现为 CpG 岛甲基化而不影响 DNA 序列。有研究显示胃黏膜内的 *H. pylori* 可以通过激活甲基化酶来诱导基因启动子区 CpG 岛的甲基化[18]。而 DNA 甲基化异常则参与胃癌的发生发展[19]。因此 *H. pylori* 可以通过表观遗传方式诱导肿瘤发生，而根除 *H. pylori* 则可以避免潜在的表观遗传异常而稳定基因的表型。

干预性研究可以证实根除 *H. pylori* 是否能够降低胃癌发生，但是由于胃癌的相对低发生率以及自然过程的长期性，此类研究往往需要成千上万的病例数和持续数十年的研究过程。为了克服这些研究的不利因素，大部分的研究都着眼于评价 *H. pylori* 根除与胃癌前期变化（包括癌前疾病和癌前病变）的相关性，包括萎缩性胃炎、肠化和异型增生[20~22]。然而大部分这些研究有其局限性，例如缺乏对照、缺乏随机性、样本量小或随访时间短等。只有少数的试验设计符合前瞻性、随机性、大样本量，并有部分研究设置了安慰剂对照，这些研究尽管不能得出确切的结论，但至少使我们从中对 *H. pylori* 感染与胃癌前期变化的关系得到一些启发。Correa 等[23] 在哥伦比亚某胃癌高危地区研究了抗 *H. pylori* 治疗与胃黏膜肠化、萎缩和异型增生之间的关系，该研究采用前瞻性、随机、大样本，并对患者进行长期胃镜随访（3、6 和 12 年）。结果显示在 6 年随访研究中，*H. pylori* 根除可以显著逆转肠化和萎缩。然而该研究并未发现 *H. pylori* 根除可逆转胃黏膜异型增生，可能由于样本量不够大的原因。这些结果在最终的 12 年随访亦得到了证实[24]。*H. pylori* 阴性的患者与阳性感染者相比平均约 14.8% 的癌前期变化发生了逆转，并有 13.7% 未向癌前病变进展，差异有统计学意义。长期的随访研究提示胃黏膜损伤的修复为时间依赖性，该过程往往需要数年甚至数十年。另外，尽管随访了 12 年，根除 *H. pylori* 感染者中仍有 1/3 发生了胃黏膜癌前病变。

Leung 等[21] 研究 435 例病人，经过 5 年随访，发现持续 *H. pylori* 感染者肠化的发生率显著高于 *H. pylori* 根除者 OR = 2.13（95% CI：1.41~3.24）。然而在 *H. pylori* 成功根除者中亦有 1/3 患者进展至肠化。两项在中国高胃癌发生地区进行的前瞻性、随机、双盲、安慰剂对照研究得出了近似的结论。在一个为期 7 年的研究中，You 等发现积极根除 *H. pylori* 者较对照组能减缓癌前疾病的发生发展[25]。这在病灶轻微者中尤其显著。而且，*H. pylori* 根除后的有效性需要较长的随访期得以体现，在 3 年末的随访研究，两组病例并无明显差异。Zhou 等[26] 研究显示经过 5 年随访根除 *H. pylori* 可以降低，但是不能彻底阻断癌前期变化的进展。事实上，在 *H. pylori* 阴性的患者中仍有 1/3 存在疾病的发展。另一研究[27] 让 248 例健康志愿者随机接受 *H. pylori* 根除治疗或安慰剂治疗一周。在首次、6 周及一年后检查胃镜，每次胃镜检查取 7 块活检组织，由两位病理学家根据修订后的悉尼分类诊断，比较两组的改变。根除 *H. pylori* 与对照组相比在一年后可改善胃黏膜病变，尤其在胃窦处的逆转较胃体处更明显。此外，根除 *H. pylori* 即使在高龄患者中也可降低胃癌风险。但这些不完全的逆转仅提示而不能证明根除 *H. pylori* 可预防胃癌。总体而言，在大多数研究报告中，根除 *H. pylori* 有益于减少癌前病变的进程，但有相当部分患者（约 45%）即便根除 *H. pylori* 后仍有癌变的进展。因此除了 *H. pylori* 之外还有其他致病因素参与了肿瘤的发生发展。Leung 等[21] 提出除了 *H. pylori* 之外，年龄 >45 岁、酒精、饮水来源等都与肠化进程有关。

（二）根除幽门螺杆菌对胃癌发生的作用

由于前面所述及的样本参数等问题，*H. pylori* 根除与降低胃癌发生率的前瞻性干预研究至今未能完成，在今后的研究中也可能少有触及。然而关于 *H. pylori* 根除与胃癌发展的关系已经有部分学者进行了研究。日本的 Uemura 等[28] 进行了一个很著名的非随机临床试验，他们对 1526 例患者进行了 7.8 年的反复胃镜随访。280 例未感染 *H. pylori* 的患者、253 例被治愈的感染患者以及 275 例

有十二指肠溃疡的感染患者均未出现肿瘤。在 971 例感染 *H. pylori* 并伴有其他表现（胃炎、胃溃疡或增生型息肉）的患者中有 36 例发展为胃癌。但该研究的根除组与非根除组随访期限并不等同，分别为 4.8 年和 8.5 年（$P<0.001$），因此根除组肿瘤的发生率还是有所保留的。在最近的一项为期 3 年的非随机干预性研究中，13 例（4%）*H. pylori* 阳性者，6 例（1.5%）*H. pylori* 阴性者发展为肿瘤，两组差异具有统计学意义[29]。Take 等[30] 随访 1120 例消化性溃疡患者，其中有 15% 的病例（176/1120）根除 *H. pylori* 失败，据此作者将病例分为两组，即 *H. pylori* 根除组和 *H. pylori* 持续感染组。最终发现 *H. pylori* 根除组肿瘤发生率为 6/944，而 *H. pylori* 持续感染组为 1/176，并无统计学差异。

以上三项研究采用了类似的实验设计并都至少随访了 3 年，将他们的研究归纳分析发现，整体的胃癌发生比数比 OR 值为 0.23（95% CI：0.11~0.47），提示根除 *H. pylori* 可显著降低胃癌发生的危险度[31]。尽管其中 Uemura 等的研究随访期限不等，在剔除了这一研究后仍能得出相同的结论（OR：0.35；95% CI：0.16~0.75）。

在 Wong 等[32] 的研究中 1630 例患者随机接受 *H. pylori* 根除治疗或安慰剂治疗，经过历时 7.5 年的随访研究，发现期间有 7/817（0.9%）的积极治疗者和 11/813（1.3%）的安慰剂治疗者发生肿瘤（$P=0.33$）。若考虑最终 *H. pylori* 的感染状态，也无明显差异，*H. pylori* 阴性和阳性者肿瘤发生率分别为 5/672 和 13/660。然而进一步的研究发现，在入组时没有癌前病变的患者经过 *H. pylori* 根除后，其随访末期胃癌发生率为 0，而在安慰剂组中则有相当部分患者发生肿瘤；在 *H. pylori* 根除组发生胃癌的患者往往其入组前已经有癌前病变的发生。在一个日本多中心研究中对 1233 例感染患者进行 7.7 年随访。根除 *H. pylori* 的患者中有 1% 发生癌变，而未根除者则有 4% 发生癌变[33]。一项中国的研究在随访了 7.5 年后，804 例根治 *H. pylori* 的患者中有 7 例发生胃癌，而 794 例安慰剂对照组中则有 11 例发生胃癌，差异无统计学意义。而 485 例未发生萎缩或肠化的患者根除 *H. pylori* 后无一发生胃癌，503 例安慰剂对照组则有 6 例发生胃癌，差异有统计学意义（$P=0.02$）。由此可见，越早干预，降低胃癌发生的几率越大[32]。研究认为，肿瘤的预防符合 S 型曲线，与肿瘤的发生相反[34]。在早期干预治疗后的效果表现为曲线的起始部分，即很少或几乎不降低肿瘤发生风险。我们期待该研究在长远的未来可出现显著降低肿瘤风险的结果。

之前提到的哥伦比亚随机临床试验报道了其随访 12 年的结果并初步揭示了肿瘤预防的自然进程。研究者应用了一个敏感的组织学评分，内容包括病变类型、大小、程度以及肠化细胞类型。随访 12 年后发现接受治疗的患者评分下降并符合 S 型曲线改变。在前 3 年治疗 *H. pylori* 感染后，组织学评分在 S 型曲线上表现为很小的、无统计学差异的下降。之后，下降开始明显。随访 6 年后评分显著降低，但未达到随访 12 年后预期的 50%[24]。这些结果与其他学者在研究戒烟与肺癌的预防相似，也存在 S 型曲线关系[35]。

以上研究表明，*H. pylori* 根除可以作为预防胃癌的手段，然而对于已经有癌前期变化的患者，*H. pylori* 根除保护胃癌发生的作用较小，内镜随访仍然是最主要的预防措施。此外，肿瘤的化学预防只有在早期干预后持续一定的时间才能出现明显的抑癌作用，符合 S 型曲线改变。

三、幽门螺杆菌感染与胃癌关系的基础研究

自从国际癌症研究机构将 *H. pylori* 作为 I 类致癌物后，一系列相关证据逐步已证实这一观点。1994 年国际癌症研究机构的报告仅仅基于流行病学依据，还需实验室的支持。早期 DNA 的分子损伤机制仍未明了，目前的假说认为，新生物的形成是与氧化应激导致感染引起不溶性氮氧合酶表达升高[36,37]有关。为进一步研究细菌-宿主相互作用、感染引起的免疫反应以及疾病的自然进程，建立了一系列 *H. pylori* 感染的动物模型。第一个成功用于研究 *H. pylori* 感染引发胃癌的模型为蒙古沙土鼠[38]。实验性 *H. pylori* 感染小鼠为胃癌发生及预防机制提供了一些启发。

研究发现，猫胃螺杆菌（helicobacter felis）感染 C57BL/6 鼠模型可重现人类感染 *H. pylori* 后的

黏膜病变过程：慢性胃炎、萎缩、肠化、异型增生及腺癌，100% 的小鼠在感染后 15 个月发生腺癌[39,40]。所有的小鼠都容易感染螺杆菌，但表现出的黏膜损害则各不相同。这与宿主的免疫反应有关，Th1 细胞因子途径介导的炎症反应易引起黏膜损害，而 Th2 细胞因子介导的炎症反应则可抵抗萎缩及肿瘤形成[41]。感染后小鼠黏膜损害不一，从而可以很好地模仿人类疾病的进程。尽管在这些小鼠的胃黏膜病变中见不到肠上皮细胞及杯状细胞，但其从萎缩到异型增生到癌变的过程与人类一致。对 C57BL/6 鼠模型的研究发现，早期根除细菌可逆转黏膜病变[42]。此外，若在感染早期和中期根除细菌则可彻底阻止肿瘤发生[42]。在感染晚期根除细菌则可防治黏膜病变进展，在有些小鼠中还可逆转病变。小鼠在感染细菌 1 年后治疗并继续随访 1 年的并未发现有死于胃癌，而未给予治疗的小鼠则均死于胃癌。由此可见，动物模型研究支持人类流行病学证据：即使在长期感染 H. pylori 的患者，根除治疗后仍可降低胃癌发生及病死率。

而美国麻省理工学院的研究者在胃炎和胃癌新型鼠模型的实验中则发现，早期快速根除 H. pylori 感染可逆转其对胃黏膜造成的致癌性伤害[43]。该研究采用过度表达控制胃壁细胞分泌胃酸的胃泌素创建"INS - GAS"鼠模型，旨在明确胃炎的不同病变阶段，H. pylori 根除治疗对其进展为胃癌风险的影响作用。结果发现，随年龄增长，INS - GAS 鼠的胃壁细胞不仅丧失胃酸分泌功能，且出现癌前期变化。鼠龄至 20 个月时，已自发进展为侵袭性胃癌。而在感染各阶段应用抗生素治疗均可有效延缓病变进展。在感染后第 8 周开始治疗可使胃癌风险降至非感染鼠同等水平，但如在感染后第 12 周和第 22 周开始治疗则不能将癌前期变化逆转至非感染鼠同等水平。因此该研究指出，只有早期使用抗生素根除 H. pylori 才能最大限度地预防胃癌发生。

四、结语及展望

流行病学研究已经揭示了 H. pylori 感染与胃癌发生的密切相关性。H. pylori 根除与预防胃癌也引起研究者的广泛兴趣，多数研究表明 H. pylori 根除可以阻断癌前病变的进程。然而也有相当人群中仍存在疾病的发展。此外根除 H. pylori 预防胃癌发生的确凿证据至今缺乏，原因是由于缺乏足够大的样本量和足够长的随访期。因此主要论据多源自于对 H. pylori 根除与癌前疾病发生的相关性研究。

通过 H. pylori 根除来预防胃癌是一个涉及大众健康的问题，当前对于无症状人群是否应该接受 H. pylori 筛查仍有争议。许多研究提示在胃癌的癌前病变形成之前进行 H. pylori 的根除更为有益。基于这个观点，有人提出儿童期进行 H. pylori 的根除治疗。然而在儿童期内，即便存在 H. pylori 感染也不足以形成癌前期变化。Sonnenberg[44]和 Bourke[45]等的研究都指出儿童期不适合进行 H. pylori 的筛查和治疗，因为即便耗费了高额的药物费用，其降低胃癌发生率之作用也甚低。相反，多数研究认为在成人中进行 H. pylori 的筛查和治疗才是具有低成本高效益的预防措施，尤其在具有癌前病变的患者和有胃癌家族史的患者更应该接受正规的根除 H. pylori 治疗。因 H. pylori 感染患者进展为胃癌需一段时期，何种病人、何时根除 H. pylori 才能有效预防胃癌仍是目前研究的重点。

参考文献

1　Parkin DM. International variation. Oncogene，2004，23：6329 ~ 6340

2　Parkin DM，Bray FI，Devesa SS. Cancer burden in the year 2000. The global picture. Eur J Cancer，2001，37 Suppl 8：S4 ~ 66

3　Gonzalez CA，Jakszyn P，Pera G，et al. Meat intake and risk of stomach and esophageal adenocarcinoma within the European Prospective Investigation Into Cancer and Nutrition（EPIC）. J Natl Cancer Inst，2006，98：345 ~ 354

4　Gonzalez CA，Pera G，Agudo A，et al. Fruit and vegetable intake and the risk of stomach and oesophagus adenocarcinoma in the European Prospective Investigation into Cancer and Nutrition（EPIC - EURGAST）. Int J Cancer，2006，118：2559 ~ 2566

5　Zagari RM, Bazzoli F. Gastric cancer: who is at risk? Digestive diseases (Basel, Switzerland), 2004, 22: 302~305

6　Malfertheiner P, Sipponen P, Naumann M, et al. *Helicobacter pylori* eradication has the potential to prevent gastric cancer: a state-of-the-art critique. The American journal of gastroenterology, 2005, 100: 2100~2115

7　Nomura A, Stemmermann GN, Chyou PH, et al. *Helicobacter pylori* infection and gastric carcinoma among Japanese Americans in Hawaii. N Engl J Med, 1991, 325: 1132~1136

8　Parsonnet J, Friedman GD, Vandersteen DP, et al. *Helicobacter pylori* infection and the risk of gastric carcinoma. N Engl J Med, 1991, 325: 1127~1131

9　Hansen S, Melby KK, Aase S, et al. *Helicobacter pylori* infection and risk of cardia cancer and non-cardia gastric cancer. A nested case-control study. Scandinavian journal of gastroenterology, 1999, 34: 353~360

10　Helicobacter and Cancer Collaborative Group. Gastric cancer and *Helicobacter pylori*: a combined analysis of 12 case control studies nested within prospective cohorts. Gut, 2001, 49: 347~353

11　Huang JQ, Zheng GF, Sumanac K, et al. Meta-analysis of the relationship between cagA seropositivity and gastric cancer. Gastroenterology, 2003, 125: 1636~1644

12　Rieder G, Merchant JL, Haas R. *Helicobacter pylori* cag-type IV secretion system facilitates corpus colonization to induce precancerous conditions in Mongolian gerbils. Gastroenterology, 2005, 128: 1229~1242

13　Tebbutt NC, Giraud AS, Inglese M, et al. Reciprocal regulation of gastrointestinal homeostasis by SHP2 and STAT-mediated trefoil gene activation in gp130 mutant mice. Nature medicine, 2002, 8: 1089~97

14　Judd LM, Alderman BM, Howlett M, et al. Gastric cancer development in mice lacking the SHP2 binding site on the IL-6 family co-receptor gp130. Gastroenterology, 2004, 126: 196~207

15　Fox JG, Sheppard BJ, Dangler CA, et al. Germ-line p53-targeted disruption inhibits helicobacter-induced premalignant lesions and invasive gastric carcinoma through down-regulation of Th1 proinflammatory responses. Cancer Res, 2002, 62: 696~702

16　Fox JG, Rogers AB, Ihrig M, et al. *Helicobacter pylori*-associated gastric cancer in INS-GAS mice is gender specific. Cancer Res, 2003, 63: 942~950

17　Ogura K, Maeda S, Nakao M, et al. Virulence factors of *Helicobacter pylori* responsible for gastric diseases in Mongolian gerbil. The Journal of experimental medicine, 2000, 192: 1601~1610

18　Tamura G. Promoter methylation status of tumor suppressor and tumor-related genes in neoplastic and non-neoplastic gastric epithelia. Histology and histopathology, 2004, 19: 221~228

19　Kang GH, Shim YH, Jung HY, et al. CpG island methylation in premalignant stages of gastric carcinoma. Cancer Res, 2001, 61: 2847~2851

20　Kuipers EJ, Nelis GF, Klinkenberg-Knol EC, et al. Cure of *Helicobacter pylori* infection in patients with reflux oesophagitis treated with long term omeprazole reverses gastritis without exacerbation of reflux disease: results of a randomised controlled trial. Gut, 2004, 53: 12~20

21　Leung WK, Lin SR, Ching JY, et al. Factors predicting progression of gastric intestinal metaplasia: results of a randomised trial on *Helicobacter pylori* eradication. Gut, 2004, 53: 1244~1249

22　Yamada T, Miwa H, Fujino T, et al. Improvement of gastric atrophy after *Helicobacter pylori* eradication therapy. Journal of clinical gastroenterology, 2003, 36: 405~410

23　Correa P, Fontham ET, Bravo JC, et al. Chemoprevention of gastric dysplasia: randomized trial of antioxidant supplements and anti-*helicobacter pylori* therapy. J Natl Cancer Inst, 2000, 92: 1881~1888

24　Mera R, Fontham ET, Bravo LE, et al. Long term follow up of patients treated for *Helicobacter pylori* infection. Gut, 2005, 54: 1536~1540

25　You WC, Brown LM, Zhang L, et al. Randomized double-blind factorial trial of three treatments to reduce the prevalence of precancerous gastric lesions. J Natl Cancer Inst, 2006, 98: 974~983

26　Zhou L, Sung JJ, Lin S, et al. A five-year follow-up study on the pathological changes of gastric mucosa after H. pylori eradication. Chinese medical journal, 2003, 116: 11~14

27　Ley C, Mohar A, Guarner J, et al. *Helicobacter pylori* eradication and gastric preneoplastic conditions: a randomized, double-blind, placebo-controlled trial. Cancer Epidemiol Biomarkers Prev, 2004, 13: 4~10

28　Uemura N, Okamoto S, Yamamoto S, et al. *Helicobacter pylori* infection and the development of gastric cancer. N Engl J Med, 2001, 345: 784~789

29　Ogura K HY, Hirata Y, Yanai A, et al. The effect of *Helicobacter pylori* eradication on reducing the incidence of gastric cancer. J Clin Gastroenterology, 2008, 42: 279~283

30　Take S, Mizuno M, Ishiki K, et al. The effect of eradicating *Helicobacter pylori* on the development of gastric cancer in patients with peptic ulcer disease. The American journal of gastroenterology, 2005, 100: 1037~1042

31　Fuccio L, Zagari RM, Minardi ME, et al. Systematic review: *Helicobacter pylori* eradication for the prevention of gastric cancer. Alimentary pharmacology & therapeutics, 2007, 25: 133~141

32　Wong BC, Lam SK, Wong WM, et al. *Helicobacter pylori* eradication to prevent gastric cancer in a high-risk region of China: a randomized controlled trial. Jama, 2004, 291: 187~194

33　Kato M AM, Nakamura T, et al. *Helicobacter pylori* eradication prevents the development of gastric cancer—results of a long-term retrospective study in Japan. Alimentary pharmacology & therapeutics, 2006, 24: 4

34　Fontham ET, Correa P, Mera R, et al. Duration of exposure, a neglected factor in chemoprevention trials. Cancer Epidemiol Biomarkers Prev, 2005, 14: 2465~2466

35　Doll R, Peto R. Cigarette smoking and bronchial carcinoma: dose and time relationships among regular smokers and lifelong non-smokers. Journal of epidemiology and community health, 1978, 32: 303~313

36　Halliwell B. Oxidative stress and cancer: have we moved forward? The Biochemical journal, 2007, 401: 1~11

37　Bartsch H, Nair J. Chronic inflammation and oxidative stress in the genesis and perpetuation of cancer: role of lipid peroxidation, DNA damage, and repair. Langenbeck's archives of surgery / Deutsche Gesellschaft fur Chirurgie, 2006, 391: 499~510

38　Watanabe T, Tada M, Nagai H, et al. *Helicobacter pylori* infection induces gastric cancer in mongolian gerbils. Gastroenterology, 1998, 115: 642~648

39　Rogers AB, Fox JG. Inflammation and Cancer. I. Rodent models of infectious gastrointestinal and liver cancer. Am J Physiol Gastrointest Liver Physiol, 2004, 286: G361~366

40　Houghton J, Stoicov C, Nomura S, et al. Gastric cancer originating from bone marrow-derived cells. Science (New York, N. Y, 2004, 306: 1568~71

41　Roth KA, Kapadia SB, Martin SM, et al. Cellular immune responses are essential for the development of Helicobacter felis-associated gastric pathology. J Immunol, 1999, 163: 1490~1497

42　Cai X, Carlson J, Stoicov C, et al. *Helicobacter felis* eradication restores normal architecture and inhibits gastric cancer progression in C57BL/6 mice. Gastroenterology, 2005, 128: 1937~1952

43　Lee CW, Rickman B, Rogers AB, et al. *Helicobacter pylori* eradication prevents progression of gastric cancer in hypergastrinemic INS-GAS mice. Cancer Res, 2008, 68: 3540~3548

44　Sonnenberg A, Inadomi JM. Review article: Medical decision models of *Helicobacter pylori* therapy to prevent gastric cancer. Alimentary pharmacology & therapeutics, 1998, 12 Suppl 1: 111~121

45　Bourke B. Will treatment of *Helicobacter pylori* infection in childhood alter the risk of developing gastric cancer? Canadian journal of gastroenterology = Journal canadien de gastroenterologie, 2005, 19: 409~411

第四十二章　幽门螺杆菌感染与胃黏膜相关淋巴样组织淋巴瘤

夏志伟　林三仁

北京大学第三医院

一、胃原发淋巴瘤及其分类简介

淋巴瘤在胃的恶性肿瘤中约占 0.4% ~3%，这一比例在不同国家和地区略有差异。而胃淋巴瘤是除胃癌以外最常见的胃恶性肿瘤，占非胃癌恶性肿瘤的 70% ~80%。美国 1985 年的肿瘤发病率监测统计结果表明[1]：美国原发胃淋巴瘤的发病率为每年 7.1/10 万。国内尚无有关的发病率统计。在原发于胃肠道的淋巴瘤中，胃淋巴瘤占半数以上，远高于淋巴组织丰富的小肠。

Isaacson 和 Wright 于 1983 年提出了黏膜相关淋巴样组织淋巴瘤 （mucosa associated lymphoid tissue lymphoma，MALT lymphoma） 概念。认为某些结外低度恶性 B 细胞淋巴瘤的细胞形态学和黏膜相关淋巴组织存在相似性[2]，如发生于胃、唾液腺、肺和甲状腺等部位原发的淋巴瘤。这一理论经过广泛深入的探讨后得到认可。大量的形态学、免疫学及遗传学研究支持这一提法。在 1994 年修订的欧美淋巴瘤分类 （REAL 分类）和 2001 年制定的 WHO 淋巴瘤分类中[3]，MALT 淋巴瘤正式名称是 MALT 型结外边缘带 B 细胞淋巴瘤 （extranodal marginal zone B cell lymphoma，MALT type）。在新分类中，MALT 淋巴瘤仅指低度恶性淋巴瘤，而高度恶性的淋巴瘤诊断为弥漫性大 B 细胞性淋巴瘤。

胃肠道是 MALT 淋巴瘤的最常见部位，占全部 MALT 淋巴瘤的 50%。而在胃肠道 MALT 淋巴瘤中，胃 MALT 淋巴瘤又占高达 85% 的比例[4]。在原发胃淋巴瘤中，按国际 TNM 分期属 Tl 期的淋巴瘤中 50% ~70% 为低度恶性 B 细胞淋巴瘤。在新诊断的非何杰金淋巴瘤中胃 MALT 淋巴瘤占 7%[5]。胃 MALT 淋巴瘤具有如下特点：①瘤细胞特征性地浸润黏膜，导致特征性的淋巴上皮样病变 （lympho - epithelial lesion）；②瘤细胞较一般淋巴细胞大，为中心细胞样细胞 （centro - cytic like cell，CCL 细胞），圆形或椭圆形，可略不规则，核小，胞浆淡染；③CCL 细胞和 B 免疫母细胞散布于同一克隆之间；④浆细胞聚集，尤以黏膜表层更明显，可能为同一克隆分化而来；⑤瘤组织中常有增生活跃的淋巴滤泡，滤泡中包括多克隆生发中心的淋巴细胞和浆细胞，有明显的单克隆的 CCL 细胞及单核细胞浸润。这类淋巴瘤具有单一类型的胞浆免疫球蛋白 （monotypie cytoplasmic immunoglobulin），为单一 J 链、O 链或 Pk 链，与以往所提及的 Mediterranean 淋巴瘤有类似之处，在缺乏免疫组化手段的情况下，往往被冠以假性淋巴瘤（pseudolym-phoma）的名称。

胃肠道淋巴瘤常用的组织学分类可参照修订欧美淋巴瘤分类（revised eruopean american lym-phomam，REAL）（见表 42 - 1）：

表 42 - 1　胃肠道淋巴瘤的组织学分类

B 细胞淋巴瘤
　黏膜相关淋巴样组织（MALT）型
　（结外边缘带淋巴瘤）
　　低度恶性
　　高度恶性，伴有或不伴有低度恶性成分
　免疫增生性小肠病（IPSID）
　　低度恶性
　　高度恶性，伴有或不伴有低度恶性成分
　淋巴瘤样息肉病（皮质细胞淋巴瘤）
　Burkitt 淋巴瘤或 Burkitt 样淋巴瘤
　与淋巴结其他结构相对应的低度恶性或高度恶性淋巴瘤类型
T 细胞淋巴瘤
　肠病相关性 T 细胞淋巴瘤
　与肠病无关的其他类型 T 细胞淋巴瘤

Cogliatti[6]等对 145 例经手术切除标本病理证实为胃原发淋巴瘤的患者进行分析，其中 71 例为低度恶性 B 细胞淋巴瘤，49 例为伴有低度恶性证据的高度恶性淋巴瘤，仅 25 例为高度恶性淋巴瘤。在前两者中可见淋巴滤泡的比例分别为 80% 及 48%，而原发高度恶性淋巴瘤中无淋巴滤泡形成。低度恶性 B 细胞淋巴瘤的平均复发时间为 40.8 个月，伴有低度恶性成分的高度恶性淋巴瘤为 21.5 个月，原发高度恶性淋巴瘤患者为 16.0 个月，低度恶性组复发时间明显晚于后两者。且三组的 5 年生存率也有明显差异，分别为 91%、73% 和 56%。这表明组织分类是影响淋巴瘤预后的重要因素，低度 B 细胞恶性淋巴瘤的预后相对较好。

胃肠道 MALT 淋巴瘤特征性地起源于黏膜。但在正常情况下，胃黏膜一般没有或仅有少量淋巴细胞，而胃淋巴瘤的发病却远高于淋巴组织相对丰富的小肠。起源于甲状腺和唾液腺的 MALT 淋巴瘤往往有桥本氏甲状腺炎及干燥综合征的病史，这种自身免疫环境在组织学上以慢性淋巴细胞浸润为特点，并可在腺体结构内看到淋巴滤泡形成。这强烈提示：在发生淋巴瘤之前存在免疫反应。胃内 MALT 的出现与慢性胃炎特别是幽门螺杆菌（Helicobacter pylori，下称 H. pylori）的感染有关。H. pylori 与原发胃淋巴瘤特别是低度恶性 B 细胞淋巴瘤的相关性已得到广泛的研究。

二、幽门螺杆菌与胃原发淋巴瘤相关性研究

1. 流行病学证据　1991 年，Parsonet 等[7]在分析 H. pylori 和胃癌的关系时，意外地发现胃淋巴瘤患者的 H. pylori 感染率高。他对 1964～1969 年在美国的 Kaiser - Orentreich 健康中心接受健康检查者抽取的血样进行 H. pylori IgG 的检测，并对所有受检者的淋巴瘤发病情况进行记录，为发生淋巴瘤的患者选择抽血时间、出生时间、性别及种族均相同的对照者，结果发现，11 例淋巴瘤患者的 H. pylori 感染率为 90.9%，而对照组为 63.6%，其配对危险度为 4.0（95% CI 0.5～35.8）。Parsonet[8]进一步分析了在该中心接受健康检查者的淋巴瘤发病情况，并同时分析了在挪威 Janus 抽血的健康体检者的血清及其淋巴瘤发病情况。在抽血后平均 14 年内，两地共发生胃原发淋巴瘤 33 例，其血清 H. pylori 抗体阳性率 87%，明显高于对照组的 55%，其配对危险度为 6.3（95% CI

2.6～19.9）。但在胃外原发的非何杰金淋巴瘤患者中，*H. pylori* 血清抗体阳性率为65%，与对照组的59%无明显差别。进一步的分析表明：在校正了发病年龄等因素后，胃淋巴瘤患者的 *H. pylori* 抗体阳性率仍高于对照组。提示胃淋巴瘤患者的 *H. pylori* 感染率高于对照组，且大多数胃淋巴瘤患者在发病前存在 *H. pylori* 的感染，*H. pylori* 感染者罹患淋巴瘤的风险高于非感染者。

Dogliani[9]等对意大利 Feltre 地区的淋巴瘤发病情况进行分析，并与英国的部分地区对比，两地于1986～1990年间分别有9073例和20931例接受胃镜检查患者，分别发现胃原发淋巴瘤37例和29例，由此推算，两地的胃原发淋巴瘤年发病率为66/10万人和5/10万人，二者有显著性差异，同时发现两地区的 *H. pylori* 感染率也明显不同，分别为87%和50%～60%。提示：在 *H. pylori* 感染率高的地区胃原发淋巴瘤发病率亦较高。

2. 临床研究证据　临床研究也表明：胃原发淋巴瘤患者的 *H. pylori* 感染率较高。Wotherspoon[10]分析了110例胃原发B细胞淋巴瘤患者 *H. pylori* 感染情况，其中101例 *H. pylori* 阳性，阳性率为92%，这一数字与消化性溃疡相似而明显高于一般人群。Eide[11]报告的162例胃原发淋巴瘤患者的 *H. pylori* 感染率高达97.8%，但也有人报告的感染率低，如 Miettinen[12] 的报告仅为59%。这种差异可能与检测标本的采集方法有关。Wotherspoon 等用于检测的标本为手术切除标本，更有利于全面分析胃内 *H. pylori* 感染情况。我国的单独文献报道中胃淋巴瘤样本量相对较小。有作者对中文文献报道中的病例对照研究进行 meta 分析后显示[13]：胃淋巴瘤患者的 *H. pylori* 感染率77.7%，对照组为61.0%，胃淋巴瘤与 *H. pylori* 感染密切相关，OR = 3.9137（95% CI 2.1869～7.0041）。

H. pylori 感染后，原本仅有少量淋巴细胞的胃黏膜内出现大量的淋巴细胞，并可出现淋巴滤泡。这种获得性的黏膜相关性淋巴样组织（MALT）的出现为淋巴瘤的发生提供了组织学的活跃背景。Stolte 等[14]观察不同胃黏膜内的淋巴滤泡形成情况，在2544例 *H. pylori* 相关性胃炎患者中，54%有黏膜的淋巴滤泡存在，而正常胃窦黏膜以及胆汁反流性胃炎的患者胃黏膜中未发现淋巴滤泡。研究还发现：淋巴滤泡的存在与胃炎的严重程度呈正相关，且胃黏膜肠化越重，淋巴滤泡也越多。Eide 还发现[11]，淋巴瘤患者97.9%存在 *H. pylori* 相关性胃炎，其 *H. pylori* 检出率明显高于该中心其他胃部疾病患者。在淋巴瘤患者胃黏膜的非肿瘤部位同时可见到大量的淋巴滤泡，胃窦为82.7%，胃体为85%，其淋巴滤泡较大，生发中心明显，显示其淋巴细胞的增生活跃程度较高。Miettinen 等[12]的研究则表明：32%的淋巴瘤患者有淋巴细胞性胃炎，明显高于普通非溃疡性消化不良患者中合并淋巴细胞性胃炎比例（0.8%～2.4%）。即使在不伴有淋巴细胞性胃炎的患者中，其胃黏膜上皮中淋巴细胞的数量也高于非溃疡性消化不良患者。这种现象在肿瘤组织附近黏膜及远处的黏膜均存在。说明这种淋巴细胞浸润的现象并非肿瘤继发现象。我国黄自平[15]等对256例患者进行了分析，正常胃黏膜中仅5%～17%可找到淋巴滤泡；慢性浅表性胃炎患者的 *H. pylori* 感染率为65%，其中26.44%可找到淋巴滤泡；慢性萎缩性胃炎患者的 *H. pylori* 感染率为81.2%，其中64.64%可找到淋巴滤泡。同时还发现，在存在淋巴滤泡者的胃黏膜中22.94%存在肠化，明显高于无淋巴滤泡者的11.61%（*p* < 0.05）。有淋巴滤泡形成者的 *H. pylori* 感染率为81.48%，无淋巴滤泡形成者的 *H. pylori* 感染率为65.4%，二者有显著性差异。这一结果与国外的研究是相符的。多数学者认为：*H. pylori* 感染后淋巴滤泡的出现是一个缓慢的过程，急性感染后黏膜炎症的活动程度虽重，但黏膜的淋巴细胞大多来自血液循环，淋巴滤泡尚未形成。因此，只有在肠化及重度炎症等炎症持续时间较长的患者中方可以形成淋巴滤泡。多数长期感染 *H. pylori* 的胃黏膜中可以找到淋巴滤泡。

因此，从 *H. pylori* 感染到淋巴瘤形成的过程中，慢性炎症基础上的淋巴组织增生为淋巴瘤形成提供了组织学背景。

现有的研究还表明，这种在 *H. pylori* 感染后出现的 MALT 在根除细菌后可以消退。Battaglia[16]的研究显示：在根除 *H. pylori* 后1个月时，有39%的淋巴滤泡可以消失，长期观察后发现，其淋巴滤泡逐渐减少，至 1 年时 64% 患者的淋巴滤泡消失。

3. 根除 *H. pylori* 治疗对胃 MALT 淋巴瘤的作用　胃原发低度恶性 B 细胞 MALT 淋巴瘤在根除 *H. pylori* 后可以出现消退现象，这是支持二者相关性的又一个强有力的证据。Wotherspoon[17] 最初报道 6 例采用抗 *H. pylori* 治疗的胃原发淋巴瘤患者的疗效，其中 5 例肿瘤消退，原有的淋巴上皮样病变消失，淋巴细胞浸润密度下降，免疫组化显示淋巴细胞的单克隆免疫球蛋白带消失，其免疫球蛋白基因重排现象也消失，只有 1 例持续存在固有层的淋巴细胞浸润，淋巴滤泡周围围绕中心细胞样细胞（CCL 细胞），并持续存在弱的单克隆免疫球蛋白带。此后陆续有应用抗生素治疗胃原发淋巴瘤的报告。德国的 Bayerd Offer[18] 等治疗了 50 例胃淋巴瘤患者，在根除 *H. pylori* 的患者中有 80% 在平均 5 个半月的时间内出现完全的组织学缓解，并有单克隆免疫球蛋白带消失。6.7% 组织学部分恢复。无效者中或为高度恶性淋巴瘤，或为 T 细胞淋巴瘤。经治疗后完全缓解者经随访 2 年发现：只有 1 例于第 13 个月时胃局部肿瘤复发，另有 1 例发生鼻甲的高度恶性淋巴瘤。这些研究表明：在根除 *H. pylori* 后，大多数胃原发低度恶性 B 细胞淋巴瘤可以消退，这种消退不仅表现在组织学上淋巴上皮样病变等恶性征象的消失，也伴随单克隆免疫球蛋白带消失这种细胞生物学方面的改变，及免疫球蛋白基因重排现象消失这种分子生物学方面的恢复。现有的总结表明：EI 期 MALT 淋巴瘤经根除 *H. pylori* 治疗可以使约 80% 患者病变消退[19,20]。

有报道表明[21.22]，一些经抗 *H. pylori* 治疗后病变消退的患者在 *H. pylori* 再次出现时伴有淋巴瘤的复发。这种现象也强烈提示二者之间的相关性。

4. 胃淋巴瘤与 *H. pylori* 相关的实验室证据　使用螺杆菌属细菌可以诱发动物胃黏膜的淋巴组织增生甚至淋巴瘤样病变。

Enno 等[23] 使用猫胃螺旋菌（*Helicobacter felis*）感染无特定病原的 BALB/c 小鼠，饲养并观察 2 年余。每隔一段时间处死一部分小鼠，观察胃内的情况。在距感染后 22 个月时，38% 的小鼠胃黏膜出现淋巴滤泡，在接近腺胃和前胃交界处最明显，64% 表现胃黏膜内大量的淋巴细胞浸润，但在对照组小鼠则无淋巴滤泡产生，只有 21% 出现少量淋巴细胞聚集。经免疫组化分析，感染小鼠胃黏膜中淋巴滤泡的大部分细胞为 CD40 阳性的 B 淋巴细胞，也有 CD4 阳性的 T 淋巴细胞，并可见巨噬细胞散在分布于固有层，以淋巴滤泡周围为著，黏膜淋巴组织内可见到 CCL 细胞，这种病理改变与人胃黏膜 MALT 淋巴瘤的特征性病变十分相似。猫胃螺旋菌与 *H. pylori* 无论是从微生物学特点还是致病性上均有许多相似之处。此外，实验还表明：鼬鼠螺杆菌（*Helicobacter mustelae*）和其他此类细菌可以使小鼠胃黏膜产生类似的 MALT 样病变。

Tracy Husell 等将 3 例手术切除的胃低度恶性 B 细胞淋巴瘤的瘤组织制成单细胞悬液进行体外培养。在标准环境下普通培养 5 天后，多数肿瘤细胞已死亡，余下的肿瘤细胞大多单独存在，如果在培养过程中加入非特异性的 B 细胞或 T 细胞激活因子如 TPA、LPS 或 PHA 时，瘤细胞生长活跃，并出现聚集现象。使用者将不同菌株的 *H. pylori* 加热致死后的菌体蛋白加入培养液中，肿瘤细胞出现聚集生长现象，与加入非特异性刺激因子相同。这种刺激肿瘤细胞增生的作用有明显的菌株特异性，肿瘤细胞的生长伴随着 IL – 2 及肿瘤性免疫球蛋白的释放及 IL – 2 受体的表达，表明针对 *H. pylori* 的免疫反应所释放的因子对胃 MALT 淋巴瘤的发生作用。同一实验还表明：瘤细胞对大肠杆菌及空肠弯曲菌不产生增生反应，而 2 例胃原发高度恶性淋巴瘤，1 例低度恶性唾液腺淋巴瘤，1 例甲状腺淋巴瘤和 1 例淋巴结原发淋巴瘤均对各种 *H. pylori* 无增生反应。这说明：体外瘤细胞的生长依赖 *H. pylori* 的抗原刺激作用，细菌作为一种刺激因素诱发的炎症反应过程进一步刺激了淋巴瘤细胞的增生。

三、幽门螺杆菌与淋巴瘤发病的可能机制

1. 感染所致的慢性炎症刺激并促发淋巴组织增生　Husell[24] 等发现，在体外培养胃淋巴瘤细胞时加入特定的 *H. pylori* 菌体成分可以刺激肿瘤细胞增生，但若将肿瘤组织中的 T 细胞成分去掉后

单独 *H. pylori* 菌体成分并不能刺激瘤细胞增生，这提示肿瘤细胞的增生不仅依赖于 *H. pylori*，还依赖 T 细胞，并且是直接依赖 T 细胞。这些 T 细胞主要是 CD 4$^+$ 的 Th 细胞，而非 CD 8$^+$ 的细胞毒性细胞。这些CD4$^+$ 的 Th 细胞表达 CD28，CD69，IL-4E 而不表达 interferon-γ，提示肿瘤性 B 淋巴细胞的增生是活性 Th2 细胞驱动的，肿瘤组织中滤泡树突细胞增殖密集程度与预后的好坏有密切关系，可用于预测预后。

Husell 等[24] CD40 系统来替代 T 细胞，正常情况下，体外实验中的 CD40 系统可以通过与 B 细胞的抗原特异性交联刺激 B 细胞增生并分泌免疫球蛋白，但使用 CD40 系统替代 T 细胞后 *H. pylori* 并不能刺激肿瘤细胞增生。这说明，*H. pylori* 刺激肿瘤细胞生长的作用需 T 细胞的介导。低度 MALT 淋巴瘤含有相当数量的活化辅助 T 细胞，它们对肿瘤的生长具有重要作用。现在的证据认为肿瘤浸润 T 细胞并不代表着宿主的免疫反应，而是体现出胃 MALT 淋巴瘤的形成对 T 细胞的依赖性。

T 细胞并不能直接识别裸抗原，需要其他细胞将抗原进行处理并递呈给 T 细胞。采用自身脾脏的经 EB 病毒转化的 B 细胞将 *H. pylori* 抗原进行处理，这种处理后的抗原可以刺激淋巴瘤组织中的 T 细胞增生，但对自身脾脏的 T 细胞则无刺激生长作用。这提示这种免疫刺激作用是局部性的。有人曾在 1 例淋巴瘤患者的脾脏中找到肿瘤细胞，但与胃原发灶的结节性生长方式不同的是，这种脾脏中的淋巴瘤细胞为单个细胞散在分布，胞浆丰富，更多地倾向出分化不良的表现，而增生的活跃程度较低。这似乎可以归结为脾脏中缺乏特异性激活的 T 细胞辅助作用。有研究表明[25]：*H. pylori* 相关性胃炎患者胃黏膜中 CD40 阳性的 T 辅助细胞和 CD40 RO 阳性的记忆细胞明显增加，甚至可以分离出 *H. pylori* 特异性的 T 细胞克隆。而当根除 *H. pylori* 后，或者淋巴瘤细胞转移到胃外的其他部位时，瘤细胞将失去局部特异性激活的 T 细胞的辅助作用。

MALT 淋巴瘤的产生是在淋巴滤泡基础之上的，而 *H. pylori* 刺激 MALT 增生的作用与菌株的毒力无关。任何 *H. pylori* 均可刺激胃黏膜产生 MALT。实验也表明[26]：淋巴瘤细胞对产生空泡毒素的和不产生空泡毒素的菌株均有增生反应，而血清 CagA 抗体阳性率在胃 MALT 淋巴瘤患者、无症状 *H. pylori* 感染者和 *H. pylori* 相关性胃炎患者之间均无明显差异。这说明：胃淋巴瘤的发生与 *H. pylori* 的菌株毒力无关，这一点与消化性溃疡及胃癌不同。

H. pylori 感染—慢性胃炎—黏膜下淋巴细胞浸润—淋巴滤泡形成—MALT 增生—MALT 淋巴瘤形成，这一模型已为许多学者所承认。*H. pylori* 作为抗原在这一演变进程中起着始动作用。感染导致对胃局部免疫系统的持续刺激，使 B 细胞增生，并将抗原呈递给对 *H. pylori* 起特定反应的 T 细胞，后者通过免疫应答诱导特异性 B 细胞，形成单克隆性异常增殖，最终发展为胃 MALT 淋巴瘤。该过程的早期阶段是 *H. pylori* 依赖性的。

2. 遗传学异常　具有恶性增生潜力的淋巴瘤前体细胞必定有其特有的特征，才能在 T 细胞的辅助下恶性增生。在这种恶性细胞出现的过程中会出现基因的变异。Wotherspoon 等[27] 分析了 70 例 MALT 淋巴瘤患者，60% 存在第 3 对染色体的三体化现象，并有 t（1；14）和 t（11；18）的换位现象。用 RT-PCR 法的检测显示：大约有 30% ~ 50% 的胃 MALT 淋巴瘤可检测到 t（11；18）和（q21；q21）。许多学者报道 t（11；18）（q21；q21）易位阳性的胃 MALT 淋巴瘤中极少同时存在其他的染色体异常。而 t（11；18）阴性者有多种等位基因失衡，其中一些也出现在 DLBCL 中，认为 t（11；18）阳性的 MALT 淋巴瘤很少出现继发的遗传学异常，也不向 DLBCL 转化。t（11；18）阴性者最终可以转化为高度恶性的弥漫大 B 细胞淋巴瘤[28]。有 5% ~ 10% 的胃 MALT1 淋巴瘤患者的没有 *H. pylori* 感染证据，多中心研究显示：这部分患者的 t（11；18）（q21；q21）阳性率较高。

除 t（11；18）（q21；q21）/API2-MALT1 外，t（1；14）（p22；q32）/IgH-BCL10、t（14；18）（q32；q21）/ IgH-MALT1、t（3；14）（p14.1；q32）/IGH-FOXP1、BCL6 基因 3 拷贝及 MALT1 基因 3 拷贝等，也见于 MALT 淋巴瘤相关的基因异常[28]。t（1；14）（p 22；q32）、 t（1；2）（p 22；p 12）发生率较低。具有这类异常的细胞中，Bcl10 蛋白占绝对优势地表达于核内。BCL-10 核内表达多见于已有局部淋巴结或远处部位受累者，而明显多于局限于胃壁的 MALT 淋巴瘤患者。

出现基因异常的淋巴细胞的生长不再是 *H. pylori* 依赖的，他们倾向于更高的恶性度，也更容易浸润生长和远处转移，因此存在这些基因异常的患者往往对抗 *H. pylori* 治疗无反应，预后较差。

3. 自身免疫反应异常 在唾液腺和甲状腺起源的 MALT 淋巴瘤往往有自身免疫异常的背景。现已发现胃 MALT 淋巴瘤分泌的免疫球蛋白对滤泡树突细胞、基底膜、IgG、IgA 和 IgM 相关抗原决定簇产生反应提示肿瘤分泌的免疫球蛋白具有自身免疫反应活性。大多数 MALT 淋巴瘤可以识别自身抗原如滤泡树突细胞（follicular dendritic cell），而后者存在于淋巴瘤组织中，为外来抗原处理和沉积的部位，为浆细胞的转化和淋巴细胞的增生提供持续的抗原刺激作用。Griener[29] 提纯并克隆淋巴瘤特异性 IgA，在豚鼠体内制成抗自身特异性抗体，这一抗体可以与所有的分泌免疫球蛋白的 MALT 淋巴瘤细胞产生反应。同时还发现这一抗体可以与 *H. pylori* 胃炎黏膜中的绝大多数浆细胞发生反应，这种特异性抗原为 MALT 中产生免疫球蛋白的浆细胞的普遍抗原，而并非 *H. pylori* 的菌体成分。这提示：自身免疫机制参与淋巴瘤的发病过程，而具有淋巴瘤基因型的 B 细胞可以在 *H. pylori* 感染过程中产生。该研究还发现正常胃黏膜中不存在这种 B 细胞前体，提示这种产生特异性自身抗体的过程是与 *H. pylori* 相关的免疫反应。*H. pylori* 可能作为一种半抗原特异性地诱发自身抗体的出现，而其本身并非靶抗原。分子生物学研究也证实[30]，经常出现在系统性红斑狼疮的 Vu 基因（heavy chain viariable region gene）可见于多数 MALT 淋巴瘤患者。胃 MALT 淋巴瘤的免疫球蛋白抗独特型抗体与 *H. pylori* 相关性胃炎的反应性 B 细胞有交叉反应，提示胃 MALT 淋巴瘤细胞可能是由自身反应性 B 细胞转化而来，而后者是由 *H. pylori* 感染诱发的。

4. 其他因素 从整体来说，*H. pylori* 感染人数虽然众多，胃淋巴瘤发病却很少，所以其他因素也可能参与，外源性因素如饮食和病毒感染等也应考虑到。不同个体对炎症的反应性和抗氧化能力的不同可能影响到淋巴瘤细胞的发生过程。有研究表明[31]，炎症相关基因 IL-1β 基因型 IL-1RN2/2 及抗氧化相关基因 GET 基因型 GST T1 null 的个体与 MALT 淋巴瘤的发生有着密切关系。HLA 抗原型的不同可能对胃 MALT 淋巴瘤的发生有一定影响，HLA-B35 与胃 MALT 淋巴瘤的发生存在着负相关关系[32]。

四、胃 MALT 淋巴瘤的诊断

胃 MALT 淋巴瘤好发于 50 岁以上中老年人。通常表现为非特异性的消化不良症状，如上腹部不适、疼痛、早饱、恶心、呕吐和体重下降等。这些非特异性症状也可见于其他消化道恶性疾病，胆胰疾病甚至功能性疾病。由于症状非特异性，常常使诊断延误，甚至长达数年，诊断时疾病常为进展期。20%~30% 可有呕血、黑便等消化道出血表现，也可见幽门梗阻及穿孔者。55%~60% 的患者查体正常，20%~35% 右上腹部的压痛，17%~25% 可触及上腹部包块。疾病晚期可有远处转移的表现和恶液质等。

内镜是诊断胃淋巴瘤的主要手段。内镜下病变以胃窦部和胃体部多见。黏膜增厚，呈息肉或结节样，可有糜烂、溃疡及浸润改变，常倾向于广泛、多灶性分布，溃疡一般较胃癌浅表，多发，大小、形态均不规则。黏膜下浸润表现为鹅卵石样外观或弥漫增厚，可似皮革样胃。凡具备多形性与多灶性损害、病变呈高度不规则性或有跨区域、跨幽门损害者，应考虑淋巴瘤的诊断。内镜下的分型尚未统一。常提及的分型包括息肉型、溃疡型，浅表型、浸润型，结节型，复合型等。以息肉型和溃疡型多见。与胃癌相比较，胃壁僵硬程度略低。

上述内镜下表现并不是胃淋巴瘤所特有的，因此黏膜活检取到相应的病变是诊断的关键。多点、深凿、重复取材等都可以提高取材的阳性率，必要时可以进行内镜下行黏膜切除以获取更高诊断价值的组织块。有时需要重复内镜检查多次活检。有的学者甚至认为，对可疑淋巴瘤患者应采取地毯式活检的方法，胃体和胃窦至少各取 8 块活检。

超声胃镜可用于辅助观察病变的浸润深度，还可以帮助分期，甚至指导预后。Sackmann[33]用超声内镜对胃 MALT 瘤进行分期，并分析与预后的相关性。在清除 *H. pylori* 后 6 个月，E1 期患者中 60% 可达到缓解；12 个月时，79 % 缓解；14 个月时，近 100 % 的患者获得缓解。而 E2 期患者肿瘤缓解率明显低于 E1 期患者。因此，治疗前应行超声胃镜检查以明确局部胃壁的浸润深度和胃周围淋巴结和器官受累情况。

新的内镜技术也进入临床尝试阶段。Ono 等[34]采用放大内镜观察 MALT 淋巴瘤患者黏膜的微细结构、小静脉和异常血管，在治疗前以及治疗后 4 个月和 7 个月时重复放大内镜检查。治疗前，胃黏膜上皮的正常微细结构消失并有异常的血管出现，抗 *H. pylori* 治疗后在病变消退的患者中，上皮小凹的形态恢复正常，上皮下的血管网恢复正常，异常血管消失，提示放大内镜可用于观察 MALT 淋巴瘤对治疗的反应。

X 线钡餐造影检查可以发现息肉样病变、结节隆起、溃疡以及胃壁的浸润性病变，有时皱襞粗大，但胃壁不似胃癌那样坚硬，狭窄比胃癌少见，可以见多灶性病变，与胃癌的鉴别有一定困难，需要丰富的经验。

腹部 CT 检查，可以明确局部及其周围的浸润情况，包括淋巴结的累及与否，对于明确诊断时的分期和指导预后有重要作用。

组织病理学技术应用：淋巴瘤的诊断无疑是依赖于病理检查。但普通组织学检查有时很难做出明确的判断，特别是与反应性淋巴组织增生的鉴别。Wotherspoon 评分通常用于组织学评价以及治疗后的观察。见下表 42 - 2。

表 42 - 2　胃黏膜淋巴组织增生评分——Wotherspoon 等

评分	诊断	组织学特点
0	正常	固有层散在浆细胞，无淋巴滤泡形成
1	慢性胃炎	固有层内小灶性的淋巴细胞聚集分布，无淋巴滤泡及淋巴上皮样病变
2	慢性活动性胃炎伴淋巴滤泡形成	明显的淋巴滤泡形成，并有皮质带浆细胞环绕，无淋巴上皮样病变
3	可疑淋巴样组织浸润，反应性增生可能	小淋巴细胞环绕淋巴滤泡，固有层内广泛浸润，偶可见上皮浸润
4	可疑淋巴样组织浸润，淋巴瘤可能	固有层内淋巴滤泡被密集边缘带细胞弥漫浸润，并形成小灶性上皮浸润病变
5	淋巴瘤	固有层内出现密集的边缘带细胞浸润有明显的淋巴上皮样病变

该评分方法对于评分为 3 或 4 的患者较难于判断。这类患者诊断困难，可辅助以多种方法。较为简便方法是免疫组化检测活检组织中免疫球蛋白（Ig）轻链限制性，其阳性率为 20% ～50%。而原位杂交法（ISH）可以从 mRNA 水平检测 Ig 轻链限制性，针对免疫球蛋白（Ig）轻链限制性的检查有助于鉴别炎症与早期肿瘤的鉴别。此外，采用 PCR 分析 Ig 基因重排，从 DNA 水平确定淋巴细胞是否为单克隆性，从而准确判断恶性克隆的淋巴细胞，该方法可以较早期的识别恶性病变，一般认为其阳性率较高。文献报道[35]Ig 重链基因重排在淋巴瘤中阳性率为 85% ～100%，但也有报道认为在 *H. pylori* 相关性胃炎中的阳性率波动范围较大，为 4% ～50%。新近的研究结果显示，在 53 例慢性胃炎（Wotherspoon 评分 1 或 2 者）中仅有 1 例检出 IgH 基因重排，而在 26 例淋巴瘤（Wotherspoon 评分 5）中有 24 例可检出。但在活动性淋巴细胞增生情况下（Wotherspoon 评分 3 或 4），约半数存在假克隆样增生现象。这类患者虽经 IgH 基因重排检测，仍有一定的鉴别困难。该作者[35]甚至认为，基于淋巴瘤对患者生命的威胁，从安全的角度考虑，应将 Wotherspoon 评分 3 或

4 的患者更多倾向于考虑为淋巴瘤，并给予相应的密切观察并早期进行针对 *H. pylori* 的治疗。

其他方法还包括采用 RT - PCR 方法检测 t（11；18）（q21；q21）易位，可在 50% 早期 MALT 淋巴瘤中检测到其融合基因，不仅有助于诊断，也可以预测治疗效果。有此易位者对抗 *H. pylori* 治疗反应较差。

荧光原位杂交方法检测染色体 3 体化等需要较多的活检组织。有时甚至需要反复内镜检查以取得更多组织供检测。

PCR 技术用于诊断也存在一定的局限性。如果生发中心的细胞存在细胞突变则会出现假阴性；同时，如炎症较重时，单克隆的 B 细胞在组织中所占比例较小也可导致假阴性。结合组织病理表现和上述方法综合判断十分重要。有时，需要定期随访并重复胃镜检查并活检。

五、胃 MALT 淋巴瘤的治疗

抗 *H. pylori* 治疗　鉴于 *H. pylori* 在胃 MALT 淋巴瘤中发病中的重要作用，无论是国际还是国内，统一的共识是应该在其治疗策略中纳入抗 *H. pylori* 治疗。大量的文献为此提供了循证医学证据。一般认为，对于局限性胃 MALT 病变，特别是分期为 I 期的患者，仅采用抗 *H. pylori* 治疗即可。I 期的低度恶性胃 MALT 淋巴瘤患者经抗 *H. pylori* 治疗后的总体缓解率为 55% ~ 93%[36]，在治疗后平均 2 ~ 9 个月内缓解，部分患者的病变缓解需要 1 年以上的时间。这种组织学上的病变消退可维持很长时间，复发者约 10%。有个别报告显示，根除 *H. pylori* 治疗甚至使胃外 MALT 淋巴瘤如唾液腺、十二指肠、小肠、直肠的淋巴瘤病变消退。

Stathis[37] 等报道了 105 例胃局限性 MALT 淋巴瘤患者，仅用根除 *H. pylori* 治疗，采用 Wotherspoon 评分评价疗效。阳性者中 81% 的患者根除。102 例中 78 例病变消退（76%，95% CI 67% ~ 84%）。66 例完全缓解，12 例部分缓解。随访期中位数 6.3 年。74 例接受评价的患者中，33 例患者的组织学改变是持续稳定的，25 例的组织学评分有波动（0 ~ 4）。13 例病变复发，仅有 1 例患者有远处转移。2 例转化为高度恶性淋巴瘤。故此认为：根除 *H. pylori* 可以使大多数患者得到缓解，可以使多数患者有良好的远期预后。对于病灶较小的病变或者局部复发的患者，可以采取等待和观察的策略，而不必积极进行放疗和化疗等损伤较重的治疗。

尽管抗 *H. pylori* 治疗可以在多数患者中达成组织学上的完全缓解。但相当部分患者的黏膜分子学异常仍会持续存在。Montalban 等的研究显示[35]：治疗后长期缓解的患者中 83% 仍存在单克隆的 B 细胞，其中部分为间断检出，而有些则为持续存在，只有少部分患者的单克隆 B 细胞完全消失。但似不影响复发的发生。

鉴于 *H. pylori* 相关的胃 MALT 淋巴瘤呈现出惰性的临床过程，所以，明智的选择是对早期的局限病变患者抗 *H. pylori* 治疗，然后等待并观察。虽然有部分患者出现弥漫大 B 细胞淋巴瘤转化现象，但也可能是由于治疗前活检的评价可能不够全面，患者可能在诊断时即存在大 B 细胞成分，但没有体现在所取到的组织当中。

影响抗 *H. pylori* 治疗效果的因素是多方面的[38]。存在高度恶性成分，肿瘤分期较晚，穿透浆膜或有局部淋巴结累及者，有明显分子学异常者 [如 t（11；18）（q21；q21）异位]，均提示预后较差并对抗 *H. pylori* 治疗反应较差。

目前胃淋巴瘤的分期多采用 Ann Arbor 方法，分为：I 期（E I）：肿瘤仅限于胃壁；II 期（E II）：除胃肿瘤外，胃周淋巴结被累及；III 期（E III）除胃内肿瘤外，横膈两侧淋巴结受累；IV 期（E IV）除胃内肿瘤外，有远处组织侵犯。对于 II 期以上患者，手术加放疗或化疗仍是经典的治疗方法，但仍需重视根除 *H. pylori* 治疗。*H. pylori* 阴性淋巴瘤者，对抗 *H. pylori* 治疗无反应者也应考虑积极的手术和放、化疗。

诊断时已存在局部淋巴结转移者或骨髓累及者在胃 MALT 淋巴瘤患者中不到 10%，其预后较差。

存在大 B 细胞成分者约占 1% ~5%，这部分患者往往对抗 *H. pylori* 治疗无反应，预后较差。

有报道[39]对 111 例胃 MALT 淋巴瘤抗 *H. pylori* 治疗，结果发现 63 例无反应的病例中有 42 例（67%）存在 t（11；18）（q21；q21），48 例有效的病例中只有 2 例出现该易位。在 EI 期患者中，43 例无反应的病例有 26 例（60%）检测到 t（11；18）（q21；q21），两例易位阳性者尽管完全消退，但再无再感染时病变复发。因此，t（11；18）（q21；q21）是预测胃 MALT 淋巴瘤对根治 *H. pylori* 治疗效果有效指标。其他可能与不良预后相关的因素还有：染色体三体化现象，核表达 kB 或 BCL10 等[40,41]。

MALT 淋巴瘤的总体 5 年生存率为 85% ~95%。胃淋巴瘤的复发率 5% ~20%，低于其他部位发病者。发生大 B 细胞转化者 <10%。复发可能与根除 *H. pylori* 失败或再感染有关，但复发者对抗菌治疗可能仍有反应。

胃癌和胃 MALT 淋巴瘤同为 *H. pylori* 相关的疾病，有少数二者同时发生的报道[42]。确切的关系尚不清楚。

有报道提示，一部分 *H. pylori* 阴性的淋巴瘤患者对抗 *H. pylori* 治疗有反应[43]。对此，研究者认为[44]：对于 MALT 淋巴瘤这样一个有着明显炎症和免疫驱动性背景的疾病来讲，很难排除其他细菌在发病中的影响。如果其他细菌有可能参与淋巴瘤的发病，那么，也应该对广谱抗生素治疗有一定的反应，例如：空场弯曲菌有可能参与特殊的小肠淋巴瘤类型免疫性小肠病（IPSID）的发生。某些抗生素如克拉霉素，也可能具有一定的免疫调节作用。

参考文献

1　Hayes J，Dun E. Has the incidence of primary gastric lymphoma increased. Cancer，1989，63：2073 ~2076

2　Isaacson PG，Wright DH. Extranodal malignant lymphoma arising from mucosa – associated lymphoid tissue. Cancer，1984，53：2515 ~2524

3　Isaacson PG，Berger F，Müller – Hermelink HK，et al. Extranodal marginal zone B – cell lymphomaof mucosa – associated lymphoid tissue（MALT lymphoma）. In：Jaffe ES，Harris NL，Stein H，et al，eds. World Health Organization classification of tumors：pathology and genetics of tumors of haematopoietic and lymphoid tissues. Lyon：IARC Press，2001，157 ~160

4　Radaszkiewiczt，Dragosics B，Bauer P，et al. Gastrointestinal malignant lymphomas of the mucosa – associated lymphtoid tissue：factors relevantto prognosis. Gastroenteroligy，1992，102：1628 ~1638

5　Santacroce L，Cagiano R，Del Prete R，et al. *Helicobacter pylori* infection and gastric MALTomas：an up – to – date and therapy highlight. Clin Ter，2008，159（6）：457 ~462

6　Cogliatti SB，Schmid U，Schumacher URS，et al. Primary B – cell lym – phoma：a clinical pathological study of 145 patients. Gatroenterol，1991，101：1159 ~117

7　Parsonet J，Gary DF，Daniel PV，et al. *Helicobater pylori* infection and the risk of gastric carcinoma. N Engl J Med，1991，325：1127 ~1131

8　Parsonet J，Hansen S，Rodrigue L. *Helicobater pylori* infection and gastric lymphoma. N Engl J Med，2004，330：1267 ~1271

9　Doglioni C，Wotherspoon AC，Moschini A. High incidence of primarygastric lymphoma in northeastern Italy. Lancet，1992，339：834 ~835

10　Wotherspoon. AC，Ortiz – Hidgo C，Falzon MR. *Helicobacter pylori* – Associated gastritis and primary B – cell gastric lymphoma. Lancet，1991，338：1175 ~1176

11　Eide S，Stolte M，Fisher，et al. Helicobater pylori gastritis and primary gastric non – Hodgkin's lymphoma. J Clin Pathol，1994，47：436 ~439

12　Miettinen A，Karttunen JJ. Lymphocytic gastritis and *Helicobater pylori* infection in gastric lymphoma. Gut，1995，37：471 ~474

13　薛富波，徐勇勇，万毅，等. 幽门螺杆菌感染与胃原发性淋巴瘤关系的中文文献 Meta 分析. 第四军医大学学报，2003，24（1）：63～64

14　Stolte M，Eide S. Lymphoid follicules in antral mucosa：immune response to Campylobacter pylori. J Clin Pathol，1989，42.1269～1271

15　黄自平，梁扩寰. 幽门螺杆菌感染与胃黏膜淋巴组织增生. 中华内科杂志，1996，9：609～661

16　Battglia G，Lecis E，DonisiPM，et al. Lymphoid follicule in gastric mucosa of *Helicobater pylori* infected patients regression 6～12 months after eradication. Gut，1995，37：A76

17　Wotherspoon AC，Dogliani C Diss TC，et al. Regression of primary lowgrade B－cell gastric lymphoma of mucosa－associated lymphoid tissue type after eradication of *Helicobater pylori*. Lancet，1993，342：4575～577

18　Bayerdoffer E，Morgner A，Meubauer A，et al. Remission of primary gastric MALT lymphoma after cure of Helicobater pylori infection：a two－year follow up report of the German MALT lymphoma trial. Gut，1996，39：（Suppt2）：A15

19　Rourke J，Dixon M，Jack A，et al. Gastric B－cell mucosa－associated lymphoid tissue（MALT）lymphoma in an animal model of Helicobacter pylori infection. Pathol，2004，203（4）：896～903

20　W Fischbach，M E Goebeler，A Ruskone－Fourmestraux，et al. Most patients with minimal histological residuals of gastric MALT lymphoma after successful eradication of *Helicobacter pylori* can be managed safely by a watch and wait strategy：experience from a large international series. Gut，2007，56：1685～1687

21　Carmmarta G，Montalto M，Tursi T，et al. *Helicobater pylori* reinfection and rapid relapse of low－grade B－cell gastric lymphoma. Lancet，1995，345：192

22　Horstman M，Erttmann R，Winkler K，et al. Relapse of MALT lymphoma associated with *Helicobater pylori* after antibiotic treatment. Lancet，1994，343～1098

23　Enno A，O' Rourke JL，Howlett CR，et al. MALToma－like lesions in the murine gastric mucosa after long term infection with Helicobater felis－a mouse model of *Helicobater pylori*－induced gastric ！ymphoma. Am J Paths，1995，77：2174～2223

24　Tracy Hussell，Isaacson PG，Crabtree J. The response of cells from low－grade B－cell gastric lymphoma of mucosa－associated lymphoid tissue to *Helicobater pylori*. Lancet，1993，342：571～574

25　Hats RA，Meimarakis G，Bayerdoffer E，et al. Characterization of lymphocytic infiltrates in *Helicobater pylori* associated gastritis. Scand J Gastroenterol，1996，31：222～228

26　Crabtree，Spencer J. Immunologic aspects of *Helicobater pylori* infection and malignant transformation of B－cells. Seminars in Gastroenterol Dis，1996，7：30～40

27　Wotherspoon AC，Finn TM，Isaacson PG. Trisomy 3 in low－grade B－cell lymphoma in mucosa－associated lymphoid tissue. Blood，1995，25：2000～2004

28　M－Q Du，J C Atherton. Molecular subtype of gastric MALT lymphoma：implications for prognosis and management. Gut，2006，55：886～893

29　Griener A，Marx A，Heedemann J，et al. Idiotype indentity in a MALT type lymphoma and B－cell in *Helicobater pylori* associated chronic gastritis. Lab Invest，1994，70：572～578

30　Thiede C，Alpen B，Bayerdoffer E. Frequent usage of specific im－munoglobulin heavy chain variable region（Vh）gene in lymphomas of the mucosa－associated lymphoid tissue. Gut，1996，39（Suppl2）：A16

31　Rollinson S. Gastric maiginal zone lymphoma is associated with polymorphisms in genea involved in imflammatory response and antioxidative capacity. Blood，2003，102：1007～1011

32　Reimer P. Decreased frequency of HLA－B35 in patients with gastric MALT lymphoma. Ann Hematol，2004，83：232～236

33　Sackmann M，Morgner A，Rudolph B，et al. Regression of gastric MAL T lymphoma after eradication of *Helicobacter pylori* is predicted by endosonographic staging. Gastroenterology，1997，113：1087～1090

34　Ono S，Kato M，Ono Y. Characteristics of magnified endoscopic images of gastric extranodal marginal zone B－cell lymphoma of the mucosa－associated lymphoid tissue，including changes after treatment. Gastrointest Endosc，2008，68（4）：632～634

35　M Hummel，S Oeschger，TFE Barth. Wotherspoon criteria combined with B cell clonality analysis by advanced polymerase chain reaction technology discriminates covert gastric marginal zone lymphoma from chronic gastritis. *Gut*, 2006, 55: 82~787

36 C. Montalban, A. Santón, C. Redondo, et al. Long – term persistence of molecular disease after histological remission in low – grade gastric MALT lymphoma treated with *H. pylori* eradication. Lack of association with translocation t (11; 18): a 10 – year updated follow – up of a prospective study. Annals of Oncology, 2005, 16 (9): 1539~1544

37 Stathis A, Chini C, Bertoni F, et al. Long – term outcome following Helicobacter pylori eradication in a retrospective study of 105 patients with localized gastric marginal zone B – cell lymphoma of MALT type. Ann Oncol. 2009 [Epub ahead of print]

38 C. Montalban. Treatment of gastric mucosa – associated lymphoid tissue lymphoma: *Helicobacter pylori* eradication and beyond. Expert Review of Anticancer Therapy, 2006, 6 (3): 361~371

39 Taji S, Nomura K, Matsumoto Y, et al. Trisomy 3 may predict a poor response to *Helicobacter pylori* eradication therapy. World J Gastroenterol, 2005, 11: 89~93

40 Yeh KH, Kuo SH, Chen LT, et al. Nuclear expression of BCL10 or nuclear factor kappa B helps predict Helicobacter pylori – independent status of lowgrade gastric mucosa – associated lymphoid tissue lymphomas with or without t (11; 18) (q21; q21). Blood, 2005, 106: 1037~1041

41 Chris M Bacon, Ming – Qing Du, Ahmet Dogan. Mucosa – associated lymphoid tissue (MALT) lymphoma: a practical guide for pathologists. Journal of Clinical Pathology, 2007, 60: 361~372

42 Giovanni Martinelli, Daniele. Clinical Activity of Rituximab in Gastric Marginal Zone Non – Hodgkin's Lymphoma Resistant to or Not Eligible for Anti – *Helicobacter Pylori* Therapy Journal of Clinical Oncology, Vol 23, No 9 (March 20), 2005: pp. 1979~1983

43 M Raderer, B Streubel, S Wohrer, et al. Successful antibiotic treatment of *Helicobacter pylori* negative gastric mucosa associated lymphoid tissue lymphomas. Gut, 2006, 55: 616~618

44 Amsden GW. Anti – inflammatory effects of macrolides—an underappreciated benefit in the treatment of community – acquired respiratory tract infections and chronic inflammatory pulmonary conditions? J Antimcrob Chemother, 2005, 55: 10

第四十三章 胃黏膜相关淋巴样组织淋巴瘤的病理诊断及其临床意义

薛学敏 董格红 刘翠苓 高子芬

北京大学医学部病理系

　　黏膜相关淋巴组织（mucosa – associated lymphoid tissue，下称 MALT）淋巴瘤是发生于结外的一种低度恶性 B 细胞淋巴瘤，以前曾被误认为淋巴组织反应性增生或假性淋巴瘤，现在已明确将它定性为一种特殊类型的淋巴瘤。它可发生于胃、肺、肠、眼附属器、唾液腺及甲状腺等部位，其中以胃为最常见的发病部位。胃 MALT 淋巴瘤的临床病程属惰性，在很长一段时间内，病变可仅仅局限在胃部。胃 MALT 淋巴瘤 10 年生存率接近 90%，其无病生存率接近 70%。研究发现，胃 MALT 淋巴瘤的 10 年生存率与疾病诊断时的临床分期无关[1,2]。但是随着病情的进展，它可以转化为高度恶性的弥漫性大 B 细胞淋巴瘤（diffuse large B – cell lymphoma，DLBCL），一旦转化为 DLBCL，其 10 年生存率就下降至约 45%[2]。

　　在胃发生的所有恶性肿瘤中，MALT 淋巴瘤发病率较低，但 MALT 淋巴瘤却是胃非上皮性恶性肿瘤中最常见的一种。由于胃 MALT 淋巴瘤的预后好于胃癌，甚至抗幽门螺杆菌（*Helicobacter pylori*，下称 *H. pylori*）治疗即可缓解，因此，明确诊断对临床治疗具有重要的指导价值。

　　临床检查常以内窥镜为主要手段之一。肿瘤常表现为黏膜弥漫性隆起，表面结节不平，凹陷处有糜烂或溃疡形成，边缘界限不清，组织脆且易出血，与胃其他恶性肿瘤相似，没有特征性，因此肉眼很难鉴别，必须取活检行病理检查方能确诊。

一、胃 MALT 淋巴瘤的病理诊断

（一）胃 MALT 淋巴瘤的组织学特征

胃 MALT 的发生是由于抗原长期刺激（如 *H. pylori*）而发生免疫应答和局部炎症反应，淋巴细胞免疫性增生，直至出现异常克隆而发生恶性转化所致，其组织学上有以下几个特点：

1. 瘤细胞通常为小到中等的淋巴细胞，常呈中心细胞样（centrocyte – like，CCL），胞质淡染或透明，核圆形或不规则，核分裂象少见。同时，它还可有其他的变化形式，如单核细胞样，即胞浆丰富，淡染，胞界清晰，或者出现浆细胞样分化。以上各种细胞形态均可单独存在，也可混合出现。

2. 瘤细胞以表面蔓延的方式生长，即沿着表面平行方向在黏膜和黏膜下层浸润，这与弥漫大 B 细胞淋巴瘤常向肌层及浆膜浸润的生长方式有所不同。瘤细胞常在反应性淋巴滤泡周围生长，后期可侵入并取代滤泡形成滤泡植入（follicular colonization）现象。当淋巴滤泡完全被瘤细胞替代时，淋巴滤泡即出现了克隆化。由于滤泡植入，使肿瘤的组织结构类似于滤泡性淋巴瘤或者弥漫性淋巴瘤。

3. 淋巴上皮样病变（lymphoepithelial lesions，LEL），是 MALT 淋巴瘤一个重要的病理学特征，即簇状聚集的肿瘤细胞浸润并部分破坏腺体，导致腺体扭曲、变形、破坏。严重者残留的腺上皮细胞可散在分布于瘤细胞之间，此时可以用细胞角蛋白（cytokeratin，CK）免疫组化标记来识别这一现象。

4. 部分 MALT 淋巴瘤病例的肿瘤细胞可出现向免疫母细胞及中心母细胞等大细胞的转化。当 MALT 淋巴瘤中转化的大细胞呈实体样或片状增生时，应诊断为弥漫性大 B 细胞淋巴瘤（伴或不伴 MALT 淋巴瘤成分）。在 MALT 淋巴瘤的诊断中，Isaacson 建议不再应用高恶性 MALT 淋巴瘤（high – grade MALT lymphoma）这一术语，因为 MALT 淋巴瘤只限于小细胞为主的淋巴瘤而不能应用于大细胞淋巴瘤[3]。

（二）胃 MALT 淋巴瘤的免疫表型

由于 MALT 淋巴瘤其本质就是滤泡边缘区 B 细胞淋巴瘤，因此肿瘤细胞表达 B 细胞标记，如 CD20、CD79a 和 Pax – 5，而 T 细胞标记物如 CD2、CD3、CD4 和 CD8 均为阴性，其他还有 CD5、CD10、CyclinD1 和 CD23 标记均为阴性，肿瘤细胞表面免疫球蛋白也多为单克隆性表达。如果存在有 t（14；18）/IGH – MALT1 染色体异常，则肿瘤细胞会表达 MALT1 抗原。

目前，MALT 淋巴瘤还没有特异性的免疫组化标记物，但可以通过排除良性的淋巴组织反应性增生及其他的小 B 细胞淋巴瘤来做出诊断。

1. 胃 MALT 淋巴瘤与胃黏膜淋巴组织反应性增生的鉴别。这两者需要从细胞的侵袭性和克隆性来鉴别。

从侵袭性上来说，胃 MALT 淋巴瘤的瘤细胞数量要比淋巴组织反应性增生来的多，而且连续蔓延浸润，范围较广，并常常出现腺上皮的浸润与破坏。而反应性增生则并不会出现腺上皮的破坏，并且淋巴细胞只局限在黏膜层内，呈不连续分布。

从克隆性上来讲，淋巴瘤的瘤细胞在形态上呈现出单一性、克隆性增生，而且其内分化的浆细胞也表达单克隆性的免疫球蛋白。而反应性增生的淋巴组织内的细胞成分比较复杂多样，且浆细胞是多克隆性的。在形态学上难以鉴别时，通过 Southern Blot 或者 PCR 方法来确定增生细胞是否为单克隆性对诊断有重要意义。

2. 胃 MALT 淋巴瘤与胃滤泡性淋巴瘤的鉴别。滤泡性淋巴瘤（follicular lymphoma，FL）也属于小 B 细胞淋巴瘤，其瘤细胞常常聚集成滤泡样结构，滤泡数量多而密集，大小与形态不一。胃 MALT 淋巴瘤也会出现淋巴滤泡的克隆化，但数量较少。应用免疫组化，滤泡性淋巴瘤 CD10 阳性，而 MALT 淋巴瘤为阴性（表 43 – 1）。

3. 胃 MALT 淋巴瘤与胃套细胞淋巴瘤的鉴别。套细胞淋巴瘤（mantle cell lymphoma，MCL）也属于小 B 细胞淋巴瘤中的一种，其恶性度要比 MALT 淋巴瘤高，可有淋巴结、肝、脾和血液受累，预后较差。套细胞淋巴瘤内可因有残留的萎缩性生发中心而与 MALT 淋巴瘤相混淆，因此需用免疫组化来鉴别：套细胞淋巴瘤常有 CD5 和 cyclinD1 阳性，而在 MALT 淋巴瘤中呈两者均为阴性（表 43 - 1）。

4. 胃 MALT 淋巴瘤与胃慢性淋巴细胞性白血病/小淋巴细胞性淋巴瘤的鉴别。慢性淋巴细胞性白血病/小淋巴细胞性淋巴瘤（chronic lymphocytic leukaemia/small lymphocytic lymphoma，CLL/SLL）属于小 B 细胞淋巴瘤，镜下瘤细胞呈弥漫性增生，肿瘤细胞形态单一，细胞体积小，圆形，胞浆少，核圆形，染色质呈粗颗粒状，可有副免疫母细胞的转化灶。免疫组化标记常有 CD5 和 CD23 阳性，而 MALT 淋巴瘤 CD5 和 CD23 均阴性，可以以此鉴别（表 43 - 1）。

5. 胃 MALT 淋巴瘤与胃未分化癌的鉴别。在 MATL 淋巴瘤，肿瘤细胞呈弥散分布，呈中心细胞样、单核样或浆细胞样。而癌细胞常呈梭状，细胞大小较一致并有网状纤维包绕癌巢。可用 CK 和 LCA 联合标记，将二者鉴别开。MALT 淋巴瘤 CK 阴性而 LCA 阳性，胃癌正好相反。

表 43 - 1　小 B 细胞性淋巴瘤的免疫组化鉴别

	MALT	MCL	FL	CLL/SLL
CD20/CD79a/Pax5	+	+	+	+
CD5	- / （rare +）	+	-	+
CD10	-	-	+	-
CyclinD1	-	+	-	-
CD23	-	-	-	+
Bcl - 10	+ / -	-	-	-

注：MCL：套细胞淋巴瘤；FL：滤泡性淋巴瘤；CLL/SLL：慢性淋巴细胞性白血病/小淋巴细胞性淋巴瘤。

目前，部分有 t（1；14）染色体易位的 MALT 淋巴瘤可出现 Bcl - 10 蛋白核表达，而在正常及反应性增生的淋巴组织中，Bcl - 10 主要表达在 B 细胞的胞浆。有相关研究表明，胃 MALT 淋巴瘤 Bcl - 10 核表达与其对根除 *H. pylori* 治疗不反应相关，因此，Bcl - 10 核表达对 MALT 淋巴瘤预后有指导意义。

二、胃 MALT 淋巴瘤的病因和发病机制

（一）幽门螺杆菌感染的作用

正常的胃黏膜缺乏有结构的淋巴组织。*H. pylori* 可通过分泌尿素酶中和局部 pH 值而得以在该环境中生存。*H. pylori* 的感染导致了局部有结构的淋巴组织的产生，即 MALT 的获得。MALT 的结构类似 Peyer 小结的结构。少数情况下，另一种与 *H. pylori* 相关的细菌 Helicobacter heilmannii 也可以感染胃黏膜，导致 MALT 的产生。

一系列的研究结果表明胃 MALT 淋巴瘤起源于获得性的 MALT，与 *H. pylori* 感染密切相关。Stolte 等报告 450 例 *H. pylori* 相关胃炎中有 125 例胃黏膜出现淋巴滤泡组织，提出 *H. pylori* 感染可以使本无淋巴组织的黏膜产生获得性淋巴组织[4]。Wotherspoon 等报告 110 例胃 MALT 淋巴瘤病例中，101 例检测到 *H. pylori*，明显高于其他人群[5]。流行病学研究发现意大利北部的一个地区其原发胃 MALT 淋巴瘤的发病率很高，与其高 *H. pylori* 感染率密切相关[6]。更为直接的依据是几个前瞻性研究表明单纯抗 *H. pylori* 治疗可以使胃 MALT 淋巴瘤完全缓解[6~9]，提示 *H. pylori* 与胃 MALT 及 MALT 淋巴瘤的发生发展密切相关。

MALT 淋巴瘤的组织学特征包括生发中心母细胞出现和浆细胞分化以及滤泡植入，表明 MALT 淋巴瘤细胞保留了 B 细胞的特点，其生长依赖抗原刺激。1993 年 Isaacson 等发现将胃 MALT 淋巴瘤的混合性细胞——包括肿瘤性 B 细胞、T 细胞、巨噬细胞和其他的抗原呈递细胞——在标准的培养条件下培养 5 天后，所有细胞全部死亡。而加入了热杀灭的 H. pylori 的整个细胞准备液（heat - killed whole - cell preparations of H. pylori）后肿瘤细胞聚集增生。肿瘤细胞的生长伴随 IL - 2 及肿瘤性 Ig 释放及 IL - 2 受体的表达，表明针对 H. pylori 释放的这些因子对 MALT 淋巴瘤的发生有着重要作用[10,11]。

在细胞培养和加入 H. pylori 前从细胞悬液内去除 T 细胞后，由 H. pylori 引发的效用消失。进一步实验表明，H. pylori 通过其菌株特异性 T 细胞借助于 CD40 - CD40 配体来提供接触依赖性作用而使肿瘤细胞得以生长[12,13]。

H. pylori 感染导致 MALT 产生是胃 MALT 淋巴瘤的必要步骤。H. pylori 感染导致的慢性炎症可能引起 DNA 损伤，导致各种遗传学异常和肿瘤性 B 细胞克隆的产生。随后肿瘤细胞的生长依赖自身抗原和 H. pylori 特异 T 细胞的接触刺激。

（二）MALT 淋巴瘤的分子遗传学改变

近年来随着 FISH 及 Array CGH 等技术的飞速发展及应用，许多与 MALT 淋巴瘤相关的基因异常相继被发现，其中以 t(11;18)(q21;q21)/API2 - MALT1、t(1;14)(p22;q32)/IgH - BCL10、t(14;18)(q32;q21)/IgH - MALT1、t(3;14)(p14.1;q32)/IGH - FOXP1、BCL6 基因 3 拷贝及 MALT1 基因 3 拷贝等最为常见。

1. t（11；18）（q21；q21）/API2 - MALT1。t（11；18）（q21；q21）是 MALT 淋巴瘤中最常见、研究较为深入的染色体易位。应用 RT - PCR 的方法在 30～40% 的胃 MALT 淋巴瘤病例中检测到 t（11；18）（q21；q21）[14～20]。Nakamura 等[21]在 H. pylori 阴性的胃 MALT 淋巴瘤中发现有 t（11；18）异常，而在 H. pylori 阳性胃 MALT 淋巴瘤中未检出 t（11；18），表明了 H. pylori 阴性的胃 MALT 淋巴瘤存在较高频率的 t（11；18）。Ye 等[22]的研究也支持上述观点。

t（11；18）（q21；q21）也可以发生在其他的黏膜相关淋巴组织部位，如中国和欧洲都发现在肠、肺、眼附属器及唾液腺都有此基因异常。但 t（11；18）（q21；q21）很少发生在结内的 B 细胞淋巴瘤或者边缘区 B 细胞的其他淋巴瘤以及其他非霍奇金淋巴瘤。在 MALT 淋巴瘤转化而来的 DLBCL 也很少检测到这种易位[23]。

t（11；18）（q21；q21）导致了 11q21 的 API2（Apoptosis Inhibitor 2，API2）基因的 N 末端与 18q21 的 MALT1（MALT lymphoma associated translocation gene 1，MALT1）基因的 C 末端的融合，从而形成新的融合蛋白[14]。API2 的 N 末端有 3 个 BIR（baculovirus IAP repeats，BIRs），中间有一个 CARD（caspase recruitment domain），C 末端有一个锌指结构。API2 的蛋白产物具有抑制 caspases3、7 和 9 活性的功能，故被认为是一个凋亡抑制因子。MALT1 近来被归类为 Paracaspase，其 N 端含有一个死亡结构域，其后紧跟两个 Ig 样结构域和一个 Caspase 样结构域。其功能尚不清楚[24]。API2 断裂点大多数发生在第 3 个 BIR 之后和锌指结构之前，93% 发生在 CARD 之前。MALT1 的断裂点大多数发生在 caspase 样结构域之前的四个不同内含子区域内。因此 API2 - MALT1 融合转录本常常含有 N 末端的 3 个 BIR 结构域和 C 末端的完整 caspase 样结构域。除此以外，API2 - MALT1 都保留了完整的开放读码框架。融合产物在形成过程中，API2 和 MALT1 基因中某些结构上的特异的选择，表明这些结构域在致瘤活性中的重要性及协同性。API2 - MALT1 融合产物能激活 NF - κB[24～26]，推测其机理可能是使程序性死亡抑制作用增强，从而赋予 MALT 淋巴瘤细胞生存优势及抗原非依赖性生长。

相关研究表明，t（11；18）阳性胃 MALT 淋巴瘤对 H. pylori 根除性治疗不反应[19]，同时它也极少向高恶转化。因此 t（11；18）（q21；q21）是判断包括临床 I_E 期在内的胃 MALT 淋巴瘤对 H. pylori 根治不反应的一个可靠指标。因此，具有 t（11；8）染色体易位的病例对 H. pylori 根治不敏感。早期检测出 t（11；18）将有助于临床制订合理的治疗方案。目前研究还发现 t（11；18）（q21；q21）阳性病例很少有继发的其他遗传学改变[27,28]。

2. t(1;14)(p22;q32)/IGH－BCL10。t（1；14）是 MATL 淋巴瘤中另一种经常出现的染色体易位，较 t（11；18）少见，目前中国仅在肺和胃有报道，欧洲则可见于肺、胃、肠及唾液腺。t（1；14）染色体的易位使得 Bcl－10 基因置于免疫球蛋白重链（IgH）基因增强子的下游，因而使得 Bcl－10 蛋白过度表达。

Bcl－10 基因是 II 型马疱疹病毒 E10 基因的同源基因。生理情况下，野生型 Bcl－10 基因有微弱的促凋亡作用[29]。t（1；14）易位时，高表达的 BCL10 蛋白可通过影响 MALT1，使 IKK2γ 发生泛素化，由此激活 NF－κB[30]。可以看出，MALT 淋巴瘤中看似无关的两种染色体易位似乎都影响了 NF－κB 信号通路，结果是细胞凋亡受抑。

免疫组化研究显示，在正常的淋巴滤泡中，BCL10 蛋白仅表达于淋巴细胞的胞质中，其中生发中心 B 细胞呈现高表达，边缘区 B 细胞中等强度表达，而套区细胞仅微弱表达或不表达。Bcl－10 蛋白在淋巴滤泡不同部位表达的差异表明了它在 B 细胞分化过程中发挥着重要作用。但在胃 MALT 淋巴瘤中，可出现 Bcl－10 蛋白核表达。

据 Liu H[20,31] 等报道，53% 的 MALT 淋巴瘤中 Bcl－10 核表达，且 Bcl－10 核表达与病程进展有关，并且与抗 *H. pylori* 治疗无反应相关。我室的研究表明[32]，Bcl－10 蛋白核表达与其对抗 *H. pylori* 治疗无反应相关。华西李甘地等[33] 研究发现 Bcl－10 核表达和进展期病变相关，但是预后不一定比核阴性表达组差。Maes B[34] 等研究发现，伴 t（11；18）（q21；q21）的胃 MALT 淋巴瘤也会出现 Bcl－10 蛋白的核表达，他们认为 Bcl－10 蛋白的核表达与 t（11；18）有关，伴 t（11；18）及 Bcl－10 蛋白核阳性的胃 MALT 淋巴瘤更具侵袭性。据此，MALT 淋巴瘤的两种基因异常通过 Bcl－10 蛋白核表达产生了有趣的联系。提示在 MALT 淋巴瘤的发病机制中 Bcl－10 蛋白的核表达可能扮演着重要角色。

目前对造成 Bcl－10 蛋白在瘤细胞的核表达机制尚不清楚，Bcl－10 蛋白本身不含有核定位的信号，它需要其他因子的介导才能在核内表达并激活 NFκB 致瘤。台湾郭颂鑫等[35] 研究发现，Bcl－3 蛋白含有核定位的信号，它可与 Bcl－10 蛋白结合并引导它入核。日本的 Nakagawa M[36] 也提出一种 Bcl－10 蛋白核表达的模型，是由 MALT1 蛋白介导进行的，模型如图 43－1。

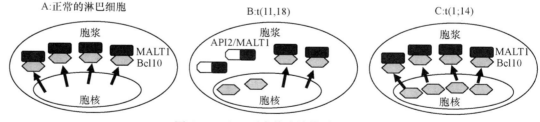

图43-1 Bcl-10蛋白核表达模型

图 A：正常的淋巴细胞，MALT1 蛋白可与 Bcl-10 蛋白结合，引导 Bcl-10 蛋白出核进入胞浆。

图 B：t(11,18)异常时，MALT1 与 API2 融合，使得 MALT1 不能与 Bcl-10 蛋白结合，从而 Bcl-10 蛋白滞留在核中，从而表现为核表达。

图 C：t(1;14) 异常时，Bcl-10 蛋白合成太多，使得多余的 Bcl-10 蛋白滞留在核中，也会引起 Bcl-10 蛋白的核表达。

Nakagawa M 等的模型很好解释了为什么 t（1；14）和 t（11；18）这两种基因异常都会出现 Bcl－10 蛋白核表达。

它与郭颂鑫等[35] 的 Bcl－3 蛋白介导的转运模型有一个显著的不同点，那就是 Bcl－10 蛋白最初是在细胞中的哪个部位合成。Nakagawa M 等的模型中 Bcl－10 蛋白是在细胞核中合成，随后才被转运入胞浆，并显示出其在正常淋巴细胞中的胞浆表达，而郭颂鑫等的 Bcl－3 介导的转运模型中 Bcl－10 蛋白最初是在胞浆中合成，只有在病理的情况下才被转运入胞核并激活 NF－κB。

3. t（14；18）（q32；q21）/IgH－MALT1。t（14；18）是又一特异发生在 MALT 淋巴瘤的染色体易位，它使得 MALT1 基因置于免疫球蛋白重链（IgH）基因增强子的下游，因而使得 MALT1 蛋白过度表达。目前研究表明，在 MALT 淋巴瘤中，MALT1 是通过 NF－κB 通路来致瘤的，但它需要通过 Bcl－10 蛋白介导来激活 NF－κB。同样，野生型的 MALT1 和野生型的 API 都不能单独激活 NF－κB，需要形成 API－MALT1 融合产物才行。

Streubel 等[37]报道 66 例 MALT 淋巴瘤中 12 例出现 t（14；18）（q32；q21）易位，发生的部位包括眼、皮肤、唾液腺。与 t（1；14）类似的是，t（14；18）通常伴有其他染色体异常，如三体 3、三体 18，但未见伴有 t（11；18）。t（14；l8）/IGH－MALT1 在 DLBCL 中也有报道[38]，因此，携带 t（14；18）的 MALT 淋巴瘤也可发生大细胞转化。有 t（14；18）基因异常的病例对单纯抗 HP 治疗效果不佳。

4. t（3；14）（p14.1；q32）/IGH－FOXP1。Streubel 等[39]研究表明，MALT 淋巴瘤可出现 FOXP1 的异常表达，Sagaert 等[40]证实了在 MALT 淋巴瘤中 FOXPI 表达是预后差的标志。t（3；14）可发生在甲状腺、眼附件、胃和皮肤的 MALT 淋巴瘤中。t（3；14）也不是 MALT 淋巴瘤中唯一的基因异常，也可伴有 3 号染色体 3 体。与上述 3 种易位不同，t（3；14）不涉及 NF－κB 通道，具体的机制还有待进一步研究。

值得注意的是胃 DLBCL 也有 FOXP1 的异常表达，提示有这种染色体易位可能与 MALT 淋巴瘤向 DLBCL 转化相关[41]。

5. BCL6 基因扩增。Starostik 等[27]在 21% 的 t（11；18）阴性的 MALT 淋巴瘤中发现有 BCL6 基因扩增。其发生的部位有甲状腺、涎腺、胃、皮肤和肺。在生发中心 B 细胞起源的 DLBCL 中也可检测出该基因的异常表达。因此，BCL6 基因异常可能也与 MALT 淋巴瘤向 DLBCL 转化有关。

6. 其他的基因异常。最近报道，在 MALT 淋巴瘤中发现有 IGH 有关的新的染色体易位，如 t（5；14）/IGH－ODZ2、t（9；14）/IGH－JMJD2C、t（1；14）/IGH－CNN3 等[42]，这些染色体易位及其功能有待于进一步研究。

作者与广西医科大学、首都医科大学等对 217 例不同部位 MALT 淋巴瘤的联合研究结果提示[43]，21% 的 MALT 淋巴瘤携带有染色体易位，不同部位 MALT 淋巴瘤的染色体易位发生率不同。84 例胃 MALT 淋巴瘤中，不同的染色体易位的发生率也不同，其中最多见的染色体易位是 t（11；18）（q21；q21）/API2－MALT1，约为 14%。

三、胃 MALT 淋巴瘤的治疗

对于胃部的淋巴瘤，一旦确诊，传统的治疗方案首选手术治疗，再行放疗，多年来临床一直采用此种治疗方法。而近年来很多报道显示抗菌药物方案治疗早期胃 MALT 淋巴瘤，可使 75% 以上的肿瘤完全缓解、消退[44]，其疗效与手术、化疗等相似。

（一）胃 MALT 淋巴瘤的抗 *H. pylori* 治疗

胃 MALT 淋巴瘤与 *H. pylori* 感染密切相关，体外研究发现 *H. pylori* 可通过辅助性 T 细胞刺激肿瘤细胞的生长。有鉴于此，越来越多的学者进行临床研究来观察抗 *H. pylori* 对 MALT 淋巴瘤的治疗效果。1993 年，Wotherspoon 和其同事们[11]使用抗生素治疗 6 位 *H. pylori* 阳性的胃 MALT 淋巴瘤患者，并认真地进行了内镜及临床随访，在内镜观察的同时进行组织学活检及分子水平克隆性分析。*H. pylori* 根除 9 个月后，5 位患者按照内镜和组织学标准判断获得了完全缓解（complete remission，CR），即内镜活检病理组织学检查，肿瘤完全消失。分子水平克隆性分析也支持。随访 18 个月后，起初治疗失败的病例病变也出现组织学和分子水平的缓解。随访六年后，仍处于缓解状态[45]。

Montalban C 等报道单纯抗 *H. pylori* 治疗 24 例胃 MALT 淋巴瘤患者，22 例获得了完全缓解[7]。

Fischbach 等人报道的 95 例 I 期患者 CR 率为 62%，其中位随访时间为 44.6 个月[8]。Wündisch 等人报道了 120 例 I 期患者 CR 率为 80%，其中位随访期为 75 个月[9]。大约 77% 的胃黏膜相关淋巴瘤病例经 *H. pylori* 根除治疗后获得完全缓解[45]。大部分病例在根除 *H. pylori* 后的 12 个月内缓解。然而，也有部分病例在直到 45 个月才缓解[46]。50% 的病例缓解后的活检组织虽然没有组织学病变的证据，却仍可以通过 PCR 的方法检测到其残余细胞的单克隆性重排。单克隆性肿瘤细胞在长期随访后数量减少。完全缓解后复发率低于 10%，复发是否由于 *H. pylori* 再次感染尚未明确。而由于 *H. pylori* 再感染而复发的病例，可以通过再次根除 *H. pylori* 而治愈[47,48]。对于没有 *H. pylori* 感染的病例，复发通常表现为一种暂时的自限性情况[45,49]。尽管部分病例完全缓解后可检测到残余肿瘤细胞的单克隆性重排，但在内镜和组织学上仍然保持缓解。因此根除 *H. pylori* 是一个有效治疗淋巴瘤的手段。

　　H. pylori 根除治疗 MALT 淋巴瘤转化型存在争议。有研究表明抗 *H. pylori* 治疗可使部分伴有转化的 MALT 淋巴瘤和含有高恶成分的 MALT 淋巴瘤病例达到完全缓解。Morgner 等报道 8 例胃 MALT 淋巴瘤伴转化在单纯抗 *H. pylori* 后，其中 4 例获得了完全缓解[50]。Alsolaiman 等[51] 报道 1 例胃弥漫性大 B 细胞淋巴瘤在单纯抗 *H. pylori* 治疗后，获得了完全缓解，并且随访已经超过 5 年。Chen 等[52] 报道了两组的前瞻性研究，其中一个是低度恶性组共 34 例；另一个是伴高恶转化组（伴高恶转化的黏膜相关淋巴组织淋巴瘤，具有 MALT 特征的 DLBCL），共 24 例，两组病例直接比较。在这两组研究里，所有患者均接受了 2 周的抗生素治疗并多次连续内镜检查随访直到完全缓解或病变消退，其研究结果表明 I_E 期胃 MALT 淋巴瘤对 *H. pylori* 的反应性与其是否伴有大细胞转化成分无关。在以低度恶性 MALT 淋巴瘤为主伴有大细胞转化病例 80%（22/24）获得完全缓解，在以大细胞成分为主 DLBCL 病例其缓解率为 64%（14/22）。

　　Raderer 等[53] 的研究显示 *H. pylori* 阴性的早期胃 MALT 淋巴瘤患者同样能从抗 *H. pylori* 治疗中受益。

　　我室的研究结果提示[32]，单纯抗 *H. pylori* 治疗可使 52.6% 的早期胃 MALT 淋巴瘤患者获得完全缓解，且最长随访时间超过 5 年。

　　根除 *H. pylori* 常选用三联方案：一种质子泵抑制剂联合两种抗生素。质子泵抑制剂可选用奥美拉唑或兰索拉唑等；抗生素中常用阿莫西林加克拉霉素或甲硝唑。*H. pylori* 容易对甲硝唑产生抗药性，增大剂量或延长疗程，同时加用抗酸药可恢复敏感性。克拉霉素是最有效的抗 *H. pylori* 抗生素，但一旦产生抗药性，增大剂量或延长疗程也无效。

　　对于甲硝唑和克拉霉素治疗失败的病例，可采用四联方案：如铋制剂和四环素、质子泵抑制剂以及呋喃唑酮。

　　随着经典抗 *H. pylori* 疗法中抗 *H. pylori* 抗生素的耐药率的不断增高，含有左氧氟沙星的以质子泵抑制剂或铋剂为基础的三联，或是在经典三联疗法中加入左氧氟沙星的四联疗法在很多研究均取得了较好的疗效，其运用将会是抗 *H. pylori* 治疗的一个趋势。

　　（二）幽门螺杆菌治疗反应性的相关因素

　　1. 组织学改变　MALT 淋巴瘤的组织学主要特征是中心细胞样肿瘤细胞和淋巴上皮病变，即簇状聚集的肿瘤细胞浸润并部分破坏腺体，导致腺体扭曲、变形、破坏。主要看其是否伴有大细胞转化，即高恶成分的出现。有文献认为高恶转化的 MALT 淋巴瘤来源于 *H. pylori* 非依赖性克隆，可能对抗 *H. pylori* 治疗不敏感[54,55]。

　　然而也有文献报道抗 *H. pylori* 治疗可以使早期胃 DLBCL 消退的病例，而且该病变为 *H. pylori* 相关性[52]。

　　2. 病变浸润深度　进行精确的临床分期，并且可以进一步判断浸润深度与抗 *H. pylori* 治疗的关系。文献报道[56] 通过超声内镜（endoscopic ultrasonography，EUS）观察，肿瘤累及的范围不同，完全缓解（complete remission，CR）率不同。仅累及黏膜者 CR 率为 78%，而累及黏膜下层、黏膜肌层及浆膜层者的 CR 率分别为 43%、20% 和 25%。胃周淋巴结累及的情况也与其完全缓解情况明显相关，在伴有局部淋巴结累及者未发现缓解者，而无胃周淋巴结累及者其缓解率为79%。因此结合 EUS 给出确切的临床分期，对临床医生决定胃 MALT 淋巴瘤的治疗方案意义重大。

3．*H. pylori* 感染的状态　据报道 *H. pylori* 阴性的患者对治疗可能不反应。如果详细的检查结果表明 *H. pylori* 感染阴性，则应避免无效的抗 *H. pylori* 治疗和延长随访期限，而应该结合放化疗及手术治疗。然而胃组织学活检标本中未检测到 *H. pylori* 不一定意味着该标本一定没有 *H. pylori* 感染，建议进行血清学检测。

4．分子遗传学改变　一系列研究表明伴有 t（11；18）或 t（1；14）的 MALT 淋巴瘤可能对抗 *H. pylori* 治疗不反应。Liu H 等人[19,57]报道对抗 *H. pylori* 治疗无反应的病例中大部分 t（11；18）阳性。伴有 t（11；18）的 MALT 淋巴瘤肿瘤细胞 Bcl－10 蛋白中等程度核表达。t（1；14）发生在不到5%的 MALT 淋巴瘤病例，累及 BCL10 基因，导致 BCL10 基因过表达，出现 Bcl－10 蛋白异常的核强表达。

（三）胃 MALT 淋巴瘤的其他治疗

单纯外科治疗或者联合放化疗对于胃 MALT 淋巴瘤的治愈率高，Ⅰ期病例 5 年总生存率达90%～100%，Ⅱ期病例达82%[58,59]。然而由于肿瘤细胞在胃黏膜内浸润范围广，因此通过胃部分切除很难将肿瘤切净。有观察到肿瘤部位复发等，从而证实并支持这一观点[58,59]。因此，为了彻底清除肿瘤细胞，常常需要做全胃切除，可是全胃切除严重影响了患者的生活质量。鉴于这种情况，同时由于保守治疗也可以达到相近的生存率，因此只有对于有穿孔或者出血等严重并发症的病例才采取外科手术的方式。

胃 MALT 淋巴瘤对放疗敏感，单纯使用低剂量局部放疗越来越受欢迎。5 年无病生存率达80%，5 年总生存率超过 90%[58,59]。总体上，低剂量局部放疗可以保存胃的功能，有效且安全。对抗 *H. pylori* 治疗不敏感的患者可以选用低剂量局部放疗。

单纯化疗的效果仍然受到置疑。但是，由于手术一方面可导致患者的死亡，另一方面由于不能保留胃，术后可能出现一些并发症，如胃肠道出血、吻合口瘘、吸收不良综合征等，因此仍然考虑选择化疗而避免手术治疗。一些临床研究表明，单纯化疗和单纯手术切除等方法在生存率上无显著差异。其 2 年总生存率达 67%～81%[60,61,62]。

化疗和手术治疗的并发症如胃穿孔和出血等，亦无显著差异[60,63,64,65]。一些报道化疗相关的胃出血的发生率在 0～3% 左右[66,67]。

外科手术治疗、放射治疗和化疗是治疗的有效方法。但是鉴于这些治疗方法的副作用，如胃切除术后患者生活质量明显下降，以及一些并发症如出血、穿孔等。在胃 MALT 淋巴瘤 *H. pylori* 阳性早期病例，抗 *H. pylori* 治疗应是首选的治疗方法。但如果存在有以下情况的病例，需要采用或结合放化疗及手术治疗等手段：①组织学上伴有高恶转化；②存在有 t（11；18）、t（14；18）或 t（14；18）等染色体异常；③无 *H. pylori* 感染的证据；④抗 *H. pylori* 治疗后复发；⑤有向胃深部浸润或累及胃周淋巴结的证据。我室的研究结果提示[32,68]，肿瘤细胞 Bcl－10 核表达和 t（11；18）与胃 MALT 淋巴瘤对抗 *H. pylori* 治疗无反应密切相关。对于抗 *H. pylori* 治疗无效的病例，需进一步选用放化疗。目前国际上一般不主张手术治疗。

参考文献

1　Thieblemont C，Berger F，Dumontet C，et al．Mucosa - associated lymphoid tissue lymphoma is a disseminated disease in one third of 158 patients analyzed．Blood，2000，95：802～806

2　Cogliatti SB，Schmid U，Schumacher U，et al．Primary B - cell gastric lymphoma：a clinicopathological study of 145 patients．Gastroenterology，1991，101（5）：1159～1170

3　Isaacson PG，Du MQ．MALT lymphoma：from morphology to molecules．Nature，2004，4（8）：644～653

4　Stolte, M. & Eidt, S. Lymphoid follicles in antral mucosa: immune response to Campylobacter pylori? J Clin Pathol, 1989, 42: 1269~1271

5　Wotherspoon AC, Ortiz - Hidalgo C, Falzon MR, et al. *Helicobacter pylori* - associated gastritis and primary B - cell gastric lymphoma. Lancet, 1991, 338: 1175~1176

6　Bayerdörffer E, Neubauer A, Rudolph B, et al. Regression of primary gastric lymphoma of mucosa - associated lymphoid tissue type after cure of *Helicobacter pylori* infection. MALT Lymphoma Study Group. Lancet, 1995, 345: 1591~1594

7　Montalban C, Santón A, Redondo C, et al. Long - term persistence of molecular disease after histological remission in low - grade gastric MALT lymphoma treated with *H. pylori* eradication. Lack of association with translocation t (11; 18): a 10 - year updated follow - up of a prospective study. Annals of Oncology, 2005, 16: 1539~1544

8　Fischbach W, Goebeler - Kolve ME, Dragosics B, et al. Long term outcome of patients with gastric marginal zone B cell lymphoma of mucosa associated lymphoid tissue (MALT) following exclusive *Helicobacter pylori* eradication therapy: experience from a large prospective series. Gut, 2004, 53: 34~37

9　Wündisch T, Thiede C, Morgner A, et al. Long - term follow - up of gastric MALT lymphoma after *Helicobacter pylori* eradication. J Clin Oncol, 2005, 23: 8018~8024

10　Roggero E, Zucca E, Pinotti G, et al. Eradication of *Helicobacter pylori* infection in primary low - grade gastric lymphoma of mucosa - associated lymphoid tissue. Ann Intern Med, 1995, 122: 767~769

11　Wotherspoon AC, Doglioni C, Diss TC, et al. Regression of primary low grade B - cell gastric lymphoma of mucosa - associated lymphoid tissue type after eradication of *Helicobacter pylori*. Lancet, 1993, 342 (8871): 575~577

12　Hussell T, Isaacson PG, Crabtree JE, et al. *Helicobacter pylori* - specific tumour - infiltrating T cells provide contact dependent help for the growth of malignant B cells in low - grade gastric lymphoma of mucosa - associated lymphoid tissue. J Pathol, 1996, 178: 122~127

13　Greiner A, Knorr C, Qin Y, et al. Low - grade B cell lymphomas of mucosa - associated lymphoid tissue (MALT - type) require CD40 - mediated signaling and Th2 - type cytokines for in vitro growth and differentiation. Am J Pathol, 1997, 150: 1583~1593

14　Dierlamm J, Baens M, Wlodarska I, et al. The apoptosis inhibitor gene API2 and a novel 18q gene, MLT, are recurrently rearranged in the t (11; 18) (q21; q21) associated with mucosa - associated lymphoid tissue lymphomas. Blood, 1999, 93: 3601~3609

15　Remstein ED, James CD & Kurtin PJ. Incidence and subtype specificity of API2 - MALT1 fusion translocations in extranodal, nodal, and splenic marginal zone lymphomas. Am J Pathol, 2000, 156: 1183~1188

16　Baens M, Maes B, Steyls A, et al. The product of the t (11; 18), an API2 - MLT fusion, marks nearly half of gastric MALT type lymphomas without large cell proliferation. Am J Pathol, 2000, 156: 1433~1439

17　Motegi M, Yonezumi M, Suzuki H, et al. API2 - MALT1 chimeric transcripts involved in mucosa - associated lymphoid tissue type lymphoma predict heterogeneous products. Am J Pathol, 2000, 156: 807~812

18　Kalla J, Stilgenbauer S, Schaffner C, et al. Heterogeneity of the API2 - MALT1 gene rearrangement in MALT - type lymphoma. Leukemia, 2000, 14: 1967~1974

19　Liu H, Ruskone Fourmestraux A, Lavergne - Slove A, et al. Resistance of t (11; 18) positive gastric mucosa - associated lymphoid tissue lymphoma to *Helicobacter pylori* eradication therapy. Lancet, 2000, 357: 39~40

20　Liu H, Ye H, Dogan A, et al. T (11; 18) (q21; q21) is associated with advanced mucosa - associated lymphoid tissue lymphoma that expresses nuclear BCL10. Blood, 2001, 98: 1182~1187

21　Nakamura S, Matsumoto T, Jo Y, et al. Chromosomal translocation t (11; 18) (q21; q21) in gastrointestinal mucosa associated lymphoid tissue lymphoma. J Clin Pathol, 2003, 56 (1): 36~42

22　Ye H, Liu H, Attygalle A, et al. Variable frequencies of t (11; 18) (q21; q21) in MALT lymphomas of different sites: significant association with CagA strains *of H pylori* in gastric MALT lymphoma. Blood, 2003, 102 (3): 1012~1018

23　Peng H, Du M, Diss TC, et al. Genetic evidence for a clonal link between low and high - grade components in gastric MALT B - cell lymphoma. Histopathology, 1997, 30: 425~429

24 Uren GA，O'Rourke K，Aravind L，et al. Identification of paracaspases and metacaspases：two ancient families of caspase – like proteins，one of which plays a key role in MALT lymphoma. Mol Cell，2000，6：961 ~ 967

25 Lucas PC，Yonezumi M，Inohara N，et al. Bcl10 and MALT1，independent targets of chromosomal translocation in malt lymphoma，cooperate in a novel NF – kappa B signaling pathway. J Biol Chem，2001，276，19012 ~ 19019

26 McAllister – Lucas LM，Inohara N，Lucas PC，et al. Bimp1，a MAGUK family member linking protein kinase C activation to Bcl10 – mediated NF – kB induction. J Biol Chem，2001，276：30589 ~ 30597

27 Starostik P，Patzner J，GreinerA，et al. Gastric marginal zone B – cell lymphomas of MALT type develop along 2 distinct pathogenetic pathways. Blood，2002，99：3 ~ 9

28 Ott G，Katzenberger T，GreinerA，et al. The t（11；18）（q21；q21）chromosome translocation is a frequent and specific aberration in low – grade but not high – grade malignant non – Hodgkin's lymphomas of the mucosa – associated lymphoid tissue（MALT2）type. Cancer Res，1997，57：3944 ~ 3948

29 Willis TG，Jadayel DM，Du MQ，et al. Bcl10 is involved in t（1；14）（p22；q32）of MALT B cell lymphoma and mutated in multiple tumor types. Cell，1999，96（1）：35 ~ 45

30 Zhou H，Wertz I，O'Rourke K，et al. Bcl10 activates the NF – kappa B pathway through ubiquitination of NEMO. Nature，2004，427（6970）：167 ~ 171

31 Ye H，Gong L，Liu H，et al. Strong BCL10 nuclear expression identifies gastric MALT lymphomas that do not respond to *H. pylori* eradication. Blood（ASH Annual Meeting Abstracts），2005，106：982

32 董格红，叶洪涛，郑杰，等. 胃黏膜相关淋巴组织淋巴瘤 BCL10 核表达与其对幽门螺杆菌根除治疗无反应相关. 胃肠病学，2007，12（9）：535 ~ 540

33 李雷，李甘地，江炜，等. Bcl – 10 蛋白在 MALT 淋巴瘤中的表达. 中华病理学杂志，2005，34（12）：780 ~ 784

34 Maes B，Demunter A，Peeters B，et al. Bcl – 10 mutation does not represent an important pathogenic mechanism in gastric MALT type lymphoma and the presence of the API2 – MALT1 fusion is associated with aberrant unclear bcl10 expression. Blood，2002，99（4）：1398 ~ 1404

35 Yeh PY，Kuo SH，Yeh KH，et al. A pathway for tumor necrosis factor – induced Bcl10 nuclear translocation：Bcl10 is up – regulated by NF – B and phosphorylated by Akt1 and then complexes with Bcl3 to enter the nucleus. J Biol Chem，2006，281：167 ~ 175

36 Nakagawa M，Hosokawa Y，Yonezumi M，et al. MALT1 contains nuclear export signals and regulates cytoplasmic localization of BCL10. Blood，2005，106：4210 4216

37 Streubel B，Lamp recht A，Dierlamm J，et al. t（14；18）（q32；q21）involving IGH and MALT1 is a frequent chromosomal aberration in MALT lymphoma. Blood，2003，101（6）：2335 ~ 2339

38 Cook JR，Sherer M，Craig FE，et al. t（14；18）（q32；q21）involving MALT1 and IGH genes in an extranodal diffuse large B – cell – lymphoma. Human Pathology，2003，34（11）：1212 ~ 1215

39 Streubel B，Vinatzer U，Lamprecht A，et al. t（3；14）（p14；q32）involving IGH and FOXP1 is a novel recurrent chromosomal aberration in MALT lymphoma. Leukemia，2005，19（4）：652 ~ 658

40 Sagaert X，de Paepe P，Libbrecht L，et al. Fork head box protein P1 expression in mucosa – associated lymphoid tissue lymphomas predicts poor prognosis and transformation to diffuse large B – cell lymphoma. J Clin Oncol，2006，24（16）：2490 ~ 2497

41 Wlodarska I，Veyt E，De Paepe P，et al. FOXP1，a gene highly expressed in a subset of diffuse large B – cell lymphoma，is a recurrently targeted by genomic aberrations. Leukemia，2005，19（8）：1299 ~ 1305

42 Treubel B，Raderer M & Chott A. Genetic heterogeneity in MALT lymphoma. Blood（ASH Annual Meeting Abstracts），2006，108：355

43 董格红，王桂秋，宫丽平，等. 中国人黏膜相关淋巴组织结外边缘区淋巴瘤染色体易位的临床研究. 中华内科杂志，2009，48（3）：181 ~ 185

44 Bacon CM，Du MQ，Dogan A. Mucosa – associated lymphoid tissue（MALT）lymphoma：a practical guide for pathologists. Clin Pathol，2007，60（4）：361 ~ 372

45 Isaacson PG，Diss TC，Wotherspoon AC，et al. Long term follow up of gastric MALT lymphoma treated by eradication

of *H. pylori* with antibiotics. Gastroenterology, 1999, 117: 750 ~ 751

46　Du MQ, Isaccson PG. Gastric MALT lymphoma: from aetiology to treatment. Lancet Oncol, 2002, 3: 97 ~ 104

47　Begum S, Sano T, Endo H, et al. Mucosal change of the stomach with low – grade mucosa – associated lymphoid tissue lymphoma after eradication of *Helicobacter pylori*: follow – up study of 48 cases. Med Invest, 2000, 47: 36 ~ 46

48　Horstmann M, Erttmann R, Winkler K. Relapse of MALT lymphoma associated with *Helicobacter pylori* after antibiotic treatment. Lancet, 1994, 343: 1098 ~ 1099

49　Savio A, Zamboni G, Capelli P, et al. Relapse of low – grade gastric MALT lymphoma after *Helicobacter pylori* eradication: true relapse or persistence? Recent Results Cancer Res, 2000, 156: 116 ~ 124

50　Morgner A, Miehlke S, Fischbach W, et al. Complete remission of primary high – grade B cell gastric lymphoma after cure of *Helicobacter pylori* infection. J Clin Oncol, 2001, 19: 2041 ~ 2048

51　Alsolaiman MM, Bakis G, Nazeer T, et al Five years of complete remission of gastric diffuse large B cell lymphoma. after eradication of *Helicobacter pylori* infection. Gut 2003, 52: 507 ~ 509

52　Chen LT, Lin JT, Tai JJ, et al. Long – term results of anti – *Helicobacter pylori* therapy in early – stage gastric high – grade transformed MALT lymphoma. J Natl Cancer Inst, 2005, 97: 1345 ~ 1353

53　Raderer M, Streubel B, Wöthrer S, et al. Successful antibiotic treatment of *Helicobacter pylori* negative gastric MALT lymphomas. Gut, 2006, 55 (5): 616 ~ 618

54　Neubauer A, Thiede C, Morgner A, et al. Cure *of Helicobacter pylori* infection and duration of remission of low – grade gastric mucosa – associated lymphoid tissue lymphoma. J Natl Cancer Inst, 1997, 89: 1350 ~ 1355

55　Hussell T, Isaacson PG, Crabtree JE, et al. The response of cells from low – grade B – cell gastric lymphoma of mucosa – associated lymphoid tissue *to Helicobacter pylori*. Lancet, 1993, 342: 571 ~ 574

56　Ruskoné – Fourmestraux A, Lavergne A, Aegerter PH, et al. Predictive factors for regression of gastric MALT lymphoma after anti – *Helicobacter pylori* treatment. Gut, 2001, 48: 297 ~ 303

57　Liu H, Ye H, Ruskone – Fourmestraux A, et al. T (11; 18) is a marker for all stage gastric MALT lymphomas that will not respond *to H. pylori* eradication. Gastroenterology, 2002, 122: 1286 ~ 1294

58　Zucca E, Bertoni F, Roggero E, et al. The gastric marginal zone B cell lymphoma of MALT type. Blood, 2000, 96: 410 ~ 419

59　Schechter NR & Yahalom J. Low – grade MALT lymphoma of the stomach: a review of treatment options. Int J Radiat Oncol Biol Phys, 2000, 46: 1093 ~ 1103

60　Thieblemont C, Dumontet C, Bouafia F, et al. Outcome in relation to treatment mortalities in 38 patients with localized gastric lymphoma: A retrospective study of patients treated during 1976 ~ 2001. Leuk Lymphoma, 2003, 44: 257 ~ 262

61　Au E, Ang PT, Tan P, et al. Gastrointestinal lymphoma – a review of 54 patients in Singapore. Ann Acad Med Singapore, 1997, 26: 758 ~ 761

62　Lin KM, Penney DG, Mahmoud A, et al. Advantage of surgery and adjuvant chemotherapy in the treatment of primary gastrointestinal lymphoma. J Surg Oncol, 1997, 64: 237 ~ 241

63　Raderer M, Valencak J, Osterreicher C, et al. Chemotherapy for the treatment of patients with primary high grade gastric B – cell lymphoma of modified Ann Arbor stages IE and IIE. Cancer 2000, 88: 1979 ~ 1985

64　Liu HT, Hsu C, Chen CL, et al. Chemotherapy alone versus surgery followed by chemotherapy for stage I/IIE large – cell lymphoma of the stomach. Am J Hematol, 2000, 64: 175 ~ 179

65　Ferreri AJ, Cordio S, Paro S, et al. Therapeutic management of stage I – II high – grade primary gastric lymphomas. Oncology, 1999, 56: 274 ~ 282

66　Popescu RA, Wotherspoon AC, Cunningham D, et al. Surgery plus chemotherapy or chemotherapy alone for primary intermediate and high – grade gastric non – Hodgkin's lymphoma: The Royal Marsden Hospital experience. Eur J Cancer, 1999, 35: 928 ~ 934

67　Ferreri AJ, Cardio S, Ponzoni M, et al. Non – surgical treatment with primary chemotherapy, with and without radiation therapy of stage I – II high – grade lymphoma. Leuk Lymphoma, 1999, 33: 531 ~ 541

68　Dong G, Liu C, Ye H, et al. BCL10 nuclear expression and t (11; 18) (q21; q21) indicate nonresponse to *Helicobacter pylori* eradication of Chinese primary gastric MALT lymphoma. Int J Heamatol, 2008, 88 (5): 516 ~ 523

第四十四章　幽门螺杆菌感染与非溃疡性消化不良

刘文忠　萧树东

上海交通大学医学院附属仁济医院

一、消化不良的一些基本概念和争议
　　（一）消化不良的相关定义
　　（二）非溃疡性消化不良与功能性消化不良
　　（三）非溃疡性消化不良或功能性消化不良与慢性胃炎
二、幽门螺杆菌感染在非溃疡性消化不良或功能性消化不良发病中的作用
　　（一）影响幽门螺杆菌感染在 NUD 或 FD 症状产生中作用判断的因素
　　（二）判断其因果关系要点的研究现状
三、目前国内外对幽门螺杆菌阳性 NUD 或 FD 处理的共识
　　（一）幽门螺杆菌感染处理的 Maastricht 共识
　　（二）我国幽门螺杆菌感染处理的共识
　　（三）幽门螺杆菌阳性 NUD 根除幽门螺杆菌的其他益处
四、结语

　　幽门螺杆菌（*Helicobacter pylori*，下称 *H. pylori*）感染是人类最常见的慢性感染之一。随着 *H. pylori* 感染在消化性溃疡、慢性胃炎和胃癌发病中作用认识的统一，这些常见胃病的防治策略发生了根本变革，其防治效果有了很大提高。

　　消化不良主要表现为上腹疼痛或不适，是消化系统最常见症状群之一。消化不良的本质可以是器质性或功能性，本质上是功能性的消化不良占大多数。在西方国家人群中，消化不良的患病率约为 15%～25%；我国消化不良患者约占普通内科门诊的 10%，占消化门诊的 50%。消化不良显著影响患者的生活质量，症状易复发，诊治费用逐年上升，因此其处理越来越受到临床医师的重视[1]。*H. pylori* 感染与本质上是功能性的消化不良症状产生的关系尚未完全明确，但后者因 *H. pylori* 感染伴发的慢性胃炎而潜在与消化性溃疡、胃癌发生相关。

一、消化不良的一些基本概念和争议

（一）消化不良的相关定义

　　消化不良（dyspepsia）指上腹疼痛或不适，后者可为餐后上腹饱胀、早饱、烧灼感、嗳气、恶心、呕吐等，也可包括难以确切描述的上腹不适。症状可以是持续性或间歇性。未经调查的消化不良（uninvestigated dyspepsia）指有消化不良症状而尚未行胃镜等检查者。已经调查的消化不良（investigated dyspepsia）指有消化不良症状已经内镜等检查者，经检查排除了消化性溃疡、上消化

道肿瘤等器质性疾病者，也可称为非溃疡性消化不良（non - ulcer dyspepsia，NUD）。主要症状为上腹疼痛、烧灼感、餐后饱胀或早饱，病程在半年以上，症状超过 3 个月的 NUD 则称为功能性消化不良（functional dyspepsia，FD）（罗马 III 标准）。

（二）非溃疡性消化不良与功能性消化不良

虽然 NUD 的本质也是功能性的，但与按照罗马 II 或罗马 III 标准诊断的 FD 还是存在差别，包括前者无病程限制，而后者有病程限制（罗马 II 标准 1 年，罗马 III 标准半年）；前者对消化不良症状未作具体界定，而后者尤其是罗马 III 标准对消化不良症状作了严格的界定（剔除了上腹不适，仅指上腹疼痛、烧灼感、餐后饱胀或早饱）[2]。因此，FD 者均属 NUD，但反之则不然。在此需要指出的是，用罗马 II 或 III 标准诊断 FD，其主要目的是为了提高入选 FD 患者的均质性，以利于其发病机制、新药筛选等的研究[3]。由于罗马 II 标准中，消化不良症状可为上腹不适，亚型中又包含了非特异型，据此诊断的 FD 均质性低，由此在一定程度上影响了研究结果的可靠性。罗马 III 标准对此修改的主要目的就是试图提高其对 FD 研究的作用。在临床实践中，我们遇到的本质上是功能性的消化不良大多数是 NUD，因此就临床处理而言，我们不需要刻意区分 NUD 与 FD。事实上，在 *H. pylori* 感染与本质上是功能性的消化不良的研究或荟萃分析中，NUD 和 FD 有时也未作严格区分。

（三）非溃疡性消化不良或功能性消化不良与慢性胃炎

不少临床研究或观察显示，NUD 或 FD 可以伴有或不伴有慢性胃炎，多数（约 70%）慢性胃炎患者可无消化不良症状。但 *H. pylori* 阳性的 NUD 或 FD 本质上相当于有消化不良症状的慢性胃炎[4]，这是因为 *H. pylori* 感染均会引起胃黏膜炎症，而感染后自发清除少见，长期感染则形成慢性胃炎[5]。NUD 或 FD 强调消化不良症状，而慢性胃炎则强调胃黏膜组织学改变。我们要观察某一药物对慢性胃炎的疗效，就应该考核组织学改变，而不应该仅观察消化不良症状改善，否则就偏离了研究靶标。胃黏膜炎症、萎缩、糜烂均属非溃疡性病变，其存在显然不排除 NUD 诊断，甚至也不排除 FD 诊断[6~7]。因为这些病变存在与否及严重程度与消化不良症状有无或严重程度无明显相关性[8]。但对胃黏膜萎缩、糜烂存在不排除 FD 诊断的观点，有些国内学者并未完全认同。

二、幽门螺杆菌感染在非溃疡性消化不良或功能性消化不良发病中的作用

尽管 *H. pylori* 感染在消化性溃疡、慢性胃炎和胃恶性肿瘤（胃癌、MALT 淋巴瘤）发病中的作用已得到充分的认识和统一，但 *H. pylori* 感染在 NUD 或 FD 症状产生中的作用仍颇有争议。

（一）影响幽门螺杆菌感染在 NUD 或 FD 症状产生中作用判断的因素

影响因果关系判断的因素很多，主要有以下几方面：

1. NUD 或 FD 不是一种疾病，而是一个症状群。消化不良症状是主观的，对其性质和严重程度判断缺乏客观的评估标准。

2. 有很多病因可引起消化不良症状，症状的产生往往是多种因素综合作用的结果，各种因素在发病中作用的权重也可能不一致。如果 *H. pylori* 感染参与 FD 的发病，也仅仅是可能的病因之一，而且在感染的个体之间 *H. pylori* 数量、菌株毒力会存在差异，这些因素也有可能造成 *H. pylori* 在 FD 发病中作用的差异[9]。

3. 在 NUD 或 FD 的治疗中，安慰剂有效率高（最高可达 70%），变异大（20% ~ 70%），这在很大程度上影响了根除 *H. pylori* 对 NUD 或 FD 疗效的判断[10]。

（二）判断其因果关系要点的研究现状

在 *H. pylori* 感染与其相关疾病关系的研究中，仅 *H. pylori* 感染与慢性胃炎的关系，基本符合 Koch 提出的确定病原体是疾病病因的原则（Koch's postulates）：该病原体存在于所有患该病的患者中；该病原体的分布与体内病变分布一致；清除病原体后疾病可以好转；在动物模型中该病原体可诱发与人相似的疾病。这 4 条原则仅仅适用于由一种病因或主要由一种病因所致疾病的因果关系判断。上面已述，NUD 或 FD 是症状群，而非实质疾病，消化不良症状的产生可能是多种因素综合作

用结果而非单一因素。因此在 *H. pylori* 感染与 NUD 或 FD 因果关系的判断中我们仅借鉴 Koch 原则。

1. NUD 或 FD 患者中的 *H. pylori* 感染率和/或 *H. pylori* 感染者中 NUD 或 FD 的发病率 如果 NUD 或 FD 患者中 *H. pylori* 阳性率显著高于健康对照者和/或 *H. pylori* 感染者中 NUD 或 FD 的发病率显著高于非 *H. pylori* 感染者，那么就高度提示 *H. pylori* 感染可能在 NUD 或 FD 的发病中起作用。上面已述，在 NUD 或 FD 症状的产生中，有众多因素参与，即使 *H. pylori* 感染参与发病，也可能受感染细菌数量、菌株毒力的影响而存在差异。此外，FD 患者中 *H. pylori* 的感染率会受人群中 *H. pylori* 感染率高低的影响。因此，不对潜在的影响因素进行控制（事实上，临床研究也难以严格控制）的研究，结果可信度低，因此近年来已少有这方面研究报道。早年的研究结果不一[11~12]，难以取得一致的意见。此外，一些较大样本的文献报道用消化不良（未行胃镜检查）替代 NUD 或 FD 来探讨其与 *H. pylori* 的关系，偏离了研究靶标，影响结果可靠性。

2. *H. pylori* 感染对胃分泌、运动、排空等功能的影响 目前认为胃酸分泌增加、胃排空延迟或过快、胃容受性舒张障碍等是 FD 症状产生的部分病理生理机制。*H. pylori* 感染是否影响这些病理生理机制目前尚无肯定结论。事实上，由于已知和未知的潜在影响因素众多，目前的研究难以获得一致意见。以 *H. pylori* 感染与胃酸分泌改变关系为例，不少研究显示 *H. pylori* 感染可使胃酸分泌增加，但也可使胃酸分泌减少或不变，同一个体又可发生胃酸由多至少的转变。*H. pylori* 感染时的年龄、*H. pylori* 在胃内定植部位（胃窦为主、胃体为主）、个体白介素-1β基因多态性等因素均会影响 *H. pylori* 感染对胃酸分泌的影响。因此即使同样是 *H. pylori* 感染，由于其对胃酸分泌的影响各不相同，从而很难确定其参与 FD 病理生理改变的作用。*H. pylori* 感染对胃运动、排空等功能的影响，也存在着同样的不确定性[13]。

3. *H. pylori* 感染与特定的消化不良症状 如果 *H. pylori* 感染在消化不良症状产生中作用权重较大，*H. pylori* 阳性的 FD 就有可能产生较为特定的消化不良症状。早年有报道称，*H. pylori* 感染与嗳气关系较密切，也有报道称主要与餐后饱胀或上腹疼痛有关。但荟萃分析结果表明，*H. pylori* 阳性 FD 的症状与 *H. pylori* 阴性的 FD 症状并无本质的不同[14]。

4. 根除 *H. pylori* 对 FD 症状的影响 由于上述影响因果关系判断的因素存在，相关的单项研究就可能存在不同的结果。对大样本、随机、双盲、安慰剂作对照的众多研究结果进行荟萃分析，是循证医学最高级别的证据，这有助于得出相对客观的结论。荟萃分析表明，根除 *H. pylori* 治疗的消化不良症状消失率比安慰剂高约 9%[15~18]。在此需要强调指出：①"高 9%"仅指消失率，如加上"显效率"、"有效率"，则总有效率与安慰剂相比差异会更大（因为症状消失作为观察终点较可靠，因此仅用消失率）。②这一疗效与其他治疗方案（如应用质子泵抑制剂或促动力药）基本相当；如要获得长期症状改善，其他治疗方案常需长期治疗，而根除 *H. pylori* 则是短程治疗（1~2周）。美国胃肠病学会（AGA）评估了各种治疗 NUD 或 FD 的方案，得出根除 *H. pylori* 是最具费用-疗效比优势方案的结论[7]。

三、目前国内外对幽门螺杆菌阳性 NUD 或 FD 处理的共识

从上所述我们可以看到，现有的资料中除了根除 *H. pylori* 在消除消化不良症状方面有轻微的优势外，其余研究资料尚不足以证明 *H. pylori* 感染与 NUD 或 FD 之间存在因果关系。鉴于 FD 本身就是症状，而且在 FD 治疗的各种策略中，根除 *H. pylori* 治疗具有费用-疗效比优势，因此主流的共识意见明确推荐根除 *H. pylori*。

（一）幽门螺杆菌感染处理的 Maastricht 共识

欧洲的 Maastricht 共识是国际上最具权威性的 *H. pylori* 感染处理共识。Maastricht-2 共识报告（2000 年）推荐对 FD 行根除治疗[19]，Maastricht-3 共识报告（2005 年）则进一步将 FD 修改为 NUD，而且证据级别和推荐强度均为最高级（证据级别 1a，推荐强度 A）[20]。将 FD 修改为 NUD，指征显然有很大放宽。这一修改的目的主要是不再将根除 *H. pylori* 作为消化不良症状处理的"二

线"或"三线"治疗，而是可作为"一线"治疗。这是因为 FD 的诊断至少需半年病程，如限于 FD，则病程半年内的消化不良症状处理不推荐根除 *H. pylori*。

（二）我国幽门螺杆菌感染处理的共识

我国 *H. pylori* 感染处理的桐城共识（2003 年）推荐对"部分"FD 根除 *H. pylori*[21]，但对"部分"未作界定。在我国 *H. pylori* 感染处理的庐山共识（2007 年）中，我们将其修改为"有消化不良症状的慢性胃炎"[22]。上面已述，*H. pylori* 阳性的"有消化不良症状的慢性胃炎"相当于"*H. pylori* 阳性的 NUD"。这是因为，诊断为慢性胃炎就说明经内镜检查排除了消化性溃疡和上消化道肿瘤等疾病，而 *H. pylori* 阳性的 NUD 均存在程度不一的慢性胃炎，也就是说两者均有消化不良症状和慢性胃炎。由于"NUD"一词的概念和意义国内仍有一定争议，而有"消化不良症状的慢性胃炎"通俗而又明确，故我们选择了后者。为什么要将 FD 修改为有"消化不良症状的慢性胃炎"，除上述理由外，更重要的理由是：在临床实践中，我们遇到的本质上是功能性的消化不良患者大多数是 NUD，而不是严格按罗马 II 或罗马 III 诊断的 FD；Maastricht – 3 共识报告（2005 年）基于循证医学证据，已将 FD 修改为 NUD；根除 *H. pylori* 除改善消化不良症状外，还有利于预防消化性溃疡和胃癌（下详）。

（三）幽门螺杆菌阳性 NUD 根除幽门螺杆菌的其他益处

上面已述，根除 *H. pylori* 消除消化不良症状方面的疗效优于安慰剂，与其他治疗 FD 方案的疗效基本相当，短程根除 *H. pylori* 治疗可使部分患者得到长期的症状改善，具有费用 – 疗效比优势。此外，*H. pylori* 阳性的 NUD 至少伴有慢性非萎缩性胃炎（即慢性浅表性胃炎），也可能伴有胃黏膜糜烂或萎缩，根除 *H. pylori* 还可在下列方面获益：

1. 改善胃黏膜组织学　根除 *H. pylori* 可消除胃黏膜活动性炎症（消除嗜中性白细胞浸润），减轻慢性炎症（减少淋巴细胞浸润），并在很大程度上防止胃黏膜萎缩/肠化发生或发展[3,11]，但是否可逆转萎缩/肠化尚有争议。

2. 预防消化性溃疡　约 15% ~ 20% 的 *H. pylori* 感染者可发生消化性溃疡，根除 *H. pylori* 消除了消化性溃疡的主要病因，对降低 *H. pylori* 阳性 NUD 患者消化性溃疡的发病率有很大意义[23]。

3. 有可能降低胃癌发病率　因为根除 *H. pylori* 可在很大程度上防止胃黏膜萎缩/肠化发生或发展，从而有可能降低胃癌发生率。目前认为，出于预防胃癌目的根除 *H. pylori* 的最佳时间为癌前变化（萎缩、肠化）发生前，即非萎缩性胃炎（浅表性胃炎）阶段[14]。但目前国、内外 *H. pylori* 处理共识中，未直接推荐对非萎缩性胃炎（浅表性胃炎）根除 *H. pylori*。鉴于"有消化不良症状的慢性胃炎"或"NUD"均可以包括非萎缩性胃炎，因此非萎缩性胃炎也得到了间接推荐。

四、结语

NUD 或 FD 是一多因素综合作用所致的症状群，产生症状的因素在个体间存在很大的异质性。*H. pylori* 感染可以导致慢性胃炎，但慢性胃炎未必产生消化不良症状。*H. pylori* 在 NUD 发生中的作用尚颇有争议，目前除根除 *H. pylori* 在消除消化不良症状方面与安慰剂相比有轻微优势外，其余研究资料尚不足以证明 *H. pylori* 感染与 NUD 之间的因果关系。鉴于 FD 本身就是症状，而且在各种治疗策略中，根除 *H. pylori* 对消化不良症状具有费用 – 疗效比优势；根除对改善慢性胃炎组织学、预防消化性溃疡、预防胃癌的益处也是显而易见，这些综合作用是其他治疗方案无法比拟的[24]。因此我们应该将根除 *H. pylori* 作为治疗 NUD 的主要策略，这有助于提高我国 *H. pylori* 感染及其相关疾病的防治水平。

参考文献

1 刘文忠，李晓波. 消化不良的处理. 中华消化杂志，2005，25：573～574

2 Tack J, Talley NJ, Camilleri M, et al. Functional gastroduodenal disorders. Gastroenterology, 2006, 130: 1466～79

3 Talley GN, Ruff K, Jiang X. The Rome III classification of dyspepsia: Will It help research? Digestive Diseases, 2008, 26: 203～209

4 刘文忠. 幽门螺杆菌感染、慢性胃炎和功能性消化不良. 中华消化杂志，2002，22：581～582

5 Warren JR. Gastric pathology associated with *Helicobacter pylori*. Gastroenterol Clin North Am, 2000, 29: 705～751

6 Tytgat GN. Role of endoscopy and biopsy in the work up of dyspepsia. Gut, 2002, 50 (Suppl 4): 13～16

7 Talley NJ, Vakil NB, Moayyedi P. American gastroenterological association technical review on the evaluation of dyspepsia. Gastroenterology, 2005, 129: 1756～1780

8 中华医学会消化病学分会. 中国慢性胃炎共识意见. 胃肠病学，2006；11：674～684

9 Treiber G, Schwabe M, Ammon S, et al. Dyspeptic symptoms associated with *Helicobacter pylori* infection are influenced by strain and host specific factors. Aliment Pharmacol Ther, 2004, 19: 219～231

10 Mearin F, Balboa A, Zarate N, et al. Placebo in functional dyspepsia: symptomatic, gastrointestinal motor, and gastric sensorial responses. Am J Gastroenterol, 1999, 94: 116～125

11 Agréus L, Engstrand L, Svärdsudd K, et al. *Helicobacter pylori* seropositivity among Swedish adults with and without abdominal symptoms. A population - based epidemiologic study. Scand J Gastroenterol, 1995, 30: 752～757

12 Bazzoli F, De Luca L, Pozzato P, et al. *Helicobacter pylori* and functional dyspepsia: review of previous studies and commentary on new data. Gut, 2002, 50 (Suppl 4): 33～35

13 Karamanolis G, Caenepeel P, Arts J, et al. Association of the predominant symptom with clinical characteristics and pathophysiological mechanisms in functional dyspepsia. Gastroenterology, 2006, 130: 296～303

14 Sarnelli G, Cuomo R, Janssens J, et al. Symptom patterns and pathophysiological mechanisms in dyspeptic patients with and without *Helicobacter pylori*. Dig Dis Sci, 2003, 48: 2229～2236

15 Malfertheiner P, Megraud F, O'Morain C, et al. Current concepts in the management of *Helicobacter pylori* infection: the Maastricht III Consensus Report. Gut, 2007, 56: 772～781

16 Moayyedi P, Soo S, Deeks J, et al. Systematic review and economic evaluation of *Helicobacter pylori* eradication treatment for non - ulcer dyspepsia. BMJ, 2000, 321: 659～664

17 Moayyedi P, Soo S, Deeks J, et al. Eradication of *Helicobacter pylori* for non - ulcer dyspepsia. Cochrane Database Syst Rev, 2006, 19: CD002096

18 Moayyedi P, Deeks J, Talley NJ, et al. An update of the Cochrane systematic review of *Helicobacter pylori* eradication therapy in nonulcer dyspepsia: resolving the discrepancy between systematic reviews. Am J Gastroenterol, 2003, 98: 2621～2626

19 Malfertheiner P, Megraud F, O'Morain C, et al. European *Helicobacter pylori* Study Group (E*H. pylori*SG). Current concepts in the management of *Helicobacter pylori* infection—the Maastricht 2 - 2000 Consensus Report. Aliment Pharmacol Ther, 2002, 16: 167～180

20 Malfertheiner P, Megraud F, O'Morain C, et al. Current concepts in the management of *Helicobacter pylori* infection: the Maastricht III Consensus Report. Gut, 2007, 56: 772～781

21 中华医学会消化病学分会. 幽门螺杆菌共识意见（2003·安徽桐城）. 中华消化杂志，2004，24：126～127

22 中华医学会消化病学分会. 第三次全国幽门螺杆菌感染若干问题共识报告（2007·庐山）. 胃肠病学，2008，13：42～46

23 Hsu PI, Lai KH, Tseng HH, et al. Eradication of *Helicobacter pylori* prevents ulcer development in patients with ulcer - like functional dyspepsia. Aliment Pharmacol Ther, 2001, 15: 195～201

24 刘文忠，萧树东. 重视根除幽门螺杆菌在消化不良处理中的应用. 中华内科杂志，2008，47：6～7

第四十五章 阿司匹林及非甾体抗炎药对幽门螺杆菌的体外影响

王蔚虹 张孝平 王 静

北京大学第一医院

幽门螺杆菌（*Helicobacter pylori*，下称 *H. pylori*）感染在世界范围内广泛存在，而非甾体抗炎药（non - steriodal anti - inflammatory drugs，NSAIDs）特别是阿司匹林在临床上的应用也越来越广泛，使用 NSAIDs 或阿司匹林并同时合并 *H. pylori* 感染的患者在临床上十分常见，但二者同时存在时的致病性及致病机制尚不清楚。

目前认为，*H. pylori* 和 NSAIDs 是导致胃黏膜损害的两个独立的致病因子，人们很容易理解二者同时存在时致病性的增强，然而，来自临床及流行病学的研究结果尚存在分歧。事实上，还有很多研究并未证实二者同时存在时对胃黏膜的损害作用增强[1~3]。甚至在动物模型上的研究还显示，选择性 COX - 2 抑制剂尼美舒利可减少 *H. pylori* 相关的胃癌的发生[4]。虽然 *H. pylori* 和 NSAIDs 可能通过各自不同的机制发挥着对胃黏膜损害和"保护"的作用，但在一个完整的有机体，*H. pylori* 和 NSAIDs 共同存在于胃内微环境时，二者不可避免地会存在某些相互作用，从而影响它们的致病性。

一、非甾体抗炎药对幽门螺杆菌生长的抑制

很早以来就有文献报道，水杨酸盐可以抑制大肠杆菌、肺炎克雷伯氏杆菌、铜绿假单胞菌及表皮葡萄球菌的生长，并影响细菌的菌毛、鞭毛、生物被膜等毒力因子的活性，从而改变细菌的致病性[5]。阿司匹林（乙酰水杨酸）是临床上应用最广泛的水杨酸盐类药物，有研究显示[6]，体外阿司匹林可抑制 *H. pylori* 的生长，其体外最小抑菌浓度（Minimal Inhibitory Concentration，MIC90）为 256μg/ml，其他 NSAIDs 如 Diclofenac、酮基布洛芬（Ketoprofen）也可抑制 *H. pylori* 的体外生长，其 MIC90 分别是 128μg/ml、512μg/ml。虽然到目前为止，尚不清楚这些 NSAIDs 在体内胃黏膜中的浓度，但值得注意的是，阿司匹林用于解热、止痛和抗炎作用时，其血浆浓度通常为 150~300（g/ml），而口服后，胃黏膜局部的浓度甚至可达到更高，因此，在体内完全可达到其抑菌浓度。但当时的结果并未引起人们的特别关注。

此后，Shirin 等[7]研究发现舒林酸、布洛芬、吲哚美辛、选择性 COX - 2 抑制剂 NS - 398 等可以抑制 *H. pylori* 的生长。我们的研究进一步发现，在体外培养的条件下，水杨酸钠、阿司匹林、吲哚美辛、舒林酸、SC - 236（selective cycloxygenase inhibition - 236）及塞莱昔布可以抑制 *H. pylori*

的生长[8~11]，而且这种对 *H. pylori* 生长的抑制并不是由于阿司匹林或其他非甾体抗炎药改变了培养基的 pH 条件，而诱导细菌球形变实现的；而是通过其他的机制导致细菌的溶解破坏，并且在较大的药物剂量时可直接杀灭 *H. pylori*[9]。这种对 *H. pylori* 生长的抑制作用是剂量依赖性的，且与阿司匹林的弱酸性无关。电镜下观察，培养基中含有阿司匹林、塞莱昔布可导致 *H. pylori* 形态发生改变，细菌胞壁变薄不完整，且发生不同程度的凹陷变形，细菌细胞壁和细胞膜间出现空隙，胞浆内容物稀疏，电子密度降低，分布异常，胞质不均匀，出现高电子密度颗粒，并有溶菌样改变。

二、非甾体抗炎药对幽门螺杆菌毒力因子的抑制

与 *H. pylori* 致病有关的主要毒力因子包括：鞭毛的活力、尿素酶活性和产氨、空泡毒素和毒素相关蛋白等。研究还显示，阿司匹林及相关化合物可以剂量依赖地降低 *H. pylori* 尿素酶活性[10,11]，干扰细菌空泡毒素的产生及其活性[11]，并且这种对细菌毒力因子的抑制作用并不完全是通过抑制细菌生长实现的，而药物处理后 *H. pylori* 尿素酶及空泡毒素活性的降低可能影响细菌的致病性。Vittorio 等的研究也显示[12]，阿司匹林和消炎痛可显著抑制体外细菌培养滤液所致的胃上皮细胞 MNK28 和 Hela 细胞的空泡变性，说明 NSAIDs 可干扰 *H. pylori* 空泡毒素的产生或影响其活力。由于 NSAIDs 对 *H. pylori* 生长及尿素酶活性的抑制作用，临床上对 NSAIDs 服用者采用基于尿素酶的试验诊断 *H. pylori* 感染的敏感性和特异性也可能受到影响。

H. pylori 感染致病最基本的条件是定植，其定居的因素包括鞭毛的动力、尿素酶和黏附素等。正常的螺旋状形态以及 *H. pylori* 的鞭毛动力使其快速穿过黏液层，移动到相对中性的胃黏膜表面，尿素酶中和胃酸，保证 *H. pylori* 定植的微环境呈中性，黏附是定植的关键。如果没有黏附素与宿主细胞表面的黏附受体结合，*H. pylori* 在胃内长期定植几乎没有可能。体外培养条件下，阿司匹林、塞莱昔布可显著降低 *H. pylori* 的鞭毛动力，并可剂量依赖性的抑制 *H. pylori* 对 AGS 细胞的黏附性。

Li 等[13]检测了来自服用 NSAIDs 及未服用 NSAIDs 的胃溃疡病人的 *H. pylori*，发现虽然两组菌株与毒力相关的 vacA、cagA、picB 和 iceA 基因的检出率无差异；但来自未服用 NSAIDs 病人的菌株，其 cagA 基因的一个 1.4Kb 高度可变区的检出率较高（$p < 0.05$），说明 NSAIDs 或其相关因素可能作用于该基因片段，并对某些菌株进行了选择修饰。由此，我们推测，阿司匹林及其他一些非甾体抗炎药有可能通过干扰 *H. pylori* 众多致病因子的表达和活性而影响 *H. pylori* 的致病性。

三、非甾体抗炎药提高幽门螺杆菌对抗生素敏感性及其机制

已经确认 *H. pylori* 感染是慢性活动性胃炎、消化性溃疡的主要致病因素，其与胃癌、胃黏膜相关淋巴样组织（MALT）淋巴瘤的发生密切相关，并且可能是不明原因的缺铁性贫血、特发性血小板减少性紫癜发病的重要原因。根除 *H. pylori* 对治疗和预防上述疾病是十分重要的。临床上常采用以抗生素为主的三联、四联疗法根除 *H. pylori*。但随着抗菌药物在临床上长期、广泛的应用，*H. pylori* 的耐药问题已经显得越来越突出，*H. pylori* 对抗生素耐药性的产生和耐药率的提高是导致其根除治疗失败的主要原因。早期的研究显示，水杨酸盐制剂对不同细菌抗生素敏感性有不同的影响，体外培养条件下，水杨酸盐制剂可以诱导大肠杆菌、鼠伤寒沙门杆菌、金黄色葡萄球菌产生对多种抗生素的多重耐药，但却可以提高这些细菌对氨基糖苷类抗生素的敏感性[5]。甲硝唑、阿莫西林和克拉霉素是临床上用以根除 *H. pylori* 的一线治疗用药。研究发现，阿司匹林、吲哚美辛及选择性环氧化酶 -2 抑制剂 SC-236 可以降低这三种常用抗生素对 *H. pylori* 的体外最低抑菌浓度（MIC），从而提高 *H. pylori* 对这三种抗生素的敏感性，甚至使耐药菌株转变为敏感菌株[9~11]。进一步的研究显示，阿司匹林不改变克拉霉素耐药 *H. pylori* 菌株 23SrRNA 基因的 2143A-G 突变位点，也不改变甲硝唑耐药菌株的 rdxA 基因的突变位点；体外培养液中的阿司匹林可增加 *H. pylori* 胞体外膜对抗生素的通透性。虽然阿司匹林不改变 *H. pylori* 外膜孔蛋白 HopA、HopB、HopC、HopD、HopE 及外流泵蛋白 HefABC 的 mRNA 表达，但阿司匹林处理后 *H. pylori* 外膜蛋白却可发生某些表

达上的改变，推测阿司匹林对 *H. pylori* 外膜蛋白表达的改变可能或者发生于蛋白质翻译水平或是翻译后的修饰过程，或者有其他的外膜蛋白参与 *H. pylori* 对抗生素的摄入和外流，从而提高了抗生素在 *H. pylori* 胞体内的浓度，增加了 *H. pylori* 对这些常用抗生素的敏感性[14]。

然而，抗生素对细菌的体外抑菌试验的结果往往与体内的抗生素的治疗效果不平行。一项近期发表的随机对照临床研究[13]比较了标准三联疗法奥美拉唑＋阿莫西林＋克拉霉素（OAC）及 OAC＋大剂量阿司匹林（2000mg bid）对 *H. pylori* 阳性的消化性溃疡及慢性胃炎的根除疗效和安全性，结果两组 *H. pylori* 根除率分别是 80.3% 和 86.7%，阿司匹林＋OAC 组 *H. pylori* 根除率稍高于 OAC 组，但由于病例数较少，两组间根除率无统计学显著差异。两组中所有不良反应包括消化道出血的发生率也无统计学差异。在临床观察期间，消化性溃疡及慢性胃炎患者均可以很好地耐受服用大剂量阿司匹林[15]。然而，阿司匹林特别是选择性的 COX－2 抑制剂是否可用于临床上 *H. pylori* 的根除治疗，及其安全性还有待于更多的动物及临床研究证实。

参考文献

1　Loeb DS, Tally NJ, Ahlquist DA, et al. Long－term nonsteroidal anti－inflammatory drug use and gastroduodenal injury: the role of *Helicobacter pylori* infection. Gastroenterology, 1992, 102: 1899～1905

2　Stack WA, Atherton JC, Hawkey GM, et al. Interactions between *Helicobacter pylori* and other risk factors for peptic ulcer bleeding. Aliment Pharmacol Ther, 2002, 16: 497～506

3　Hawkey CJ, Tulassay Z, Szczepanski L. Randomized controlled trial of *Helicobacter pylori* eradication in patients on nonsteroidal anti－inflammary drugs: The HELP NSAIDs study. *Helicobacter* Eradication for Lesion Prevention. Lancet, 1998, 352: 1016～1021

4　Nam KT, Hahm KB, Oh SY, et al. The selective cyclooxygenase－2 inhibitor nimesulide prevents *Helicobacter pylori*－associated gastric cancer development in a mouse model. Clinical Cancer Research, 2004, 10: 815～8113

5　Christopher T. D., Price, I. R. Lee, et al. The effects of salicylate on bacteria. Int J of Biochemistry, 2000, 32, 1029～1043

6　Caselli M, Pazzi P, LaCorte R, et al. *Campylobacter*－like organisms, nonsteroidal anti－inflammatory drugs and gastric lesions in patients with rheumatoid arthritis. Digestion, 1989, 44: 101～104

7　Shirin H, Moss SF, Kancherla S, et al. Non－steroidal anti－inflammatory drugs have bacteriostatic and bactericidal activity against *Helicobacter pylori*. J Gastroenterol Hepatol, 2006, 21: 1388～1393

8　Wang WH, Hu FL, Benjamin CY, et al. Inhibitory effects of aspirin and indometacin on the growth of *Helicobacter pylori* in vitro. Chinese Journal of Digestive Diseases, 2002, 3: 172～177

9　Wang WH, Wong WM, Dailidiene D, et al. Aspirin inhibits the growth of *Helicobacter pylori* and enhances its susceptibility to antimicrobial agents. Gut, 2003, 52: 490～495

10　Gu Q, Xia HX, Wang WH, et al. Effect of cyclo－oxygenase inhibitors on *Helicobacter pylori* susceptibility to metronidazole and clarithromycin. Aliment Pharmacol Ther, 2004, 20: 675～681

11　马惠霞，王蔚虹，胡伏莲，等. 阿司匹林和塞莱昔布对幽门螺杆菌的体外影响. 世界华人消化杂志, 2006, 14 (28): 2747～2752

12　Vittorio R, Raffaele Z, Patrizia S, et al. Nonsteroidal anti－inflammatory drugs counteract *Helicobacter pylori*－induced vacuolation of gastric epithelial cells in vitro. Gastroenterology, 2000, 119: A1445

13　Li L, Kelly LK, Ayub KA, et al. Genotypes of *Helicobacter pylori* obtained from gastric ulcer patients taking or not taking NSAIDs. Am J Gastroenterol, 1999, 94: 1502～1507

14　张孝平，王蔚虹，田雨，等. 阿司匹林提高幽门螺杆菌对克拉霉素敏感性的机制. 世界华人消化杂志, 2008, 16 (18): 1990～1996

15　Park SH, Park DI, Kim SH, et al. Effect of high－dose aspirin on *Helicobacter pylori* eradication. Dig Dis Sci, 2005, 50: 626～629

第四十六章　幽门螺杆菌感染与胃食管反流病

冯桂建[1]　胡伏莲[2]

[1]北京大学人民医院　[2]北京大学第一医院

自从澳大利亚学者 Warren 和 Marshell 发现幽门螺杆菌（*Helicobacter pylori*，以下简称 *H. pylori*）以来，*H. pylori* 同慢性胃炎、消化性溃疡、胃癌以及胃黏膜相关性淋巴样组织淋巴瘤的关系得到确认[1]，在这些疾病中 *H. pylori* 根除治疗已经得到消化界的公认。但是，人们发现，随着 *H. pylori* 感染率的逐渐下降，食管腺癌和胃食管反流病（gastroesophageal reflux disease，以下简称 GERD）的发病率却明显上升[2,3]，国内京沪两地的调查表明 GERD 已经成为影响国内人们生活质量的多发病[4]。*H. pylori* 和 GERD 的关系曾一度成为消化学界的研究热点，在很多方面存有争议。目前在某些方面已经达成共识。

因为 *H. pylori* 主要定居于柱状上皮，在食管的鳞状上皮不能定植，GERD 与 *H. pylori* 的关系，大部分是研究其与定居于胃内 *H. pylori* 的关系。Newton 等[5]发现食管的鳞状上皮未见 *H. pylori* 定植，而在巴雷特食管的柱状上皮可见 *H. pylori* 的定植，尽管有人报道在食管的鳞状上皮可以检出 *H. pylori*，但分析认为是胃内反流物污染或者活检钳污染所致。

一、幽门螺杆菌对食管可能具有保护作用

(一) 幽门螺杆菌在胃食管反流病中的感染率

H. pylori 在 GERD 中的感染率报道不一，Raghunath 等[6]对严格挑选的 20 篇有关 *H. pylori* 感染率的文章进行系统综述，共 4134 例患者，其中 2418 例为对照，发现 *H. pylori* 在 GERD 中的感染率为 38. 2%，对照为 49. 5%，($P < 0.001$)。Manes[7]将 202 例 GERD 病人分为糜烂型 (A 组 110 例) 和非糜烂型 (B 组 92 例)，另一内镜阴性的上腹不适病人 (C 组 200 例) 和无症状志愿者 (D 组 200 例) 作为对照，结果发现 B 组及 C 组的 *H. pylori* 感染率 (62% 和 55%) 显著高于 A 组和 D 组 (36% 和 40%) ($P < 0.05$)，提示 *H. pylori* 可以延缓 GERD 的进展。

日本东北大学的 Shibuya[8]等则研究了食管癌术后 *H. pylori* 对反流性食管炎发病的影响，共有 61 例接受了食管切除及纵隔后胃代食管的胸段食管癌病人进入观察，结果 *H. pylori* 感染率 47.5%，*H. pylori* 阴性患者反流性食管炎的发病率 (84.4%) 明显高于 *H. pylori* 阳性患者 (48.3%，$P = 0.0056$)，表明 *H. pylori* 感染可以减少食管切除术后残存食管的反流性食管炎的发病率。这虽然不是生理状况下 *H. pylori* 对 GERD 发病的影响，但也提示 *H. pylori* 确实对食管具有保护作用。

关于 *H. pylori* 和反流性食管炎、胃体胃炎和反流性食管炎的关系，Haruma 等[9]对 95 例反流性食管炎的病人和 190 例性别年龄与其相匹配的无症状健康对照者进行研究，结果反流性食管炎的感染率仅为 41%，而无症状对照组的 *H. pylori* 的感染率为 76% ($P < 0.01$)，胃窦及胃体部的炎症的严重程度也低于无症状对照组，在 60 岁以上的对象中可以发现差异更大，感染率分别为 29% 和 85% ($P < 0.01$)，而且胃炎明显轻于无症状对照组。

有资料显示随着食管疾病严重程度的进展，*H. pylori* 的感染率下降，Weston 等[10]对 289 例巴雷特食管病人和 217 例 GERD 病人进行研究，在 GERD 的 *H. pylori* 感染率 44.2%，巴雷特食管病人中 32.9%，单纯巴雷特食管及合并低度不典型增生的巴雷特食管的感染率为 35.1% 和 36.2%，高度不典型增生的巴雷特食管及巴雷特食管腺癌的病人的 *H. pylori* 感染率为 14.3% 和 15.0%，这些同饮酒、吸烟、性别及巴雷特食管的长度无关，表明 *H. pylori* 对食管具有保护作用。Schenk 等[11]报道 137 例 GERD 病人，其 *H. pylori* 感染率为 36%，*H. pylori* 阴性的病人食管炎 S - M 分级的中位数为 3 级，而阳性病人中位数为 2 级 ($P = 0.06$)，*H. pylori* 阴性的病人巴雷特食管发生率为 44.3%，阳性病人为 20.4% ($P = 0.006$)。这在东方国家同样得到证实[12]。显示 *H. pylori* 感染可能对食管炎发病起保护作用。但在已经出现食管柱状上皮化的患者，没有观察到此种现象[13]。

Manes 等[14]则将 657 例滑动性裂孔疝按照年龄分为 3 组 (A 组年龄小于 45 岁，B 组年龄 46 ~ 60 岁，C 组年龄大于 61 岁)，各组的 *H. pylori* 感染率分别为 45.4%、55.5%、67.1% ($P < 0.01$)，GERD 的患病率则分别为 66.6%、52.1%、46.8% ($P < 0.01$)，而且食管炎的患病率前 2 组也高于 C 组，在 GERD 患者中 *H. pylori* 感染率低于非 GERD 患者，非糜烂性 GERD*H. pylori* 感染率高于糜烂性 GERD，提示在老年滑动性疝的患者中 *H. pylori* 延缓食管疾病进展的作用更明显。

不过，对此也有相反的报道，Pieramico 等[16]观察了 122 例 GERD 病人和健康志愿者，*H. pylori* 的感染率分别为 41% 和 38%，两者之间无显著性差异。一项前瞻双盲的研究[17]也证实 *H. pylori* 和 GERD 的严重程度无关。

(二) 根除幽门螺杆菌后胃食管反流病的发病率

有资料表明，在消化性溃疡及胃炎病人根除 *H. pylori* 后，GERD 的发病率比未根除者要高，这是认为 *H. pylori* 对食管具有保护作用的有力证据。

Labenz 等[15]对 460 例 *H. pylori* 阳性经内镜证实无反流性食管炎的十二指肠球溃疡患者进行根除治疗，244 例根除成功，根据生命表分析，3 年内 *H. pylori* 成功根除者反流性食管炎的发生率为 25.8%，而根除失败者仅为 12.9%。Fallone 等[18]对 87 例 *H. pylori* 阳性的十二指肠溃疡病人进行根除治疗，在一年内每隔三个月进行胃镜检查并取活检，结果 63 例病人根除成功，根除成功者发生

GERD 的百分比为 37%，而不成功者为 13%（$P=0.04$），多变量分析表明反流症状或食管炎的发生率同年龄、性别、咖啡因、酒精、吸烟、体重变化及裂孔疝的存在无明显相关性。Hamada 等[19]对 286 例胃溃疡、十二指肠球溃疡、胃炎、胃十二指肠复合性溃疡进行了根除治疗，并同时选择了在年龄、疾病相匹配的 H. pylori 阳性的未作根除治疗的 286 例病人作为对照，观察 3 年，应用 Kaplan – Meier 法分析，根除成功的患者反流性食管炎的发病率为 18%，而未进行根除的患者为 0.3%（$P<0.01$），其中胃炎病人根除后 GERD 发病率为 15%，胃溃疡病人为 18%，胃十二指肠溃疡病人为 13%，十二指肠溃疡病人为 4%。有资料[20]显示对 H. pylori 感染性胃炎应用兰索拉唑、阿莫西林及克拉霉素进行根除治疗，发现成功根除 H. pylori 后胃食管反流增加了 2~3 倍，而在持续感染者中无变化。Manes 等[21]和 Yamamori 等[22]的研究也支持根除 H. pylori 可以促进 GERD 的发生。

Rokkas 等[23]对 50 例成功根除 H. pylori 的非食管炎患者进行研究，应用免疫印迹方法测定 cagA 抗体，并在根除前及根除 6、12、18、24 个月时或出现反流症状时行胃镜检查，经过多元比例风险回归分析，认为 cagA 可以增加根除 H. pylori 后发生反流性食管炎的危险性。

总之，多数研究表明根除 H. pylori 后，GERD 的发病率明显上升，回顾性的调查也证实了这点，El – Serag 等[2]利用美国退伍军人事务所得资料及美国生命统计表进行分析发现，从 1970~1995 年胃十二指肠溃疡及胃癌的住院率明显降低，而 GERD 及食管腺癌的住院率明显上升，死亡率也有同样的趋势，表明在普通人群中，H. pylori 感染率的降低导致了 GERD 及其相关的食管腺癌的发病率的升高。这些资料表明，对胃肠疾病根除 H. pylori 后，可以导致 GERD 的发生，H. pylori 对食管具有一定的保护作用。有人将根除 H. pylori 后 GERD 的发病上升归结为氨中和作用的消失、胃内酸度上升、患者饮食的改变及体重的增加[24]。

另外，有报道证明消化性溃疡可以合并有 GERD，因此，有人认为根除 H. pylori 后至少部分 GERD 的发生与此有关，Boyd 等[25]报道 27 例十二指肠溃疡，33% 合并内镜下食管炎，但是其所选病例均具有典型的十二指肠溃疡特点，而随着内镜的普及，非典型症状的十二指肠溃疡检出率明显增加。Flook 等[26]和 Bateson 等[27]也曾作了类似报道。但是，消化性溃疡合并食管炎的病人其 H. pylori 的感染率远远低于单纯的消化性溃疡病人的 H. pylori 感染率。Newton 等[5]报道，食管炎的 H. pylori 感染率为 36%，十二指肠溃疡并食管炎为 40%，而单纯的十二指肠溃疡 94%；Varanasi 等[28]报道，在食管炎病人中，H. pylori 感染率为 30.7%，十二指肠溃疡并食管炎的阳性率为 36.4%，不伴有食管炎的患者 H. pylori 阳性率为 69.2%（$P=0.018$）。国内冯桂建报道[29]单纯反流性食管炎 H. pylori 感染率为 38.5%，十二指肠溃疡并食管炎 H. pylori 感染率为 54.3%，单纯十二指肠溃疡感染率为 69.7%，胃溃疡合并食管炎感染率为 38.5%，而单纯胃溃疡感染率为 51.3%。这些同样表明 H. pylori 对食管具有潜在的保护作用。

有关根除 H. pylori 是否发生 GERD，也有许多研究得出相反的结果。有人为此设计了对照试验，对 165 例经胃镜证实的十二指肠溃疡病人应用奥美拉唑、阿莫西林或安慰剂进行治疗，分别在第 6、12、24 月时进行症状评估及内镜检查，发现在成功根除 H. pylori 的病人中"烧心"症状的发生率要低于 H. pylori 持续感染者，而食管炎的发生两者并无明显差异[21]，但是，该实验用了 40mg bid 的洛赛克作为根除的用药之一，强烈的抑酸作用可能对结果的观察有所影响。Vakil 等[30]进行了多中心的随机对照研究，242 例 H. pylori 阳性的十二指肠溃疡病人进入试验，结果在 6 个月时新发反流症状 17%，在 H. pylori 根除病人（15%）和 H. pylori 持续感染病人（22%）之间无明显差异（$P=0.47$）。McColl 等[31]报道在溃疡病人中根除 H. pylori 后，没有发现 GERD 症状的发展，不过他们本来的目的是研究根除 H. pylori 对溃疡病人的消化不良症状的影响。有研究者对 25 例 H. pylori 阳性的病人进行根除治疗，并和 10 例健康者对照，发现在 H. pylori 根除前后，食管酸反流没有明显差异[32]。Jonaitis[33]等的研究也没有发现根除 H. pylori 后溃疡患者 GERD 发病率增加的现象。有系统分析[34,35]也没有发现根除前后的意义。

总之对根除前后 GERD 的发生报道不一致，可能与 GERD 的发生机制不单一有关，这些研究几乎没有比较根除前后的下食管括约肌压力及下食管括约肌的短暂松弛的不同，而这才是 GERD 发生的主要机制[36]。

（三）cagA 阳性的幽门螺杆菌在胃食管反流病中的感染率

在 H. pylori 菌株中，cagA 阳性的菌株毒性较高，对胃黏膜的损害较重，但在 GERD 中，cagA 阳性的 H. pylori 感染率较低，有人推测 H. pylori 对食管的保护作用可能依赖于 cagA 的状态[37]。

Loffeld[38] 将 118 例反流性食管炎、36 例巴雷特食管病人和 454 例非反流性食管炎病人作对照，非反流性食管炎病人 H. pylori 感染率 54.6%，而食管炎和巴雷特食管的 H. pylori 感染率为 35.7%（$P < 0.001$），在具有血清学检查的 H. pylori 阳性的病人中，对照组 cagA 阳性率为 59%，而反流性食管炎 cagA 阳性率为 43%（$P < 0.001$），巴雷特食管为 15%（$P < 0.001$）；Vaezi 等[39] 将 251 例病人分为对照组、单纯 GERD 组、短巴雷特食管组及长巴雷特食管组，H. pylori 的感染率组间虽无明显差异，但是在对照组中，cagA 菌株的感染率为 44%，单纯 GERD 组为 36%，短巴雷特食管 20%，长巴雷特食管为 0（$P < 0.001$），他们认为 cagA 阳性 H. pylori 菌株可能防止短片段及长片段巴雷特食管的形成及它的恶性并发症的形成；Vicari 等[40] 对 153 例病人同 57 例对照进行比较，ca-gA 在对照组中的阳性率为 42.3%，而在 GERD 组为 36.7%（非糜烂型为 41.2%，糜烂型为 30.8%），在巴雷特食管组为 13.3%，巴雷特食管伴有不典型增生、腺癌组 0；另有一些研究也发现与对照组比较巴雷特食管及 GERD 中 HpcagA 的阳性率低[41,42]。这些资料表明 cagA 阳性 H. pylori 菌株可能对食管具有保护作用，相关的研究得到最近的文献[43]支持。当然，也有人[44]报告不支持 cagA 在 GERD 中的低检出率，但同样也指出在巴雷特食管中，cagA 的阳性率低。

（四）幽门螺杆菌基因型与胃食管反流病

有报道 H. pylori 的基因型同 GERD 有关。Fallone[41] 将 405 例病人分为非溃疡性消化不良组（26%）、GERD 组（20%）、胃肠病组 35%（胃溃疡组 17%、十二指肠溃疡组 12%、胃癌组 6%）及对照组（19%），各组 H. pylori 阳性率为 35%、21%、49%、36%，各组阳性患者中 cagA 基因检出率为 94% ~ 97%，CagE 基因（第一系列引物）检出率分别为 14%、24%、47%、43.5%，CagE 基因（第二系列引物）检出率分别为 86%、71%、99%、87%，vacA S1 基因检出率为 38%、29%、91%、80.4%，vacA S1 基因同 cagA 抗体的存在相关，cagE 基因和 vacA 基因在消化性溃疡或胃癌中更加流行，表明这些基因具有潜在的毒型，vacA 基因在 GERD 中检出率比任何一组都少，可能具有延缓 GERD 进展的作用。Arents 等[45]也证明 GERD 患者其感染的 H. pylori 毒力菌株少于溃疡病患者，但是，Fallone[18] 等对 H. pylori 阳性的十二指肠溃疡病人进行根除治疗后观察一年，发现发展成 GERD 的病人和未发展成 GERD 的病人在 H. pylori 基因型方面无明显不同。

就此，H. pylori 应该在 GERD 中占有一定地位，尽管这种地位可能并无决定性的作用；当然，也有人认为 H. pylori 与 GERD 并无关联，H. pylori 对食管并无保护作用，而有保护作用的是胃炎，特别是胃体炎可以导致胃酸的分泌减少；在 GERD 中，除了较低的 H. pylori 感染率外，还有较低的胃炎发生率及较轻的胃炎[9,46~48]，而 H. pylori 和慢性胃炎密切相关，Jang 等[47]对 73 例反流性食管炎及 132 例无反流性食管炎的对照组进行分析，前者 H. pylori 感染率低于后者，但是同时其胃体胃窦炎症程度及萎缩程度也低于后者，Voutilainen 等[49]观察了 1128 例病人，发现非甾体消炎药物是 GERD 的危险因子，H. pylori 并无保护作用，而是胃炎具有保护作用。El – Serag 等[50]通过对 302 例病人的观察，认为单独的 H. pylori 感染可能并不影响反流性食管炎的发生，而慢性胃体炎对 GERD 具有保护作用，甚至可以减少发生反流性食管炎的 54% 的危险，其他影响因素包括年龄、性别和吸烟。Tomoyuki 等[48]认为 H. pylori 是通过诱发萎缩性胃炎而抑制反流性食管炎的发生的。基于人群的研究[51]也表明是 H. pylori 感染诱发的萎缩性胃炎和 GERD 负相关，而不是 H. pylori。还有人认为 H. pylori 是 GERD 的致病因素，Abbas[52]报道食管的组织学炎症严重程度同胃窦部 H. pylori 的密度正相关，而且同胃窦部及胃体部的炎症程度也正相关。Axon 等[24]则认为，随着社会经济的发展，个体的身高体重均得到发展，而胃酸分泌和人的身高正相关，这就促进了 GERD 的发生，同时在高酸环境下，*H. pylori* 不易生存及定植，GERD 患者中 *H. pylori* 感染率低于对照组就得到了合理解释。

二、幽门螺杆菌影响胃食管反流病的可能机制

GERD 的发生同食管的保护屏障、食管的动力、胃内酸度以及胃排空有关，*H. pylori* 的存在可能影响到以上部分机制。

（一）幽门螺杆菌和下食管括约肌

下食管括约肌（lower esophageal sphincter，LES）是食管的屏障，它的紧张性收缩可以阻止胃内容物进入食管，在临床上 *H. pylori* 和 LES 的压力关系尚不明确[53,54]，有人认为二者无关[53,54]，有人认为在严重的反流性食管炎中有一定关系[53,54]，这还需要大量的临床资料加以证实。但是，有人[55]观察到 *H. pylori* 在胃窦部的感染可以导致血清胃泌素浓度的升高，而根除 *H. pylori* 后胃泌素浓度降低，生理状态浓度的胃泌素即可升高 LES 的压力，在严重的胃体炎胃内酸度已经减低的情况下，这种效应就应该更加明显了。不过，有人[56]通过对 20 例 GERD 的分析，没有发现 *H. pylori* 以及空腹血清胃泌素和 LES 压力的相关性，根除 *H. pylori* 后，LES 压力的变化也不一致，在功能性消化不良中根除可以导致 LESP 降低[57]，但在 GERD 中有人报道根除可以升高 LESP[58]。新近有研究者[59]认为是因为 *H. pylori* 感染参与了神经免疫抗炎调节机制，*H. pylori* 感染导致胃黏膜 T 辅助细胞样免疫反应和促炎症因子，从而抑制局部的交感兴奋；而局部的交感紧张可以促进全身交感神经的兴奋，全身的交感兴奋可以抑制食管的炎症及降低下食管括约肌压力。

目前认为 GERD 的主要病因是 LES 的不适当的短暂性松弛（transient lower esophageal sphincter relaxation，TLESR），这种松弛可以导致酸性的胃内容物同食管黏膜过多的接触，从而导致食管黏膜损害及反流症状的出现。关于短暂性松弛的调节机制，有假说认为，胃底部的牵张感受器可以通过迷走神经反射来调节 TLESR，Vicari 等[60]猜测可能是胃底和贲门部的炎症或 *H. pylori* 感染，通过迷走神经调节这一区域的牵张感受器，使短暂性松弛的频率上升，但有人发现阿托品作为胆碱神经能受体拮抗剂，对食管下端短暂性的松弛调节并非通过对近端胃的动力调节实现的，而是通过中枢的作用实现的[61]，因此这一假说尚未证实，还有人[62]证实了 TLESR 的频率与 *H. pylori* 感染无关。

（二）幽门螺杆菌和胃内酸度

1. 胃炎学说　*H. pylori* 的感染可以导致胃炎的发生，胃体炎时胃酸分泌可以减少[63,64]，而胃内酸度的降低可以防止 GERD 的发生。根除 *H. pylori* 从理论上讲就可以提高胃内酸度，Haruma 等[65]观察到在萎缩性胃体炎中根除 *H. pylori* 可以提高 24 小时胃内酸度，有研究[66~68]表明在对胃酸过低的病人根除 *H. pylori* 后，胃酸分泌可以达到正常或者几乎正常的水平，最近有人对 105 例 *H. pylori* 阳性的无食管炎病人进行根除治疗后观察 7 个月，发现反流性食管炎发生率为 10.5%，根除 *H. pylori* 后胃酸分泌增多是其重要因素，特别是有裂孔疝存在时[69]，Iijima 等[70]认为根除 *H. pylori* 后胃酸分泌的增加是反流性食管炎发生重要的危险因素，有研究表明[19]在根除 *H. pylori* 前胃体胃炎的严重程度是预测反流性食管炎发生的一个重要因素[71]，El - Serag 等[50]观察了 302 例 GERD 病人，发现和对照组比较，具有反流性食管炎的病人急慢性胃炎的发生率低，程度轻。有资料显示和对照组相比较，巴雷特食管病人所伴有的萎缩性胃炎要轻于对照组病人所伴有的萎缩性胃炎，且 cagA 阳性率要低于对照组[42]。CagA 阳性的 *H. pylori* 菌株具有更强的毒性，感染所致的胃炎也更加严重，无论是基础胃酸还是刺激后的胃酸分泌，酸泌量同胃体炎的严重程度呈负相关[54]。此外，CagA 阳性 *H. pylori* 可以通过破坏胃腺加速胃体的多点萎缩，从而使胃的泌酸量减少，降低胃内酸度。Vicari 等[40]报道在合并有严重并发症的 GERD 病人中，CagA 阳性菌株的感染率降低。不过有人认为根除 *H. pylori* 后反流性食管炎增加并非胃酸分泌增多所致，而是由于非壁细胞泌碱减少所致，尽管结果同样是胃内酸度增加[20]。

2. 氨学说 胃炎学说是基于在胃体炎时胃内泌酸的减少从而对食管具有保护作用，而在胃窦炎及十二指肠溃疡病人中胃酸分泌增加，对十二指肠溃疡病人根除 *H. pylori* 将减少胃酸的分泌[55,72]，用胃炎学说不能解释十二指肠溃疡病人根除 *H. pylori* 后 GERD 发病率增加。氨学说应运而生。*H. pylori* 可以产生尿素酶，尿素酶分解尿素产生氨，氨的 pKα（电离常数）值为 9.1，是强有力的中和物质，可以对胃酸进行中和，升高胃内 pH 值，减少胃蛋白酶原的激活，进而减轻反流的胃内容物对食管的腐蚀，根除 *H. pylori* 后，氨的中和作用消失胃内酸度可以增加，胃食管反流的概率增加，而且，Hamada 等[73]通过动物实验证实氨也可阻止反流性食管炎的进展，并指出根除 *H. pylori* 后氨浓度的下降可能和 GERD 相关。

3. 其他机制 *H. pylori* 还通过其他的机制来减少胃酸的分泌。*H. pylori* 本身含有可以抑制胃酸分泌的脂多糖；*H. pylori* 可以抑制 H^+/K^+ ATP 酶的表达，从而抑制胃酸的分泌；*H. pylori* 感染可以促进一氧化氮合成酶的表达及具有抑制胃酸分泌作用的一氧化氮的释放，可以产生具有抑制质子泵的活性的作用的脂肪酸；可以产生 N^α – 甲基组胺并诱导产生白介素 1β 和 α 肿瘤坏死因子，这些物质都具有抑制胃酸分泌的作用。

（三）幽门螺杆菌和胃排空

腹内压的增高是 GERD 的发病机制之一，而胃排空延迟时，胃内容物增多，即可导致腹内压的增高，可以促进胃食管反流的发生。Aktas 等[74]认为 GERD 严重程度同胃排空延迟程度有关，有人进一步观察到近端胃排空的延迟和胃食管反流及 24 小时食管酸暴露有关[75]。有关 *H. pylori* 对胃排空的影响目前尚有分歧。但是可能与 *H. pylori* 感染导致的胃部炎症相关。Okumura[76]对清醒大鼠腹膜内注射提取自 *H. pylori* 的脂多糖，发现大鼠的液餐刺激所致胃排空受到明显抑制，并呈剂量依赖性。但是在 GERD 患者中 *H. pylori* 和胃排空的关系仍不清楚。

三、幽门螺杆菌和胃食管反流病的临床表现

多数研究表明，随着 *H. pylori* 感染率的减少，食管的损伤加重，一般按照无镜下食管炎、食管糜烂、食管溃疡、巴雷特食管、食管癌的顺序排列。

Shirota 等[77]发现 *H. pylori* 在无反流组（28 例）、轻度食管炎组（46 例）、重度食管炎组（27 例）中的阳性率分别为 60.7%、47.8% 及 14.8%，差异具有显著性（$P < 0.05$）；Schenk 等[11]报道 137 例 GERD 病人，*H. pylori* 阴性的病人食管炎 S – M 分级的中位数为 3 级，而阳性病人中位数为 2 级（$P = 0.06$）；Manes 等[7]也报道糜烂性食管炎的感染率低于非糜烂性；香港中文大学的 Wu 等[78]为了研究 *H. pylori* 感染对 GERD 的严重程度的影响，对 225 例 GERD 病人进行食管炎严重程度分级，并确定裂孔疝是否存在，对影响食管炎的危险因素（年龄、性别、吸烟饮酒、糖尿病、裂孔疝、*H. pylori* 状态和体重指数）利用多元回归模型进行分析，*H. pylori* 感染组和未感染组相比较，食管炎严重程度显著的轻（$P = 0.022$），且巴雷特食管病人均无 *H. pylori* 感染，*H. pylori* 感染是唯一和食管炎严重程度成负相关的因素（$P = 0.011$）。Weston 等[10]通过对 289 例巴雷特食管病人和 217 例 GERD 病人进行研究，得出随着食管疾病严重程度的进展，*H. pylori* 的感染率下降的结论。

但是，也有人认为 *H. pylori* 和食管炎的严重程度并无关系，Yerra 等[79]在一项前瞻性研究中入选 30 例反流性食管炎的病人及 30 例非溃疡性消化不良的病人作为对照组，发现胃窦部的 *H. pylori* 感染和食管炎的严重程度无明显相关性。

H. pylori 的存在与否和患者的症状及临床检查并无确切关系。Peters 等[80]对具有胃食管反流症状的巴雷特食管病人进行研究，发现 *H. pylori* 阳性或阴性对症状并无影响。Gisbert 等[53]对 100 例 GERD 病人进行食管测压、及 24 小时食管 pH 值检测，发现在 *H. pylori* 阴性与阳性之间，LES 压力、24 小时食管 pH 值检测结果并无明显差异。Shirota 等[77]也观察到在胃食管反流病中，*H. pylori* 阴性或阳性的病人其 LES 压力并无差异。Manes[54]等对 50 例单纯 GERD 的病人进行食管测压、24

小时 pH 值检测及 *H. pylori* 定性，其中 0 级 24 人，1 级 19 人，2 级 6 人，3 级 1 人（S－M 分级），结果发现在胃镜下严重的反流性食管炎病人中，*H. pylori* 对 LES 压力、食管蠕动及胃食管反流均无影响，而在非糜烂性 GERD 病人中，胃食管反流程度低，*H. pylori* 阳性且胃体炎重。但是也有研究表明根除 *H. pylori* 可能对胃食管反流病有影响，Wu 等[81] 对 40 例糜烂性食管炎进行研究，其中 *H. pylori* 阳性 25 例，*H. pylori* 阴性 15 例，对阳性的 15 例进行了根除治疗，阳性的 10 例只进行单纯的质子泵抑制剂治疗，在治疗后 24 周观察，结果治疗前后三组之间在食管内 pH <4 的百分比之间并无差异，但是，在根除组，pH <3 和 pH <2 的百分比却明显增加了，而且 3 例根除 *H. pylori* 的患者食管炎加重了。

四、幽门螺杆菌和胃食管反流病的治疗

GERD 的内科治疗为抑酸、促进动力、减少反流，*H. pylori* 的存在对 GERD 的治疗有无影响，*H. pylori* 阳性的 GERD 患者是否应该做 *H. pylori* 根除曾经有很大争议。

（一）幽门螺杆菌和胃食管反流病的治疗效果

理论上讲，如果 *H. pylori* 对食管具有保护作用，那么具有 *H. pylori* 感染的 GERD 在同等治疗条件下应该具有更好的治疗效果，这在某些研究中得到证实，而在另外一些报道中却没有观察到相同的结果。

Holtmann 等[82] 进行了多中心的临床研究，对 846 例经内镜证实 S－M Ⅱ、Ⅲ 级反流性食管炎病人应用潘妥拉唑 40mg qd 进行治疗，并保证试验结束之前，医生及病人不能获知检查结果，结果 *H. pylori* 阳性的病人，4 周治愈率 86.6%，而阴性的为 76.3%（P = 0.0005），8 周为 96.4%，阴性的为 91.8%（P < 0.004），具有明显差异，而且，症状的缓解率 *H. pylori* 阳性的病人也好于阴性的病人（P < 0.05），Wurzer 等[83] 对 98 例 Ⅱ 级及 Ⅲ 级反流性食管炎应用潘妥拉唑进行治疗，首先是静脉注射 40mg qd 5~7 天，然后口服同等剂量的药物至 8 周，发现 *H. pylori* 阳性的病人愈合得快，另外有关因素包括吸烟、最初的食管炎严重程度。Malfertheiner 等[84] 基于 *ProGERD* 的 6194 例病人的研究则是对 GERD 病人进行抑酸治疗，在非糜烂性食管炎组，2 周及 4 周时 *H. pylori* 阳性患者症状的缓解率优于 *H. pylori* 阴性患者；在糜烂性食管炎组，4 周及 8 周时病变愈合率也是 *H. pylori* 阳性患者优于 *H. pylori* 阴性患者，差异具有显著性，这个结果得到来自西班牙的 Calleja 等[85] 的支持，他们应用潘妥拉唑 40mg qd 对 276 例内镜下诊断为 Ⅱ、Ⅲ 级反流性食管炎的病人进行治疗共 24 周，发现在第 8 周时，尽管 *H. pylori* 阳性患者和阴性患者愈合率无差异，但是 *H. pylori* 阳性的糜烂性食管炎患者其烧心症状的缓解率要高于 *H. pylori* 阴性的糜烂性食管炎患者；而在第 24 周时，*H. pylori* 阴性组的复发率（25.9%）明显高于阳性组（10.2%，P < 0.020）。Meneghelli 等[86] 对 256 例 Ⅱ、Ⅲ 级反流性食管炎应用潘托拉佐及雷尼替丁进行双盲治疗研究，结果在潘托拉佐组，*H. pylori* 阳性患者愈合率为 76%，而阴性患者为 45%，这种影响可能和在 *H. pylori* 阳性时，质子泵抑制剂药物具有更高的抑酸效果有关。

相反，也有 *H. pylori* 阳性或阴性并不影响 GERD 疗效的报道。Schenk 等[11] 对 137 例 GERD 病人进行了平均 56.6 月的观察治疗，奥美拉唑初始剂量为 20mg qd，根据症状及内镜发现进行调整，发现尽管 *H. pylori* 阴性的 GERD 病人具有更高的巴雷特食管发生率，但是并不需要更高的奥美拉唑剂量维持症状及内镜表现改善，但该试验并非随机试验，而且未包含 *H. pylori* 根除治疗组，因此并不能得出 *H. pylori* 和治疗效果无关的结论。Peters 等[80] 把具有胃食管反流的巴雷特食管病随机分为奥美拉唑 40mg bid 及雷尼替丁 150mg bid 治疗组，发现 *H. pylori* 对症状及食管酸暴露并无影响，对奥美拉唑及雷尼替丁在减少酸反流及改善症状方面也无影响，抑酸药物的剂量无需根据 *H. pylori* 存在与否而调整，但是实际上该实验所用奥美拉唑剂量远远超过标准剂量，有可能掩盖 *H. pylori* 的作用。Tefera 等[87] 选择了 25 例 *H. pylori* 阳性的反流性食管炎病人进行根除治疗，发现根除治疗前后 24 小时内 pH <4 的时间百分率并无明显变化（P = 0.46），在 9 例根除的病人中，酸暴露时间增

加，而 14 例病人酸暴露时间减少，反流症状的积分无明显的变化，酸暴露时间的改变和症状改善无关系，提示对于轻度的反流性食管炎病人，在 H. pylori 根除后 12 周胃食管反流无一致的变化，但是，该实验样本过少。随之他们又观察到在根除 H. pylori 后 15 周也无一致的变化[88]。另外有人[89]对低剂量的 PPI 对 GERD 的治疗进行研究，未发现 H. pylori 的影响。前面的研究多为长期治疗的影响，De 等[90]对 H. pylori 阳性或阴性的患者进行了为期一周的雷贝拉唑治疗，没有发现幽门螺杆菌感染对 GERD 症状缓解程度及速度的影响。

之所以有不同的实验结果，可能与病例的选择、药物的用量有关系；也可能表明 H. pylori 在 GERD 中并不是决定性因素。

（二）幽门螺杆菌在抑酸治疗时是否导致萎缩及肠化生的发生

那么，H. pylori 阳性的 GERD 的病人，是否应该根除 H. pylori 呢？长期应用质子泵抑制剂能否导致胃体腺的萎缩也将影响到在该病人中是否进行 H. pylori 根除的决策。

Berstad 等[91]应用兰索拉唑对 GERD 进行维持治疗，结果发现 H. pylori 阳性病人的胃体炎炎症明显进展，并伴有萎缩及细胞增生。Schenk 等[92]进行了随机对照研究，应用奥美拉唑 40mg qd 对反流性食管炎进行为期 12 个月的治疗，并对 H. pylori 阳性的患者，加用奥美拉唑 20mg、阿莫西林 1000mg、克拉霉素 500mg bid 根除或给予安慰剂共一周，发现 H. pylori 持续阳性的病人（24 例）在治疗期间，胃体部的活动性炎症进展（$P = 0.032$）而胃窦部的活动性炎症好转（$P = 0.002$），而根除成功的患者（33 例），胃体部及胃窦部的慢性及活动性炎症均好转（$P \leqslant 0.0001$），和 H. pylori 持续阳性的病人比较，活动性及慢性炎症的好转具有明显差异（$P = 0.001$），至于萎缩评分，在随访一年内，H. pylori 根除组和持续阳性组无明显差异，在 H. pylori 阴性的病人中未发现变化。提示根除 H. pylori，可以阻止强抑酸药物相关性胃体炎的进展，而根除 H. pylori 是否可以阻止萎缩性胃炎的进展，需要更长的随访。

Moayyedi 等[93]进行了一项随机双盲前瞻性研究，将 44 例 H. pylori 阳性的 GERD 患者随机分为根除 H. pylori 组和单纯奥美拉唑组，另有一组 H. pylori 阴性的 GERD 作为对照，结果和对照组比较，胃窦部的炎症在单用奥美拉唑组（$P = 0.008$）及根除组（$P = 0.035$）均明显减轻，但在单用奥美拉唑组，胃体部的炎症恶化（$P = 0.0156$），而在根除组，胃体部的炎症好转。在单用奥美拉唑组，胃窦部的炎症为主变为胃体部的炎症为主（$P = 0.0078$），而且 11 例单用奥美拉唑组中，有 5 例发展到了轻度的胃萎缩，而在已经根除了 8 例的病人中，无一例发展成为萎缩，两组之间具有明显差异（$P = 0.02$），提示在 H. pylori 阳性的 GERD 中，长期抑酸治疗将导致胃窦部为主的炎症变为胃体部为主的炎症，并伴有胃体部的萎缩的发展，而提前根除 H. pylori 可以阻止这一转变的发生。Stolte 等[94]将 111 例 H. pylori 阳性的 GERD 人分为 3 组，分别用兰索拉唑 15mg qd、30mg qd、奥美拉唑 20mg qd 进行治疗，并在治疗前、治疗后 2 个月、6 个月、12 个月取胃窦部及胃体部标本以观察炎症变化，发现兰索拉唑同奥美拉唑一样，治疗后胃窦炎好转而胃体炎恶化，他们认为在应用质子泵抑制剂进行治疗前，应该进行预防性根除 H. pylori，一个前瞻性临床对照研究也证实了这个观点[95]，这个观点已经被欧洲共识[1]接受。

北欧 GERD 研究组曾经进行了一项随机对照研究[96]，对 H. pylori 阳性的 40 例 GERD 人应用奥美拉唑治疗 3 年，同时对 53 例 H. pylori 阳性的 GERD 人进行抗酸手术治疗作为对照，结果发现 3 年长期奥美拉唑维持治疗并没有导致胃体萎缩或肠化生更易发生，但是在第 7 年，发现奥美拉唑治疗组 H. pylori 阳性患者在炎症及腺体萎缩方面有所变化[97]。

（三）幽门螺杆菌和质子泵抑制剂的抑酸效果

有研究资料显示在应用奥美拉唑治疗十二指肠溃疡时，发现胃内 pH 值比健康志愿者胃内 pH 值高[98~100]，而 H. pylori 是十二指肠溃疡的病因，这提示 H. pylori 可能影响到质子泵抑制剂的抑酸效果。1995 年，Verdú 等[100]首先验证了 H. pylori 对奥美拉唑抑酸效果的影响，他们对 18 例 H. pylori 阳性和 14 例 H. pylori 阴性的健康志愿者采用奥美拉唑或安慰剂治疗一周，在采用安慰剂的一组中，*H. pylori* 阳性志愿者 24 小时 pH 值中位数是 1.4，阴性者为 1.5，二者类似；而在奥美拉唑治疗组，*H. pylori* 阳性的健康者 24 小时 pH 值检测中位数是 5.5，阴性者为 4.0（*P* = 0.001），为避免个体的差异，Verdú 等[101]进一步对 18 例 *H. pylori* 阳性的志愿者分别在治愈感染前后进行检查，发现其基础胃酸 pH 值在治愈前后无不同（分别为 1.3 和 1.2），但是在治愈前应用奥美拉唑治疗期间为内 pH 值为 5.4，而治愈 *H. pylori* 感染后应用奥美拉唑治疗期间的胃内 pH 值为 3.6，二者之间有显著差异（*P* < 0.001），Gillen 等[102]的研究证实了 *H. pylori* 可以影响奥美拉唑的抑酸效果，并进一步观察到 *H. pylori* 阳性者基础泌酸量和最大泌酸量明显的低与 *H. pylori* 阴性者。有研究显示 *H. pylori* 阳性的十二指肠溃疡病人在 *H. pylori* 根除前后应用奥美拉唑治疗时胃内 pH 值有显著差异[103]（*P* < 0.002），在一年后这种作用仍得到维持[104]。*H. pylori* 对兰索拉唑及潘妥拉唑抑酸效果的影响同样得到证实[105,106]，尽管有人在应用奥美拉唑治疗 GERD 及巴雷特食管时，未发现 *H. pylori* 对酸反流有影响[80]，但该实验所用大剂量奥美拉唑受到置疑。

关于 *H. pylori* 可以提高质子泵抑制剂抑酸效果的机制现在并不清楚。有人提出是氨影响了在奥美拉唑治疗期间的胃内 pH[107]，而胆汁等十二指肠胃反流物影响甚微[107]。也有人指出由于抑酸治疗，导致了 *H. pylori* 在胃内的再分布，伴随着胃窦部炎症的好转而胃体部炎症的恶化[108]，从而泌酸减少，结果是抑酸药物效果的提高。Beil 等[109]经过动物实验证实 *H. pylori* 可以增强奥美拉唑对壁细胞及 H^+/K^+ ATP 抑制作用。

（四）幽门螺杆菌和胃食管反流病的复发

GERD 症状控制之后容易复发，*H. pylori* 和 GERD 的复发有无关系，目前尚不能定论。Hatlebakk 等[110]研究了影响 GERD 复发的因素，对 103 例分级为 I 级或 II 级反流性食管炎病人，应用兰索拉唑 30mg qd 维持到治愈或症状缓解后，接着应用兰索拉唑 15mg qd 或 30mg qd 维持，直至症状复发或内镜下有变化，对兰索拉唑的剂量、症状严重程度、食管炎的分级、*H. pylori* 感染、LES 静息压、24 小时内食管 pH 值小于 4.0 的百分比、及治疗前胃内 pH 值的中位数进行 Cox 回归分析，得出结论，兰索拉唑的剂量与症状严重程度和复发时间有明确的关系，而 *H. pylori* 感染对此无影响。有人追踪 230 例顽固性反流性食管炎病人，在 1490 个治疗年中，有 158 例复发，*H. pylori* 阳性或阴性之间并无复发率的不同[111]。Moayyedi 等[112]报道 *H. pylori* 和食管炎的复发无关。但是也有报道，*H. pylori* 阳性 GERD 者比 *H. pylori* 阴性者复发要早，Schwizer 等[113]作了随机双盲试验，70 例 GERD 患者在最初 10 天应用兰索拉唑 30mg bid 治疗，随后兰索拉唑 30mg qd 治疗 8 周，对 *H. pylori* 阳性的病人，在最初 10 天给予克拉霉素 500mg 和阿莫西林 1000mg 或安慰剂治疗，结果 *H. pylori* 阳性的病人 54 天复发，而根除成功者 100 天复发（*P* = 0.046），*H. pylori* 阴性患者 110 天复发，在排除食管炎的严重程度影响后，*H. pylori* 阳性患者复发要早于根除成功者（*P* = 0.086）和对照组（*P* = 0.001），因此认为应该对 *H. pylori* 阳性的 GERD 患者进行根除治疗。

关于 GERD 中 *H. pylori* 治疗策略，是检测治疗还是经验 PPI 治疗，抑或先内镜检查然后治疗，研究[114]发现在成本效益方面，检测治疗策略优于先行内镜检查，但是两者均优于经验 PPI 治疗。

综上所述，*H. pylori* 和 GERD 的关系虽然尚未完全明了，但终于部分达成了共识。在 GERD 中，*H. pylori* 尽管可以提高 PPI 制剂的抑酸效果，但是这种益处是以加重胃炎、促进萎缩的方式来实现的，而根除治疗可以避免此类事件的发生，甚至使部分萎缩逆转。因此，有关 *H. pylori* 处理的 Maastricht 3 共识[1]中提出了对需要长期 PPI 抑酸治疗的 *H. pylori* 阳性 GERD 患者，需要根除治疗；但是该共识也指出了对 GERD 患者并不需要常规检测 *H. pylori*；但对于我国是胃癌高发国，同时 *H. pylori* 感染率较高，内镜检查同时检测 *H. pylori* 可能是更适宜的选择。因为 *H. pylori* 与 GERD 的关系并没有最终定论，因此中华医学会消化分会幽门螺杆菌组发布的 2007 年共识报告[[115]]巧妙地回避了 GERD 中 *H. pylori* 感染的治疗问题，但同时也指出了 Maastricht 3 的建议，实际上接近下列的观点：指在实际应用中，要注意从整体的观点来看问题，联系病人实际情况，对于高龄、食管癌高发区、食管病变严重、无意向应用 PPI 制剂以及无其他已经确认根除指征的患者可以不予处理，而对于胃癌高发区、具有胃癌家族史并有其他根除指征以及意向长期应用 PPI 制剂的患者应该考虑予以根除[116]。

参考文献

1　Malfertheiner P, Megraud F, O'Morain C, et al. Current concepts in the management of *Helicobacter pylori* infection: the Maastricht III Consensus Report. Gut, 2007, 56 (6): 772~781

2　el - Serag HB, Sonnenberg A. Opposing time trends of peptic ulcer and reflux disease. Gut, 1998, 43 (3): 327~333

3　Pera M, Cameron AJ, Trastek VF, et al. Increasing incidence of adenocarcinoma of the esophagus and esophagogastric junction. Gastroenterology, 1993, 104 (2): 510~513

4　潘国宗, 许国铭, 郭慧平, 等. 北京上海胃食管反流症状的流行病学调查. 中华消化杂志, 1999, 19 (4): 223~226

5　Newton M, Bryan R, Burnham WR, et al. Evaluation of *Helicobacter pylori* in reflux oesophagitis and Barrett's oesophagus. Gut, 1997, 40 (1): 9~13

6　Raghunath A, Hungin AP, Wooff D, et al. Prevalence of *Helicobacter pylori* in patients with gastro - oesophageal reflux disease: systematic review. BMJ, 2003, 326 (7392): 737

7　Manes G, Mosca S, Laccetti M, et al. *Helicobacter pylori* infection, pattern of gastritis, and symptoms in erosive and nonerosive gastroesophageal reflux disease. Scand J Gastroenterol, 1999, 34 (7): 658~662

8　Shibuya S, Miyazaki S, Miyata G, et al. *Helicobacter pylori* infection reduces reflux esophagitis of the residual esophagus in the patients after esophagectomy. Journal of Gastroenterology and Hepatology, 2002, 17 (Suppl): A981

9　Haruma K, Hamada H, Mihara M, et al. Negative association between *Helicobacter pylori* infection and reflux esophagitis in older patients: case - control study in Japan. Helicobacter, 2000, 5 (1): 24~29

10　Weston AP, Badr AS, Topalovski M, et al. Prospective evaluation of the prevalence of gastric *Helicobacter pylori* infection in patients with GERD, Barrett's esophagus, Barrett's dysplasia, and Barrett's adenocarcinoma. Am J Gastroenterol, 2000, 95 (2): 387~394

11　Schenk BE, Kuipers EJ, Klinkenberg - Knol EC, et al. *Helicobacter pylori* and the efficacy of omeprazole therapy for gastroesophageal reflux disease. Am J Gastroenterol, 1999, 94 (4): 884~887

12　Rajendra S, Ackroyd R, Robertson IK, et al. *Helicobacter pylori*, ethnicity, and the gastroesophageal reflux disease spectrum: a study from the East. Helicobacter, 2007, 12 (2): 177~183

13　Ramus JR, Gatenby PA, Caygill CP, et al. *Helicobacter pylori* infection and severity of reflux - induced esophageal disease in a cohort of patients with columnar - lined esophagus. Dig Dis Sci, 2007, 52 (10): 2821~2825

14　Manes G, Pieramico O, Uomo G, et al. Relationship of sliding hiatus hernia to gastroesophageal reflux disease: a possible role for *Helicobacter pylori* infection. Dig Dis Sci, 2003, 48 (2): 303~307

15　Labenz J, Blum AL, Bayerdorffer E, et al. Curing *Helicobacter pylori* infection in patients with duodenal ulcer may provoke reflux esophagitis. Gastroenterology, 1997, 112 (5): 1442~1447

16　Pieramico O, Zanetti MV. Relationship between intestinal metaplasia of the gastro - oesophageal junction, *Helicobacter pylori* infection and gastro - oesophageal reflux disease: a prospective study. Dig Liver Dis, 2000, 32 (7): 567~572

17　Fallone CA, Barkun AN, Mayrand S, et al. There is no difference in the disease severity of gastro - oesophageal reflux disease between patients infected and not infected with *Helicobacter pylori*. Aliment Pharmacol Ther, 2004, 20 (7): 761~768

18　Fallone CA, Barkun AN, Friedman G, et al. Is *Helicobacter pylori* eradication associated with gastroesophageal reflux disease. Am J Gastroenterol, 2000, 95 (4): 914~920

19　Hamada H, Haruma K, Mihara M, et al. High incidence of reflux oesophagitis after eradication therapy for *Helicobacter pylori*: impacts of hiatal hernia and corpus gastritis. Aliment Pharmacol Ther, 2000, 14 (6): 729~735

20　Feldman M, Cryer B, Sammer D, et al. Influence of *H. pylori* infection on meal - stimulated gastric acid secretion and gastroesophageal acid reflux. Am J Physiol, 1999, 277 (6 Pt 1): G1159~1164

21　Manes G，Mosca S，De Nucci C，et al. High prevalence of reflux symptoms in duodenal ulcer patients who develop gastro－oesophageal reflux disease after curing *Helicobacter pylori* infection. Dig Liver Dis，2001，33（8）：665～670

22　Yamamori K，Fujiwara Y，Shiba M，et al. Prevalence of symptomatic gastro－oesophageal reflux disease in Japanese patients with peptic ulcer disease after eradication of *Helicobacter pylori* infection. Aliment Pharmacol Ther，2004，20 Suppl 1：107～111

23　Rokkas T，Ladas SD，Triantafyllou K，et al. The association between CagA status and the development of esophagitis after the eradication of *Helicobacter pylori*. Am J Med，2001，110（9）：703～707

24　Axon AT. Personal view：to treat or not to treat? *Helicobacter pylori* and gastro－oesophageal reflux disease－an alternative hypothesis. Aliment Pharmacol Ther，2004，19（3）：253～261

25　Boyd EJ. The prevalence of esophagitis in patients with duodenal ulcer or ulcer－like dyspepsia. Am J Gastroenterol，1996，91（8）：1539～1543

26　Flook D，Stoddard CJ. Gastro－oesophageal reflux and oesophagitis before and after vagotomy for duodenal ulcer. Br J Surg，.1985，72（10）：804～807

27　Bateson MC，Bouchier IA. The association of oesophagitis with disease in the stomach and duodenum. Postgrad Med J，1981，57（666）：217～218

28　Varanasi RV，Fantry GT，Wilson KT. Decreased prevalence of *Helicobacter pylori* infection in gastroesophageal reflux disease. Helicobacter，1998，3（3）：188～194

29　冯桂建，胡伏莲，王化虹. 幽门螺杆菌感染与消化性溃疡和反流性食管炎的关系. 中国现代医学杂志，2004，（09）：64～67

30　Vakil N，Hahn B，McSorley D. Recurrent symptoms and gastro－oesophageal reflux disease in patients with duodenal ulcer treated for *Helicobacter pylori* infection. Aliment Pharmacol Ther，2000，14（1）：45～51

31　McColl KE，Dickson A，El－Nujumi A，et al. Symptomatic benefit 1～3 years after *H. pylori* eradication in ulcer patients：impact of gastroesophageal reflux disease. Am J Gastroenterol，2000，95（1）：101～105

32　Manifold DK，Anggiansah A，Rowe I，et al. Gastro－oesophageal reflux and duodenogastric reflux before and after eradication in *Helicobacter pylori* gastritis. Eur J Gastroenterol Hepatol，2001，13（5）：535～539

33　Jonaitis L，Kiudelis G，Kupcinskas L. Gastroesophageal reflux disease after *Helicobacter pylori* eradication in gastric ulcer patients：a one－year follow－up study. Medicina（Kaunas），2008，44（3）：211～215

34　Shimatani T，Inoue M，Harada N，et al. Gastric acid normosecretion is not essential in the pathogenesis of mild erosive gastroesophageal reflux disease in relation to *Helicobacter pylori* status. Dig Dis Sci，2004，49（5）：787～794

35　Raghunath AS，Hungin AP，Wooff D，et al. Systematic review：the effect of *Helicobacter pylori* and its eradication on gastro－oesophageal reflux disease in patients with duodenal ulcers or reflux oesophagitis. Aliment Pharmacol Ther，2004，20（7）：733～744

36　Mittal RK，Holloway RH，Penagini R，et al. Transient lower esophageal sphincter relaxation. Gastroenterology，1995，109（2）：601～610

37　Martinek J，Kuzela L，Spicak J，et al. Review article：the clinical influence of *Helicobacter pylori* in effective acid suppression－implications for the treatment of gastro－oesophageal reflux disease. Aliment Pharmacol Ther，2000，14（8）：979～990

38　Loffeld RJ，Werdmuller BF，Kuster JG，et al. Colonization with cagA－positive *Helicobacter pylori* strains inversely associated with reflux esophagitis and Barrett's esophagus. Digestion，2000，62（2～3）：95～99

39　Vaezi MF，Falk GW，Peek RM，et al. CagA－positive strains of *Helicobacter pylori* may protect against Barrett's esophagus. Am J Gastroenterol，2000，95（9）：2206～2211

40　Vicari JJ，Peek RM，Falk GW，et al. The seroprevalence of cagA－positive *Helicobacter pylori* strains in the spectrum of gastroesophageal reflux disease. Gastroenterology，1998，115（1）：50～57

41　Fallone CA，Barkun AN，Gottke MU，et al. Association of *Helicobacter pylori* genotype with gastroesophageal reflux disease and other upper gastrointestinal diseases. Am J Gastroenterol，2000，95（3）：659～669

42　Rugge M，Russo V，Busatto G，et al. The phenotype of gastric mucosa coexisting with Barrett's oesophagus. J Clin Pathol，2001，54（6）：456～460

43　Somi MH, Fattahi E, Fouladi RF, et al. An inverse relation between CagA + strains of *Helicobacter pylori* infection and risk of erosive GERD. Saudi Med J, 2008, 29 (3): 393 ~ 396

44　Kiltz U, Pfaffenbach B, Schmidt WE, et al. The lack of influence of CagA positive *Helicobacter pylori* strains on gastro - oesophageal reflux disease. Eur J Gastroenterol Hepatol, 2002, 14 (9): 979 ~ 984

45　Arents NL, van ZAA, Thijs JC, et al. The importance of vacA, cagA, and iceA genotypes of *Helicobacter pylori* infection in peptic ulcer disease and gastroesophageal reflux disease. Am J Gastroenterol, 2001, 96 (9): 2603 ~ 2608

46　Queiroz DM, Rocha GA, Oliveira CA, et al. Role of corpus gastritis and cagA - positive *Helicobacter pylori* infection in reflux esophagitis. J Clin Microbiol, 2002, 40 (8): 2849 ~ 2853

47　Jang TJ, Kim NI, Suh JI, et al. Reflux esophagitis facilitates low *Helicobacter pylori* infection rate and gastric inflammation. J Gastroenterol Hepatol, 2002, 17 (8): 839 ~ 843

48　Koike T, Ohara S, Sekine H, et al. *Helicobacter pylori* infection inhibits reflux esophagitis by inducing atrophic gastritis. Am J Gastroenterol, 1999, 94 (12): 3468 ~ 3472

49　Voutilainen M, Farkkila M, Mecklin JP, et al. Chronic inflammation at the gastroesophageal junction (carditis) appears to be a specific finding related to *Helicobacter pylori* infection and gastroesophageal reflux disease. The Central Finland Endoscopy Study Group. Am J Gastroenterol, 1999, 94 (11): 3175 ~ 3180

50　El - Serag HB, Sonnenberg A, Jamal MM, et al. Corpus gastritis is protective against reflux oesophagitis. Gut, 1999, 45 (2): 181 ~ 185

51　Nordenstedt H, Nilsson M, Johnsen R, et al. *Helicobacter pylori* infection and gastroesophageal reflux in a population - based study (The HUNT Study). Helicobacter, 2007, 12 (1): 16 ~ 22

52　Abbas Z, Fareed R, Baig MN, et al. Prevalence of histological reflux oesophagitis in *H. pylori* positive patients: effect of density of H. pylori and activity of inflammation. J Pak Med Assocl 2001, 51 (1): 36 ~ 41

53　Gisbert JP, de Pedro A, Losa C, et al. *Helicobacter pylori* and gastroesophageal reflux disease: lack of influence of infection on twenty - four - hour esophageal pH monitoring and endoscopic findings. J Clin Gastroenterol, 2001, 32 (3): 210 ~ 214

54　Manes G, Esposito P, Lioniello M, et al. Manometric and pH - metric features in gastro - oesophageal reflux disease patients with and without *Helicobacter pylori* infection. Dig Liver Dis, 2000, 32 (5): 372 ~ 377

55　EL - Omar EPIAJe. *Helicobacter pylori* infection and abnormalities of acid secretion in patients with duodenal ulcer diseases. Gastroenterology, 1995, 109: 681 ~ 691

56　冯桂建，胡伏莲，王化虹，等. 幽门螺杆菌和胃泌素与胃食管反流病的关系. 中华医学杂志, 2003, 83 (02): 11 ~ 14

57　Besisik F, Surucu F, Mungan Z, et al. *Helicobacter pylori* eradication lowers esophageal sphincter pressures in functional dyspepsia patients. Hepatogastroenterology, 2001, 48 (42): 1772 ~ 1775

58　解丽，殷保书，杨仁松，等. 19 例胃食管反流病患者根除幽门螺杆菌后食管酸反流的变化. 临床消化病杂志, 2003, 24 (01): 14 ~ 16

59　Shahabi S, Rasmi Y, Jazani NH, et al. Protective effects of *Helicobacter pylori* against gastroesophageal reflux disease may be due to a neuroimmunological anti - inflammatory mechanism. Immunol Cell Biol, 2008, 86 (2): 175 ~ 178

60　Vicari J, Falk GW, Richter JE. *Helicobacter pylori* and acid peptic disorders of the esophagus: is it conceivable. Am J Gastroenterol, 1997, 92 (7): 1097 ~ 1102

61　Lidums I, Hebbard GS, Holloway RH. Effect of atropine on proximal gastric motor and sensory function in normal subjects. Gut, 2000, 47 (1): 30 ~ 36

62　Zerbib F, Bicheler V, Leray V, et al. *H. pylori* and transient lower esophageal sphincter relaxations induced by gastric distension in healthy humans. Am J Physiol Gastrointest Liver Physiol, 2001, 281 (2): G350 ~ 356

63　Furuta T, BS, TM, et al. Effect of *Helicobacter pylori* infection on gastric juice pH. Scand J Gastroenterol, 1998, 33) 4): 357 ~ 363

64　Sipponen P, HH, SM. *H. pylori* corpus gastritis - relation to acid output. J Physiol Pharmacol, 1996, 47: 151 ~ 159

65　Haruma K, Mihara M, Okamoto E, et al. Eradication of *Helicobacter pylori* increases gastric acidity in patients with atrophic gastritis of the corpus – evaluation of 24 – h pH monitoring. Aliment Pharmacol Ther, 1999, 13 （2）: 155 ~ 162

66　Gutierrez O, Melo M, Segura AM, et al. Cure of *Helicobacter pylori* infection improves gastric acid secretion in patients with corpus gastritis. Scand J Gastroenterol, 1997, 32 （7）: 664 ~ 668

67　Kamada T, Haruma K, Hata J, et al. The long – term effect of *Helicobacter pylori* eradication therapy on symptoms in dyspeptic patients with fundic atrophic gastritis. Aliment Pharmacol Ther, 2003, 18 （2）: 245 ~ 252

68　Tucci A, Biasco G, Paparo GF. Effect of eradication of *Helicobacter pylori* in patients with fundic atrophic gastritis. N Engl J Med, 1997, 336 （13）: 957 ~ 958

69　Koike T, OS, SH, et al. Increased gastric acid secretion after *Helicobacter pylori* eradication may be a factor for developing reflux oesophagitis. Aliment Pharmacol Ther, 2001, 15 （6）: 813 ~ 820

70　Iijima K, OS, SH, et al. Increased acid secretion after *Helicobacter pylori* eradication is the important risk factor of acute duodenitis and reflux esophagitis]. Nippon Rinsho, 1999, 57 （1）: 196 ~ 200

71　Labenz J, Blum AL, Bayerdorffer E, et al. Curing *Helicobacter pylori* infection in patients with duodenal ulcer may provoke reflux esophagitis. Gastroenterology, 1997, 112 （5）: 1442 ~ 1447

72　Moss SCJ. Acid secretion and sensitiveity to gastrin in patients with duonenal ulcer: effect of eradication of *Helicobacter pylori* . Gut, 1993, 34: 888 ~ 892

73　Hamada H, Haruma K, Mihara M, et al. Protective effect of ammonia against reflux esophagitis in rats. Dig Dis Sci, 2001, 46 （5）: 976 ~ 980

74　Aktas A, CI, CB. The relation between the degree of gastro – oesophageal reflux and the rate of gastric emptying. Nucl Med Commun, 1999, 20 （10）: 907 ~ 910

75　Stacher G, Lenglinger J, Bergmann H, et al. Gastric emptying: a contributory factor in gastro – oesophageal reflux activity. Gut, 2000, 47 （5）: 661 ~ 666

76　Okumura T, Shoji E, Takahashi N, et al. Delayed gastric emptying by *Helicobacter pylori* lipopolysaccharide in conscious rats. Dig Dis Sci, 1998, 43 （1）: 90 ~ 94

77　Shirota T, Kusano M, Kawamura O, et al. *Helicobacter pylori* infection correlates with severity of reflux esophagitis: with manometry findings. J Gastroenterol, 1999, 34 （5）: 553 ~ 559

78　Wu JC, Sung JJ, Chan FK, et al. *Helicobacter pylori* infection is associated with milder gastro – oesophageal reflux disease. Aliment Pharmacol Ther, 2000, 14 （4）: 427 ~ 432

79　Yerra LN, Bhasin DK, Panigrahi D, et al. Prevalence of *Helicobacter pylori* infection in patients with reflux oesophagitis. Trop Gastroenterol, 1999, 20 （4）: 175 ~ 177

80　Peters FT, Kuipers EJ, Ganesh S, et al. The influence of *Helicobacter pylori* on oesophageal acid exposure in GERD during acid suppressive therapy. Aliment Pharmacol Ther, 1999, 13 （7）: 921 ~ 926

81　Wu JC, Chan FK, Wong SK, et al. Effect of *Helicobacter pylori* eradication on oesophageal acid exposure in patients with reflux oesophagitis. Aliment Pharmacol Ther, 2002, 16 （3）: 545 ~ 552

82　Holtmann G, Cain C, Malfertheiner P. Gastric *Helicobacter pylori* infection accelerates healing of reflux esophagitis during treatment with the proton pump inhibitor pantoprazole. Gastroenterologym 1999, 117 （1）: 11 ~ 16

83　Wurzer H, Schutze K, Bethke T, et al. Efficacy and safety of pantoprazole in patients with gastroesophageal reflux disease using an intravenous – oral regimen. Austrian Intravenous Pantoprazole Study Group. Hepatogastroenterology, 1999, 46 （27）: 1809 ~ 1815

84　Malfertheiner P, Vieth M, Leodolter A, et al. The impact of *Helicobacter pylori* status on healing of erosive and non – erosive GERD with esomeprazole: an analysis based on the ProGERD Study Initiative Journal of Gastroenterology and Hepatology, 2002, 17 （Suppl）: A230

85　Calleja JL, Suarez M, De Tejada AH, et al. *Helicobacter pylori* infection in patients with erosive esophagitis is associated with rapid heartburn relief and lack of relapse after treatment with pantoprazole. Dig Dis Sci, 2005, 50 （3）: 432 ~ 439

86　Meneghelli UG, Boaventura S, Moraes – Filho JP, et al. Efficacy and tolerability of pantoprazole versus ranitidine in the treatment of reflux esophagitis and the influence of *Helicobacter pylori* infection on healing rate. Dis Esophagus,

2002, 15（1）: 50～56

87　Tefera S, Hatlebakk JG, Berstad A. The effect of *Helicobacter pylori* eradication on gastro － oesophageal reflux. Aliment Pharmacol Ther. 1999, 13（7）: 915～920

88　Tefera S, Hatlebakk JG, Berstad AE, et al. Eradication of *Helicobacter pylori* does not increase acid reflux in patients with mild to moderate reflux oesophagitis. Scand J Gastroenterol, 2002, 37（8）: 877～883

89　Castro FM, Garcia DE, Larraona JL, et al. Efficacy of low － dose lansoprazole in the treatment of non － erosive gastrooesophageal reflux disease. Influence of infection by *Helicobacter pylori*. Rev Esp Enferm Dig, 2006, 98（3）: 170～179

90　de Boer W, de Wit N, Geldof H, et al. Does *Helicobacter pylori* infection influence response rate or speed of symptom control in patients with gastroesophageal reflux disease treated with rabeprazole. Scand J Gastroenterol, 2006, 41（10）: 1147～1154

91　Berstad AE, Hatlebakk JG, Maartmann － Moe H, et al. *Helicobacter pylori* gastritis and epithelial cell proliferation in patients with reflux oesophagitis after treatment with lansoprazole. Gut, 1997, 41（6）: 740～747

92　Schenk BE, Kuipers EJ, Nelis GF, et al. Effect of *Helicobacter pylori* eradication on chronic gastritis during omeprazole therapy. Gut, 2000, 46（5）: 615～621

93　Moayyedi P, Wason C, Peacock R, et al. Changing patterns of *Helicobacter pylori* gastritis in long － standing acid suppression. Helicobacter, 2000, 5（4）: 206～214

94　Stolte M, Meining A, Schmitz JM, et al. Changes in *Helicobacter pylori* － induced gastritis in the antrum and corpus during 12 months of treatment with omeprazole and lansoprazole in patients with gastro － oesophageal reflux disease. Aliment Pharmacol Ther, 1998, 12（3）: 247～253

95　Kuipers EJ, Klinkenberg － Knol EC, Festen HP, et al. Reflux esophagitis; is the preventive eradication of *Helicobacter pylori* needed in patients on omeprazole?. Ned Tijdschr Geneeskd, 1998, 142（16）: 883～885

96　Lundell L, Miettinen P, Myrvold HE, et al. Lack of effect of acid suppression therapy on gastric atrophy. Nordic Gerd Study Group. Gastroenterology, 1999, 117（2）: 319～326

97　Lundell L, Havu N, Miettinen P, et al. Changes of gastric mucosal architecture during long － term omeprazole therapy: results of a randomized clinical trial. Aliment Pharmacol Ther, 2006, 23（5）: 639～647

98　Cederberg C, Thomson AB, Mahachai V, et al. Effect of intravenous and oral omeprazole on 24 － hour intragastric acidity in duodenal ulcer patients. Gastroenterology, 1992, 103（3）: 913～918

99　Cederberg C, Rohss K, Lundborg P, et al. Effect of once daily intravenous and oral omeprazole on 24 － hour intragastric acidity in healthy subjects. Scand J Gastroenterol, 1993, 28（2）: 179～184

100　Verdu EF, Armstrong D, Fraser R, et al. Effect of *Helicobacter pylori* status on intragastric pH during treatment with omeprazole. Gut, 1995, 36（4）: 539～543

101　Verdu EF, Armstrong D, Idstrom JP, et al. Effect of curing *Helicobacter pylori* infection on intragastric pH during treatment with omeprazole. Gut, 1995, 37（6）: 743～748

102　Gillen D, Wirz AA, Neithercut WD, et al. *Helicobacter pylori* infection potentiates the inhibition of gastric acid secretion by omeprazole. Gut, 1999, 44（4）: 468～475

103　Labenz J, Tillenburg B, Peitz U, et al. *Helicobacter pylori* augments the pH － increasing effect of omeprazole in patients with duodenal ulcer. Gastroenterology, 1996, 110（3）: 725～732

104　Labenz J, Tillenburg B, Peitz U, et al. Efficacy of omeprazole one year after cure of *Helicobacter pylori* infection in duodenal ulcer patients. Am J Gastroenterol, 997, 92（4）: 76～81

105　van HMA, Samsom M, van NCH, et al. The effect of *Helicobacter pylori* eradication on intragastric pH during dosing with lansoprazole or ranitidine. Aliment Pharmacol Ther, 1999, 13（6）: 731～740

106　Koop H, Kuly S, Flug M, et al. Intragastric pH and serum gastrin during administration of different doses of pantoprazole in healthy subjects. Eur J Gastroenterol Hepatol, 1996, 8（9）: 915～918

107　Bercik P, Verdu EF, Armstrong D, et al. The effect of ammonia on omeprazole － induced reduction of gastric acidity in subjects with *Helicobacter pylori* infection. Am J Gastroenterol, 2000, 95（4）: 947～955

108　Meining A, Kiel G, Stolte M. Changes in *Helicobacter pylori* － induced gastritis in the antrum and corpus during and after 12 months of treatment with ranitidine and lansoprazole in patients with duodenal ulcer disease. Aliment Pharmacol Ther, 1998, 12 (8): 735 ~ 740

109　Beil W, Sewing KF, Busche R, et al. *Helicobacter pylori* augments the acid inhibitory effect of omeprazole on parietal cells and gastric H (+) /K (+) - ATPase. Gut, 2001, 48 (2): 157 ~ 162

110　Hatlebakk JG, Berstad A. Prognostic factors for relapse of reflux oesophagitis and symptoms during 12 months of therapy with lansoprazole. Aliment Pharmacol Ther, 1997, 11 (6): 1093 ~ 1109

111　Klinkenberg - Knol EC, Nelis F, Dent J, et al. Long - term omeprazole treatment in resistant gastroesophageal reflux disease: efficacy, safety, and influence on gastric mucosa. Gastroenterology, 2000, 118 (4): 661 ~ 669

112　Moayyedi P, Bardhan C, Young L, et al. *Helicobacter pylori* eradication does not exacerbate reflux symptoms in gastroesophageal reflux disease. Gastroenterology, 2001, 121 (5): 1120 ~ 1126

113　Schwizer W, Thumshirn M, Dent J, et al. *Helicobacter pylori* and symptomatic relapse of gastro - oesophageal reflux disease: a randomised controlled trial. Lancet, 2001, 357 (9270): 1738 ~ 1742

114　You JH, Wong PL, Wu JC. Cost - effectiveness of *Helicobacter pylori* " test and treat" for patients with typical reflux symptoms in a population with a high prevalence of *H. pylori* infection: a Markov model analysis. Scand J Gastroenterol, 2006, 41 (1): 21 ~ 29

115　幽门螺杆菌科研协作组, 中华医学会消化病分会, 幽门螺杆菌学组/幽门螺杆菌科研协作组. 第三次全国幽门螺杆菌感染若干问题共识报告 (2007, 8 庐山). 胃肠病学, 2008, 13: 41 ~ 46

116　冯桂建, 王化虹, 胡伏莲. 胃食管反流病病人的幽门螺杆菌是否应该根除. 中华医学杂志, 2002, 82 (13): 68 ~ 70

第四十七章　幽门螺杆菌感染与 Barrett 食管

王化虹

北京大学第一医院

一、概述

Barrett 食管（Barrett's Esophagus，BE）是指食管远端复层鳞状上皮被单层柱状上皮所取代的一种病理学现象，又称食管下段柱状上皮化，有人认为是胃食管反流病的一个并发症。

早在 1906 年 Tileston 就报道了"食管消化性溃疡病"病例，并且注意到溃疡周围黏膜与正常胃的黏膜相似。1950 年英国著名的外科医生 Dorman Barrett 指出胃肠道应由它们所覆盖的黏膜确定，因此食管是"自前肠远端至环咽括约肌的上覆鳞状上皮的部分"，鳞柱交界下方的溃疡代表因瘢痕组织牵拉胃袋至纵隔的胃溃疡，这种食管更可能代表先天性短食管[1]。1953 年 Allison 和 Johnstone 报道了这种外观像食管内部似胃——被覆"胃黏膜"的食管，尽管称之为"胃黏膜"，他们认识到其泌酸细胞不存在，也注意到这种异常与食管裂孔疝有关，且均有反流性食管炎。他们仍然认为是先天因素所致[2]。1957 年 Barrett 接受了内衬柱状上皮的食管节段的观点，并且认同食管柱状黏膜上皮虽然外形似胃黏膜其实无泌酸细胞也不具有胃黏膜细胞的分泌功能。他同意采用食管下段黏膜柱状上皮化的术语，后来这种病变即以他的名字命名。到 20 世纪 70 年代已明确内衬柱状上皮食管的发生与严重胃食管反流病有关。

众所周知，BE 与腺癌有关，因此，对于它的正确诊断显得非常重要，Hayward 报道了正常食管下端 1~2cm 处可被覆柱状上皮[3]。因此为区别柱状化食管和正常食管鳞柱状上皮交界，曾经人为规定：距离胃食管交界至少 3cm 长度的柱状上皮食管诊断为柱状化食管[4]，从而剔除了短节段 BE 与食管黏膜舌状病变。

Reid 和 Weinstein[5] 等认为诊断 BE 的先决条件是下段食管活检中至少有一块组织含有肠型杯状细胞。他们认为内镜下食管下段的粉红色舌状病变（≤2cm）如活检为泌酸腺或贲门型黏膜，应是当于偏心 Z 线而非 BE。

直到近几年仍沿用胃食管交界上方至少 3cm 组织学为柱状上皮为 BE 的诊断标准。腺癌可由舌状或短节段 BE 引起。Sharma[6] 等曾经将短节段 BE 定义为"内镜下食管粘膜异常的长度小于 3cm，活检见有肠化生"。

根据组织学特点 BE 可分为三型：①胃底型：类似胃底上皮，可见主细胞和壁细胞；②贲门型：和贲门上皮相似，有胃小凹和黏液腺；③特殊肠化生型：类似小肠上皮，表面有绒毛和隐窝，杯状细胞是特征性细胞。前两种上皮与胃黏膜相似，即有耐受酸和胃蛋白酶的消化能力但不分泌消化液[7]。前两种上皮类型从形态学上与正常胃上皮难以区分，而不典型增生与癌变均与肠化有关。因而特殊肠化生是 BE 发现的三种上皮类型中最常见和最重要的一种。

BE 在欧洲和北美常见，亚洲人和黑人少见。BE 多见于中老年人，也可见于青少年和儿童，患病率随年龄的升高而增加，平均发病年龄 55 岁，男女之比（2~4）：1。日本的两大前瞻性研究显示在日本的发病率为 0.9%~1.2%，而欧洲为 1%~4%，美国为 5%~12%。同西方类似，日本的发病人群主要在老年男性并且很少合并有幽门螺杆菌（Helicobacter pylori，下称 H. pylori）感染。尽管日本的食管腺癌年死亡率从 1960 年的 3.7/100000 上升至 6.9/100000，但食管腺癌仍然少见[8]。在非洲，Mason 等报道从 1970~1993 年南非约翰内斯堡医院 216 位 BE 患者中黑人患者有 11 位仅占 5%，而人群黑人与白人之比为 5:1，可见黑人发病率很低，与白人相比黑人患者中食管裂孔疝少见[9]。

二、Barrett 食管可能发病机制

（一）先天性学说

食管于胚胎期是由有纤毛的柱状上皮覆盖的。在妊娠 17 周左右柱状上皮被鳞状上皮取代，至出生时完全为鳞状上皮取代[10]。先天性学说认为 BE 是由于人体胚胎发育过程中柱状上皮没有被鳞状上皮完全替代，遗留下了胚胎时期的柱状上皮。Rector 和 Connerly 在 1000 例儿童尸检病例中发现 80 例有食管柱状上皮[11]。1976 年 Borrie 与 Goldwater 报道了 45 例柱状化食管患者，并发现其年龄分布呈双峰型，0~10 岁为第一峰，40~80 岁为第二峰[12]，故而推测有先天因素存在。但也有报道在新生儿尸检中未发现肠化生上皮食管，因而考虑先天性因素不是主要因素[13]。

（二）获得性学说

目前越来越多的实验研究和临床研究支持获得性学说，认为 BE 是一种获得性疾病。

1. 动物模型 动物模型的成功建立支持了获得性学说。胃食管反流导致不同程度食管黏膜损伤，食管黏膜愈合可能是鳞状上皮，也可能是柱状上皮。Bremner 等[14] 研究了犬类胃食管反流的食管黏膜再生。将其食管远端黏膜切除，通过破坏下食管括约肌和产生食管裂孔疝诱发胃食管反流，一组给予组胺进一步刺激胃酸的分泌，结果显示只有黏膜切除的对照组鳞状上皮再生；无高酸分泌的食管裂孔疝组有等量的鳞状上皮与柱状上皮代替损伤黏膜；伴随高酸分泌的食管裂孔疝组的黏膜损伤几乎完全被柱状上皮替代。

Gillen 等[15] 利用犬进行了进一步的研究，他们检测了导致 BE 发生的反流物的内容。在这一研究中，通过造成裂孔疝和贲门成形使所有犬均出现胃食管反流，造成犬食管远端黏膜损伤。将实验

犬分为 2 组，一组为单纯胃食管反流；另一组造成十二指肠胃食管反流使胆汁进入胃底。胃食管反流组犬与十二指肠胃食管反流组犬均产生柱状上皮，但无论是否合并十二指肠反流，当实验犬给予西咪替丁后则无柱状上皮产生。这一研究结果提示了胃酸反流在 BE 产生中的重要性。Li 等研究了相似的犬类模型，认为试验损伤的深度是后来再生上皮类型决定因素[16]。

2. 胃食管反流 Winters 等报道 BE 在内镜下占胃食管反流患者的 10% ~ 16%[17]。目前认为 BE 是胃食管反流的结果，多数患者有典型的胃食管反流症状如烧心、反胃、伴或不伴吞咽困难。通常这些症状持续 5 ~ 10 年。BE 患者比无 BE 的反流病患者反流症状持续时间更长[18]。芬兰 Salminen 等[19] 比较了 BE 和反流性食管炎（RE）两组患者食管酸暴露时间，结果显示 BE 患者食管酸暴露时间长，这与食管廓清功能下降有关。实际上所有胃食管反流的损伤都是下食管括约肌（LES）抵抗力下降和胃内容物沿着从腹部至胸部的压力梯度反流入食管的结果。持续括约肌功能缺陷是由于压力下降所致[20]。食管动力学检测发现 BE 患者下食管括约肌张力减低。24 小时食管 pH 监测显示患者食管接触酸时间长，酸廓清能力下降。以上两因素均可致反流性食管炎。炎症导致鳞状上皮破坏脱落，被耐酸性的柱状上皮取代[10]。BE 患者与没有 BE 的胃食管反流病（GERD）患者比较，BE 患者的下食管括约肌压力更低[21]。与糜烂性食管炎对比，BE 患者下食管括约肌功能和食管蠕动功能下降占更大比例，并且 90% 以上有食管裂孔疝[22]。

3. 食管裂孔疝 食管裂孔疝在 BE 的发病中的作用不可忽视。Cameron[23] 报道食管肠化（≥3cm）的患者 96% 有裂孔疝，<3cm 的食管肠化患者 72% 有裂孔疝，对照组食管炎中 71% 有裂孔疝，没有食管炎的对照组 29% 有裂孔疝。长节段 BE 较短节段 BE 或食管炎患者具有更高的裂孔疝发生率和较大的裂孔疝。裂孔疝的出现促进反流的发生，还可能是产生 BE 的一个病因。可能的机制是靠近胃食管结合部的食管反流性损伤与结合部肌肉紧张或胃过度扩张的机械作用结合，失去了膈肌的支持作用，可导致鳞状上皮的长节段剥离，伴随持续反流时，就可发生柱状上皮替代。

4. 胆汁因素 胆汁反流即十二指肠内容物（包括结合和非结合胆酸、胰酶、溶血卵磷脂）反流。胆汁是反流的十二指肠液中的有害成分，胆汁所致的黏膜细胞损伤是 pH 依赖性的。多数十二指肠胃食管反流（70% ~ 91%）发生在酸性环境中（pH < 4）[24,25]。Oberg[26] 等对 262 位有 GERD 症状的患者分析，短节段 BE 患者酸与胆红素暴露增加、下食管括约肌压力和长度降低、裂孔疝发病率高，这些异常与食管炎患者相似但没有长节段 BE 突出，在下食管括约肌损伤的患者肠化的长度更长。短节段 BE 是严重胃食管反流病的并发症，并且与长节段 BE 相似均与胃十二指肠液反流有关。

长期的十二指肠胃食管反流可导致 BE，因此提出 BE 是 GERD 的并发症之一。正常时胃与十二指肠内容物反流入食管被胃食管交界处复杂的屏障保护。这些屏障功能异常使胃十二指肠内容物长期接触食管下段黏膜，反流物损伤食管黏膜复层鳞状上皮，导致上皮脱落，底层残存的基底细胞和干细胞为修复而出现过度增殖，如果损伤因素持续存在，损伤与修复就会反复交替，新生的上皮细胞受到反流物的持续损伤出现增殖和分化异常，导致 BE 的发生甚至癌变。十二指肠胃食管反流在 BE、不典型增生、腺癌发展中的重要性已被证实[27]。Boch 等[28] 研究了 BE 上皮的一个新复层上皮组织学上具有鳞状上皮和柱状上皮的特征。这种上皮同时表达鳞状上皮和柱状上皮细胞角质（cytokeratins）（这种细胞结构蛋白在所有上皮表达）标记，在没有这种复层上皮的 BE 患者仅表达柱状上皮细胞角质标记，而鳞柱交界的鳞状上皮仅表达鳞状标记，这一发现进一步支持 Barrett 上皮来自多能干细胞，但是原因尚不清楚。

有研究发现 BE 患者与健康对照组在基础酸分泌量或 24 小时胃 pH 值监测方面没有差异[29,30]。Hirschowitz 发现 BE 患者的胃蛋白酶产量与对照组没有差异[28]。Mason 和 Bremner 用胆汁反流指数比较有或无并发症（狭窄、溃疡、癌变）的 BE 患者胃炎组织学改变未发现明显不同[31]。

5. 其他因素 与药物相关的黏膜损伤同样作为 BE 发生的危险因素[32]。Spechler[33] 报道在长期应用含氨甲喋呤方案化疗的患者，63% ~ 75% 患者发生 BE，推测食管鳞状上皮被这类药物损伤，并在长期化疗的异常环境中被具有抵抗力的柱状上皮取代。Ritenbaugh 等[34] 回顾性探讨了 BE 的危险因素，男性患者 22 人与对照组 22 人，唯独酒精消费量在 <7cm 损伤长度者与对照组有明显差异，更多混合危险因子得分（包括吸烟、酒精、肥胖、果蔬）在 >7cm 损伤长度与对照组差异明显。其他如肥胖、治疗支气管哮喘的药物的使用、吸烟也与食管腺癌发生的高风险有关[35~36]。Freedman 等[37]发现胆囊切除食管腺癌发生的危险性增加。

因此 BE 的发病并非单一因素所致，酸暴露的复杂作用、遗传易感性、环境因素、十二指肠胃食管反流、理化因素均参与了 BE 的发生。

三、Barrett 食管的病理特点

BE 黏膜的柱状上皮取代了原来位置上的复层鳞状上皮，能更有效地抵抗胃食管反流。BE 上皮在内镜下可表现为环状或岛屿状的柱状黏膜上皮点缀在鳞状上皮中，或从鳞状黏膜上皮与柱状黏膜上皮结合部呈指状凸出。

Bosher and Taylo[38]1951 年即对柱状化食管有杯状细胞的描述。1976 年 Paull 等系统地阐述了 BE 的组织学特征。这是一个里程碑，从此人们开始认识 BE 组织学的重要性。Paull 等按上皮病理组织学特点将其分为 3 种类型。（表 47-1）

表 47-1　Barrett 食管的组织学分型

分型	表层特点			腺上皮特点		
	绒毛	小凹	杯状细胞	黏液细胞	壁细胞	主细胞
胃底型	-	+	-	+	+	+
交界型	-	+	-	+	-	-
特殊型	+	—	+	+	-	-

有很多研究者证实肠化的柱状黏膜是唯一与恶变有关的组织学类型[3,5,40]，无肠化的长节段柱状化黏膜与癌症的发生无关[39]，但 HE 染色常忽略杯状细胞，而联合 HE 和阿尔辛蓝 pH2.5 染色则可提高杯状细胞检出率[5]。

与长节段 BE 类似，肠化的短节段 BE 同样与胃食管反流有关，并且有潜在恶变的可能[39]。Rudolph 等[40]报道短节段 BE 患者与长节段 BE 患者发生食管腺癌的危险性没有明显差异。食管远端腺癌在西方发病迅速上升。分子病理学方面对于 BE 腺癌发生的组织病理学演变次序已经形成，Eisen 等[19]提出 BE-腺癌发生原理和演变过程，即慢性胃-食管反流→鳞状上皮增生→消化性食管炎和消化性溃疡→胃或肠上皮化生（即 BE）→柱状上皮不典型增生→腺癌。

在 BE 的种种分子水平的改变在肿瘤形成和发展中具有特征性并与之相关。p53 的突变主要集中在从低度到高度不典型增生的转变中。其他肿瘤抑制基因失活（APC，p16），同时致癌基因 cerbB2 作用放大发生在腺癌发展相对晚些时期[41]。

病理学医师对 BE 患者的食管活检标本的分析主要是看有无不典型增生，不典型增生是指细胞核、细胞质或细胞生长方式的不典型改变，这些改变可能是微小的也可能是明显的。常用的不典型增生的分类方法是 5 级分类系统：不典型增生阴性、不确定不典型增生、低度不典型增生、高度不典型增生、黏膜内腺癌[42]。

（1）不典型增生阴性（图 47-1）：BE 组织中不典型变化不存在。细胞生长排列整齐，胞核无增大，核仁不明显。胞浆正常。

（2）不确定不典型增生：介于不典型增生阴性与低度不典型增生之间，病理学医师尚确定不了是否为不典型改变。有可能受食管炎症的影响而不能定性。

（3）低度不典型增生：有一些不典型变化，但较局限，腺体的生长方式仍然正常，低度不典型增生中不到 50% 有胞核增大，核仁明显，但细胞排列依然规整。少部分细胞有核分裂相。

（4）高度不典型增生（图47-2）：有不典型变化，腺体生长方式明显异常，细胞排列扭曲或非常不规则，一些腺体分支或出芽。50%以上的细胞核仁、胞核增大，核分裂相常见。杯状细胞减少，胞质减少外观异常。因细胞改变与细胞生长方式类似癌细胞，一些病理学家称高度不典型增生为处于癌的位置。二者不同点在于高度不典型增生的细胞仍局限于基底膜。

（5）BE相关性癌（图47-3）：癌细胞散布于基底膜下至固有层之间。

四、Barrett食管的诊断

BE的诊断存在争议，主要因素是确定胃食管交界区域。解剖学家、影像学家、生理学家均用不同的标记识别交界区，但这些多数标记方法并不适用于内镜学家。食管远端是一个不断变化的运动结构。胃食管交界位置随呼吸和蠕动活动及食管和胃延伸而变化。目前没有金标准来确定食管胃交界，确定是否食管远端或前胃被覆柱状上皮是困难的。面对诊断方面的困难有学者试图通过仅包括被覆柱状上皮的食管延伸至胃食管交界上方特殊距离（如>3cm）以避免假阳性诊断。尽管许多胃肠学家采纳了这些学者的标准用于临床实践，但基于柱状上皮被覆的特殊距离的BE的诊断标准显然是武断的。例如，如果3cm作为BE的诊断标准，那么2.5cm柱状上皮化生将被漏诊。

通常BE的诊断依赖于上消化道内镜。内镜检查确认胃食管交界和鳞柱状上皮交界，并在此获得活检标本组织学证实。但是精确定位胃食管交界和鳞柱交界可能是困难的，尤其是在裂孔疝和食管炎存在的情况下更是如此。多数内镜医师将胃与管状食管连接折叠的范围视为胃食管交界处。鳞柱状上皮交界紧邻于胃食管交界处。但是食管炎的存在可能造成与BE视觉上的混淆。

胃镜检查可以看到食管柱状上皮的特征性红色、天鹅绒般组织特征与鳞状上皮粉红色、光滑的表面截然不同，Barrett黏膜可以呈环周形、岛形、舌形的不同外形表现。因此，内镜下当看到与胃交界上方长节段柱状上皮向食管上延伸即容易识别BE。当长节段柱状上皮延伸至食管中段或以上BE容易诊断。但当患者食管远端存在短节段柱状上皮则BE的诊断难度是增加的。

为避免诊断困难，一些学者倾向于食管任何部位出现肠化生即可诊断BE，不管延伸的距离。即使这一方法也不能解决诊断问题。胃的肠化与食管肠化在组织学上难以区分，忽视胃贲门肠化的活检可导致BE的假阳性诊断。仅通过出现特殊肠化来定义BE的主要问题涉及在食管胃交界区出现短节段柱状上皮的频率。

大量研究证实短的、不显著的特殊肠化节段经常在鳞柱交界被发现，GERD在这些Barrett食管短节段化生病因方面的作用尚不明确。一些权威人士将食管远端<3cm的上皮肠化生食管称短节段BE。内镜下食管只要见到柱状上皮即可称柱状上皮化食管，活检此处寻找特殊肠化生，再在这种情况下划分为有特殊肠化的柱状食管和无特殊肠化的柱状食管。

近年来亚洲地区对Barrett食管也加强了研究，Barrett食管标准如下：①Barrett黏膜：柱状上皮从胃至食管连续存在（Barrett黏膜等同于食管黏膜上皮柱状化）。②Barrett食管的内镜诊断：内镜确定食管胃结合部（食管下部栅状血管的末端部位）；若栅状血管透见不清，可照以下所见：a.黏膜表面之差别、黏膜纹理的界限，b.胃黏膜皱襞的口侧端（Barrett食管的长度记录从食管胃结合部开始，测量Barrett食管的最长及最短距离）。③Barrett食管的分类：a.Barrett食管呈全周性，>3cm者为长节段BE（LSBE）；除a以外的Barrett食管全部称短节段BE（SSBE）。只要内镜下怀疑是BE处所取的组织为柱状上皮即可诊断。日本与欧美之间的区别是，诊断BE不一定必须有肠上皮化生，因活检时并不能100%取到肠化生处。

IWGCO（the international working group on the classification of oesophagitis）Barrett食管工作小组建议以内镜下胃食管交接处至食管上皮肠化生与正常上皮的连接处的长度（C）和至食管上皮肠化生向上延伸的最高位置长度（T），即BE-C/T进行描述。

内镜下特殊诊断技术的应用可使BE的诊断更容易些。如应用有高清晰度放大作用的内镜结合染色简单而安全，染色剂有亚甲蓝、卢戈碘液、甲苯胺蓝染色、靛蓝胭脂红。食管黏膜肠上皮化生部分蓝染，此技术有助于对可疑食管黏膜及内镜下治疗后残余肠上皮化生黏膜的识别，其敏感性和特异性受食管溃疡和食管炎的限制[43]。卢戈碘液与正常鳞状上皮中的糖原有亲和力，片刻可使正常食管黏膜染成接近黑色，之后在数分钟或数小时逐渐退色。鳞癌、不典型增生、Barrett 上皮、胃型化生和某些食管炎不着色[44,45]，诊断 BE 的准确性为 89% 和特异性 93%[46]。靛蓝胭脂红是一蓝色对比染色剂，使 BE 肠化生绒毛样外观突出。

共聚焦激光显微内镜对正常食管鳞状上皮和乳头等具有很高的分辨力。可以区分鳞状上皮、柱状上皮及肠化的柱状上皮[47]。另外自发荧光成像（autofhiorescnce imaging，AFI）和窄带成像（narrow band imaging，NBI）内镜技术对检测 Barrett 食管有一定帮助。

我国在最近几年多次召开 Barrett 食管的诊断标准专家研讨会。2005 年重庆 Barrett 食管诊断共识指出：当内镜检查发现有明显柱状上皮化生或病理学活检证实有杯状细胞存在时可诊断为 BE[48]。

五、Barrett 食管治疗与随访

目前对于 BE 尚无特殊治疗。BE 的治疗目的是控制十二指肠胃食管反流、缓解症状、减少和预防并发症、防止癌变。BE 的治疗目前争论不一，许多权威人士提倡如果无症状则可以不治疗 BE。BE 治疗的目的不单是为了缓解症状更是为了干预 BE 的病程，预防并发症的发生，对 GERD 进行治疗可减缓 BE 的进展提倡使用 PPI 抑酸治疗、内镜消融或抗反流外科治疗。但当出现有重度不典型增生或癌变时应考虑外科治疗。

（一）内科治疗

对于任何有反流的 BE 患者内科治疗与胃食管反流病治疗是一样的，包括饮食和生活方式的改善，例如减肥，减少高脂肪、巧克力等食物的摄入，戒烟、规律少量多餐、进食与睡眠应有一段时间间隔（3 小时）以使胃内食物得以消化、适当抬高床头及避免服用一些抑制下食管括约肌的药物，如抗胆碱能药物、硝酸甘油、钙通道阻滞剂等。

Souza 等[49]报道短时间的酸暴露可激活有丝分裂蛋白激酶途径促使 BE 增殖降低 BE 凋亡。在已经接受质子泵抑制剂（PPI）治疗且使食管酸暴露正常的食管活检标本显示了增殖细胞核抗原的表达水平下降。然而在 PPI 治疗但仍有食管酸反流异常的患者，其活检标本中这些抗原的表达无变化。胃食管反流可引起 BE 和食管腺癌。理论上，基于细胞培养研究，减少酸反流可以减少 Barrett 上皮的增生[50]。

H_2RA（H_2 受体拮抗剂）由于仅能够在治疗的前 8 小时保持胃内 pH >4，无法持久抑酸；应用 5~10 天就会因受体耐受而大大削弱其疗效；而且无法解决进食引起的大量的胃酸分泌。PPI 是目前抑酸治疗的最有效的药物，它作用于泌酸的最终环节质子泵，可以高效、持久抑酸。目前主要的 PPI 药物有奥美拉唑、埃索美拉唑、泮托拉唑、兰索拉唑、雷贝拉唑。对于患有严重食管炎的 BE 患者应考虑埃索美拉唑 40mg bid 进行治疗。

相对于正常鳞状上皮食管、胃黏膜和腺癌，COX-2（cyclooxygenase-2）与 iNOS（inducible nitric oxide）在 BE、低度不典型增生中表达是增高的[51~55]。与食管近端比较，在易发生腺癌的食管远端高表达 COX-2[56]。而且活体 COX-2 激动剂可诱导增殖，COX-2 抑制剂治疗 BE 可阻止 BE 上皮增殖，提出 COX-2 抑制剂治疗 BE 的可能性[57]。

（二）内镜治疗

随着内镜技术的发展，通过内镜消融技术使 Barrett 上皮的治疗成为可能，但在技术上要求较高，治疗过程中承担一定的风险，而且未显示可降低食管癌的危险性。在最近研究中，通过使用热能和光化学能消融 Barrett 上皮同时结合一种 PPI 治疗 BE 可以逆转。这一方法的基本原理是假设酸反流不存在，损伤的食管组织由鳞状黏膜再生正常愈合[58]。

常用的方法有光动力学治疗（photodynamic therapy，PDT）、氩光束等离子凝固法（argon plasma coagulation，APC）、电凝法、热探头治疗、钕：钇铝石榴石激光（neodymium：yttrium-aluminum garnet laser，Nd：YAG）等治疗。

美国胃肠病学院（American College of Gastroenterology）推荐 Barrett 食管患者应定期随访：①BE患者应规律内镜随访；随访前 GERD 应该给予治疗，以减少炎症干扰不典型增生的识别，随机进行食管 GEJ 上 4 个象限的黏膜活检；②连续 2 次内镜随访未发现不典型增生，则每 2～3 年内镜随访 1 次；低度不典型增生患者建议一年内每 6 个月内镜随访一次，若不典型增生程度无进一步进展则每年监测一次。如果不典型增生明显者，则需要与其他病理学专家会诊证实后建议如下两种选择：一种是加强内镜随访，特别是对不规则黏膜区域，直到发现黏膜内癌。指南对于这种随访没有建议特殊间隔期，但一些研究者每 3 个月随访一次。另一种选择是食管切除[59]。

六、Barrett 食管与幽门螺杆菌

幽门螺杆菌（*Helicobacter pylori*，下称 *H. pylori*）感染在慢性胃炎、胃溃疡、十二指肠溃疡、胃癌、胃 MALT 淋巴瘤中有重要的病因学作用，而在 BE 方面的作用则不十分清楚。

（一）Barrett 患者幽门螺杆菌感染率

不同的文献对 BE 患者 *H. pylori* 感染率报道不一。Werdmuller 和 Loffield 报道 BE 患者 *H. pylori* 感染率（3/13，23%）明显低于对照组（204/399，51%）[60]。相反，Loffeld 等[61]报道了 71 位 BE 患者中有 44 位食管活检标本感染 *H. pylori*，其感染率（62%）明显高于对照组，特别在年轻的（20～40 岁）BE 患者显著。而 Blaser 等[62]应用血清学监测并未发现 BE 患者 *H. pylori* 感染率（39%）与对照组（40%）有不同，不好解释为什么不同作者报道的 *H. pylori* 感染率差异较大，可能与 BE 的诊断标准及所应用的技术不一致有关。

（二）幽门螺杆菌感染的条件

有较多报道提出了 BE 患者 *H. pylori* 感染的条件，提示 *H. pylori* 可种植于 BE 的胃型上皮。Wyatt 等[63]认为 *H. pylori* 仅种植于胃型上皮和十二指肠胃化生区域。Henihan 等[64]报道 *H. pylori* 种植于 BE 的胃型上皮，*H. pylori* 的出现和密度与胃型化生黏膜的炎症程度有关。Ricaurte 等[65]对 73 位 BE 患者 *H. pylori* 感染的流行性前瞻性研究发现，Barrett 食管 *H. pylori* 的检出率为 15%，在胃黏膜 *H. pylori* 的检出率为 35.6%，*H. pylori* 若在 Barrett 食管阳性，在胃也呈阳性，在特殊肠化生的 Barrett 食管上未检出 *H. pylori*，Barrett 食管炎性病变在有或无 *H. pylori* 者相似，*H. pylori* 定植于化生黏膜与食管胃型黏膜存在和胃的 *H. pylori* 感染有关，因而有理由怀疑食管黏膜 *H. pylori* 感染可能为胃部 *H. pylori* 感染的移行。

（三）幽门螺杆菌的保护作用

H. pylori 与食管肠化生同胃、胃食管交界处对照，尚无证据显示 *H. pylori* 感染是食管肠化生的危险因素[66～68]。Vieth 等[69]认为有 *H. pylori* 感染的 GERD 患者进展为 BE 或腺癌的危险并没有增加，他们推断由于 GERD 患者 *H. pylori* 感染率明显低于功能性消化不良患者，*H. pylori* 感染可能是一个保护作用。有人提出 cagA[+]菌的 *H. pylori* 感染通过降低 GERD 的严重性防止发生 BE[70～73]。Lord 等[74]研究将 160 位患者分成 BE－IM（肠化）组（88 人）、BE－LGD（低度不典型增生）组（28 人）、BE－HGD（高度不典型增生）组（5 人）、BE 未明确不典型增生组（4 人）、BE 腺癌组（33 人）、对照组（214 人），结果显示：在 BE 或 BE 腺癌患者食管 *H. pylori* 感染占总数的 5%（仅在非肠化贲门黏膜发现有食管 *H. pylori*），所有 *H. pylori* 感染的食管并有胃窦活检标本的患者均有胃窦 *H. pylori* 感染；在 BE 组胃窦 *H. pylori* 感染率（15/91，16.5%）显著少于非 BE 对照组（67/214，31.3%）；在有 BE－IM、不典型增生或腺癌患者中的食管 *H. pylori* 感染少见，胃的 *H. pylori* 感染对 BE 的进展有保护作用。在 2003 年美国消化疾病周上，多数研究认为 *H. pylori* 与 GERD 症状、体征或并发症呈负相关；*H. pylori* 根除与 GERD 及其并发症的发生相关[75]。对这种 *H. pylori* 感染与 GERD 发病相反的现象，有人提出可能的机制：①胃体壁细胞炎症所致酸分泌的下降；②*H. pylori* 产氨中和了胃酸；③食管黏膜的保护性适应，可能是暴露于氨的结果，或者是改变了胃液中表皮生长因子和转换生长因子 α 的浓度。

（四）幽门螺杆菌与食管炎症

关于 *H. pylori* 与食管炎症的关系，文献报道的结果也不同。Labenz 等[76]报道十二指肠溃疡患者 *H. pylori* 的根除与食管炎发病的上升有关。现症 *H. pylori* 感染的十二指肠溃疡患者反流性食管炎为 12.9%，而 *H. pylori* 感染治愈者其反流性食管炎上升为 25.8%（$P < 0.001$）。Wright 等[77]观察到 94 名 BE 患者中 30% 存在 *H. pylori*，认为 *H. pylori* 与炎症的存在无关。而 Justin 等[78]研究后认为 BE 患者在有食管炎存在时，在化生的食管黏膜 *H. pylori* 有较高的种植。

（五）幽门螺杆菌与 Barrett 食管无关的报道

一些报道反映出 *H. pylori* 感染与反流病之间没有相关性。Csendes 等[79]在对 229 位有上消化道症状者和 114 位食管或贲门腺癌回顾性研究中发现 *H. pylori* 感染与 GERD、腺癌、BE 无相关性。Abbas 等[80]观察了 29 位 BE 患者与 29 位年龄性别相匹配的单纯反流性食管炎患者作对照，在 29 位 BE 患者中 11 位有 *H. pylori*，与对照组比较 BE 患者胃窦炎 *H. pylori* 感染率无增加。*H. pylori* 阳性和 *H. pylori* 阴性的 BE 炎症严重程度和不典型增生改变方面无差别。*H. pylori* 的存在似乎不改变 BE 的自然病程。Peters 等[81]对 58 位 BE 患者采取 24 小时食管 pH 监测，在 *H. pylori* 阳性的患者 pH <4 的平均时间占 16.1%，与 *H. pylori* 阴性的 BE 患者（15.8%）比较统计学无显著差异。

（六）幽门螺杆菌与 Barrett 食管腺癌

在 BE 及其进展为腺癌中，*H. pylori* 的作用仍然存在很大争议。是否患者的 *H. pylori* 感染被治愈即有利于 BE 的发生目前仍然不明确。同样，在食管腺癌患者中，对于 *H. pylori* 的感染率的报道也不一致。目前已经知道在西方国家食管腺癌发病率上升，尤其在中老年白人中发病率更高。而除贲门外，胃的其他部位癌变的下降与食管腺癌发病的上升形成鲜明对照。在发达国家 *H. pylori* 感染率下降，因而推测 *H. pylori* 对食管腺癌可能有保护作用。Quddus 等[82]报道在 19 位 Barrett 食管腺癌患者中无 *H. pylori* 感染。但也存在不同的结论，在一个多中心研究中，Chow 等[83]应用血清学来评估发现在食管腺癌 *H. pylori* 的感染率与年龄性别相匹配的对照组比较没有差别。Wright 等[84]认为在良性 BE 患者比 BE 不典型增生或 Barrett 腺癌患者 *H. pylori* 感染率高（34% vs. 17%）。

在亚洲，韩国汉城的一项研究所发现的 BE 病例均无 *H. pylori* 感染，其病理均为特殊肠化生[85]，这点与 *H. pylori* 的种植条件相吻合，即 *H. pylori* 仅种植于胃型上皮和十二指肠胃化生区域[86]。若以食管特殊肠化生作为判断 BE 的标准，那么此类患者检测食管 *H. pylori* 的感染则无实际意义。*H. pylori* 感染在 BE 中的检出率国内的文献报道中也不一致。赵立群等[87]报道 77 例 BE 中 *H. pylori* 的阳性检出率为 51%。赵伟东等[88]研究了 35 例 BE 患者中 *H. pylori* 检出 15 例，占 42.8%。董来华[89]等研究了 32 例 BE 患者结果在食管部位，有 15 例检出 *H. pylori*（占 49.6），*H. pylori* 阳性率明显高于食管炎组（3/30）（$P < 0.01$）；在胃窦部，有 16 例检出 *H. pylori*（占 50.0%），*H. pylori* 阳性率 BE 与 RE（15/30）无组间差异（$P > 0.05$）；他们认为食管远端 *H. pylori* 感染是引起 BE 的一个重要原因。西安的张军等[90]研究了 *H. pylori* 与反流性食管炎、BE、肠化生的关系，得出 *H. pylori* 的感染率是 46.93%，男女间无差异；BE 与 RE 的 *H. pylori* 感染差异无显著性认为 *H. pylori* 对 GERD 有保护作用；胃的 *H. pylori* 感染与 BE 的 *H. pylori* 感染可能无关。香港大学的 Lord 等研究了 160 例 BE 或 Barrett 腺癌患者胃窦部的 *H. pylori* 感染率 16.5% 明显低于对照组 31.3%，但与 RE 的 *H. pylori* 感染无显著差异；在 BE 或 Barrett 腺癌患者食管的 *H. pylori* 感染仅为 5%。支持 *H. pylori* 对 BE 的保护作用的假说。北京大学第一医院有关 *H. pylori* 与 BE 研究表明 BE 患者的食管未发现有 *H. pylori* 阳性的病例，胃窦部 *H. pylori* 阳性者占 22.22%，与此同时，与 RE 患者做对照研究发现 RE 患者的食管下段 *H. pylori* 阳性者 3 例（16.67%），胃窦部 *H. pylori* 阳性者 4 例（22.22%），有 1 例食管下段 *H. pylori* 阳性而胃窦部 *H. pylori* 阴性，另外 1 例胃窦部有 *H. pylori* 感染而食管下段 *H. pylori* 阴性。BE 与 RE 患者的食管下段 *H. pylori* 感染差异无显著性意义（$P = 0.229$），两组胃窦部 *H. pylori* 感染比较差异无显著性意义（$P = 0.443$）。北京大学第一医院刘芳勋等[91]有关 Barrett 食管患者 *H. pylori* 感染率的 Meta 分析结果也支持 *H. pylori* 对 BE 的发生可能有保护作用。对于 *H. pylori* 感染与 GERD 发病成负相关的现象，有人提出可能的机制：①胃体壁细胞炎症所致酸分泌的下降；②*H. pylori* 产氨中和了胃酸；③食管黏膜的保护性适应，可能是暴露于氨的结果，或者是改变了胃液中表皮生长因子和转换生长因子 α 的浓度。也有人提出是 cagA 阳性菌株的 *H. pylori* 感染是一种保护作用，而 cagA 阴性菌株的 *H. pylori* 对此没有影响。在我国 cagA 阳性菌种的 *H. pylori* 感染率高，从而解释了 BE 在我国发病率低的原因。

　　总之，至今为止我国有关幽门螺杆菌与 Barrett 食管关系的研究还需进一步加强。Barrett 食管的诊断有赖于胃镜和病理检查相结合。Barrett 食管时感染 *H. pylori* 应根据有关指南进行治疗。

参考文献

1　Barrett NR. Chronic peptic ulcer of the oesophagus and "oesophagitis." Br J Surg, 1950, 38（150）: 175～182

2　Allison P, Johnstone A. The oesophagus lined with gastric mucous membrane. Thorax, 1953, 8: 87～101

3　Hayward J. The lower end of the esophagus. Thorax, 1961, 16: 36～41

4　Skinner DB, Walther BC, Riddell RH, et al. Barrett's oesophagus: comparison of benign and malignant cases. Ann Surg, 1983, 198: 554～565

5　Reid BJ, Weinstein WM. Barrett's esophagus and adenocarcinoma. Annu Rev Med, 1987, 38: 477～492

6　Sharma P, Morales TG, Sampliner RE. Short segment Barrett's esophagus—the need for standardization of the definition and of endoscopic criteria. Am J Gastroenterol, 1998, 93（7）: 1033～1036

7　Paull A, Trier JS, Dalton MD, et al. The histological spectrum of Barrett's oesophagus. N Engl J Med, 1976, 295: 476～480

8　Hongo M. Review article: Barrett's oesophagus and carcinoma in Japan. Aliment Pharmacol Ther, 2004, 20 Suppl 8: 50～54

9　Mason RJ, Bremner CG. The columnar－lined（Barrett's）oesophagus in black patients. S Afr J Surg, 1998, 36（2）: 61～62

10　Johns B. Developmental changes in the oesophageal epithelium in man. J Anat, 1952, 86: 431～439

11　Rector L, Connerley ML. Aberrant mucosa in the esophagus in infants and children. Arch Pathol, 1941, 31: 285～294

12　Borrie J, Goldwater L. Columnar cell－lined esophagus: assessment of etiology and treatment, a 22 year experience. J Thorac Cardiovasc Surg, 1976, 71: 825～834

13　Hassall E. Barrett's esophagus: congenital or acquired? Am J Gastroenterol, 1993, 88: 819～824

14　Bremner CG, Lynch VP, Ellis FH Jr. Barrett's esophagus: congenital or acquired? an experimental study of esophageal mucosal regeneration in the dog. Surgery, 1970, 68: 209～216

15　Gillen P, Keeling P, Byrne PJ, et al. Experimental columnar metaplasia in the canine oesophagus. Br J Surg. 1988, 75（2）: 113～115

16　Li H, Walsh TN, O'Dowd G, et al. Mechanisms of columnar metaplasia and squamous regeneration in experimental Barrett's esophagus. Surgery, 1994, 115: 176～181

17　Winters C Jr, Spurling TJ, Chobanian SJ, et al. Barrett's oesophagus－a prevalent occult complication of gastro－oesophageal reflux. Gastroenterology, 1987, 92: 118～124

18　Eisen GM, Sandler RS, Murray S, et al. The relationship between gastroesoph－ageal reflux disease and its complications with Barrett's esophagus［see comments］. Am J Gastroenterol, 1997, 92: 27～31

19　Salminen JT, Tuominen JA, Ramo OJ, et al. Oesophageal acid exposure: higher in Barrett's oesophagus than in reflux oesophagitis. Ann Med, 1999, 31（1）: 46～50

20　Zaninotto G, DeMeester TR, Schwizer W, et al. The lower esophageal sphincter in health and disease. Am J Surg, 1988, 155: 104～111

21　Singh P, Taylor RH, Colin－Jones DG. Esophageal motor dysfunction and acid exposure in reflux esophagitis are more severe if Barrett's metaplasia is present. Am J Gastroenterol, 1994, 89: 349～356

22　Stein HJ, Hoeft S, DeMeester TR. Reflux and motility pattrn in Barrett's oesophagus. Dis Oesophagus, 1992, 5: 21～28

23　Cameron AJ. Barrett's esophagus: prevalence and size of hiatal hernia. Am J Gastroenterol, 1999, 94: 2054～2059

24　Vaezi MF, Richter JE. Synergism of acid and duodenogastro－esophageal reflux in complicated Barrett's esophagus. Surgery, 1995, 117: 699～704

25　Champion G, Richter JE, Vaezi MF, et al. Duodenogastroesophageal reflux: relationship to pH and importance in Barrett's esophagus. Gastroenterology, 1994, 107: 747~754

26　Oberg S, Ritter MP, Crookes PF, et al. Gastroesophageal reflux disease and mucosal injury with emphasis on short - segment Barrett's esophagus and duodenogastroesophageal reflux. J Gastroin-test Surg, 1998, 2: 547~554

27　Boch JA, Shields HM, Antonioli DA, et al. Distribution of cytokeratin markers in Barrett's specialized columnar epithelium. Gastroenterology, 1997, 112: 760~765

28　Altorki NK, Oliveria S, Schrump DS. Epidemiology and molecular biology of Barrett's adenocarcinoma. Semin Surg Oncol, 1997, 13: 270~280

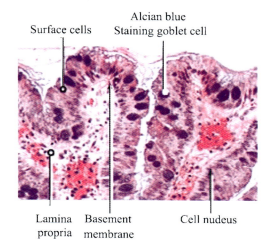

图 47-1　BE，不典型增生阴性（阿尔辛蓝染色）表面细胞排列整齐胞核正常整齐排列于基底膜，杯状细胞被阿尔辛蓝浓染。

Photo courtesy of the late Rodger C. Haggitt MD, University of Washington, Seattle

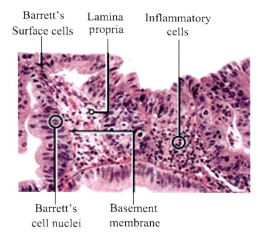

图 47-2　BE，高度不典型增生细胞表面排列不整洁，胞核大，腺体排列扭曲。

Photo courtesy of the late Rodger C. Haggitt MD, University of Washington, Seattle

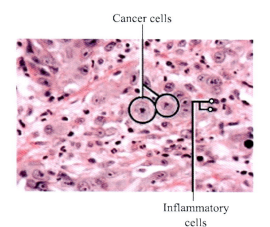

图 47-3　BE 相关性癌　癌细胞散布于基底膜至固有膜间

Photo courtesy of the late Rodger C. Haggitt MD, University of Washington, Seattle

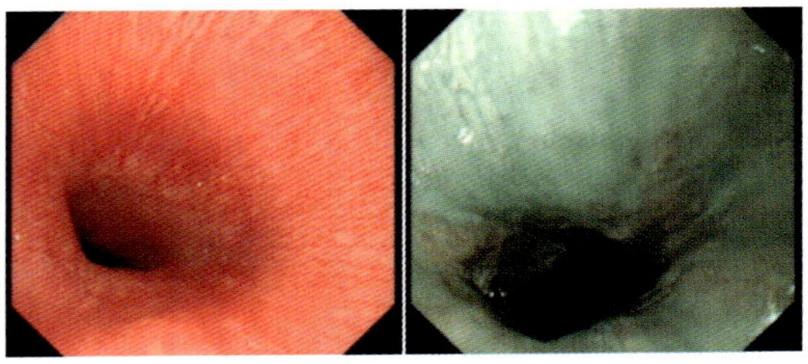

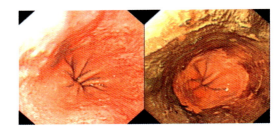

图 47 - 4 常规胃镜下血管栅栏状和 NBI 的比较

图 47 - 5 常规胃镜和 Lugol 液后的比较

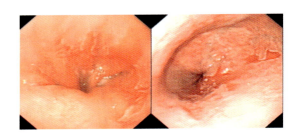

图 47 - 6 常规胃镜下胃食管交界上方食管黏膜呈角状或岛状柱状上皮样改变伴肠上皮化生

29 Savarino V, Mela GS, Zentilin P, et al. Time pattern of gastric acidity in Barrett's esophagus. Dig Dis Sci, 1996; 41: 1379 ~ 1383

30 Hirschowitz BI. Gastric acid and pepsin secretion in patients with Barrett's esophagus and appropriate controls. Dig Dis Sci, 1996, 41: 1384 ~ 1391

31 Mason RJ, Bremner CG. Gastritis in Barrett's esophagus. World J Surg, 1995, 19: 96 ~ 101

32 Chow WH, Blot WJ, Vaughan TL, et al. Body mass index and risk of adenocarcinomas of the esophagus and gastric cardia. J Natl Cancer Inst, 1998, 90: 150 ~ 155

33 Spechler SJ Barrett esophagus: a sequela of chemotherapy.. Ann Intern Med, 1991, 114 (3): 243 ~ 244

34 Ritenbaugh C, Sampliner R, Aickin M, et al. Risk factors for Barrett's oesophagus: a life history approach to behavioural assessment in the distant past. Eur J Cancer Prev, 1995, 4 (6): 459 ~ 468

35 Vaughan TL, Farrow DC, Hansten PD, et al. Risk of esophageal and gastric adenocar - cinomas in relation to use of calcium channel blockers, asthma drugs, and other med - ications that promote gastroesophageal reflux. Cancer Epidemiol Biomarkers Prev, 1998, 7: 749 ~ 756

36 Gammon MD, Schoenberg JB, Ahsan H, et al. Tobacco, alcohol, and socioeconomic status and adenocarcinomas of the esophagus and gastric cardia [see comments]. J Natl Cancer Inst, 1997, 89: 1277 ~ 1284

37 Freedman J, Ye W, Naslund E, et al. Increased risk of adenocarcinoma of the oesophagus after cholecystectomy. Gastroenterology, 2000, 118: A482

38 Bosher L, Taylor F. Heterotopic gastric mucosa in the esophagus with ulceration and stricture formation. J Thorac Surg, 1951, 21: 306 ~ 312

39 Marshall RE, Anggiansah A, Owen WJ. Bile in the oesophagus: clinical relevance and ambulatory detection. Br J Surg, 1997, 84: 21 ~ 28

40 Rudolph RE, Vaughan TL, Storer BE, et al. Effect of segment length on risk for neo - plastic progression in patients with Barrett esophagus. Ann Intern Med, 2000, 132: 612 ~ 620

41 Haggitt RC, Tryzelaar J, Ellis FH, et al. Adenocarcinoma complicating columnarepithelium - lined (Barrett's) esophagus. Am J Clin Pathol, 1978, 70: 1 ~ 5

42 Chandrasoma P. Pathophysiology of Barrett's esophagus. Semin Thoracic Cardiovasc Surg, 1997, 9: 270 ~ 278

43 Clark GW, Ireland AP, Peters JH, et al. Short - segment Barrett's esophagus: a prevalent complication of gastroesophageal reflux dis - ease with malignant potential. J Gastrointest Surg, 1997, 1: 113 ~ 122

44 Werner M, Mueller J, Walch A, et al. The molecular pathology of Barrett's esophagus. Histol Histopathol, 1999, 14 (2): 553 ~ 559

45 Grading Dysplasia in Barrett's Esophagus. Human Pathology, 2001, 32: 368 ~ 388

46 Rajan, E, Burgart, LJ, Gostout J, et al. Endoscopic and Histologic Diagnosis of Barrett Esophagus [Cameron Sympo-

sium on Barrett Esophagus and GERD. Mayo Foundation for Medical Education and Research，2001，76（2）：217~225

47　李延青，刘红. 共聚焦激光显微镜在消化道疾病中的应用. 临床消化杂志，2007，19：72~74

48　房殿春，许国明，赵晶京，等. Barrett 食管诊治共识（草案）. 中华消化杂志，2006；26（2）：138~139

49　Souza RF，Shewmake K，Terada LS，et al. Acid xposure activates the mitogen – activated protein kinase pathways in Barrett's esophagus. Gastroenterology，2002，122：299~307

50　Mori M，Adachi Y，Matsushima T，et al. Lugol staining pattern and histology of esophageal lesions. Am J Gastroenterol，1993，88：701~705

51　Sugimachi K，Kitamura K，Baba K，et al. Endoscopic diagnosis of early carcinoma of the esophagus using Lugol's solution. Gastrointest Endosc，1992，38：657~661

52　Woolf GM，Riddell RH，Irvine EJ，et al. A study to examine agreement between endoscopy and histology for the diagnosis of columnar lined（Barrett's）esophagus. Gastrointest Endosc，1989，35：541~544

53　Ouatu – Lascar R，Fitzgerald RC，Triadafilopoulos G. Differentiation and proliferation in Barrett's esophagus and the effects of acid suppression. Gastroenterology，1999，117：327~335

54　Wilson KT，Fu S，Ramanujam KS，et al. Increased expression of inducible nitric oxide synthase and cyclooxygenase – 2 in Barrett's oesophagus and associated adenocarcinomas. Cancer Res，1998，58：2929~2934

55　Morris CD，Armstrong GR，Bigley G，et al. Cyclooxygenase – 2 expression in the Barrett's metaplasia – dysplasia – adenocarcinoma sequence. Am J Gastroenterol，2001，96：990~996

56　van der Woude CJ，Jansen PL，Tiebosch AT，et al. Expression of apoptosis – related proteins in Barrett's metaplasia – dysplasia – carcinoma sequence：a switch to a more resistant phenotype. Hum Pathol，2002，33：686~692

57　Cheong E，Igali L，Harvey I，et al. Cyclo – oxygenase – 2 expression in Barrett's oesophageal carcinogenesis：an immunohistochemical study. Aliment Pharmacol Ther，2003，17：379~386

58　Kandil HM，Tanner G，Smalley W，et al. Cyclooxygenase – 2 expression in Barrett's oesophagus. Dig Dis Sci，2001，46：785~789

59　Abdalla SI，Sanderson IR，Fitzgerald RC. Cyclooxygenase – 2 expression in columnar versus squamous phenotypes：Relationship to oesophageal inflammation and Barrett's oesophagus. Gastroenterology，2002，122：A290

60　Werdmuller BF，Loffield RJ. *Helicobacter pylori* infection has no role in the pathogenesis of reflux esophagitis. Dig. Dis. Sci，1997，42：103~105

61　Loffeld RJ，Ten Tije BJ，Arends JW. Prevalence and significance of *Helicobacter pylori* in patients with Barrett's esophagus. Am. J. Gastroenterol，1992，87：1598~1600

62　Blaser MJ，Perez – Perez GI，Lindenbaum J，et al. Association of infection due to *Helicobacter pylori* with specific upper gastrointestinal pathology. Rev. Infect. Dis，1991，13：704~708

63　Wyatt JI，Rathbone BJ，Dixon MF，et al. Campylobacter pyloridis and acid induced gastric metaplasia in the pathogenesis of duodenitis. I Clin Pathol，1987，40：841~848

64　Henihan RDJ，Staurt RC，Nolan N，et al. Barrett's esophagus and the presence of *Helicobacter pylori*. Am. J. Gastroenterol，1998，93：542~546

65　Ricaurte O，Flejou JF，Vissuzaine C，et al. *Helicobacter pylori* infection in patients with Barrett's esophagus：a prospective immunohistochemical study. J. Clin. Pathol，1996，49：176~177

66　Buttar NS，Wang KK，Anderson MA，et al. The effect of selective cyclooxygenase – 2 inhibition in Barrett's esophagus epithelium：an in vitro study. J Natl Cancer Inst，2002，94（6）：422~429

67　Sampliner RE and The Practice Parameters Committee of the American College of Gastroenterology. Updated guidelines for the diagnosis，surveillance，and therapy of Barrett's esophagus. Am J Gastroenterol，2002，97：1888~1895

68　Hazell SL，Carrick J，Lee A. Campylobacter pylori can infect the esophagus when gastric tissue is present. Gastroenterology，1988，94：A178

69　Vieth M，Masoud B，Meining A，et al. *Helicobacter pylori* infection：protection against Barrett's mucosa and neoplasia？Digestion，2000，62：225~231

70　Paull G，Yardley JH. Gastric and esophageal Campylobacter pylori in patients with Barrett's esophagus. Gastroenterology，1988，95：216~218

71　Talley NJ，Cameron AJ，Shorter RG，et al. Campylobacter pylori and Barrett's esophagus. Mayo Clin Proc，1988，63：1176～1180

72　Talley R，WeinsteinWM，Marin－Sorensen M，et al. Campylobacter pylori colonisation of Barrett's esophagus. Gastroenterology，1988，94：A454

73　Ferreres J－C，Fernandez F，Vives AR，et al. *Helicobacter pylori* in Barrett's esophagus. Histol Histopathol，1991，6：403～408

74　Lord RV，Frommer DJ，Inder S，et al. Prevalence of *Helicobacter pylori* infection in 160 patients with Barrett's oesophagus or Barrett's adenocarcinoma. Aust N Z J Surg，2000，70：26～33

75　Labenz J，Blum AL，Bayerdorffer E，et al. Curing *Helicobacter pylori* infection in patients with duodenal ulcer may provoke reflux esophagitis Gastroenterology，1997，112：1442～1447

76　Wright TA，Kingsnorth AN. High incidence of Helicobacter pylori colonisation of Barrett's oesophagus. Gut，1995，36：A38

77　Justin TA，Steele RJC. *Helicobacter* infection is associated with oesophagitis in patients with Barrett's oesophagus. Gut，1994，35：A37

78　Fallone CA，Barkun AN，Gottke MU，et al. Association of *Helicobacter pylori* genotype with gastroesophageal reflux disease and other upper gastrointestinal diseases. Am J Gastroenterol，2000，95：659～669

79　Csendes A，Smok G，Cerda G，et al. Prevalence of *Helicobacter pylori* infection in 190 control subjects and in 236 patients with gastro－esophageal reflux，erosive esophagitis or Barrett's esophagus. Dis Esophagus，1997，10：38～42

80　Abbas Z，Hussainy AS，Ibrahim F，et al. Barrett's oesophagus and *Helicobacter pylori*. J Gastroenterol Hepatol，1995，10（3）：331～333

81　Peters FTM，Kuipers EJ，Ganesh S，et al. The influence of *Helicobacter pylori* on oesophageal acid exposure in GERD during acid suppressive therapy. Aliment. Pharmacol Ther，1999，13：921～926

82　Quddus MR，Henley JD，Sulaiman RA，et al. *Helicobacter pylori* infection and adenocarcinoma arising in Barrett's esophagus. Hum. Pathol，1997，28：1007～1009

83　Chow WH，Blaser MJ，Blot WJ，et al. An inverse relation between *cagA* + strains of *Helicobacter pylori* infection and risk of esophageal and gastric cardia adenocarcinoma. Cancer Res，1998，58：588～590

84　Wright TA，Myskow M，Kingsnorth AN. *Helicobacter pylori* colonization of Barrett's esophagus and its progression to cancer. Dis. Esophagus，1997，10：196～200

85　Lee JI，Park H，Jung HY，et al. Prevalence of Barrett's esophagus in an urban Korean population：a multicenter study. J Gastroenterol，2003，38（1）：23～27

86　Weston AP，Badr AS，Topalovski M，et al. Prospective evaluation of the prevalence of gastric *Helicobacter pylori* infection in patients with GERD，Barrett's esopha－gus，Barrett's dysplasia，and Barrett's adenocarcinoma. Am J Gastroenterol，2000，95：387～394。

87　赵立群，杨观瑞，张水兰，等. Barrett 食管患者幽门螺杆菌的检出情况报道. 中华消化内镜杂志，1997，14（6）：354

88　赵伟东，张威庆，牛海洲，等. Barrett 食管 35 例内镜形态及幽门螺杆菌检出情况分析. 滨州医学院学报，2000，23（4）：349～350

89　董来华，陈龙根，王维武. Barrett 食管与幽门螺杆菌感染关系的研究. 医师进修杂志，2003，26（12）：24～25

90　Zhang J，Chen XL. Relationship of gastric *Helicobacter pylori* infection to Barrett's esophagus and gastro－esophageal reflux disease in Chinese. World J Gastroenterol，2004，10（5）：672～675

91　刘芳勋，王蔚虹，帅晓玮. Barrett 食管患者幽门螺杆菌感染率的 Meta 分析. 中国循证医学杂志，2008，8（12）：1086～1093

第四十八章 口腔中的幽门螺杆菌感染

胡文杰 曹采方 孟焕新

北京大学口腔医学院

    幽门螺杆菌（*Helicobacter pylori*，下称 *H. pylori*）是人类最常见的慢性感染细菌，发达国家 *H. pylori* 感染的总发病率约为 50%[1]，而发展中国家的感染率更高[2]。近年来，尽管有关其感染的诊断和治疗有了很大进展，但 *H. pylori* 的传播途径尚未完全明了[3]。多数研究表明，人胃是 *H. pylori* 感染的主要储存地。自从 1989 年 Krajden 成功地从胃炎病人牙菌斑中分离培养出 *H. pylori*[4] 以来，关于口腔作为 *H. pylori* 的另一个聚集地的假说已为人们所关注[5,6]。来自流行病学的报告推测，*H. pylori* 的传播途径可能为口－口和粪－口途径[7,8]。另有研究提示，根除治疗胃内 *H. pylori* 感染后口腔 *H. pylori* 持续存在，有可能是胃 *H. pylori* 感染复发的一个重要原因[9,11]。口腔中是否存在 *H. pylori*，其定植机制如何，口腔 *H. pylori* 在胃 *H. pylori* 感染中潜在的作用等这些问题至今尚存争议。口腔 *H. pylori* 是否会引起口腔疾病，也是口腔医学家感兴趣的问题。现就近十年来国内外有关口腔幽门螺杆菌的研究现状回顾如下。

一、口腔中幽门螺杆菌的检测及其影响因素

（一）尿素酶试验和细菌培养法检测口腔中的幽门螺杆菌

    快速诊断 *H. pylori* 感染的尿素酶试验法[12] 是依据 *H. pylori* 具有产生大量尿素酶的特性而建立。应用该方法，Desai 等[9] 检测了患有消化不良的 43 例病人的牙菌斑、胃窦、胃体黏膜中的 *H. pylori*，

检出率分别为 98%、67%、70%。Majmudar 等[13]用尿素酶试验、Warthin - Starry 银染法和细菌培养等检查 40 名健康志愿者，发现他们的牙菌斑中均存在 *H. pylori*（100%）。而国内宋群生[14]、杨宗萍[15]等用同法检测牙菌斑，检出率也较高（77.5%，86.6%）。

不少学者对运用尿素酶试验检测口腔中 *H. pylori* 的方法持谨慎的态度[16]。理由是：首先，尿素酶试验的本质是反映 pH 值的改变，而唾液 pH 值对其结果的影响不可忽视；其次口腔内存在其他能够产生尿素酶的细菌，如解脲类杆菌、唾液链球菌、黏性放线菌等，容易引起假阳性。Vaira 等[17]认为，由于 *H. pylori* 具有不同于其他产尿素酶细菌的高尿素酶活性，1 小时内特别是 20 分钟内出现尿素酶试验阳性结果应是 *H. pylori* 感染的强有力证据。但 Namavar 等[18]的研究可能更为客观，从病人的舌和腭采集并培养的两株 *H. pylori* 样细菌，虽然尿素酶、触酶及氧化酶试验均阳性，但用 *H. pylori* 特异的 PCR 检测则为阴性，提示以往研究中依据尿素酶试验的检测结果可能存在假阳性。近年来尿素酶试验已较少用于口腔 *H. pylori* 的检测。

目前细菌培养仍然是诊断 *H. pylori* 感染的"金标准"之一。Krajden 和 Ferguson[4,19]等分别从 *H. pylori* 相关性胃病患者的牙菌斑（1/29，3.4%）和唾液（1/9，11%）中成功地分离出 *H. pylori*。Ferguson 还通过可溶性蛋白电泳、DNA 的限制性内切酶分析及印迹杂交技术证实患者唾液 *H. pylori* 与胃内 *H. pylori* 一致。

虽然 D'alessandro[20]使用了细菌培养、生化分析和镜下观察的方法发现 20 个胃内 *H. pylori* 阳性病人中口腔 *H. pylori* 的检出率为 80%，但大多数的研究表明，用细菌培养检测口腔中的 *H. pylori*，阳性率较低[4,21,22]。Oshowo 等[23]近期报告 208 例患者的口腔标本经细菌培养仅 2 例 *H. pylori* 阳性。Namavar 等[18]用三种不同的培养基培养消化不良患者口腔 6 个部位（龈上和龈下菌斑、唾液、舌背黏膜、颊黏膜、腭黏膜）的标本，但检出率仅为 13%。另一些研究[24,27]则未能从口腔中分离出 *H. pylori*。

通过细菌培养检测口腔 *H. pylori* 的检出率普遍较低，推测口腔中的 *H. pylori* 数量相对较少；也可能与 *H. pylori* 适于微需氧条件生长、并有较高的营养要求有关；而细菌培养过程的繁琐和较高的技术要求也使检测的敏感性易受影响。有体外研究[28~29]表明，由于口腔菌群较为复杂，其他共生菌对 *H. pylori* 具有一定的抑制作用。Jones[30]等研究表明 *H. pylori* 易受理化因素的影响，可从杆型变为球型，他发现球型 *H. pylori* 能生存于胃之外，但很难在体外培养，口腔中的 *H. pylori* 可能是一种球型 *H. pylori*。因此，一些学者[26,31,3]建议需要采用更为特异和敏感的方法来检测口腔中的 *H. pylori*。

（二）聚合酶链反应（PCR）检测口腔中的幽门螺杆菌

聚合酶链反应（polymerase chain reaction，PCR）因敏感性高、特异性强被成功地用于检测胃活检组织及胃液中的 *H. pylori*。多数研究设计的 PCR 引物是以 *H. pylori* 的尿素酶基因和 16S 核糖体 RNA（16sRNA）基因序列为基础[11,24,26,33,34,35]，少部分选用特异 26Kda 蛋白的编码基因和随意选择的 DNA 片段[36,37]。用 PCR 方法检测口腔中的 *H. pylori*，检出率较高[22,38,39]（表 48 -1）。

表 48 -1　部分口腔 *H. pylori* 检测研究结果

研究者	标本	例数	口腔中 *H. pylori* 的阳性率	
			培养	PCR
胃 *H. pylori* 阳性				
Namavar[18]	口腔标本	15	13%	20%
Ferguson[19]	唾液	9	11%	
Banatvala[22]	牙菌斑	21		86%
Banatvala[24]	牙菌斑	39	0	74%
Nguyen[41]	牙菌斑	18		39%

研究者	标本	例　数	口腔中 *H. pylori* 的阳性率	
			培　养	PCR
Mapstone[45]	唾液牙菌斑	13		38%
Olsson[38]	牙菌斑	6		83%
Li[39]	唾液	40		75%
Li[48]	唾液	68		84%
Cammarota[44]	牙菌斑	21		0%
杨海涛[11]	牙菌斑	21		39%
宋群生[14]	牙菌斑	20	40%	
宋敏[40]	唾液	19		58%
胡文杰[111]	牙菌斑	156		28.8%
Kim[112]	牙菌斑	29		6.9%
	唾液	14		28.6%
		胃 *H. pylori* 阴性		
Banatvala[22]	牙菌斑	15		67%
Banatvala[24]	牙菌斑	15	0	60%
Olsson[38]	牙菌斑	14		93%
Li[48]	唾液	17		18%
Cammarota[44]	牙菌斑	10		10%
杨海涛[11]	牙菌斑	8		0%
宋群生[14]	牙菌斑	3	15%	
宋敏[40]	唾液	8		13%
Riggio[114]	牙菌斑	73		33%
Kim[112]	牙菌斑	17		0%
	唾液	6		0%

用于引物设计的尿素酶基因主要有尿素酶 A、B、C 亚单位基因[24,26]。Banatvala 等[24] 采用尿素酶 A 基因引物从 29 例（74%）胃内 *H. pylori* 培养阳性患者的牙菌斑中检出 *H. pylori*，另 9 例患者牙菌斑阳性，胃内细菌培养却阴性。以尿素酶 A 基因为引物，宋敏等[40] 采用更为敏感和特异的巢式 PCR 方法从唾液中检出了 *H. pylori*（44.4%）。胡文杰等[106] 以 *H. pylori* 尿素酶 C 基因和细胞毒素相关基因（cytotoxin – associated gene A，cagA）设计引物，从 13 例慢性胃炎患者的 45 份（45/156，28.8%）牙菌斑中检测到 *H. pylori*。有学者[16] 指出，以尿素酶基因为引物的 PCR 在口腔中有较高的检出率，是否像尿素酶试验一样存在假阳性？Banatvala 等[24] 采用尿素酶基因引物并不扩增多种尿素酶阳性细菌和其他螺杆菌如猫螺杆菌。为明确所选引物的特异性，胡文杰等[111] 经查询基因库（Genbank）后对口腔内产生尿素酶的牙龈卟啉菌、直弯曲菌、唾液链球菌、解脲类杆菌、大肠杆菌等 5 种细菌进行扩增均无阳性产物。而 Bickley，Lage 等[26] 通过杂交和酶切也证实了胡文杰等选用引物的特异性。由此说明以特异性实验为基础设计尿素酶基因引物的 PCR 方法可以尽可能排除假阳性的结果。

Nguyen 等[41] 以 *H. pylori* 的 16sRNA 基因引物检测 18 例组织学证实为 *H. pylori* 相关性胃炎患者的牙菌斑，5 例阳性，结合探针 Southen 分析，检测率可达到 39%，与 Mapston 等[45] 报道用 N – PCR 检测的结果（38%）相近。Olsson 等[38] 用 *H. pylori* 26Kda 表面蛋白基因引物扩增 14 例胃内

H. pylori 培养阴性患者的牙菌斑，发现 13 例（93%）阳性。为提高 *H. pylori* 的浓度，Watanabe 等[42]使用抗 *H. pylori* 单克隆抗体包被的磁珠和唾液标本孵育，然后从磁珠中提取 DNA，并用 PCR 扩增 *H. pylori* 的 vacA 基因，以此方法检测 57 份唾液标本，18 份（32%）为阳性。最近 Kim 等[112]采用 ET4 – U/ET4 – L 引物从胃内 *H. pylori* 阳性的患者口腔中检测出 *H. pylori*，其中菌斑中 *H. pylori* 阳性率 6.9%（2/29），唾液中 *H. pylori* 阳性率 28.6%（4/14）。而 song 等[113]报告以 *H. pylori* 的 860bp 特异片段设计 EHC – U/ECH – L 引物，采用 N – PCR 方法从牙菌斑（41/42，97%）和唾液（23/42，55%）中检出 *H. pylori*。从以往较多的研究看，采用 PCR 方法检测口腔 *H. pylori* 的阳性率要高于细菌培养法，这些结果均提示口腔是 *H. pylori* 的一个重要聚集地。

与上述结果相反，Wahlfors 等[43]的研究中，29 例患者中不论胃内 *H. pylori* 阳性与否，菌斑内均未检测出 *H. pylori*。也有一些研究虽然采用 PCR 方法，但口腔 *H. pylori* 的检出率较低，甚至未能检出[26,44]。分析有关 PCR 检测口腔中 *H. pylori* 的不同结果的原因是：

首先，提取 DNA 的方法不同。获取菌斑和纯化 DNA 的方法不同可以造成最终 DNA 模板质和量的差异，直接影响 PCR 检测的结果[43]。有学者认为，通常菌斑量较少，采用经典的酚氯仿抽提法可能导致模板 DNA 的损失[45]。Wahlfors 等[43]的研究表明粗提法提取菌斑 DNA 的量高于经典法。采用水和 PBS 处理样本，简单煮沸，均可以取得较好的提取效果。他还发现菌斑中的 DNA 极易降解，菌斑采集后 –20℃保存数月后再提取 DNA，其 DNA 的量是采集后即刻提取量的十分之一，即使 4℃隔夜储存也使提取量大为降低。因此，他建议菌斑中 DNA 提取应在短时间内完成，否则容易降解。

其次，PCR 引物设计的不同。Song 等[46]最近的研究表明，引物选择的不同明显影响检测的敏感性和特异性。他选用三种不同的 *H. pylori* 引物 *H. pylori*U1/*H. pylori*U2（尿素酶 A 基因），*H. pylori*1/*H. pylori*2（16SrRNA 基因），EHC – U/EHC – L（860bp DNA）扩增 40 份已加入 *H. pylori* 的菌斑标本，发现 EHC – U/EHC – L 较其他两种引物有更高的敏感性和特异性。用三种不同的 *H. pylori* 引物分别检测随意选择的口腔患者的牙菌斑，三者检出率有显著性差异。Li 也相继在 1993、1995、1996 年有类似报道[39,47,48]。一些研究采用巢式引物大大提高了 PCR 的敏感性和特异性[11,45]。另有研究报告，扩增目的片段的长度也可能影响检测的效率[49]。

由于 PCR 方法易受各种因素影响，唾液和菌斑成分又较复杂，有人推测检测率不一致的原因可能是标本中存在某种抑制物[41]。

（三）影响口腔中幽门螺杆菌检出的因素

上述大多数研究表明 *H. pylori* 存在于口腔中。但不可否认，即使采用相同方法检测口腔 *H. pylori*，结果依然存在差异。除检测方法不同外，其他原因还有采集口腔标本的部位、方法及标本数量的差异；*H. pylori* 感染的地理分布和宿主易感性不同。

1. 收集样本的部位、标本数量及方法的差异　口腔是一个复杂的微生态环境，其内部有不同的生态小环境，各牙位又具有部位特异性，即使是同一牙位，龈上和龈下菌斑也各具独特的微生态环境，但以往一些学者较少注意口腔环境的特殊性。Nguyen 等[41]从病人口腔内的两个位点采取菌斑，其中一个位点检出 *H. pylori*，推测 *H. pylori* 在口腔中可能是不均匀分布，扩大取样有可能提高检出率。Majmudar[13]从多部位取样进行检测，检出率较高。胡文杰等[106]从 13 位病人口腔中取 6 个不同牙位的 12 份菌斑样本进行检测，其中 11 例（84.6%）病人口腔中至少有一份菌斑样本检出 *H. pylori*。最近 song 等[113]进行一项研究，收集 42 例行胃镜检查的患者口腔内磨牙、前磨牙和前牙的多份龈上菌斑检测其中的 *H. pylori*，结果 117 份菌斑中有 80 份（68%）检测出 *H. pylori*。以往研究从口腔中的牙菌斑、唾液、口腔黏膜（舌背黏膜、腭黏膜）取样，检出率不同[16,41,50,51]。由此可见，从口腔单一部位采集标本，容易导致假阴性，重复或扩大取样可能提高检出率，并能全面反映 *H. pylori* 在口腔中的存在状况[6,32]。

H. pylori 生长需要微需氧环境，适于龈下生长。然而许多研究者忽视菌斑微生物的特殊性，未

注意区分龈上和龈下菌斑。不同的取样方法（如纸捻法和刮匙法）所采集的龈下菌斑存在质的区别。胃内 *H. pylori* 通过黏附而定植于胃黏膜上皮表面，在牙周袋内是否也如此呢？Asikainen[105]认为纸捻法取样尽管比刮匙法创伤小，但假如牙周袋内仅有少量的 *H. pylori* 而且黏附于袋内上皮，用纸捻法取样可能直接影响 *H. pylori* 的检出。

2. *H. pylori* 感染的地理分布和宿主反应　从 *H. pylori* 感染的全球分布看，发展中国家的 *H. pylori* 感染率高于发达国家[52]。即使在发达国家的内部，不同民族也有不同的 *H. pylori* 感染率[7,53]。在澳大利亚，埃塞俄比亚和中国移民的 *H. pylori* 感染率分别为 43% 和 60%，而澳洲原住民仅为 0.5%[54]。Chow 等人[55]进行的一项调查表明，在墨尔本 328 名中国移民中，*H. pylori* 血清阳性率与使用筷子之间有显著相关关系（男性 $P < 0.047$；女性 $P < 0.002$），说明 *H. pylori* 可能通过口 - 口传播。人群 *H. pylori* 感染率与种族、饮食习惯、教育、社会经济状况、居住条件、地域等的差异有关[7]。不容否认，这些差异也可能导致不同国家和人群口腔中 *H. pylori* 的检测结果不同。

二、口腔中幽门螺杆菌的定植

随着 *H. pylori* 在菌斑、唾液和口腔黏膜中的检测，*H. pylori* 如何在口腔内定植成为新的研究热点。细菌间的共聚性被认为是多种细菌在口腔中定居的重要因素。Ishihara 等[28]用 4 株从胃内分离的 *H. pylori* 临床株作为研究对象，发现 *H. pylori* 菌株与口腔其他细菌相比有较低的疏水性，而且 *H. pylori* 只与具核梭杆菌和牙龈卟啉菌发生共聚，大多数口腔细菌如唾液链球菌、中间普氏菌等均抑制 *H. pylori* 的生长。这些抑制 *H. pylori* 生长的口腔细菌能产生多种具有广泛抑制活性的因子，如溶菌素能对抗和杀灭新定植的细菌如 *H. pylori*。作者推测口腔中的 *H. pylori* 有可能在这些抑制因子作用下转变为球形，细菌培养难以检出。Andersen 等[29]检测 ATCC43504 和 ATCC43629 两株 *H. pylori* 与 16 个种属共计 75 株口腔细菌的共聚能力，发现梭杆菌属的 4 株菌与其有共聚性。还发现梭杆菌表面有一种黏附因子，*H. pylori* 则有相应的受体。无论在健康还是牙周炎部位，梭杆菌是口腔菌斑中分离最多的 G^- 菌[56]。有研究表明梭杆菌能与多种口腔细菌发生共聚作用[57,58]。*H. pylori* 选择与梭杆菌共聚，使得 *H. pylori* 基于梭杆菌的共聚网络而与其他细菌发生黏附并定植于口腔。由于口腔内的微生物多达 300 余种[56]，*H. pylori* 的生存及定植机制必然较为复杂，*H. pylori* 与其他细菌的关系有待更进一步的了解。

三、口腔在幽门螺杆菌感染中的作用

（一）口腔与胃内幽门螺杆菌的关系

人是 *H. pylori* 的主要贮存地，人 - 人传播是主要的传播方式，但确切的传播途径尚未知晓。已有的资料表明，口腔 *H. pylori* 感染与胃 *H. pylori* 感染之间存在一定的相关关系[24,38,41,50,59,60]。杨海涛等[11]应用巢式 PCR（N - PCR）方法检测 21 例 *H. pylori* 相关胃病患者的菌斑，8 例（38.8%）菌斑 *H. pylori* 阳性，而 8 例胃内 *H. pylori* 阴性病人的菌斑中未发现 *H. pylori*。Banatvala 的研究表明[24]胃 *H. pylori* 阳性患者的菌斑 *H. pylori* 检出率为 63%（34/54）。Kopaanski 等报道[60]，260 例 *H. pylori* 相关胃病病人口腔 *H. pylori* 的感染率为 84%。然而 Bernander[25]等研究显示施行胃镜检查的 94 例患者，有 52 例胃黏膜标本细菌培养阳性，但口腔未检出一例。

随着分子生物学技术的发展和对 *H. pylori* 基因结构的认识，分析 *H. pylori* 的基因型有助于研究口腔和胃内 *H. pylori* 的关系。Shames[61]最早用限制性内切酶法对同一患者的 8 株胃内和 8 株菌斑 *H. pylori* 作了 DNA 指纹分析。结果显示，同一患者的牙菌斑中有三种菌株，而胃黏膜中只有一种菌株。用限制性内切酶 DNA 指纹分析难以区分胃内菌株和菌斑中的一种菌株，推测两部位感染的是同一菌株。国内张颖等人[62]以种族特异性抗原基因为引物，从 26 例病人胃黏膜和唾液中均检出 *H. pylori*，进一步 SSCP 分析发现，25 例患者各自的胃黏膜与唾液 *H. pylori* 的 PCR - SSCP 带型基本一致。最近 Oshowo[63]用 PCR 技术结合限制性内切酶分析比较了 15 例胃黏膜和菌斑中的 *H. pylori*，发现13例两部位菌株具有相同的酶切图谱，而其中4例菌斑、胃黏膜、十二指肠三处的菌株酶切图谱均一样。笔者通过研究4例来自同一家庭胃炎患者的口腔和胃内 H. pylori 菌株的基因型，试图了解口腔和胃内菌株的同源性，20份 H. pylori 阳性的口腔和胃黏膜标本经 PCR - SSCP 技术分析，结果发现3例患者胃黏膜 H. pylori 的 SSCP 带型与相应口腔内的一种 H. pylori 带型相同。这一结果提示，3例病人口腔与胃感染了同一菌株。基因型的分析进一步说明口腔 H. pylori 可能是胃部 H. pylori 感染重要来源，口腔是人体内除胃以外的又一聚集地。

胃内 H. pylori 根除治疗后的复发与口腔 H. pylori 有关。Xia 等[10]报告，在5例 H. pylori 感染复发的病人中，用随机引物 PCR（Ap - PCR）方法分析不能区分治疗前后分离的 H. pylori，这表明 H. pylori 的复发感染很可能由同一菌株的再感染引起的。Desai 等[9]在尿素酶试验中发现，经过两周的三联药物治疗（铋剂，替硝唑，阿莫西林）后，24例病人胃黏膜中 H. pylori 均被清除，但全部病人的牙菌斑中 H. pylori 仍存在。杨海涛等[11]研究发现2例治疗后胃黏膜 H. pylori 转为阴性的病人，其菌斑中 H. pylori 仍为阳性。这些观察提示，口腔可能是 H. pylori 的长期聚集地。在经系统治疗成功地根除胃内 H. pylori 后，口腔 H. pylori 很可能是胃部再感染的一个潜在来源。而口腔与胃内 H. pylori 菌株的基因型比较进一步支持了以上的推测[19,38,62,63,64,65]。

（二）幽门螺杆菌口 - 口传播的证据

迄今为止，大多数的研究认为，H. pylori 感染的传播途径可能为口 - 口，粪 - 口或是接触共同的传染源。虽然已通过细菌培养和 PCR 方法从粪便和饮用水中检测出 H. pylori[67,68,69,70,71]，并且也从动物猫体内分离出 H. pylori[66,72]，但目前还未了解 H. pylori 确切的环境来源。尽管可能存在粪 - 口和猫 - 人传播的途径[67,70,72,73]，但更多的证据支持 H. pylori 的口 - 口传播途径。

1. 家庭研究 Malaty 等[74]对41个家庭（151个健康个体）进行了研究。每个家庭均选择父母之一作为受试者，通过 UBT 和 ELISA 检测发现，H. pylori 感染者的配偶中68%也感染了 H. pylori，而 H. pylori 阴性者的配偶中只有9%为 H. pylori 阳性。H. pylori 感染者的子女也较未感染 H. pylori 者的子女更有可能感染 H. pylori，其感染率分别为40%和3%。Drumn 等[75]发现，在34对其子女有 H. pylori 感染的夫妇中，25对体内有 H. pylori 抗体（73.5%），而在33对其子女无 H. pylori 感染的夫妇中，仅8对夫妇有 H. pylori 抗体（24.2%）。在22个有 H. pylori 感染的同胞兄弟姐妹中，18人有特异性抗体，而作为对照的37人中仅5人有此抗体。Parente 等[76]的一项研究报道，与年龄、性别、出身和社会经济状况等因素相当的对照组相比，十二指肠溃疡病人配偶的血清 H. pylori 抗体阳性率显著增高，患消化性溃疡的危险性也随之增加。国内潘剀枫等[77]研究表明，父母双方或一方 H. pylori 感染阳性的子女 H. pylori 感染率（85%）明显高于父母 H. pylori 感染均为阴性者（22%）。相反，Alfonso 等人[78]却发现，父母患十二指肠溃疡患者的家庭和对照组之间血清学检测 H. pylori 感染无显著差异。还有报道称，尽管母亲中 H. pylori 的感染率很高，而新生儿和幼儿中的感染却不常见[79~81]。

对从家庭成员中分离的 H. pylori 进行 DNA 指纹分析显示出口腔在 H. pylori 传播中的作用。通过 DNA 基因分型的方法，Bamford 等人[82]认为，在3/4的家庭中至少有1~5个家庭成员携带相同或相近的菌株。应用随机引物 PCR（AP - PCR）指纹分析法，Van der Ende 等[83]发现，在一个有消化性溃疡病史的家庭中，RAPD 分析显示其8个 H. pylori 感染家庭成员携带的菌株是近似的。其他一些研究小组也报道了相似的结果[84~86]。在 Georgopoulos 等人最近的研究中[87]，在54例 H. pylori 阳性的病人中42人的配偶（78%）也是阳性。与之相比，10例 H. pylori 阴性的病人中只有2人的配偶为阳性。18例病人及其配偶的 H. pylori 菌株的核糖型显示，有8对夫妇（44%）感染的是同一菌株。特别令人感兴趣的是，从1例复发病人中分离的 H. pylori 菌株的核糖型与其健康配偶的菌株相同。另一研究小组也有同样报道[88]：两例病人在成功的 H. pylori 根除治疗后又感染了其健康配偶携带的菌株。虽然一些研究人员[89,90]报道，在家庭成员间感染的是不同的 H. pylori 菌株，但另外的可能是这些菌株仅仅是同一菌株的不同亚群而已[91]。由于一个人可以感染多株 H. pylori，对

从不同病人分离的 *H. pylori* 进行基因型比较时，需要从最初的培养板中取多个克隆进行分析[83]。一些相反的报道则认为，一个病人仅能感染单株 *H. pylori*[92,93]。

2. 特定人群研究　Lambert 等[94]研究表明，与普通人群相比，特定人群中 *H. pylori* 抗体明显增高。Perez - Perez 等[95]在曼谷一个流行肠道感染的孤儿院中发现，74% 的 1～4 岁的儿童血清呈阳性。通过对一个收容智力低下者的机构的调查，Vincent 等[96]报道，117 名儿童的感染率（组织学和/或微生物学检测证实）为 35%（45/117），而在这个机构的 5 个部门中其中 1 个部门的感染率高达 67%。进一步通过限制性内切酶分析 *H. pylori* 菌株的 DNA 类型，共发现 22 种不同菌株，至少有一个以上的儿童感染了其中的 5 种菌株，在 7 名感染了同一菌株的儿童中，5 人生活于同一部门。

3. 医护人员研究　医护人员是否更易感染 *H. pylori*？Wilhoite 等[97]研究了无症状护理人员 *H. pylori* 抗体阳性率，并同年龄和性别均与之相近的志愿供血者比较。结果显示，158 名护士中 62 人（39%）*H. pylori* 抗体阳性，对照组 441 份血标本中 114 例为阳性（26%）；在青年组中（20～34 岁），51 名护士中 13 人（25%）为阳性，对照组中年龄相当的 143 人中 19 人（13%）为阳性；中年组中（35～49 岁），两组的 *H. pylori* 阳性率分别为 39%（32/83）和 26%（43/167）；老年组（>50 岁）则分别为 71%（17/24）和 40%（52/131）；86 名有 1～15 年护理从业史的护士中 23 人（27%）为 *H. pylori* 抗体阳性，而工作超过 15 年的 72 名护士中 40 人（56%）为阳性。该项研究表明，护士中 *H. pylori* 抗体阳性率显著高于志愿供血者。*H. pylori* 抗体阳性率增高与较长期的职业接触有关。Mitchell 等人[98]的一项近似研究显示，与年龄相当的对照组相比，胃肠病专家中有较高的 *H. pylori* 感染率（52% vs 21%，*P* < 0.01）。奇怪的是，对经常接触患者唾液的牙科从业人员的一些调查表明[99,100,101]，用 ELISA 检测牙医血清和唾液中抗 *H. pylori* 的 IgG 抗体，却未发现牙医的 *H. pylori* 感染率比对照人群更高，牙医似乎不是 *H. pylori* 感染的高危人群。

4. 其他研究　Chow 等人[102]进行的一项研究发现，在墨尔本 328 名中国移民中，较高的 *H. pylori* 血清阳性率与使用筷子之间显著相关（*P* < 0.047 男性，*P* < 0.002 女性）。这一研究结果有力支持了 *H. pylori* 口－口传播途径的推论。另外，Figura[103]曾经报道，一位医生在给意识丧失的一位邻居进行口对口抢救，当时病人呼吸停止，口腔内充满呕吐物。医生在 2 个月之后出现了腹部症状，该事件以前医生血清的 Western blot 结果显示 CagA 基因阴性。而事件发生后，重复的 Western blot 则显示医生和邻居血清抗 CagA 抗体均阳性。来自非洲的一项研究[104]则显示儿童 *H. pylori* 感染与母亲喂食时咀嚼有关，母亲唾液中携带的 *H. pylori* 可能通过喂食传染给婴儿。

四、幽门螺杆菌与口腔疾病的关系

Asikainen 等[105]采集 336 例牙周炎病人的 1000 余个龈下菌斑，用 PCR 方法检测，未检出 *H. pylori*。Nguyen 等[41]分析菌斑 *H. pylori* 与口腔局部因素、个人习惯的相关关系，发现牙科就诊的频率、口腔内菌斑堆积、牙龈炎症水平、菌斑（龈上和龈下，前牙和后牙）等不能预测菌斑中 *H. pylori* 的存在。胡文杰等[106]首次报告牙周病和胃炎患者菌斑中 *H. pylori* 的存在与牙周袋的深度及炎症状况有关，龈下菌斑 *H. pylori* 的检出率高于龈上菌斑，并提出多取样有可能提高 *H. pylori* 的检出率。Riggio 等[114]利用 16sRNA 基因引物检测取自 29 个牙周炎患者的 73 份龈下菌斑中的 *H. pylori*，有 24 份标本（33%）*H. pylori* 阳性。但 *H. pylori* 与牙周疾病发生、发展的确切关系尚待进一步研究。

H. pylori 与口腔黏膜病的关系也引起人们关注。Leimola - Virtanen[107]用 Gimesa 染色和原位杂交法检测了 29 例患者的口腔溃疡的活检标本，发现 6 例 *H. pylori* 阳性，用原位杂交进一步证实了这一结果。最近 Mravak - Stipetic 等[108]选择 161 例复发性口腔溃疡、口腔扁平苔癣、良性游走性舌炎等不同口腔黏膜病患者，分别从口腔内的 7 个不同部位取材，用敏感性和特异性较高的巢式 PCR 方法进行检测，检出率为 13.4%（21/161），相关分析表明 *H. pylori* 检出与年龄，不同黏膜病损及

取材部位是否有溃疡并无关系。作者认为口腔中的 *H. pylori* 可能为非致病菌，与常见的口腔黏膜病致病过程无关。Porter 等[109] 检测复发性阿弗他口炎和其他黏膜病损患者及健康者的血清抗 *H. pylori* IgG 抗体，未见明显差异。国内许国祺等[110] 用 PCR 方法从 16 例口腔扁平苔藓黏膜活检块中检出 *H. pylori*，联合用药后病情好转，因而认为 *H. pylori* 可能是口腔扁平苔藓（LP）的直接致病菌。由于 *H. pylori* 与口腔黏膜病的研究较少，两者间的相互关系尚难确定，有待更深入的研究。

　　H. pylori 通过损伤胃黏膜屏障引起消化道溃疡、胃癌等，有学者[115] 认为消化系统是口腔黏膜的延续，口腔内的 *H. pylori* 是否可能造成口腔黏膜的损伤，并与其他致癌因子协同作用引起头颈部肿瘤。通过检测了头颈部肿瘤患者血清抗幽门螺杆菌抗体，结果发现与健康人群无显著差异。

五、口腔幽门螺杆菌研究的新进展

（一）幽门螺杆菌在口腔中的特征性分布

　　口腔作为一个复杂的微生态环境，其内部有不同的生态小环境，根据固有菌丛的分布及生理学和形态学的不同可将口腔分为包括：颊上皮、舌背、龈上牙菌斑和龈下牙菌斑 4 个主要生态系。近年来，基于口腔复杂微生态环境的考虑，胡文杰等研究者[116] 从 32 例慢性胃炎患者口腔内各部位采集共计 512 份标本（每名患者 16 份标本），包括不同区段牙齿的龈上、龈下牙菌斑和颊黏膜、舌背黏膜、腭黏膜菌斑及含漱液，通过敏感性和特异性较高的双引物（*H. pylori* 特异尿素酶 *C* 基因和 *cagA* 基因）PCR 检测，结果发现有 29 例（90.6%）患者的口腔内牙菌斑、含漱液、舌背黏膜、颊黏膜及腭黏膜菌斑至少一处检测出 *H. pylori*；其中 28 例（87.5%）从胃和口腔内同时检出 *H. pylori*。与研究者的早期研究结果基本一致[111]，也与以往发展中国家的研究结果相似[13;59]。该研究显示出口腔 *H. pylori* 检出率较高，除研究人群的原因（在中国，*H. pylori* 的感染率达到 60% 以上）外，与同一口腔多部位采集标本有关。而来自德国的一项研究[113] 中，song 等从患者口腔中 3~4 个部位采集标本，首次在发达国家获得了较高的口腔 *H. pylori* 检出率，他们从 97%（41/42）的胃镜检查患者口腔中检出了 *H. pylori*，song 的研究同样表明，从口腔多部位采集标本并运用敏感性和特异性较高的 PCR 技术，有可能反映口腔 *H. pylori* 的真实状况。

表 47-2　胃黏膜和口腔各部位 *H. pylori* 的检出情况（*n* = 32）

胃组织块	牙菌斑	含漱液	舌背黏膜	颊黏膜	腭黏膜	合计（病例数）
+	+	-	-	-	-	8
+	+	+	+	+	-	6
+	+	+	-	-	-	4
+	+	+	-	+	-	3
+	+	-	+	-	-	1
+	+	+	+	+	-	1
+	+	+	+	-	-	1
+	+	+	-	+	-	1
+	+	-	-	-	+	1
+	+	-	+	+	-	1
+	-	+	-	-	-	1
+	-	-	-	-	-	3
-	-	+	-	-	-	1

　　从胡文杰等研究结果[117] 看，牙菌斑无疑是口腔 *H. pylori* 最重要的聚集地之一（*H. pylori* 检出率达到 84.4%），且 *H. pylori* 在牙菌斑中呈现特殊的分布规律，即龈下菌斑中的 *H. pylori* 检出率高于龈上菌斑，并且磨牙部位的牙菌斑中 *H. pylori* 多于前牙部位的牙菌斑，而上下牙的检出率则无显

著差异。从理论上推测，龈下菌斑内氧化还原电势低，可以促进兼性厌氧菌的生长，而前牙较后牙区域更多的处于充足氧环境内，因此，后牙的龈下菌斑似乎更符合 *H. pylori* 理想的生长条件。近期Song 等[113]研究结果也显示，牙菌斑中 *H. pylori* 检出率自前牙 – 前磨牙 – 后磨牙区逐个增高，但该研究仅以龈上菌斑为研究对象，且样本量相对较少。基于这些研究结果，有充分理由认为，以往研究因缺乏对 *H. pylori* 在牙菌斑内的这种定植和分布规律的了解，可能导致牙菌斑标本采集的误差，从而最终导致研究结果不一致（表 47 – 3）。

表 47 – 3 牙菌斑中的 *H. pylori* 分布状况

	检测标本数	*H. pylori* 阳性标本数	*H. pylori* 阳性率
牙位			
前牙	128	28	21.9%
后牙	256	85	33.2% *
上牙	192	56	29.2%
下牙	192	57	29.7%#
部位			
龈上菌斑	192	42	21.9%
龈下菌斑	192	71	37.0% MYM

＊：后牙菌斑中 *H. pylori* 阳性率显著高于前牙，*P* < 0.01

#：上牙与下牙菌斑中 *H. pylori* 阳性率无显著差异，*P* > 0.05

MYM：龈下菌斑中 *H. pylori* 阳性率显著高于龈上菌斑，*P* < 0.01

　　另外，牙菌斑中 *H. pylori* 的存在也与牙周状况存在一定关系，受检者的多个存在炎症和中等深度的牙周袋中 *H. pylori* 的阳性率较高。结合以往的系列研究[106,118]，可以推测，受检者的口腔卫生状况、卫生习惯和罹患牙周炎与否（或程度不同）也是影响口腔 *H. pylori* 定植的原因之一。

　　唾液中的 *H. pylori* 研究是以往口腔 *H. pylori* 研究的另一个重点，胡等研究发现，有 56.2% 的病人口腔含漱液检出 *H. pylori*，结果与 Li、song 等[113,39]报告结果类似，Li[39]用 EHC – U/EHC – L 引物，从 59% 的病人唾液中检出 *H. pylori* 的 DNA，而且他还发现胃内 *H. pylori* 感染者唾液中 *H. pylori* 的检出率高于胃内无 *H. pylori* 感染者。有关唾液/口腔含漱液内 *H. pylori* 的来源，有几种可能：一种可能来自胃内返流，一种则是口腔内业已存在的 *H. pylori*，或者兼而有之。唾液中 *H. pylori* 的存在至少提示了一种潜在的证据，即 *H. pylori* 的传播方式可能是人 – 人传播，而具体途径则可能为口腔 – 口腔。Yiang 等[119]早在 1998 年报告，通过高敏感性和特异性的 nest ~ PCR 技术，5 名胃内无 *H. pylori* 感染者的唾液中全部检出了 *H. pylori*。这一事实显示口腔作为人体内除胃以外 *H. pylori* 的另一个聚集地，又具有一定的独立性。胡等研究[116]还从舌背黏膜、颊黏膜和上腭黏膜表面菌斑中检测出 *H. pylori*，似乎显示出 *H. pylori* 的散在分布特点，这些 *H. pylori* 更多可能来自唾液的播撒，因为从理论上推测，这些部位的生理生化特点不适合 *H. pylori* 生长。

　　（二）口腔幽门螺杆菌对胃内幽门螺杆菌根除率的影响

　　口腔作为 *H. pylori* 在人体的另一个储存地的假说已逐步得到证实。近年来，侯海玲等[120]从口腔 *H. pylori* 与胃 *H. pylori* 根除率的影响方面做了进一步的探索。该研究选择 102 例有上腹部症状、并经全口牙周检查有不同程度牙周炎的患者进行胃镜检查，运用 PCR 方法对每例患者的口腔标本进行 *H. pylori* 检测。结果 58 例胃 *H. pylori* 感染患者中菌斑或含漱液至少 1 项 *H. pylori* 阳性者共 25例，占胃 *H. pylori* 阳性者的 43.1%，而 44 例胃 *H. pylori* 阴性患者中菌斑或含漱液至少 1 项 *H. pylori* 阳性者共 10 例，占胃 *H. pylori* 阴性者的 22.7%，显著低于胃 *H. pylori* 阳性患者的口腔 *H. pylori* 感染率。针对胃 *H. pylori* 感染的 58 例患者经药物三联疗法治疗 4 周后进一步接受胃和口腔 *H. pylori* 的检测，治疗前胃和口腔均为 *H. pylori* 阳性的患者，其胃 *H. pylori* 根除率为 64.0%，低于口腔 *H. pylori*

阴性患者（72.7%）。用药一年后的胃 *H. pylori* 根除率则显著低于口腔 *H. pylori* 阴性组。这一研究说明口腔 *H. pylori* 的存在影响胃病患者胃内 *H. pylori* 的根除。而药物治疗不能根除口腔 *H. pylori* 的原因可能是由于口腔菌斑微生物具有独特的"生物膜"结构，*H. pylori* 借此暂时逃避药物的杀灭。

是否同时进行口腔内的机械治疗可以杀灭口腔 *H. pylori*，同时提高胃内 *H. pylori* 的根除率？侯海玲等[118]的研究显示，针对部分胃病合并牙周炎的患者，在三联治疗同时进行牙周基础治疗，结果发现患者经过牙周治疗后不仅牙周各项临床指标较治疗前显著下降，而且三联治疗后 4 周的 *H. pylori* 根除率高于未作牙周治疗组（80% vs 69.7%），治疗后 1 年牙周治疗组的胃内 *H. pylori* 根除率更是显著高于未作牙周治疗组（63.6% vs 34.5%）。通过牙周基础治疗去除龈上和龈下菌斑，有效去除了口腔内的 *H. pylori*，也提高了胃内 *H. pylori* 的根除率或者说降低了 *H. pylori* 的再感染率或复发率。

六、小　结

迄今为止，用于检测口腔中 *H. pylori* 的主要方法包括尿素酶实验、细菌培养和 PCR 检测等。以尿素酶实验为基础的研究结果尚存疑问，采用细菌培养检出率很低，PCR 检测已成为口腔中 *H. pylori* 的主要研究手段。尽管对口腔中 *H. pylori* 进行了大量研究，结果存在争议。由于口腔既是消化系统的一部分，又是人体内独特的微生态环境。即便是口腔内的不同部位也各具不同的生态小环境，如牙周袋内氧化还原电势较低，利于兼性厌氧菌的生长，可能是 *H. pylori* 理想的生长环境。以往有限的研究因病例数量、取样方法、取样部位和检测方法的差异而有不同的研究结果，口腔内 *H. pylori* 分布规律的探索以及 *H. pylori* 与口腔内其他细菌的共聚研究有助于回答口腔中 *H. pylori* 是暂驻菌还是常驻菌。口腔中 *H. pylori* 的检出及与胃内 *H. pylori* 基因型的比较提示口腔 *H. pylori* 和胃内 *H. pylori* 感染有关，口腔可能是 *H. pylori* 在人体内的一个重要储存地。*H. pylori* 因具有家庭聚集现象，强烈提示可能是通过口－口方式传播。一些患者经药物治疗根除胃内 *H. pylori* 后，口腔内依然存在 *H. pylori*，可能意味着宿主具有再感染和溃疡复发的潜在危险。以牙菌斑作为始动因素的牙周炎在我国成人中的患病率达到 90% 以上，若能对胃内 *H. pylori* 感染同时伴有牙周炎的患者进行药物治疗的同时配合牙周治疗，有望降低 *H. pylori* 的再感染率和复发率。

开发高敏感性和特异性的方法，从不同人群治疗前后的口腔微生态及胃内进行规范化的标本采集和检测，进一步阐明口腔中 *H. pylori* 的分布状况、分析口腔与胃内 *H. pylori* 菌株基因型的异同、特别是对大样本量病例追踪治疗后的动态变化特点，对于明确口腔作为 *H. pylori* 感染的传染源及传播途径中的作用，制定预防和治疗 *H. pylori* 感染的战略具有重要意义。

参考文献

1　Garham DY, Malaty HM, Evans DG, et al. Epidemiology of *Helicobacter pylori* in an asymptomatic population in the United Status. Gastroenterology, 1991, 100: 1495

2　Holcombe C, Omotara BA, Eldridge J, et al. *H. pylori*, the most common bacterial infection in Africa: a random serological study. Am J Gastroenterol, 1992, 87: 28

3　Tursi A, Cammarota G, Papa A, et al. The modes of transmission of *Helicobacter pylori* infection. Recent Prog Med, 1997, 88 (5): 232~236

4　Krajden S, Fuksa M, Anderson J, et al. Examination of human stomach biopsies, saliva, and dental plaque for Campylobacter pylori. J Clin Microbial, 1989, 31: 1397~1398

5　Shankaran K, Desai HG. *Helicobacter pylori* in dental plaque. J Clin Gastroenterol, 1995, 21: 82~84

6　Nguyen AM, El-Zaatari FA, Graham DY. *Helicobacter pylori* in the oral cavity. A critical review of the literature. Oral Surg Oral Med Oral Pathol Oral Radiol Endod, 1995, 79: 705~709

7　Feldman A, Eccersley A P, Hardie J M. Epidemiology of *Helicobacter pylori*: acquisition, transmission, population prevalence and disease – to – infection ratio. British Medical Bulletin, 1998, 54 (1): 39 ~ 53

8　Cave DFR. How is *Helicobacter pylori* Transmitted? Gastroenterology, 1997, 113: S9 ~ S14

9　Desai HG, Gill HH, Shankaran K, et al. Dental plaque: A permanent reservoir of *Helicobacter pylori*? Scand J Gastro-enterol, 1991, 26: 1205 ~ 1208.

10　Xia HX, Windle HJ, Marshall DG, et al. Recrudescence of *Helicobacter pylori* after apparently successful eradication: Novel application of randomly amplified polymorphic DNA fingerprinting. Gut, 1995, 37: 30 ~ 34

11　杨海涛, 周殿元, 张玉珍, 等. 用巢式聚合酶链反应在牙斑中检出幽门螺杆菌. 中华医学杂志, 1993, 73 (12): 750 ~ 753

12　Marshall BJ, Warren JR, Francis GJ, et al. Rapid urease test in the management of Campylobacter pyloridis – associ-ated gastritis. Am J Gastroenterol, 1987, 82: 200 ~ 210

13　Majmudar P, Shah SM, Dhunjibhoy KR, et al. Incidence of *Helicobacter pylori* in dental plaques in healthy volun-teers. Indian J Gastroenterol, 1990, 9: 271 ~ 272

14　宋群生, 郑芝田, 于红, 等. 口腔牙菌斑中的幽门螺杆菌. 中华内科杂志, 1994, 33 (7): 459 ~ 461

15　杨宗萍, 张美华, 于红, 等. 牙菌斑和胃窦黏膜脲酶试验的对比研究. 现代口腔医学杂志, 1996, 10 (3): 133 ~ 135

16　Lambert I, Clyne M, Drumm B. *H. pylori* in dental plaques. Lancet, 1993, 341: 956 ~ 957.

17　Vaira D, Holton J, cairns S, et al. Urease tests for *campylobacter pylori*: care in interpretation. J Clin Pathol, 1988, 41: 812

18　Namavar F, Roosendaal R, Kuipers EJ, et al. Presence of *Helicobacter pylori* in the oral cavity, oesophagus, stomach and feces of patients with gastritis. Eur J Clin Microbiol Infect Dis, 1995, 14: 234 ~ 237

19　Ferguson DA, Li C, Patel NR, et al. Isolation of *Helicobacter pylori* from saliva. J Clin Microbiol, 1993, 31: 2802 ~ 2804

20　D' Alessandro A, Seri S. Comparison of three different methods for evaluation of *Helicobacter pylori* in human dental plaque. Boll Soc Ital Biol Sper, 1992, 68: 769 ~ 773

21　Cheng LHH, Webberley M, Evans M. et al. *Helicobacter pylori* in dental plaque and gastric mucosa. Oral Surg Oral Med Oral Pathol Oral Radiol Endod, 1996, 81: 421 ~ 423

22　Banatvala N, Lopea CR, Owen R, et al. *Helicobacter pylori* in dental plaque. Lancet, 1993: 341: 380

23　Oshowo A, Gillam D, Botha A, et al. *Helicobacter pylori*: The Mouth, Stomach, and Gut Axis. Annal of Periodon-tology, 1998, 3 (1): 276 ~ 280

24　Banatvala N, Lopez CR, Owen RJ, et al. Use of the polymerase chain reaction to detect *Helicobacter pylori* in the dent-al plaque of healthy and symptomatic individuals. Microb Ecol Health Dis, 1994, 7: 1 ~ 8

25　Bernander S, Dalen J, Gastrin B, et al. Absence of *Helicobacter pylori* in dental plaques in *Helicobacter pylori* positive dyspeptic patients. Eur J Clin Microbiol Infect Dis, 1993, 12: 282 ~ 285

26　Bickley J, Owen RJ, Fraser AG, et al. Evaluation of the polymerase chain reaction for detecting the urease C gene of *Helicobacter pylori* in gastric biopsy samples and dental plaque. J Med Microbiol, 1993, 39: 338 ~ 344

27　Hardo PG, Tugnait A, Hassan F, et al. *Helicobacter pylori* infection and dental care. Gut, 1995, 37: 44 ~ 46

28　Ishihara – K, Miura – T, Kimizuka – R, et al. Oral bacteria inhibit *Helicobacter pylori* growth FEMS – Microbiol – Lett, 1997, 152 (2): 355 ~ 361

29　Andersen – RN, Ganeshkumar – N, Kolenbrander – PE. *Helicobacter pylori* adheres selectively to Fusobacterium spp. Oral – Microbiol – Immunol, 1998, 13 (1): 51 ~ 54

30　Jones D, curry A. The genesis of coccal forms of *Helicobacter pylori* in *Helicobacter pylori* – gastritis and peptic ulcer. In: Malfertheiner P, Dischuneit H, eds. *Helicobacter pylori*, gastrtis and peptic ulcer. Berlin: Springer – Verlag, 1990: 29 ~ 37

31　Madinier IM, Fosse TM, Monteil RA, et al. Oral carriage of *Helicobacter pylori*: a review. J Periodontol, 1997, 68: 2 ~ 6

32　Thomas E, Jiang C, Chi DS, et al. The role of the oral cavity in *Helicobacter pylori* infection. Am J Gastroenterol, 1997, 92 (12): 2148 ~ 2154

33 Ho SA, Hoyle JA, Lewis FA, et al. Direct polymerase chain reaction test for the detection of *Helicobacter pylori* in humans and animals. J Clin Microbiol, 1991, 29: 2543~2549

34 Hoshina S, Kahn Sm, Jiang W, et al. Direct detection and amplification of *Helicobacter pylori* ribosomal 16S gene segments from gastric endoscopic biopcies. Diagn Microbiol Infect Dis, 1990, 13: 473~479

35 Engstrand L, Nguyen AM, Graham Dy, et al. Reverse transcription and polymerase chain reaction amplification of rRNA for the detetion of Helicobacter sp. J Clin Microbiol, 1992, 30: 2295~2301

36 Valentine JL, Arthur RR, Mobley HL, et al. Detection of *Helicobacter pylori* by using the polymerase chain reaction. J Clin Microbiol, 1991, 29: 689~695

37 Birac C, Tall F, Albenque M, et al. PCR to detect *Helicobacter pylori* in the mouth (abstract). Ir J Med Sci, 1992, 161 (suppl): 28

38 Olsson K, Wadstrom T, Tyszkiewicz TH. pylori in dental plaques. Lancet, 1993, 341: 956~957

39 Li C, Musich PR, Ha T, et al. High prevalence of *Helicobacter pylori* in saliva demonstrated by a novel PCR assay. J Clin Pathol, 1995, 48: 662~666

40 宋敏, 李进, 马维芳, 等. 用巢式聚合酶链反应在唾液中检出幽门螺杆菌. 中华流行病学杂志, 1993, 14 (4): 237~240

41 Nguyen AM, Engstrand L, Genta RM, et al. Detection of Helicobacter in dental plaque by reverse transcription - polymerase chain reaction. J Clin Microbiol, 1993, 31: 783~787

42 Watanabe N, Shimada T, Ohtsuka Y, et al. Detection of vacA gene of H. *pylori* in saliva by immunomagnetic separation and PCR method in Japanese patients. Gastroenterology, 1996, 110: A291

43 Wahlfors J, Meurman JH, Toskala J, et al. Development of rapid PCR method for identification of *Helicobacter pylori* in dental plaque and gastric biopsy specimens. Eur J Clin Microbiol Infect Dis, 1995, 14: 780~786

44 Cammarota G, Tursi A, Montalto M, et al. Role of dental piaque in the transmission of *Helicobacter pylori* infection. J Clin Gastroenterol, 1996, 22: 174~177

45 Mapstone NP, Lewis FA, Tomkins DA, et al. PCR identification of *Helicobacter pylori* in feces from gastritis patients. Lancet, 1993, 341: 447

46 Song Q, Haller B, Schmid RM, et al. *Helicobacter pylori* in dental plaque: a comparison of diffirent PCR primer sets. Dig Dis, 1999, 44 (3): 479~484

47 Li C, Ferguson DA Jr, Ha T, et al. A highly specific and sensitive DNA probe derived from chromosomal DNA of *Helicobacter pylori* is useful for typing H. Pylori isolates. J Clin Microbiol, 1993, 31: 2157~2162

48 Li C, Ha T, Ferguson DA Jr, et al. A newly developed PCR assay of H. Pylori in gastric biopsy. saliva and feces: Evidence of high prevalence of H. *pylori* in saliva supports oral transmission. Dig Dis Sci, 1996, 41: 2142~2149

49 Romero - Lopez C, Owen RJ, Banatvala N, et al. Comparison of urease gene primer sequences for PCR - based amplification assays in identifying the gastric pathogen *Helicobacter pylori*. Mol Cell Probes, 1993, 7: 439~446

50 Mapstone NP, Lynch DA, Lewis FA, et al. Identification of *Helicobacter pylori* DNA in the mouths and stomachs of patients with gastritis using PCR. J Clin Pathol, 1993, 46: 540~543

51 Kamat AH, Mehta PR, Natu AA, et al. Dental plaque: an unlikely reservoir of *Helicobacter pylori*. Indian J Gastroenterol, 1998, 17 (4): 138~140

52 Banatvala N, Clements L, Abdi Y, et al. Migration and *Helicobacter pylori* seroprevalence: Bangladeshi migrants in the UK. J Infect, 1995, 31: 133~135

53 Li YY, Hu PJ, Du GG, et al. The prevalence of *Helicobacter pylori* infection in P. R China. Am J Gastroenterol, 1991, 86: 446~449

54 范学工, 夏华向. 幽门螺杆菌感染——基础与临床. 长沙: 湖南科技出版社, 1997

55 Chow TK, Lambert JR, Wahlqvist ML, et al. *Helicobacter pylori* in Melbourne Chinese immigrants: Evidence for oral - oral transmission via chopsticks. J Gastroenterol Hepatol, 1995, 10: 562~569

56 Moore WEC, Moore LVH. The bacteria of periodontal diseases. Periodontol, 2000, 5: 66~77

57 Kolenbrander PE, Andersen RN, Moore LVH. Coaggregation of Fusobacterium nucleatum, Sclenomonas flueggei. Sclenomonas infelix. Sclenomonas noxia and Sclenomonas sputigena with strains from 11 genera of oral bacteria. Infect

Immun, 1989, 57: 3194~3204

58 Kolenbrander PE, Parrish KD, Andersen RN, et al. Intergeneric coaggregation of oral Treponema ssp. With Fusobacterium spp and intrageneric coaggregation among fusobacterium spp. Infect Immun, 1995, 63: 4584~4588

59 Pytko-Polonczyk J, Konturek SJ, Karczewska E, et al. Oral cavity as permanent reservoir of *Helicobacter pylori* and potential source of reinfection. J Physiol Pharmacol, 1996, 47: 121~129

60 Kopaanski Z, Cienciala A, Banas J, et al. Coexistencce of infection of the oral cavity and stomach and duodenal mucosa with *Helicobacter pylori* in patients with ulcer and chronic gastritis. Wien-Klin Wochenschr, 1995, 107: 219~224

61 Shames B, Krajden S, Fuksa M. Evidence for the occurrence of the same strain of Campylobacter pylori in the stomach and dental plaque. J Clin Microbiol, 1989, 27: 2849~2850

62 张颖, 陆星华. 用 PCR-SSCP 技术检测并鉴定胃黏膜和唾液中的幽门螺杆菌. 中华内科杂志, 1997, 36 (7): 446~449

63 Oshowo A, Gillam D, Botha A, et al. *Helicobacter pylori*: The Mouth, Stomach, and Gut Axis. Annal of Periodontology, 1998, 3 (1): 276~280

64 Shames B, Krajden S, Fuksa M, et al. Evidence for the occurrence of the same strain of ampylobacter pylori in the stomach and dental plaque. J Clin Microbiol, 1989, 27: 2849~2850

65 Cellini L, Allocati N, Piattelli A, et al. Microbiological evidence of *Helicobacter pylori* from dental plaque in dyspeptic patients. Microbiologic, 1995, 18: 187~192

66 Fox JG, Perkins S, Yan L, et al. Local immune response in *Helicobacter pylori* – infected cats and identification of *H. pylori* in saliva, gastric fluid and faeces. Immunology, 1996, 88: 400~4006

67 Thoams JE, Gibson BR, Darboe MK, et al. Isolation of *Helicobacter pylori* from human faeces. Lancet, 1992, 340: 1194~1195

68 Kelly SM, Gibson GR. Detection of *H. pylori* in faecal samples from patients with dyspepsia. Gut, 1993, 34 (suppl 2): 573·

69 Mapstone NP, Lewis FA, Tompkins DS, et al. PCR identification of *Helicobacter pylori* in feces from gastritis patients. Lancet, 1993, 341: 447

70 Hulten K, Han SW, Enroth H, et al. *Helicobacter pylori* in the drinking water in Peru. Gastroenterology, 1996, 110: 1031~1035

71 Shahamat M, Mai U, Paszko-Kolva C, et al. Use of autoradiography to assess viability of *Helicobacter pylori* in water. Appl Environ Microbiol, 1993, 59: 1231~1235

72 Handt LK, Fox JO, Dewhirst FE, et al. *Helicobacter pylori* isolated from the domestic cat: Public health implications. Infect Immunol, 1994, 62: 2367~2374

73 Hammermeister I, Janus G, Schamarowski F, et al. Elevated risk of *Helicobacter pylori* infection in submarine crews. Eur J Clin Microbiol Infect Dis, 1992, 11: 9~14

74 Malaty HM, Graham DY, Klein PD, et al. Transmission of *Helicobacter pylori* infection: Studies in families of health individuals. Scand J Gastroenterol, 1991, 26: 927~932

75 Drumm B, Perez-Perez GI, Blaser MJ, et al. Intrafamilial clustering of *Helicobacter pylori* infection. N Engl J Med, 1990, 322: 359~363

76 Parente F, Maconi G, Sanglaetti O, et al. Prevalence of *Helicobacter pylori* infection and related gastroduodenal lesions in spouses of *Helicobacter pylori* – positive patients with duodenal ulcer. Gut, 1996, 39: 629~633

77 潘凯枫, 刘卫东, 马峻岭, 等. 胃癌高发区儿童幽门螺杆菌感染及传播途径. 华人消化杂志, 1998, 6 (1): 42~44

78 Alfonso V, Gonzalez-Granda D, Alonso C, et al. Do patients with duodenal ulcer transmit *Helicobacter pylori* to their relatives? Rev Esp Enferm Dig, 1995, 87: 109~113

79 Sarker SA, Rahman MM, Mahalanabis D, et al. Prevalence of *Helicobacter pylori* infection in infants and family contacts in a poor Bangladesh community. Dig Dis Sci, 1995, 40: 2669~2672

80 Blecker U, Lanciers S, Keppens E, et al. Evolution of *Helicobacter pylori* positivity in infants born from positive mothers. J Pediatr Gastroenterol Nutr, 1994, 19: 87~90

81　Guelrud M, Mujica C, Jaen D, et al. Prevalence of *Helicobacter pylori* in neonates and young infants undergoing ERCP for diagnosis of neonatal cholestasis. J Pediatr Gastroenterol Nutr, 1994, 18: 461~464

82　Bamford KB, Bickley J, Collins JS, et al. *Helicobacter pylori*: Comparison of DNA fingerprints provides evidence for intrafamilial infection. Gut, 1993, 34: 1348~1350

83　Van Der Ende A, Rauws EAJ, Feller M, et al. Heterogeneous *Helicobacter pylori* isolates from members of a family with a history of peptic ulcer disease. Gastroenterology, 1996, 111: 638~647

84　Tee W, Lambert J, Smalwood R, et al. Ribotyping of *Helicobacter pylori* isolates from clinical specimens. J Clin Microbiol, 1992, 30: 1562~1567

85　Rauws EAJ, Langenberg W, Oudbier J, et al. Familial clustering of peptic ulcer disease colonized with *C. pylori* of the same composition. Gastroenterology, 1989, 96: A409

86　Nwokolo CU, Bickley J, Attard AR, et al. Evidence of clonal variants of *H. pylori* in three genetations of a duodenal ulcer disease family. Gut, 1992, 33: 1323~1327

87　Georgopoulos SD, Mentis AF, Spiliadis CA, et al. *Helicobacter pylori* infection in spouse of patients with duodenal ulcers and comparison of ribosomal RNA gene patterns. Gut, 1996, 39: 634~638

88　Schutze K, Hentschel E, Dragosics B, et al. *Helicobacter pylori* reinfection with identical organisms: Transmission by the patients' spouses. Gut, 1995, 36: 831~833

89　Simor AE, Shames B, Drumm B, et al. Typing of *Campylobacter pylori* by bacterial DNA restriction endonuclease analysis and determination of plasmid profile. J Clin Microbiol, 1990, 28: 83~86

90　Majewski SIH, Goodwin CS. Restriction endonuclease analysis of the genome of *Campylobacter pylori* with a rapid extraction method: Evidence for considerable genomic variation. J Infect Dis, 1988, 157: 456~471

91　Owen RJ, Bidkley J, Hurtado A, et al. Comparison of PCR-based restriction length polymorphism analysis of urease genes with Rrna gene profiling for monitoring *Helicobacter pylori* infection in patients on triple therapy. J Clin Microbiol, 1994, 32: 1203~1210

92　Tonokatsu Y, Hayashi T, Fukuda Y, et al. A clinico-epidemological analysis of *Helicobacter pylori* (H. pylori) by Southern blotting with a urease gene probe. J Gastroenterol, 1994, 29: 120~124

93　Go MF, Chan KY, Versalovic J, et al. Cluster analysis of *Helicobacter pylori* genomic DNA fingerprints suggests gastroduodenal disease specific associations. Scand J Gastroenterol, 1995, 30: 640~646

94　Lambert JR, Lin SK, Sievert W, et al. High prevalence of *Helicobacter pylori* antibodies in an institutionalized population: evidences for person-to-person transmission. Am J Gastroenterol, 1995, 90: 2067~2071

95　Perez-perez GI, Taylor DN, Bodhidatta L, et al. Seroprevalence of *Helicobacter pylori* infection in Thailand. J Infect Dis, 1990, 161: 1237~1241

96　Vincent P, Gottrand F, Pernes P, et al. High prevalence of *Helicobacter pylori* infection in cohabiting children: Epidemiology of a cluster, with special emphasis on molecular typing. Gut, 1994, 35: 313~316

97　Wilhoite S, Ferguson DA, Soike DR, et al. Increased prevalence of *Helicobacter pylori* antibodies among nurses. Arch Intern Med, 1993, 153: 708~712

98　Mitchell HM, Lee A, Carrick J. Increased incidence of *Campylobacter pylori* infection in gastroenterologist: Further evidence support person-to person transmission of *C. pylori*. Scand J Gastroenterol, 1989, 24: 396~400

99　Luzza F, Maletta M, Imeneo M, et al. Evidence against an increased risk of *Helicobacter pylori* infection in dentists: A serological and salivary study. Eur J Gastroenterol Hepatol, 1995, 7: 773~776

100　Banatvala N, Abdi Y, Clements L, et al. *Helicobacter pylori* infection in dentists: A case-control study. Scand J Infect Dis, 1995, 27: 149~151

101　Malaty HM, Evans DJ Jr, Abramovitch K, et al. *Helicobacter pylori* infectin in dental workers: A seroepidemiology study. Am J Gastroenterol, 1992, 87: 1728~1731

102　Chow TK, Lambert JR, Wahlqvist ML, et al. *Helicobacter pylori* IN Melbourne Chinese immigrants: Evidence for oral-oral transmission via chopsticks. J Gastroenterol Hepatol, 1995, 10: 562~569

103　Figura N. Mouth-to-mouth resuscitation and *Helicobacter pylori* infection. Lancet, 1996, 347: 1342

104　Albengue M, Tall F, Dabis F, et al. Epidemiological study of *Helicobacter pylori* transmission from mother to child in

Africa. Rev Esp Enferm dig, 1990, 78（suppl 1）：48

105 Asikainen S, Chen C, Slots J. Absence of *Helicobacter pylori* in subgingival samples determined by polymerase chain reaction. Oral Microbiol Immunol, 1994, 9：318~320

106 胡文杰，曹采方，孟焕新，等. 胃病和牙周病病人牙菌斑中的幽门螺杆菌. 中华口腔医学杂志，1999，34（1）：49~51

107 宋雪梅. 口腔黏膜溃疡中发现巨细胞病毒和幽门螺旋杆菌. 国外医学口腔医学分册，1996，23（4）：240~241

108 Mravak – Stipetic – M, Gall – Troselj – K, Lukac – J. Detection of *Helicobacter pylori* in various oral lesions by nested polymerase chain reaction（PCR）. J – Oral – Pathol – Med, 1998, 27（1）：1~3

109 Porter – SR, Barker – GR, Scully – C. Serum IgG antibodies to *Helicobacter pylori* in patients with recurrent aphthous stomatitis and other oral disorders. Oral – Surg – Oral – Med – Oral – Pathol – Oral – Radiol – Endod, 1997, 83（3）：325~8

110 许国祺，张水龙，马菊珍，等. 杀灭幽门螺旋杆菌是治疗扁平苔藓的一种有效方法. 临床口腔医学杂志，1998，14（3）：157~159

111 胡文杰，曹采方，孟焕新，等. 胃病病人口腔中的幽门螺杆菌. 现代口腔医学杂志，1999，（4）：261~263

112 Kim N, Lim SH, Lee KH, et al. *Helicobacter pylori* in dental plaque and saliva. Korean J Intern Med, 2000, 15（3）：187~194

113 Song Q, Lange T, Spahr A, et al. Characteristic distribution pattern of *Helicobacter pylori* in dental plaque and saliva detected with nested PCR. J Med Microbiol, 2000, 49（4）：349~353

114 Riggio MP, Lennon A. Identification by PCR of *Helicobacter pylori* in subgingival plaque of adult periodontitis patients. J Med Microbiol, 1999, 48（3）：317~22

115 Grandis JR, Perez – Perez GI, Yu VL, et al. Lack of serologic evidence for *Helicobacter pylori* infection in head and neck cancer. Head Neck, 1997, 19（3）：216~218

116 胡文杰，曹采方，孟焕新，等. 幽门螺杆菌在口腔中的特征性分布. 中国微生态学杂志，2004，16（2）：93~95

117 胡文杰，曹采方，孟焕新，等. 慢性胃炎患者口腔和胃内幽门螺杆菌的检测分析. 中华医学杂志，2002，82（15）：1037~1041

118 侯海玲，孟焕新，胡文杰，等. 牙周基础治疗对胃内幽门螺杆菌根除率的影响. 实用口腔医学杂志，2002，18（3）：198~120

119 Yiang C, Li C, Ha T, et al. Identification of *Helicobacter pylori* in saliva by nested PCR assay derived from a newly cloned DNA probe. Dig Dis Sci, 1998, 43：1211~1218

120 侯海玲，孟焕新，胡文杰，等. 口腔幽门螺杆菌对胃幽门螺杆菌根除率的影响. 中华口腔医学杂志，2003，38（5）：327~329

第四十九章　幽门螺杆菌感染与上胃肠外疾病

高　文　胡伏莲

北京大学第一医院

一、血液系统疾病
　　（一）特发性血小板减少性紫癜（ITP）
　　（二）缺铁性贫血（IDA）
　　（三）意义未明的单克隆丙种球蛋白病（MGUS）
二、心脑血管疾病（动脉粥样硬化相关疾病）
　　（一）冠状动脉粥样硬化性心脏病（CHD）
　　（二）高血压病
　　（三）心房颤动（AF）
　　（四）脑血管疾病
三、自身免疫性疾病
　　（一）干燥综合征（SS）
　　（二）其他
四、皮肤病
　　（一）特发慢性荨麻疹（ICU）
　　（二）红斑痤疮（酒渣鼻，Acne Rosacea）
　　（三）其他
五、其他与幽门螺杆菌感染有关的疾病
　　（一）肝胆疾病
　　（二）儿童和胎儿的发育生长迟缓
　　（三）结直肠肿瘤
　　（四）偏头痛（Migraine）
　　（五）其他
六、结语

幽门螺杆菌（*Helicobacter pylori*，下称 *H. pylori*）感染可导致上胃肠道四种疾病：慢性胃炎、消化性溃疡、MALT 淋巴瘤和胃癌。根除 *H. pylori* 对这四类疾病的预防、治疗具有重要意义[1]。这一观念已被目前的消化病学界广泛接受。*H. pylori* 作为一种长期慢性定植的细菌，不仅是以上四种疾病的致病因子，其导致的慢性炎症和免疫相关反应有可能通过系统炎症和一些炎症相关因子造成胃肠道外的其他器官脏器损害，导致相应疾病。目前认为可能与 *H. pylori* 感染相关的上胃肠道外疾病有：血液系统疾病如特发性血小板减少性紫癜（ITP）、缺铁性贫血等；心脑血管疾病如冠状动脉粥样硬化性心脏病、急性冠脉综合征、心房颤动、高血压病、脑血管意外、偏头痛等；皮肤病如玫瑰糠疹、荨麻疹、酒渣鼻等；口腔疾病如口腔异味、牙周病、扁平苔藓等（见相关章节）；肝脏病变如慢性肝炎、肝癌、肝性脑病等；代谢性疾病如糖尿病、甲状腺炎等；风湿免疫疾病如干燥综合征等。其作为一种慢性持续性感染可能通过系统炎症反应、免疫反应及与人体形成交叉免疫反应等途径参与致病。与数年前的简单临床总结不同的是，对于 H. pylori 与胃肠道外疾病关系机制的研究在近几年来获得普遍重视并有了一定进展，这有利于我们正确理解 H. pylori 在这些疾病发病中的地位和意义。令人振奋的是，由于多年来对 H. pylori 感染与胃肠外疾病的关注而获得的足够证据，最新的欧洲和中国 H. pylori 治疗指南将特发性血小板减少性紫癜和缺铁性贫血作为 H. pylori 根除的指征之一[2,3]。这也为 H. pylori 感染与胃肠外疾病关系的研究注入了活力。

以下对目前研究报道较确切和深入的与 H. pylori 感染可能有关的胃肠外疾病做一简介。目前认为关系比较确切的是动脉粥样硬化相关疾病如冠心病、血液系统疾病如缺铁性贫血和 ITP 及某些皮肤病。而对于目前零星个案报道的可能相关疾病，尚需时间和进一步证据证实。多数相关结果来自于意大利、日本或北美国家的报道。

针对患病人群进行的 H. pylori 感染的流行病学调查虽然证实 H. pylori 感染可能与这些疾病的发生发展有一定相关性，但对回顾性研究来说，感染与疾病之间的先后顺序是不明确的。因此不能作为 H. pylori 的病因依据，而阐明发病机制并进行干预研究才能获得明确其病因地位的更可靠证据。

一、血液系统疾病

在众多可能与 H. pylori 感染有关的上胃肠外疾病中，特发性血小板减少性紫癜（idiopathic thrombocytopenic purpura，ITP）和缺铁性贫血是目前研究结果比较一致的，目前的报道结果显示无论从 ITP 或缺铁性贫血患者的 H. pylori 感染情况还是根除治疗效果方面，H. pylori 感染极有可能是其病因之一。

（一）特发性血小板减少性紫癜（ITP）

1998 年 Gasbarrini[4]首次提出根除 H. pylori 可能对 ITP 患者有益这一研究结果。该作者研究了 18 名 ITP 患者，其中 11 例 H. pylori 阳性，8 例患者成功根除。所有根除患者在治疗后 2 月和 4 月时血小板计数均显著增加，6 例抗血小板自身抗体消失，而无 H. pylori 感染及未成功根除患者随访期间上述两项指标均无明显改变。自此以后，H. pylori 感染和 ITP 之间关系的研究获得了广泛关注。十几年来，各国的研究者从 ITP 患者 H. pylori 感染的流行病学、H. pylori 根除治疗的效果及其导致 ITP 的发病机制方面进行了很多研究，总体认为 H. pylori 感染与某些 ITP 特别是慢性 ITP 还是有比较明确的关系的，因此目前的 Maastricht－3 指南建议对于合并 H. pylori 感染的慢性 ITP 患者进行根除治疗[2]。

尽管有研究认为 ITP 患者较普通人群可能具有较高的 H. pylori 感染率，但由于检测方法的不统一，结论并不一致。关于 ITP 患者 H. pylori 感染情况的研究多数来自日本和欧洲。目前最高 H. pylori 感染率的报道来自哥伦比亚，该报道采用^{13}C 呼气实验检测 32 名 ITP 患者的 H. pylori 感染情况，结果显示相对于对照组的 43.8%，ITP 患者组 H. pylori 感染率为 90.6%[5]。目前的多数报道显示在日本等 H. pylori 感染率高的国家其 ITP 患者 H. pylori 感染率也较高，而在北美等 H. pylori 感染率低的国家，ITP 患者的 H. pylori 感染率低至 20%左右[6]，因此总体来说 ITP 患者的 H. pylori 感染率与所在国家地区普通人群的总体感染率基本平行。不同国家和地区的报道显示 ITP 患者的 H. pylori 感染率为 20% ~90.6%[7~9]。为摒除检测方法对感染率的影响，Lieman 总结了以^{13}C 呼气实验作为金标准对 ITP 患者进行 H. pylori 检测的报道，得到的结论是 ITP 患者 H. pylori 感染率与普通人群相比无明显增高[10,11]。对于儿童 ITP 患者 H. pylori 感染率检测的结果显示为 20% ~41%[12,13]，略低于成年人，这与普通人群中 H. pylori 感染率随年龄增加而增加也是一致的。

关于根除治疗的作用，目前的报道多数是阳性结果，即根除 H. pylori 能使至少 50% 的 ITP 患者获得缓解[14]，表现为血小板数量增加，血小板抗体滴度降低。这些证据主要来自日本和欧洲国家的病例报道。Franchini 等[15]综述了 17 篇来自日本、北美、欧洲相关文献的 788 例 ITP 患者。这些

患者的 *H. pylori* 感染率为 62.7%（494/788），治疗采用的 *H. pylori* 根除方案是以 PPI 为基础、加用阿莫西林和克拉霉素的三联疗法，疗程为 7 天或 14 天，根除成功率为 86.6%（354/409）。结果显示成功的 *H. pylori* 根除治疗对增加血小板数量有效。这篇 Meta 分析肯定了 *H. pylori* 感染与 ITP 之间的关系，表明根除治疗对增加患者的血小板数量有明确的促进作用。尽管曾有研究者质疑究竟是成功的根除 *H. pylori* 还是根除治疗方案中抗生素如大环内酯类药物的影响致血小板数量增加[16]，但针对这方面疑虑进行的研究认为这种血小板反应是依赖于 *H. pylori* 的成功根除，而并非 *H. pylori* 外的其他因素[17]。

  H. pylori 根除治疗对于 ITP 患者的长期效果研究较少且结果不一致。最近的 Tsumoto 等[18]针对 30 名 ITP 患者 7 年的随访研究中，21/30 名患者 *H. pylori* 阳性，其中 20 名进行了根除治疗，半数（10 名患者）在一个月内血小板数量有所增加。对 9 名根除有效患者进行随访的结果表明，这些患者均未再感染 *H. pylori*，其中 8 名患者保持缓解无需治疗，1 名再发。而 *H. pylori* 阴性的 9 名患者中 3 名接受了标准根除方案的治疗并无缓解，这也再次证实了是 *H. pylori* 本身而非其他因素参与 ITP 的发病。这一 7 年随访的研究结果表明根除 *H. pylori* 治疗能在短期内有效缓解半数感染 *H. pylori* 的 ITP 患者的症状，并且这种效果能够长期维持而无需其他治疗。

  H. pylori 感染如何导致血小板数量减少的机制还不明确，目前的研究认为可能通过以下四种机制（见图 49 - 1）[14]：（1）分子模拟作用：*H. pylori* 感染后诱导相应抗体特别是 *H. pylori* 毒力菌株 CagA 抗体形成，抗体直接与血小板糖蛋白之间发生交叉免疫反应，其主要证据来自两方面：① 根除 *H. pylori* 后血小板抗体滴度随 *H. pylori* - CagA 抗体滴度一起下降[19]，提示血小板与 *H. pylori* -

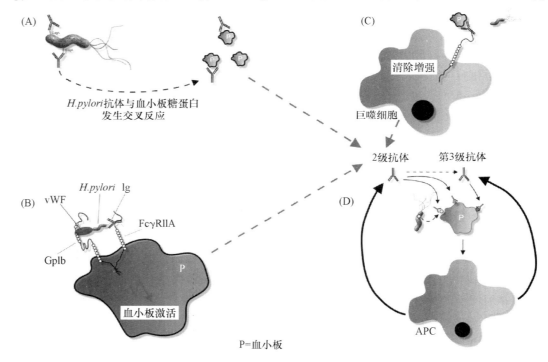

图 49 - 1 幽门螺杆菌感染导致 ITP 的可能机制（摘自参考文献 14）

  （A）*H. pylori* 诱导抗体形成，与血小板糖蛋白抗原发生交叉免疫反应；

  （B）血小板通过抗原 - 抗体结合途径被激活并聚集，导致抗原表达和血小板被清除，进一步促进抗 *H. pylori* 抗体的产生；

  （C）在抗血小板抗体存在的情况下，革兰氏阴性杆菌的脂多糖（LPS）能明显强化 Fc 介导的血小板吞噬；

  （D）抗原表达和体细胞突变导致针对细菌衍生因子或血小板交叉抗原的二级或三级抗体形成，这些抗体不再依赖于细菌抗原而持续生成，导致根除 *H. pylori* 后复发的慢性 ITP。

  APC：抗原表达细胞；P：血小板

CagA 蛋白之间有一定的抗原相似性；② 进一步研究证实 CagA 抗体可以与血小板特异表达的多肽结合，也提示了交叉免疫反应的作用[20]。不仅仅是 CagA，目前有研究认为 Lewis 抗原也可能通过吸附于血小板表面，导致 Lewis 抗体通过交叉免疫参与到血小板的破坏过程中[21]。（2）*H. pylori* 可能通过与血管假性血友病因子（VWF）结合，在 *H. pylori* 抗体存在的情况下导致血小板聚集并激活[22]，进一步导致血小板清除增加。除了 ITP 外，这也能部分解释 *H. pylori* 感染参与动脉粥样硬化形成的机制。（3）*H. pylori* 可能通过其菌体脂多糖（LPS）增强血小板抗体存在情况下的吞噬作用。这一推断来自于 Semple 等[23]对革兰氏阴性杆菌 LPS 参与 ITP 患者血小板破坏过程的研究。（4）*H. pylori* 感染导致的抗体形成并与血小板结合是 ITP 整个免疫反应的起始步骤，紧随其后的是针对抗原—抗体复合物的二级或三级抗体形成，这也解释了为什么根除 *H. pylori* 后某些慢性 ITP 症状反复发作的原因。综上所述，*H. pylori* 感染可能通过免疫途径启动或参与到 ITP 的发生和反复发作。

　　H. pylori 感染相关 ITP 是否有其独特的临床特点以便筛选？通过对 *H. pylori* 根除有效 ITP 患者的分析发现，这类病人在性别、症状、血小板降低程度和病程等方面与无效患者相比并没有显著差别，只是年龄较长[16]，这也与 *H. pylori* 在不同年龄人群中的感染率是一致的。其消化不良症状与无效者相比也无明显差别[10]。与 ITP 传统治疗（如激素、脾脏切除等）结果一致的是，根除 *H. pylori* 治疗对于比较严重的（血小板 $< 30 \times 10^9/L$）及激素治疗效果不好、病史较长的慢性 ITP 患者来说，提高血小板数量的效果较差。鉴于临床上很难筛选出可能通过根除治疗获益的患者，因此 Maastricht–3 指南建议对慢性 ITP 合并 *H. pylori* 感染的患者均进行根除治疗[2]。我国的庐山会议也支持了这一观点[3]。

　　（二）缺铁性贫血（iron deficiency anemia，IDA）

　　除却 *H. pylori* 感染致消化性溃疡、胃癌合并消化道出血时会导致缺铁性贫血外，多个独立的临床研究中发现，根除 *H. pylori* 治疗可以提升 IDA 患者特别是不明原因且难治性 IDA 患者的血红蛋白水平[24,25]。

　　H. pylori 感染致缺铁性贫血的发生机制可能与其导致胃黏膜萎缩相关[26]，也可能由于其影响胃酸分泌、使维生素 C 水平下降而影响铁的吸收[27]。*H. pylori* 感染后胃内的低酸状态还可能通过增加胃肠道感染和腹泻的几率而成为儿童发育迟缓的病因之一[28]。尽管目前仍然有不支持的报道，如孟加拉的一项针对 200 名 2～5 岁合并 *H. pylori* 感染的儿童缺铁性贫血患者研究就没有发现 *H. pylori* 感染在病因和治疗效果方面的联系[29]，且也有研究者同意这种观点[30]，但根除治疗的有效性仍然不能完全否认。由于支持二者联系的文献报道占多数，因此原因不明的缺铁性贫血已经作为一项 *H. pylori* 根除指征被写入最近的欧洲及我国的 *H. pylori* 治疗指南中[2,3]。

　　（三）意义未明的单克隆丙种球蛋白病（monoclonal gammopathy of unknown significance，MGUS）

　　尽管近年来有报道根除 *H. pylori* 治疗可以使 30% 的 MGUS 患者获得缓解[31]，但这一联系没有被广泛认可，来自北美的对 98 名 MGUS 患者的回顾性研究[32]和来自西班牙的对 30 名 MGUS 患者的前瞻性研究均未发现该疾病患者的 *H. pylori* 感染率方面的特点，根除 *H. pylori* 也对其单克隆丙种球蛋白水平无影响[33]。

二、心脑血管疾病（动脉粥样硬化相关疾病）

　　H. pylori 慢性感染可能通过导致血管损伤和参与粥样硬化斑块形成而与血管粥样硬化相关疾病的发生和发展有关，这一作用常常与其他慢性感染如肺炎衣原体、疱疹病毒感染等相提并论，被认为是慢性感染导致心脑血管疾病的例证[34]。众多学者针对二者关系进行了大量研究，结果并不一致。

　　（一）冠状动脉粥样硬化性心脏病（简称冠心病，coronary heart diseas，CHD）

　　1994 年 Mendall[35]首次报道 *H. pylori* 感染可能与冠心病发生有关；*H. pylori* 感染可导致血清 C

反应蛋白（CRP）和纤维蛋白原水平缓慢增高，诱导粥样硬化斑块形成。如果此假设成立，*H. pylori* 在胃黏膜的定居可作为冠心病的独立危险因子；由于该细菌可以被根除，使这一发现具有重要意义。而此后 *H. pylori* 感染与冠心病的关系研究也成为一度的热点，研究范围包括冠心病患者的 *H. pylori* 感染流行病学、*H. pylori* – DNA 的检测、*H. pylori* 与冠心病危险因子、炎症标志物和凝血相关因素等发病机制的研究，虽然很多方面的大量报道认为二者之间可能存在很大的联系，但尚未得到统一的确切结论。

从流行病的角度 Danesh 等[36]选取有过急性心肌梗死（acute myocardial infarction，AMI）事件的 1122 名患者及相应无心脏病史的对照人群作为研究对象，同时纳入年龄、性别配对的其中一个有过心肌梗塞而另一个没有心脏病史的 510 对同胞兄弟姐妹，分别进行 *H. pylori* 感染的检测，结果发现 *H. pylori* 感染与冠心病之间存在中等程度的联系，在摒除其他危险因子后这种联系并无显著差别。而 Miyazaki 等[37]的报道则显示这种联系极有可能是有意义的。日本学者[38]在对 618 名急性心肌梗塞患者及 967 名健康对照进行研究后发现，在大于 55 岁的人群中，*H. pylori* 感染与 AMI 无明显相关性。而在小于 55 岁的人群中，AMI 患者的 *H. pylori* 感染率高于对照（58.7% vs 43.3%，$P = 0.09$），排除经典冠心病危险因子的影响后 OR 值为 2.97（$P = 0.006$），提示 *H. pylori* 感染可能与较为年轻的冠心病患者的 AMI 有一定关联。Pasceri 等[39]的研究认为冠心病患者的 *H. pylori* 感染率及 CagA 阳性率均远高于对照组（$P = 0.004$ 和 $P = 0.0002$），且结果不受经典的冠心病危险因子影响。尽管有报道未发现毒力菌株感染与冠心病的联系[40]，但近年来仍不断有小规模研究支持 *H. pylori* 感染特别是 CagA 阳性菌株感染与冠心病的发生发展有关[41,42]。

Kowalski 等[43]对 46 名行冠状动脉搭桥术的冠心病患者进行冠状动脉粥样硬化斑块的检测，利用 PCR 技术检测 *H. pylori* 片段，结果发现 32 例 *H. pylori* 感染血清学指标阳性的患者中，22 例患者的冠状动脉粥样硬化斑块中发现了 *H. pylori* 的 DNA 片段，并发现 *H. pylori* DNA 的检出与患者的急性心脏事件（急性心肌梗死和不稳定心绞痛）有相关性（$P < 0.01$）。不仅如此，有人发现 *H. pylori* 感染可能与冠心病 PTCA 术后再狭窄有关[44]。*H. pylori* 感染作为一种慢性持续性感染，可能通过长期低水平的炎性刺激促进粥样硬化斑块形成，或导致粥样硬化斑块的不稳定性。

在众多研究中也有很多否定的结果。Tsai 等[45]报道经冠状动脉造影诊断的冠心病患者与健康对照组相比 *H. pylori* 感染率并无差别。Zhu 等[46]也得出了相似的结果。Ridker 等[47]进行的一项针对成年男性平均随访 8.9 年的前瞻性研究发现，*H. pylori* 的血清学阳性并不显著增加急性心血管事件的发生率。Kowalski 等的研究没有证实 *H. pylori* 感染与冠脉介入术后再狭窄的相关性[48]。有人提出 *H. pylori* 与冠心病的关系可能需要区分稳定性冠心病和急性冠脉综合征分别讨论，但目前研究显示两种情况下均无较为一致的结果。尽管细菌感染及冠心病的诊断标准选择各有不同，但这些差异不足以解释多个研究的矛盾之处。

除了临床流行病学调查，近年来众多学者的大量报道集中在 *H. pylori* 感染导致冠心病和血管粥样硬化的机制研究，如慢性炎症、分子模拟所致的交叉免疫反应（如 HSP60）、氧化修饰、上皮细胞功能失调、*H. pylori* 菌体对粥样硬化斑块的直接作用、对传统经典的冠心病危险因子如血脂等的影响、调节炎性因子生成、与血小板相互作用导致其激活聚集等方面[49]。虽然众多的研究并没有取得一致和肯定明确的结论，但为 *H. pylori* 感染导致冠心病形成的机制提供了很多可能的假说，为进一步研究提供了基础（表 49 – 1）。

表 49 – 1　幽门螺杆菌导致冠心病的机制假说[49]

1	*H. pylori* 感染影响血脂代谢导致粥样硬化斑块形成
2	增加循环炎性因子和介质的水平
3	造成高凝状态
4	分子模拟

续表

1	H. pylori 感染影响血脂代谢导致粥样硬化斑块形成
5	氧化修饰作用，参与粥样斑块形成
6	干扰高同型半胱氨酸
7	诱导内皮细胞功能失调，增加血管收缩因子水平
8	H. pylori 直接作用参与粥样硬化斑块形成和不稳定
9	H. pylori 诱导血小板聚集

学者们分析了 H. pylori 感染与冠心病的危险因子之间的关系。目前涉及比较多的冠心病危险因子包括：C 反应蛋白（CRP）、纤维蛋白原、细胞激酶、血脂（主要是胆固醇）、肿瘤坏死因子 α（TNF-α）等。多数结果显示与对照组相比，H. pylori 感染者上述指标均有比较显著的升高[50,51]。H. pylori 菌体的热休克蛋白（heat shock protein，HSP）是高度保守的蛋白，有人观察到它亦在粥样硬化斑块中表达，提示 H. pylori 菌体的 60kDa-HSP 可能与人类内皮细胞 HSP 发生交叉免疫反应，通过原位免疫复合物的形成导致血管壁的损伤[52]。当然也有不认同的观点：Prohaszka[53] 及 Okada[54] 的研究结果均认为虽然冠心病患者血清中 HSP 抗体水平增高，但由 H. pylori 感染诱导产生的 HSP 抗体有别于人类自身 HSP 抗体，不会造成人体血管壁的损伤。虽然如此，H. pylori 菌体热休克蛋白及其抗体在粥样斑块形成中的作用可以为解释慢性感染导致斑块形成或不稳定提供一定的思路[55]。

综上，H. pylori 感染与冠心病的关系仍在讨论和论证中，需要更多的临床和基础研究为其提供证据。

（二）高血压病

近年来有报道认为 H. pylori 感染与高血压病的发生有关。有作者认为 H. pylori 感染特别是 CagA 阳性菌株感染与高血压病相关，根除治疗能有效降低患者血压尤其是舒张压水平[56]。但这方面的报道较少，尚难以得出结论。

（三）心房颤动（简称房颤，atrial fibrillation，AF）

自从有研究者观察到房颤患者的 CRP 水平增高[57]，结合 H. pylori 感染亦可能导致 CRP 水平升高，此后不断有学者对 H. pylori 感染与房颤、CRP 之间关系进行研究。虽然曾获得一些小样本临床研究的证实[58]，但在 Mayo Clinic 最近发表的一项大样本研究[59]中并没有得到三者之间的明确联系。H. pylori 感染与房颤的研究过程提示我们，通过 CRP 等一系列炎性因子的纽带，可能与之联系的疾病会越来越多，而 H. pylori 感染-CRP-相应疾病之间究竟是无关并存、因果还是促进关系是需要加以甄别并仔细论证的。

（四）脑血管疾病

多数脑血管疾病亦与动脉粥样硬化有关，其与 H. pylori 感染的机制研究也与冠心病的研究类似。1998 年 Markus 等[60]对比了 238 名中风患者和 119 名健康对照者，结果发现患者 H. pylori 血清学阳性率高于对照组（58.8% vs 44.5%，$P=0.01$）。通过超声波检查，发现 H. pylori 感染者颈动脉狭窄程度（检测血管内膜厚度）较非感染者重（$P=0.01$）。作者推测 H. pylori 的影响可能与其加重动脉粥样硬化程度有关。而同一作者在继之对 983 名正常人进行颈动脉内膜厚度检测同时比对 H. pylori 及 CagA 阳性菌株感染情况后又得到了相反的结论，认为二者之间的相关性并不显著[61]。近期的一项针对 106 名中风患者的研究结果表明，虽然患者 H. pylori 感染率与对照相比无明显增加，但是其 CagA 阳性菌株感染率明显增高，提示 H. pylori 毒力菌株感染可能与脑血管疾病的发生相关[62]。

三、自身免疫性疾病

目前有报道认为可能与 H. pylori 感染相关的自身免疫性疾病包括：干燥综合征、ITP、自身免疫性胰腺炎、甲状腺炎、炎症性肠病、原发硬化性胆管炎等[63]。

（一）干燥综合征（sjögren's syndrome，SS）

干燥综合征与其他结缔组织病相比，可能具有较高的 *H. pylori* 感染率[64,65]。Aragona 等[66]分析了原发、继发干燥综合征、其他结缔组织病和健康对照者的 *H. pylori* 感染血清学指标和血清特异性热休克蛋白（HSP）抗体，发现干燥综合征患者不论是 *H. pylori* 感染率还是 HSP 抗体阳性率均高于其余两组。在为数不多的关于 SS 患者 *H. pylori* 感染情况的调查中，也有作者没有发现 SS 患者存在更高的 *H. pylori* 感染率[67]。而根除治疗的效果目前只有一篇包含 4 例 SS 患者的报道[68]，根除 *H. pylori* 是否能改善症状尚须较大样本的临床对照研究证实。

（二）其他

有报道认为 *H. pylori* 毒力菌株感染后的 CagA 抗体可能通过与甲状腺滤泡上皮细胞结合参与自身免疫性甲状腺炎的发生，临床上观察到甲状腺炎患者 *H. pylori* 血清学阳性率高于对照并以毒力菌株为主[69]，但是最近 Tomasi 等[70]检测 302 名因消化不良症状进行胃镜检查患者的甲状腺激素和甲状腺抗体水平，发现其在 *H. pylori* 阳性和阴性患者间无明显差异。近年来也有少量文献关注 *H. pylori* 感染与自身免疫性胰腺炎的关系[71,72]。

H. pylori 感染如何参与自身免疫性疾病的发病过程尚不清楚。分子模拟的交叉免疫反应假说认为，由于菌体高度保守的蛋白序列与人类血管内皮或腺体上皮具有相似的抗原决定簇，诱导产生的某些抗体如 CagA 抗体、HSP 抗体能与人体内细胞结合导致细胞损伤。但在 *H. pylori* 感染率较高的地区如亚洲国家，其自身免疫性疾病的发生率并不随之增高；而在幼年时获得的感染，经过了数十年才参与致病，这些问题的解释有待更多的研究。

四、皮肤病

（一）特发慢性荨麻疹（idiopathic chronic urticaria，ICU）

关于 *H. pylori* 感染与 ICU 的关系的研究结果并不一致。Akiko 等[73]发现 *H. pylori* 感染与多种皮肤病包括慢性荨麻疹、表皮瘙痒、多形性红斑等有关，根除治疗可以改善症状[74]。有报道在慢性荨麻疹患者中 *H. pylori* 感染率高于健康者，胃肠道症状在 *H. pylori* 阳性和阴性患者之间无差别。感染 *H. pylori* 的患者在成功根除细菌后大部分获得临床症状的缓解或消失，而无 *H. pylori* 感染或未获得根除的患者症状无缓解。对其相关发病机制的研究尚不多。

（二）红斑痤疮（酒渣鼻，acne rosacea）

酒渣鼻是目前皮肤病中认为与 *H. pylori* 感染关系最为密切和较为肯定的。Szlachcic 等[75]对 60 名患者的研究表明，通过尿素呼气试验、血清学检查和组织学培养等方法证明酒渣鼻患者的 *H. pylori* 感染率高于对照，并多为毒力菌株感染（67% vs 32%）。对感染的 53 名患者治疗后 51 人获得 *H. pylori* 根除，2~4 周后 51 人症状消失，1 人明显改善，1 人无变化；而未感染者无自发症状减轻。血浆中 IL-8 和 TNFα 水平在治疗后有明显下降。另有报道 *H. pylori* 感染不仅与酒渣鼻的发病有关[76]，还可能与其严重程度相关，因此有作者提出酒渣鼻可能是 *H. pylori* 感染的一种皮肤表现[77]。这些研究结果提示我们对于传统治疗方式无效的酒渣鼻患者可以考虑进行 *H. pylori* 感染的检测并进行根除治疗。然而根除治疗的有效性是通过杀灭 *H. pylori* 还是清除其他细菌获得的，目前还不明确。

（三）其他

有报道 *H. pylori* 感染可能与银屑病[78]及过敏性紫癜[79]相关，并有作者再次提出"*H. pylori* 感染的皮肤表现"的概念。但由于相关报道较少且多数是个案或小样本报道，因此若要将这一想法转化为公认的观念还需要更多的证据和临床基础两方面的研究结果。

五、其他与幽门螺杆菌感染有关的疾病

（一）肝胆疾病

Figura 等[80]认为 *H. pylori* 感染可能参与胆石症的发生。此后陆续有作者从胆石症患者的结石中

分离出 *H. pylori* 的 DNA 或蛋白成分[81,82]。但这一联系并未被其后的动物实验证实[83]。

　　H. pylori 感染可能通过促进胆管上皮细胞转化[84]而参与肝胆恶性肿瘤的发生[85]。Ito 等[86]进行的体外试验证实，与胃上皮细胞相比，*H. pylori* 更易于黏附并进入肝脏细胞而且在次代细胞中持续生长。因此尽管 *H. pylori* 感染与肝胆疾病之间的关系并未确认，但目前也难以完全否认[87]，而 *H. pylori* 感染作为慢性感染导致肝癌的可能案例之一值得我们进行进一步的研究以阐明其可能的致病机制。

　　（二）儿童和胎儿的发育生长迟缓

　　通常情况下，*H. pylori* 感染与社会经济地位和生活环境、拥挤状况有关，这些也可影响儿童发育。Patel 等[88]对 554 名在校儿童的调查表明，在 7～11 岁的 4 年时间里，修正了其他影响身高的已知因素后，感染 *H. pylori* 的儿童身高增长程度明显较少，在女孩中尤为明显。这在之后的研究中也得到证实[89,90]。*H. pylori* 感染亦与女孩初潮较晚有关[91]。

　　目前多数关于 *H. pylori* 感染与胎儿子宫内发育迟缓（intrauterine growth retardation，IUGR）关系的调查显示母亲感染 *H. pylori* 可能导致 IUGR[92]。但原因尚不明确。Gøbel 等[93]利用小鼠模型进行研究，发现感染 *H. pylori* 的母鼠所诞幼鼠新生时体重无差别，只在哺乳期与对照组相比体重较轻。

　　H. pylori 感染还可能与不育症有关[94]。有报道 *H. pylori* 感染可能通过影响男性精子质量导致不育[94]。更有日本学者提出 *H. pylori* 相关不育症（*H. pylori* – related Infertility）的概念[96]。但由于这方面的研究并不充分，这一关系的确认还需要进一步的证据。

　　（三）结直肠肿瘤

　　Fujimori 等[97]对 669 名行结肠镜检查的患者进行 *H. pylori* 感染的检测，结果发现感染 *H. pylori* 的患者发生结直肠腺瘤和癌的概率增加，认为 *H. pylori* 感染是结直肠肿物发生的危险因子，*H. pylori* 感染造成的高胃泌素血症可能与此相关。这一结果也被同样来自日本的报道所证实[98]。但是从目前对 *H. pylori* 感染与结直肠癌关系的为数不多的研究报道结果来看，*H. pylori* 感染只轻微增加后者发生的概率，而且这些文献都不是大规模的随机对照研究，且可能存在一定偏倚[99]。到目前为止 *H. pylori* 感染与结直肠肿瘤的关系尚不能明确。

　　（四）偏头痛（migraine）

　　H. pylori 的慢性持续性感染导致的炎性反应可能影响血管活性物质如细胞激酶、前列腺素、白细胞趋化因子、氧自由基、血小板激活因子、纤维蛋白原等的释放，对血管舒缩起一定调节作用[100]。偏头痛是常见的单侧头部搏动性疼痛，其发生可能与血管张力失调有关，从这方面看 *H. pylori* 感染有可能与其有关。尽管近年来也有报道没有发现偏头痛患者与 *H. pylori* 感染率的显著联系[101,102]，但仍然有研究认为不仅偏头痛患者 *H. pylori* 感染率较高，而且根除治疗对症状缓解是有效的[103]。

　　（五）其他

　　Kountouras 等[104]对 41 名青光眼患者调查后发现患者 *H. pylori* 感染率较对照组高，而这一联系并未在随后的报道中得到证实[105~107]。

　　关于 *H. pylori* 感染与慢性气管炎[108]、慢性阻塞性肺部疾病（COPD）[109]、肺癌[110]的关系均有少量小样本的阳性报道，但下结论还为时过早。

六、结　语

　　自从 *H. pylori* 感染与上胃肠道外疾病的关系不断被提及并逐步深入研究以来，多数报道集中于 *H. pylori* 感染与动脉粥样硬化相关疾病（冠心病）、ITP、缺铁性贫血的关系研究。由于根除治疗的有效性，ITP 和原因不明的缺铁性贫血已经被正式写入 *H. pylori* 治疗指南并作为根除指征[2,3]。*H. pylori* 感染与冠心病的机制研究也得到了较多进展并提出了有一定可信度的假说。而"*H. pylori* 感染的皮肤表现"概念的提出，体现了对相关皮肤疾病如酒渣鼻、慢性荨麻疹、银屑病等疾病的观察更细致，研究更深入。作为慢性细菌感染的代表之一，*H. pylori* 感染为研究者提供了慢性感染导致肿瘤发生的模型，这不仅可见于胃癌，还可能与其他肿瘤如结直肠癌、肝胆肿瘤、肺癌等的发生建立联系。而 CagA 阳性的 *H. pylori* 菌株是否为上胃肠道外疾病的真正"罪魁祸首"，这种联系在以我国人群为背景的情况下是否有特殊性，加大样本量的前瞻对照研究和机制研究是否能解开目前的矛盾和疑惑，这些问题的解决需要多学科专业学者的进一步努力与合作。

参考文献

1　胡伏莲，周殿元主编. 幽门螺杆菌感染的基础与临床. 修订版. 北京：中国科学技术出版社. 2002

2　Malfertheiner P，Megraud F，O'Morain C，et al. Current concepts in the management of *Helicobacter pylori* infection：the Maastricht III Consensus Report. Gut，2007，56（6）：772~781

3　FuLian Hu，PinJin Hu，WenZhong Liu，et al. Third Chinese National Consensus Report on the management of *Helicobater pylori* Infection. Journal of Digestive Diseases，2008，9：178~174

4　Gasbarrini A，Franceschi F，Tartaglione R，et al. Regression of autoimmune thrombocytopenia after eradication of *Helicobacter pylori*. Lancet，1998，352：878

5　Campuzano-Maya G. Proof of an association between *Helicobacter pylori* and idiopathic thrombocytopenic purpura in Latin America. Helicobacter，2007，12：265~273

6　Michel M，Cooper N，Jean C，et al. Does *Helicobacter pylori* initiate or perpetuate immune thrombocytopenic purpura？Blood，2004，103：890~896

7　Hayashi H，Okuda M，Aoyagi N，et al. *Helicobacter pylori* infection in children with chronic idiopathic thrombocytopenic purpura. Pediatr Int，2005，47：292~295

8　Yetgin S，Demir H，Arslan D，et al. Autoimmune thrombocytopenic purpura and *Helicobacter pylori* infection effectivity during childhood. Am J Hematol，2005，78：318

9　Campuzano-Maya G. Proof of an association between *Helicobacter pylori* and idiopathic thrombocytopenic purpura in Latin America. Helicobacter，2007，12：265~273

10　Stasi R，Rossi Z，Stipa E，et al. *Helicobacter pylori* eradication in the management of patients with idiopathic thrombocytopenic purpura. Am J Med，2005，118：414~419

11　Liebman HA，Stasi R. Secondary immune thrombocytopenic purpura. Curr Opin Hematol，2007，14：557~573

12　Hayashi H，Okuda M，Aoyagi N，et al. *Helicobacter pylori* infection in children with chronic idiopathic thrombocytopenic purpura. Pediatr Int，2005，47：292~295

13　Jaing TH，Yang CP，Hung IJ，et al. Efficacy of *Helicobacter pylori* eradication on platelet recovery in children with chronic idiopathic thrombocytopenic purpura. Acta Paediatr，2003，92：1153~1157

14　Roberto Stasi，Drew Provan. *Helicobacter pylori* and chronic ITP. Hematology Am Soc Hematol Educ Program，2008：206~211

15　Franchini M，Cruciani M，Mengoli C，et al. Effect of *Helicobacter pylori* eradication on platelet count in idiopathic thrombocytopenic purpura：a systematic review and meta-analysis. J Antimicrob Chemother，2007，60（2）：237~246

16　Fujimura K，Kuwana M，Kurata Y，et al. Is eradication therapy useful as the first line of treatment in *Helicobacter pylori*-positive idiopathic thrombocytopenic purpura？Analysis of 207 eradicated chronic ITP cases in Japan. Int J Hematol，2005，81：162~168

17　Asahi A，Kuwana M，Suzuki H，et al. Effects of a *Helicobacter pylori* eradication regimen on antiplatelet autoantibody response in infected and uninfected patients with idiopathic thrombocytopenic purpura. Haematologica，2006，91：1436~1437

18　Tsumoto C，Tominaga K，Okazaki H，et al. Long-term efficacy of *Helicobacter pylori* eradication in patients with idiopathic thrombocytopenic purpura：7-year follow-up prospective study. Ann Hematol，2008 Dec 19.（Epub ahead of print）

19　Takahashi T，Yujiri T，Shinohara K，et al. Molecular mimicry by *Helicobacter pylori* CagA protein may be involved in the pathogenesis of *H. pylori*-associated chronic idiopathic thrombocytopenic purpura. Br J Haematol，2004，124：91~96

20　Franceschi F，Christodoulides N，Kroll MH，et al. *Helicobacter pylori* and idiopathic thrombocytopenic purpura. Ann Intern Med，2004，140：766~767

21　Gerhard M，Rad R，Prinz C，et al. Pathogenesis of *Helicobacter pylori* infection. Helicobacter，2002，7 Suppl 1：17～23

22　Byrne MF，Kerrigan SW，Corcoran PA，et al. *Helicobacter pylori* binds von Willebrand factor and interacts with GPIb to induce platelet aggregation. Gastroenterology，2003，124：1846～1854

23　Semple JW，Aslam R，Kim M，et al. Platelet－bound lipopolysaccharide enhances Fc receptormediated phagocytosis of IgG－opsonized platelets. Blood，2007，109：4803～4805

24　Sugiyama T，Tsuchida M，Yokota K. Improvement of long－standing iron－deficiency anemia in adults after eradication of *Helicobacter pylori* infection. Intern Med，2002，41：491～494

25　Hershko C，Ianculovich M，Souroujon M. A hematologist's view of unexplained irondeficiency anemia in males：impact of *Helicobacter pylori* eradication. Blood Cells Mol Dis，2007，38（1）：45～53

26　Kaye PV，Garsed K，Ragunath K，et al. The clinical utility and diagnostic yield of routine gastric biopsies in the investigation of iron deficiency anemia：a case－control study. Am J Gastroenterol，2008，103（11）：2883～2889

27　Annibale B，Capurso G，Lahner E，et al. Concomitant alterations in intragastric pH and ascorbic acid concentration in patients with *Helicobacter pylori* gastritis and associated iron deficiency anaemia. Gut，2003，52：496～501

28　Windle HJ，Kelleher D，Crabtree JE. Childhood *Helicobacter pylori* infection and growth impairment in developing countries：a vicious cycle? Pediatrics，2007，119（3）：754～759

29　Sarker SA，Mahmud H，Davidsson L，et al. Causal relationship of *Helicobacter pylori* with iron－deficiency anemia or failure of iron supplementation in children. Gastroenterology，2008，135（5）：1534～1542

30　Haghi－Ashtiani MT，Monajemzadeh M，Motamed F，et al. Anemia in children with and without *Helicobacter pylori* infection. Arch Med Res，2008，39（5）：536～540

31　Malik AA，Ganti AK，Potti A，et al. Role of *Helicobacter pylori* infection in the incidence and clinical course of monoclonal gammopathy of undetermined significance. Am J Gastroenterol，2002，97：1371～1374

32　Rajkumar SV，Kyle RA，Plevak MF，et al. *Helicobacter pylori* infection and monoclonal gammopathy of undetermined significance. Br J Haematol，2002 Dec，119（3）：706～708

33　Soler JA，Güell M，Briculle M，et al. *H. pylori* eradication does not reduce paraprotein levels in monoclonal gammopathy of unknown significance（MGUS）：a prospective cohort study. Ann Hematol，2009 Jan 22.（Epub ahead of print）

34　Danesh J，Appleby P. Persistent infection and vascular disease：a systematic review. Expert Opin Investig Drugs，1998，7（5）：691～713

35　Mendall MA，Goggin PM，Molineaux N，et al. Relation of *Helicobacter pylori* infection and coronary heart disease. Br Heart J，1994，71：437～439

36　Danesh J，Youngman L，Clark S，et al. *Helicobacter pylori* infection and early onset myocardial infarction：case－control and sibling pairs study. BMJ，1999，319：1157～1162

37　Miyazaki M，Babazono A，Kadowaki K，et al. Is *Helicobacter pylori* infection a risk factor for acute coronary syndromes? J Infect，2006，52（2）：86～91

38　Kinjo K，Sato H，Sato H，et al. Prevalence of *Helicobacter pylori* infection and its link to coronary risk factors in Japanese patients with acute myocardial infarction. Circ J，2002，66（9）：805～810

39　Pasceri V，Cammarota G，Patti G，et al. Association of virulent *Helicobacter pylori* strains with ischemic heart disease. Circulation，1998，97：1675～1679

40　Whincup P，Danesh J，Walker M，et al. Prospective study of potentially virulent strains of *Helicobacter pylori* and coronary heart disease in middle－aged men. Circulation，2000，101（14）：1647～1652

41　Singh RK，McMahon AD，Patel H，et al. Prospective analysis of the association of infection with CagA bearing strains of *Helicobacter pylori* and coronary heart disease. Heart，2002，88：43～46

42　Aceti A，Are R，Sabino G，et al. *Helicobacter pylori* active infection in patients with acute coronary heart disease，J Infect，2004，49（1）：8～12

43　Kowalski M，Rees W，Konturek PC，et al. Detection of *Helicobacter pylori* specific DNA in human atheromatous coronary arteries and its association to prior myocardial infarction and unstable angina. Dig Liver Dis，2002，34（6）：398～402

44　Horne BD，Muhlestein JB，Strobel GG，et al. Greater pathogen burden but not elevated C－reactive protein increases the risk of clinical restenosis after percutaneous coronary intervention. Am Heart J, 2002, 144 (3): 491~500

45 Tsai CJ, Huang TY. Relation of *Helicobacter pylori* infection and angiographically demonstrated coronary artery disease. Dig Dis Sci, 2000, 45 (6): 1227~1232

46 Zhu J, Quyyumi AA, Muhlestein JB, et al. Lack of association of *Helicobacter pylori* infection with coronary artery disease and frequency of acute myocardial infarction or death. Am J Cardiol, 2002, 89 (2): 155~158

47 Ridker PM, Danesh J, Youngman L, et al. A prospective study of *Helicobacter pylori* seropositivity and the risk for future myocardial infarction among socioeconomically similar U. S. men. Ann Intern Med, 2001, 135 (3): 184~188

48 Kowalski M. *Helicobacter pylori* (*H. pylori*) infection in coronary artery disease: influence of *H. pylori* eradication on coronary artery lumen after percutaneous transluminal coronary angioplasty. The detection of *H. pylori* specific DNA in human coronary atherosclerotic plaque. J Physiol Pharmacol, 2001, 52 (supplement 1): 3~31

49 Manolakis A, Kapsoritakis AN, Potamianos SP. A review of the postulated mechanisms concerning the association of *Helicobacter pylori* with ischemic heart disease. Helicobacter, 2007, 12 (4): 287~297

50 Roivainen M, Viik–Kajander M, Palosuo T, et al. Infections, inflammation, and the risk of coronary heart disease. Circulation, 2000, 101: 252~257

51 Schumacher A, Seljeflot I, Lerkerod AB, et al. Positive Chlamydia pneumoniae serology is associated with elevated levels of tumor necrosis factor alpha in patients with coronary heart disease. Atherosclerosis, 2002, 164: 153~160

52 Rothenbacher D, Hoffmeister A, Bode G, et al. *Helicobacter pylori* heat shock protein 60 and risk of coronary heart disease: a case control study with focus on markers of systemic inflammation and lipids. Atherosclerosis, 2001, 156 (1): 193~199

53 Prohaszka Z, Duba J, Horvath L, et al. Comparative study on antibodies to human and bacterial 60 kDa heat shock proteins in a large cohort of patients with coronary heart disease and healthy subjects. Eur J Clin Invest, 2001, 31 (4): 285~292

54 Okada T, Ayada K, Usui S, et al. Antibodies against heat shock protein 60 derived from *Helicobacter pylori*: diagnostic implications in cardiovascular disease. J Autoimmun, 2007, 29 (2~3): 106~115

55 Lamb DJ, El–Sankary W, Ferns GA. Molecular mimicry in atherosclerosis: a role for heat shock proteins in immunisation. Atherosclerosis, 2003, 167 (2): 177~185

56 Migneco A, Ojetti V, Specchia L, et al. Eradication of *Helicobacter pylori* infection improves blood pressure values in patients affected by hypertension. Helicobacter, 2003, 8 (6): 585~589

57 Chung MK, Martin DO, Sprecher D, et al. C–reactive protein elevation in patients with atrial arrhythmias: inflammatory mechanisms and persistence of atrial fibrillation. Circulation, 2001, 104 (24): 2886~2891

58 Montenero AS, Mollichelli N, Zumbo F, et al. *Helicobacter pylori* and atrial fibrillation: a possible pathogenic link, Heart, 2005, 91 (7): 960~961

59 Bunch TJ, Day JD, Anderson JL, et al. Frequency of *Helicobacter pylori* seropositivity and C–reactive protein increase in atrial fibrillation in patients undergoing coronary angiography. Am J Cardiol, 2008, 101 (6): 848~851

60 Markus HS, Mendall MA. *Helicobacter pylori* infection: a risk factor for ischaemic cerebrovascular disease and carotid atheroma. J Neurosurg Psychiatry, 1998, 64 (1): 104~107

61 Markus HS, Risley P, Mendall MA, et al. *Helicobacter pylori* infection, the cytotoxin gene A strain, and carotid artery intima–media thickness. J Cardiovasc Risk, 2002, 9 (1): 1~6

62 De Bastiani R, Gabrielli M, Ubaldi E, et al. High prevalence of Cag–A positive *H. pylori* strains in ischemic stroke: a primary care multicenter study. Helicobacter, 2008, 13 (4): 274~277

63 Amital H, Govoni M, Maya R, et al. Role of infectious agents in systemic rheumatic diseases. Clin Exp Rheumatol, 2008, 26 (1 Suppl 48): S27~32

64 Showji Y, Nozawa R, Sato K, et al. Seropervalence of *Helicobacter pylori* infection in patients with connective tissue diseases. Microbiol Immunol, 1996, 40: 499~503

65 El Miedany YM, Baddour M, Ahmed I, et al. Sjogren's syndrome: concomitant *H. pylori* infection and possible correlation with clinical parameters. Joint Bone Spine, 2005, 72 (2): 135~141

66 Aragona P, Magazzu G, Macchia G, et al. Presence of antibodies against *Helicobacter pylori* and its heat–shock pro-

tein 60 in the serum of patients with Sjogren's syndrome. J Rheumatol, 1999, 26 (6): 1306～1311

67　Theander E, Nilsson I, Manthorpe R, et al. Seroprevalence of *Helicobacter pylori* in primary Sjögren's syndrome. Clin Exp Rheumatol, 2001, 19 (6): 633～638

68　Figura N, Giordano N, Burroni D, et al. Sjogren's syndrome and *Helicobacter pylori* infection. Eur J Gastroenterol Hepatol, 1994, 6: 321～322

69　Figura N, Guarino E, Gragnoli A, et al. *H. pylori* infection and thyroid diseases. Gut, 1996, 39 (suppl 2): A93

70　Tomasi PA, Dore MP, Fanciulli G, et al. Is there anything to the reported association between *Helicobacter pylori* infection and autoimmune thyroiditis? Dig Dis Sci, 2005, 50 (2): 385～388

71　Guarneri F, Guarneri C, Benvenga S. *Helicobacter pylori* and autoimmune pancreatitis: role of carbonic anhydrase via molecular mimicry? J Cell Mol Med, 2005, 9 (3): 741～744

72　Okazaki K, Uchida K, Fukui T. Recent advances in autoimmune pancreatitis: concept, diagnosis, and pathogenesis. J Gastroenterol, 2008, 43 (6): 409～418

73　Akiko Shiotani, Kazuhisa Okada, Kimihiko Yanaoka, et al. Beneficial effect of *Helicobacter pylori* eradication in dermatologic diseases. Helicobacter, 2001, 6: 60～65

74　Magen E, Mishal J, Schlesinger M, et al. Eradication of *Helicobacter pylori* infection equally improves chronic urticaria with positive and negative autologous serum skin test. Helicobacter, 2007, 12 (5): 567～571

75　Szlachcic A, Sliwowski Z, Karczewska E, et al. *Helicobacter pylori* and its eradication in rosacea. J Physiol Pharmacol, 1999, 50 (5): 777～786

76　Gasbarrini A, Franceschi F., Does H. pylori infection play a role in idiopathic thrombocytopenic purpura and in other autoimmune diseases? Am J Gastroenterol, 2005, 100: 1271～1273

77　Diaz C, O'Callaghan CJ, Khan A, et al. Rosacea: a cutaneous marker of *Helicobacter pylori* infection? Results of a pilot study. Acta Derm Venereol, 2003, 83 (4): 282～286

78　Qayoom S, Ahmad QM. Psoriasis and *Helicobacter pylori*. Indian J Dermatol Venereol Leprol, 2003, 69 (2): 133～134

79　Novák J, Szekanecz Z, Sebesi J, et al. Elevated levels of anti–*Helicobacter pylori* antibodies in Henoch–Schönlein purpura. Autoimmunity, 2003, 36 (5): 307～311

80　Figura N, Cetta F, Angelico M, et al. Most *Helicobacter pylori*–infected patients have specific antibodies, and some also have *H. pylori* antigens and genomic material in bile: is it a risk for gallstone formation? Dig Dis Sci, 1998, 43 (4): 854～862

81　Nilsson I, Shabo I, Svanvik J, et al. Multiple displacement amplification of isolated DNA from human gallstones: molecular identification of Helicobacter DNA by means of 16S rDNA–based pyrosequencing analysis. Helicobacter, 2005, 10 (6): 592～600

82　Neri V, Margiotta M, de Francesco V, et al. DNA sequences and proteic antigens of *H. pylori* in cholecystic bile and tissue of patients with gallstones. Aliment Pharmacol Ther, 2005, 22 (8): 715～720

83　Maurer KJ, Rogers AB, Ge Z, et al. *Helicobacter pylori* and cholesterol gallstone formation in C57L/J mice: a prospective study. Am J Physiol Gastrointest Liver Physiol, 2006, 290 (1): G175～G182

84　Fukuda K, Kuroki T, Tajima Y, et al. Comparative analysis of *Helicobacter* DNAs and biliary pathology in patients with and without hepatobiliary cancer. Carcinogenesis, 2002, 23: 1927～1931

85　Kuroki T, Fukuda K, Yamanouchi K, et al. *Helicobacter pylori* accelerates the biliary epithelial cell proliferation activity in hepatolithiasis. Hepatogastroenterology, 2002, 49: 648～651

86　Ito K, Yamaoka Y, Ota H, et al. Adherence, internalization, and persistence of *Helicobacter pylori* in hepatocytes. Dig Dis Sci, 2008, 53 (9): 2541～2549

87　Gonciarz M, Wloch M, Gonciarz Z. *Helicobacter pylori* in liver diseases. J Physiol Pharmacol, 2006, 57 Suppl 3: 155～161

88　Patel P, Mendall MA, Khulusi S, et al. *Helicobacter pylori* infection in childhood: risk factors and effect on growth. BMJ, 1994, 309: 1119～1123

89　Bravo LE, Mera R, Reina JC, et al. Impact of *Helicobacter pylori* infection on growth of children: a prospective cohort study. J Pediatr Gastroenterol Nutr, 2003, 37 (5): 614~619

90 Mera RM, Correa P, Fontham EE, et al. Effects of a new *Helicobacter pylori* infection on height and weight in Colombian children. Ann Epidemiol, 2006, 16 (5): 347~351

91 Rosenstock SJ, Jørgensen T, Andersen LP, et al. Association of *Helicobacter pylori* infection with lifestyle, chronic disease, body – indices, and age at menarche in Danish adults. Scand J Public Health, 2000, 28 (1): 32~40

92 Eslick GD, Yan P, Xia HH, et al. Foetal intrauterine growth restrictions with *Helicobacter pylori* infection. Aliment Pharmacol Ther, 2002, 16 (9): 1677~1682

93 Gøbel R, Symonds EL, Butler RN, et al. Association between *Helicobacter pylori* infection in mothers and birth weight. Dig Dis Sci, 2007, 52 (11): 3049~3053

94 Figura N, Piomboni P, Ponzetto A, et al. *Helicobacter pylori* infection and infertility. Eur J Gastroenterol Hepatol, 2002, 14 (6): 663~669

95 Collodel G, Moretti E, Campagna MS, et al. Infection by CagA – Positive *Helicobacter pylori* Strains may Contribute to Alter the Sperm Quality of Men with Fertility Disorders and Increase the Systemic Levels of TNF – alpha. Dig Dis Sci, 2009 Jan 22. (Epub ahead of print)

96 Kurotsuchi S, Ando H, Iwase A, et al. The plausibility of *Helicobacter pylori* – related infertility in Japan. Fertil Steril, 2008, 90 (3): 866~868

97 Fujimori S, Kishida T, Kobayashi T, et al. *Helicobacter pylori* infection increases the risk of colorectal adenoma and adenocarcinoma, especially in women. J Gastroenterol, 2005, 40: 887~893

98 Mizuno S, Morita Y, Inui T, et al. *Helicobacter pylori* infection is associated with colon adenomatous polyps detected by high – resolution colonoscopy. Int J Cancer, 2005, 117: 1058~1059

99 Zumkeller N, Brenner H, Zwahlen M, et al. *Helicobacter pylori* infection and colorectal cancer risk: a meta – analysis. Helicobacter, 2006, 11 (2): 75~80

100 Crabtree JE. Immune and inflammatory response to *Helicobacter pylori* infection. Scand J Gastroenterol, 1996, 31 (suppl 215): 3~10

101 Pinessi L, Savi L, Pellicano R, et al. Chronic *Helicobacter pylori* infection and migraine: a case – control study. Headache, 2000, 40 (10): 836~839

102 Ciancarelli I, Di Massimo C, Tozzi – Ciancarelli MG, et al. *Helicobacter pylori* infection and migraine. Cephalalgia, 2002, 22 (3): 222~225

103 Tunca A, Türkay C, Tekin O, et al. Is *Helicobacter pylori* infection a risk factor for migraine? A case – control study. Acta Neurol Belg, 2004, 104 (4): 161~164

104 Kountouras J, Mylopoulos N, Boura P, et al. Relationship between *Helicobacter pylori* infection and glaucoma. Ophthalmology, 2001, 108 (3): 599~604

105 Galloway PH, Warner SJ, Morshed MG, et al. *Helicobacter pylori* infection and the risk for open – angle glaucoma. Ophthalmology, 2003, 110 (5): 922~925

106 Kurtz S, Regenbogen M, Goldiner I, et al. No association between *Helicobacter pylori* infection or CagA – bearing strains and glaucoma. J Glaucoma, 2008, 17 (3): 223~226

107 DesH. pyloriande N, Lalitha P, Krishna das SR, et a. *Helicobacter pylori* IgG antibodies in aqueous humor and serum of subjects with primary open angle and pseudo – exfoliation glaucoma in a South Indian population. J Glaucoma, 2008, 17 (8): 605~610

108 Kanbay M, Gur G, Akcay S, et al. *Helicobacter pylori* seroprevalence in patients with chronic bronchitis. Respir Med, 2005, 99: 1213~1216

109 Gencer M, Ceylan E, Yildiz Zeyrek F, et al. *Helicobacter pylori* seroprevalence in patients with chronic obstructive pulmonary disease and its relation to pulmonary function tests. Respiration, 2007, 74 (2): 170~175

110 Ece F, Hatabay NF, Erdal N, et al. Does *Helicobacter pylori* infection play a role in lung cancer? Respir Med, 2005, 99: 1258~1262

第四篇　幽门螺杆菌感染的诊断

第五十章　幽门螺杆菌感染诊断概述

白　杨[1]　王继德[1]　周殿元[1]　成　虹[2]　胡伏莲[2]

[1]广州南方医科大学南方医院　[2]北京大学第一医院

幽门螺杆菌（*Helicobacter pylori*，下称 *H. pylori*）是 1982 年经胃镜活检取材细菌分离培养技术发现的，此后不久，Marshall 等开发了 Warthin – Starry 银染等组织染色技术。1986 年后，ELISA、胶乳凝集试验等血清学方法及尿素酶依赖技术在该菌感染诊断中被广为运用。依据取材有无创伤性，目前 *H. pylori* 感染的临床诊断方法可分为两大类[1,2]。①无创检查：包括血清学方法、同位素标记尿素的呼气试验，粪便检查和胃液 PCR 等。②创伤性检查：均为胃镜依赖方法，包括多种形态学、微生物学和分子生物学技术等。

如根据诊断项目的原理则可分为微生物学方法、血清学方法、尿素酶依赖技术、形态学方法和基因诊断五大类。现简述如下。

一、微生物学方法[3~6]

主要为细菌分离培养技术，是诊断 *H. pylori* 感染的"金标准"，同时可以获得诸如抗原制备、药敏试验、分型和致病性研究等所需的细菌。但要求具有一定的厌氧培养条件和技术，作为常规诊断手段不易推广。

二、血清学、粪便及尿液检查方法[7~10]

1. ELISA　检测外周血中 *H. pylori* 全菌及其组分如细胞毒素的抗体等，主要用于不同人群中 *H. pylori* 感染情况的流行病学调查和根除治疗后较长期（＞3 个月）的复查，一般不单独用作医院病人 *H. pylori* 感染和根除（治疗后 1 个月）的诊断依据。操作较复杂但方法已日益标准化，多种商品化试剂盒大大简化了技术难度，但需较昂贵的酶标仪。

2. 免疫酶试验　用固定于玻片中的 *H. pylori* 菌，与病人血清中的 *H. pylori* 抗体结合，经酶标二抗显色镜检进行诊断。操作简便，不需要特殊仪器，但准确性稍差，判断需要经验。

3. 胶乳凝集试验　用结合在胶乳颗粒（latexbead）上的 *H. pylori*，检测微量血中的抗体。具有不需仪器，血样需量少等优点，但看结果需要经验，有些试剂准确性不满意。

4. Western - blot　主要用于分析感染者血中对 *H. pylori* 多种抗原组分的抗体产生情况。可以控制抗原制备质量和分析与其他类似菌的交叉反应等。但操作复杂、技术难度大且不稳定，已不用作常规诊断方法。

5. 粪便检查方法　*H. pylori* 随着胃黏膜上皮细胞更新脱落，通过胃肠道从粪便排出，采用 ELISA 双抗体夹心法可从粪便中检测到 *H. pylori* 抗原。目前多数学者认为该方法为完全非侵入性检查，无不良反应，不受年龄、性别、疾病种类限制，无需昂贵仪器，操作简便，敏感性、特异性均可达到 90% 似上，优于一般血清学试验。

6. 尿液检查方法　尿液抗 *H. pylori* 抗体 IgG 测定已有试剂盒上市。同血清学方法相似。有学者研究表明：尿液 ELISA 法与血清 ELISA 法具有很好的可比性。其中尿液检查的敏感性为 90%，特异性为 68%，同时尿液检测具有取样简便、无痛苦等优点。

三、尿素酶依赖技术[11~14]

H. pylori 可产生尿素酶，其活性在已发现的细菌尿素酶中最强，约是变形杆菌的 20~70 倍，是 *H. pylori* 的重要定植和致病因子。利用其分解胃液中的尿素，产生二氧化碳和氨的原理，人们开发了多种相关的诊断技术。

1. 呼气试验　用 ^{13}C 或 ^{14}C 同位素标记尿素（目前均已有国产产品）让病人口服后被 *H. pylori* 尿素酶分解，产生 $^{13}CO_2$ 抑或 $^{14}CO_2$，阳性病人可在呼出气中检测出 ^{13}C（$^{13}C/^{12}C$ 比例）丰度和 ^{14}C（放射性）活性，从而确诊 *H. pylori* 感染，目前被认为是除细菌培养外的诊断"金标准"，但前者需要气体质谱仪，后者有一定的放射性，且也需要液体闪烁仪等昂贵仪器，极大地限制了在基层的推广。目前已有专用于 ^{13}C、^{14}C 的简易检测仪问世，价格较低廉，正在大力推广。

2. ^{15}N 尿氨排出试验　由我国吴继琮、张振华等建立，病人口服 ^{15}N 尿素后，测定尿液中的 ^{15}N 丰度求得诊断，也需质谱仪，目前临床少用。

3. 快速尿素酶试验　是胃镜检查时最常用的 *H. pylori* 感染诊断方法，包括 pH 指示剂法及分析化学法。多用活检标本，也可用胃液标本检测。

四、形态学方法[15~17]

主要包括活检组织病理染色、涂片染色等，可以在显微镜下直接看到细菌，需要胃镜取材和判断经验。

五、分子生物学诊断[18~22]

通过胃管吸取胃液或胃镜下取胃液或活检组织，提取 DNA 进行多聚酶链式反应（PCR）和探针杂交诊断 *H. pylori* 感染，具有准确性好、检测灵敏度高的优点，还可特异地检测细菌的致病基因如细胞毒素基因等，但操作复杂、易污染，这种方法目前主要用于科学研究。尽管该方法现在仅限于研究领域，但是有朝一日，可能成为抗生素敏感性检测、生物体类别鉴定、有机体毒力检测的一个实用且具有重现性的检测方法。

六、生物芯片技术[23,24]

生物芯片（biochip）是现代微加工技术和生物科技的结晶。它涉及生物、化学、微加工、光学、微电子和信息技术等前沿科学，是一个综合的研究领域。生物芯片能将分散在研究中的反应、检测、分析等过程连续化、自动化、集成化、微型化，具有高效、高通量、高信息量等突出优点[2]。目前常见的生物芯片主要指信息生物芯片，包括基因芯片（DNA microarray）、蛋白芯片、组织芯片（tissue microarray）和细胞芯片等。

生物芯片在 *H. pylori* 及其相关疾病中的应用包括从细菌、宿主、环境相互作用的研究，到致病机制、疾病预测预防、诊断、治疗、疫苗研发等一系列环节中都有重要作用。随着各相关学科的发展，相信在不远的将来，各具特色的生物芯片会改变生命科学的研究方式，革新医学诊断和治疗。而 *H. pylori* 相关疾病的研究进展也同样会因生物芯片技术的飞速发展而日新月异。

　　H. pylori 的诊断方法是在该菌的基础研究，如流行病学、致病性和致病机制、分型与基因结构等研究中发展和不断完善起来的，后述各章节将详细介绍这些研究技术和方法。

参考文献

1　Yamamura F, Yoshikawa N, Akita Y, et al. Relationship between *Helicobacter pylori* infection and histologic features of gastritis in biopsy specimens in gastroenduodenal disease. J Gastroenterol, 1999, 34 (4): 461~466

2　Munoz E, Corcuera MT, Roldan M, et al. Compariative study of microbiological and histopathological techniques used for the detection of *Helicobacter pylori*. Eur J Histochem, 1998, 42 (4): 297~302

3　王颖群，林万明，张秀荣，等. 从胃活检组织中分离幽门螺杆菌. 中国微生物杂志，1995, 7 (3): 35~36

4　Pruszkoski J, Ziolkowski G, Goniciarz, et al. Isolation of *Helicobacter pylori* from gastric mucosa depending on the growth medium used. Med Dosw Mikrobiol, 1994, 46 (2): 305~311

5　Javp BH, Stequist B, Brandberg A, et al. *Helicobacter pylori* culture from a positive liquid – based urease test for routine clinical use a cost effective approach. Helicobacter, 2000, 5 (1): 22~23

6　Basso D, Stefani A, Brigatol L, et al. Serum antibodies anti *Helicobacter pylori* and anti – CagA, a comparison between four different assays. J Clin Lab Anal, 1999, 13 (4): 194~198

7　Bilardi C, Biagini R, Dulbeeeo P, et al. Stool antigen assay is less reliable than urea breath test for post treatment diagnosis of *Helicobacter pylori* infection. Aliment Pharmacol Ther, 2002, 16: 1733~1738

8　Lin DB, Nich WT, Wang HM, et al. Seroepidemiology of *Helicobacter pylori* infection among preschool child in Tai-Wan. Am J Trop Med Hyg, 1999, 16 (4): 554~558

9　Aregona P, Magazzu G, Macchia G, et al. Presence of Antibodies against *Helicobacter pylori* and its heat – Shock protein 60 in the serum of patients with Sjogren's syndrom. J Rheumatol, 1999, 26 (6): 1306~1311

10　Leodoher A, Valra D, Bazzoli F, et al. European multi – centre validation trial of two new non. invasive tests for the detection of *Helicobacter pylori* antibodies: urine. based ELISA and rapid urine test. Aliment Pharmacol Ther, 2003, 18: 927~931

11　Lee JM, Breslin NP, Fallon C, et al. Rapid urease tests lack sensitivety in *Helicobacter pylori* diagnosis when peptic ulcer disease presents with bleeding. Am J Gastroenterol, 2000, 95 (5): 1166~1170

12　Urakami Y, Kjmura M, Seki H, et al. Gastric metaplasia and *Helicobacter pylori*. Am J Gastroenterol, 1997, 92 (5): 795~799

13　Sheu BS, Lee SC, Yan HB, et al. Quantitative result of ^{13}C – urea breath test at 15 minutes may correlate with the bacterial density of *Helicobacter pylori* in the stomach. Hepatogastronerterology, 1999, 46 (27): 2057~2062

14　Sharma BC, Bhasin DK, Pathak CM, et al. ^{14}C – urea breath test to confirm eradication of *Helicobacter pylori*. J Gastroenterol Hepatol, 1999, 14 (4): 309~312

15　Manes G, Mosca S, Laccetti M, et al. *Helicobacter pylori* infection, pattern of gastritis and symptoms in erosive and non erosive gastroesophageal reflux disease. Scand J Gastroentwerol, 1999, 34 (7): 658~662

16　Gur G, Boyacioglu S, Pemirhamn B. The importance of increasing the number of gastric biopsies in the diagnosis of *Helicobacter pylori*. Hepatogastroenterology, 1998, 45 (24): 2219~23

17　Honchar MH, Kuchirk Iam, Deltsova OI. Morphological changes in the stomach and duodenum in ulcer disease with *Helicobacter pylori* infection. Klin Khir, 1998, 12 (1): 5~6

18　Lu JJ, Perng CL, Shyu RY, et al. Comparison of five PCR methods for detection of *Helicobacter pylori* DNA in gastric tissue. J Clin Microbiol, 1999, 37 (3): 772~774

19　Munoz C, Jane M, Gonzalez Cuevas A, et al. Evaluation of a simple rapid polymerase chain reaction (PCR) technique for the diagnosis of *Helicobacter pylori* infection in childhood. Enferm Infect Microbiol Clin, 1999, 17 (3): 119 ~ 125

20　Rimbara E, Noguchi N, Yamaguchi T, et al. Develop – ment of a highly sensitive method for detection ofclarithromy-cin – resistant Helicobacter pylori from human feces. Current Microbiol, 2005, 51: 1

21　De Francesco V, Margiotta M, Zullo M, et al. Primary clarithromycin resistance in Italy assessed on *Helicobacter pylori* DNA sequences by TaqMan real – time polymerase chain reaction. Aliment Pharmacol Ther, 2006, 23: 429

22　Ho G Y, Windsor H M. Accurate diagnosis of *Helicobacter pylori*. Polymerase chain reaction tests. Gastroenterol Clin N Am, 2000, 29: 903

23　Hynes SO, McGuire J, Wadström T. Potential for proteomic profiling of *Helicobacter pylori* and other Helicobacter spp. using a Protein Chip array. FEMS Immunol Med Microbiol, 2003, 36 (3): 151 ~ 158

24　Kumar Khanna V. Existing and emerging detection technologies for DNA (Deoxyribonucleic Acid) finger printing, se-quencing, bio – and analytical chips: a multidisciplinary development unifying molecular biology, chemical and elec-tronics engineering. Biotechnol Adv, 2007, 25: 85 ~ 98

第五十一章 幽门螺杆菌的分离培养技术

秦和平　王继德　白　杨

广州南方医科大学南方医院

诊断是否存在幽门螺杆菌（*Helicobacter pylori*，下称 *H. pylori*）感染，最准确的方法是 *H. pylori* 的病原学检查，只要 *H. pylori* 培养成菌落后，可用现有的各种鉴定方法进行鉴定，其特异性可达 100%，常作为 *H. pylori* 检测的"金标准"。从 19 世纪末即不断有在动物甚至人胃内发现螺旋弯曲样细菌的报道，但只是在 1982 年 Marshall 和 Warren 从人胃黏膜分离到 *H. pylori* 后才使人们开始重视这类细菌与上消化道疾病的关系，并开辟了消化系统疾病防治研究的一个新领域，因此细菌分离培养是 *H. pylori* 研究的一项基本技术。

从胃黏膜分离 *H. pylori* 在基础研究方面可用于细菌分型、致病机制研究、构建动物模型及确定致病因子；临床诊疗方面可用于 *H. pylori* 的常规诊断（应用较少）、评价新的诊断方法（金标准）和药物根除效果、体外筛检抗菌药物等；在 *H. pylori* 耐药菌株不断增加的今天，也用于评价菌株的药敏情况以指导临床用药。

一、幽门螺杆菌体外培养的条件[1~6,31]

1. 气体和温度条件　原代培养时，*H. pylori* 对气体的要求比较严格，一般为 2~5% 的氧气（微需氧），最高不超过 3%~7%，5%~10% 的 CO_2（通常为 10%），0~10% 的 H_2。可以在放有气体发生袋的密封罐中培养，也可在 CO_2 培养箱或厌氧箱中培养。温度 37℃，气压为 220mmHg，*H. pylori* 生长良好。*H. pylori* 生长的最佳湿度为 90%，可在培养罐中加入两支敞口的装水试管或青霉素小瓶，在培养过程中自然挥发即可保证培养湿度，厌氧培养罐和厌氧培养箱见图 51-1 和 51-2。传代培养时，*H. pylori* 通常能迅速的适应无氧或标准的 CO_2 环境（18% O_2，10% CO_2）。不同的菌株在不同的条件下，生长状态差别很大。氢化酶阳性的菌株在有氢气的条件下要比氢化酶阴性的菌株生长好。在使用放有气体发生袋的密封罐培养时，气体发生袋一天一换或三天一换。使用箱式培养时，抽两次气体，充两次 N_2 最后一次充入混合好的气体。

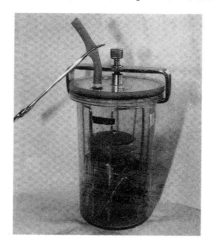

图 51 - 1　厌氧培养罐

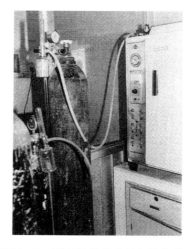

图 51 - 2　厌氧培养箱和抽气换气装置

2. 培养基[7~9,31]

（1）固体培养基　固体培养基以脑心浸液琼脂、巧克力琼脂、布氏琼脂、空肠弯曲菌培养基础、营养琼脂等均可用于 H. pylori 的培养，但需加入一定的添加成分如动物（马、羊、兔等）血或血清、活性炭、可溶性淀粉或蛋清等；选择性培养基则在上述培养基中加入选择性抗生素以抑制其他细菌的生长，常用抗生素包括万古霉素（10mg/L）、二性霉素（10mg/L）、多黏菌素（2500 U/L）、三甲氧苄氨嘧啶（TMP）（5mg/L）等，其中 TMP 既可作为抗生素，又能提供 H. pylori 生长所需的胸腺嘧啶脱氧核苷。琼脂培养基经高压灭菌在 4℃ 情况下可保存 2 周。

（2）液体培养基　液体培养基常用脑心浸液、布氏肉汤、营养肉汤等，也需加入 1% ~ 10% 动物（马、羊、兔等）血或血清（BS 或 FBS）[32]；液体培养的关键在于保证气体在液体中充分弥散，故常用振荡培养，振荡速度 80 ~ 130r/min。培养基的 pH 值在中性或稍偏碱性时最好。

二、幽门螺杆菌的分离培养方法

1. 标本采集与转送[10~12]　一般经胃镜活检钳取的胃十二指肠黏膜标本。早期分离 H. pylori 要求在胃镜室即将活检标本立即在培养平板上划线分离，这可能增加内镜检查工作量和污染机会，如将标本转送实验室，则由于细菌暴露于空气中时间过长，可能影响分离效果。目前人们已研制了多种 H. pylori 转送培养液（转送基），标本可在其中保存数日仍保持很高的 H. pylori 分离成功率。

表 51 - 1　几种转送基的性能比较

转送基	成　分	保存温度	最长保存时间
生理盐水	0.9% NaCl	4℃	1 天
Stuart 基	见附录	4℃	2 天
输送液	见附录	4℃	7 天
保存液	30% 甘油	-20℃	7 天
	布氏肉汤	-70℃	>3 个月

（1）胃镜取材　在胃窦和胃体部用灭菌活检钳钳取活组织各至少 1 块，用无菌镊将组织置于装有少量转送液或保存液的 0.5ml 无菌离心管中。

没有胃镜或普查时，也可用胃线取材。国外有一种叫 Entero - Test H. pylori 的胃线，全长

90cm，近端 30 cm 时不可吸收的尼龙线，远端放入胃内的 60 cm 的可吸收尼龙线包在较重的明胶胶囊中。喝水吞服，胶囊在胃中溶解。静坐 1hr 后，取出胃线。胃内的 60 cm 剪成数段用于快速尿素酶、培养和药物敏感试验。有研究证实，放胃线前，用洗必泰漱口，可明显增加 *H. pylori* 培养的成功率。但所取标本后续检测的敏感性和特异性比胃镜下活检取材低。

右图是胃刷的实物图片。直径 5mm。远端的毛刷可以来回在 3 ~ 8cm 的范围内移动。刷胃黏膜 3 ~ 4 此后，退入前端的保护鞘内。拔出胃刷后，远端的毛刷以可取下。直接涂板或放入装有转送基的试管中振荡后，取转送基培养或冻存。胃刷是一种创伤小，且可靠迅速的取材技术。胃刷放入前口咽也要局部麻醉。

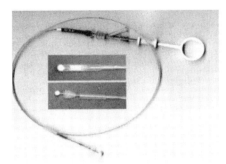

图 51 - 3　胃刷

（2）标本转送　有研究证实，3 天内，起运温度在 - 20℃ 或 4C℃ 的标本（冰盒内的干冰或水冰会不断挥发、溶解）的复苏率和 3 天内恒定在 - 20℃ 或 4C℃ 的标本的复苏率基本一样。标本转送可用生理盐水，输送液 2 或加入 0.5% ~ 1.0% 琼脂 Stuart 转送液。目前，国外还有专门的转送基 Portagerm pylori（BioMe′rieux，Nu¨rtingen，Germany）出售。有研究发现，生理盐水保存标本的 *H. pylori* 复苏率也非常高。

注意事项：由于 *H. pylori* 最易定植于胃窦部，故多从此处取材，在服用抑酸剂尤其是质子泵抑制剂者，胃内微生态发生改变，*H. pylori* 菌可从胃窦部向体部转移，故应从体部钳取 1 块组织，对十二指肠球部有炎症或溃疡者，也可从十二指肠取材；取材后活检钳应以 75% 酒精或 2.5% 戊二醛浸泡消毒并用水彻底清洗，以防 *H. pylori* 污染或传播，内镜也要做相应的消毒处理。目前很多单位已经开始采用一次性活检钳，可以减少 *H. pylori* 的交叉传染。

2. 接种方法

（1）直接划线接种法　用接种环压住组织在培养基上涂抹，要注意黏膜面向下，如不易分清黏膜面，则将组织各个面均做涂抹，这种方法获得的菌落数低于匀浆法。

（2）匀浆接种法　用无菌镊将组织转至 1ml 匀浆器中，滴加无菌生理盐水或转送液 0.5ml，轻轻研磨 8 ~ 10 下，用吸管吸取 1 ~ 2 滴匀浆液滴于固体培养基上，用 L 型玻棒涂开。虽然此法增加了 *H. pylori* 接种的机会，但同时也增加了杂菌污染的机会，影响 *H. pylori* 的生长，一次未必有划线接种法成功率高[31]。

（3）培养　将培养平板置于 37℃ 微氧环境中进行培养；接种 5 天后观察分离效果，阳性者进行传代扩菌。

注意事项：①由于胃液存在多种过路菌，一般原代培养不使用液体培养基；②为提高阳性率并防止污染，原代培养可应用非选择性和选择性培养平板各 1 块；③匀浆次数过多可造成细菌破碎，降低分离成功率；④条件好的实验室在接种 3 天后每天观察 1 次，但实验条件较差（主要指环境空气不卫生）时，打开培养罐次数过多可能增加污染机会，用细菌培养法评价药物根除效果时，培养时间可延长至 10 ~ 14 天。

三、幽门螺杆菌的鉴定[13 ~ 15]

H. pylori 的鉴定主要凭菌落、细菌形态及生化反应。

1. 菌落　划线接种的 *H. pylori* 菌落呈透明针尖样（直径 1 ~ 2mm）透明菌落，菌落数可能较少（甚至每块板只有 1 个），需仔细对光观察以免遗漏；L 棒接种菌量大时，菌落在培养板表面融合成一层半透明的菌苔。

2. *H. pylori* 形态

（1）湿涂片制作　滴 1 滴生理盐水于干净载玻片上，用接种环刮取少许固体培养菌苔在生理盐水中涂开，液体培养者直接将菌液滴至玻片上，盖玻片覆盖。

（2）观察　①将湿涂片在普通显微镜下暗视野或相差显微镜观察；②湿涂片烤干后进行常规 Gram 染色或仅用淡复红染色，普通显微镜下观察，见图 51 - 4。

（3）形态特征　典型的 *H. pylori* 涂片染色镜检呈 Gram 阴性海鸥状、S 状弯曲菌或短杆菌；湿涂片暗视野或相差显微镜下动力好的细菌可观察到典型的钻探样运动，一般培养菌较病理染色中的细菌菌体长，弯曲也更明显。培养时间过长或培养基中含有青霉素族抗生素时，还可见到球形体（coccoid）、长丝体等，均为 Gram 阴性染色。

3. 生化反应　最常选用下列三种，同步进行。

（1）尿素酶　刮取 1 环细菌置入尿素酶试剂（液体和半固体均放置在微量反应孔内）中，或放置在尿素酶试纸条上，37℃，阳性者约 1 分钟后，试剂应变为红色或紫红色。

（2）触酶　在 1 张玻片上滴加 1 滴 3% H_2O_2 液，刮取可疑菌落置入后，阳性者应见到连续的氧气泡形成。

（3）氧化酶　刮取 1 环可疑细菌放至商品化的氧化酶滤纸条或浸有氧化酶试剂（1% N，N，N'，N' —四甲基次苯二胺二盐酸）的滤纸上，阳性者在接触部位出现深蓝/黑色反应。

附一　细菌学检查

胃镜检查时还可用细胞刷在胃黏膜表面刷取黏液成分，涂于载玻片上，或取活检组织黏膜面向下在载玻片上压片或涂片，进行常规 Gram 染色，由于 *H. pylori* 系染色阴性细菌，酒精脱色一定要干净，也可直接用 Gram 染液中的淡复红染色 1 分钟或用石炭酸复红染色，但对比较差。

结果：*H. pylori* 呈阴性淡红色，组织中的 *H. pylori* 菌体一般较小。可见椭圆形的脱落胃黏膜上皮，Gram 染色核为蓝色，单纯复红染色时，均染为红色。

附二　*H. pylori* 与相关菌的生化鉴定

各菌常用生化反应结果见表 51 - 2。

表 51 - 2　幽门螺杆菌及相关菌的生化反应特征

生化反应	幽门螺杆菌	猫胃螺杆菌	鼬鼠螺杆菌	空肠弯曲菌
尿素酶	+	+	+	-
触　酶	+	+	+	+
氧化酶	+	+	+	+
H2S 产生	-	-	-	+
硝酸盐还原	-	+	+	+
马尿酸水解酶	-	-	-	+
碱性磷酸酶	+	+	+	
γ - 谷氨酰转肽酶	+	+	+	-

附三　*H. pylori* 形态变异体

H. pylori 在体外培养中除可见到典型形态外，还可见到球形体（Coccoid）、长丝体等（图 51 - 5 和图 51 - 6），均为 Gram 阴性染色。电镜下主要发现外膜与细胞膜分离，形成较大的空间，胞浆浓缩（图 51 - 7），U 型菌也很常见即胞浆弯曲成 U 型，两末端有一层稀薄的膜相连。部分球体仍存在鞭毛，说明其仍存在一定的动力和侵袭性。*H. pylori* 球形体最常见于长期培养后，接种菌量大时，培养两天即可出现。暴露于有氧环境、低温及培养基的 pH 值升高等环境因素及应用亚抑菌浓

度的抗菌药物也可促使 *H. pylori* 菌球形变，说明这是细菌在生长环境不利时的一种退行性变。球形体在体外可以培养传代，但低温保种后，却难以复苏成功，故菌种保存时不能掺入太多球形体。在体外药敏试验中也应该使用培养时间较短的非球形体进行。

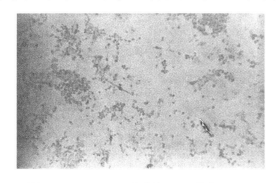

图 51 - 5　*H. pylori* 球形体 Gram 染色 × 1000

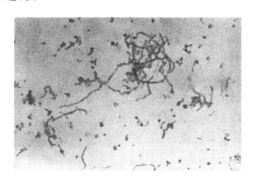

图 51 - 6　*H. pylori* 长丝体 Gram 染色 × 1000

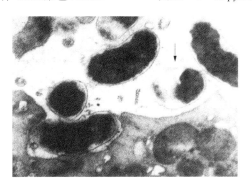

51 - 7　*H. pylori* 球形体胞核浓缩，双层核膜分离 SEM × 7500

四、幽门螺杆菌的菌种保存与复苏[16~18]

螺杆菌属细菌冻干保存后复苏成功率极低，故多应用保存液低温液态保存。常用的保存液基质为心脑浸液（BHI）或布氏肉汤等液体培养基加甘油等防冻剂，在 - 70℃ 或液氮条件下可保存 6 年，而复苏率达 80% ~ 90%。

1. 菌种保存

（1）选取对数生长期（一般为 48 小时）的 *H. pylori* 进行保存。液体培养者，4℃ 3000r/min 以上离心 10 分钟，倒掉上清，细菌重新悬浮于保存液中，固体培养者用接种环刮大保存液或用保存液洗脱，调整细菌浓度至 1×10^9/ml 左右并吹匀。

（2）将菌液分装至 0.5ml Eppendof 管中，长期保存者体积可稍大，经常需要复苏者每管置入 0.2 ~ 0.3ml。

（3）迅速将菌种放入 - 70℃ 冰箱或 - 196℃ 液氮中保存。

注意事项：①为使复苏成功率高，细菌保种的浓度宜大，且选用的细菌动力最好、球形体比例小；②混匀细菌时用吸管手工吹打，切勿用电动的振荡器，这样会破坏细菌结构；③菌种经冻融后复苏成功率降低，作者发现一管菌种经 3 ~ 4 次冻融后即不易再复苏成功，菌量小者复苏次数更少，故一般每管菌种仅复苏 1 ~ 2 次，如果可能将同一菌种分置于不同的冰箱中或同一冰箱的不同位置保存。

2. 复苏

满足上述保种条件者，一般均能复苏成功，由于菌种不耐冻融，故细菌尤其是重要的菌种一次复苏时应同时配多个固体和液体培养基，同时接种以求一次成功。

（1）配制一至两种固体培养基（布氏琼脂或Skirrow培养基），加和不加选择性抗生素各一套；小体积（试管法：5～10ml）和大体积（50～100ml）液体培养基各一套（图51-8）。

（2）取出一管菌种，每种固体培养平板和每管液体培养基中各加入1滴菌液，液体混匀，固体用L棒涂匀。

（3）将各培养基置入37℃，微需氧条件下培养3～4天，取阳性者传代。

注意事项：①作者发现如菌种无污染，用液体培养基复苏成功率高于固体；②为防冻融过的菌种与其他菌种混淆，建议所有解冻过的菌种一次用完，即有剩余也不用于保种。

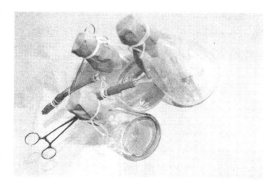

图51-8　*H. pylori* 液体培养瓶

五、幽门螺杆菌的体外药敏试验[19~21]

H. pylori 对部分抗生素（如甲硝唑、克拉霉素）存在自发和获得性耐药现象，直接影响根除效果，因此治疗前可以明确病人胃内 *H. pylori* 株对常用根除方案中抗生素的耐药状态，尤其是对于反复治疗失败的患者；*H. pylori* 体外药敏试验的另一个用途是用来筛检抗菌药物。至于药敏试验的方法和其他厌氧菌相似。

1. 原理与分类

文献中应用的方法和普通厌氧菌体外药敏试验一样分为下面几种：

（1）琼脂稀释法　以一定浓度的抗菌药物与含有被试菌株的培养基（固体或液体）进行不同倍数稀释，培养后观察细菌生长情况，计算最低抑菌浓度（minimal inhibitory concentration，MIC）。

（2）扩散法　将一定含量的抗菌药物通过浸湿纸片贴于含菌培养基上（纸片法）或直接加入培养基上打的孔洞中（打孔法），药物可向周围琼脂中扩散，浓度呈梯度递减。敏感细菌在距药物中心一定距离内生长受到抑制，记录抑菌环直径，其与药物的 MIC 对数呈正比。

（3）E（epsilometer）试验　实际属于琼脂扩散试验的一种，用来接种受试菌的培养基上放置一条含有对数连续浓度梯度抗生素（有标识）的药条，培养一代后根据细菌生长的边缘位置对应的药物浓度，读出其 MIC 值。多数学者认为这是目前 *H. pylori* 体外药敏最好的方法。

2. 操作方法　这里仅介绍国际标准厌氧菌药敏方法

琼脂稀释法（1986）：本法系根据美国临床检查标准委员会（NCCIS）和日本化学疗法（JCAM）方案拟定的限量琼脂稀释法进行的，具体操作如下：

（1）抗生素原液的制备　一般抗生素稀释成2的倍数浓度（如2560，1280等），不同的抗生素用于稀释的液体和稀释后的保存时间也不同，见表51-3。

（2）药物平板的制备　将不同稀释度的抗生素液1ml加入99ml高压后已冷却至50℃左右的固体培养基中（百倍稀释），混匀后倾注平板，注明药物浓度。用油笔在培养皿背面画一个十字将整个平板分为四个区，每区可接种一株细菌；中药浸膏制剂可以耐受高压，故可直接加入培养基中消毒；也可应用商品化抗生素平板。

表51-3　常用抗生素的稀释与保存

抗生素	溶剂	浓度（μg/ml 或 u/ml）	保存条件期限	
			-20℃	4℃
青霉素	pH6.0PBS	1280	3个月	1周
头孢菌素	pH6.0PBS	1280	3个月	1周

续表

抗生素	溶剂	浓度（μg/ml 或 u/ml）	保存条件期限	
			−20℃	4℃
氨基糖苷类	pH7.8PBS	1280	3 个月	1 周
四环素	pH4.5PBS	1280	3 个月	1 周
多黏菌素	pH6.0PBS	1280	3 个月	1 周
氯霉素	乙醇溶解	1280	3 个月	1 周
红霉素	先用少许乙醇溶解再用 pH7.8PBS 稀释	1280	3 个月	1 周
甲硝唑	无菌蒸馏水或 1.0% 吐温 −80	1280	3 个月	2 周
甲氧苄氨嘧啶	0.1N 乳酸溶解再用蒸馏水稀释	1280	长期保存	
磺胺类药物	先用 NaOH 溶解再用蒸馏水稀释	1280	长期保存	

（3）菌液的制备　刮取（固体）或离心收取（液体）培养两天的新鲜 *H. pylori*，用布氏肉汤稀释至 5×10^8 CFU/ml。细菌浓度可用血细胞计数板计数，也可用比浊分光光度计测定，用后者时 $1OD_{660}$ 约相当于 1×10^8 CFU/ml。由于刮取细菌时可能混有琼脂成分，故实际浓度可能较此数值稍低。

（4）从最低浓度的平皿开始，将 1μl 菌液接种于含药平皿，置于 37℃ 微需氧培养 3 天。

（5）结果观察　以不出现菌落的平皿上的最低药物浓度为最低抑菌浓度。

注意事项：①用于药敏的细菌中球形体比例不能高于 25%；②由于接种细菌的量可以严重影响药敏结果，目前也缺乏统一的菌量标准，但一般认为细菌原液的浓度应在 10^8/CFU/ml 左右，为便于比较，报告结果时应注明所用细菌浓度；③*H. pylori* 在生长条件不利时会发生球形变，无明显菌落，故需涂片和盲刮传代证实无典型形态的活菌生长。由于球形菌在体外传代时也会生长繁殖，出现这种情况应判断为敏感还是耐药，尚无定论，作者倾向于后者。如药敏试验目的在于体外筛检抗菌药物，因为 *H. pylori* 菌株之间变异很大，作者认为应同时应用多株不同疾病来源的 *H. pylori*。

六、幽门螺杆菌的液体培养

在制备抗原和细胞毒素时需要大量增菌，固体培养不能满足，常需使用液体培养。其培养容器常选用一种带侧口的三角烧瓶（图 51−8），培养体积可达 300ml。用于活菌数很少的菌种复苏时，可在该三角烧瓶内放入 6~10 个试管，各盛培养基 5~10ml，使每瓶能同时复苏多株细菌，在瓶底放一层纱布，以防摇动时试管破裂，振荡培养箱见图 51−9。

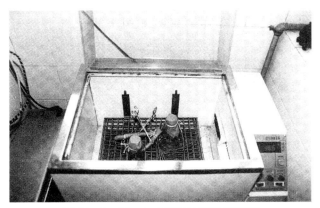

图 51−9　*H. pylori* 培养的振荡培养箱

方法：

（1）按说明配制液体培养基（如布氏肉汤），顶盖封紧，侧口也封闭；

（2）121℃常规高压消毒15分钟，高压锅应自然冷却，人工排气易引起瓶内液体溅出；

（3）取出培养瓶自然冷却，解冻小牛血清。小牛血清或新生牛血清，用前应经56℃、30分钟灭活补体。为防止多次开启，用青霉素小瓶分装成5ml小包装，−20℃保存备用；

（4）在超净工作台上打开培养瓶顶口，从固体培养基上刮取1环 H. pylori，入5%的小牛血清中，并一起加入培养基中，如果需要再加入选择性抗生素，尽快封闭顶口。为防止污染，瓶口开启时间应尽可能短；

（5）盖紧顶口，打开侧口换气，必须用抽气换气法而不能用气体发生法，瓶内抽真空后，充混合气体的速度不能太快，以免杂菌冲入污染，作者还常在侧口处塞一灭菌棉花团，可有效防止污染；

（6）用止血钳等夹紧侧口，置振荡培养箱上37℃，以90~130r/min的速度震荡培养2~3天；

（7）待培养液明显混浊后，在超净工作台上收集细菌：4℃，5000r/min离心10分钟，上清可用来检测细胞毒素或弃去，菌团如前鉴定，可用于传代或保种。

注意事项：直接从胃内分离 H. pylori 时一般不用液体培养，只用于传代扩菌和菌种复苏；传代时刮取 H. pylori 的菌量不需太大，过大只会增加污染机会。如果需要一次复苏多株细菌，用试管法较佳，但该法液体震摇不开，菌量较小，难以看到菌液混浊，可离心后鉴定，阳性者扩菌。

七、幽门螺杆菌细胞毒素的鉴定[22~25]

约半数的 H. pylori 可以产生使体外培养真核细胞发生空泡样变的细胞毒素，该毒素由细菌分泌至液体培养的上清中。

1. 一般方法

（1）H. pylori 液体培养上清相浓缩上清均经0.22μm滤膜过滤除菌，由于浓缩后的上清比较黏稠，滤过较困难，应使用双层滤膜以防止破裂；

（2）用RPMI1640液加5%加热灭活的新生牛血清培养HeIa细胞，37℃，5% CO_2 细胞融合成单层后使用，还可使用CHO、Hep−2细胞等，但敏感性稍差；

（3）用0.25%的胰蛋白酶消化5分钟，用培养液悬浮成单细胞悬液，用细胞计数板计数，使成 5×10^4/ml左右浓度；

（4）在经处理（或一次性）的无菌96孔板上，每孔加入100μl细胞，培养24小时使之贴壁；用未接种 H. pylori 的空白培养上清作为阴性对照；用已知的毒素株如60190的培养上清作为阳性对照；

（5）倒掉培养液，加入经细胞培养液倍比稀释（1:2至1:32）的 H. pylori 培养上清，毒素活性弱者可使用浓缩上清；

（6）培养8~12小时后在倒置显微镜下观察细胞浆中空泡形成情况，在任一稀释倍数下，>50%的细胞出现空泡样变时即为毒素阳性，出现阳性结果的最大稀释倍数即为毒素的滴度；

（7）记录毒素活性滴度，如在最小稀释倍数下有<50%的细胞出现空泡样变，则用浓度上清重复上面的鉴定步骤加以验证。

2. 精确定量试验　为排除观察者的判断误差，可以用细胞培养技术中的细胞毒试验定量客观地鉴定 H. pylori 毒素活性。主要有MTT法和中性红吸收法两种，后者试剂便宜且需时短。

（1）细胞与 H. pylori 上清共同孵育后，用细胞培养液将各孔洗1次；

（2）加入经过滤除菌的0.05%中性红/生理盐水液，每孔100μl，室温下放置5分钟，受损害细胞较证常细胞能更多地吸收中性红染料；

（3）倒掉染液，用冷0.2%BSA/生理盐水液轻轻洗3次，以除去未吸收的染料；

（4）每孔加入 100μl 盐酸酒精（30ml 双蒸水、70ml 酒精和 1ml 浓盐酸）液，裂解细胞，溶出染料；

（5）在酶标仪上测 540nm 的光密度，超过阴性对照 OD 值 3 倍以上者为毒素阳性。

八、粪便中幽门螺杆菌的分离[26~30]

如总论所述，*H. pylori* 通过口口和粪口途径在人群中传播的早期证据是用 PCR 在病人口腔和粪便中检出 *H. pylori* DNA，但确切的证据需要从非胃黏膜处分离出该菌。由于 *H. pylori* 在环境不利的情况极易变成不能分离的球形体，且口腔和粪便中杂菌种类繁多，事实证明要得到纯 *H. pylori* 极其不易。为促进我国的 *H. pylori* 流行病学研究，这里结合文献对从粪便中分离 *H. pylori* 的技术作一介绍。

技术关键在于尽量减少细菌在有氧环境中的暴露时间。

（1）用前述的液体培养装置，即一个大的侧口三角烧瓶内置 300ml 布氏肉汤，高压灭菌后抽气换气，保持一定的气体压力以促进微氧混合气体在培养液中充分弥散溶解，在取材前放置平衡数小时；

（2）收集病人的新鲜粪便，置入一无菌塑料袋中，称重；

（3）按重量体积比用预平衡的布氏肉汤配制 25% 的粪便悬液，尽可能挤去袋中的空气；

（4）用塑料袋封口机封口；

（5）尽可能将袋中的粪便挤碎摇匀，制成浆样悬液；

（6）37℃，7000r/min 离心 10 分钟，悬液会分成三层，见示意图 51 - 10，上层为清亮的液体，中层为乳状液，下层为固体颗粒物质，粪便中细菌位于中间乳状层，哺乳期婴儿和脂肪痢患者由于粪便中脂肪成分多，可能分层不明显；

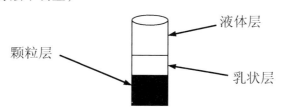

图 51 - 10　粪便悬液分层示意图

（7）小心倒去上层液体，接种 1 环乳状层液体至选择性培养基上，按前述标准分离方法用接种线划开，弃去其余标本，为了提高分离成功率，可一次用多种培养基，如布氏琼脂、心脑琼脂和空肠弯曲菌培养基等，每种传 2~3 板；

（8）置入厌氧罐中培养；为提高分离成功率，上述操作应越迅速越好，尽可能在 20 分钟内完成；

（9）培养 48~72 小时后，在培养基上寻找针尖大小透明菌落，做尿素酶试验及涂片鉴定等；

（10）如划线分离效果不好，杂菌和 *H. pylori* 同时生长，应在涂片中寻找可疑形态的 *H. pylori*，且菌落尿素酶阳性，立即进行二次分离；为了防止杂菌生长过度掩盖 *H. pylori*，最好在 48 小时即开罐检查，进行鉴定和再分离；

（11）得到纯 *H. pylori* 后进行鉴定和分型。

注意事项：和在胃黏膜分离时一样，有些平板上只出现少至一个典型的 *H. pylori* 小菌落，要仔细对光观察；切记，并非每一个胃黏膜 *H. pylori* 阳性病人粪便中都有大量活菌排出。

附录

1. *H. pylori* 培养基

营养琼脂：牛肉浸膏 59g，蛋白膝 10g，氯化钠 5g，琼脂 20g 加水 1000ml；

脑心琼脂：牛心浸液 250ml，牛脑浸液 250ml，氯化钠 5g，磷酸二氢钠 2.5g，半胱氨酸 0.5g，琼脂 20g，蒸馏水 1000ml；

布氏肉汤及空肠弯曲菌培养基础：上海腹泻病控制中心有售。

2. Skirrow 选择性抗生素

万古霉素	10mg/L
TMP	5mg/L
多黏菌素 B	2500 单位

配制方法：磺胺增效剂（TMP）50mg、无菌蒸馏水 50ml、乳酸 1 滴，混合后 100℃加热灭菌，加入万古霉素 100mg、多黏菌素 3.8mg，混匀，即成 100 倍母液，4℃保存备用。

3. stuart 转送液

磷酸甘油钠	10g
硫代轻醋酸钠	0.5g
盐酸半胱胺酸	0.5g
氯化钙	0.1g
亚甲蓝	0.001g
琼脂	5.0g
双蒸水	1000ml

煮沸溶解，分装高压，4℃贮存备用。

4. 保存液（30%甘油/布氏肉汤）　称取布氏肉汤粉剂（上海腹泻病控制中心出品）2.8g，加甘油 30ml，加水 70ml，分装后高压消毒备用。

5. 输送液 1[39]　蔗糖 10g，经 56℃灭活的小牛血清 50ml，布氏肉汤 50ml。

称取布氏肉汤粉剂 2.8g，加蔗糖 10g，加水 50ml，高压消毒，加小牛血清 50ml，无菌分装，4℃保存备用。用于室温下运输菌种。

输送液 2[33]　布氏肉汤 + 8%FBS + Skirrow 选择性抗生素 + 20%甘油 + 0.1 ~ 1.2g 琼脂。称取布氏肉汤粉剂 2.8g，加水 71ml，甘油 20ml，0.1 ~ 1.2g 琼脂，高压消毒，降温至 50 度时，加小牛血清 8ml，Skirrow 选择性抗生素母液 1ml，无菌分装，4℃保存备用。用于运输胃标本。

参考文献

1　Merino FJ, Andres AM, Campos, et al. Evaluation of 4 media for the isolation of *Helicobacter pylori* from gastric biopsies. Enferm Infect Microbiol Clin, 1994, 12 (2)：200 ~ 203

2　Samwels AL, Windsor HM, Ho GY, et al. Culture of *Helicobacter pylori* from a gastric string may be an alternative to endoscopic biopsy. J Clin Microbiol, 2000, 38 (6)：2438 ~ 2438

3　徐顺福，袁建平，张红杰，等. 幽门螺杆菌的培养研究. 南京医科大学学报，1997，17 (3)：281 ~ 283

4　Hirata I, Itoh T, Masubuchi N, et al. Isolation identification and quantitative culture of *Helicobacter pylori*from gastric mucosa. Nippon Rinsho, 1993, 51 (11)：3170 ~ 3175

5　Fox JG, Blanco MC, Yan L, et al. Role of gastric pH in isolation of Helicobacter mustelate from the feces of ferrets. Gastroenterology, 1993, 104 (1)：86 ~ 92

6　王颖群，林万明，张秀荣，等. 从胃活检组织中分离幽门螺杆菌. 中国微生物杂志，1995，7 (3)：35 ~ 36

7　Pruszkoski J, Ziolkowski G, Goniciarz, et al. Isolation of *Helicobacter pylori* from gastric mucosa depending on the growth medium used. Med Dosw Mikrobiol, 1994, 46 (2): 305~311

8 Javp BH, Stequist B, Brandberg A, et al. *Helicobacter pylori* culture from a positive liquid – based urease test for routine clinical use a cost effective approach. Helicobacter, 2000, 5 (1): 22~23

9 Hum S, Brunner J, Mcinnes A, et al. Evaluation of cultural methods and selective media for the isolation of Campylobacter fetus subsp venerealis from cattle. Aust Ver J, 1994, 71 (2): 184~186

10 Holloway Y, Schiphuis J, Weites L, et al. Luxuriant growth of *Helicobacter pylori* and Campylobacter species in candle jars after primary isolation. Eur J Clin Microbiol Infect Dis, 1994, 13 (4): 831~836

11 Kautelin H, Seppala K, Nutinen H, et al. Culture of *Helicobacter pylori* from gastric biopsies transported in biopsy urease test tubes. Eur J Clin Microbiol Infect Dis, 1997, 16 (5): 380~383

12 Munoz E, Corcwera MT, Roldam M, et al. Comparative study of microbiologic and histopathological technique used for detection of *Helicobacter pylori*. Eur J Histochem, 1998, 42 (4): 297~304

13 Cutler AF. Diagnostic tests for *Helicobacter pylori*infection Gastroenterologist, 1997, 5 (3): 202~212

14 Morais M, macedo EP, Junior MR, et al. Comparison between invasive test for the diagnosis of *Helicobacter pylori* infections. Arq Gastroenterol, 1997, 34 (4):, 207~211

15 Yakabi K, Nakamura T. Diagnosis of *Helicobacter pylori* infection by endoscopy bacterial culture method and rapid urease test. Nippon Naika Gakkai Zasshi, 1998, 87 (5): 856~62

16 Auroux J, Lanarque D, Tankovic J, et al. Comparison of quantifying *Helicobacter pylori* gastric infection by culture histology and C13 urea breath test. Gastro Clin Biol, 1998, 22 (4): 407~412

17 Ansorg R, von Recklinghausen G, Pomarius R, et al. Evalution of techniques for isolation, subcultivation: and preservation of *Helicobacter pylori*. J Clin Microbiol, 1991, 29 (1): 51~53

18 Tee W, Fairley S, Smallwood R, et al. Comparative evaluation of three selective media and a nonselective medium for the culture of *Helicobacter pylori* from gastric biopsies. J Clin Microbiol, 1991, 29 (11): 2587~2589

19 Grove PI, Koutsouridis G, Gumins AG. Comparison of culture, histopathology and urease testing for the diagnosis of *Helicobacter pylori* gastritis and susceptibility to amoxycillin, carithromycin, metronidazole and tetracycline. Pathology, 1998, 30 (2): 183~187

20 Glupczynki Y, Labbe M, Hansen W, et al. Evaluation of the E test for quantitative antimicrobiol susceptility testing of *Helicobacter pylori*. J Clin microbiol, 1991, 29 (12): 2072~2075

21 Thijs JC, van Zwet AA, Moolenaar W, et al. short report: claritthromyclin, an altrnative to metronididazole in the triple therapy of *Helicobacter pylori* infection. Aliment Pharmacol Ther, 1994, 8 (2): 131~134

22 Doorn LJ, Figueiredo C, Sanna R, et al. Clinical revance of CagA, VacA and IceA status of *Helicobacter pylori*. Gastroenterology, 1998, 115 (1): 58~66

23 Crabtree JE, Farmery SM, Lindley IJ, et al. CagA/ cytotoxic strains of *Helicobacter pylori* and interleukin – 8 in gastric epithelial cell lines. J Clin Pathol, 1994, 47 (5): 945~950

24 Xiang Z, Censini S, Bayeli PF, et al. Analysis of expression of CagA and VacA virulence factor In 43 strains of *Helicobacter pylori* reveals that clinical isolates cytotoxin. Infect Immun, 1995, 63 (1): 94~98

25 Chang K, Fujiwara Y, Wyle F, et al. *Helicobacter pylori* toxin inhibits growth and proliferation of cultured gastric cees – Kato Ⅲ. J Physiol Pharmacol, 1993, 44 (1): 17~22

26 冯睿敏, 李文华. 酶免疫法在粪便幽门螺杆菌诊断中应用. 山西临床医药, 2000, 9 (12): 198~200

27 Metz DC. Stool testing for *Helicobacter pylori* infection: yet another noninvasive alternative. Am J Gastroenterol, 2000, 95 (2): 546~548

28 Ni YH, Lin JT, Huang SF, Accurate diagnosis of *Helicobacter pylori* infection by stool antigen test and 6 other currently available test in children. J Pediatr, 2000, 136 (6): 823~824

29 Vaira D, Malfertheiner P, Megraud F, et al. Diagnosis of *Helicobacter pylori* with a new non – invasive antigen – based assay H. *pylori*SA European study group. Lancet, 1999, 354 (9172): 30~33

30 Chang MC, Wu MS, Wang HH, et al. *Helicobacter pylori* stool antigen (H. *pylori*SA) test: a simple accurate and non – invasive test for detection of *Helicobacter pylori* infection. Hepatogastroenterology, 1999, 48 (25): 299~302

31 Harry L. T. Mobley, George L. Mendz, and Stuart L. Hazell *helicobacter pylori*: physiology and genetics Book IS-

BN or Item Number: 978 - 1 - 55581 - 213 - 3 Publication Date: 2001 Publisher: ASM Press

32 Keigo Shibayama, Mitsuaki Nagasawa, Takafumi Ando, et al. Usefulness of Adult Bovine Serum for *Helicobacter pylori* Culture Media. Journal of Clinical Microbiology, 2006, 44 (11): 4255 ~ 4257

33 Markus Heep, Karl Scheibl, Rea Degrell, et al. Transport and Storage of Fresh and Frozen Gastric Biopsy Specimens for Optimal Recovery of *Helicobacter pylori*. Journal of clinical microbiology, 1999, 37 (11): 3764 ~ 3766

34 Amy L. Samuels, Helen M. Windsor, Grace Y, et al. Culture of *Helicobacter pylori* from a Gastric String May Be an Alternative to Endoscopic Biopsy. Journal of clinical microbiology, 2000, 38 (6): 2438 ~ 2439

35 Helen M. Windsor, Emmanuel A. Abioye - Kuteyi, Barry J. Marshall. Methodology and Transport Medium for Collection of *Helicobacter pylori* on a String Test in Remote Locations. Helicobacter, 2005, 10 (6): 630 ~ 634

36 Jian - Zhong Zhang, Xiu - Gao Jiang, Jing - Jing Chen. Storage and transportation of *Helicobacter pylori* at room temperature. World J Gastroenterol, 1998, 6 (12): 1077 ~ 1078

37 Andreas Leodolter, Kathlen Wolle, Ulrike von Arnim, et al. Breath and string test: A diagnostic package for the identification of treatment failure and antibiotic resistance of *Helicobacter pylori* without the necessity of upper gastrointestinal endoscopy. World J Gastroenterol, 2005, 11 (4): 584 ~ 586

38 Rupert WL Leong, Ching C Lee, Thomas KW Ling, et al. Evaluation of the string test for the detection of *Helicobacter pylori*. World J Gastroenterol, 2003, 9 (2): 309 ~ 311

39 David Y. Graham, Mayumi Kudo, Rita Reddy, et al. Practical Rapid, Minimally Invasive, Reliable Nonendoscopic Method to Obtain *Helicobacter pylori* for Culture. Helicobacter, 2005, 10 (1): 1 ~ 3

第五十二章　幽门螺杆菌快速尿素酶试验

秦和平[1]　王继德[1]　成　虹[2]　胡伏莲[2]

[1]广州南方医科大学南方医院　[2]北京大学第一医院

尿素酶为幽门螺杆菌（*Helicobacter pylori*，下称 *H. pylori*）产生的特征性酶（其活性在目前已知的细菌尿素酶中是最强的），此酶分解胃酸中尿素（正常浓度为 3～4mM）成 NH_4 及 CO_3，NH_4 使局部的 pH 值升高，中和胃酸便于细菌定植致病。根据这一发现，Marshall 等设计了快速尿素酶试验用于胃镜检查中诊断 *H. pylori* 感染，实验试剂含有尿素、pH 指示剂（酚红）、缓冲液和防腐剂在酸性 pH 值条件下（＜6.8），酚红呈黄褐色，活检组织中的 *H. pylori* 菌尿素酶分解尿素后产生氨，使试剂的 pH 值变为碱性（＞8.4），酚红由黄变为红或紫红色。由于胃内环境仅适于 *H. pylori* 大量定植，胃液中其他产生尿素酶的过路菌要么菌量太少，要么尿素酶活性低，其改变试剂中 pH 值的能力被缓冲液所缓冲，不致使试剂变色出现假阳性结果[1~6]。

一、液体尿素酶试验

1. 试剂配方　国内应用的多为液体尿素酶试验试剂，已有福建三强公司的 *H. pylori* 尿素酶试剂盒等出售，也可自行配制，其配方如下：

尿　　素	5～10g
酚　　红	0.2g
磷酸二氢钠（一水）	0.218g
磷酸氢二钠	0.51g
叠氮钠	0.1g

2. 配制方法

（1）称取准确量的两种磷酸盐和尿素、酚红等，加水 450ml；

（2）调整 pH 值至 6.0，定容至 500ml；

（3）加入叠氮钠，分装后 -20℃保存；

（4）注意事项：酚红应用粉剂时应注意研磨，为防止出现不溶性颗粒，一般预先配成 0.5%（w/v）的溶液，过滤后备用；叠氮钠是防腐剂，可防止试剂解冻后杂菌生长，一般也配 5% 的母液；也可加入庆大霉素、*H. pylori* 培养的选择性抗生素等，甚至应用过滤除菌方法保证试剂免受杂菌污染而失效；也可用蒸馏水替代 PBS 液。

3．试验方法

（1）96 孔板每孔加入尿素酶试剂 2 滴，每两孔为一组，一个为反应孔，另一个为对照孔；也可将尿素酶试剂加入小离心管中备用；

（2）放置胃镜活检组织入反应孔中，为防止交叉污染，滴加试剂的反应孔行列之间均应有间隔，或放置活检组织时保证不让液体溅出；取材的小镊子应备数把交替使用，用后在酒精灯上充分消毒；

（3）登记检查号及病人情况，观察并记录结果。

4．结果判断　强阳性者组织放入后即变色，其后溶液全变为红或紫红色，活检组织出血者，放入试剂中时也会变红，但由于缓冲液的作用，其后颜色不加深或消失，应注意鉴别；尿素酶试剂的变色时间与组织中的菌量多少呈正相关，试验结果的判定时间根据试剂质量及室温高低可长至24 小时，下面列出的是国外报道的阳性组织观察不同时间的阳性率：

时　间	20 分钟	1 小时	3 小时	24 小时
阳性率	75%	85%	90%	95%

国外一般推荐在 37℃ 观察，作者发现在 4℃ 冰箱观察时可减少杂菌繁殖而诊断准确性无明显下降，延长观察时间时，应用透明胶封闭反应孔，以防液体挥发。

二、其他相关方法

1．半固体法　液体尿素酶试剂加入 1% 浓度的琼脂粉，加热使溶解，趁热时倾倒至 96 孔板或特制的小孔中，冷却后即成为半固体尿素酶试剂，使用时将组织置入并用透明胶封口，观察颜色变化。澳大利亚 Delta – west. led 公司出品、在国际广泛使用的 CLO 试剂盒即属于此类[7,8]，CLO 代表弯曲菌样微生物（campylobacter like organisms），CLO 试剂盒内含 2% 尿素，单独包装，一份只能检查一个人，其优点是不同标本间无交叉污染，封口后放置观察方便，缺点是增加了成本（图 52 – 1）。

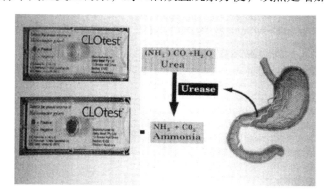

图 52 – 1　幽门螺杆菌检测的快速尿素酶试剂盒及检测原理

2．试纸法　将液体试剂浸泡滤纸晾干后即可制成尿素酶试纸，使用时将湿的活检组织置于试纸上，观察颜色变化，其优点也是可避免交叉污染。

三、评价

由于快速尿素酶试验的主要原理是根据试剂 pH 值变化引起颜色变化来判断 H. pylori 感染状态，故试剂 pH 值的选择最为重要，国外文献报道的以 pH 6.0 为多，也有报道 pH 6.6 的。由于放入的活检组织本身即会引起试剂 pH 值的波动，故 pH 值越高，假阳性率就越高，而 pH 值越低，反应时间就越长，但更准确。作者认为应该适当延长观察时间，提高准确性，因为对假阳性的病人应用抗菌治疗不但给病人造成负担，还会助长耐药 H. pylori 菌株在人群中播散。我们在实际工作中配制的试剂 pH 值一般在 5.0～5.8 之间。

以往进行尿素酶试验均需行胃镜检查，在检查时，可分别在不同部位取材（包括幽门前胃窦大弯、胃角、中部胃体大弯等）进行快速试验，其结果一般无假阳性，特异性可达100%，阳性组在胃角可达100%，幽门前胃窦、胃大弯可达87%，胃体可达84.4%，胃角和幽门前尿素酶阳性反应出现时间较胃体时间短[9]。但已有研究表明，标本中要有10^4以上的细菌时才能显示阳性，而标本的大小、反应时间、环境温度等均可影响尿素酶试验的结果。观察时间短，敏感性低，特异性高；观察时间长，敏感性高，特异性差。由于结果判断是通过肉眼完成的，故结果易产生误差。同时应注意的是，在胃内有活动性出血时，因出血造成胃内pH值的变化，可影响尿素酶试验的敏感性和特异性[10,11]。

快速尿素酶试验作为胃镜检查中快速开展的检验项目，操作简便易行，特别适于在基层单位开展，有经验的观察者应用本法诊断 H. pylori 感染的准确性也可达90%以上。试剂质量不稳定或观察时间不够长（作者认为至少应观察2个小时）可严重影响结果判断，实际工作中应予以避免。由于抗 H. pylori 药物治疗后，胃窦黏膜细菌可向胃体移行而可出现假阴性，因此此法一般不宜单独作为 H. pylori 根除率检查的评价[12~15]，如必须依靠此法判断 H. pylori 是否被根除，则需在胃窦和胃体2个部位取材均阴性方可判断为 H. pylori 根除[16]。

参考文献

1　Morais M，Macedo EP，Junior MR，et al. Comparison between in vasive tests for the diagnosis of *Helicobacter pylori* infection. Arq Gastroenterol，1997，34（4）：207~211

2　Chu KM，Poon R，Tuen HH，et al. A prospective comparison of locally mode rapid urease test and histology for the diagnosis of *Helicobacter pylori* infection. Gastrointest Endosc，1997，46（6）：503~506

3　Lewis JD，Kroser J，Bevan J，et al. Urease based test for *Helicobacter pylori* gastritis accurate for diagnosis but poor correlation with disease sevetity. J Clin Gastroenterol，1997，25（2）：415~420

4　Planco D，Carol A，Rivera P，et al. Evaluation of a fast urease test for the detection of *Helicobacter pylori*. Acta Gastroenterol Latinoam，1999，29（1）：17~20

5　Kamiya S，Taniguchi I，Yamamoto T，et al. Evaluation of rapid urease test for detection of *Helicobacter pylori* in gastric biopsy specimens. Eur J Epdemiol，1993，19（9）：450~452

6　Nishikawa K，Sugiyama T，Kato M，et al. A prospective evaluation of new rapid urease tests befor and after eradication treatment of *Helicobacter pylori* in comparison with histology culture and C–urea breath test. Gastrointest Endosc，2000，51（2）：164~168

7　Lin CW，Wang HH，Chang YF，et al. Evalution of CLO test and polymerase chain reaction for biopsy dependent diagnosis of *Helicobacter pylori* infection. Chumg Hua Min Kuo Wei Sheng Wu Chi Mien I Hsveh Tsa Chih，1997，30（4）：219~227

8　Arohimandritis A，Apostolopoulos P，sougioultzis S，et al. The CLO test is unreliable in diagnosis of *Helicobacter pylori* infection in pos – surgical stmach；is there any role of *Helicobacter pylori* in peptic ulcer recurrence. Eur J Gastroenterol Hepatol，2000，12（1）：93~96

9　Savarino V，Mela Gs，Zentilin P，et al. 24–hour pH and extent of duodenal gastric metaplasia in *Helicobacter pylori* positive patients. Gastroenterol，1997，11（3）：741~799

10　Colin R，Czernichow P，Baty V，et al. Low sensitivity of invasive tests for the detection of *Helicobacter pylori* infection in patients with bleeding ulcer. Gastroenterol Clin Biol，2000，24（1）：31~35

11　Lee JM，Breslin NP，Fallon C，et al. Rapid urease tests lack sensitivety in *Helicobacter pylori* diagnosis when peptic ulcer disease presents with bleeding. Am J Gastroenterol，2000，95（5）：1166~1170

12　Urakami Y，Kjmura M，Seki H，et al. Gastric metaplasia and *Helicobacter pylori*. Am J Gastroenterol，1997，92（5）：795~799

13　Mion F，Rousseau M. Diagnostic tests to document *Helicobacter pylori* eradication. Gastroenterol，1996，11（2）：

324~325

14　Dunn BE，Cohen H，Blaser MJ，et al. *Helicobacter pylori*. Clin Microbiol Rev，1997，10（4）：720~741

15　Hirschl AM. Diagnosis of *Helicobacter pylori* infections. Acta Med Austriaca，2000，20（4）：112~116

16　中华医学会消化病分会幽门螺杆有学组/幽门螺杆科研协作组. 第三次全国幽门螺杆茵感染若干问题共识报告（2007.10庐山）. 中华医学杂志，2008，88：652~656

第五十三章　幽门螺杆菌的组织病理学技术

周殿元　王继德　张振书

广州南方医科大学南方医院

通过胃镜或其他途径从胃黏膜取材，包埋切片染色镜检，进行组织学和幽门螺杆菌（*Helicobcter pylori*，下称 *H. pylori*）检测，对有经验者来说是诊断该菌感染的"金标准"之一。人和动物胃内的螺旋样细菌最早就是通过组织学方法发现的，*H. pylori* 的致病性主要也是通过这种方法确定的。该方法用于诊断 *H. pylori* 的主要不足是创伤性较大，操作也较复杂。目前应用于 *H. pylori* 研究的主要优势有三：①在胃镜取材时可以明确胃部的大体病变如溃疡和胃癌；②在明确 *H. pylori* 感染状态的同时可以观察伴发炎症的程度及预测其自然病程；③在根除 *H. pylori* 后观察胃十二指肠病变的转归情况[1~6]。

一、组织切片制作

（一）标本取材

1. 内镜活检标本　①要应用尽量大的活检钳（但要避免出血和穿孔），活检时用足够大的压力，尽量取到胃黏膜的全层包括表面上皮、胃腺和黏膜肌层。②部位及数目[7~9]：自然感染情况下 *H. pylori* 定植以胃窦部最常见，但少数情况下尤其是应用质子泵抑制剂治疗后，细菌可由胃窦向胃体部迁移。悉尼系统推荐在胃窦（前后壁各1，距幽门2cm以上）和胃体（前后壁各1）部各取材两块，作者发现在这两个部位各取材1块已能诊断98%以上的 *H. pylori* 感染。国外有少数作者为了明确胃黏膜萎缩的范围和肠上皮化生情况，主张在胃角处加取1块，首先此处准确部位不好规定，胃镜操作不便；其次此处黏膜属于移行黏膜，又是肠腺化生的常见部位，不利于 *H. pylori* 定植；最后此处取材对提高 *H. pylori* 诊断率无大帮助，故不作推荐。如为了评价炎性病变的范围，在胃内的其他部位取材也是需要的。③组织定向：诊断 *H. pylori* 感染胃活检组织需要垂直切片，因此，活检取材后组织块定向非常重要。以前有用印度墨水染黑黏膜面的，但在胃镜检查床边进行很不方便，故国内大多数单位未能开展定向包埋。胃镜活检后用滤纸片粘取组织块在空气中干燥15~20秒钟后即可粘牢，避免浸入固定液时漂浮，因此建议应用一滤纸条粘取活检组织，滤纸条一端剪开做标记，从标记端开始每隔几毫米放置一块从胃近端到远端钳取的组织块，黏膜面朝上，在空气中放置干燥后置入福尔马林中固定。

2. 手术切除标本　因肿瘤或溃疡切除的胃大体标本充分固定后推开，剥切0.1~0.3cm宽的胃小弯全长黏膜一条，观察大体病变后选点切下或全部包埋切片。

（二）组织切片制作

包括组织固定、脱水、包埋和切片。

1. 胃活检组织用4%中性缓冲福尔马林固定至少6小时，手术切除标本固定24小时以上。

2. 可用自动脱水机脱水。人工脱水时70%~100%乙醇每步10分钟。文献报道每步需30分钟，作者用10分钟效果满意。为便于透明，可在100%乙醇中放置时间长一些。

3. 用二甲苯透明5分钟，重复1次。

4. 浸蜡1小时。应根据天气情况选择石蜡的种类，气温高相应选用熔点较高的石蜡。

5. 包埋：如果胃镜取材时未作定向，则包埋时应尽可能进行定向，以保证垂直切片。

6. 切片：厚度3~5pm，至少要切两份，一份做细菌学染色，一份组织学染色（HE）。注意捞片时组织编号一定不能混乱；如需做免疫组织化学染色，还要应用涂有防脱片胶的玻片。

二、病理切片染色

（一）常规病理染色方法

组织学评价最常用的是 HE 染色，油镜下也可观察到 *H. pylori* 菌，但苏木素配制质量不稳定可影响细菌着色。细菌着色淡时，常易漏诊，即使染色好时，非熟练的病理医师对该菌的诊断准确性也很低。

专用于 *H. pylori* 的染色方法很多，各有优点。Warren 和 Marshall 最早应用的是 Warthin – Starry 银染，银染颗粒沉淀在细菌上，与组织对比极为明显，照片效果好且诊断准确性很高，作者单位和国内多数研究单位都采用过该方法，但存在耗时（>1小时）、昂贵（银染液为一次性）、操作不够简便（液体配制量大、需要水浴等）、染色技术要求高（可出现染色过深或过浅）等不足，试剂配制不稳定时可严重影响实验结果，现在有许多单位已摒弃不用；Giemsa 染色简便、价廉（配制一次可染片>1000张）、准确（>94%），值得推广，其缺点是不能长期保存；改良甲苯胺蓝染色比 Giemsa 染色需时更短而染色效果稳定，且可长期保存。此外还有叶锭橙及阿的平荧光染色等方法，准确性高，但因需荧光显微镜观察，已很少使用。

免疫组织化学染色不能作为常规的诊断手段，主要用于鉴别 *H. pylori* 球形菌，目前已有商业化的多抗供应。原位杂交和原位 PCR 等分子病理技术除用于鉴别 *H. pylori* 球形体外，还可用于研究 *H. pylori* 的致病机理（如 *H. pylori* 致病基因在胃黏膜上皮中的整合情况等），但也不是常规技术。现将常用染色方法介绍如下。

1．Warthin - Starry 银染

（1）石蜡切片按同一方向装入染色架，60℃烤片 10 分钟以上或用电吹风使切片上的石蜡溶化；

（2）入二甲苯中脱蜡 2～5 分钟，重复 1 次，夏天脱蜡时间短一些，冬天则相反；

（3）100%，100%，95%，90%，80%，70% 乙醇依次各 1 分钟，入自来水，流水放置约 3 分钟，至切片清晰；

（4）入醋酸缓冲液洗 1 次；

（5）切片置染色缸中，1% 硝酸银液、55℃孵育 30 分钟；5% 明胶液室温下呈胶冻样，此时也需放 55℃溶化；

（6）先混合明胶和对苯二酚液，加入 2% 硝酸银液后立即倒入染色缸中，5% 明胶、3% 对苯二酚和 2% 硝酸银的比例为 15∶1∶2；

（7）55℃孵育，观察切片上组织块颜色变化情况；

（8）数分钟后组织变黄棕色后，立即倾去显色液，用 55℃温水洗 2 次，应注意，正确掌握中止显色的时间非常重要，稍有迟延，组织即可能染色过深，过早中止则细菌可能不着色；染液 pH 值低时着色时间长，高时着色时间短；显影试剂主要是明胶的质量对着色时间影响很大，故难以规定一个确切时间；

（9）醋酸缓冲液洗 1 次；

（10）70%～100% 乙醇脱水，每步 1 分钟；用或不用二甲苯透明，中性树胶封片。

结果：细胞核和 *H. pylori* 着棕黑色，胞浆和黏液着浅黄色，见图 53－1。

2．改良 Giemsa 染色

（1）组织切片脱蜡充分复水，步骤同 Warthin - Starry 银染色的第 1～3 步；

（2）直接入 2% Giemsa 染液中染色 30 分钟（染液可反复使用）；

（3）自来水洗去染液；

（4）直接入 100% 乙醇中脱水；

（5）常规脱水、透明、封片。

结果：组织和细菌均呈紫红色，但细菌形态明显。见图 53－2。

3．甲苯胺蓝染色

（1）组织脱蜡复水，自来水洗 5 分钟；

（2）蒸馏水洗二次；

（3）0.1% 甲苯胺蓝染液（配方见附录）染色 10 分钟；

（4）水洗去染液；

（5）常规脱水、透明、封片。

结果：细菌着蓝色。

4．HE 染色

（1）如前切片脱蜡复水；

（2）入苏木素液中染色 15 分钟，有报道认为 Mayers 苏木素染 *H. pylori* 效果较好；

（3）流水洗去染液；

（4）1% 盐酸酒精分化（提插两下），分化的目的是除去非特异着色的苏木素，分化过度则染色浅，反之则深，对初学者而言，最好在显微镜下控制分化时间；

（5）流水冲洗 15 分钟以上，以除去切片中的酸性物质；

（6）伊红染色 5 分钟；

（7）常规脱水、透明、封片。

结果：细胞核染成蓝色，胞浆和 *H. pylori* 均染成淡红色，见图 53 - 2。

（二）细菌和组织学观察[10~15]。

在低倍（5 或 10 ×）和高倍（40 ×）镜下，*H. pylori* 呈小的短杆菌，很难见到 S 状弯曲，HE 染色时细菌轮廓更不清楚，故一般仅用高倍镜扫描全视野大致确定观察部位，然后换油镜仔细观察。镜下 *H. pylori* 可呈典型的 S 状或海鸥状弯曲、稍带弯曲的短杆菌或球形体（图 53 - 3），位于黏液层表面，可侵入至胃腺窝深部、上皮细胞连接处，突破基底膜侵入组织内者很少见。胃黏膜表面有时可见各种形态的杂菌污染，但这些细菌一般不出现于胃腺窝深部，故易于鉴别；侵袭能力较强的杂菌常见的只有一种短小杆菌（可能是韦荣氏菌），菌体一端有一根特征性的长鞭毛，长度是菌体的 10~20 倍（图 53 - 4），据此可与 *H. pylori* 鉴别。

细菌定植的密度主要根据其累及的范围判定。悉尼系统规定的重度定植为大量细菌累及 2/3 活检材料中的胃腺窝；轻度为单个细菌或少量细菌，累及范围少于 1/3 的活检材料；中度介于两者之间。治疗后细菌数量可减少或发生球形变；而应用质子泵抑制剂后细菌可由胃窦部向体部迁移[16~18]，均需要进行详尽的观察。*H. pylori* 在胃内肠上皮化生区不定植，但在十二指肠的胃上皮化生区可以发现。自然感染菌量大时和治疗后，可在胃腺窝内发现大量球形菌，多数情况下尚可见到少量的典型菌，易于判断，但在只有球形菌存在时，需用免疫组化等方法鉴定。

至于胃炎的组织学特征[19~24]，主要观察粒细胞浸润的种类和程度，分为急性、慢性和特殊类型如结节型、嗜酸性等。急性胃炎主要是中性粒细胞浸润伴或不伴糜烂、出血等病变，一般不多见；慢性胃炎是 *H. pylori* 感染的主要特点，淋巴细胞和浆细胞浸润，可形成淋巴滤泡，如伴有中性粒细胞浸润则判断为慢性活动性胃炎；同时累及胃窦和胃体的慢性胃炎称为全胃炎，仅累及胃窦者称胃窦炎。全胃炎发生胃溃疡、萎缩和肠上皮化生的可能性较大，而胃窦炎，发生十二指肠球部溃疡的可能性更大。单纯胃体炎伴萎缩是自身免疫性胃炎的特征，常无 *H. pylori* 感染。

悉尼系统推荐的胃活检组织病理观察表包括 *H. pylori* 状态、慢性炎症、活动度、萎缩及肠上皮化生等五项及其分级。作者认为进行研究时记录还应细致一些，包括 *H. pylori* 感染状态、范围（+ ~ + + +），炎症程度（+ ~ + + +：表浅散在或密集深入黏膜下层的单个核细胞），炎症活动度（+ ~ + + +：散在间质；伴上皮内浸润；密集或形成隐窝脓肿）、其他病变如糜烂程度（核上皮或腺上皮脱落）、腺体改变（增生或萎缩）、分泌上皮（低下或亢进）、肠化生（局灶或弥漫）及淋巴滤泡形成、嗜酸性粒细胞浸润情况等，这些均有助于明确 *H. pylori* 感染致病的特征和机理。

三、免疫组化方法检测幽门螺杆菌[25~27]

是根据抗原抗体反应原理，利用抗 *H. pylori* 抗体在组织中检测 *H. pylori* 的方法，根据标记和检测系统的不同可分为 ABC 法、PAP 法、免疫荧光和免疫金染色等多种，*H. pylori* 抗体则有多抗和单抗两类。下面介绍特异性好、敏感性高的 ABC 法。

1. 材料

（1）抗 *H. pylori* 抗体（一抗）　兔抗 *H. pylori* 多抗、单抗，前者国外已有商品出售，国内也有多家单位制备（国内北京中山生物制品公司有售），后者国内生产单位有上海第二医科大学微生物教研室等；

（2）生物素标记二抗　羊抗兔 IgG 等；

（3）ABC 复合物（生物素与辣根过氧化物酶（HRP）偶联后与亲合素结合。ABC 复合物与二抗上的生物素结合后，用 HRP 的底物 DAB 显色镜检。

2．方法

（1）切片脱蜡复水　由于免疫组化操作过程中漂洗步骤多而易造成切片脱落（飞片），故在切片制作捞片时，载玻片上应预涂以多聚赖氨酸或其他黏片剂；

（2）pH7.4、1MPBS 洗 2 次，每次 5 分钟；

（3）抑制细胞的内源生物素，用 0.3% 过氧化氢 – 甲醇液处理 20 分钟（或 0.28% 高碘酸 50 秒）；

（4）PBS 洗 3 次，每次 5 分钟；

（5）用正常马血清封闭 15 分钟（37℃，湿盒孵育），以封闭组织中的非特异蛋白结合位点；

（6）倒掉封闭血清，擦干组织周边的血清；

（7）滴加一抗，每块组织上约加 30μl，37℃，湿盒孵育 60 分钟，为了节省用量，每次加抗体前均要用滤纸等擦干组织周围的液体，使抗体加至组织上时不四处乱溢，但组织任何时候都不能干燥；

（8）PBS 洗 3 次，每次 5 分钟；

（9）加入生物素标记的二抗（如羊抗兔），37C，湿盒孵育 30 分钟；

（10）PBS 洗 3 次，每次 5 分钟；

（11）加 ABC 复合物，37℃，湿盒孵育 30 分钟；

（12）PBS 洗 3 次，每次 5 分钟；

（13）加入 DAB 液，显色 7～14 分钟；应注意：DAB 系致癌剂，不要用手直接接触。具体显色时间需显微镜下控制；

（14）流水冲洗，除去 DAB；

（15）入苏木素液中复染 1 分钟，复染细胞核，使对比更明显，在 1% 盐酸酒精中提插一下分化，以除去多余的苏木素；

（16）常规脱水、透明、封片。

结果：*H. pylori* 位于胃腺窝中，着棕黄色，组织中应无非特异染色。

四、黏液组织化学染色

胃黏膜肠上皮化生是一种癌前病变，而十二指肠胃型上皮化生又是 *H. pylori* 可能的致溃疡机制之一，*H. pylori* 可特异定植于后者的胃型上皮区，而不在胃黏膜的肠化生区定植。为了探讨 *H. pylori* 与溃疡和胃癌发生的关系，常需同时明确胃十二指肠的上皮化生情况，这需要根据胃肠上皮分泌黏液的成分不同，做特殊的黏液组化染色进行鉴别。

（一）AB – PAS 染色

需配制 AB（阿尔新蓝）液和 Schiff 试剂，方法见附录。

1．常规脱蜡复水至 70% 酒精；

2．滴加 AB 液染色 30 分钟；

3．流水冲洗 5 分钟；

4.1% 过碘酸氧化 10 分钟；

5．流水冲洗 5 分钟；

6．滴加 Schiff 液染色 15 分钟；

7．流水冲洗 10 分钟；

8．必要时复染，常规脱水、透明、封片。

结果：酸性黏液呈蓝色，中性黏液呈红色（图 53 – 5）。

（二）HID/AB 染色

需配制高铁二胺染液（HID），见附录。

1．石蜡切片脱蜡复水；

2. 置入 HID 染液中 13~24 小时，室温；

3. 流水冲洗 5 分钟；

4. 用 AB 液复染 15~30 分钟；

5. 流水冲洗 5 分钟；

6. 常规脱水、透明、封片。

结果：硫酸黏液呈棕黑色、涎酸黏液呈蓝色。

可以根据黏液着色情况判断化生的种类和上皮来源。福建三强公司出品的 AF - CF - PAS 套染试剂盒，全过程仅需 1 小时左右，硫酸黏液呈紫色、涎酸黏液呈蓝色而中性黏液呈红色，效果与上述 AB - HID - PAS 染色相仿而操作简便，值得在常规工作中推广。

五、胃黏膜增殖的研究方法[28~34]

细胞的增殖周期一般分为 4 个期：M—分裂期，G_1—合成前期，S—DNA 合成期和 G_2—合成后期；G_0 即静止期不在正常的周期之内。胃黏膜从正常向癌或癌前病变转变过程中常伴有增殖活性异常（增高），为了探讨 *H. pylori* 感染与胃癌和癌前病变发生的关系，常需检测胃黏膜上皮的增殖速率。

目前文献中报道的测定方法有多种，分别测定 4 个增殖周期中的不同期：^{3}H 标记胸苷可在 DNA 合成期内被细胞利用，测定其放射性即可评价细胞的 S 期合成速率，该方法被认为是测定细胞增殖的"金标准"，但操作复杂，仪器要求高且有放射污染，不易推广；免疫组化方法如测定细胞核增殖抗原（proliferating cell nuclear antigen，PCNA）、Ki67 抗原等细胞固有抗原可确定细胞多个期的增殖速度，人工将 DNA 合成中所需的胸苷类似物溴脱氧尿苷（bromodeoxyuridine，BrDU）掺入细胞后，再用抗体测定单链 DNA 中的 BrDU 抗原，也是测 S 期增殖；组织化学方法如核仁组成区嗜银蛋白染色（silver staining nucleolar organizer regions，AgNORs）主要反映 DNA 合成后、分裂前期（G_2期）细胞内与 DNA 合成及有丝分裂有关的蛋白量。这些方法的比较见表 53 - 1，并将操作方法介绍于后。

表 53 - 1 测定细胞增殖的四种组织化学方法比较

方法	BrDU	PCNA	Ki67	AgNOR
增殖周期	S 期	G_1、G_2、S 期	除 G_0 外 4 期	G_2 期为主
组织要求	新鲜	无特殊	冰冻	无特殊
热敏感	无	有	无	无
孵育	需	不需	不需	不需
微波	不需	不需	需	不需
固定剂影响	无	有	无	有
胞液染色	无	有	无	无
操作	复杂	一般	一般	简单
准确性	好	一般	一般	较差

（一）PCNA 免疫组化技术

1. 方法与前述 ABC 法相同，仅将 *H. pylori* 特异一抗改为 PCNA 单抗（PC10，DAKO 公司有售）；

2. 显色复染后随机计数阳性细胞数，并如后计算 PCNA 标记指数（labeling indice，PCNAL1）。

结果：PCNA 阳性细胞核染成黄褐色，阴性者被苏木素复染成蓝色（图 53 - 6）。

（二）BrDU 掺入免疫组化法

1. 取材保存液（改良 weymouth 液）和掺入液（含 BrDU）的配制见附录；

2. 胃镜下常规活检，每例病人取 3 ~ 4 块组织；

3. 组织立即置入保存液中，2 小时内处理；

4. 在超净工作台上无菌操作将组织转入含掺入液的培养瓶内；

5. 将组织培养瓶置入前述的细菌培养罐内，充入 2 个大气压的含 95% O_2、5% CO_2 的混合气中；37℃孵育 1 小时；

6. 用 carnoy 固定液（乙醇、冰醋酸和氯仿）固定过夜、石蜡包埋；

7. 如前述 ABC 免疫组化法步骤检测组织中掺入的 BrDU 抗原；在正常血清封闭前用 1M 的盐酸 60℃处理 1 小时以解开组织中的 DNA 双链。

注：BrDU 单抗的稀释度见厂家说明并凭预实验确定。

结果：S 期细胞核染成黄褐色，阴性者被复染成蓝色，见图 53 - 7。

PCNA 和 BrDU 结果观察与解释：评价上皮细胞增殖的指标有两个：一个是评价整个胃腺的细胞增殖，另一个是评价胃腺窝的上皮增殖；前者需要计算随机多个高倍视野的胃腺上皮的增殖活性，后者则需计算垂直切开的胃腺窝腺上皮的增殖指数，需时较多，对组织的包埋和切片方向要求较高，但结果更客观和有代表性，故也应用较多。

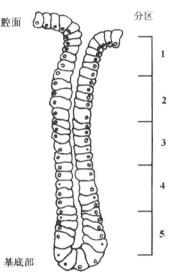

每一个病人或胃内一个部位要同时计算多张切片的平均增殖活性。寻找沿纵向切开、周边有 100 个以上上皮细胞的胃腺窝，计数阳性细胞数，每张切片至少要找到 10 个这样的胃腺窝，计算增殖指数：

LI% = 阳性细胞数/胃腺窝细胞总数 ×100%

由于胃腺窝存在正常上皮增殖带（胃腺窝下部），故要评价病人的胃上皮增殖是否亢进，还要分区计算增殖指数，一个胃腺窝从顶部（腔面）至底部（组织远端）可分为 5 个区（图 53 - 8）。

正常情况下，底部增殖活性可较高，亢进时，增殖带可向顶部偏移或扩展，见图 53 - 9，53 - 10。

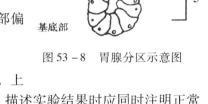

图 53 - 8　胃腺分区示意图

每区的 LI% = 该区的阳性细胞数/该区细胞总数 ×100%

向胃癌或癌前病变转变的胃黏膜（如早期感染 *H. pylori* 者），上皮细胞增殖活性常升高且胃腺窝的细胞增殖带向顶部扩散或偏移。描述实验结果时应同时注明正常黏膜的增殖指数。

（三）AgNOR 染色

1. 石蜡切片如前脱蜡复水；

2. 蒸馏水洗 1 次；

3. 银染液（配方见附录）避光染 1 小时；

4. 自来水洗去染液；

5. 常规脱水、透明、封片。

结果：增殖上皮细胞核内出现数目不等的银染颗粒（图 53 - 11，53 - 12），如 PCNA 和 BrdU 的计数方法，统计 100 个胃黏膜上皮细胞每核的银染颗粒数，计算平均值。

六、细胞凋亡研究方法[35 ~ 42]

在活组织中，单个细胞受其内在基因编程的调节，通过主动的生化过程而自杀残废的现象，称程序化细胞死亡（programmed cell death，PCD），病理学上又将其称为凋亡（apotosis）。早在 1972 年，Kerr 等从形态学上详细描述了细胞凋亡是一种不同于坏死的死亡方式，然而直到近年才发现它的发生机制由基因调控，并与细胞识别和信号传递有关。在正常情况下，为了清除衰老、异常的细胞及控制细胞数量和体积，总有部分细胞在机体的总调控下发生增殖、分化、凋亡，胃黏膜上皮细胞应处于增殖/凋亡动态平衡中。*H. pylori* 感染诱导胃黏膜上皮细胞凋亡可能是其参与胃癌发生、发展的重要机制之一。

目前文献报道测定细胞凋亡方法也很多，对癌基因和抑癌基因及其蛋白产物表达已有较深入的研究，例如发现 P53、c-myc、c-fos、TGFβ、INFα 等基因表达可促进程序化凋亡，而 bcl-2 基因表达则可阻止程序化死亡。现将胃黏膜上皮细胞凋亡观察方法介绍如下。

（一）普通光镜观察

包括石蜡切片 HE 染色法和甲基绿-派诺宁染色法，HE 染色方法同前所述，现重点介绍甲基绿-派诺宁染色法。

1. 新鲜取材组织置组织固定液中 4℃ 固定 36 小时；

2. 直接转入 95% 酒精脱水和无水酒精脱水，二甲苯透明，石蜡包埋；

3. 切片经二甲苯脱蜡，梯度乙醇水化至蒸馏水；

4. 置染色液中室温下染色 1 小时；

5. 取出切片，不经水洗，用滤纸吸干多余染液；

6. 插入丙酮中迅速分化；

7. 转入丙酮二甲苯（1:1）稍洗；

8. 二甲苯透明 2~3 次；

9. 中性树胶封固。

结果：光学显微镜下凋亡细胞固缩，细胞核呈绿色或蓝色着染；坏死细胞只有固缩细胞核呈绿色着染。观察时可用凋亡指数进行计数，即随机选择约 10~20 个视野（每张切片约 1000~2500 个细胞），计数凋亡细胞百分率。

（二）透射电镜观察

1. 常规制备电镜超薄切片；

2. 取一干净载玻片，其上滴一小滴 2% 丙酮，将切片标本放在丙酮液滴上；

3. 在一快热板或火焰上慢慢加热载玻片，使切片展平，干燥；

4. 在切片上加一滴染液，小心加热 0.5~2.0 分钟，不要让染液沸腾。染液的配制是用 1% 硼砂溶液配制 1% 甲苯胺蓝和 1% 天青Ⅱ（azurⅡ）染液；

5. 倾去多余染液，用蒸馏水洗片，吹干；

6. 电子显微镜观察。

结果：电子显微镜是观察细胞形态最好的方法。细胞核和细胞器亚微结构易辨。凋亡细胞染色质固缩，常聚集于核膜呈境界分明块交或月形小体，细胞浆浓缩或裂解成质膜包绕的碎片。细胞质可见完整的细胞器。单纯坏死细胞也可出现核固缩，但染色质分布无规律，边界不清，没有膜被核碎片的出现。细胞浆肿胀明显，细胞器常有结构破坏。

（三）流式细胞仪观察

细胞凋亡时，流式细胞检测可呈亚二倍体核型峰特征。此外，根据细胞光散射特点，应用碘化丙啶（PI）染色可使之与坏死相区别

1. 每个石蜡块切 50μm 厚切片 3~4 张，置玻璃试管中；

2. 加 5ml 的二甲苯脱蜡，37℃，10 分钟，重复 3 次；

3. 再依次经 100%、95%、80%、70% 和 50% 乙醇水化，每步 10 分钟；

4. 蒸馏水洗 2 次；

5. 加 2ml 0.5% 胃蛋白酶（pH1.6）水溶液，振荡 30 分钟；

6. 用 2ml PBS 终止消化；

7. 用 200 目筛网过滤 2 次；

8. 用碘化丙啶（PI）染色液（配法见附录，4℃保存）进行荧光染色。

结果：细胞凋亡时，G1 峰左侧出现亚二倍体细胞群的峰型。在光散射图谱上，前向光散射低于正常，侧向光散射高于正常。细胞坏死时，细胞周期中的细胞均出现不同程度的减少，亚二倍体细胞量多少不等。在光散射图谱上，前向光散射和侧向光散射均高于正常。

（四）原位末端标记法

石蜡包埋的切片组织用蛋白酶消化后在 DNA 聚合 I 或 Klenow 聚合酶的作用下将生物素标记的核苷酶原位掺入 DNA 缺口，再用辣根酶标的抗生素蛋白抗体作用后，经 DAB 显色可使凋亡细胞呈阳性着染。由于阳性反应的坏死细胞有 DNA 降解，在形态上与凋亡细胞明显不同，故在光镜下容易区分。应用这一方法，可对常规制备的病理标本进行凋亡细胞形态和计量观察。

1. 常规石蜡切片；

2. 切片用二甲苯脱蜡，逐级乙醇至复水化；

3. 将切片组织置 2×SSC 液中 80℃，20 分钟；

4. 蒸馏水冲洗 2 次；

5. 胃蛋白酶消化 60 分钟，不时摇动，流水冲洗终止反应；

6. 组织切片用 buffur A 漂洗 5 分钟；

7. 滤纸拭干组织周边液体，放温盒内；

8. 滴加标记液约 50μl，覆盖切片组织，25℃，1 小时；

9. PBS 漂洗 2 次，各约 5 分钟；

10. 组织切片置内源酶阻断剂内 15 分钟；

11. PBS 洗 2 次，各 5 分钟；

12. 温盒内用 HRP – avidin 点片，室温 30 分钟；

13. PBS 洗 2 次，各 5 分钟；

14. DAB – H_2O_2 显色，约 10 分钟（可镜下控制时间）。

15. 流水冲洗后，常规脱水、透明、封片。

结果：阳性凋亡细胞表现为细胞呈棕褐色着染，部分细胞浆也可因核 DNA 碎片的逸出呈阳性着染。组织切片酶消化处理过强或聚合酶浓度过高时，可出现微弱背景染色。少量坏死细胞可呈阳性反应，但位于坏死灶内可资鉴别。

附录

1. Warthin – Starry 银染试剂

（1）醋酸盐缓冲液：无水醋酸钠 8.2g，醋酸 12.5ml，蒸馏水 1000ml，pH 应在 3.6～3.8 之间。使用时可稀释 250 倍，但应保证 pH 值不变，且与配制下述液体的稀释倍数相同。

（2）1% 硝酸银：硝酸银 0.5g，溶于醋酸盐缓冲液 50ml 中。

（3）显影液

A 液：对苯二酚 300mg 溶于醋酸盐缓冲液 10ml 中（3%）

B 液：明胶 10g 溶于醋酸盐缓冲液 200ml 中（5%）

C 液：硝酸银 2g，溶于醋酸盐缓冲液 100ml 中（2%）

临用前配制，A、B、C 液的比例为 1:15:3，先混合 A 和 B 液，后加入 C 液，以免显色过快。

2. 2% Giemsa 染液

6gGiemsa 试剂加蒸馏水 300ml，溶解后倒入染色缸中室温备用。

3. 0.1%甲苯胺蓝染液

A 液：0. 1M 构橼酸（$C_6H_8O_7 \cdot H_2O$）　　　　　　2. 1g/100ml

B 液：0.2M 磷酸氢二钠（12 水）　　　　　　7. 16g/100ml

甲苯胺蓝 0. 1g，加 A 液 48ml、B 液 52ml，完全溶解，室温放置 5 天后使用。

4. HE 染色试剂

（1）苏木素液配制

苏木素	2. 5g
纯乙醇	25. 0ml
钾明矾	2. 5g
氧化汞	1. 25g
冰醋酸	20. 0ml
蒸馏水	500. 0ml

配制方法：先将苏木素溶于乙醇中（稍加热），将预先已溶解明矾的蒸馏水加入苏木素乙醇液中，使溶液尽快沸腾后，熄灭火焰，缓慢加入氧化汞，防止溶液溅出，继续煮沸 2 分钟，将烧瓶立即浸入冷水中，至染液冷却后，加入醋酸，室温保存，用前过滤。

（2）伊红 Y 染色液配制

伊红 Y	0. 5 ~ 1. 0g
蒸馏水	75ml
95% 乙醇	25ml
冰醋酸	1 ~ 2 滴

先取少许蒸馏水加入用玻棒研碎的伊红，加入全部蒸馏水，溶解后加入乙醇。

（3）盐酸乙醇分化液　盐酸 0.5ml，75% 乙醇 100ml。

5. 免疫组化显色液（DAB 液）

DAB（常用四盐酸盐）	50mg
0. 05M Tris·Cl	100ml（pH7. 6）
3% H_2O_2	30 ~ 40μl

配制方法：先以少量的 Tris·Cl 液溶解 50mgDAB，然后加入余量的 Tris·Cl，充分混匀，使 DAB 终浓度为 0.05%，过滤后显色前加入 H_2O_2，使其终浓度为 0.01%。

6. 黏液染色试剂

AB 液：

阿尔新蓝（Alcian blue）	1g
冰醋酸	3ml
蒸馏水	97ml

混合后最终溶液 pH 应为 2.5。

Schiff 试剂：

碱性复红	1g
1N 盐酸	20ml
偏重亚硫酸钠	2g
活性炭	2g
蒸馏水	100ml

蒸馏水煮沸后，冷却至 80℃，加入碱性复红，溶解后过滤。冷却至约 25℃时加入偏重亚硫酸钠，储存于棕色瓶中，密封过夜或数日，待溶液红色基本消退后加入活性炭除去黄色杂质，过滤后 4℃保存备用。

高铁二胺液：

二甲基间苯二胺盐酸盐　　　　　120mg

二甲基对苯二胺盐酸盐　　　　　20mg

蒸馏水　　　　　　　　　　　　50ml

将两种二铁盐同时置入蒸馏水中溶解，溶解后加入60％的氯化铁（$FeCl_2$）水溶液1.4ml即可。

7. BrDU 免疫组化液体

（1）BrDU 掺入液　由10ml weymouth液，100ml BrDU 贮备液，20mlFdU 贮备液于活检标本孵育前临时配制。各种配方如下：

改良 weymouth 液：由不含谷氨酸的 weymouth 培养基础（Flow Labs）500ml，灭活胎牛血清50ml，庆大霉素（200mM）5ml，L－谷氨酸10ml 配制备用。

BrDU 贮备液：30.7mg BrDU 十10ml 无菌 PBS，用0.4mm 和0.2mm 醋酸纤维素膜过滤，分装－20℃保存。

FdU（5－氟－2－脱氧尿苷）贮备液：12.0mgFdU + 无菌 PBS 10ml，同上过滤分装贮存。

（2）Carnoy 固定剂　由600ml 无水乙醇，100ml 冰醋酸，300ml 氯仿配制备用。

8. AgNOR 银染液

1％ 甲酸

2％ 明胶

50％ 硝酸银

溶于蒸馏水中。

9. 细胞凋亡染色液

（1）甲基绿－派诺宁染色液

甲基绿贮存液　　　　　　5ml

5％派诺宁溶液　　　　　　1ml

蒸馏水　　　　　　　　　　12ml

0.2mol 醋酸钠　　　　　　18ml

临用现配制，滤纸过滤。

（2）碘化丙啶（PI）染色液

碘化丙啶（PI）　　　　　1mg

Rnase　　　　　　　　　　10mg

0.9％NaCL　　　　　　　　10ml

避光4℃保存。

参考文献

1　Calabrese C，Di－Febo G，Brandi G，et al. Corrlation between endoscopic features of gastritic antrum，histology and *Helicobacter pylori* infection in adults. Ital J Gastroenterol Hepatol，1999，31（5）：359～365

2　Palatka K，Altorjay I，Szakali S，et al. Detection of *Helicobacter pylori* in tissure sample of stomach cancer. Orv Hetil，1999，140（36）：1985～1989

3　Yamamura F，Yoshikawa N，Akita Y，et al. Relationship between *Helicobacter pylori* infection and histologic features of gastritis in biopsy specimens in gastroenduodenal disease. J Gastroenterol，1999，34（4）：461～466

4　Munoz E，Corcuera MT，Roldan M，et al. Compariative study of microbiological and histopathological techniques used for the detection of *Helicobacter pylori* Eur J Histochem，1998，42（4）：297～302

5　Grove PI，Koutsouridis G，Gumins AG. Comparison of culture，histopathology and urease testing for the diagnosis of *Helicobacter pylori* gastritis and susceptibility to amoxycillin，carithromycin，metronidazole and tetracycline. Pathology，

1998, 30 (2): 183~187

6　Yamatoto E. Semiquntitative evaluation for diagnosis of *Helicobacter pylori* infection in relation to histological changes. Am J Gastroenterol, 1998, 93 (1): 26~29

7　Manes G, Mosca S, Laccetti M, et al. *Helicobacter pylori* infection, pattern of gastritis and symptoms in erosive and non erosive gastroesophageal reflux disease. Scand J Gastroentwerol, 1999, 34 (7): 658~662

8　Gur G, Boyacioglu S, Pemirhamn B. The importance of increasing the number of gastric biopsies in the diagnosis of *Helicobacter pylori*. Hepatogastroenterology, 1998, 45 (24): 2219~23

9　Honchar MH, Kuchirk Iam, Deltsova OI. Morphological changes in the stomach and duodenum in ulcer disease with *Helicobacter pylori* infection. Klin Khir, 1998, 12 (1): 5~6

10　Lam SK, Talley NJ. Report of the 1997 Asia Pacific consensus conference on the management of *Helicobacter pylori* infection. J Gastroenterol Hepathol, 1998, 13 (1): 1~12

11　Genta RM. Atrophy and atrophic gastritis, one step beyond Sydney system. Ital J Gastroenterol Hepathol, 1998, 30 (s3): 273~275

12　Mertz H, Kovacs T, Throson M, et al. Gastric metaplasia of the duodeum indentification by an endoscopic selective mucosal staining technique. Gastrointest Endosc, 1998, 48 (1): 32~38

13　Toulaymat M, Marconi S, Garb J, et al. Endoscopic biopsy pathology of *Helicobacter pylori* gastritis comparison of bacterial detection by immunohistochemistry and Genta stain. Arch Pathol Lab Med, 1999, 123 (9): 778~781

14　Shirahase H, Yamatoto E, Gouda Y, et al. Semi – Quantitative dectection of *Helicobacter pylori* using immunohistochemical staining. Rinsho Byori, 1998, 4 (12): 1258~1263

15　Jonkers P, Stobberingh E, Bruine A, et al. Evaluation of immunohistochemistry for the detection of *Helicobacter pylori* in gastritis mucosal biopsies. J Infect, 1997, 35 (2): 149~154

16　Misra SP, Misra V, Pwivedi M. Diagnosis *Helicobacter pylori* by imprint cytology: can the same biopsy specimen ve used for histology? Diag Cytopathol, 1998, 18 (5): 330~335

17　Dixon MF, Genta RM, Vardley JH, et al. Glassification and grading of gastritis, the updated Sydney system, international workshop on the histopathology of gastritis. Am J surg Pathol, 1996, 20 (10): 1161~1181

18　Cohen H, Laine L. Endoscopic methods for the diagnosis of *Helicobacter pylori*. Aliment Pharmacol Ther, 1997, 11 (s1): 3~9

19　Faller G, Ruff S, Keichi N, et al. Mucosal production of antigastric autoantibodies in *Helicobacter pylori* gastritis. Helicobacter, 2000, 5 (3): 129~134

20　Yoshimura T, Shimoyama T, Tanaka M, et al. Gastric mucosal inflammation and epithelial cell turnover are associated with gastric cancer in patients with *Helicobacter pylori* infection. J Clin Pathol, 2000, 53 (7): 532~536

21　Anim JT, Al Subkie N, Prasal A, et al. Assessment of different methods for staining *Helicobacter pylori* in endoscopic gastric biopsies. Acta Histochem, 2000, 102 (2): 129~137

22　Rino Y, Imada T, Shiozaura M, et al. *Helicobacter pylori* of the remant stomach and its eradication. Hepatogastroentology, 1999, 46 (27): 206~2073

23　Metion K, Michand L, Guimber D, et al. Characteristics and prevalence of Helicobacter heilmanii infection in children undergoing upper gastrointestinal endoscopy. J Pediatre Gastroenterol Nutr, 1999, 29 (5): 533~539

24　Lopez Bartolome O, Moran Vasallo A, Ramirez A, et al. Microbiologic diagnosis of *Helicobacter pylori* and its resistance to antibiotics. Rev Clin Esp, 1998, 198 (7): 420~423

25　Anti M, Armuzzi A, Jascone E. Epithelial cell apotosis and proliferation in *Helicobacter pylori* related chronic gastritis. Ital J Gastroenterol Hepathol, 1998, 30 (2): 153~159

26　Faigel, DO, Furth EE, Childs M, et al. Histological predictor of active *Helicobacter pylori* infection. Diag Dis Sci, 1996, 41 (5): 937~943

27　Shimza T, Akamatsu, T Otat H, et al. Immunohistochemical detection of *Helicobacter pylori* in the surface mucous gel layer andits clinicophologycal significance. Helicobacter, 1996, 1 (4): 197~206

28　Honing A, Witte F, Wireka J, et al. *Helicobacter pylori* – indued hyperproliferation: relevance for gastric cancer development in connection with mutagenic factors. Anticancer Res, 2000, 20 (3): 1641~1648

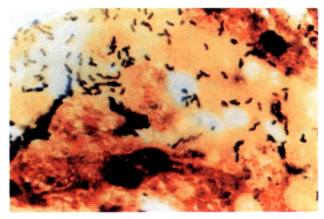

图 53-1

人胃内 *H.pylori*　Warthin-Starry

银染　×1000

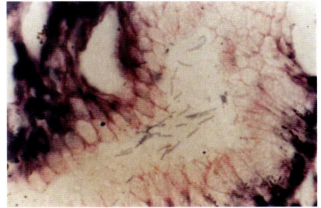

图 53-2

人胃内黏膜海尔曼螺杆菌

HE　染色　×1000

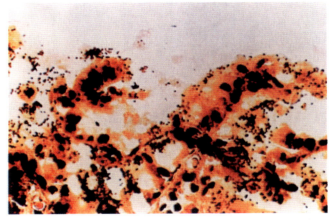

图 53-3

呋喃唑酮治疗无效后，胃黏膜

H.pylori 菌球形变　Warthin-Starry

银染　×400

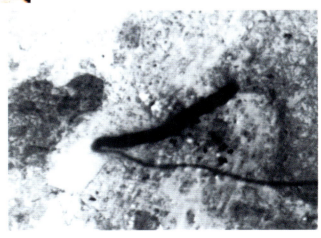

图 53-4

胃黏膜最常见的一种污染菌，示长鞭毛

SEM　×5000

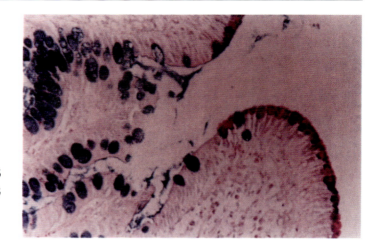

图 53-5
十二指肠黏膜胃上皮化生，ABPAS
染色，红染者为化生胃黏膜　×400

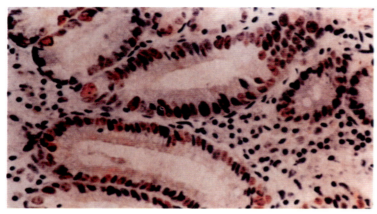

图 53-6
ABC 染色，棕色者为 PCNA 阳性
细胞，苏木素复染　×400

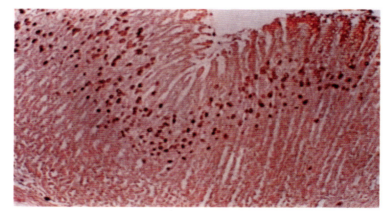

图 53-7
ABC 染色，棕色者为 BrDU 阳性
细胞，伊红复染　×400

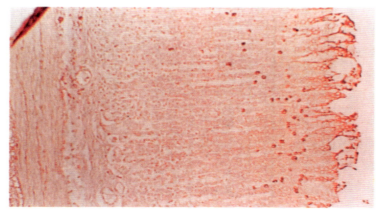

图 53-9
增殖细胞位于胃腺峡部，
轻度异常　BrDU 染色，伊红
复染　×200

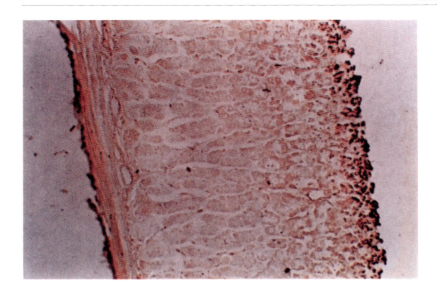

图 53-10
胃黏膜急性损伤后增殖细胞位于胃腺黏膜面，重度异常　BrDU 染色，伊红复染　×200

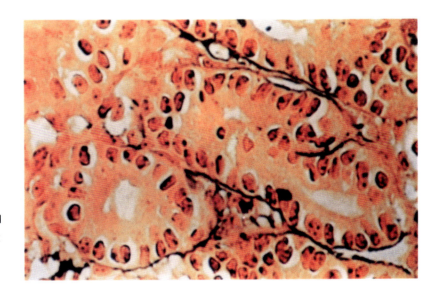

图 53-11
AgNOR 染色，正常胃黏膜，阳性颗粒少　×400

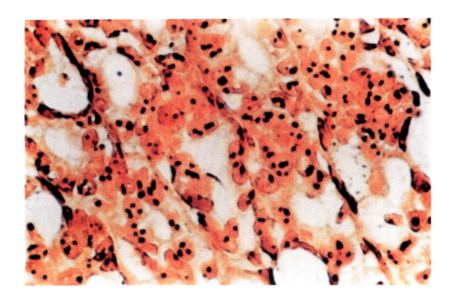

图 53-12
AgNOR 染色，不典型增生胃黏膜，阳性颗粒增多　×400

29　Janas B, Orkisz S, Bartel H, et al. Proliferative activity of gastric epithelial cell in *Helicobacter pylori* - induced children. Folia Histochem Cytobiol, 2000, 38 (2): 91~96

30　Takagi A, Watanable S, Igarashi G, et al. The effect of *Helicobacter pylori* on cell proliferation and apoptosis in gastric epithelial cell lines. Amiment Pharmacol Ther, 200, 14 (S1): 1188~1192

31　Jang TJ, Kim JR. Proliferation and apotosis in gastric antral epithelial cells of patients infected with *Helicobacter pylori*. J Gastroenterol, 2000, 54 (4): 265~271

32　Murakami K, Fojioka T, Okimoto T, et al. Analysis of P53 gene mutations in *Helicobacter pylori* associated gastritis mucosa in endoscophic biopsy specimens. Scand J Gastroenterol, 1999, 34 (5): 474~477

33　Lynch DA, Mapstone NP, Clarke AM. Correlation between epithelial cell proliferation and histological grading in gastric mucosa. J Clin Pathol, 1999, 52 (5): 367~371

34　Abdel Wahab M, Attallah AM, Elshal MF, et al. Cellular proliferation and ploidy of the gastric mucasa: the role of *Helicobacter pylori*. Hepatogastroenterology, 1997, 44 (15): 880~885

35　Shirin H, Sordillo EM, Kolevsko TK, et al. Chronic *Helicobacter pylori* infection indues an apotosis resistanct phenotype associated with decreased expression of P27 (kipl). Infect Immun, 2000, 68 (9): 5321~5328

36　Yamaguchi T, Nakajima N, Kuwayama H, et al. Gastric epithelial cell proliferation and apotosis in *Helicobacter pylori* infected mice. Amiment Pharmacol Ther, 2000, 14 (S1): 168~173

37　Tabata H, Fuchigami T, Kobayashi H, et al. *Helicobacter pylori* and mucosa atrophy in patients with gastric cancer: a special study regarding the methods for detecting *Helicobacter pylori*. Dig Dis Sci, 1999, 44 (10): 2027~2034

38　Von Herbay A, Rudi J. Role of apotosis in gastric epithelial turnover. Microsc Res Tech, 2000, 42 (5): 303~311

39　Szabo I, Tarnawski AS. Apotosis in the gastric mucosa molecular mechanisms basic and clinical implications. J Physiol Pharmacol, 2000, 35 (10): 1250~1258

40　Suzuki H, Ishii H. Role of apotosis in *Helicobacter pylori* associated gastric mucosal injury. J Gastroenterol Hepatol, 2000, 15 (S1): 46~54

41　Satoh K, Kimura K, Taniguchi V, et al. Biopsy sites suitable for the diagnosis of *Helicobacter pylori* infection and assensment of the extent of atrophicgastritis. Am J Gastroenterol, 1998, 193 (4): 569~573

42　Sakai N, Tatsuta M, Hirasawa R, et al. Low prevalence of *Helicobacter pylori* infection in patients with hamartomatius fundic polyps. Diag Dis Sci, 1998, 43 (4): 766~772

第五十四章　幽门螺杆菌研究的血清学技术

王继德[1]　周殿元[1]　成　虹[2]　胡伏莲[2]

[1]广州南方医科大学南方医院　[2]北京大学第一医院

幽门螺杆菌（*Helicobacter pylori*，下称 *H. pylori*）菌体表面存在多种抗原组分如尿素酶、黏附素成分、脂多糖等——这些抗原可以经简单的等渗液洗脱，*H. pylori* 还向胃黏液下分泌一些可溶性抗原如细胞毒素等，这些均可刺激宿主产生免疫反应。细胞免疫包括淋巴细胞和浆细胞浸润、淋巴滤泡形成和白介素、肿瘤坏死因子等细胞因子的释放；体液免疫主要是 IgG、IgA 和 IgM 抗体的产生，后者是感染急性期的改变，在血流中存在的时间短，IgA 可以分泌形式存在于胃液中，也可和 IgG 共同存在于外周血中。这些免疫反应均为非保护性的，但可为临床或流行病学筛检感染者提供简便的血清学方法[1~6]。

由于绝大多数 *H. pylori* 感染者可无症状（虽然胃黏膜组织学可能有炎性改变），少部分有功能性消化不良症状的病人也可无 *H. pylori* 感染，故血清学方法可用于人群中 *H. pylori* 感染情况的流行病学调查。*H. pylori* 被根除后，血清中抗体水平虽会下降，但仍可以维持在阳性限以上超过半年，故血清学结果不能对药物治疗的效果做出准确的评价[7~9]。

一、酶联免疫吸附技术[10,11]

（一）抗原制备[12]

用于酶联免疫吸附（ELISA）技术的 *H. pylori* 抗原依据其纯度可分为：①纯化抗原：包括克隆

或化学（层析等）纯化尿素酶、细胞毒素、120kD 蛋白质及血凝素等；②部分纯化抗原：包括甘氨酸抽提抗原、离心或超离心的细菌超声粉碎物，经超滤的 *H. pylori* 液体培养上清及纯化抗原的混合品等；③粗制抗原：包括超声粉碎抗原、全细胞抗原、洗脱抗原和水提抗原等。抗原纯度越高，特异性越好，但敏感性越差，纯度越低则相反；有报道应用两种高低纯度的混合抗原（如 120kD 蛋白合用超声粉碎抗原）可同时取得高敏感性和高特异性。

由于 *H. pylori* 菌株表型存在很大的异质性，制备除细胞毒素外的抗原要选择多株混合菌，特别应包括研究群体中的 *H. pylori* 分离菌。作者制备的 *H. pylori* 超声粉碎抗原一般包括一至两株国际标准株，自胃炎和溃疡病人分离的 *H. pylori* 株各 3~4 株，总菌株数接近 10 株。下面介绍几种粗制抗原的制备方法。

1. 细菌的收集

（1）选取多株细菌，稳定传代后固体或液体扩菌培养 3~4 天，用于抗原制备的细菌必须非常纯，不允许杂菌污染以免影响 ELISA 检测的特异性；

（2）刮取或用无菌等渗液（生理盐水或 PBS）洗脱固体平板上的细菌，接种环刮取细菌时应尽量避免培养基的琼脂等成分；液体培养 3000r/min，离心 10 分钟（4℃）收取细菌；

（3）4℃、3000r/min 离心收取菌团，加入 PBS 等等渗液用毛细吸管吹打，悬浮后再离心，重复 1 次，离心收集细菌，悬浮时不能用振荡器以免破坏细菌。

2. 超声粉碎抗原的制备

（1）细菌用小体积无菌等渗液悬浮，超声粉碎 10 分钟，由于超声过程中产热，菌管应置于冰浴中；

（2）4℃、12000r/min 离心 20 分钟，收集上清；

（3）细菌残渣再超声粉碎 10 分钟，重复上述过程一次；

（4）合并两次上清，测蛋白浓度（见试剂配置及操作方法），分装后置 -20℃ 或以下保存。

3. 甘氨酸抽提抗原的制备

（1）*H. pylori* 菌溶于 pH2.2、0.2M 的甘氨酸—盐酸缓冲液中，使终浓度为 4%（w/v 湿重）；

（2）菌悬液在 25℃ 连续磁力搅拌 15 分钟；

（3）4℃、3000~5000r/min 离心 30 分钟，收集上清；

（4）上清置于透析袋中，无菌蒸馏水 4℃ 透析 24 小时，其间换水 4~5 次；

（5）测蛋白浓度，分装后置 -20℃ 或以下保存。

4. 洗脱抗原的制备　由于 *H. pylori* 菌体表面含有多种水溶性抗原，故国外也有应用等渗液收集这类表面抗原的，只是产量极低。

（1）固体培养的 *H. pylori* 菌小心收集至 pH7.4 的 PBS 液中；

（2）取出一滴进行镜下活菌计数，轻轻震荡其余菌液 1 分钟；

（3）5000r/min 离心 10 分钟；

（4）收集上清，用 0.22μm 的微孔滤膜过滤除去细菌；

（5）溶液用 8kD 孔径的透析袋，无菌 PBS 透析 24 小时；

（6）测定蛋白浓度，分装后置 -20℃ 或以下保存；

（7）离心后的菌团重新悬浮于小体积的 PBS 液中，涂片检查典型形态细菌的量；

（8）注意事项：因为操作不慎可造成 *H. pylori* 的裂解，故每次制备后均要计算典型菌丢失率，控制在 5%~10% 的一个稳定水平上，以免不同批次制品间蛋白谱差异过大，从而影响 ELISA 结果。

5. 粗提细胞毒素抗原的制备

（1）*H. pylori* 产毒株液体培养离心后，收集上清，上清中的毒素活性在 4℃ 可保持 2 周，-20℃ 可保存一年以上；

（2）上清过 0.22μm 的微孔滤膜，除去大的颗粒物质及细菌；也可先离心再滤过上清；

（3）磁力搅拌下加入 50% 的冷饱和硫酸铵溶液；

（4）4℃ 放置过夜；

（5）3000r/min，4℃ 离心 20 分钟；

（6）弃上清，沉淀重新悬浮于小体积 PBS（2ml）液中；

（7）4℃、蒸馏水透析（12kD 孔径）24 小时以上，换水 6 次以上；

（8）取出浓缩后的上清成分，根据所用的培养上清体积和终体积计算大致的浓缩倍数，测定蛋白浓度后 -20℃ 保存备用；

（9）注意事项：用此抗原作 ELISA 检测时，还应同时如上制备未接种细菌的液体培养基抗原作为对照，ELISA 中所用抗原量也要依据预实验确定。

（二）ELISA 操作

1. ELISA 反应板的准备（包被）

（1）用 pH9.6 的碳酸盐缓冲液（包被液）稀释抗原，96 孔聚苯乙烯反应板中每孔加 100μl。抗原稀释的合适浓度由预实验确定，作者用超声粉碎抗原时浓度为 20~40μg/ml，洗脱抗原为 2.5μg/ml；

（2）封盖后放置于 4℃、18 小时以上或 37℃、1 小时进行包被；

（3）甩干孔内液体，加入封闭液（PBS-吐温-BSA），每孔 200μl，37℃ 放置 1 小时；

（4）甩干液体，用漂洗液（PBS-吐温）漂洗 3 次，每次 3~5 分钟。漂洗完毕应尽量将孔内液体甩干，并用滤纸吸干。

2. 血清抗体检测

（1）用稀释液稀释待测血清（根据预实验结果决定稀释倍数，一般为 1:100 或 1:200）；

（2）每孔中加入 100μl 待测血清，封盖后 37℃ 孵育 1 小时。每板应设两孔阳性对照孔，不同批次的操作标准阳性血清应相同；为客观起见，所有的标本均加复孔，将来计算结果时求其平均值；还应设阴性对照和空白对照各两孔；由于工作量大，操作时要小心避免出错，并作细致的记录；

（3）用漂洗液同前漂洗 3 次；

（4）辣根过氧化物酶标记二抗（羊抗人 IgG）用稀释液按厂家说明稀释（厂家一般只给出参考稀释数，需进行预实验确定最佳浓度），每孔加入 100μl，封盖后 37℃ 孵育 1 小时；

（5）漂洗液洗 3 次。

3. 显色与读数

（1）每孔加入显色液 100μl。显色液系邻苯二胺溶于底物缓冲液，每 10ml 加入 3% 过氧化氢 0.06ml，临用前配制；

（2）室温或 37℃，避光显色 20 分钟；

（3）加入 0.2N 的硫酸终止显色；

（4）在酶联仪上读取 490nm（或 450nm、414nm）的光密度（OD）值。

（三）ELISA 临界值的确定[13~15]

从理论上讲，H. pylori 感染人类后除了药物根除和最终发展成萎缩性胃炎（上皮的表面受体结构发生改变而不适合细菌黏附）外，会终生带菌，因此，抗原选择适当的 ELISA 检测阳性，应认为病人有活动性感染；而阳性和阴性病人的血中抗体水平也应有明显的差别。实际情况却非如此，一些病人由于对感染人类的 H. pylori 类似菌如空肠弯曲菌产生交叉反应性抗体，或既往感染了 H. pylori 但服用过抗菌药物致细菌消失，其血中的抗 H. pylori 抗体水平仍然很高，这就需要正确选择阳性和阴性病人之间的抗体分界线（临界值），以期获得最佳的诊断准确性。

取由细菌培养或组织染色确定的 H. pylori 阳性和阴性病人血清各 20 份，测 ELISA OD 值，从最低值（常不需要，而从估计的大致阳阴性分界范围的最低值）开始，作为临界值对检测的血清进行判断，与已知的 *H. pylori* 感染结果做对照，记录真阳性（TP）、假阳性（FP）、真阴性（TN）和假阴性（FN）数，计算检测敏感性和特异性：敏感性 = TP 数/*H. pylori* 阳性数（已知结果）；特异性 = TN 数/*H. pylori* 阴性数；敏感性越高的临界值特异性越低，同时考虑两项参数选取均在 85% 以上的 OD 值作为临界值。

商品化和经反复应用证实了的 ELISA 试剂盒，应用于新的人群时一定不能简单相信标注的或以前使用的临界值，因为新人群中 *H. pylori* 菌株不同，其表面抗原可能也有差异，且与空肠弯曲菌等与 *H. pylori* 抗原有交叉反应细菌的接触情况也不同，需重新确定临界值。即使同一试剂盒用于同一人群的受检者，也应定期修正临界值。

二、毒素中和试验鉴定病人血清中的毒素抗体[16、17]

胃内有产毒 *H. pylori* 菌株感染者，胃黏膜局部和外周血中可出现相应的抗体，除可用细菌抗原 ELISA 法检测外，还可用细胞培养法鉴定，一次也可测定数十份样品，请参考前面细胞毒素鉴定内容。

（1）病人血清经 56℃、30 分钟灭活补体后用 RPMI1640 细胞培养液作倍比稀释；

（2）待检血清中加入已知产毒 *H. pylori* 株的液体培养上清滤液，使毒素的稀释度为其活性滴度的两倍；

（3）37℃孵育 1 小时；

（4）加入 100μl /孔毒素/血清混合液至 96 孔板上的 Hela 细胞中过夜；

（5）倒置显微镜下观察细胞空泡形成情况，能完全抑制空泡产生的血清稀释度即为其抗细胞毒素抗体滴度；

（6）注意事项：应同时设立阳性（已知毒素阳性上清）、阴性及空白对照孔。

三、SDS – PAGE 电泳技术[18~20]

（一）SDS – PAGE 凝胶的配制

首先要检查所需的制胶装置，玻璃板要用去污剂、蒸馏水和甲醇充分洗涤，绝对保证干净，与胶套要紧密结合，灌胶前要用 1% 的溶化琼脂糖封闭下端缝隙。

（1）根据所用电泳设备和预分离抗原的大小确定凝胶的浓度和体积。配制凝胶的各种成分和不同浓度体积聚丙烯酚胺凝胶电泳所需的量见试剂配制及操作方法，需要分离的蛋白质分子量越大，凝胶的浓度越高，*H. pylori* 研究中应用的分离胶浓度多为 10% 或 12%。

（2）将除 TEMED 和过硫酸胺之外的各成分在磁力搅拌下混匀，放在密闭容器内抽负压，以除去溶液中溶解的气体，以免在制胶时形成气泡，影响电泳组分的迁移。丙烯酰胺有神经毒性，可经皮肤、呼吸道等吸收，故操作时要注意防护。

（3）按试剂配制及操作方法中比例加入过硫酸胺和 TEMED，混匀后立即小心地将分离胶注入准备好的电泳玻璃板间隙中，为成层胶留足够空间（梳子齿下 1cm 以上）。由于这两种成分为丙烯酚胺聚合时的催化剂和提供聚合必需基团，加入后将很快发生聚合反应，故灌胶要快，且保证不产生气泡，如有，用细铁丝类将其驱出。

（4）用毛细吸管轻轻在其顶层加入几毫升饱和异丁醇，可阻止空气中的氧气对凝胶聚合产生抑制。

（5）聚合完成（约 0.5 ~ 1 小时）之后，倒掉覆盖液体，用去离子水洗凝胶上部数次，尽可能用吸水纸吸干凝胶顶端的残存液体，但要注意吸水时勿触动凝胶上层，以保持凝胶上层平整。

（6）按试剂配制及操作方法配制成层胶（4%）并倒于分离胶上部。

（7）根据需要分离样品的量选用不同型号的梳子，插入时避免混入气泡，垂直放置于室温下。

（8）室温聚合 30 分钟。

（二）上样

（1）取 4 份抗原制品和 1 份 5×加样缓冲液混合，培养细菌可直接从平板上刮入 l×加样缓冲液中，加样缓冲液组成见试剂配制及操作方法；

（2）100℃加热 5 分钟；

（3）成层胶聚合完成后，用去离子水冲洗梳孔以除去未聚合的丙烯醚胺；

（4）将凝胶放入电泳槽上，上下槽均加入 l×电泳缓冲液，检查是否泄漏，上样前用上槽缓冲液冲洗梳孔；

（5）按次序用注射器或移液器上样，加样体积根据样品蛋白浓度和梳孔大小确定；

（6）在其中一孔中加蛋白质分子量标准；最好将 l×加样缓冲液加入未使用的梳孔中；

（7）注意事项：电泳中加入样品的蛋白质量需要预实验确定，理论上考马斯亮蓝显色可以检出 0.1μg 单一条带的蛋白质，而银染显色的灵敏度高 100 倍以上，加样的量要合适，单个样品的 0.25μg 某种蛋白质，即可观察到其电泳带，而如果有 20～100μg，该泳道便超载了。

（三）电泳

对许多蛋白而言，电泳时电泳速度越大则电泳带越清晰，但电流太大，玻璃板会因受热而破裂，且蛋白条带也会倾斜，故最好在层析冷柜中进行电泳或应用循环冷却系统；蛋白电泳宜保持恒流。

（1）开始时电压为 8V/cm³ 凝胶，染料进入分离胶后，将电压增加到 l5V/cm³ 凝胶；

（2）持续电泳直至染料抵达分离胶底部，断开电源；

（3）取出两块玻璃板，轻轻撬开，扔掉成层胶，取出分离胶。

（四）染色

如果单纯评价制备抗原的质量，明确样品中蛋白条带的多少和大小，对上述凝胶进行染色即可，如需作免疫印迹则操作见后。

1. 考马斯亮蓝染色

（1）电泳结束后，用至少 5 倍体积的染色液浸泡，放摇床上室温缓慢旋转 3～4 小时，染液和洗脱液组成见附录，由于其中的醋酸与甲醇可以挥发，故应密闭防止凝胶干燥；

（2）换掉并回收染液，用甲醇/醋酸溶液浸泡凝胶，缓慢摇动 4～8 小时脱色，其间换液 3～4次；

（3）继续使凝胶脱色 24 小时，直到出现满意的条带；

（4）将脱色后的凝胶照相或干燥，也可无限期地用塑料袋封闭在含 20% 甘油的水中保存。

结果：凝胶透明，中间不同分子量大小的蛋白条带被染成蓝色。

2. 硝酸银染色

比考马斯亮蓝染色灵敏 100～1000 倍，在单一条带有可能染出 0.1～1.0ng 的多肽。

（1）电泳结束后，凝胶用 5～10 倍体积的固定液固定 1 小时；

（2）去离子水洗凝胶 3 次，各 15 分钟；

（3）50% 甲醇浸泡凝胶至少 1 小时或过夜；

（4）弃甲醇溶液，加入新鲜配制的染色 C 液，持续摇动 30 分钟；

（5）弃染色液，去离子水洗凝胶 2 次，各 1 分钟；

（6）将凝胶浸泡在显色液中，蛋白质条带通常在 10 分钟内出现；

（7）1% 冰醋酸洗数分钟以终止显色，去离子水洗涤数次；

（8）照相。

四、免疫印迹技术[21～23]

与 DNA 的 Southern 印迹相对应，蛋白质分析中应用的 Western 印迹技术也是将电泳分离的不同组分转移至固相支持体，通过特异试剂（抗体）作为探针，对靶物质进行检测，该技术结合了凝胶电泳的高分辨率和固相免疫测定的特异敏感等多种优点，可检测到低至 1～5ng 中等大小的靶蛋白。

1. 转膜

（1）剪 6 张与电泳凝胶大小一致的 Whatman3MM 滤纸和 1 张硝酸纤维素滤膜（NC 滤膜），绝大多数蛋白用 0.45pm 孔径的膜，小分子蛋白或多肽用 0.4μm 的孔径；下述操作均需戴手套，因为滤膜可以吸附皮肤上的蛋白造成污染；

（2）将上述滤纸及 NC 滤膜用转移缓冲液浸泡 3～5 分钟；

（3）蛋白转移，可采用半干电转移仪或真空转移装置（pharmacia）。具体方法可参照厂家说明进行；

（4）转移结束后，将 NC 滤膜取出用铅笔标记或剪去一角以标记膜的方向；

（5）切下其中一个孔对应膜的 1/2，用氨基黑染色 30 秒，10% 醋酸脱色，或对凝胶进行考马斯亮蓝染色检查转移是否完全；

（6）将 NC 滤膜放在一张干净滤纸上，室温干燥 30～60 分钟；

（7）将 NC 滤膜放至一平皿中，加浸过滤膜量的封闭液室温振荡 1～3 小时。

2. 免疫染色

WesternBlot 中应用的多为两步法或间接法，一抗未标记，而通过酶标的二抗（抗免疫球蛋白或 SPA 蛋白）的放大显色进行检测。

（1）封闭结束后，将剪去分子量标准条带的膜放入一塑料袋中，剪去一个小角，加入溶有一抗（待检血清）的新鲜配制的封闭液（0.1ml/cm³ 膜面积），塑料封口机封口；含分子量标准的 NC 膜用丽春红染色；待检血清用漂洗液 1:500 稀释；

（2）4℃轻轻振荡 2 小时，孵育时间越长，灵敏度越高，特异性越差；

（3）剪开塑料袋，用大量（200ml）漂洗液 I 室温下洗 3 次，各 10 分钟，以除去过量的一抗；

（4）用漂洗液 I 室温下洗 1 次，10 分钟，除去 NC 滤膜上的磷酸及叠氮钠；

（5）将滤膜转入另一个塑料袋中，加入溶于封闭液中的二抗（也可用含 5% 低脂奶粉的漂洗液 I 稀释二抗），溶液体积仍为 0.1ml/cm²；二抗如碱性磷酸酶标记的抗人免疫球蛋白，其稀释度根据预实验确定；

（6）封口后室温振荡孵育 1～2 小时；

（7）取出滤膜，用大量漂洗液 I 室温下洗 3～5 次，各 10 分钟，除去末结合的二抗。

3. 显色

（1）酶标抗体加入底物液（碱性磷酸酶标记时：9ml 底物缓冲液十 1mlNBT 十 100μl BCIP，临用前配制），室温下显色 10 分钟左右即可在膜上出现紫色条带；放射标记的二抗用放射自显影技术检测；

（2）显色完全后，双蒸水漂洗终止反应；

（3）与含分子量标准的膜进行比较分析。

五、免疫酶染色[24,25]

是一种检测 *H. pylori* 抗体的简易技术：将 *H. pylori* 全菌抗原固定于固相支持体上，与待检血清中的抗体结合后，与酶标二抗反应显色，显微镜下观察。本法操作简便，仪器要求低，但不够准确，也无法做定量分析。

（1）经系统鉴定为 *H. pylori* 的细菌从固体或液体培养中用等渗液（如 0.1M、pH7.4 的 PBS 或生理盐水）收集；

（2）用 PBS 洗 2 次；

（3）离心后菌团重新悬浮于 PBS 液中，使菌液浓度成 1×10^9/ml 左右；

（4）0.5% 的甲醛/生理盐水固定 15 分钟；

（5）吸取菌液滴于釉圈玻片上，10μl／圈，晾干；

（6）在酒精灯上过火 3 次固定；

（7）待检血清用 PBS 作 1:20 稀释，滴至玻片上，10μl／圈；

（8）37℃、湿盒孵育 2 小时；

（9）PBS 彻底清洗去二抗、甩干液体；

（10）将 1:100 稀释的 HRP 标记羊抗人 IgG 滴至玻片上，10μl／圈；

（11）37℃、湿盒孵育 2 小时；

（12）PBS 彻底漂洗去二抗、用于液体；

（13）滴加 DAB 液 l0μl／圈至玻片上；

（14）避光显色 15 分钟左右，镜下控制显色时间；

（15）注意事项：彻底漂洗是去除非特异染色的关键，在加入一抗之前，最好用正常动物血清或低脂奶粉封闭一次。

结果：阳性者可见 *H. pylori* 菌体膨大，着深黄或棕黄色，阴性者不着色或仅着浅黄色，初次操作者应选用多份阳性、阴性血清作对照，并设空白对照。

六、试剂配制及操作方法

1. 蛋白浓度计算

蛋白溶液稀释后，测 260nm 和 280nm 波长的吸光度值（A260、A280），按下列公式计算浓度：

蛋白浓度（mg／ml）＝（1.74 × A280 − 0.75 × A260）×稀释倍数

2. ELISA 试剂

包被液：pH9.6　0.1M 碳酸缓冲液。

漂洗液：pH7.4　0.01 MPBS — Tween20。

稀释液：用洗涤缓冲液加 1% 小牛血清白蛋白。

底物缓冲液：柠檬酸 2.55g，$Na_2PO_4 12H_2O$ 9.2g，蒸馏水加至 250ml。

显色液：底物缓冲液 10ml，邻苯二胺 4mg，3% 过氧化氢 0.06ml，临用前配制，避光。

3. SDS – PAGE 凝胶的配制

（1）30% 凝胶贮备液

　　29%（w/v）　　丙烯酰胺

　　1%　（w/v）　　N，N 一亚甲双丙烯酰胺

　　用去离子水配制，避光贮存于棕色瓶中，室温。

（2）10%（w/v）SDS，去离子水配制，室温下贮存。

（3）TEMED（N，N，N′，N′ 四甲基乙二胺）。

（4）10% 过硫酸胺，去离子水配制数毫升，4℃ 贮存，一周内使用。

（5）电泳缓冲液

　　25mM Tris – Cl　　（pH8.0）

　　250mM 甘氨酸

　　0.1%SDS　　（pH8.3）

　　1.5M Tris – Cl　　（pH8.8）

　　1.0M Tris – Cl　　（pH6.8）

（6）电泳加样缓冲液

　　50mM Tris – Cl　　（pH6.8）

　　50mM DTT

　　2% SDS

0.1% 溴酚蓝

10%　甘油

（7）配制 5% 成层胶所需各组分的量见表 54-1。

表 54-1　不同体积 5% 成层胶中各成分所需体积（ml）

溶液成分	1ml	2ml	3ml	4ml	5ml	6ml	8ml	10ml
水	0.68	1.40	2.10	2.70	3.40	4.10	5.50	6.80
30% 丙烯酰胺	0.17	0.33	0.50	0.67	0.83	1.00	1.30	1.70
1.0Mtris（pH6.8）	0.13	0.25	0.38	0.50	0.63	0.75	1.00	1.25
10% SDS	0.01	0.02	0.03	0.04	0.05	0.06	0.08	0.10
10% 过硫酸胺	0.01	0.02	0.03	0.04	0.05	0.06	0.08	0.10
TEMED	0.001	0.002	0.003	0.004	0.005	0.006	0.008	0.01

（8）分离胶的配制　不同浓度、体积分离胶所需成分的量见表 51-2。

表 51-2　不同体积（ml）凝胶中各成分所需体积（ml）

溶液成分	5	10	15	20	25	30	40	50
8%								
水	2.3	4.6	6.9	9.3	11.5	13.9	18.5	23.2
30% 丙烯酰胺	1.3	2.7	4.0	5.3	6.7	8.0	10.7	13.3
1.5MTris（pH8.8）	1.3	2.5	3.8	5.0	6.3	7.5	10.0	12.5
10% SDS	0.05	0.1	0.15	0.2	0.25	0.3	0.4	0.5
10% 过硫酸胺	0.05	0.1	0.15	0.2	0.25	0.3	0.4	0.5
TEMED	0.003	0.006	0.009	0.012	0.015	0.018	0.024	0.03
10%								
水	1.9	4.0	5.9	7.9	9.9	11.9	15.9	19.8
30% 丙烯酰胺	1.7	3.3	5.0	6.7	8.3	10.0	13.3	16.7
1.0MTris（pH8.8）	1.3	2.5	3.8	5.0	6.3	7.5	10.0	12.5
10% SDS	0.05	0.1	0.15	0.2	0.25	0.3	0.4	0.5
10% 过硫酸胺	0.05	0.1	0.15	0.2	0.25	0.3	0.4	0.5
TEMED	0.002	0.004	0.006	0.008	0.01	0.012	0.016	0.02
12%								
水	1.6	3.3	4.9	6.6	8.2	9.9	13.2	16.5
30% 丙烯酰胺	2.0	4.0	6.0	8.0	10.0	12.0	16.0	20.0
1.0MTris（pH6.8）	1.3	2.5	3.8	5.0	6.3	7.5	10.0	12.5
10% SDS	0.05	0.1	0.15	0.2	0.25	0.3	0.4	0.5
10% 过硫酸胺	0.05	0.1	0.15	0.2	0.25	0.3	0.4	0.5
TEMED	0.002	0.004	0.006	0.008	0.01	0.012	0.016	0.02

4．考马斯亮蓝染液

（1）甲醇/醋酸溶液：90ml 甲醇：水（1:1）和 10ml 冰醋酸混匀；

（2）考马斯亮蓝染液：0.25g 考马斯亮蓝（commassise blue R250）溶解于上液中，Whatman I

号滤纸过滤。

5. 银染液

（1）固定液

25% 异丙醇；

10% 冰醋酸（去离子水配制）；

50% 甲醇（去离子水配制）。

（2）染色液

A 液：4ml 20% 硝酸银；

B 液：21ml 0.36% NaOH，2.8ml 126% ~ 30% NH$_4$OH；

C 液：将 A 液逐滴加入 B 液中，在滴加的过程中应不断搅拌 B 液至 A 液产生的棕色絮状沉淀完全溶解，加入去离子水至 100ml。

（3）显色液

2.5ml 1% 柠檬酸及 0.25ml 3.8% 甲醛（新鲜）混合后，加去离子水至 500ml；

（4）1% 冰醋酸溶液

6. 转移与免疫染色试剂

（1）转移缓冲液

39mM　甘氨酸；

48mM　Tris - Cl；

0.037%　SDS。

（2）封闭液

5%　低脂奶粉；

0.01　防沫剂（antoam）；

0.02%　叠氮钠；

溶于 PBS 中。

七、临床常用血清抗体检测技术

1. 酶联免疫吸附技术　所用抗原有纯化抗原、部分纯化抗原和粗制抗原，该方法的敏感性和特异性可接近 95%。由于 *H. pylori* 的表型存在很大的异质性，制备除细胞毒素的抗原要选择多株混合菌，特别应包括研究群体中的分离菌株。目前，市售的商品试剂盒有检测血清 *H. pylori* 全菌 IgG 抗体和毒素相关蛋白 IgG 抗体的试剂盒（图 54 - 1）。

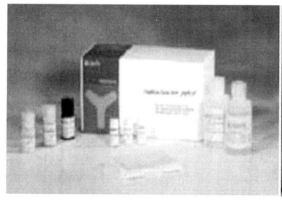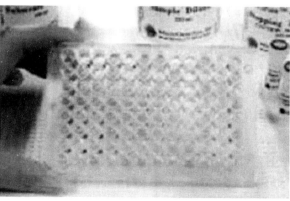

图 54 - 1　幽门螺杆菌的血清学检测 ELISA 试剂盒

2. 免疫印迹技术　将 *H. pylori* 的不同组分转移至固相支持物上，再加入待检血清，该方法不仅可诊断 *H. pylori* 感染，还可同时对感染的 *H. pylori* 进行分型（图 54 - 2）。

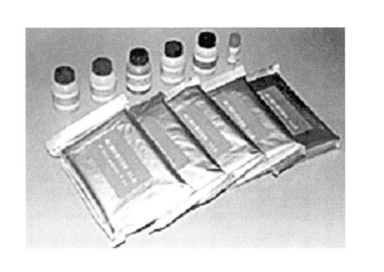
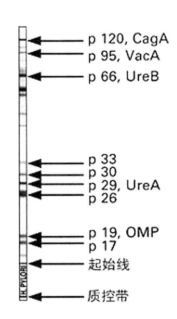

図 54 – 2　Western blot 方法检测幽门螺杆菌，并区分幽门螺杆菌的毒力

3. 介绍一种应用蛋白重组技术的检测试剂盒[26-29]　　目前有一种 *H. pylori* 快速检测试剂盒（ICT，Assure *H. pylori* Rapid Test，Genelabs Diagnostics，Singapore；Genelabs 安速™），应用现症感染条带（CIM）进行检测，CIM 其本质是 *H. pylori* 特异蛋白，它是从 cDNA 库中筛选出的一个创新的重组蛋白，阳性检出率 > 90%，针对该抗原的抗体的出现提示现症感染。该试剂盒可作为 *H. pylori* 活动性感染初筛试验，如果病人检测阳性，并未经 *H. pylori* 根除治疗，应高度怀疑 *H. pylori* 活动性感染，医生可按规定对病人治疗。如果病人已经接受了 *H. pylori* 治疗，则该试剂盒不能被用作治疗效果 *H. pylori* 根除试验的检查（图54 – 3）。

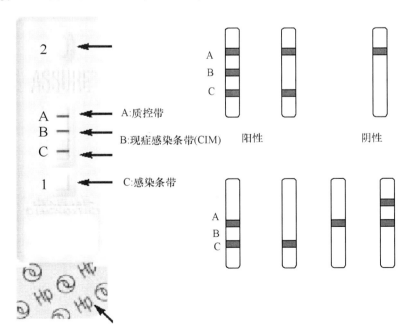

图 54 – 3　蛋白重组技术检测幽门螺杆菌

参考文献

1　姚光弼，萧树东，李石，等. 幽门螺杆菌专题笔谈. 中华消化杂志，1995，15（增）：56～59

2　Xiang Z，Bugnoli M，Ponzetto A，et al. Detection in an enzyme immunoassay of an immune response to a recominant fragment of 128 KD protein（CagA）of *Helicobacter pylori*. Eur J Clin Microbiol Infect Dis，1993，12（10）：739～742

3　Lerang F，Hang B，Moum B，et al. Accuracy of IgG serology and other tests in confiring *Helicobacter pylori* eradication. Scand J Gastroenterol，1998，33（7）：710～715

4　Bodger K，Wyatt JI，Heathey RV. Serologic screenng before endoscpy：the value of *Helicobacter pylori* serology，serum recognition of the CagA and VacA proteins and serum pepsiongen I. Scand J Gastroenterol，1999，34（9）：856～863

5　Basso D，Stefani A，Brigatol L，et al. Serum antibodies anti *Helicobacter pylori* and anti－CagA，a comparison between four different assays. J Clin Lab Anal，1999，13（4）：194～198

6　王丕龙，杨致邦，余建平，等. 清除幽门螺杆菌过程中血清特异性 IgG、IgA、IgM 变化. 中国人兽共患病杂志. 1998，14（5）：66～68

7　Lin DB，Nich WT，Wang HM，et al. Seroepidemiology of *Helicobacter pylori* infection among preschool child in Tai-Wan. Am J Trop Med Hyg，1999，16（4）：554～558

8　Aregona P，Magazzu G，Macchia G，et al. Presence of Antibodies against *Helicobacter pylori* and its heat－Shock protein 60 in the serum of patients with Sjogren's syndrom. J Rheumatol，1999，26（6）：1306～1311

9　Luthra Gk，DiNuzzo AR，Gourley WK，et al. Comparison of biopsy and serological methods of diagnosis of *Helicobacter pylori* infection and the potential role of antibiotics. AM J Gastroenterol，1998，93（8）：1291～1296

10　Glupczynski Y. Microbiological and serological diagnositic tests for *Helicobacter pylori*：anm overview. Br Med Bull，1998，54（1）：175～186

11　Fallone CA，Loo VG，Barkun AH，et al. Utility of serology in determining *Helicobacter pylori* eradication after therapy. Can J Gastroenterol，1998，12（2）：117～124

12　Hirschl AM，Pletschette M，Hirschl MH，et al. Comparison of different antigen preparations in an evaluation of the immune response to Compylobacter pylori. Eur J Clin Microbiol Infect Dis，1988，7（3）：570～575

13　Sanz Jc，martin E，Alarcon T，et al. Evalution of the cut－off point in the serological diagnosis of *Helicobacter pylori* infection in children using an enzyme immunoassay technique（letter）. Enfern Infect Microbiol Clin，1993，11（1）：55～60

14　Faulde M，Putzer M，Mertes T，et al. Evaluation of an immunofluorescence assay for specific deterction of immunogobulin G antibodies directed against *Helicobacter pylori*，and antigenic cross－reactivity between H，pylori and Compylobacter jejuni. J Clin Microbiol，1991，29（2）：323～327

15　Dhar R，Mustafa AS，Phar RM，et al. Evalution and comparison of two immunodiagnostric assays for *Helicobacter pylori* antibodies with culture results. Diag Microbiol Infect Dis，1998，30（1）：1～6

16　Doorn Lj，Figueiredo C，Sanna R，et al. Clinical relevance of the CagA，VacA and iceA status of *Helicobacter pylori*. Gastroenterology，1998，115（1）：58～66

17　Atherton Jc，Peek RM，Thanm KT，et al. Clinical and pathological importance of heterogeneity in VacA，the vacuolating cytotoxin gene of *Helicobacter pylori*. Gastroenterology，1997，112（1）：92～99

18　Ballam Ld，Medall Ma，Asante M，et al. Western bloting is useful in the salivary diagnosis of *Helicobacter pylori* infection. J Clin Pathol，2000，53（4）：314～317

19　Chiba S，Sugiyama T，Matsumoto H，et al. Antibodies against *Helicobacter pylori* were detected in the cerebrospinal fluid obtained from patients with Guiliain－Barre syndrome. ANN Neurol，1998，49（4）：686～688

20　Busso D，Navaglia F，Brigato L，et al. Analysis of *Helicobacter pylori* VacA and CagA genatypesand serum antibodies profile in benign and malignant gastroduodenal disease. Gut，1999，43（2）：182～186

21　Lopez Brea M，Narcon T，Domingo D，et al. Evalution of a westerbolt technique（Helicoblot 2.0）for the detection of specific *Helicobacter pylori* antigens in children. Enferm Infect Microbiol Clin，1998，16（6）：275～279

22　Aucher P，Petil ML，Mannant PR，et al. Use of immubolt assay to define serum antibody patterns associated with *Heli-

cobacter pylori infection and with *Helicobacter pylori* related ulcers. J Clin Microbiol, 1998, 36 (4): 931~936

23　潘志军, 萧树东, 江绍基, 等. 用免疫印迹技术研究儿童抗幽门螺杆菌循环抗体. 上海医学, 1997, 20 (4): 198~200

24　冯睿敏, 李文华. 酶免疫法在粪便幽门螺杆菌诊断中应用. 山西临床医学杂志, 2000, 9 (12): 918~919

25　Maeda S, Yoshida H, Ogura K, et al. Assessment of gastric carcinoma risk associated with *Helicobacter pylori* may vary depending on the antigen used: cagA specific enzyme – linked immunoadsorbent assay versus commercially available *Helicobacter pylori* ELISA . Cancer, 2000, 84 (7): 1530~1535

26　Rahman SH, Azam MG, Rahman MA, et al. Non – invasive diagnosis of *H. pylori* infection: evaluation of serological tests with and without current infection marker CIM. World J Gastroenterol, 2008, 14 (8): 1231~1236

27　Wang XY, Yang Y, Shi RH, et al. An evaluation of a serologic test with a current infection marker of *Helicobacter pylori* before and after eradication therapy in Chinese. Helicobacter, 2008, 13 (1): 49~55

28　Pelerito A, Oleastro M, Lopes AI, et al. Evaluation of rapid test Assure *Helicobacter pylori* for diagnosis of H. pylori in pediatric population. J Microbiiol Methods, 2006, 66 (2): 331~335

29　Hung CT, Leung WK, Chan FK, et al. Comparison of two new rapid serology tests for diagnosis of *Helicobacter pylori* infection in Chinese patients. Dig Liver Dis, 2002, 34 (2): 111~115

第五十五章 幽门螺杆菌粪便抗原检测试验

成 虹 胡伏莲 李 江

北京大学第一医院

一、引　言

幽门螺杆菌（*Helicobacter pylori*，下称 *H. pylori*）粪便抗原检测试验，是一种非侵入性诊断方法。由于 *H. pylori* 定居于胃上皮细胞表面，随着胃黏膜上皮的快速更新脱落，*H. pylori* 也随之脱落，并通过胃肠道从粪便排出。早就有人从粪便中培养和分离出 *H. pylori*[1]，但由于 *H. pylori* 在环境不利的情况下极易变成不易分离的球形体，且粪便中杂菌种类繁多，所以要得到纯 *H. pylori* 极为不易。*H. pylori* 粪便抗原检测试验能够特异性诊断人体内 *H. pylori* 的感染，该方法操作简便、省时，不需要昂贵的仪器，文献报道，敏感度为 90.0%～98.2%，特异度为 75.0%～100%[2~6]。在 2005 年欧洲 Masstricht III 和 2007 年中国庐山关于 *H. pylori* 的共识中，均推荐可将 *H. pylori* 粪便抗原检测试验用于 *H. pylori* 现症感染的诊断及 *H. pylori* 根除治疗后的疗效判断[7,8]。

二、试验原理

（一）酶联免疫分析双抗体夹心法（enzyme immunoassay，EIA）

该方法需要酶标仪，完成试验约需要 2 个小时，需由专业技术人员来进行检测。（Premier Platinum HpSA）

首先用 *H. pylori* 抗原免疫家兔，获得兔抗 *H. pylori* 抗血清，再由纯化的抗血清取得抗 *H. pylori* 多克隆抗体，利用氧化法将辣根过氧化物酶标记于兔抗 *H. pylori* 多克隆抗体上，最后把抗体进行包被封闭，即可用于检测。

（二）基于横向流动色谱技术的 *H. pylori* 粪便抗原免疫检测卡（lateral flow immunoassay，LFI）

该方法操作更简便快捷，更人性化，5min 即可快速免疫分析检测人粪便中的 *H. pylori* 抗原，由于该方法操作简单，甚至可以由患者自行进行检测，目前这种快速检测卡正在逐步取代上述 EIA 的方法[9~11]。（ImmunoCard STAT! HpSA）

三、操作方法及结果判定

（一）酶联免疫分析双抗体夹心法

1. 操作方法

（1）设阳性和阴性对照各 1 个

（2）样品的稀释：提取 5mm³（约 100mg）的粪便标本，加入 400μl 样品稀释液。

（3）加样：将 100μl 稀释的粪便标本加入已经用抗体包被的滴定板孔中。

（4）加入酶标抗体 2 滴（约 100μl），震荡 30 秒后用微孔板封条密封微孔顶部，在 25℃ 孵育 60 分钟。

（5）洗涤滴定板孔 6 次后加入底物溶液，震荡 30 秒后在 25℃ 孵育 10 分钟。

（6）加入反应终止液，于 15 分钟内在酶标仪上测定每个微孔的 450nm 和 650nm 吸收光度值。

2. 结果判定

（1）双波长光谱法（450/650nm）

阳性：OD450/650nm≥0.121

阴性：OD450/650nm<0.121

（2）单波长光谱法（450nm）

阳性：OD≥0.161

阴性：OD<0.161

（二）*H. pylori* 粪便抗原免疫检测卡

1. 操作方法　检测前将所有检测试剂、标本均置于室温（20~26℃），每份患者的标本用一个试剂卡进行检测。

（1）第一步（图 55-1）：成形或者固体粪便，移取一点（大约 5~6mm 直径）充分混匀的粪便标本至稀释液，用涂抹棒搅匀，然后震荡 15 秒。液体或者半固体粪便，使用吸液管吸取粪便标本 100μl 加入样品稀释液中，用吸管轻轻地将粪便标本来回抽吸几次，然后震荡 15 秒。

（2）第二步（图 55-2）：标本加入稀释液中后，将稀释液瓶垂直倒置，并轻轻地敲打。用可吸收的纸将稀释液瓶的顶部折断。

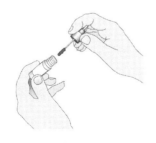 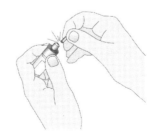

图 55-1　　　　　　　　　　　　　图 55-2

（3）第三步（图 55-3）：将样品稀释瓶垂直，滴加 4 滴样品至检测卡一端的圆孔。如果检测卡没有很容易地将稀释样本吸收，用涂抹棒轻轻地接触样品窗的底部，移去可能影响吸收的固体粪便颗粒。

（4）第四步（图 55-4）：在室温（20~26℃）下孵育 5 分钟，孵育后在 1 分钟之内读取结果。

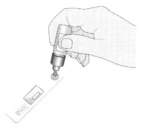

图 55 - 3

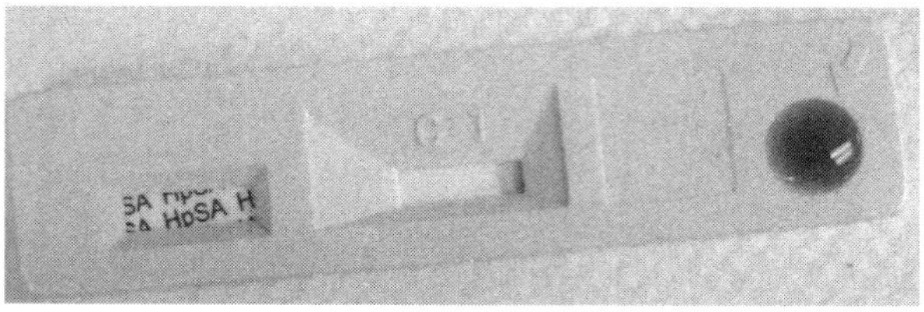

图 55 - 4

2. 结果判定（图 55 - 5）

（1）阴性检测结果：在中央窗口字母 C 旁边只出现一条蓝色条带（质控线）。即没有 *H. pylori* 抗原或者抗原水平低于检测水平。

（2）阳性检测结果：除了出现蓝色条带（质控线）以外，中央窗口字母 T 旁边还出现一条可以识别的粉红色条带（检测线）。条带颜色深浅的不同依赖于标本中抗原的浓度，任何可辨别的粉红色，甚至非常浅的颜色，都必须被认为是阳性结果（阳性检测线表明标本中存在 *H. pylori* 抗原）。

（3）无效检测结果：

①蓝色条带（质控线）消失，伴有或者没有可视的粉红色条带（检测线）出现。

②窗口中字母 T 旁边在 6 分钟后出现粉红色条带，或者在此部位出现其他颜色（非粉红色）的条带。

③字母 C 旁边没有质控线出现。（质控线移位或者消失提示试验无效，可能是由于操作不正确或者试剂已经失效）。

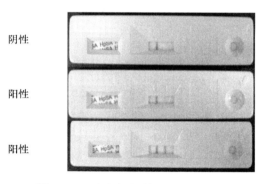

图 55 - 5 幽门螺杆菌粪便抗原检测

四、适应证和注意事项

粪便抗原检测不需要患者口服任何试剂，只需留取粪便标本即可检测受检者是否存在 *H. pylori* 感染，因此本方法适用于所有年龄和类型的受检查者，无任何毒副作用。由于本法检测的是 *H. pylori* 抗原，因此可以反映现症感染情况，并可以用于治疗后复查，判断疗效，还可以用于大规模流行病学调查。

受检查者如果在检查前服用过抗生素，铋剂或质子泵抑制剂等影响 *H. pylori* 检测的药物，由于 *H. pylori* 受到抑制可能会产生假阴性结果。为避免这种情况的发生，应在停药至少 4 周后进行检查。另外，由于本方法检测的是粪便中 *H. pylori* 抗原，当患者进行 *H. pylori* 根除治疗后，即便患者的 *H. pylori* 已经被根除，但在治疗结束 4 周时约有 6% 的患者粪便中仍然有可能被检测出 *H. pylori* 抗原，从而导致假阳性的结果，如果在采用本法进行疗效判断时，让患者在治疗结束后 6~8 周进行检测，则可以明显降低试验的假阳性率[12,13]。

在 *H. pylori* 粪便抗原快速检测卡试验操作过程中应注意的问题：试剂必须置于 4℃ 冰箱冷藏，

在检测时应当使试剂在室温（20~26℃）下放置20分钟左右，以保证实验在室温下进行，如果试剂在室温中放置过久可能会导致假阴性结果；在样品加入检测孔后5min即应读取结果，过长时间的孵育可能会导致假阳性结果；孵育温度过低或者时间过短可能会导致假阴性结果；粪便性状对检测结果无明显影响，但粪便较稀时应注意挑取粪便中的有形成分，以免由于样品量不够导致假阴性结果；在检测前，必须通过震荡将标本充分的混匀，少于100μl的粪便标本可能会导致假阴性的结果，多于100μl的粪便标本，由于样品流动性限制，可能会导致检测无效。本试验为快速试验，收到标本后可以即刻检测，如不能立即对标本进行检测，应将标本贮存于-20℃冰箱，检测时应使标本恢复到室温后再进行检测，否则可能导致假阴性结果。

五、幽门螺杆菌粪便抗原检测试验评价

由于 *H. pylori* 粪便抗原检测试验具有无创伤性、操作简便的特点，近年来已越来越受到关注。很多研究表明，这种检测方法具有高度的敏感性和特异性。我们实验室用 *H. pylori* 粪便抗原检测试剂盒对224例接受胃镜检查的患者的粪便标本进行检测，并以快速尿素酶试验，Warhin-Starry病理染色及 *H. pylori* 培养作为诊断"金标准"进行验证。经验证该检测方法的敏感度为96.4%，特异度为87.4%。我们还同时对其中39例患者的胃黏膜活组织标本用该试剂盒进行检测，其敏感度为100%，特异度为91.7%。*H. pylori* 组织抗原检测与粪便抗原检测符合率为94.9%，证实粪便中检测出的 *H. pylori* 抗原与胃黏膜活组织中检测出的 *H. pylori* 抗原具有非常高的一致性，该检测方法对诊断 *H. pylori* 现症感染有高度的准确性和可靠性[14]。

H. pylori 粪便抗原检测不仅可以用于 *H. pylori* 现症感染的诊断，对于 *H. pylori* 根除后复查判断疗效，同样具有高度的准确性和特异性[15,16]。文献报道[17]162例 *H. pylori* 感染患者进行根除治疗4周后，同时用胃镜活检，^{13}C-尿素呼气试验和粪便抗原检测试验进行复查，以胃镜活检诊断作为金标准，试验表明，粪便抗原检测的敏感度为93.8%，特异度为96.9%，^{13}C-尿素呼气试验的敏感度为90.6%，特异度为99.2%，说明可以用粪便抗原检测试验替代^{13}C-尿素呼气试验来判断疗效。

粪便标本极易获得，不受任何年龄、性别和疾病的限制，且 *H. pylori* 粪便抗原检测试验又不需要昂贵的设备和特殊的技术，操作简便，价格便宜，经临床验证此方法又是有高度的敏感度和特异度，是一种很有前途的检测方法。

参考文献

1　Kelly SM，Pitcher MC，Farmery SM，et al. Isolation of *Helicobadter pylori* from feces of patients with dyspepsia in the United Kingdom. Gastroenterology，1994，107：1671~1674

2　Vaira D，Malfertheiner P，Megraud F，et al. Diagnosis of *Helicobacter pylori* infection with a new non-invasive antigen-based assay. HpSA European study group. Lancet，1999，354：30~33

3　Vaira D，Malfertheiner P，Megraud F，et al. Noninvasive antigen-based assay for assessing *Helicobacter pylori* eradication，a European multicenter study. The European *Helicobacter pylori* HpSA Study Group. Am J Gastroenterol 2000，95：925~929

4　Costa F，Mumolo MG，Bellini M，et al. Post-treatment diagnostic accuracy of a new enzyme immunoassay to detect *Helicobacter pylori* in stools. Aliment Pharmacol Ther，2001，15：395~401

5　Konstantopoulos N，Russmann H，Tasch C，et al. Evaluation of the *Helicobacter pylori* stool antigen test（HpSA）for detection of *Helicobacter pylori* infection in children. Am J Gastroenterol，2001，96：677~683

6　Kato S，Ozawa K，Okuda M，et al. Multicenter comparison of rapid lateral flow stool antigen immunoassay and stool antigen enzyme immunoassay for the diagnosis of *Helicobacter pylori* infection in children. Helicobacter，2004，9（6）：669~673

7　中华医学会消化病分会幽门螺杆有学组/幽门螺杆科研协作组．第三次全国幽门螺杆菌感染若干问题共识报告（2007．10 庐山）．中华医学杂志，2008，88：652～656

8　Malfertheiner P，Megraud F，O'Morain C，et al．Current concepts in the management of *Helicobacter pylori* infection：the Maastricht III Consensus Report．*Gut*，2007，56：772～781

9　成虹，胡伏莲．幽门螺杆菌粪便抗原免疫卡在诊断幽门螺杆菌现症感染和判断其在根除治疗中的价值．中华医学杂志，2004，84（14）：1166～1170

10　Calvet X，Quesada M，Sanfeliu I，et al．Evaluation of a rapid test（ImmunoCard STAT! HpSA）for *Helicobacter pylori* detection in stools．Gastroenterol Hepatol，2003，26（9）：531～534

11　Chisholm SA，Watson CL，Teare EL，et al．Non－invasive diagnosis of *Helicobacter pylori* infection in adult dyspeptic patients by stool antigen detection：does the rapid immunochromatography test provide a reliable alternative to conventional ELISA kits? J Med Microbiol，2004，53：623～627

12　Vaire D，Vakil N，M enegatti M，et al．The stool antigen test for detection of *Helicobacter pylori* after eradicetion therapy．Ann Inter Med，2002，136：280～287

13　Graham D Qureshi WA．Marks if infection．In：Mobley HL，Mendz GL，Hazell SL，eds．*Helicobacter pylori*：Physiology and Genetics．Washington，DC，ASM Press，2001，499～510

14　胡伏莲，成虹，李江，等．幽门螺杆菌粪便抗原检测及其胃黏膜抗原检测的对比研究．中华医学杂志，2000，80：820～822

15　Odera G，Rapa A，Marinello D，et al．Usefulness of *Helicobacter pylori* stool antigen test to monitor response to eradication treatment in children．Aliment Pharmacol Ther，2001，15：203～206

16　Tanaka A，Watanabe K，Tokunaga K，et al．Evaluation of *Helicobacter pylori* stool antigen test before and after eradication therapy．J Gastroenterol Hepatol，2003，18（6）：732～738

17　Barbara Braden，Gerlinde Teuber，Christoph F Dietrich，et al．Comparison of new faecal antigen test with ^{13}C－urea breath test for detecting *Helicobacter pylori* infection and monitoring eradication treatment：prospective clinical evaluation．BMJ，2000，320：148～148

第五十六章　^{13}C–尿素呼气试验

江　骥[1]　胡　蓓[1]　成　虹[2]　胡伏莲[2]

[1]北京协和医院　[2]北京大学第一医院

一、引言

　　^{13}C，作为稳定核素的一种，其不仅在大自然中以特定的比例天然存在，还因为其不具有放射性，对人体、对环境均无任何危害而在医学生物学领域得到越来越多的运用。以稳定核素^{13}C–呼气试验进行人体内多种疾病的诊断是一类简便、快速、无痛苦、无创伤的方法。根据^{13}C标记的底物不同，可以诊断不同的疾病。

　　^{13}C–尿素呼气试验就是特异性诊断人体内幽门螺杆菌（*Helicobacter pylori*，下称 *H. pylori*）感染的一种试验。这个方法是 1986 年由美国 DY Graham 和 PD Klein 两位博士首先报道的。该方法采用了稳定同位素以及质谱学等技术，不仅具有准确、特异、快捷的特点，而且根据国内及国际报道，该方法的灵敏度和特异性都在 95% 左右。在检查时，受检查者无痛苦、无创伤、无放射性损伤，十分受临床的欢迎。因此目前在国际上发展很快，1996 年 9 月已通过美国食品药物管理局（FDA）的评审，可以在临床上普遍开展。

二、原理

　　由于 *H. pylori* 具有内源性、特异性的尿素酶，可将尿素分解为 NH_3 和 CO_2，CO_2 在小肠上端吸收后进入血液循环并随呼气排出。让受检查者口服 ^{13}C 标记的尿素后，如果胃中存在 *H. pylori* 感染，就可以将 ^{13}C 标记的尿素分解为 ^{13}C 标记的 CO_2。因此，通过用高精度的气体同位素比值质谱仪（gas isotopic ratio mass spectrometer，GIRMS）来探测呼气中的 ^{13}C–CO_2 即可诊断 *H. pylori* 的感染。由于口服的 ^{13}C–尿素到达胃后呈均匀分布，只要在 ^{13}C–尿素接触的部位存在着 *H. pylori* 感染，就可灵敏地检测到（参见图 56–1）。

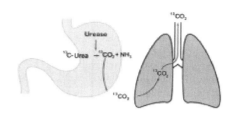

图 56 - 1　^{13}C 尿素呼气试验原理

三、适应证和注意事项

由于 ^{13}C 没有放射性，尿素也是人体内正常成分，广泛存在于血液、脏器、乳汁中，无味，即使口服大于本检查所需剂量（100mg）的数倍，也不会有明显的副作用。可适用于所有年龄和类型的受检查者，并可在短期内多次重复检查，无任何副作用。

如果受检查者在接受本项检查以前的 2~4 周内因为其他目的而口服 3 天以上（有时甚至是更短的天数时）抗生素、抑酸药物，特别是质子泵抑制剂、铋剂均可以在短时间内抑制 *H. pylori*，导致假阴性。此外，目前我们发现一些具有抗菌作用的中草药，如盐酸小檗碱等均有可能对 *H. pylori* 产生抑制而导致假阴性的结果。为避免此种情况的发生，应该在停药 4 周后再接受检查。

四、^{13}C - 尿素呼气试验过程

^{13}C - 尿素呼气试验（参见图 56 - 2）的检查要求受检查者在空腹状态下（通常要求空腹过夜或空腹达 4 小时以上）进行，并在整个检查过程中保持安静（坐、卧位均可）的状态。试验开始时的步骤如下：

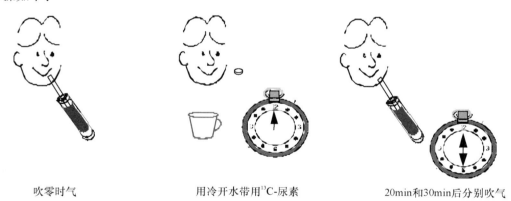

吹零时气　　　　　　　　用冷开水带用^{13}C-尿素　　　　　　　20min和30min后分别吹气

图 56 - 2　^{13}C 尿素呼气试验过程

（1）收集给予 ^{13}C - 尿素之前（零时）的呼气。

（2）口服 ^{13}C - 尿素片一片，并立即开始计时（剂量：成人为 45~100mg，^{13}C 丰度 >99%，儿童剂量相同），同时饮凉开水或矿泉水 50mL。

（3）收集第 20 和 30 分钟时的呼气。

（4）在采用简便方法时，仅收集第 30 分钟时的呼气。

（5）样品邮寄或样品分析。

五、呼气样品的分析

1. 分析精度和分析仪器　^{13}C 是自然界存在的一种天然稳定同位素，大气 CO_2 中的天然丰度为 1.1% 左右。在口服 100mg 的 ^{13}C - 尿素以后，即使存在着 *H. pylori* 的感染，呼气中^{13}C - CO_2 含

量的增加也非常微小，因此，为了精确测定呼气样品中^{13}C的同位素丰度的增加，必须采用高精度的气体同位素比值质谱仪（GIRMS）为分析手段。这种仪器的分析精度通常在万分之一到十万分之一之间。为了保证测定的精度，仪器要求被测定的样品为纯净的CO_2形式。这就要求对采集到的呼气样品首先进行纯化，即将呼气中除CO_2以外的所有其他气体都除去。这意味着需采用另一套分离装置。这种分离装置通常指的是真空系统，是利用CO_2在一定温度下可以冻结的原理来达到纯化的目的。这一纯化过程还需要一定的操作技能。这也是在前一时期里，^{13}C – 尿素呼气试验的实际临床应用受到一定限制的因素之一。但近年来，由 *H. pylori* 感染的严重性以及^{13}C – 尿素呼气试验的优越性越来越被人们所认识，目前市场上已经出现小型全自动专用仪器，称为气相色谱/同位素比值质谱仪。这种仪器实际上是专为^{13}C – 尿素呼气试验而设计的。它利用一个处于衡温状态下的气相色谱柱来分离呼气中的二氧化碳，再通过计算机控制下的一系列的电磁阀的开启和关闭来依次将分离后的样品CO_2和标准参比CO_2气体轮流送入质谱仪的检测器之中分析。这种仪器的测量精度一般在万分之一到万分之二左右，完全可以满足常规^{13}C – 尿素呼气试验的要求，并均配有全自动进样装置，可以自动进行多个样品的分析。一次可达 100 ~ 200 个样品，每个样品的分析时间为 2 ~ 4 分钟左右。这种仪器的上市大大地简便了^{13}C – 尿素呼气试验的样品。也使得受检查者在呼气试验结束后的十余分钟的时间里就可以得到结果。此外，在实际操作中，由于同位素丰度的变化都比较小，用同位素丰度来表示测定结果并不方便，故通常采用 δ‰ 来表示测定的结果，我们通常称为千分差值。其定义为：

$$\delta‰ = \frac{^{13}C\text{测定样品的同位素丰度} - ^{13}C\text{参比样品的同位素丰度}}{^{13}C\text{参比样品的同位素丰度}} \times 1000$$

2. 本底和诊断误差的来源 ^{13}C 是自然界存在的一种稳定核素，凡是含碳化合物就一定存在着^{13}C，其天然丰度通常约为 1.1%。通常国际上大家都采用所谓的 PDB 标准，PDB（pee dee belemnite）是一种石灰石的名字，它的其 R（$^{13}CO_2/^{12}CO_2$）的绝对比值为 0.0112372。国际上将它的^{13}Cδ‰值定义为零。由于自然界的种属不同，其^{13}C 的丰度也有微细的变化。这种变化虽然不大，但对于分析精度在万分之一至十万分之一的分析仪器，特别是专用的气体同位素比值质谱仪来说，这些微细的变化也可以被很灵敏地探测出来。例如玉米在植物学中属 C4 植物，其 ^{13}C 丰度较高，其^{13}Cδ‰值为 – 11.9‰ 左右；而中国人通常食物绝大多数以 C3 植物为主要食物，其^{13}Cδ‰值为 –23. 77‰ 左右。这就是通常我们测定的人体呼气中^{13}Cδ‰本底值的来源。地球上不同地区的经纬度不同，常年的日照不同，饮食、生活习惯等均不相同。所以呼气中^{13}Cδ‰也不同。如果不加分别地采用相同本底值会有可能导致诊断错误，甚至即使测量很准确，但对于一些 *H. pylori* 感染不严重，即细菌的数量少、尿素酶活力低的一些病例，则也有可能导致诊断错误。此外，由于^{13}Cδ‰的变化实际上是在很小范围内的变化，对于仪器的操作不当，参比样品的不准确、呼气样品保存不好、漏气、污染等都会导致误差。为了使这些人为因素降至最低，通常应该建立实验室内部的质控、实验室间的交叉考核甚至全国范围的质量考核。

六、给药剂量和诊断标准

H. pylori 感染的诊断通常以 DOB（delta over baseline）值来表示，即以第30分钟时样品中所测^{13}C – CO_2 的 δ‰减去零时（Baseline）呼气样品的 δ‰值之差：

$$DOB = \delta‰（30min） - \delta‰（0min）$$

在获得这个值以后，判断 *H. pylori* 感染的标准在一些实验室并不相同。从理论上说，所给予的^{13}C – 尿素（^{13}C 丰度相同）的剂量越大，判断值可以越高。在我们的实验室中，在普通成人口服 100mg ^{13}C – 尿素以及 12 岁以下儿童口服 60mg ^{13}C – 尿素（^{13}C 丰度大于 99%）时，以第30分钟时的测得的 δ‰值比零时增加了 6 个或 6 个以上 δ‰时即判断为感染。在口服 75mg ^{13}C – 尿素时，判断标准为 DOB = 5。事实上，在大多数情况下，感染与非感染之间的差别很大，很容易作出判断。

我们作过一个统计，在 450 例年龄在 3～12 岁儿童（口服 60mg ^{13}C - 尿素，^{13}C 丰度 >99%）的 ^{13}C - 尿素呼气试验中，仅有 3.09 % 的值落在 5.5～6.5 的 DOB 范围之间（图 56 - 3）。在 5456 例成人（口服 100mg ^{13}C - 尿素，^{13}C 丰度 >99%）的 ^{13}C - 尿素呼气试验中，仅有 3.68% 的结果落在这一范围内（图 56 - 4）。有人建议可将落在 5.5～5.9 范围内的的值列为可疑阴性，在 6～6.5 之间的值

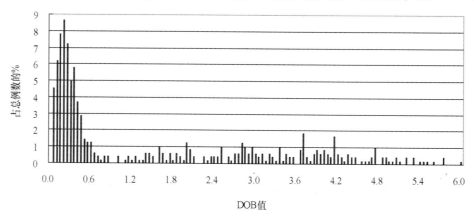

图 56 - 3　5456 例成人 DOB 值的分布

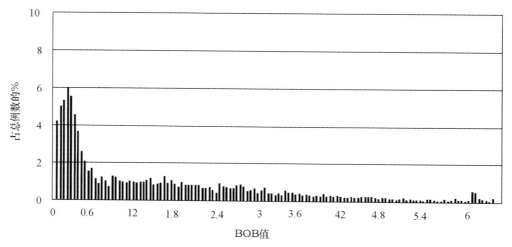

图 56 - 4　450 例儿童 DOB 值的分布

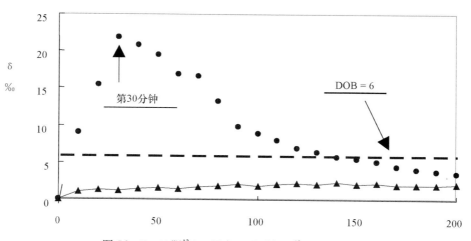

图 56 - 5　口服 ^{13}C - 尿素以后呼气中 ^{13}C - CO_2 的呼出

定为可疑阳性。图56-5为一例典型的 *H. pylori* 感染者与一例无 *H. pylori* 感染者呼气中^{13}C - CO$_2$呼出情况。在肺功能无显著异常以及无严重代谢性酸或碱中毒情况下，在口服足够量的^{13}C - 尿素后的50分钟内几乎所有 *H. pylori* 感染患者呼出的^{13}C - CO$_2$都能呈现出显著性地增高。根据我们的观察以及国外的报道，一般在服药后第30分钟时可获得最高的峰值。

七、有关方法学的讨论

1. 剧烈运动后不能进行^{13}C - 尿素的检查　由于本试验是根据呼气 CO$_2$ 中^{13}C 的呼出情况来诊断感染，如果机体处在激烈的状态下有可能影响血中的酸碱度，进而有可能影响 CO$_2$ 的呼出。

2. 试验餐　在以往的检查中，通常要让受检查者饮服一定数量的试验餐。其目的一是为了延留^{13}C - 尿素在胃中的滞留时间，使^{13}C - 尿素有足够的时间与细菌接触；同时也利于药物在胃中的均匀分布。但是，在选用什么样的试验餐时却要注意两件问题。一是试验餐不应对 *H. pylori* 的活力有任何细微的影响，二是试验餐不能增加随后一段时间内呼气中^{13}C - CO$_2$ 的本底。我们认为，通常采用碳水化合物类的试验餐比较适宜，含脂肪类的化合物更容易升高本底。即使如此，由于日照量的不同，在我国北方生长的农作物也与南方的农作物中^{13}C 含量不一样，故而在开展^{13}C - 尿素呼气试验这一项目之前应系统地检查一下试验餐对^{13}C 本底的影响。近年来由于^{13}C - 尿素剂型的改变，事先服用试验餐的做法已越来越少用了。此外，在某些西方国家的文章中，也有将一定数量的柠檬酸溶于水中与^{13}C - 尿素散剂一并口服。其目的是为了减少口腔或食管中可能存在某些可能分解尿素的弯曲菌类微生物（CLO）导致的本底升高从而影响诊断结果的准确性。然而，由于各民族的饮食习惯不同，这类方法对于大多数通常有胃病的中国患者来说，要让其在空腹状态下口服一杯又凉又酸的液体则比较难接受。

值得一提的是，尽管该方法有许多优越性，但限制该方法普及的一个重要原因是价格的昂贵。这主要受^{13}C 标记尿素以及质谱仪的价格所影响。专用质谱仪可以方便、快捷地对呼气样品进行全自动测定。这类仪器的工作能力很大，一台仪器一天的测量能力远大于一个单位或部门每天需要检查的样品量。因此，可以在某一交通便利的城市设一到两台这样的仪器作为测试中心。在药政部门（例如美国 FDA）批准上市的^{13}C - 尿素诊断药盒中已包含有专为这类仪器的自动进样器配置的呼气样品收集瓶，受检查者只需将呼气吹入小瓶，随即盖上瓶盖。随后将小瓶放回药盒，封上标签后通过邮局快件寄到测试中心，这样，即使是在很远的地方，受检查者也可以在24～48小时之内通过电话、电传或计算机网络获得检查结果。采用这样的方法比每家医院自己拥有一台这样的仪器更为合算、省事。不仅省了买仪器的钱，也没有仪器保养维修的麻烦。此外，在这种特定设计的药盒中，还通常配有专门的试验配餐以及完成一次呼气试验所需的全部物品，使用起来也很方便。

八、新进展——红外光谱检测法

检测药品^{13}C - 尿素的含量直接影响检测的准确性，目前国际上已经批准用于临床的药品含量规格有：100mg、75mg、50mg、45mg 等，小剂量的50mg 和45mg 规格一般用于儿童，成人则使用100mg 或75mg 规格，降低^{13}C 尿素含量，则敏感度降低。

^{13}C - 尿素呼气试验的检测方法目前有同位素质谱法和红外光谱法。如前所述同位素质谱法灵敏度较高，但价格昂贵，一般要求批量检测，不适合临床推广应用。

红外光谱法是近年来针对质谱法缺点而开发的测量方法，可进行单样品或多样品的测定，利于临床推广使用。不同厂家仪器的精度有所不同，目前德国菲舍尔公司生产的 HeliFAN 型^{13}C 红外光谱仪，可达到 0.1‰精度（测量样品 δ2‰10 次的平均值）和很高的稳定性（图56-6）。

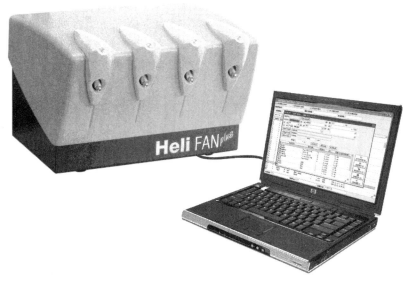

图 56 - 6　HeliFAN 型红外光谱检测设备

参考文献

1　DY Graham，PD Klein，Evans，DJ Evans，et al. Campylorbacter pylori detected noninvasively by the ^{13}C - urea breath test. Lancet，1987，23：1174 ~ 1177

2　PD Klein，HM Malaty，RF Martin，et al. Noninvasive detection of *Helicobacter pylori* infection in clinical practice：^{13}C urea breath test. Am J Gastroenterology，1996，91（4）：690 ~ 694

3　RPH Logan，RJ Polson，JJ Misiewicz，et al. Simplified single sample ^{13}Carbon urea breath test for *Helicobacter pylori*：compasion with histology，culture，and Elisa serology. Gut，1991，32：1461 ~ 1464

4　DY Graham，PD Klein. What you should know about the methods，problems，interpretations，and use of urea breath tests. Am J gastroenteology，1991，86：1118

5　江骥，等. ^{13}C - 尿素呼气试验诊断幽门螺杆菌感染. 中华内科杂志，1993，32：170

6　江骥，董爱正. ^{13}C - 尿素呼气试验的方法学改进. 中华核医学杂志，1994，14：103

7　中华医学会消化病分会幽门螺杆有学组/幽门螺杆科研协作组. 第三次全国幽门螺杆菌感染若干问题共识报告（2007.10 庐山）. 中华医学杂志，2008，88：652 ~ 656

8　Malfertheiner P，Megraud F，O'Morain C，et al. Current concepts in the management of *Helicobacter pylori* infection：the Maastricht III Consensus Report. Gut，2007，56：772 ~ 781

9　Braden B，Caspary WF，Lembcke B. Nondispersive infrared spectrometry for 13CO2/12CO2 - measurements：A clinical feasible analyzer for stable isotope breath test in gastroenterology. Z Gastroentero，1999，37：477 ~ 481

10　H. Alberti. Gastro-oesophageal reflux disease in general practice. Utility and acceptability of Infai C13 - urea breath test has been shown. BMJ，2002，324：485 ~ 486

11　Granstrom M，Lehours P，Bengtsson C，et al. Diagnosis of *Helicobacter pylori*. Helicobacter，2008，13 Suppl 1：7 ~ 12

第五十七章 ^{14}C-尿素呼气试验

徐采朴[1]　成　虹[2]　胡伏莲[2]

[1]第三军医大学西南医院　[2]北京大学第一医院

自从 Warren 和 Marshall 发现胃幽门螺杆菌（*Helicobacter pylori*，下称 *H. pylori*）后，*H. pylori* 感染检测方法发展迅速，然而其大多属于有创性。1988 年 Marshall 和 Surveyor[1] 建立了一种无创性^{14}C-尿素呼气试验检测法（^{14}C-urea breath test，^{14}C-UBT）。我们[2,3]结合国人特点对其进行了改进（低剂量以及胶囊微量法^{14}C-UBT），以期 *H. pylori* 感染的检测更准确、简便、快速、安全和经济。

一、^{14}C-尿素呼气试验的原理

当^{14}C标记的尿素摄入胃内时，如果胃内存在 *H. pylori*，则同位素标记的尿素在 *H. pylori* 所含的尿素酶作用下，分解为氨和$^{14}CO_2$，同位素标记的 CO_2 由肠道吸收后经呼气排出。因此通过分析呼气中$^{14}CO_2$量即可判断胃内 *H. pylori* 的存在与否（图57-1）。

二、低剂量^{14}C-尿素呼气试验

（一）试剂配制

1. 尿素　称分析纯尿素 5g 溶于 200mL 双蒸水，每次使用 1mL（含尿素 25mg）。

2. ^{14}C 尿素　取母液（1mCi/1.2mL）30μl 溶于 10mL 水中，制成浓度为 2.5μCi/mL 溶液，每次用 1mL。

3. 氢氧化海胺　将浓度为 1mmol/μL 原液稀释 1 倍，即 0.5mmol/μL 工作液，每次用 1mL。

4. 闪烁液　将 7gPPO，0.58POPOP 溶于 1000mL 二甲苯，每次用 5mL。

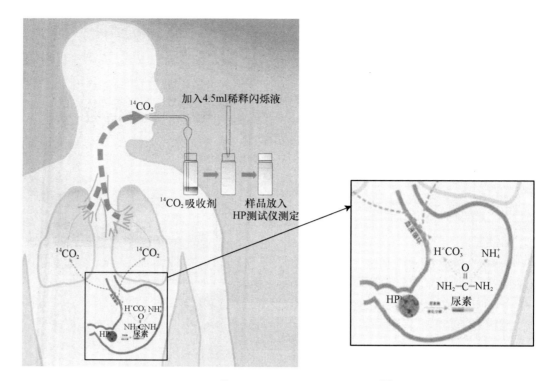

图 57 - 1　^{14}C - UBT 的原理及操作示意图[4]

（二）操作步骤及具体方法

1. 第一阶段确定　^{14}C 活性高峰期及其临界值"C - UBT 试验参照 Marshall 和 Surveyor 的方法并在试餐、^{14}C - 尿素量和时间等方面进行了一些改良[2]。试验通过盲法处理，分为两个阶段进行。第一阶段将胃镜检查后 5 天内已明确的 *H. pylori* 阳性和阴性病人为预试验对象，以确定$^{14}CO_2$ 呼出高峰期及其临界值。

方法：禁食 12 小时，漱口，收集呼气作为本底（即 0 时）；口服含 92.5kBq（2.5μCi，Sigma，USA）^{14}C - 尿素 25mg，非标记尿素液体 20mL，漱口。分别收集 5，10，15，20，25，30，35，45，60 分钟等时相的呼气各 2 瓶。

呼气收集方法（图 57 - 1）：受试者通过 1 个长约 40cm 带滴球的一次性输液管直接向加有 1ml 氢氧化海胺的甲醇液（含氢氧化海胺 0.5mmol，Sigma，USA）、1ml 无水乙醇及 1% 酚酞 1 滴的闪烁瓶内液体吹气，使紫红色溶液正好变成无色为止，随即向瓶内加入闪烁液 5ml（含 0.7% PPO，0.05% POPOP 的二甲苯液），加盖旋紧，暗适应后用瑞典产 LKBl217 型液闪计数仪测定，经淬灭校正后获得 dpm 值，减去本底后以各时相的 2 瓶平均值作为$^{14}CO_2$ 的放射性活度（以 dpm/mmolCO$_2$ 表示）

结果：$^{14}CO_2$ 活性高峰期在 20 分钟临界值为 1100dpm（$^{14}CO_2$ 放射量均值 +3s）。

2. 第二阶段正式试验只收集 0 时及 20 分钟时$^{14}CO_2$ 呼出高峰期值。第二阶段试验^{14}C - UBT 正式测定在胃镜检查前或后 5 天内进行，只收集 0 时及$^{14}CO_2$ 呼出高峰期（本试验显示在摄入^{14}C - 尿素后 20 分钟）的呼气进行检测并与金标准对照以考核^{14}C - UBT 对 *H. pylori* 检出的敏感性、特异性和诊断符合率。

结果：本试验的敏感性为 97.36%，特异性为 90.00%，诊断符合率为 95.83%，阳性预测值为 97.36%，阴性预测值为 90.00%。

（三）临床意义

20 世纪 80 年代，随着 *H. pylori* 的发现，*H. pylori* 与消化性疾病的关系越来越受到重视。建立一种无创性且能避免交叉感染的 *H. pylori* 检测法十分重要。Graham 等[5]于 1987 年首先应用^{14}C – UBT 检测 *H. pylori* 感染，由于^{13}C 测定设备和试剂昂贵而且费时，Marshall 在 1988 年改用^{14}C – UBT。此后有关^{14}C – UBT 的检查仍存在^{14}C 用量大、检测时间长且结果表达不甚理想等不足之处，我们力图从减少同位素用量、提高检测准确性和及时快捷方面进行了初步探索。

1. ^{14}C – 尿素剂量　文献报道的^{14}C – 尿素用量相差较大，一般采用 185 ~ 370kBq（5 ~ 10 μCi）[19]，个别用 111kBq（3μCi）[6]。Graham 和 Klein[7]认为用较大底物量可以避免底物在与 *H. pylori* 反应前即排空或被口腔产尿素酶细菌耗竭，以及标本收集时间受到限制或缺乏定量测定尿素酶的能力。在选择同位素用量时，^{14}C 既要考虑上述因素影响，还要考虑其安全性和经费。用量大不仅增加了病人射线照射剂量，且浪费试剂并延长检查时间。已用 370kBq（10μCi）^{14}C – 尿素等资料也表明并非单纯增加底物量就能解决尿素酶的定量问题，盲目增加^{14}C – 尿素量是不足取的。我们结合国人特点，采用 92.5kBq（2.5μCi）^{14}C – 尿素，并在方法上进行了改进。48 例受试者中 *H. pylori* 阳性 38 例，*H. pylori* 阴性 10 例。与细菌学和组织学比较，^{14}C – UBT 敏感性为 97.36%，特异性为 90.00%，阳性预测值为 97.36%，阴性预测值为 90.00%。因此我们认为 92.5kBq（2.5μCi）^{14}C – 尿素剂量仍可获得较满意的效果。

2. 安全性　^{14}C – UBT 的射线剂量曾被 Marshall 和 Surveyor 计算过。在前 5 小时，75% 的^{14}C 被呼出，余下 25% 的半排出期为 10 ~ 12 天，其中仅 3% 的半排期为 40 天。暴露在^{14}C – UBT 的性腺和骨髓受照量比自然环境少许多倍。文献报道 2 天的自然源射线就超过 1 次^{14}C – UBT 射线。故^{14}C – UBT 产生的射线对人的影响是很低的。本试验中^{14}C – 尿素量为国外的 1/4 ~ 1/2，其安全性更可靠。

3. 试验前刷牙问题　Higazy 等[16]报告 168 例^{14}C – UBT。74 例中 36 例（49%）不刷牙者 10 分钟收订呼气标本阳性，20 分钟标本即变为阴性；而 94 例刷牙者 10 分钟与 20 分钟呼气标本结果完全一致，说明试餐前刷牙是合理的。

4. 试餐问题　既往为延长同位素停留在胃的时间，大多用营养性试餐延缓胃排空。Bell 等[8]和 Marshall 的试验表明试餐对^{14}C – UBT 结果无影响，也与细菌负荷量和^{14}C – CO_2 呼气量无关。Rauws 等[9]发现用试餐$^{14}CO_2$ 高峰期在摄入同位素后 60 分钟，而末用试餐$^{14}CO_2$ 高峰期在 20 ~ 30 分钟。本组末用营养性试餐，未稀释的同位素可以完全暴露在胃黏膜尿素酶中，给予试餐稀释并包缚的^{14}C – 尿素，减少了同位素与胃黏膜表面 *H. pylori* 的接触机会，故提出试餐是不必要的。

5. 非标记尿素　适量的非标记尿素是必要的。实验中我们发现未用非标记尿素的^{14}C – UBT 可产生失真的胃尿素酶"急射"，CO_2 产生量取决于^{14}C 的比活度。在同等条件下，总体 CO_2 产生量将减少。适量的非标记尿素可减少由于口腔或胃内杂菌分解较多^{14}C – 尿素形成的假阳性，并能减少^{14}C – 尿素的用量。

6. 时相选择　尽快作出诊断是检测与治疗 *H. pylori* 感染的重要环节，也对该技术用于临床有重要意义。Marshall 等[10]用 37kBq（1μCi）的^{14}C – 尿素直接漱口测出$^{14}CO_2$ 峰值在 2 分钟以前。采用 37kBq（1μCi）的^{14}C – 尿素从胃管直接注入食管，*H. pylori* 阴性者，同位素$^{14}CO_2$ 测定值在基线上一点，无峰值出现；而 *H. pylori* 阳性者$^{14}CO_2$ 峰值出现在 8 ~ 20 分钟；高胃尿素酶活性者，呼气高峰在 8 分钟并持续到 20 分钟以后；低胃尿素酶活性者在 20 分钟。因此，选择 20 分钟是较合适的。本实验也证明了这一点。

7. ^{14}C – 尿素呼气试验结果表达　大部分学者在测量胃尿素酶活性时用体重来校正内源性 CO_2 的产生对^{14}C – UBT 结果的影响。认为一个人可以产生更多的非标记 CO_2，从而引起$^{14}CO_2$ 被稀释。Marshall 认为同位素与体表面积的相关性很低（$v_2 = 0.0137$），这一关系在 *H. pylori* 阳性者中不重要（$P < 0.3$）。

提出不用体重校正可以更好地划分 *H. pylori* 阳性和阴性，并认为 dpm 给予了一个确切的放射原子衰变数而 cpm 仅给了原子在液闪仪中的计数。由于化学和颜色淬灭，cpm 值可能很低。因而对 1

例病人的多个标本用 cpm 值相比较有困难。为了更好地全面反映^{14}C – UBT 检查结果，划分 *H. pylori* 感染与否，我们应用 $x+3s$ 以下作为正常值，获得较满意的结果。

8. 本试验的优点　^{14}C – UBT 与其他检测 *H. pylori* 方法比较，有着简单易行、敏感性高、特异性好且安全可靠等优点，避免了 *H. pylori* 培养需要微氧设备与技术、培养周期长、银染色法繁琐费时、血清学不能表示现症感染及^{13}C – UBT 设备复杂和费用昂贵、难以推广等缺陷，并避免了胃镜活检局限性及交叉感染的可能，是一种很有前途的无创性 *H. pylori* 检测方法。我们[2]认为 92.5kBq（2.5μCi）^{14}C – 尿素、无营养性试餐和 20 分钟收集呼气时间的检测可以获得满意的结果，有更好的实用价值。

9. 适应证

（1）*H. pylori* 感染的检测：同位素法可精确测出标记物含量 $10^{-18} \sim 10^{-14}$ g 水平，对研究体内微量生物物质的含量有特别价值，它不受其他物理化学因素的影响，具有敏感性、特异性和准确性高等优点，且可用以 *H. pylori* 感染的动态检测。

（2）体内药物敏感试验：许多抗菌药物在体外药敏试验中对 *H. pylori* 敏感，但在人体内则不敏感。^{14}C – UBT 可用于体内药敏试验，以筛选敏感药物。某一种或数种药物给^{14}C – UBT 阳性病人应用后 1~2 周后复查^{14}C – UBT 若呈阴性表明该药敏感，如仍呈阳性证明该药不敏感。

（3）流行病学调查：*H. pylori* 在人群中的感染率很高，发展中国家尤甚，成人中可达到80%以上。^{14}C – UBT 适用于大规模流行病学调查，具有简便、迅速、准确、安全和经济等优点。

10. 禁忌证　孕妇暂不适用^{14}C – UBT。随着胶囊微量法^{14}C – UBT 将辐射量降至相当于自然环境中 24 小时的暴露量，此项禁忌证或许应有所更改。Bell GD 等[19] ^{14}C – UBT 因剂量很小而适用于大多数的病人。

三、微量胶囊^{14}C – 尿素呼气试验

自 Graham 等[5]首次报道使用^{13}C – 尿素呼气试验检测 *H. pylori* 以来，Marshall 等又建立了^{14}C – 尿素呼气试验（^{14}C – UBT），均属无创伤 *H. pylori* 感染检测法。前者由于设备和费用昂贵及试验繁琐使用受限，后者因其可靠、经济、快速，在国外已广泛应用。我们[3,13-15]首创用胶囊微量法（microdose 刊 capsule – based^{14}C – UBT）对^{14}C – UBT 加以改进及完善。

（一）试剂配制

取^{14}C – 尿素（Sigma）母液（1μCi/1.2mL）10μL（含^{14}C – 尿素 8μCi）溶于 4mL 无菌水中，加非标记尿素 80mg，配成浓度 2μCi/mL 溶液。每次用 0.5mL（含^{14}C – 尿素 1μCi，非标记尿素 10mg）。将配制的溶液置于 –4℃ 冰箱中备用。

（二）操作步骤及具体方法

1. 呼气收集方法（图 57 – 1）　病人通过一长约 20cm 带滴球的一次性输液管向加有 1mL 氢氧化海胺甲醇液（含氢氧化海胺 0.5mmol；Sigma），1mL 无水乙醇，1% 酚酞 1 滴的闪烁瓶内液体吹气，当紫红色液体变为无色时，即提示 CO_2 饱和。将 5mL 闪烁液（含 0.7% PPO，0.05% POPOP 的二甲苯液）加入，每份标本在 LKBl217 型液闪计数仪（1KB 1217）作计数测定，经淬灭校正后得 dpm 值，减去本底后以各时相点两瓶的平均值作为$^{14}CO_2$ 的放射性活度（以 dpm/mmol CO_2 表示）。

2. 具体方法　病人在内镜检查同周内行呼气试验。参照 Marshall[10]方法，并在 2.5μCi^{14}C – 尿素，无营养性试餐方法[11]的基础上进一步完善、改进，首创胶囊微量法。为避免口腔尿素酶干扰及减少同位素放射量，将^{14}C – 尿素从一般剂量 10μCi，5μCi，以及我们前一阶段用量 2.5μCi 再减少至 1μCi。试验通过盲法处理。

（1）第一阶段预试验：将胃镜检查 5 天内已确定 *H. pylori* 阳性者作为对象，确定$^{14}CO_2$ 呼出高峰期及临界值。禁食 12 小时，收集呼气 2 瓶作为本底，取^{14}C – 尿素溶液 0.5mL（含 1μCi，37kBq

^{14}C – 尿素，10mg 非标记尿素），迅速注入零号空胶囊（明胶）中，嘱病人立即用 20mL 水吞服，从注入液体至胶囊吞入在 30 秒钟内完成。收集 5，10，15，20，25，30，45，60 分钟的呼气各 2 瓶。

结果："^{14}CO$_2$ 活性高峰期在 25 分钟临界值为 280dpm（^{14}CO$_2$ 放射量均值 +3s）。

（2）第二阶段正式测定中：在胃镜检查后 5 天内进行，仅收集 0，10，25 分钟呼气标本各 2 瓶，结果与金标准（细菌培养和/或病理组织学检查结果）对照。*H. pylori* 阳性病人指培养或活检标本 Giemsa，Warthin—Starry 染色发现 *H. pylori* 者。*H. pylori* 阴性者指上述检查未能发现 *H. pylori* 者。

结果：本试验的敏感性为 97.12%，特异性为 95.12%，阳性预检值为 97.06%，阴性预检值为 97.12%，诊断符合率为 96.33%。

（三）临床意义

1. 胶囊微量法的可靠性我们在原有 2.5μCi ^{14}C – UBT 基础上建立了胶囊微量法 ^{14}C – UBT，将 ^{14}C – 尿素从一般用量 10μCi，5μCi 减少至 1uμCi 胶囊给药，以及目前临床应用的 0.75μCi 不仅减少了病人同位素负荷，且价廉、简便，消除了口腔尿素酶的干扰，还减少了环境污染的可能性。通过与金标准对比结果可靠。

Lerang F 等[18]对连续 35 例病人（24 例 *H. pylori* 阳性，64%）进行评价如下：敏感性及特异性分别为：快速尿素酶试验（85%，99%）；细菌培养（93%，100%）；丫啶橙染色（81%，98%）；实验室尿素酶试验（80%，100%）；^{14}C – UBT（95%，95%）；血清学 IgG（99%，91%）；IgA（88%，91%）。结论细菌法、UBT 及 IgG 等优于其他方法。

2. 优点

（1）显著减少病人同位素负荷及环境污染的可能性：胶囊微量法用 1μCi ^{14}C – 尿素得到的 *H. pylori* 阳性病人 dmp 值 3188（*H. pylori* 阴性为 42dmp）显示，底物与 *H. pylori* 能充分反应，以达到区别阳性和阴性的目的。现有的报道资料显示并未因 ^{14}C – 尿素用量大而解决尿素酶定量问题。因此单纯增加 ^{14}C – 尿素用量大不仅增加病人射线内照射量，造成环境污染，而且浪费试剂。Munster 等[12]的报道 ^{14}C – 尿素吸收后在体内长期储留量很低。尽管如此，我们认为减少 ^{14}C – 尿素用量不仅能减少病人同位素负荷量，而且可以减少病人排泄物及 ^{14}C – 尿素容器造成的环境污染。

（2）经济价值目前国内用于 ^{14}C – UBT 的 ^{14}C – 尿素及氢氧化海胺均为进口。本试验较传统 ^{14}C – UBT 便宜约 9 倍，适合我国国情。

（3）避免口腔尿素酶干扰：Marshall 的研究已证明口腔细菌产生的尿素酶可分解 ^{14}C – 尿素产生 ^{14}CO$_2$ 污染呼出气体。通过胶囊给药避免了 ^{14}C – 尿素与口腔尿素酶的接触，得到了与食管插管给药相同的结果，免除了食管插管的痛苦，也更为简便和节约时间。

（4）胃内酸化法可降低服用质子泵抑制剂引起的 ^{14}C – UBT 假阴性率。Chey WD 等[20]报告对服用质子泵抑制剂的患者在服用 ^{14}C – 尿素及服前 30 分钟给予 200mL 0.1N 枸橼酸液可降低 30% 的假阴性率及 40% 的可疑率。众多文献表明，质子泵抑制和雷尼替丁可引起 ^{14}C – UBT 假阴性。

四、微量胶囊（0.75 微居）^{14}C – 尿素呼气试验的安全性

^{14}C – 尿素呼气试验，虽有一定的放射性，但有资料显示其剂量仅相当于胸透照射剂量的 1/7，或 1/500 次钡餐，或者暴露于自然环境中 24 小时。美国核条例委员会（American Nuclear Regulation Commission）于 1997 年 12 月 2 日批准 ^{14}C – 尿素药盒的使用可豁免放射药品管理，"任何一个内科医生都可以在其办公室内对病人进行 ^{14}C – 尿素呼气试验检查"。中国国家环境保护总局 2002 年 5 月 20 日批文指出："含有 0.75 微居的 ^{14}C – 尿素胶囊用于幽门螺杆菌感染体内诊断，对环境、患者和医生，其辐射影响都是非常微小的，从辐射防护角度判断都是安全的；在诊断过程产生的废物可作为普通废物处理。因此，含有 0.75 微居的 ^{14}C – 尿素胶囊用于幽门螺杆菌体内诊断，无须采

取任何辐射防护措施。"

^{14}C 的半衰期为 5680 年，这种放射性核素标记的试剂之所以十分安全，主要基于以下原因：

1. ^{14}C 是天然产生和存在的同位素　地球上的碳元素由三种核素组成，它们分别是 ^{12}C、^{13}C 和 ^{14}C。宇宙射线每年在地球大气中产生的 ^{14}C 活度为 10^5Bq，相当于 360 亿份 0.75 微居的 ^{14}C 尿素胶囊的活性。地球环境中不断产生 ^{14}C，已有的 ^{14}C 又不断衰变而减少，达到一个平衡，这个值就是地球环境中碳的含 ^{14}C 的天然丰度。

2. 只要有碳元素的地方就有 ^{14}C 存在　由于 ^{14}C 是天然存在的核素，因此地球中的任何生物在生命代谢中都会不断吸收 ^{14}C，而后又不断排出 ^{14}C（以有机物或二氧化碳的形式），使生命体中的 ^{14}C 与环境达到平衡。正常成年人体内约含有 18kg 的碳，其中含的 ^{14}C 约 30000dpm。

3. 尿素形态的 ^{14}C 在体内能迅速排出体外　由于尿素是人体生命代谢的终极产物，属于人体内的正常成分，广泛存在于血液、脏器中，无味，口服尿素不会对人体产生副作用。口服同位素标记的尿素如果未被尿素酶分解则其将迅速被以尿液的形式排出体外，若被 H. pylori 产生的尿素酶分解，则以二氧化碳（$^{14}CO_2$）的形式排出体外。因此，^{14}C - 尿素在体内停留时间极短。据文献报道，尿素从体内各部分排至膀胱的生物半衰期为 6 小时，做一次 ^{14}C - 尿素呼气试验检查，对患者造成的辐射量仅相当于人生中一天受到的自然环境辐射剂量。

4. 一张纸即能将 ^{14}C 的射线完全阻挡　由于 ^{14}C 是纯 β 核素，其射线的穿透力极弱，0.3 毫米的水或一张纸（胶囊）即可将其阻挡，因此对操作者无外照射危害。至于 H. pylori 检测仪（或液闪仪）中测到的 CPM 计数，是 ^{14}C 的 β 射线被样品瓶中的闪烁液完全阻挡后，β 射线的能量转化成的光子计数，是光电倍增管测到的信号，而不是电离辐射。

5. 进行 ^{14}C - 尿素呼气检查的患者呼出的气体不属于放射性废气，因此对操作者无内照射危害，由于患者服药后 1 小时之内呼出的气体中的 ^{14}C 平均浓度为 5.41×10^3Bq/m^3，不属于放射性废气，只要保持正常、良好通风，对检查者无内照射危害。

6. 使用 ^{14}C - 尿素呼气试验药盒基本不增加地球自然环境中的 ^{14}C 含量　在有人类现代科学活动以前，地球中的 ^{14}C 来源于宇宙射线照射大气层中的氮气而产生。现代科学活动产生的 ^{14}C 途径有核爆炸和核反应堆（主要是核电站），只要反应堆在运行就会产生 ^{14}C，与是否使用 ^{14}C - 尿素呼气试验药盒无关。因此，使用 ^{14}C - 尿素呼气试验药盒不会对环境造成额外的影响。

参考文献

1　Marshall BJ, Surveyor I. Carbon - 14 urea breath test for the diagnosis of Campylobacter pylori associated gastritis. J Nucl Med, 1988, 29: 11

2　徐采朴，徐辉，程绍钧，等. ^{14}C - 尿素呼气试验诊断幽门螺杆菌感染的研究. 中华内科杂志，1995，34（4）：239

3　陈洁平，徐采朴，程绍钧，等. 胶囊微量法 ^{14}C - 尿素呼气试验检测幽门螺杆菌感染的初步研究. 中华消化杂志，1995，15（增刊）：244

4　Marshall BJ. Practical diagnosis of Helicobacter pylori. in ed. Marshall BJ, et al. Helicobacter pylori in peptic ulceration and gastritis. Boston BlackwellScientific Publications. 1991: 139

5　Graham DY, Klein P, Evans DJ, et al. Campylobacter pylori detected noninvasively by the ^{14}C - urea breath test. Lancet, 1987, 1: 1174

6　Henze E, Malfertheiner P, Clausen M, et al. Validation of a simplified Carbon - 14 - urea breath test for routine use for detecting Helicobacter pylori noninvasively. J Nucl Med, 1990; 31: 1940

7　Graham DY, Klein PD. What you stlould know about the methods, problems, interpretations, and uses of urea breath test. Am J Gastroenterol, 1991, 86: 1118

8　Bell GD, Weil J, Harrison G, et a1. ^{14}C - urea breath analysis: a noninvasive test for Campylobacter pylori in the stomach. lancet, 1987, 1: 1367

9 Rauws EA, Royen EA, Langenberg W, et al. ^{14}C – urea breath test in Campylobacter pylori gastritis. Gut, 1989, 30: 798

10 Marshall BJ, Plankey MW, Hoffman SR, et al. A 20 mininutes breath test for *Helicobacter pylori*. Am J Gastroenterol, 1991, 86: 438

11 Lin SK, Lambert JR, Schember M, et al. A comparison of diagnostic tests to determine Helicohacter pylori infection. J Gastroenterol Hepatol, 1992, 7: 203

12 Munster DJ, Chapm BA, Burt MJ, et al. The fate of ingested^{14}C – urea in the breath test for *Helicobacter pylori* infection. Scand J Gastroenterol, 1993, 28: 661

13 陈洁平, 徐采朴, 程绍钧, 等. 胶囊微量法^{14}C – 尿素呼气试验诊断幽门螺杆菌感染. 第三军医大学学报, 1997, 19 (3): 210

14 Chen JP, Xu CP, Cheng SJ, et al. Microdose ^{14}C – urea breath test to diagnose *Helicobacter pylori* infection. J M Coll PLA, 1997, 12 (1): 13

15 陈洁平, 徐采朴, 徐辉, 等. ^{14}C – 尿素呼气试验诊断幽门螺杆菌感染的实验与临床研究. 中华医学杂志, 1997, 73 (5): 403

16 Higazy E, Al – Aaeedi F, Loutfi I, et al. The impact of brushing teeth on carbon – 14 urea breath test results. J Nucl Med Technol, 2000, 28 (3): 162

17 Bell GD. Clinical practice – breath tests. Br Med Bull, 1998, 54 (1): 187

18 Lerang F, Moum B, Mowinckel P, et al. Accuracy of severn different tests for the diagnosis of *Helicobacter pylori* infection and the impact of H_2 – receptor antagonist on test results. Scand J Gastroenterol, 1998, 33 (4): 364

19 Abukhadir BA, Heneghau MA, Keans M, et al. Evaluation of a 20 – minute ^{14}C urea breath test for the diagnosis of *Helicobacter pylori* infection. Ir Med J 1998; 91 (1): 23

20 Chey WD, Chathadi KV, Montagmee J, et al. Intragastric acdification reduces the occurrence of false – negative urea breath test results in patients taking a proton pump inhibitor. Am J Gastroenterol, 2001, 96 (4): 1028

21 Mowat C, Marray L, Hilditch, et al. Comparison of helisal rapid blood test and ^{14}C – urea breath test in determining *Helicobacter pylori* status and predicting ulcer disease in dyspeptic patients. Am J Gastroenterol, 1998, 93 (1): 20

22 Felz MW, Burke GJ, Schuman BM. Breath test diagnosis of *Helicobacter pylori* in peptic ulcer diagnose: a noninvasive primary care option. J Am Board Fam Pract, 1997, 10 (6): 385

23 Stermer E, Tabak M, Ptasman I, et al. Effect of ranitidine on the urea breath test: a controlled trial. J Clin Gastroenterol, 1997, 25 (1): 323

24 Stermer E, Levy N, Tabak M, et al. Lansoprazol and ranitidine affect the accuracy of ^{14}C – urea breath test by a pH – dependent mechanism. Am J Gastroenterol, 1997, 92 (9): 1575

第五十八章 ^{15}N – 尿氨排出试验

张振华

上海交通大学医学院

^{15}N – 尿氨排出试验是一种类似^{13}C呼气实验的、用稳定性同位素对幽门螺杆菌（*Helicobacter pylori*，下称 *H. pylori*）感染者进行非侵袭性体内诊断的一种新方法。它是由我国吴继宗等人在国际上首创并应用于临床的。

一、背景、原理及前景

（一）背景

氮是生物体三大类基本物质，特别是蛋白质的基本元素之一。在正常情况下氮在一个生物体内的含量和分布是相当稳定的，这是由于体内有一套完整的调控平衡机制[1]。

^{15}N又是生物体内^{14}N元素的一种天然的、最稳定的同位素，它不具有放射性，对人体无害。它可以作为生物体生长代谢过程中氮元素的唯一和最理想的示踪元素[2]，因此在含有氮的一些化学基团、残基乃至整个分子均可以用^{15}N标记，应用于动植物体内示踪研究[3]。例如了解氨基酸的代谢、排泄、分布及观察氨基酸的转氨基反应等。这些^{15}N标记的含氮物质的研究，对设备和技术条件的要求是很高的必须要用色质（GC – MS）联用仪才能测定，由于氨基酸不易挥发，不易气化，标本必须经较复杂的预处理才能测定。而蛋白质、氨基酸和其他某些含氮物质的代谢产物，如尿素等的中间代谢产物 – NH_3很容易气化，因此可用色质联用仪测定。

（二）原理

自从人们发现尿素酶是 *H. pylori* 非常重要的生物特征[4]以来，1987 年国际上先后已经有人用^{13}

C 或 ^{14}C 标记尿素让患者口服，当标记的尿素在胃中经 *H. pylori* 的尿素酶作用后分解成未标记的 NH_3 和被标记的 CO_2，由消化道吸收后经血循环最终经肺呼出，采集呼出的气体分别用色质联用仪或液体闪烁扫描仪检测其标记的 CO_2 含量，即分别被称作 $^{13}CO_2$ 呼气试验[6]。而国人吴继琮等人[7]根据 ^{15}N 可以国产这一条件，设计了 ^{15}N - 尿氨排出试验。其原理基本与标记碳的 CO_2 呼气试验相同，即用 ^{15}N - 尿素（因为尿素是由 2 个分子的 NH_3 与 1 个分子的 CO_2 结合而成）供被测者口服，在胃中经 *H. pylori* 的尿素酶作用后，分解成标记的 $^{15}NH_3$ 和未标记的 CO_2，同样经消化道吸收后进入血液循环，而 ^{15}N 标记的氨则随着机体氮代谢产物氨、尿素等一起由肾脏排出，与呼气试验不同的就是 ^{15}N - 尿氨排出试验采集的标本是尿，而不是呼气，然后取尿标本作预处理后，即可上色质联用仪检测，并计算出 2 小时内 ^{15}N - 尿氨排出率。

（三）前景

$^{13}CO_2$ 呼气试验是目前国际上公认的非侵袭性诊断 *H. pylori* 感染的最好方法[8]，^{15}N - 尿氨排出试验的优点如同 $^{13}CO_2$ 呼气试验一样，也是一种非侵袭性的、无放射性的、有一定定量意义的、敏感性与特异性均极高的、能克服胃活检标本局限性的 *H. pylori* 感染体内诊断试验，影响这类方法普及推广的最大障碍是这类试验所需设备价格昂贵，一般医院都无力添置。美国 Finnigan 质谱仪公司为 $^{13}CO_2$ 呼气试验设计了专用设备，需 10 万 ~ 12 万美元一台，德国于 1995 年用红外发射光谱技术[9]研制替代了质谱仪的设备亦需 5 万美元一台。而 ^{15}N - 尿素尽管有国产的，但用于 ^{15}N 检测现在只能使用通用质谱仪，价格比专用设备更高。因此在一般医院中尚难普及，有人曾试图研制检测 ^{15}N 的专用设备，可惜尚未取得成功。

二、临床使用方法[7]

嘱待测者早餐禁食，抵实验室，排空尿液于洁净容器内，记录尿量，收集 50ml 左右尿样于洁净玻瓶中（作本底测试用）。然后给试验餐（25% 葡聚糖 100ml），15 分钟后让被测者口服 ^{15}N - 尿素（3mg/kg 体重，^{15}N 原子丰度 56.7%，溶于 30 ml 水中）水溶液。然后收集 2 小时内尿液，并记录尿量。若不能及时供实验室检测，可在尿样中加若干滴 0.1% HCL，使尿液酸化，以防尿氨逸出。

实验室作尿氨定氮和尿液中 ^{15}N 丰度测定，再计算出尿氨中 ^{15}N 排出率，即可作出报告供医师作诊断。

若临床医师需进一步观察被测者在 2 小时内 ^{15}N - 排出规律。尚可在口服 ^{15}N - 尿素后每间隔半小时收集 1 次尿标本。经过多次采集测试，可作出一个曲线显示排出规律。

三、实验室操作方法

（一）所需仪器设备及试剂

1. 仪器设备

Finnigan MAT - 271 气体质谱仪

G - 721 分光光度计

2. 玻璃器皿

Canway 扩散皿及毛玻璃盖片

三角烧瓶（100 ml）

小漏斗、吸管、试管、新华 1 号滤纸

3. 试剂

NH_4Cl 标准液（0.01mg/ml）

10% $ZnSO_4$ 溶液

1/2N NaOH

奈氏试剂

60 目沸石

$\frac{1}{10}$N N$_2$SO$_4$

凡士林

25% 葡聚糖

（二）操作步骤

将每份尿标本（即口服被标记^{15}N 的尿素前与后的尿样）分别按下述步骤作每份标本总尿量定氮及^{15}N 丰度测定，然后再计算其^{15}N 排出率。将每份尿标本即口服被标记^{15}N 的尿素前与后的尿样分别按下述步骤作每份标本总尿量定氮及^{15}N 丰度测定，然后再计算其^{15}N 排出率。

1. 样本中尿氨总氮量测定

（1）将尿液 0.5ml 加入蒸馏水（无氨）22.5ml 摇匀。然后加入 1/2N NaOH 1ml 摇匀。然后加入 10% ZnSO$_4$ 溶液 1ml（逐滴加入），混匀，滤纸过滤。

（2）按下述步骤作尿氨测定：摇匀后比色，用蓝色滤光板（420nm）。

	测定管	标准管
尿滤液	6.5ml	
NH$_4$CL		1ml
无氨蒸馏水	4.0ml	3.5ml
奈氏试剂	0.5ml	0.5ml

（3）计算：每批尿样总氨氮毫摩尔含量 = 测定 OD × 尿量/标准 OD × 14 mmol。

2. 尿中^{15}N 丰度测定

（1）称取 60 目沸石约 2g 放入已准备好的清洁烧瓶（无氨）中，用无氨蒸馏水洗涤 2~3 次，以去除杂质。

（2）吸取新鲜尿液 20ml 加入此烧瓶中，充分混匀 2~3 分钟。

（3）静置，吸出 2ml 上清液加入 Canway 氏扩散皿外圈中。

（4）立即在皿的内圈加入 1/10 N H$_2$SO$_4$2ml。

（5）在毛玻璃上涂少量凡士林，盖紧 Canway 氏扩散皿，置 37℃ 3~24 小时。

（6）打开玻璃盖吸出内圈液体放入试管。

（7）加溴化物（BrO$_3^-$）处理，即能使硫酸铵释放出 N$_2$。

（8）取释放的气体上 Finnigan NAT-271 测定，测得结果为^{15}N/原子% 。

3. 2 小时内^{15}N-尿氨排除率的计算

（1）服入^{15}N 量（mmol）=3mg/kg（体重）×体重（kg）×2/60×56.7%（^{15}N-尿素丰度）

（2）尿氨中^{15}N 排出率（‰）= 排出^{15}N 量×1000/服入^{15}N 量（‰）

四、^{15}N-尿氨排出试验的临床意义及注意事项

（一）临床意义

1. *H. pylori* 感染目前的治疗方针均采用抗菌疗法，但由于^{15}N 在胃壁上所处的环境因素（胃酸作用，黏液层阻挡，胃的排空作用等），使一般体外敏感的抗生素在体内并不是均有效。根据目前国际上通用的判断 *H. pylori* 感染根治标准，除了停药时胃内查不出 *H. pylori*，还必须在停药一个月以后胃内仍查不出 *H. pylori*。这样患者在治疗后，一而再，再而三地做胃镜，这是患者难以接受

的。因此$^{13}CO_2$呼气试验与^{15}N－尿氨排出试验是监测抗 *H. pylori* 疗效的最佳方法。

2. 方法除可用于对个别患者的疗效考核外，对一种新的抗 *H. pylori* 药物或治疗方案的疗效考核，同样具有重要价值。

3. 待积累更多数据后，进一步精确确定^{15}N－尿氨排出试验感染者和非感染者间的阈值（目前暂定^{15}N－尿氨排出率为 1.75‰[11]，＞1.75‰为 *H. pylori* 感染阳性，＜1.75‰为 *H. pylori* 感染阴性）后，可用本试验直接对不适宜用胃镜的小孩、孕妇、老年人或因为其他原因不愿做胃镜检查或者没有条件做胃镜检查者作出是否有 *H. pylori* 感染的诊断。

（二）注意事项

（1）试验前必须禁食，大量饮食可能稀释 *H. pylori* 尿素酶活性，造成假阴性。

（2）玻璃器皿、容器和蒸馏水均需洁净、无氨。

（3）检测前一二天内不能服用抗生素类药物，以免抑制 *H. pylori* 分泌尿素酶。

（4）服实验餐前应用清洁水漱口，以免口腔内正常菌群的干扰。

（5）被测者尿液收集后如不能及时检测，用稀盐酸酸化后，置 -30℃ 冰箱 2 周，尿氨^{15}N丰度无明显变化。

（6）有严重肝肾功能损害者，用本试验检测，会明显影响测定结果，但往往这类病人的主要矛盾在肝、肾病上，因此在治疗胃病过程中临床医师显然很易排除之。

附 注：

作者把这一方法在 J Clin Microbiol[7] 上发表后，已被国际著名消化病专家 Martin J Blaser 引入他 1995 年的 Infections of Gastrointestinal Tract 的专著中[10]。可是它远未得到普及推广。原因可能在于 *H. pylori* 感染的诊断方法，已有许多种。没有必要使用这种价格较贵的且较烦琐的方法。但是由于对 *H. pylori* 感染使用抗 *H. pylori* 疗法不同于其他大多数抗菌疗法。其他大多数细菌性感染多为急性感染。因此用抗菌疗法后，很快就可以从用药者症状的迅速消退或消失判断疗效是否确定。可是 *H. pylori* 感染是一种慢性感染（而且也可以呈现其不同程度的活动性，表现相对明显的症状），往往单靠症状改变很难确证抗 *H. pylori* 感染 的疗效。由此，消化内科根据这一实际情况制订出一个标准，即在疗程结束后一个月复查 *H. pylori*。若已转阴，才可证明治愈。作者也曾用^{15}N尿氨排出试验监测国内目前几种常用的不同方案抗 *H. pylori* 疗效上，取得了一定的效果[11]。说明不论从理论上或是实践上，^{13}C－呼气试验，与^{15}N－尿氨排出试验，两者都是目前最理想的绝对无损伤性的可以考核抗 *H. pylori* 疗效的方法。可是这两项试验所需的设备与试剂都比较昂贵，虽然前者国外已研制成了相应的专用设备，但是价格仍是一般医院所难以承受的，因此难以推广。作者曾设想过是否能研制一台成本较低廉的设备以取代质谱仪。这样或许使^{15}N尿氨排出试验这一在临床上有一定实用价值的属于原创型的方法真正能造福患者。后来在偶然的机会中得知苏州大学朱亚一教授[12]已利用发射光谱原理研制了一台用于农业科研的^{15}N－检测仪，经我们过去保留的少量尿样的试测，结果与质谱仪的很接近。这说明这一原理有可能应用在临床 *H. pylori* 感染的诊断中，为了能真正把它构建成一台方便检测临床标本，尚需要有关的医疗仪器研制设计专家参与，设计制造一台使用简便、费用低廉的 *H. pylori* 感染检测设备。作者认为这不是完全没有可能性。只是需要资金投入和专业人士的参与。至于^{15}N－尿素国内早就有成熟的生产工艺。若新仪器的价格可以被一般医院承受，其广泛应用即有可能被推广，试剂成本也必然会下降。另外若能研制成这一设备，不仅能为消化学科提供 *H. pylori* 感染的诊断设备，还有可能作为提高机体蛋白质等含氮物质代谢研究水平的有效武器。这只能期盼着有志于这方面研究的人的继续努力了。

参考文献

1 顾天爵主编. 生物化学（第四版）. 北京：人民卫生出版社，1995：196~209

2 陈耀焕. ^{15}N 同位素的特点. 同位素有机化学，1994，193~194

3 陈金泰. 稳定性同位素在医药及农业方面的应用. 同位素有机化学，1994，571~595

4 Harry L T Mobley, Michael D Island, Robert P Hausinger. Molecular Biology of Microbial Urease. Microbiol Rev, 1995, 451~480

5 David Y Granam, Peter D Klein, Doyle J Evans. *Campylobacter pylori* detected noninvasively by the ^{13}C – urea breath test. The Lancet, 1987, 1：1174~1177

6 Bell GD, Weil J, Harrison G. ^{14}C – urea breath analysis, a non – invasive test for *Campylobacter pylori* in the stomach. Lancet, 1997, 1：1367~1368

7 Wu Jicong, Liu Guolong, Zhang zhenhua. 15NH4 + excretion test：A new method for detection of *Helicobacter pylori* infection. J of Clin Microbiol, 1992, 30（1）：181~184

8 National Institutes of health consensus development conference statement – *Helicobacter pylori* in peptic ulcer disease. JAMA, 1994, 272（1）：65~69

9 S Koletzko, M Heisch, I Seeboth, et al. Isotope – selective Non – dispensive infrad spectrometry for detection of *Helicobacter pylori* infection with ^{13}C – urea breath test. April 15, 1995, 345：961~962

10 刘岱青，张振华，吴继宗. ^{15}N – 尿氨排出试验在检测抗 *H. pylori* 疗效上的应用. 中华消化杂志，1996，16（5）：305

11 Sussan J. Riegg et al. Microbiology and pathogenesis of *Helicobacter pylori*, Infections of the gastrointestinal tract, Raven press, New York. 1995, 541

第五十九章　幽门螺杆菌的分子生物学研究技术

陈　烨　王继德　周殿元

广州南方医科大学南方医院

一、聚合酶链反应检测幽门螺杆菌
 （一）原理
 （二）操作方法
 （三）PCR 扩增产物的凝胶电泳分析
 （四）结果与解释
 （五）注意事项
二、原位杂交技术
三、细胞凋亡研究技术
 （一）石蜡切片 HE 染色观察法
 （二）原位末端标记法
 （三）琼脂糖凝胶电泳法
 （四）培养细胞透射电镜观察法

目前已克隆成功的幽门螺杆菌（*Helicobacter pylori*，下称 *H. pylori*）功能基因包括尿素酶（包括其 A、B 结构亚单位）、细胞毒素、几种黏附素、鞭毛素及热休克蛋白基因等，利用与这些基因互补的核酸片段设计 PCR 引物或探针，进行体外基因扩增或杂交，直接对该菌的 DNA 进行检测，临床诊断时可获得极高的灵敏度和特异性，基础研究中也可用于该菌蛋白表达、致病机制及分子流行病学调查等研究[1~12,18]。

一、聚合酶链反应检测幽门螺杆菌

作为一种高效的获得或放大特异基因信号的重要手段，聚合酶链反应（polymerase chain reaction，PCR）技术自 1985 年发明以来已被广泛应用于分子克隆、序列分析、基因突变、疾病诊断及法医学、考古学等诸多研究领域，许多具有一定竞争力的分子生物学实验室都已普及此项技术。本节将重点介绍 PCR 在 *H. pylori* 基因检测中的应用。

（一）原理

PCR 是一种利用两条与靶 DNA 两端互补的寡核苷酸引物，经酶促反应合成特异 DNA 片断的体外扩增技术，包括三个步骤：①变性：加热使模板 DNA 双链解离成两条单链；②退火：温度降低时，两个引物分别结合到两条模板的 3′端；③延伸：在 DNA 聚合酶催化下，从引物的 3′端开始，结合单核苷酸，形成与模板链互补的新链。新合成的 DNA 链变性后，又可作为模板进入上述循环，如此反复即可使两引物 5′端限定的基因片断呈指数方式扩增，经 25 ～ 30 个循环后可扩增 10^6 ～ 10^9 倍。

（二）操作方法

1. 模板 DNA 的制备

（1）刮取适量的培养菌（或胃黏膜活检组织、脱蜡后的组织切片、牙菌斑、去沉渣的粪便等标本）加入 400μl TE 液中，涡旋器振荡混匀；

（2）加 20μl 20% SDS（终浓度为 1%）以破坏细胞膜、8μl 15mg/ml 蛋白酶 K 溶液（终浓度 0.1mg/ml）以消化与核酸紧密结合的蛋白质，混匀；

（3）55～60℃水浴 30 分钟；

（4）加入等体积预冷的苯酚，混匀呈乳状，10000rpm 离心 5 分钟；

（5）吸取上层水相，再加入等体积预冷的氯仿/异戊醇（24:1），混匀后 10000rpm 离心 5 分钟；酚和氯仿使蛋白质变性，异戊醇可防止振摇时起泡并促进水相和有机相分离；

（6）重复 4～5 步 1 次；脱蛋白完全时，水相和有机相的界面上应见不到白色沉淀物；

（7）吸取上层水相转入另一离心管中，加 1/10 体积 3M 醋酸钠以促使 DNA 聚合成双链，继之加入 2.5 倍体积预冷的无水乙醇，－70℃放置 30 分钟或－30℃放置 1 小时；

（8）12000rpm 离心 20 分钟；

（9）弃上清，沉淀中加 70% 乙醇洗 2 次，待乙醇挥发后重溶于小体积（如 50μl 去离子水或 TE 液中，－20℃保存备用。

（10）注意事项：上述为 *H. pylori* 染色体 DNA 的常规提取法。尽管 PCR 对模板的要求并不高，但很多快速提取法抽提的 DNA 样品因杂质过多，对 DNA 聚合酶可能有抑制作用，结果的重复性亦较差。

2. 扩增反应

（1）在 0.5mlEp 管中依次加入下列成分（反应体积 50μl）：

双蒸去离子水	28.0
10×PCR 反应缓冲液	5.0
dNTP 混合液	4.0
引物 1（5μM）	4.0
引物 2（5μM）	4.0
矿物油	40.0
模板 DNA	5.0

（2）瞬时离心后 96℃预变性 5 分钟，降至 80℃时加 Taq 酶 1.0μl（1 单位）

注：传统 PCR 反应中各成分均是一次加全后进入循环，在温度由室温上升至高温的过程中，引物错配和二聚体形成将导致非特异产物的扩增。本法采用热启动方式，在 80℃时加 Taq 酶，使 PCR 反应一开始就在大于 70℃下进行，达到降低或消除非特异产物的作用。

（3）根据 *H. pylori* 特异引物的不同设定不同循环参数后进入循环

以在 *H. pylori* 研究中相对重要的 4 种基因为例，循环条件举例如下：

ureA 基因：

引物 1（*H. pylori*U1）：5′－GCCAATGGTAAATTAGTT－3′

引物 2（*H. pylori*U2）：5′－CTCCTTAATTGTTTTTAC－3′

扩增片断：长 411bp（对应于 ureA 基因的 304－714nt）

循环参数：	变性	94℃	1 分钟
退火	45℃	1 分钟	35 个循环
延伸	72℃	1 分钟	

cagA 基因：

引物 1（D008）：5′ - ATAATGCTAAATTAGACAACTTGATCGA - 3′

引物 2（R008）：5′ - TTAGAATAATCAACAAACATCACGCCAT - 3′

扩增片断：长 298bp（对应于 cagA 基因的 1751 ~ 2048nt）

循环参数：	变性	94℃	1 分钟	
退火	60℃	1 分钟	35 个循环
延伸	72℃	1 分钟	

ureC 基因：

引物 1（UC1）：5′ - AAAGCTTTTAGGGGTGTTAGGGGTTT - 3′

引物 2（UC2）：5′ - AAGCTTACTTTCTAACACTAACGC - 3′

扩增片断：长 294bp（对应于 ureC 基因的 1 ~ 294nt）

循环参数：	变性	94℃	1 分钟	
退火	55℃	1 分钟	35 个循环
延伸	72℃	1 分钟	

16SrRNA 基因：

引物 1（H. pylori1）：5′ - TGGCAATCAGCGTCAGGTAATG - 3′

引物 2（H. pylori2）：5′ - GCTAAGAGATCAGCCTATGTCC - 3′

扩增片断：长 522bp（对应于 16SrRNA 基因的 219 ~ 740nt）

循环参数：	变性	94℃	1 分钟	
退火	55℃	1 分钟	35 个循环
延伸	72℃	1 分钟	

（3）末次循环后，在延伸温度再延时 5 分钟；

（4）反应结束后短暂离心，4℃保存备用。

（三）PCR 扩增产物的凝胶电泳分析

1. 制备含 0.5μg/ml 溴化乙锭（EB）的 1.0% 琼脂糖凝胶；

2. 取 8 ~ 10μl PCR 产物与 2μl 加样缓冲液混合后加样，根据扩增片断长短选择合适的分子量标准作参照；

3. 置凝胶于 1×TAE 缓冲液中，100V 电压电泳 30 分钟；

4. 取胶于紫外灯下观察，用带橘红色滤光片的相机拍照记录。

5. 注意事项：（1）电泳用与凝胶配制用缓冲液必须相同；（2）加样缓冲液既可增加样品比重，又可根据色带位置估计电泳速度；（3）EB 是 DNA 的强烈诱变剂，配制时要戴手套，所用器材用后彻底用水冲洗。

（四）结果与解释

特异扩增应在电泳中仅出现一条 DNA 条带，图 59 - 1 为 16SrRNA 基因的扩增结果，一般电泳阳性即可诊断 H. pylori，也可通过与扩增片段互补的探针杂交获得更确切的证明。有时阳性带较弱，或可能是因为靶 DNA 含量较少或扩增效率低。如果阳性带出现的位置异常，说明存在异源DNA，如存在碱基缺失或非特异扩增等。

PCR 检测 H. pylori 的敏感性和特异性虽然很高但并非总是 100%。如引物选择无误（建议选择文献已报道并经实验证实可行的引物），假阴性多由于模板量过少或反应中存在 Taq 酶抑制剂所致；后者多见于检测粪便、牙菌斑及组织切片等标本时；假阳性则主要由于污染特别是产物污染所致。

（五）注意事项

1. 于超净台内操作，使用一次性手套、吸头和 Ep 管；

2. 准备专供自己使用的成套试剂，分装成小份，每次使用完后将这一小份舍弃；

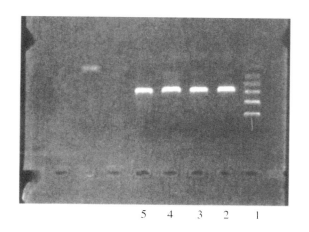

图 59 - 1　*H. pylori* 16SrRNA 基因引物扩增产物电泳结果

3. 装有 PCR 试剂的 EP 管打开之前，先作瞬时离心使液体沉于管底；

4. 加完所有其他反应成分（包括矿物油）后再吸加模板 DNA；

5. 拿过模板 DNA 管后更换手套；

6. 用于电泳加样的移液器与用于 PCR 操作的移液器分开；

7. 设置阳性对照以确认反应系统无误，对靶序列的稀释工作应于实验前在别处进行，且阳性对照浓度应低；

8. 设置不含模板 DNA 但含有 PCR 系统中所有其他成分的空白对照，此对照管须在准备好其他反应管后才进行吸加。

二、原位杂交技术[13~17,19]

在 *H. pylori* 的研究中尤其是用于治疗前后胃内 *H. pylori* 形态变异体的鉴定、研究细菌与胃黏膜的关系、明确 *H. pylori* 的致病基因如细胞毒素在胃上皮 DNA 中的整合情况时，需使用原位鉴定技术，除免疫组化外，还包括原位杂交或原位 PCR（PCR 与原位杂交相结合），下面介绍冰冻切片生物素和光敏生物素（streptoavidin）标记探针原位杂交技术。

原位杂交中可应用合成的寡核苷酸探针（如螺杆菌属特异探针）、从克隆 *H. pylori* 基因的质粒中提取并标记的特定基因探针、在 PCR 扩增中掺入标记单核苷酸（如 Bio - 11 - dUTP 和 Dig - 11 - dUTP 以 1:4 代替混合 dNTPs 中的 ATP）等得到的产物探针等，一般而言，短探针穿透力强，但杂交信号弱，长探针则相反。由于 DNA 探针除可结合标本中的靶 DNA 外，还可结合 mRNA，故在所有杂交过程中应用的液体均需含有 0.04% 的 RNA 酶抑制剂——焦碳酸二乙酯（DEPC）以抑制环境中无处不在的 RNA 酶。

原位杂交技术对玻片质量要求较高。玻片需作如下处理：用热肥皂水洗刷，自来水清洗干净后，浓盐酸原液浸泡 10 分钟，擦干。干净的玻片上滴一滴水并用另一玻片推开后，水珠应弥散而不回缩。

对组织标本的处理，要求组织在取材后直接置入液氮中，冰冻切片后浸入 4% 多聚甲醛中 10 分钟，空气干燥后 -70℃ 保存（可达数月）。

原位杂交步骤如下：

1. 切片预处理

（1）切片复温，烤片 15 分钟；

（2）PBS 液洗 2 次，各 3 分钟；

（3）浸入 0.02% Triton X - 100（以 PBS 配制）内 15 分钟，以增加组织通透性。

（4）用 PBS 洗 2 次，各 3 分钟；

（5）0.25% 乙酸酐处理 10 分钟。此步称之为酰化，可阻断组织蛋白中的碱性基团，防止探针与其静电结合，以降低背景。

（6）0.2M HCl 10 分钟处理。使碱性蛋白变性，结合蛋白酶消化除去碱性蛋白。

（7）滴加蛋白酶 K 液，37℃孵育 15～30 分钟；

（8）用含 0.2% 甘氨酸的 PBS 洗 3 次，各 5 分钟，以终止消化。

（9）注意事项：消化可增加组织通透性并破坏包围靶 DNA 的蛋白质，提高杂交信号，但过度消化（蛋白酶浓度过高或消化时间过长）会引起细胞形态结构的破坏及靶核酸的减少，也易使标本从载玻片上脱落。

2. 预杂交和杂交　探针杂交中的杂交步骤是阻断玻片和标本中可能与探针非特异性结合的位点，从而降低背景，预杂交也应在湿盒中进行。

（1）预杂交液（不含探针的杂交缓冲液）42℃孵育 2 小时；

（2）为抑制标记卵白素与组织标本间的非特异结合，用封闭液阻断 5 分钟；

（3）载玻片加热至 90～95℃，5～10 分钟，令靶 DNA 变性，如用双链 DNA 探针时，可将10 × 探针加热 95～100℃，5～10 分钟，立即置冰浴中 5 分钟；

（4）滴加含 0.5～5.0μg/ml 探针的杂交液，可用硅化的盖玻片或用小块封口膜浮于杂交液上防止其干燥；杂交液中的去离子甲酰胺可降低探针杂交的 Tm 值；杂交液的量以 20～30μL/片为宜，过多不仅造成浪费，还可致玻片滑动，影响杂交效果；

（5）42℃湿盒孵育过夜；杂交时间以 16～20 小时为宜，不要超过 24 小时，时间过长杂交体会自动解链，降低杂交信号；

（6）0.2 × SSC 液洗 2 次，各 5 分钟，37℃；

（7）1 × SSC 液洗 2 次，各 5 分钟，37℃；

（8）2 × SSC 液洗 2 次，各 5 分钟，42℃；

3. 显色　见 ABC 法免疫组化的显色步骤。

4. 结果　细胞核内出现棕褐色颗粒。

5. 注意事项：（1）上述各步液体中均需加 DEPC；（2）每次杂交均需设立阳性和阴性对照切片；（3）生物素标记探针也可用荧光检测（如 FITC 标记亲和素），荧光显微镜下观察，但不能持久保存。

三、细胞凋亡研究技术

细胞凋亡（apoptosis）或称程序性细胞死亡（programmed cell death，PCD）是受基因控制的一种细胞主动性自杀过程，与坏死共同组成细胞的死亡方式，但两者有明显的区别。它与有丝分裂相对，是生物细胞一种普遍存在的现象，与胚胎形成、衰老和损伤的细胞的清除以及肿瘤的发生、发展和转归等病理生理过程密切相关。由于 *H. pylori* 感染可引起胃黏膜上皮增殖失调及可能诱发胃癌的发生，对 *H. pylori* 及其组分与胃黏膜细胞凋亡的研究也是目前 *H. pylori* 研究的一个小热点及争论点。综合目前的研究设计，*H. pylori* 与细胞凋亡的研究思路主要有两类：（1）病理切片法：研究不同胃病变组织，尤其是不同的胃癌前病变，病理切片中的细胞凋亡指数进行评估，以探讨 *H. pylori* 感染致病或致癌的机制；（2）应用体外培养细胞系，探讨 *H. pylori* 全菌或其组分对细胞凋亡的影响[20～29]。这里介绍几种常见的研究方法。

（一）石蜡切片 HE 染色观察法

1. 液体及配制　见第三章附录。

2. 染色方法同前述。

3. 结果　光学显微镜下细胞核呈蓝黑色，胞浆呈淡红色。凋亡细胞在组织中单个散在分布，表现为核染色质致密浓缩、核碎裂等。坏死组织则呈均质红染的无结构物质，核染色消失。

（二）原位末端标记法

石蜡包埋组织切片用蛋白酶消化后，在 DNA 聚合酶 I、Klenow 片段或末端脱氧核苷酸转移酶（terminal deoxynuceotide transrferase，TdT）的作用下将生物素标记的核苷酸原位掺入 DNA 缺口，再与辣根过氧化物酶标记的抗生物蛋白抗体结合，经 DAB 显色可使凋亡细胞呈阳性着染。由于阳性反应的坏死细胞有 DNA 的降解，在形态上与凋亡细胞明显不同，故在光镜下容易区分。应用这一方法，可对常规制备的病理学标本进行凋亡细胞的形态和计量观察。

1. 试剂　见附录。

2. 方法

（1）切片预处理：

① 常规脱蜡、复水；

② 置 2×SSC 液中，80℃，20 分钟；

③ 蒸馏水冲洗 2 次；

④ 胃蛋白酶消化（增加组织细胞膜通透性）60 分钟，不时摇动，流水冲洗终止反应。

（2）标记核酸掺入：

① 组织切片用缓冲液 A 漂洗，5 分钟；

② 滤纸拭干组织周边液体，放湿盒内；

③ 滴加标记液约 50µl，覆盖切片组织，25℃，1 小时；

④ PBS 漂洗 2 次，各 5 分钟。

（3）显色：

① 组织切片置内源酶阻断剂内 15 分钟；

② PBS 洗 2 次，各 5 分钟；

③ 湿盒内用 HRP - avidin 点片，室温 30 分钟；

④ PBS 洗 2 次，各 5 分钟；

⑤ DAB 显色液显色，约 10 分钟（镜下控制时间）；

⑥ 流水冲洗，常规脱水，透明，封片。

3. 结果　阳性凋亡细胞细胞核呈棕褐色着染，部分细胞浆也可因核 DNA 碎片的逸出呈阳性着染（见图 59 - 2）。组织切片酶消化处理过强或聚合酶浓度过高时，可出现微弱的背景染色。少量坏死细胞可呈阳性反应，但位于坏死灶内可资鉴别。观察时可用凋亡指数进行计数，即随机选择约 10～20 个视野（每张切片约 1000～2500 个细胞），计数凋亡细胞百分率。

（三）琼脂糖凝胶电泳法

培养或单细胞悬液用细胞裂解液消化细胞按常规法提取 DNA 后，置于含溴化乙锭的 1.5% 琼脂糖凝胶中进行电泳，细胞出现 PCD 时呈典型的"梯状"条带，而坏死时，呈模糊的弥散膜状条带（smear）。

1. 试剂　见附录。

2. 方法

（1）约 10^6 个细胞洗脱后，1000rpm 离心 5 分钟，去上清；

（2）用 4 mlPBS 重新悬洗，同上离心去上清洗涤；

（3）置液氮中骤冷，5 分钟（此步骤可省略）；

（4）加 0.5～1ml 细胞裂解液重悬细胞，50℃、过夜，不时振摇；

（5）加等体积酚和氯仿/异戊醇各抽提 1 次，充分混匀，6000rpm，离心 5 分钟；

（6）取上清加入 1/10 体积的 3M 醋酸钠和加入 2.5 倍体积预冷的无水乙醇，混匀；

（7）-70℃ 放置 30 分钟或 -30℃ 放置 1 小时，12000rpm 离心 20 分钟，弃上清，沉淀中加

70%乙醇洗2次，真空抽干，溶入500μl TE缓冲液中；

（8）加入25μl RNase，37℃水浴，30分钟。

（9）取所制备的样品经1.5%琼脂糖凝胶电泳（配制方法见PCR部分），紫外灯下观察。

3．结果　细胞凋亡时，在琼脂糖凝胶电泳带上呈现多个有一定间隔的梯状条带，细胞坏死时则呈模糊的片状条带（无间隔），阴性对照者仅在近电泳点样处出现基因组条带，见图59-3。

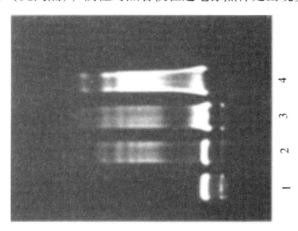

图59-3　细胞凋亡者电泳出现梯状条带，阴性者仅出现基因组条带。

（四）培养细胞透射电镜观察法

1．试剂及物品准备　见附录。

2．方法

（1）收集细胞，置离心管中，800~1000rpm离心10分钟。

（2）用0.01 M PBS 5ml重悬细胞。

（3）将细胞悬液吸入有琼脂空槽的离心管中。

（4）800~1000rpm离心10分钟。

（5）取出离心管内的琼脂，仔细切下尖槽内含细胞团的琼脂块。

（6）将含细胞团琼脂块投入含戊二醛固定液的小瓶中，4℃（可长期保存）。

（7）用0.1 M PB缓冲液洗1次。

（8）1%锇酸后固定30~60分钟。

（9）常规制备电镜样品，程序脱水、渗透、包埋、超薄切片，铀铅染色。

（10）透射电镜观察。

3．结果　电子显微镜是观察细胞形态最好的方法。细胞核和细胞器亚微结构清晰易辨。凋亡细胞染色质固缩，常聚集于核膜呈境界分明块状或新月形小体，细胞浆浓缩或裂解成质膜包绕的碎片。细胞质较中可见完整的细胞器。单纯坏死细胞也可出现核固缩，但染色质分布无规律，边界不清，没有膜被核碎片的出现。细胞浆肿胀明显，细胞器常有结构破坏。

附　录

（一）PCR试剂

1．10×PCR反应缓冲液　大部分随Taq酶提供给用户，自己配制时浓度如下：

500mMKCl

100mMTris-Cl（pH8.4）

15~25mMMgCl$_2$

0.5%Tween-20或1%Triton X-100

1mg/LBSA

2．dNTP 混合液：4 种 dNTP 均为 10mM（Promage 公司），等量混合后浓度为 2.5mM，50μl 反应体积需混合液 4μl（即终浓度为 0.2mM）。

3．引物　商业合成引物的浓度一般以 OD 值计算，1OD＝33μg/ml。首先将引物稀释成 10～50μM 的贮备液，如配成 50μM，需加去离子水的体积（μl）＝（20×33×OD 值×1000）/（引物碱基数×330）；稀释 10 倍成 5μM 的使用液，50μl 反应体积中加使用液 4.0μl，即终浓度 0.4μM（引物终浓度为 0.2～1.0μM 时产物量基本相同）。

4．凝胶加样缓冲液　　0.25% 溴酚蓝

        0.25% 二甲苯青 FF

        30% 甘油

（二）原位杂交试剂

1．蛋白酶 K 液 1μg/ml，用 0.1M Tris－Cl pH8.0，50mM EDTA pH8.0 配制；

2．封闭液 2% BSA 溶于 0.1M Tris－Cl pH7.5，0.1M NaCl，2mM $MgCl_2$，0.05% Triton X－100 中；

3．杂交液的配制方法

	加入量	终浓度
去离子甲酰胺	5ml	50%
20×SSC	2.5ml	5×
加温至 50℃，再加硫酸葡聚糖	1.0g	10%
在 50℃混合，待聚合物溶解后再加入		
100×Denhardt 液	500μl	5×
10% SDS	500μl	2%
10mg/ml 变性鲱鱼精子 DNA	100μl	100μg/ml
消毒双蒸水	W400μl	

4．100×Denhardt 液的配制法

聚蔗糖	10g
聚乙烯吡咯烷酮	10g
牛血清白蛋白	10g
消毒双蒸水	定容至 100ml

（三）细胞凋亡试剂

1．原位末端标记法

（1）组织预处理液：2×SSC（pH 7.0）、0.5% 胃蛋白酶（pepsin），HCl 配至 pH 2.0。

（2）缓冲液 A（pH 7.5）：50 mM Tris－Cl、5mM $MgCl_2$、10 mMβ－巯基乙醇、0.005% 的牛血清白蛋白。

（3）辣根过氧化物酶标记生物素（HRP－avidin）：使用前用含 1% BSA 和 0.5% Tween 20 的 PBS 稀释成 1：100 浓度。

（4）标记液：0.01 mM dNTP（dATP，dCTP，dGTP）、0.01 mM biotin－dUTP、40～80 U/ml klenowDNA 酶片段。

（5）内源酶阻断剂：0.1% H_2O_2（0.01M PBS 配）

（6）DAB 显色液：配制同前述 ABC 免疫组化节。

2．琼脂糖电泳法

（1）缓冲液：0.01M PBS pH7.2、TE 液：10mM Tris－Cl，pH8.0/0.2M EDTA

（2）细胞裂解液：含 1mg/ml 蛋白酶 K，10 mM Tris－Cl，pH 8.0，150mM NaCl，10 mM EDTA

和 0.4% SDS（最后加）。

（3）RNA 酶：溶于 TE 缓冲液中，10mg/ml，100℃加热 15 分钟灭活 DNase，自然冷却。

3．透射电镜法及物品准备

（1）0.2M 磷酸缓冲液（PB），0.1MPB，0.01M 磷酸盐缓冲液（PBS），pH7.2～7.4。

（2）戊二醛固定液：取 25%戊二醛原液 10ml，加 0.2MPB 液 50ml，蒸馏水 40ml 混匀，4℃冰箱保存。

（3）锇酸固定液：将含有 1g 锇酸的小瓶浸入清洁液过夜，用双蒸馏水冲洗数遍，将小瓶放在盛有 50ml 双蒸水的 100ml 棕色磨口瓶内，破裂小瓶使其内锇酸溶于水。分装，避光 4℃冰箱保存。用时再稀释 1 倍成 1%应用液浓度。

（4）琼脂离心管：选优质琼脂，用双蒸水配成 2%浓度，加热溶解。在一个 10ml 的锥形离心管中央竖放一下端尖细的棒蕊（可用有机塑料杆磨细自制），灌入溶化的琼脂，凝固后抽出棒蕊，备用。

参考文献

1　Li C，Ha T，Ferguson DAJ，et al. A newly developed PCR assay of *H. pylori* in gastric biopsy, saliva, and feces. Evidence of high prevalence of H. pylori in saliva supports oral transmission. Dig Dis Sci, 1996, 41：2142～2149

2　Phadnis SH，Ilver D，Janzon L，et al. Pathological significance and molecular characterization of the vacuolating toxin gene of *Helicobacter pylori*. Infect Immun, 1994, 62：1557～1565

3　Desai M，Linton D，Owen RJ，et al. Genetic diversity of *Helicobacter pylori* indexed with respect to clinical symptomatology, using a 16S rRNA and a species–specific DNA probe. J Appl Bacteriol, 1993, 75：574～582

4　Ho SA，Hoyle JA，Lewis FA，et al. Direct polymerase chain reaction test for detection of *Helicobacter pylori* in humans and animals. J Clin Microbiol, 1991, 29：2543～2549

5　Hammar M，Tyszkiewicz T，Wadstrom T，et al. Rapid detection of *Helicobacter pylori* in gastric biopsy material by polymerase chain reaction. J Clin Microbiol, 1992, 30：54～58

6　Clayton CL，Kleanthous H，Coates PJ，et al. Sensitive detection of *Helicobacter pylori* by using polymerase chain reaction. J Clin Microbiol, 1992, 30：192～200

7　Fujimoto S，Marshall B，Blaser MJ. PCR–based restriction fragment length polymorphism typing of *Helicobacter pylori*. J Clin Microbiol, 1994, 32：331～334

8　van Zwet AA，Thijs JC，Kooistra Smid AM，et al. Use of PCR with feces for detection of *Helicobacter pylori* infections in patients. J Clin Microbiol, 1994, 32：1346～1348

9　Peek RMJ，Miller GG，Tham KT，et al. Detection of *Helicobacter pylori* gene expression in human gastric mucosa. J Clin Microbiol, 1995, 33：28～32

10　Matsukura N，Onda M，Tokunaga A，et al. Detection of *Helicobacter pylori* DNA in gastric juice by the polymerase chain reaction：comparison with findings in bacterial culture and the detection of tissue IgA and serum IgG antibodies against *Helicobacter pylori*. J Gastroenterol, 1995, 30：689～695

11　Romero Lopez C，Owen RJ，Banatvala N，et al. Comparison of urease gene primer sequences for PCR–based amplification assays in identifying the gastric pathogen *Helicobacter pylori*. Mol Cell Probes, 1993, 7：439～446

12　Markova GA，Boshnakov RK，Petrov PK，et al. Use of the polymerase chain reaction to identify *Helicobacter pylori* in clinical material. Mol Gen Mikrobiol Virusol, 1994, 10～15

13　Yoshimura HH，Evans DG，Graham DY. DNA–DNA hybridization demonstrates apparent genetic differences between *Helicobacter pylori* from patients with duodenal ulcer and asymptomatic gastritis. Dig Dis Sci,. 1993, 38：1128～1131

14　Li C，Ferguson DAJ，Ha T，et al. A highly specific and sensitive DNA probe derived from chromosomal DNA of *Helicobacter pylori* is useful for typing H. pylori isolates. J Clin Microbiol, 1993, 31：2157～2162

15　Ng LK，Stiles ME，Taylor DE. Classification of Campylobacter strains using DNA probes. Mol Cell Probes, 1987, 1：233～243

16　Ishiko H. Rapid identification of bacteria by PCR and hybridization. Nippon Rinsho, 1994, 52: 344~349

17　Morotomi M, Hoshina S, Green P, et al. Oligonucleotide probe for detection and identification of *Campylobacter pylori*. No Journal Found. 1980

18　杨海涛，周殿元，张玉珍，等. 用巢式聚合酶链反应在牙菌斑中检出幽门螺杆菌. 中华医学杂志, 1993, 73 (12): 750

19　王继德，周殿元，张万岱，等. 原位杂交及原位 PCR 检测幽门螺杆菌. 中国微生态学杂志, 1997, 9（1）: 31

20　Kerr JFR, Wyllie AH, Currie AR, et al. Apoptosis: a basic biological phenomenon with wide ranging implications in tissue kinetics. Br J Cancer, 1972, 26: 239~257

21　Gorczyca W, Gong J, Darzynkiewicz Z, et al. Detection of DNA strand breaks in individual apoptotic cells by the in situ terminal deoxynucleotidyl transferase and nick translation assays. Cancer Res, 1993, 53: 1945~1951

22　Gong J, Traganos F, Darzynkiewicz Z, et al. A selective procedure for DNA extraction from apoptotic cells applicable for gel electrophoresis and flow cytometry. Anal. Biochem, 1994, 218: 314~319

23　谭晓华，张亚历，姜泊，等. 凋亡细胞中小片段 DNA 的简单快速提取方法. 第一军医大学学报, 1996, 16（3）: 227~228

24　Oberhammer F, Wilson JW, Dive C, et al. Apoptotic death in epithelial cells: cleavage of DNA to 300 and/or 50 kb fragments prior to or in the absence of internucleosomal fragmentation. EMBO J, 1993, 12: 3679~3684

25　Sestili P, Cattabeni F, Cantoni O, et al. Direct excision of 50 kb pair DNA fragments from megabase-sized fragments produced during apoptotic cleavage of genomic DNA. FEBS Lett, 1996, 396: 337~342

26　Negoescu A, Lorimier P, Labat Moleur F, et al. In situ apoptotic cell labeling by the TUNEL method: improvement and evaluation on cell preparations. J. Histochem. Cytochem, 1996, 44: 959~968

27　Ansari B, Coates PJ, Greenstein BD, et al. In situ end-labelling detects DNA strand breaks in apoptosis and other physiological and pathological states. J. Pathol, 1993, 170: 1~8

28　Gold R, Schmied M, Rothe G, et al. Detection of DNA fragmentation in apoptosis: application of in situ nick translation to cell culture systems and tissue sections. J Histochem Cytochem, 1993, 41: 1023~1030

29　谭晓华，张亚历，姜泊，等. 常规组织切片凋亡细胞原位末端标记方法. 细胞生物学杂志, 1997, 19（1）: 48

第六十章　幽门螺杆菌的 PCR – SSCP 分析在临床和流行病学研究中的应用

王蔚虹　胡伏莲

北京大学第一医院

细菌的分型鉴定对感染性疾病的诊断、处理及其流行病学研究具有重要意义。由于不同幽门螺杆菌（*Helicobacter pylori*，下称 *H. pylori*）菌株的变异很小，表型技术用于 *H. pylori* 的分型受到限制，各种基因型技术的应用使得对不同 *H. pylori* 菌株的分型鉴定成为可能，*H. pylori* PCR 产物的单链构象多态性分析（single – strand conformation polymorphisms，SSCP）为临床上区分和鉴定不同 *H. pylori* 菌株提供一可靠的方法。

一、原　理

以 PCR 方法扩增 *H. pylori* 染色体 DNA 的某一片段，将此双链 DNA 片段变性成单链 DNA 后，在中性聚丙烯酰胺胶上电泳，其电泳的迁移取决于单链 DNA 片段所形成的构象。由于不同 *H. pylori* 菌株其 DNA 分子具有多态性，因此，可形成不同的 DNA 单链构象，表现为不同 *H. pylori* 菌株可能出现不同的电泳图形，通过比较不同菌株电泳后的图形，可将不同的菌株分组区分开来。

二、试剂配制

见附录。

三、操作步骤

（一）标本的处理

1. 细菌标本的处理　刮取纯培养 3 天的 *H. pylori*，悬于 0.5ml TE（pH 8.0）中，加 50 mg/ml 溶菌酶 50℃，37℃水浴 15 分钟，加 10% SDS 60℃，水浴 30 分钟，加蛋白酶 K（20 mg/ml）至终

浓度 100g/ml，55℃水浴 2 小时。

2. 活检胃黏膜标本的处理　新鲜活检胃窦黏膜标本一块，置 0.5 ml TE（pH 8.0）中研磨匀浆，加 10% SDS 至终浓度为 1%，蛋白酶 K（20 mg/ml）至终浓度 100g/ml，55℃水浴 2 小时。

（二）DNA 提取

上述处理过的标本以等体积苯酚 - 氯仿 - 异戊醇（25:24:1）提取一次，12000 r/min 离心 10 分钟，小心吸取上层水相层；再以等体积氯仿抽提一次，12000 r/min 离心 10 分钟；吸取上层水相层，加 1/10 体积 3M 醋酸钠（pH 7.4），以 2.5 体积冷无水乙醇沉淀 DNA，12000 r/min 离心 10 分钟；弃上清，以 50℃无离子水溶解 DNA，置 -20℃保存待用。

（三）PCR 扩增

扩增体系含 10×PCR 缓冲液 5μl，各 200μmol/L dATP、dCTP、dTTP、dGTP，各 0.5μmol/L 引物，1.25U Taq DNA 聚合酶，1μl DNA 模板。扩增反应在 PE 公司 DNA Thermal Cycler 480 上进行。反应条件：96℃5 分钟，1 个循环；94℃ 1 分钟变性，55℃1 分钟退火，72℃1.5 分钟延伸，35 个循环（退火及延伸的温度、时间依不同引物可有不同）；最后于是 72℃继续延伸 10 分钟。反应中以 H. pylori 标准菌株做阳性对照，去离子水做阴性对照。

（四）PCR 产物的鉴定

PCR 产物 10μl 于 1% 的琼脂糖凝胶电泳，0.5μg/ml 溴化乙啶染色，紫外透射仪上观察扩增结果。

（五）PCR 产物的 SSCP 分析

1. DNA 变性　以纯培养的 H. pylori DNA 进行的扩增，则取 PCR 产物 2μl；以胃黏膜标本直接进行的扩增则取 PCR 产物 5μl，加 DNA 变性液 2μl，蒸馏水加至 10μl，混匀，37℃水浴 10 分钟。

2. 变性后的样本加 3μl SSCP 电泳加样缓冲液混合，于 7.5% 中性聚丙烯酰胺凝胶电泳，300V 电泳 3.5 小时。

3. 中止电泳，取出凝胶，以银染固定液浸泡凝胶 10 分钟，0.19% 硝酸银染色 30 分钟，以蒸馏水洗胶 3~4 次，加入显色液，显色后以 0.75% 碳酸钠中止反应，凝胶密封于塑料袋中，4℃保存。

4. 观察结果　比较不同 H. pylori 菌株的 SSCP 图形，将图形相同的菌株归为一组。

四、临床意义

1. 作为一种新的 H. pylori 基因分型技术，PCR - SSCP 分析具有良好的可重复性，可用于区分不同来源的 H. pylori 菌株。

2. 对流行病学上某特定人群的分离菌株进行 PCR - SSCP 分析，将 SSCP 图形相同的菌株归为一组，从而可能发现不同人群中感染的 H. pylori 有无差异。

3. 比较抗生素治疗前及治疗后菌株的 PCR - SSCP 图形，有助于临床上 H. pylori 感染治疗后复发和再感染的鉴别。

4. 对不同疾病来源的 H. pylori 分离疾病相关基因片段的 SSCP 分析研究，有可能发现与某一疾病相关的 SSCP 图形。

附　录

（一）DNA 提取试剂

1. TE 缓冲液含 10 mmol/L Tris，10 mmol/L EDTA（pH 8.0）；

2. 溶菌酶 50 mg/ml；

3. 10% 十二烷基硫酸钠（SDS）；

4. 蛋白酶 K 20 mg/ml；

5. 饱和酚 市售酚于 160℃ 重蒸后，加 8 – 羟基喹啉至终浓度 0.1%，以 1mmol/L 及 0.1 mmol/L Tris（pH 8.0）抽提，至酚相 pH 达 8.0，4℃ 保存于棕色瓶中；

6. 氯仿；

7. 3 mmol/L 醋酸钠（pH 7.4）；

8. 无水乙醇及 75% 乙醇；

9. 溴化乙锭 10 mg/ml。

（二）PCR 试剂

1. 引物可根据 *H. pylori* DNA 序列自行设计，或文献检索得到引物的碱基序列，由生物制品公司或自行合成并纯化；

2. 10×PCR 缓冲液含 0.1 mol/L Tris（pH 8.3），0.5 mol/L KCl，15 mmol/L MgCl$_2$，0.1% 明胶；

3. dATP、dCTP、dTTP、dGTP 均为 10 mmol/L；

4. Taq DNA 聚合酶；

5. 双蒸水。

（三）SSCP 试剂

1. DNA 变性液 0.5 mol/L NaOH，10 mmol/L EDTA；

2. 30% 丙烯酰铵（丙烯酰胺：亚甲双丙烯酰胺 = 49：1）

丙烯酰胺　　　　　　　147g

亚甲双丙烯酰胺　　　　3g

加水至　　　　　　　　500 ml

加 2～3g 离子交换树脂，磁力搅拌器 1.5 小时，过滤后置 4C 保存；

3. 10% 过硫酸胺；

4. TEMED（四甲基乙二胺）；

5. 10×TBE 1000 ml 含 Tris 108g，硼酸性 5g，0.5 mmol/L EDTA（pH 8.0）20 ml；

6. SSCP 电泳加样缓冲液 95% 甲酰胺，0.5×TBE，0.25% 溴酚蓝，0.25% 二甲苯青；

7. 银染固定液 10% 乙醇，0.5% 冰醋酸；

8. 0.19% 硝酸银染色液；

9. 银染显色液 每 1000 ml 含 15g NaOH，5ml 甲醛，0.08g 硼氰化钠；

10. 中止液 0.75% 碳酸钠。

第六十一章　随机扩增的多态性 DNA 分析在幽门螺杆菌研究中的应用

王蔚虹　胡伏莲

北京大学第一医院

一、原理

二、操作方法

　　（一）幽门螺杆菌模板 DNA 的准备

　　（二）RAPD 引物

　　（三）RAPD 分析

　　（四）注意事项

三、临床意义

　　随着多聚酶链反应（PCR）技术在世界范围内的迅猛发展，各种基于 PCR 检测的基因分型技术也相继用于幽门螺杆菌（*Helicobacter pylori*，下称 *H. pylori*）的菌株鉴别及流行病学研究，并日益显示其敏感、快速、准确的优势，为 *H. pylori* 感染的基础与临床研究开辟了一条新的途径。随机扩增的多态性 DNA（random amplification polymorphic DNA，RAPD）分析方法，在不了解 *H. pylori* 基因序列方面任何信息的条件下，即可快速、准确地区分不同来源的 *H. pylori* 菌株，具有较好的应用前景。

一、原　理

　　RAPD 是根据 PCR 技术，由人工合成的 DNA 分子作随机引物，以纯培养的 *H. pylori* 基因组 DNA 作模板，通过 PCR 反应进行多态性 DNA 片段的随机合成。只要模板 DNA 在约 2000 个碱基对以内，存在着反向平衡的与某一引物互补的双链 DNA 分子，经 n 次 PCR 反应循环，理论上可合成 2n 条新链，经电泳分离及溴化乙啶染色，即可在紫外灯下进行检测。由于不同 *H. pylori* 菌株基因组 DNA 存在高度变异性，导致不同菌株 DNA 分子与某一随机引物相互补的反向平行序列的分布不同，从而使 PCR 产物增加、减少或分子量大小不同，呈现出多态性变化。

二、操作方法

　　（一）幽门螺杆菌模板 DNA 的准备

　　1. 细菌消化　刮取纯培养 3～4 天的 *H. pylori*，悬于 200μl GTEL 缓冲液中，37℃水浴 1 小时；加 500μl TESK 缓冲液，55℃水浴 2 小时；加 RNAse 至终浓度 20μg/ml），55℃水浴 10 分钟。

　　2. DNA 提取（见第四篇第六十章）

（二）RAPD 引物

RAPD 分析只需要一条 10nt 的寡核苷酸做引物，已证实的适合用于 *H. pylori* 菌株鉴别的引物有：A：CCGCAGCCAA，B：GCGATCCCCA，C：AACGCGCAAC。所需引物可按上述序列在生物制品公司合成并纯化。

（三）RAPD 分析

1. 反应体系　25μl PCR 体系含 *H. pylori* 基因组 DNA 1μl（10 ~ 20 ng），3 mmol/L MgCl$_2$、20 pmol 引物、1U Taq DNA 聚合酶、各 250μmol/L dCTP、dGTP、dATP、dTTP（Boehringer 公司）、10 mmol/L Tris – HCl（pH 8.3）、50 mmol/L KCl 及 0.001% 明胶，以 *H. pylori* NCTC11637 DNA 做阳性对照，超纯水空白做阴性对照。

2. 反应条件　先以 94℃ 5 分钟，36℃ 5 分钟，72℃ 5 分钟，4 个循环；而后 94℃ 1 分钟，36℃ 1 分钟，72℃ 2 分钟，30 个循环；最后 72℃ 10 分钟 1 个循环。

3. 结果分析　取 20μl PCR 产物于 2% 琼脂糖凝胶电泳（含 0.5μg/ml 溴化乙啶），紫外灯下照相后比较不同菌株的 RAPD 指纹图谱，以 1kb DNA Ladder 做分子量标记。

（四）注意事项

1. 由于 RAPD 分析的引物是随机引物，并非 *H. pylori* 的特异引物，所以该方法需要纯的细菌培养物，如有其他微生物或人胃黏膜细胞的存在，将使 *H. pylori* 的细菌分型鉴定产生混乱。

2. 用于 RAPD 分析的引物较短（仅 10nt），且 PCR 反应的灵敏度较高，因此可能出现假带，对大量 DNA 样品的检测造成不利，操作中应严格控制每次反应的条件，并设阳性及阴性对照。

三、临床意义

1. 与其他基因型技术相比，RAPD 方法不需要了解基因序列方面的信息，技术简单，灵敏度高，对 *H. pylori* 模板 DNA 的纯度要求不高。

2. 来自同一病人不同时间分离的 *H. pylori* 菌株具有相同的 RAPD 指纹图谱，同一菌株不同时间进行的模板准备及 RAPD 分析，可得到相同的指纹图谱，说明 RAPD 分析具有稳定的可重复性。

3. RAPD 分析可显示丰富的多态性。来自不同病人的临床分离菌株各产生完全不同的指纹图谱，因此可用于准确地区分不同来源的 *H. pylori* 菌株及治疗前后菌株复发和再感染的鉴别，较 PCR 产物的酶切分析方法更为精确，是 *H. pylori* 感染的临床及流行病学研究中的有用工具。

附　录

1. TEL 缓冲液

50 mmol/L 葡萄糖，50 mmol/L Tris – HCl（pH 8.0）

50 mmol/L EDTA，10 mg/ml 溶菌酶

2. TESK 缓冲液

50 mmol/L Tris – HCl（pH 8.0），50 mmol/L EDTA，1% SDS，50 mg/ml 蛋白酶 K

3. RNAse 配制　将 RNAse 溶于 10 mg/ml Tris – HCl（pH 7.5），15 mmol/L NaCl 中，配成 10 mg/ml 的浓度，于 100℃ 加热 15 分钟，缓慢冷却至室温，分装成小份，保存于 - 20℃。

4. DNA 提取试剂配制　见第四篇第六十章

5. 10 × RAPD PCR 缓冲液　含 MgCl$_2$ 30 mmol/L，Tris – HCl 0.1 mol/L（pH 8.3），KCl 0.5 mol/L，明胶 0.01%。

6. 脂糖凝胶电泳试剂配制　见第四篇第六十章。

第六十二章　幽门螺杆菌对抗生素的敏感性检测

王蔚虹　胡伏莲

北京大学第一医院

一、琼脂稀释法
　　（一）原理
　　（二）操作方法
　　（三）注意事项
二、纸片扩散法（K－B法）
　　（一）原理
　　（二）操作方法
　　（三）注意事项
三、E试验
　　（一）原理
　　（二）操作方法
　　（三）注意事项
四、临床意义
五、药敏试验的质量控制

　　研究表明，近几年幽门螺杆菌（*Helicobacter pylori*，下称 *H. pylori*）对常用抗生素的耐药性逐渐增加[1~3]，这种耐药性直接影响了 *H. pylori* 的根除效果[4~6]。因此，适时检测 *H. pylori* 对抗生素的敏感性不仅有助于 *H. pylori* 耐药性的流行病学调查，而且为临床医生选择适当的根除方案提供了必要的依据。目前用于检测 *H. pylori* 对抗生素敏感性的方法有很多，常用的方法主要有琼脂稀释法、纸片扩散法和E试验。

一、琼脂稀释法

（一）原理

　　琼脂稀释法是将不同剂量的抗生素，分别加入到融化并冷却至45℃的定量琼脂培养基中，混匀，倾注成无菌平板，即为含有药物浓度递减的培养基。将 *H. pylori* 接种于该培养基上，经培养后观察 *H. pylori* 的生长情况，抑制 *H. pylori* 生长的最低药物浓度为最低抑菌浓度（minimal inhibitory concentration，MIC）。

（二）操作方法

1. 抗生素的稀释　将抗生素原液倍比稀释至浓度为5120μg/ml、2560μg/ml、1280μg/ml……

0.32μg/ml。

2. 制备含药琼脂平板　从上述稀释好的药液中，分别取 1ml 加入相应的平皿，于每个平皿中再分别加入 19ml 含 5%～7% 羊血的 Columbia（或 MH）琼脂培养基，充分混匀。各平皿中的抗生素浓度分别为 256μg/ml、128μg/ml、64μg/ml……0.016μg/ml。将平皿放置干燥。

3. 准备待检菌液　收集培养 72 小时的 H. pylori，校正细菌浓度至 10^8 CFU/ml（1 麦氏浓度）。

4. 从最低浓度的平皿开始，将 1μl 菌液接种于含药平皿，置于 37℃ 微需氧培养 3 天。

5. 结果观察　以不出现菌落的平皿上的最低药物浓度为最低抑菌浓度。

（三）注意事项

1. 接种前平皿必须充分干燥。

2. 接种方法有多种，可用定量毛细吸管、1μl 接种环或多头接种器接种，接种的液滴直径应为 5～8 mm，勿使之移动。

3. 判断结果时，薄雾状生长及少于 5 个菌落的生长可以忽略；若在数个平皿上呈拖尾生长或跳管生长，应该重做。

二、纸片扩散法（K－B 法）

（一）原理

将含有一定量抗生素的纸片，平贴在已接种了待测 H. pylori 菌株的琼脂培养基上，纸片中的抗生素溶解于培养基内，并向四周扩散，药物在琼脂中的浓度随离开纸片的距离增大而降低。经孵育后，如果琼脂中的药物浓度高于该药对待测菌株的最低抑菌浓度，细菌的生长将受到抑制，从而在含药纸片的周围形成抑菌环。来自临床和实验室的大量数据表明，抑菌环直径与最低抑菌浓度有较好的相关性。

（二）操作方法

1. 用棉拭子蘸取菌液（菌液浓度为 10^8 CFU/ml），均匀涂布于整个培养基表面。

2. 镊取含抗生素的纸片，贴于琼脂表面。

3. 37℃ 微需氧培养 3 天，观察抑环的有无，并测定其大小。

（三）注意事项

每个平皿上可贴 4～6 个含药纸片，各纸片中心相距约 24 mm，纸片距平皿边缘约 15 mm，各纸片间距相等。

三、E 试验

（一）原理

此方法是稀释法和扩散法原理的结合。该系统由一个含药的试条组成，试条的一面固定有一个预先制备好的干燥而稳定的抗生素指数浓度梯度，另一面则标出相应的抗生素浓度。抗生素的浓度是一个从 0.016～256μg/ml 的连续浓度范围。当试条被放在一个已接种了 H. pylori 的琼脂平板时，抗生素将迅速释放入琼脂中，在试条的下方形成一个抗生素浓度的连续梯度，经孵育后，即可见到一个以试条为中心的、对称的椭圆抑菌环。椭圆形边缘与试条交界处的刻度即为 MIC 值。

（二）操作方法

1. 用棉拭子蘸取菌液（菌液浓度为 10^8 CFU/ml），均匀涂布于整个培养基表面，置干。

2. 镊取试条的 E 端，将试条放在已接种待测 H. pylori 的琼脂表面。试条标有 MIC 刻度面朝上，浓度最大端靠近平板边缘。

3. 37℃ 微需氧培养 3 天，在椭圆抑菌环与试条的交界处读取 MIC 值。

（三）注意事项

1. 放置试条前要保证琼脂表面完全干燥。

2. 试条全长应与琼脂表面紧密接触。必要时可用镊子从浓度最小端向上轻压试条，以驱赶其下方的气泡。

3. 试条一旦放好，切勿再移动，因为抗生素在瞬间已扩散进入琼脂。

四、临床意义

1. 琼脂稀释法结果准确，常用作校正其他方法的标准。纸片扩散法操作简单，容易掌握，但易受多种因素的影响，使结果不够准确。E 试验的 MIC 值是一个连续的抗生素浓度梯度，因此较不连续的倍比稀释法所得到的 MIC 值更为精确。

2. *H. pylori* 对抗生素的耐药性检测，常用于流行病学研究，有助于了解人群中 *H. pylori* 对抗生素的耐药性变迁。

3. 对根除治疗失败的病人，检测 *H. pylori* 对抗生素的敏感性，有助于指导临床医生选择最佳的治疗方案。

五、药敏试验的质量控制

由于培养基和操作的原因，国内大部分实验室的药敏试验没有经过校准，试验的准确度差异很大。应严格控制药敏试验的质量，才能达到指导临床合理选择抗生素的目的。首先应对影响药物敏感试验的因素进行控制，如培养基的成分、pH、厚度、抗生素的含量及效价、接种的细菌量等；其次必须注意用适合的参考菌株校准细菌的药敏试验。稀释法药敏试验对质量控制要求较高，必须做质量控制，否则会出现较大误差。具体方法须依照美国临床实验室标准化委员会（NCCLS）文件的有关部分进行。

附 录

1. 抗生素保存液 甲硝唑用灭菌蒸馏水，克拉霉素用甲醇，阿莫西林用 0.1 M（pH 6.0）的 PBS 溶解，配成浓度为 10 mg/ml；

2. 含 5%~7% 羊血的 Columbia（或 MH）琼脂培养基；

3. 含抗生素的纸片（有售）；

4. 含抗生素的 E 试验试条（有售）；

5. 麦氏比浊管（有售或自配）。

参考文献

1 Megraud F. Resistance of *Helicobacter pylori* to antibiotics. Aliment Pharmacol Ther, 1997, 11 suppl：143~153

2 Axon AT, Moayyedi P. Eradication of *Helicobacter pylori*：omprazole in combination with antibiotics. Scand J Gastroenterol, 1996, Suppl 2：1582~1589

3 Alarcon T, Domingo D, Lopez – Brea M. Antibiotic resistance problems with *Helicobacter pylori*. Int J Antimicrob Agents, 1999, 12：19~26

4 Lind T, Megraud F, Unge P, et al. The MACH 2 study：role of omeprazole in eradication of *Helicobacter pylori* with 1 – week triple therapies. Gastroenterology, 1999, 116：248~253

5 Buckley MJM, Xia HX, Hyde DK, et al. Metronidazole resistance reduces efficacy of triple therapy and leads to clarithromycin resistance. Dig Dis Sci, 1997, 42：2111~2115

6 Midolo PD, Lambert JR, Turnidge J. Metronidazole resistanc：A predictor of failure of *Helicobacter pylori* eradication by triple therapy. J Gastroenterol Hepatol, 1996, 11：290~292

第六十三章 幽门螺杆菌研究相关高通量分析方法

张建中

中国疾病预防控制中心传染病预防控制所

一、2D 电泳及飞行质谱分析
二、生物芯片
三、序列分析和单核苷酸多态性（SNP）分析
四、选择性捕获转录序列技术
　　（一）细菌 cDNA 制备
　　（二）cDNA 差异杂交

近年来由于大量高通量分析方法的引入，改变了分子生物学研究的格局和进程[1]，在幽门螺杆菌（helicobacter pylori，下称 *H. pylori*）相关研究方面做的尤为出色，1997 年 *H. pylori* 菌株 26695 全基因序列测出，1999 年菌株 J99 全基因序列测出，已成为 *H. pylori* 高通量分析的基础；2000 年 *H. pylori* 全基因芯片研制成功、单核苷酸多态性分析等领域也取得了明显的进展。可以说，*H. pylori* 高通量分析的时代已经来临，在此，仅对 *H. pylori* 研究中应用广泛的几种高通量分析方法作一简单介绍。

一、2D 电泳及飞行质谱分析

在传统的分析技术中，由于方法学和分析技术的限制，对基因序列的分析较对其编码蛋白的分析要容易得多，对多种蛋白序列和结构的认识往往是从其编码基因推算开始的；但由于一种大分子质谱分析技术——飞行质谱分析方法的成熟，使人们意识到对蛋白的分析变性的非常容易，特别是结合双相蛋白电泳技术和互联网，对病原菌进行相关蛋白的高通量分析成为现实。

利用这项技术，可对 *H. pylori* 菌型差异进行深入比较，进行 *H. pylori* 蛋白质组（proteome）研究，蛋白质组的概念源于蛋白质（protein）与基因组（genome）两个词，由澳大利亚学者 Marc Wilkins 于 1994 年最先提出，指基因组编码的全部蛋白产物。它提供以下信息：①某种基因产物是否并何时会被翻译 ②基因产物的相对浓度 ③翻译后修饰程度等等；其主要技术方法如下：

1. 双向凝胶电泳 基本原理是蛋白质首先按其等电点在 PH 梯度胶（目前有多种商品化的干胶条）中等电聚焦，然后按照它们的分子量大小进行 SDS – PAGE 第二项电泳分离。电泳后的凝胶经考马斯亮蓝染色、或银染后进行成像，可进一步进行多块胶所代表的多株 *H. pylori* 的全蛋白图谱比较，建立 *H. pylori* 蛋品差异数据库。

2. 飞行质谱分析 质谱分析基本原理是样品分子离子化后，根据不同离子间的质核比（m／z）的差异来分离并确定各成分分子量。在离子化方法上，电喷雾离子化（ESI）和基质辅助激光解吸离子化（MALDI）都是"软电离"方法，即样品分子分离时，保留分子的完整性，较以前的电子

电离方式（其样品分子必须气化，并与电子直接碰撞，使得某些大分子，特别是热不稳定、极性的蛋白质产生大量碎片离子，导致图谱谱线多得无法解析）来说是一个新的突破。在计算机双向电泳点大规模自动识别软件辅助下，二者已有可能对电泳点微量蛋白质样品（5ng/点，即考马氏亮蓝染色可较明显显示蛋白点的含量）进行分子量，并可通过蛋白酶消化后的肽质谱图分析及其与已知的肽质谱库比较获得相关肽的氨基酸序列，根据这些数据就可以准确地从蛋白质数据库中找出已知的蛋白质或提供克隆未知蛋白质的基因所需的数据。

3. 双相荧光差异凝胶电泳（2D – DIGE）双相荧光差异凝胶电泳是在进行双相电泳之前，将多个需要进行比较的蛋白抽提物先用不同的荧光燃料进行标记，然后在同一胶上进行双相电泳，该方法与质谱兼容，其特有的宽线性范围 >105，提供更准确的定量数据，而快速的图像叠加处理方法大大简化了图像分析的步骤，提高了比较的准确度（详细介绍请参考 http://www. apbiotech. com. cn 等网站内容）；在 H. pylori 相关研究中，目前此技术主要用于 H. pylori 代谢特征分析、H. pylori 与细胞相互作用分析等领域。

正如目前正在多个实验室开展的工作，2D 电泳及飞行质谱分析在 H. pylori 相关研究中很受重视；例如，若我们要比较我国福建胃癌高发区人群感染菌株和国内胃癌低发区感染菌株的差异，我们可以筛选具有代表性的多株菌株进行高通量分析；首先将每株菌进行 2D 电泳分析，在目前伯乐公司或安—法玛西亚等提供的设备中，可每次进行 12 个菌株样品的同步分析，在每个样品进行的 2D 电泳中，17cm×17cm 或 24cm×24cm 胶可以有效地对约 1500 种左右的 H. pylori 蛋白进行分离，软件系统可以同时对 100 株菌所获得的 2D 电泳图谱进行分析，发现某一地区（或与某一疾病）相关菌株的总体蛋白表型特征；选择具有代表性的蛋白点（仅需 1ng 蛋白即可）进行自动切割、消化后，可直接进行飞行质谱分析（一个样品数分钟至数十分钟即可完成），得到一系列与该蛋白相关的肽质谱图；像以往我们在 GenBank 中寻找同源基因一样，我们可以直接拿所获得的肽质谱图到肽质谱图库中进行检索，获得此肽的氨基酸组成和排列顺序（一般可查出 10～20 个氨基酸残基所组成的肽），进而通过数个肽序列特征很容易完成相关基因的确定。

2D 电泳及飞行质谱分析当前存在的问题主要是价格问题，当前自动切胶设备和飞行质谱分析仪的价格十分昂贵，严重影响了它的普及和被广泛应用，同时，每份样品的昂贵检测费用也是很多人望而却步。

网上 2D 电泳及飞行质谱分析及其相关资源很短，多数可从下列网址获得：

http://www. apbiotech. com. cn

http://www. proteomeworks. bio – rad. com

http://www. proteinpathways. com

http://www. proteome. med. umich. edu

http://www. proteome. co. uk

http://www. micromass. co. uk

http://www. expasy. ch

http://expasy. proteome. org. au

http://expasy. cbr. nrc. ca

二、生物芯片（microarray technic）

随着人类基因组（测序）计划（human genome project）中工作草图的完成和大量植物和微生物基因组计划的完成，以及分子生物学相关学科的迅猛发展，越来越多的动植物、微生物基因组序列资料网上共享，基因序列数据正在以前所未有的速度迅速增长。然而，怎样去研究如此众多基因在生命过程中所担负的功能就成了全世界生命科学工作者共同的课题。为此，建立新型杂交和测序方法以对大量的遗传信息进行高效、快速的检测、分析就显得格外重要了。

基因芯片（又称 DNA 芯片、生物芯片）技术就是顺应这一科学发展要求的一种高通量分析技术，它的出现为解决此类问题提供了光辉的前景，发达国家都给予了极大的支持和关注，我国不但成立了芯片中心从事相关基础和应用研究，更有多家科研单位获得国家或企业资助从事病原生物学诊断等领域的相关研究。

该技术系指将大量探针分子固定于支持物上后与标记的样品分子进行杂交，通过检测每个探针分子的杂交信号强度进而获取样品分子的数量和序列信息。早在八十年代，Bains W. 等人就将短的 DNA 片断固定到支持物上，借助杂交方式进行序列测定。但基因芯片从实验室走向工业化却是直接得益于探针固相原位合成技术和照相平版印刷技术的有机结合以及激光共聚焦显微技术的引入。它使得合成、固定高密度的数以万计的探针分子切实可行，而且借助激光共聚焦显微扫描技术使得可以对杂交信号进行实时、灵敏、准确的检测和分析。正如电子管电路向晶体管电路和集成电路发展是所经历的那样，核酸杂交技术的集成化也已经和正在使分子生物学技术发生着一场革命。现在全世界已有十多家公司专门从事基因芯片的研究和开发工作，且已有较为成型的产品和设备问世。主要代表为美国 Affymetrix 公司，近年来 Nanogen 公司发展的 NanoChip™已突破了传统 DNA 芯片的模式，成为了主动式芯片的代表，它使本来十几个小时才能完成的杂交过程在数十秒的时间内完成，并部分解决了芯片的重复使用问题，代表了芯片的方向；各公司的产品已有部分投放市场，产生的社会效益和经济效益令人瞩目。

基因芯片技术由于同时将大量探针固定于支持物上，所以可以一次性对样品大量序列进行检测和分析，从而解决了传统核酸印迹杂交（Southern Blotting 和 Northern Blotting 等）技术操作繁杂、自动化程度低、操作序列数量少、检测效率低等不足。而且，通过设计不同的探针阵列、使用特定的分析方法可使该技术具有多种不同的应用价值，如基因表达谱测定、突变检测、多态性分析、基因组文库作图及杂交测序等（详细资料请参见http://www.microarray.org 等网站），目前在原核生物分析中被大量应用[2,3,4,5]，在 *H. pylori* 相关研究中也表现出了诱人的应用前景。2000 年斯坦福大学率先完成了包含 *H. pylori*1660 个基因探针的全基因芯片的研发工作[6]，其初步应用效果已收到广泛关注，以下仅选取部分实验结果以便展示其应用价值；表 1 显示在所分析的 1643 个基因中，所测定的 15 株菌中的共同基因有 1281 个，构成了 *H. pylori* 功能基因的核心部分；其它至少 12% ~ 18% 的基因为不同菌株所特有，首次在全基因水平上展示了 *H. pylori* 的高度变异性。

表 63 - 1 采用幽门螺杆菌 DNA 芯片测定不同菌株及其相关结果

菌株	来源	表现在芯片上的基因数目	J99 特有基因数	26695 特有基因数
26695	英国胃炎病人	1556	0	105
J99	美国溃疡病人	1511	73	7 *
87A300	美国	1487	26	44
AR32	美国溃疡病人	1510	48	36
H34	美国胃炎病人	1449	31	37
*HP*1	秘鲁溃疡病人	1506	43	52
SPM - 292	意大利	1453	19	44
SPM - 314	意大利	1526	58	57
SPM - 326	意大利	1514	24	61
SPM - 342	意大利	1477	13	55
G27	意大利	1476	24	53
G39	意大利	1488	25	44
G50	意大利	1499	52	54
SS1	澳大利亚	1463	28	40
NCTC11637	澳大利亚	1502	23	57
幽门螺杆菌芯片			1643	73105

＊由于芯片测定过程中的假阳性反应所致。

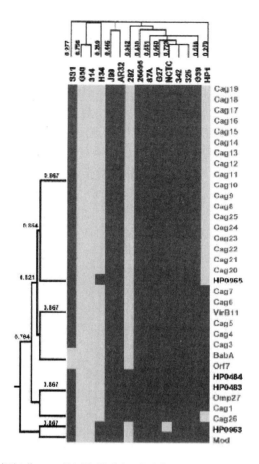

图 63 - 1　幽门螺杆菌 PAI 基因聚类分析 ［引自 PNAS　2000；97（26）：14672］

当然，*H. pylori*DNA 芯片将不仅仅局限在对全基因的检测，也会根据不同的目的，建立不同的微阵列模式，将会出现 *H. pylori* 基因分型 DNA 芯片、*H. pylori* 耐药性检测 DNA 芯片等等，将会对 *H. pylori* 的研究带来前所未有的便利和可能。

三、序列分析和单核苷酸多态性（SNP）分析

质谱分析、DNA 芯片技术、基因测序等都可用与 SNP 分析，由于篇幅所限，在此我们仅重点介绍变性高效液相色谱（DHPLC）技术和 Pyrosequencing™ 技术在 *H. pylori* 相关研究中作为高通量分析方法的应用。

1. 变性高效液相色谱（DHPLC）技术

DHPLC 技术对 SNP 的测定是利用了核酸杂交时若不完全配对则会出现与完全配对杂交时杂交体构象的差异，这种构象的差异在色谱分析时即表现为色谱峰位置的变异，其工作原理是：以各种野生型目标 DNA 片段为探针，与待测 DNA 杂交，正常的 DNA 与探针只形成纯合二聚体，而存在各种点突变的 DNA 与探针还能形成变性温度降低了的杂合二聚体。在一种特殊的离子交换色谱柱上，这两种变性温度不同的二聚体能够能够被准确区分，在 1KB 片段内因单碱基突变所造成的轻微差异即足以在变性高效液相色谱中显示；在 *H. pylori* 相关研究中已被应用于单核苷酸多态性与耐药性分析（待发表资料），如对甲硝唑耐药基因 rdxA，frxA，青霉素结合蛋白（PBP1 ~ PBP4 等）相关基因，克拉霉素耐药相关基因 23SrRNA 等的分析。以 rdxA 基因为例，整个结构基因约 700bp，结构基因内部或邻近区域多个部位的单位点突变均可引起 *H. pylori* 对甲硝唑的低度到中度的耐药，但不同位点突变对耐药性产生的影响不同，同时也可能存在多种重要的易突变位点；要弄清这些问

题，传统的方法是对大量突变体相关基因进行测序分析，不但需要巨大的财力物力，但从工作量来讲也难以承受。若用变性高效液相色谱分析，可以首先对要观察区域内有无突变进行快速高通量筛选，对发生突变的基因进行突变点归类，最后仅需对有代表性的少数突变基因进行序论分析即可达到对突变位点和突变频率的精确分析。以下是我们对甲硝唑敏感菌株在发生耐药后 rdxA 基因内部 300bp 中间区域突变分析的部分实验，首先我们设计用于扩增该区域的 PCR 引物，对野生菌株（甲硝唑敏感菌株）相关基因片段进行扩增，对野生菌株进行 frxA 基因部分缺失突变排除该基因对甲硝唑耐药的影响的前提下，在含有 32μg/ml 甲硝唑培养基中筛选对甲硝唑的高度耐药菌株，挑选 60 个克隆进行增菌，并分别进行目标基因扩增，和 DHPLC 分析（部分测试图见图 63 - 2），在此基础上可进一步将存在突变的片段进行二次杂交和 DHPLC 分析，最后将有代表性的突变片段进行序列测定，从而完成 rdxA 中间区 300bp 区域各位点突变对甲硝唑耐药的影响作用分析。

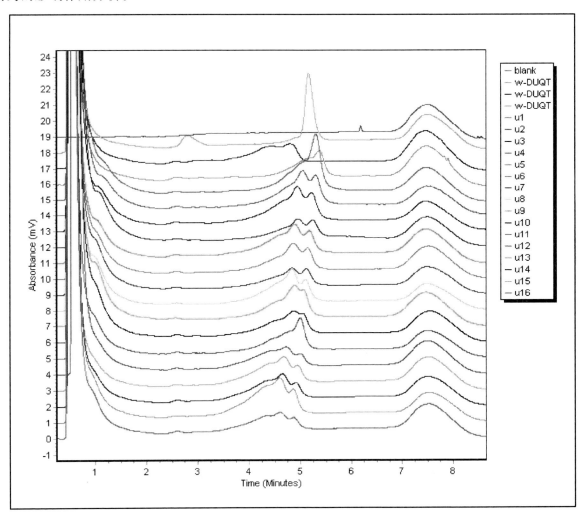

图 63 - 2　幽门螺杆菌 rdxA 基因中间区 300bp 片段 DHPLC 分析

blank：空白对照

w：野生株

u1 - u16：不同突变克隆与野生株杂交

由于此方法在筛选基因是否发生突变时避免了测序过程，减少了成本，并极大地提高了检测速度，在进行相关 PCR 扩增中，若使用高保真 Teq 酶，会提高检测的敏感性。

2. Pyrosequencing™技术

Pyrosequencing™技术又名实时测序技术，是一项新近发展起来的高通量分析技术，有关在 *H. pylori*SNP 分析中的应用已有多处报导（参见 2001 年 5 月 25 日在 ASM 101st General Meeting，Orlando，Florida 20 – 24 May，2001，Stand No：1655 ，其他资料可在相关网址：http://www.pyrosequencing.com/pages/downloads.html 处下载或查阅）；该技术在 SNP 分析中将处于领先地位，利用延伸反应中伴随的特定发光检测，可在 8 秒中内完成一个碱基的测序，数分钟内完成整个测序过程；其主要缺点是测序长度只有数十个核苷酸，造成引物设计相对困难，但由于这些缺点正逐步被克服，在将来的 *H. pylori*SNP 分析中会发挥越来越重要的作用。

四、选择性捕获转录序列技术（SCOTS）

由于原核生物 mRNA 缺乏 polyA 尾，给 cDNA 文库的获得带来了很大的困难，而选择性捕获转录序列技术（SCOTS）的建立，使 *H. pylori* 基因表达和基因调控研究中的高通量分析成为可能；它可以用于不同菌株间的表达差异分析、*H. pylori* 在不同培养环境下的基因表达特征分析、*H. pylori* 与胃黏膜上皮细胞相互作用时的基因表达分析等；以下，以观察 *H. pylori* 在高氧（10% O_2）条件下关闭和诱导基因表达为例，简要介绍 SCOTS 技术。

（一）细菌 cDNA 制备

1. 第一组细菌 cDNA 制备

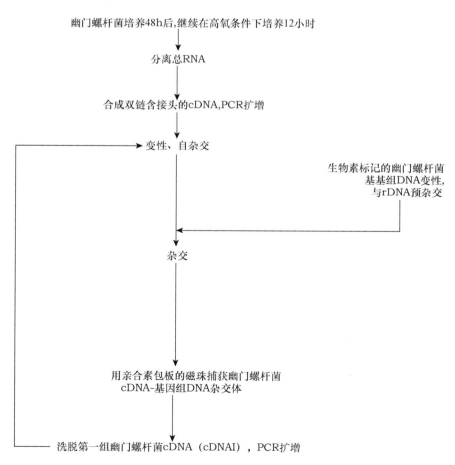

2. 利用相同的方法对常规培养（含 5% O_2）*H. pylori* 进行以上处理，得到第二组 *H. pylori*cDNA（cDNAII），但采用与第一组不同的接头。

（二）cDNA 差异杂交

1. 诱导表达基因筛选：

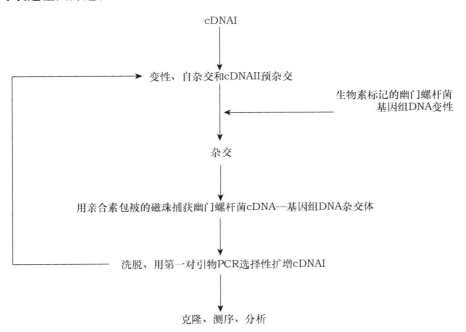

2. 关闭基因筛选

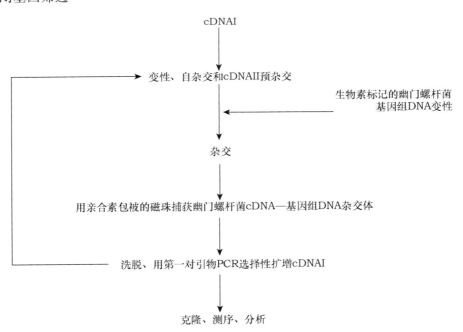

当然这些方法不但能用于特点条件下诱导的 *H. pylori* 基因表达分析，也同样使用于对不同菌株间的差异分析，如当前实验室中正在进行的不同来源（胃癌、十二指肠溃疡或慢性活动性胃炎病人等）*H. pylori* 菌株的表达差异分析，从而试图全方位的比较和获得不同疾病相关菌株的菌型特征。

此方法与基因芯片技术相比，其确实是操作相对复杂繁琐，但在探索某项菌株所带有的特定基因中具有独特的优势，因为基因芯片主要用于探索芯片上具有的已知基因，对那些未知的重要基因则无能为力。

　　总之，当前用于 *H. pylori* 研究领域的高通量分析方法很多，限于自身知识面等诸多限制，在此仅对有限的几项本实验室几年来开展工作所涉及的高通量技术做一简要介绍，以期达到抛砖引玉的作用；但有一点是肯定的，高通量分析方法在 *H. pylori* 相关研究中的应用将会越来越普及，也将极大的推动我国 *H. pylori* 的基础研究和应用研究。

参考文献

1　Stanle Fields. Proteomics in Genomeland. Science，2001，291：1221～1224

2　Han T，Christoph B，et al. Functional Genomics：Expression Analysis of Escherichia coli Growing on Minimal and Rich Media. J. Bacteriol，1999，181（22）：6425～6440

3　M. A. Behr，M. A. Wilson，et al. Comparative Genomics of BCG Vaccines by Whole － Genome DNA Microarray. Science，1999，284：1520～1522

4　Min － Kyu Oh，James C. Liao. Gene Expression Profiling by DNA Microarrays and Metabolic Fluxes in Escherichia coli. Biotechnol. Prog，2000，16，278～286

5　Craig S. R，Jeremy D. Glasner，et al. Genome － wide expression proliling in Escherichia coli K － 12. Nucleic Acids Research，1999，27，3821～3835

6　Nina S，Karen G，Timothy K. McDaniel，et al. A whole － genome microarray reveals genetic diversity among *Helicobacter pylori* strains. PNAS，2000，97（26）：14668～14673

第六十四章　基因芯片在幽门螺杆菌相关疾病研究与诊治中的应用

郜恒骏　王韶英　郭　一

上海同济大学附属同济医院

功能基因组、蛋白质组、代谢组等大生命科学研究计划强有力地推动了基于生物芯片的高通量技术和研究平台的应用与发展。生物芯片不仅在科研方面发挥了重要的作用，而且已在疾病诊断、新药研发、食品安全监测、法医鉴定、农作物育种、环境污染检测等领域得到广泛的研究与应用，被公认为具有战略意义的前沿高新技术。幽门螺杆菌（*Helicobacter pylori*，下称 *H. pylori*）与慢性胃炎、消化性溃疡、胃癌及黏膜相关淋巴组织（MALT）淋巴瘤的发生、发展密切相关。但只有10%的 *H. pylori* 感染者发展为明显的临床疾病，少于1%的感染者会发展成胃癌，细菌、宿主及环境因素与临床结局的关系还不十分清楚。目前，生物芯片技术在 *H. pylori* 研究中的应用主要集中在细菌的基因型、对宿主细胞基因表达的影响、相关疾病发病机制以及诊治等方面。

一、生物芯片技术概论

生物芯片（biochip）是现代微加工技术和生物科技的结晶。它涉及生物、化学、微加工、光学、微电子和信息技术等前沿科学，是一个综合的研究领域[1]。生物芯片能将分散在研究中的反应、检测、分析等过程连续化、自动化、集成化、微型化，具有高效、高通量、高信息量等突出优点[2]。目前常见的生物芯片主要指信息生物芯片，包括基因芯片（DNA microarray）、蛋白芯片、组织芯片（tissue microarray）和细胞芯片等。本文重点讨论基因芯片在 *H. pylori* 相关疾病研究与诊治中的应用。

二、基因芯片在幽门螺杆菌研究中的应用

H. pylori 诊断：生物芯片技术的放大效应使其有较高的灵敏性，用多种多点同步杂交法检测靶基因和自动化读取手段可确保检测的特异性和客观性，减少人为误差，快速简便，还可同时检测多种疾病。Gao 等[3]报道应用电控异相免疫测定芯片可同时检测包括 *H. pylori* 在内的多个混合病原菌，具有省时、特异性好等优点。通过对荧光信号强弱的分析，还可以对杂交体进行定量，这样对研究 *H. pylori* 与消化系统疾病的关系，指导 *H. pylori* 相关性疾病的治疗有重要价值，所以 *H. pylori*

基因诊断芯片技术是有望成为 *H. pylori* 诊断的权威方法和金标准。细菌的 rDNA、gyrB 基因等在长期的进化过程中，碱基组成、序列、高级结构及功能等不同层次均有保守性，因此此类生物芯片可快速准确地鉴定细菌，用于检测特异性病原微生物、毒性标记物及抗药性基因，比培养及传统检测方法更快、更敏感、更特异。Masson 等[4]利用伴侣素 – 60（cpn60）和 16sDNA 杂交于塑料的 DNA 芯片方法，精确鉴定出了螺杆菌菌种。Kostić 等[5]则报道了以 gyrB 为标记基因的单核苷酸延伸的微生物诊断芯片能检测出复杂微生物群中的低丰度病原菌，包括 *H. pylori*。

基因结构分析：由于完全正常的 Watson – Crick 配对双链比具有错配（mismatch）碱基的双链具有较高的热力学稳定性，所以前者的荧光强度要比后者强出 5% ~ 35%，因此通过量化分析荧光强度可以分析杂交体的杂交完全的程度，并进而分析出样品的突变情况，这对于规模分析 *H. pylori* 的基因组变异与 *H. pylori* 相关疾病及 *H. pylori* 生物学行为之间的关系有现实意义。Kivi 等[6]以基因芯片方法测出同一家庭成员中获取的两株 *H. pylori* 差异基因概率，研究了 *H. pylori* 在家庭中的传播特点。

H. pylori 分型：可以通过检测 *H. pylori* 的基因、抗原、抗体等进行分型，*H. pylori* 的分型对鉴别 *H. pylori* 的来源、毒力、耐药、研制疫苗等问题有重要意义。生物芯片技术在实现标准化和程序化上要比其他基因技术要好，它的多基因多位点同步检测及检测结果的计算机处理，将会成为 *H. pylori* 的分型研究及应用中一个客观实用的有力工具。Guo 等[7]用基因芯片的方法同时检测 cagA + 和 cagA – 基因型以及 23S rRNA 上四个常见的与克拉霉素耐药有关的点突变。Han 等[8]用 *H. pylori* 全基因组芯片进行了临床分离株与标准株的比较基因谱研究，探讨了核心基因和菌株特异性基因在 *H. pylori* 繁殖和致病过程中的作用，并认为此分析结果可能为选择相对重要的基因，进一步研究 *H. pylori* 的致病性和研制 *H. pylori* 疫苗提供帮助。Gressmann 等[9]的研究表明生物芯片可显示 *H. pylori* 演进过程中基因获得和缺失的模式。

三、基因芯片在幽门螺杆菌相关疾病研究中的应用

H. pylori 在宿主体内的定植：胃内 *H. pylori* 感染可导致不同的临床结果，包括胃炎、消化性溃疡、胃癌、MALT 淋巴瘤等。但 *H. pylori* 进入体内的定植过程目前尚不明确，Baldwin 等[10]用芯片示踪转座子突变的方法研究了实验小鼠胃内定植相关的 *H. pylori* 基因。为明确 *H. pylori* 定植过程中与胃上皮细胞的相互作用，Ding 等[11]应用 Affymetrix 人 U133A 基因芯片检测与 *H. pylori* 共培养的 HEK293 和 HEK – TLR2 两株细胞的基因表达谱，结果发现在 *H. pylori* 感染时，TLR2 介导的特异性基因表达，并确定了针对不同的信号通路的细胞反应。Solnick 等[12]以 DNA 芯片研究了 *H. pylori* 感染的恒河猴，揭示了 babA 和 babB 介导 *H. pylori* 黏附到胃黏膜上皮 Lewis B 血型抗原的过程。*H. pylori* 能否定植在宿主胃内还需依赖于大量有活性的含金属的尿素酶的产生。Davis 等[13]报道 HP1512 是一个镍敏感的受 NikR 调节的外膜蛋白，利用了基因表达谱芯片，分析了镍作为尿素酶的辅助因子的作用机制。

H. pylori 与宿主病理生理反应：*H. pylori* 感染引起缺氧和复氧，从而诱导的分子信号传导是造成胃黏膜受损的主要途径。Katada 等[14]用高密度基因芯片分析缺氧和复氧大鼠胃上皮细胞基因表达谱，发现缺氧诱导因子 – 1（HIF – 1）和凋亡相关的基因均因缺氧而改变，甚至还包括热休克蛋白 – 70、双调蛋白和还氧化酶 – 2 的表达在缺氧后复氧中也被上调，表明这些基因表达的上调在维持细胞存活和功能中起重要作用。核转录因子 NF – kappaB 等的活性增加，可导致各种促炎因子的表达量增高，宿主胃内慢性炎症是 *H. pylori* 相关疾病的重要形成机制，Hirata 等[15]则利用生物芯片技术研究了 NF – kappaB 激活的机制。Yokoyama 等[16]报道了胃上皮细胞内 *H. pylori* CagA 和 VacA 在控制核因子的活化 T 细胞（NFAT）信号传导通路中的功能拮抗作用。*H. pylori* 致病过程中，正常的细胞凋亡受损也是一个重要因素，利用基因芯片，Nagasako 等[17]发现感染 cagPAI 阳性幽门螺杆菌后胃黏膜上皮细胞的 Smad5 基因上调，Smad5 基因则介导幽门螺杆菌感染诱导的胃黏膜上皮细胞凋亡。

H. pylori 与胃癌：胃癌是由多种癌基因和抗癌基因等参与、多阶段多途径协同作用，由正常胃

黏膜逐步发展到癌前病变、再发展到胃癌的这样一个演变过程。正常胃黏膜到癌前病变过程及癌前病变至胃癌的变化过程皆存在特征性的差异表达基因，那么，研究这些差异表达基因对于了解胃癌的发生、发展及转归极有意义。H. pylori 感染者发生胃癌和胃黏膜相关淋巴样组织（MALT）淋巴瘤的风险较未感染人群增高 5~6 倍，因为 H. pylori 慢性感染可导致慢性炎症、萎缩和肠化生，致使诱发胃癌。Sepulveda 等[18]用 U95A 芯片检测 H. pylori 感染后的胃癌细胞基因表达谱的变化，证实 jun－B、jun—C、los—C 及 cyc－D1 基因表达上调，并首次报道了丝氨酸苏氨酸激酶的 pim 1 和 atf 3 基因的诱导表达。H. pylori 是如何引起炎症和癌变的机制目前仍未完全阐明。Kobayashi 等[19]运用 H. pylori 引起胃腺癌的 INS－GAS 转基因老鼠作为动物模型进行研究。组织学的检查显示一半以上的老鼠在感染后的八个月发展为非浸润型腺癌。基因微阵列进行的基因表达时相分析显示在受猫胃螺杆菌感染后形成胃腺癌的小鼠，一些炎症相关基因表达上调，包括趋化因子、黏附分子、表面活性剂蛋白 D（SP－D）及 CD74。免疫组化分析显示增生上皮和腺瘤中表达 SP－D，而 CD74 在原位腺癌和非浸润型腺癌中表达。遗传因素、H. pylori 感染、过量盐摄入、蔬菜水果摄入少、吸烟和代谢综合征都是胃癌的危险因子。Katoh[20]进一步利用 SNP 分型和定制的微阵列，研究了 H. pylori 在导致胃癌干细胞信号传导网络失调中的作用机制。CDH1 基因、PTPN11（SHP2）的 SNPs、TLR4、IL1B、TNFA、BMP6、GDF15 与 RUNX3 基因突变与胃癌有关。H. pylori 利用 IV 型分泌系统活化胃上皮 CagA－SHP2－ERK 与 peptidoglycan－NOD1－NFkappaB 信号传导级联反应，通过 TLR2 或 TLR4 识别脂多糖启动 TRAF6－MAP3K7－NFkappaB 和 TRAF6－MAP3K7－AP－1 信号转导级联反应。H. pylori 的胃黏膜细胞 IL－1beta、IL－6、IL－8、TNFalpha 和 IFNgamma 表达增加。IL－6 and TNFalpha 分别引起 WNT5A 与 WNT10B 上调。WNT 信号传导 beta－catenin－TCF/LEF、RhoA、JNK、PKC、NFAT 与 NLK 信号传导途径. WNT－beta－catenin－TCF/LEF 信号导致 MYC、CCND1、WISP1、FGF20、JAG1 与 DKK1 基因上调. Notch 信号引起 CSL－NICD－MAML 与 NFkappaB 信号转导途径的级联反应. 而 FGF 可以引起 ERK、PI3K－AKT、PKC 与 NFAT 途径的信号传导。H. pylori 感染导致胃壁细胞表面 SHH 上调，BMP 则引起隐窝细胞细胞表面 IHH 的上调。Hedgehog 信号引起 GLI1、PTCH1、CCND2、FOXL1、JAG2 和 SFRP1 基因的上调。JAG1 和 JAG2 激活 Notch 信号传导，而 DKK1 和 SFRP1 抑制 WNT 信号传导。干细胞信号传导网络由 WNT、Notch、FGF、Hedgehog 与 BMP 信号传导途径组成，在慢性 H. pylori 感染时被激活。胃癌形成过程的早期阶段 SFRP1 基因不表达，而在随后的阶段有 FGFR2 基因的扩增和过度表达。累积的突变、SNP、基因外显表达的改变和遗传变化、H. pylori 感染导致的干细胞信号传导网络的异常调节导致了胃癌的发生。SNP 类型测定，编码干细胞信号分子基因的个体化微阵列分析可用于个体化治疗。Kuzuhara 等[21]用表达谱芯片研究发现胃癌细胞中，H. pylori 分泌型蛋白 TNFalpha 诱导蛋白（tipalpha）是趋化因子基因表达的有效诱导剂，为胃癌发生的研究提供了新的模式。Ellmark 等[22]首次研究用重组抗体片断构建高通量抗体芯片，包括了 127 个与免疫调节抗原相关的不同抗体组成，从 H. pylori 阳性和阴性患者的正常和癌变组织样本，检测出了 H. pylori 感染致胃腺癌过程中相关的蛋白表达标记物。生物芯片还可用于研究筛选胃癌特异性基因，经大量标本验证之后，可以从基因芯片上选出胃癌特异性强的基因片段，进一步应用全长 cDNA，以研究其功能，可作为筛选、诊断标记物与治疗靶标[23]。对 H. pylori 与胃癌转移相关机制的研究，Kitadai 等[24]报道了用基因芯片分析法，通过人胃癌细胞株 MKN－1 和 TMK－1 与 H. pylori 共培养，研究编码血管生成因子和蛋白酶基因的表达。发现白细胞介素（IL）－8、血管内皮生长因子（VEGF）、血管生长素、尿激酶型纤溶酶原激活因子（uPA）和金属蛋白酶（MMPs）－9 的 mRNA 表达上调，表明 H. pylori 感染可以调节胃癌的血管生成和浸润。

H. pylori 与胃 MALT 淋巴瘤：H. pylori 的热休克蛋白 60kDa（HSP60）在 MALT 淋巴瘤的发病中是一个重要的抗原，Yamasaki 等[25]用 H. pylori 溶菌产物等刺激低度恶性黏膜相关淋巴样组织（MALT）淋巴瘤、胃炎患者和正常人的外周血单个核细胞（PBMC）、cDNA 芯片检测 PBMC 的 mR-

NA 的表达，发现低度恶性 MALT 淋巴瘤病例中，因宿主的抗原呈递、T 细胞激活致使 B 细胞增殖等因素，对 HSP60 的获得性免疫反应可增强。Huynh MQ 等对比了胃 MALT 淋巴瘤与其相应的胃黏膜相关淋巴组织（伴有集合淋巴滤泡形成的慢性胃炎）在基因表达上的差异，识别 H. pylori 所致胃 MALT 淋巴瘤病因学中所涉及的基因。运用 cDNA 微阵列比较同一个病人这两种组织类型，用定量 PCR 和免疫组化染色证实微阵列的结果。11552 个基因中的 358 个基因在胃 MALT 淋巴瘤与胃黏膜相关淋巴组织表达不同。38 个基因涉及免疫反应，66 个与信号转导有关，另有 36 个基因与细胞增殖有关。令人感兴趣的是，6 号染色体是唯一一对显著表达了 25 个基因的染色体（EASE score $p = 0.01254$）。数个造血细胞表面标记物如 CD1c、CD40、CD44、CD53、CD83、CD86 和 HLA – D 家族成员在淋巴瘤组织中上调，提示淋巴瘤细胞的生存具有抗原依赖性。胃 MALT 淋巴瘤一些特定基因，可以与 H. pylori 所致淋巴细胞性胃炎相鉴别[26]。为了阐述 H. pylori 对胃上皮细胞的作用机制，Chang 等[27]分离了来自胃癌、十二指肠溃疡、胃 MALT 患者的 3 个不同 H. pylori 菌株，将其分别与胃上皮细胞共培养后，应用 cDNA 芯片对胃上皮细胞进行检测，发现 522 个基因中，分别有 4、4、13 个基因存在两倍以上的改变，胃癌比十二指肠溃疡分离株诱导了更多的致癌基因的表达，如 pim－1、jun B 与 VEGF。说明细菌方面的因素会影响感染的结局，cDNA 微阵列表达谱为诊断、治疗、预防 H. pylori 相关疾病提供了线索。

四、基因芯片在幽门螺杆菌诊治中的应用

H. pylori 相关疾病的治疗：H. pylori 根除是 H. pylori 相关疾病治疗的一个很重要措施。Resnick 等[28]用 cDNA 芯片检测了 10 个消化性溃疡病患者 H. pylori 根除治疗前后的 mRNA，发生改变的基因包括已知的与 H. pylori 病理生理相关的白介素－8、趋化因子配体－3、β-防卫素和生长抑素，还有新的基因，如 GDDR（TFIZ1），趋化因子受体 7、8 和胃因子（gastrokine）。H. pylori 引起胃癌前病变和肿瘤的形成，根除 H. pylori 可以导致癌前病变部分消退，其分子基础还不清楚。为了证实根除 H. pylori 后的胃黏膜分子改变，Tsai CJ 等运用 cDNA 微阵列技术（包括 30300 个基因）分析了 54 个从随机的、以安慰剂治疗为对照组的 H. pylori 治疗试验中获取的胃活检组织。这些活检组织从 27 个患有慢性胃炎、胃萎缩和/或肠上皮化生的试验对象中获得，其中 14 个来自治疗组，13 个来自安慰剂对照组。每一个试验对象分别在干预治疗前后各提供一份活检组织。微阵列显著性分析（SAM）比较干预治疗前、后活检组织基因表达的差异。在治疗组中，SAM 证实从开始治疗到治疗一年后有 30 个基因的表达具有显著性差异（0 个上调，30 个下调）。在安慰剂对照组中，发现在一年期间有 55 个基因表达发生明显的改变（32 个上调，23 个下调）。共有 5 个基因参与了细胞与细胞之间的黏附（如 TACSTD1 和 MUC13）、细胞周期分化（S100A10）、脂质代谢和转运（FABP1 和 MTP），治疗期间 FABP1 和 MTP 在治疗组被下调，在安慰剂对照组被上调。对表达改变基因（如 FABP1）采用免疫组织化学分析验证，结果与微阵列一致。总之，根除 H. pylori 可以停止或逆转胃黏膜分子发展的进程。有必要进一步评估这些基因作为胃癌危险性标记的可行性[29]。

H. pylori 耐药的诊断：H. pylori 根除治疗中目前最棘手的问题是 H. pylori 对抗生素的耐药逐渐增加，并且已成为根除治疗中的一个严重问题。利用生物芯片对耐药机制与耐药诊断的研究也见报道[8,30]。传统方法如纸片扩散试验或 E－试验，可在未来 5 年内被以 DNA 为基础的方法取代。快速和可靠的用来预测耐药表型的以 DNA 为基础的方法，目前正在研究中。由于制造成本降低、验证试验在程序上容易操作，很可能这类试验将成为临床诊断耐药性 H. pylori 菌株的重要工具[31]。Albert TJ 等[32]研究出了一种能够发现细菌基因组突变的基于微阵列杂交的方法，即比较基因组测序（CGS），利用 CGS 可以来研究 H. pylori 对甲硝唑耐药性。CGS 证实了一些很可能影响到甲硝唑活性的基因突变，而且在对 3 megabases（兆碱基）的分析中没有出现假阳性。CGS 能够有效地鉴定细菌基因组的突变，丰富了我们对系统生物学和基因组进化的理解，并且可以跟踪突然产生的病原体。今天的主要问题集中在大环内酯类药物克拉霉素上，它是治疗 H. pylori 的一个重要的组成成

分。*H. pylori* 对克拉霉素的耐药性与 23s rRNA 基因的 A2142G、A2143G 和 C2182T 的点突变有关，国内 Chen S 等[33]借助寡核苷酸微阵列来建立一种新的分析 23s rRNA 基因单核苷酸多态性的方法，以及确定 *H. pylori* 阳性病人中各种基因突变的分布情况，上消化道内窥镜检查、活检胃组织样本、提取 DNA、采用非对称 PCR 方法制备荧光素标记的 ssDNA 靶标、PCR 方法大量扩增了来自 *H. pylori* 菌株 23s rRNA 基因中的片段，扩增产物再与 DNA 微阵列进行杂交。此法尤其适用于单核苷酸多态性基因分型和突变检测。通过观察最佳信号强度和杂交效率这两项指标，来捕获探针检测 DNA 序列变异的情况。其他相关的突变被基因测序分析所证实。54 个 *H. pylori* 阳性胃组织活检样本中没有发现 A2142G 点突变，发生 A2143G 和 C2182T 点突变各占 11.11% 和 12.96%，结果与 DNA 测序一致。PCR 产物的寡核苷酸微阵列技术提供了一种快速、准确检测 *H. pylori* 中的单核苷酸多态性和 23s rRNA 的方法，有可能把这种杂交技术用于临床诊断并指导治疗。

五、展望

生物芯片在 *H. pylori* 及其相关疾病中的应用包括从细菌、宿主、环境相互作用的研究，到致病机制、疾病预测预防、诊断、治疗、疫苗研发等一系列环节中都有重要作用。随着各相关学科的发展，相信在不远的将来，各具特色的生物芯片会改变生命科学的研究方式，革新医学诊断和治疗。当然，*H. pylori* 相关疾病的研究进展也同样会因生物芯片技术的飞速发展而日新月异。

参考文献

1　Kumar Khanna V. Existing and emerging detection technologies for DNA (Deoxyribonucleic Acid) finger printing, sequencing, bio‑and analytical chips: a multidisciplinary development unifying molecular biology, chemical and electronics engineering. Biotechnol Adv, 2007, 25: 85~98

2　Stears R L, MartinskyY T, Schena M. Trends in microarray analysis. Nat Med, 2003, 9: 140~145

3　Gao Y, Hu G, Lin FY, et al. An electrokinetically‑controlled immunoassay for simultaneous detection of multiple microbial antigens. Biomed Microdevices, 2005, 7: 301~312

4　Masson L, Maynard C, Brousseau R, et al. Identification of pathogenic Helicobacter species by chaperonin‑60 differentiation on plastic DNA arrays. Genomics, 2006, 87: 104~112

5　Kostić T, Weilharter A, Rubino S, et al. A microbial diagnostic microarray technique for the sensitive detection and identification of pathogenic bacteria in a background of nonpathogens. Anal Biochem, 2007, 360: 244~254

6　Kivi M, Rodin S, Kupershmidt I, et al. *Helicobacter pylori* genome variability in a framework of familial transmission. BMC Microbiol, 2007, 7: 54

7　Guo SB, Liu JB, Chen LJ, et al. Preparation and identification of the oligonucleotide chip for detecting the virulence‑associated genotypes and drug resistance of *Helicobacter pylori*. Zhongguo Yi Xue Ke Xue Yuan Xue Bao, 2007, 29: 98~102

8　Han YH, Liu WZ, Shi YZ, et al. Comparative genomics profiling of clinical isolates of *Helicobacter pylori* in Chinese populations using DNA microarray. J Microbiol, 2007, 45: 21~28

9　Gressmann H, Linz B, Ghai R, et al. Gain and loss of multiple genes during the evolution of *Helicobacter pylori*. PLoS Genet, 2005, 1: e43

10　Baldwin DN, Shepherd B, Kraemer P, et al. Identification of *Helicobacter pylori* genes that contribute to stomach colonization. Infect Immun, 2007, 75: 1005~1016

11　Ding SZ, Torok AM, Smith MF, et al. Toll‑like receptor 2‑mediated gene expression in epithelial cells during *Helicobacter pylori* infection. Helicobacter, 2005, 10: 193~204

12　Solnick JV, Hansen LM, Salama NR, et al. Modification of *Helicobacter pylori* outer membrane protein expression during experimental infection of rhesus macaques. Proc Natl Acad Sci U S A, 2004, 101: 2106~2111

13　Davis GS, Flannery EL, Mobley HL. *Helicobacter pylori* HP1512 is a nickel‑responsive NikR‑regulated outer membrane protein. Infect Immun, 2006, 74: 6811~6820

14 Katada K, Naito Y, Mizushima K, et al. Gene expression profiles on hypoxia and reoxygenation in rat gastric epithelial cells: a high – density DNA microarray analysis. Digestion, 2006, 73: 89 ~ 100

15 Hirata Y, Maeda S, Ohmae T, et al. *Helicobacter pylori* induces IkappaB kinase alpha nuclear translocation and chemokine production in gastric epithelial cells. Infect Immun, 2006, 74: 1452 ~ 1461

16 Yokoyama K, Higashi H, Ishikawa S, et al. Functional antagonism between *Helicobacter pylori* CagA and vacuolating toxin VacA in control of the NFAT signaling pathway in gastric epithelial cells. Proc Natl Acad Sci U S A, 2005, 102: 9661 ~ 9666

17 Nagasako T, Sugiyama T, Mizushima T, et al. Up – regulated Smad5 mediates apoptosis of gastric epithelial cells induced by *Helicobacter pylori* infection. J Biol Chem, 2003, 278: 4821 ~ 4825

18 Sepulveda AR, Tao H, Carloni E, et al. Screening of gene expression profiles in gastric epithelial cells induced by *Helicobacter pylori* using microarray analysis. Aliment Pharmacol Ther, 2002, Suppl 2: 145 ~ 157

19 Kobayashi M, Lee H, Schaffer L, et al. A distinctive set of genes is upregulated during the inflammation – carcinoma sequence in mouse stomach infected by Helicobacter felis. J Histochem Cytochem, 2007, 55: 263 ~ 274

20 Katoh M. Dysregulation of stem cell signaling network due to germline mutation, SNP, *Helicobacter pylori* infection, epigenetic change and genetic alteration in gastric cancer. Cancer Biol Ther. 2007, 6 (6): 832 ~ 839

21 Kuzuhara T, Suganuma M, Kurusu M, et al. *Helicobacter pylori* – secreting protein Tipalpha is a potent inducer of chemokine gene expressions in stomach cancer cells. J Cancer Res Clin Oncol, 2007, 133: 287 ~ 296

22 Ellmark P, Ingvarsson J, Carlsson A, et al. Identification of protein expression signatures associated with *Helicobacter pylori* infection and gastric adenocarcinoma using recombinant antibody microarrays. Mol Cell Proteomics, 2006, 5: 1638 ~ 1646

23 Gologan A, Graham DY, Sepulveda AR. Molecular markers in *Helicobacter pylori* – associated gastric carcinogenesis. Clin Lab Med, 2005, 25: 197 ~ 222

24 Kitadai Y, Sasaki A, Ito M, et al. *Helicobacter pylori* infection influences expression of genes related to angiogenesis and invasion in human gastric carcinoma cells. Biochem Biophys Res Commun, 2003, 311: 809 ~ 814

25 Yamasaki R, Yokota K, Okada H, et al. Immune response in *Helicobacter pylori* – induced low – grade gastric – mucosa – associated lymphoid tissue (MALT) lymphoma. J Med Microbiol, 2004, 53: 21 ~ 29

26 Lin YF, Chen CY, Tsai MH, et al. Duodenal Ulcer – related Antigens from *Helicobacter pylori*: Immunoproteome and Protein Microarray Approaches. Mol Cell Proteomics, 2007, 6: 1018 ~ 1026

26 Huynh MQ, Wacker HH, Wündisch T, et al. Expression profiling reveals specific gene expression signatures in gastric MALT lymphomas. Leuk Lymphoma. 2008, 49 (5): 974 ~ 983

27 Chang YT, Wu MS, Chang YJ, et al. Distinct gene expression profiles in gastric epithelial cells induced by different clinical isolates of *Helicobacter pylori* – implication of bacteria and host interaction in gastric carcinogenesis. Hepatogastroenterology, 2006, 53: 484 ~ 490

28 Resnick MB, Sabo E, Meitner PA, et al. Global analysis of the human gastric epithelial transcriptome altered by *Helicobacter pylori* eradication in vivo. Gut, 2006, 55: 1717 ~ 1724

29 Tsai CJ, Herrera – Goepfert R, Tibshirani RJ, et al. Changes of gene expression in gastric preneoplasia following *Helicobacter pylori* eradication therapy. Cancer Epidemiol Biomarkers Prev. 2006, 15 (2): 272 ~ 280

30 Albert TJ, Dailidiene D, Dailide G, et al. Mutation discovery in bacterial genomes: metronidazole resistance in *Helicobacter pylori*. Nat Methods, 2005, 2: 951 ~ 953

31 Hjalmarsson S, Sjölund M, Engstrand L. Determining antibiotic resistance in *Helicobacter pylori*. Expert Rev Mol Diagn. 2002, 2 (3): 267 ~ 272

32 Albert TJ, Dailidiene D, Dailide G, et al. Mutation discovery in bacterial genomes: metronidazole resistance in *Helicobacter pylori*. Nat Methods. 2005, 2 (12): 951 ~ 953

33 Chen S, Li Y, Yu C, et al. Oligonucleotide microarray: a new rapid method for screening the 23S rRNA gene of *Helicobacter pylori* for single nucleotide polymorphisms associated with clarithromycin resistance. J Gastroenterol Hepatol. 2008, 23 (1): 126 ~ 131

第六十五章 幽门螺杆菌感染诊断方法的评价与诊断标准

张万岱[1] 姚永莉[1] 成 虹[2] 胡伏莲[2]

[1]广州南方医科大学南方医院 [2]北京大学第一医院

幽门螺杆菌（*Helicobacter pylori*，下称 *H. pylori*）的发现是近二十多年来重要的医学成就，其意义不仅在于为慢性胃炎及消化性溃疡的发病机制注入了新观念，也给消化性溃疡的治疗带来了新策略，还揭示了 *H. pylori* 与胃癌、MALT 淋巴瘤以及一些胃肠外疾病之间的关系。通过多年的研究和临床实践的检验，*H. pylori* 感染的各种诊断方法已相当成熟，对其诊断价值的评价也得到了较一致的共识。综合近几年 *H. pylori* 感染诊断研究的相关文献资料，将其诊断方法的评价与诊断标准简述如下。

一、幽门螺杆菌感染主要诊断方法

H. pylori 感染的诊断有多种较为可靠的方法，可从检测原理、检测意义以及对人体有无创伤等多角度进行各种不同分类。一般依据对人体有无创伤分为侵入性和非侵入性诊断方法。侵入性诊断方法主要是依赖胃镜活检的方法，包括：快速尿素酶试验（RUT）、胃黏膜直接涂片革兰染色镜检、胃黏膜组织切片染色镜检、*H. pylori* 培养、*H. pylori* 基因检测方法（如 PCR、寡核苷酸探针杂交等）；活检钳消毒不严格可造成交叉污染。而非侵入性检测方法主要是指不需要内镜检查的方法，主要包括：^{13}C 或 ^{14}C - 尿素呼气试验（UBT）、^{15}N - 尿氨排泄试验、粪便 *H. pylori* 抗原检测、*H. pylori* 抗体检测、生物芯片检测等；该类方法无创，病人依从性好。

二、幽门螺杆菌感染主要诊断方法的评价

1. *H. pylori* 培养　*H. pylori* 是对营养要求很高的微需氧细菌，如果 *H. pylori* 培养条件合适，即使很少的 *H. pylori* 也可获得阳性的结果，但一般需 3 ~ 5d。*H. pylori* 培养可形成较典型的针尖样（约 0.1 ~ 1mm）透明或半透明湿润的菌落，涂片暗视野观察可见典型的弯曲样杆菌，可有弱动力，培养时间长易发生球形变，为革兰染色阴性的易球形变的弯曲形杆菌，菌落尿素酶试验为阳性。海尔曼螺杆菌（*Helicobacter heilmannii*，Hh）感染是一种产尿素酶的螺旋形细菌，目前一般不能培养，

故 RUT 或 UBT 阳性，但培养阴性。不规则治疗后、胆汁反流性胃炎、萎缩性胃炎或胃癌患者因胃内环境不适合 H. pylori 定植，可因胃黏膜内 H. pylori 量很少出现 RUT 或 UBT 阴性但培养可为阳性。该方法是 H. pylori 感染诊断的"金标准"，同时为抗原制备、药敏试验、分型和致病性等研究提供研究材料，在临床特别是基层医院不易推广，多用于科研，及用于常规 H. pylori 根除失败需行药敏试验以及不规则治疗后，胆汁反流性胃炎和萎缩性胃炎者。

2. 涂片革兰染色镜检　属简单的形态学检测方法。将每一标本胃黏膜表面在洁净玻片上涂抹成约 5 mm × 10 mm 大小（每块玻片可涂 3 ~ 5 个标本），晾干或火焰固定后行革兰染色，观察约 20 个油镜视野，H. pylori 或 Hh 形态典型无变异，一般最快约 15 min 出结果。适合行胃镜检查而未开展 RUT 的单位进行。

3. 组织切片染色镜检　包括组织切片 Warthin – Starry 银染、改良 Giemsa 染色或甲苯胺兰染色，较少采用 HE 染色或免疫组化染色。细菌形态观察需常规行油镜观察。不同染色方法结果差异很大，其中 Warthin – Starry 银染阳性率最高，全片只要有少数几个典型的 H. pylori 即可诊断（包括"C"型或"S"型 H. pylori），常规病理 HE 染色对比度差，阳性率很低，与涂片革兰染色类似。各种染色镜检方法均可鉴别 H. pylori 或 Hh 感染。常规病理检查时取病变明显的组织如溃疡、肿瘤，或切片中较少包含胃黏膜表面者，故 H. pylori 定植量少则 H. pylori 的检出率也很低。

4. RUT　胃镜检查时取胃窦距幽门约 20 ~ 50 mm 活检胃黏膜行 RUT，检测胃黏膜表面黏液层中的 H. pylori 产生的尿素酶，是我国各级医院胃镜室较易开展的 H. pylori 感染诊断方法，具有简便、快速、准确和价廉等优点。但通常标本中有 10^4 个以上的菌量时才能显示阳性，其检测结果受检测试剂的 pH 值、取材部位、取材组织大小、取材组织中菌量、反应时间、环境温度等因素影响。如 H. pylori 量过少及长期胃低酸状态，H. pylori 表达尿素酶减少可呈假阴性。涂片后的胃黏膜标本再行 RUT，其阳性率可明显降低。H. pylori 在胃内的分布并不均匀，以胃窦近幽门前区最高，其次是胃窦小弯侧、胃窦其他区域及胃角、胃体小弯侧及胃底贲门区，最后是胃体其他区域。此外糜烂灶边缘的 H. pylori 较糜烂灶中央多，其他病灶明显者 H. pylori 的菌量也较少，主要与该区域因病变明显不再适合 H. pylori 的生长有关。一般情况下，因胃窦 H. pylori 定植率及定植密度最高，故在胃内各部位中其阳性率也最高。但活动性出血时、不规则用药后、胆汁反流性胃炎、萎缩性胃炎或胃癌者因胃窦 H. pylori 菌量减少，H. pylori 向胃角和胃体移位，及长期低胃酸可呈假阴性。由于 H. pylori 分布不均或移位等原因，必要时可于胃角、胃体或胃底多点取材。因 Hh 也产生较多较高活性的尿素酶，也显示 RUT 阳性。Hh 在胃镜受检者中阳性率约占 0.3% ~ 10%（国外报告约 0.3%；南方医院在不同季节 Hh 检出率约 1.2% ~ 12%，平均 2.24%）。因 Hh 与 H. pylori 均为螺杆菌属细菌，除培养特性有明显差异外，目前其临床意义暂无需进行区别。

5. 核素标记的 UBT　与 RUT 一样，也属尿素酶依赖性试验，包括 ^{13}C – UBT 和 ^{14}C – UBT。通过口服 ^{13}C 或 ^{14}C 尿素胶囊，经胃黏膜 H. pylori 尿素酶分解，产生 NH^{4+} 和 HCO_3^-，经肠道吸收入血后由呼吸道以 CO_2 的形式呼出。前者无放射性污染，但检测需质谱仪或红外光谱仪，检测 $^{13}CO_2$ 的丰度，检测费用较高；后者检测 $^{14}CO_2$ 的放射性，检测费用较低，虽有一定的放射性，但有资料显示其剂量仅相当于胸透照射剂量的 1/7，或 1/500 次钡餐，或暴露于自然环境中 24 h，故认为是安全的。国家食品药品管理局和国家环境保护总局相关批文指出，"含有 1 微居里的尿素［^{14}C］胶囊用于 H. pylori 感染体内诊断，辐射影响微小，从辐射防护角度分析，对环境、患者和医生都是安全的，诊断过程产生的废物可作为普通医疗废物处理。"美国 FDI 已通过了该技术的临床应用，并指出应用该技术不需要任何防护，实验器材也可以作为普通物品处理，然而仍应避免用于孕妇。

UBT 检测的是胃黏膜一个面，主要是胃大弯和胃窦，它能反映全胃 H. pylori 感染状况，可克服细菌"灶性"分布的差异，故一定程度上避免了以 RUT 活检取材的点的局限性，但由于产生的 HCO_3^- 需在肠道吸收，胃动力较强者 UBT 的峰值提前，胃动力减弱者 UBT 的峰值延迟，如果存在幽门梗阻及胃轻瘫，则可能出现 UBT 假阴性。由于 UBT 只能检测胃内有无 H. pylori 感染而不能明确上消化道的病变，故不能代替胃镜检查。与 RUT 类似，如果 *H. pylori* 明显减少，UBT 也可出现假阴性。故 *H. pylori* 根除治疗后需停用可抑制 *H. pylori* 的药物或强抑酸药 1 个月以上，其原因是由于尿素酶依赖性试验敏感性较低，需有足够的 *H. pylori* 才能呈阳性反应。如果 *H. pylori* 未被根除，经停药 1 个月，*H. pylori* 多可增殖至足够的量而可被 RUT 或 UBT 检测到。

用于 UBT 的核素标记物有 ^{13}C、^{14}C 和 ^{15}N，其中 ^{14}C 的有研究指出 *H. pylori* 阴性者服用 l 微居里 ^{14}C 尿素胶囊时，其 24 h 的 ^{14}C 尿素约 70% 以原形从尿中排出，5% 从呼气中排出，而 *H. pylori* 阳性者 34% 从尿中排出，38% 从呼出气中排出。两者 24 h 排出量多达 70% 以上，因此试验结束后应嘱患者多喝水以促进 ^{14}C 尿素排出。

6. 粪便 *H. pylori* 抗原（*H. pylori*SA）检测　采用 *H. pylori* 特异抗原的抗体检测粪便中的 *H. pylori* 抗原，目前用于 *H. pylori* 检测显示有较好的敏感性和特异性。由于胃黏膜更新较快，部分胃黏液与食物混合后进入肠道。在胃黏液层内定植的 *H. pylori* 也随食物进入了肠道，可能是 *H. pylori* 完整的菌体或已分解的特异抗原。其结果也与胃内 *H. pylori* 的菌量密切相关。目前对近日使用抗生素、长期使用抑酸剂及长期便秘者 *H. pylori*SA 检测的可靠性尚无报道。经国内外大量临床实验验证，*H. pylori*SA 检测可在没有使用 UBT 检测条件时，替代 UBT 检测。

7. *H. pylori* 抗体检测　*H. pylori* 感染后需经过一定时间（约 1～3 个月）才能产生抗体，而 *H. pylori* 根除后其抗体并不立即消失，也需要经一定时间才逐渐消失。故 *H. pylori* 抗体检测是非现症感染检测方法，可反映一段时间内 *H. pylori* 的感染情况，不受近期用药的影响，虽不能完全反映 *H. pylori* 的现症感染情况，但由于 *H. pylori* 感染一般都不能自行消失，如未经抗 *H. pylori* 治疗，*H. pylori* 抗体阳性即提示有 *H. pylori* 现症感染。一般 *H. pylori* 根除后 3 个月至半年后抗体滴度明显下降。抗体滴度持续不降常提示体内的 *H. pylori* 残留。检测抗体包括血清或尿液的 *H. pylori* IgG、血清 *H. pylori* IgM、血清 *H. pylori* Vac A/Cag A IgG。方法有 ELISA、免疫斑点或金标法、*H. pylori* 免疫印迹法。我国一般人群 *H. pylori* 阳性者的 *H. pylori* Vac A/Cag A IgG 阳性率达 80%～85% 以上，慢性胃病 *H. pylori* 阳性患者 Vac A/Cag A IgG 阳性率达 95%～98% 以上，基本可用于 *H. pylori* 的检测。免疫印迹检测法能反映 *H. pylori* 感染的菌型（Vac A/Cag A）、机体抗 *H. pylori* 体液免疫反应状态，进而反映 *H. pylori* 感染时间的长短及致病性，能较好用于 *H. pylori* 感染及致病性的诊断。

8. 其他检测方法　在一定条件下可采用：①寡核苷酸探针杂交或 PCR 技术的基因检测：除一般需通过胃镜检查行胃黏膜活检获得标本外，也可采用基本无创的吞服含线胶囊获得胃黏液进行 *H. pylori* 基因的检测。该方法可对 *H. pylori* 基因型进行分析，也可进行 *H. pylori* 培养。②^{15}N 尿氨排出试验：其优缺点同 ^{13}C UBT，需昂贵的质谱仪，肾功不全者可致假阴性，目前使用及评价较少。③原位鉴定技术：免疫组化应使用 *H. pylori* 特异单抗，原位杂交及原位 PCR 均需使用 *H. pylori* 特异探针或引物。④血清 *H. pylori* 可溶性抗原检测：*H. pylori* 小分子可溶性弱抗原可在 *H. pylori* 感染时进入血液循环，有文献报道通过 *H. pylori* 特异抗原的抗体可以用于 *H. pylori* 现症感染的诊断。⑤生物芯片检测：目前常见的生物芯片主要指信息生物芯片，包括基因芯片（DNA microarray）、蛋白芯片、组织芯片（tissue microarray）和细胞芯片等，生物芯片在 *H. pylori* 及其相关疾病中的应用包括从细菌、宿主、环境相互作用的研究，到致病机制、疾病预测预防、诊断、治疗、疫苗研发等一系列环节中都有重要作用。

三、幽门螺杆菌感染的诊断标准

2007 年江西庐山会议经专家讨论形成了我国新的有关 *H. pylori* 感染的共识意见，取消了既往临床诊断标准和科研诊断标准的区分，即无论是进行科学研究还是临床治疗，均采用统一的诊断和根除判断标准。临床常用的 *H. pylori* 诊断技术的敏感性与特异性见表 65-1。

2007 年庐山共识推荐的 *H. pylori* 感染诊断标准：

（1）胃黏膜组织快速尿素酶试验、组织切片 *H. pylori* 菌染色、培养 *H. pylori* 菌任一项阳性；

（2）尿素呼气试验阳性；

（3）单抗法检测粪便 *H. pylori* 抗原阳性；

（4）血清 *H. pylori* 抗体阳性提示曾经感染（根除 *H. pylori* 后，抗体滴度在 5、6 个月后降至正常），从未治疗者可视为现症感染。

表 65 - 1　常用幽门螺杆菌检测方法的敏感性及特异性

检测项目	敏感性（%）*	特异性（%）*
细菌培养	70 ~ 92	100
病理切片染色	93 ~ 99	95 ~ 99
快速尿素酶试验	88 ~ 98	88 ~ 98
尿素呼气试验	90 ~ 99	89 ~ 99
粪便 *H. pylori* 抗原检测	89 ~ 96	87 ~ 94
血清 *H. pylori* 抗体检测	88 ~ 99	86 ~ 99

*因技术方法、试剂和仪器的不同，结果可有差异。

四、幽门螺杆菌根除疗效判断

在我国特别是基层医院，*H. pylori* 感染的诊断中普遍存在的问题是对 *H. pylori* 根除判定标准的掌握，由于掌握不当而产生假阴性结果，而将 *H. pylori* 根除失败误判为成功，影响了临床研究的结果。2007 年江西庐山会议有关 *H. pylori* 根除疗效判断的共识意见建议，用于明确是否 *H. pylori* 根除的复查应在根除治疗结束至少 4 周后进行，首选非侵入性的尿素呼气试验或粪便抗原检查。

2007 年庐山共识推荐 *H. pylori* 根除疗效判断首选推荐非侵入性技术，在根除治疗结束至少 4 周后进行，符合下述三条之一者：

（1）尿素呼气试验阴性（证据等级 1b）；

（2）单抗法检测粪便 *H. pylori* 抗原阴性（证据等级 1b）；

（3）基于胃窦、胃体两部位取材的快速尿素酶试验均阴性者（证据等级 2b）。

如临床疾病有必要复查内镜者，也可行内镜下的快速尿素酶试验。对于呼气试验，最好于检测中变换体位，以便能检测到全胃黏膜的 *H. pylori* 感染情况，而内镜下活检最好同时取胃窦、胃体各一块黏膜，以避免治疗后 *H. pylori* 向上移位而出现的假阴性。

五、幽门螺杆菌诊断技术的使用

H. pylori 感染的诊断方法众多，各有优缺点，除上述推荐的诊断及根除标准外，在使用过程中有着不同的适应证和注意事项。2007 年庐山共识推荐在 *H. pylori* 诊断过程中遵循下列的使用说明（表65 - 2）：

表 65 - 2　幽门螺杆菌诊断技术的使用说明

推荐使用	证据级别	推荐等级
使用抑酸药者应在停药至少两周后进行检查	1b	A
血清学检测仍是流行病学调查的首选，唾液及尿液中 *H. pylori* 抗体检测适用于儿童 *H. pylori* 感染的流行病学调查	1b	A
血清学在如下情况下可作为现症感染的诊断手段：消化性溃疡出血、MALT 淋巴瘤、萎缩性胃炎、近期或正在应用 PPI 或抗生素	2	B

续表

推荐使用	证据级别	推荐等级
胃黏膜有活动性炎症高度提示存在 *H. pylori* 感染；活动性消化性溃疡患者排除 NSAID 因素后，*H. pylori* 感染的可能性 >95%。因此在上述情况下，如 *H. pylori* 检测阴性，则要高度怀疑假阴性。不同时间或多种方法检测可取得更可靠结果。	1b	B
RUT 阳性就可进行 *H. pylori* 根除治疗	2a	A

参考文献

1　张万岱，徐智民. 幽门螺杆菌感染诊断方法的评价与诊断标准. 中华全科医师杂志，2004，3（6）：351～353

2　胡品津. 规范幽门螺杆菌感染的诊断和治疗. 中华内科杂志，2004，43（4）：243

3　Pasechnikov VD, Chukov SZ, Kotelevets SM, et al . Invasive and non-invasive diagnosis of *Helicobacter pylori*-associated atrophic gastritis: a comparative study. Scand J Gastroenterol, 2005, 40（3）：297～301

4　Inan A, Gulsun S, Guveli H, et al. An investigation of *Helicobacter pylori* using culture, histopathological and serological examination methods and its antimicrobial sensitivities. Saudi Med J, 2005, 26（4）：597～600

5　Shaikh S, Khaled MA, Islam A, et al. Evaluation of stool antigen test for *Helicobacter pylori* infection in asymptomatic children from a developing country using 13C-urea breath test as a standard. J Pediatr Gastroenterol Nutr, 2005, 40（5）：552～554

6　Premoli G, Gonzalez A, Millan-Mendoza B, et al. Diagnosis of *Helicobacter pylori* by polymerase chain reaction. Rev Cubana Med Trop, 2004, 56（2）：85～90

7　Tseng CA, Wang WM, Wu DC. Comparison of the clinical feasibility of three rapid urease tests in the diagnosis of *Helicobacter pylori* infection. Dig Dis Sci, 2005, 50（3）：449～452

8　Hynes SO, McGuire J, Wadström T. Potential for proteomic profiling of *Helicobacter pylori* and other Helicobacter spp. using a Protein Chip array. FEMS Immunol Med Microbiol, 2003, 36（3）：151～158

9　Kumar Khanna V. Existing and emerging detection technologies for DNA（Deoxyribonucleic Acid）finger printing, sequencing, bio- and analytical chips: a multidisciplinary development unifying molecular biology, chemical and electronics engineering. Biotechnol Adv, 2007, 25：85～98

10　中华医学会消化病分会幽门螺杆有学组/幽门螺杆科研协作组 第三次全国幽门螺杆菌感染若干问题共识报告（2007.10 庐山）. 中华医学杂志，2008，88：652～656

11　Malfertheiner P, Megraud F, O'Morain C, et al. Current concepts in the management of *Helicobacter pylori* infection: the Maastricht III Consensus Report. *Gut*, 2007, 56：772～781

第五篇　幽门螺杆菌感染的治疗

第六十六章　幽门螺杆菌感染治疗概述

胡伏莲

北京大学第一医院

一、幽门螺杆菌感染的治疗是幽门螺杆菌研究领域中的重点
二、幽门螺杆菌感染处理中的某些临床问题
三、治疗规范化，提高社区医生对幽门螺杆菌的诊治水平
四、探索幽门螺杆菌治疗新方法和实现其免疫防治

幽门螺杆菌（*Helicobacter pylori*，下称 *H. pylori*）感染的治疗是临床医生最关注的问题，由于临床医生在 *H. pylori* 感染治疗中可能还存在某些困惑，特别是对某些反复治疗失败的病人的处理可能感到棘手，还有不少基层医生对国内外 *H. pylori* 感染处理若干问题的共识不甚了解或体会不深，因而造成诊断和治疗上的某些混乱。本篇重点讨论 *H. pylori* 感染的治疗一些相关问题，希望能对读者有所裨益。

一、幽门螺杆菌感染的治疗是幽门螺杆菌研究领域中的重点

H. pylori 在全球自然人群的感染率超过50%，几乎没有一种传染病会使全球人口的感染率高达超过半数，且发展中国家高于发达国家。我国属发展中国家，*H. pylori* 感染率高。由中华医学会消化病分会 *H. pylori* 学组所作的一个涉及全国 20 个省市，40 个中心的大规模 *H. pylori* 感染流行病学调查显示[1]：我国 *H. pylori* 感染率为40% ～90%，平均为59%；我国 *H. pylori* 的现症感染率为42% ～64%，平均55%；儿童 *H. pylori* 感染率平均每年以 0.5% ～1% 的速度递增。*H. pylori* 感染不仅与上胃肠道疾病关系密切，而且还与某些胃肠道外疾病具有相关性，世界卫生组织已经把 *H. pylori* 列为胃癌的 I 类致癌因子，所以 *H. pylori* 感染的治疗是 *H. pylori* 研究领域中的重点课题，也是临床医生最关注的问题。

二、幽门螺杆菌感染治疗中的某些临床问题

H. pylori 感染的治疗一直是胃肠病工作者研究最热门的课题，自从 1982 年 Marshall 和 Wareen 分离出 *H. pylori* 以来，人们对 *H. pylori* 感染的治疗研究一直在不断地深入和反复尝试，并从不断的研究和尝试中寻找到了一些治疗 *H. pylori* 感染的有效方案。目前推荐的主流治疗方案都已经有前瞻性、多中心、大样本、双盲、对照的临床研究，这些治疗方案已经有比较充实的研究材料和科学证据，符合循证医学的原则，因而也就达成了关于 *H. pylori* 治疗方案的某些共识。但是在 *H. pylori* 治疗研究中还存在许多问题，目前要彻底根除 *H. pylori* 仍然很困难，*H. pylori* 根除失败的主要原因是 *H. pylori* 对抗生素产生抗药性。现在还没有单一种抗生素对 *H. pylori* 感染治疗有效，必须采用多种

抗生素联合治疗才能有效。二联疗法 *H. pylori* 的根除率太低不予考虑。三联或四联才是当前常用的方案，但联合的抗生素越多，副作用发生的频率越高，经费开支也越大。

目前 *H. pylori* 感染治疗中还存在许多临床问题，哪些是 *H. pylori* 感染中的临床问题呢？主要包括以下几个方面：①*H. pylori* 感染的诊断标准和根除标准是什么？②哪些人需要接受抗 *H. pylori* 治疗？③什么是最理想的治疗方案？④如何克服 *H. pylori* 的耐药性？⑤在治疗 *H. pylori* 感染时应该注意哪些问题？如：各地的经济条件及 *H. pylori* 菌株不同，特别是 *H. pylori* 耐药情况不同，如何根据当地 *H. pylori* 耐药况选择抗生素？如何进行个体化治疗？我国人口众多，*H. pylori* 感染率高，经济条件有限，什么是符合我国国情的治疗方案？如何把治疗效果和降低费用统一起来？多年来我国 *H. pylori* 学者对这些问题进行过反复论证，迄今为止，我国已发布了三次关于 *H. pylori* 感染处理中若干问题的共识意见，即 1999 年海南共识[2]，2003 年桐城共识[3] 以及 2007 年庐山共识[4]。达成这些共识的背景及依据是什么？如何更好地理解并在临床实践中贯彻这些共识意见？本篇将对这些问题逐一进行讨论。

三、治疗规范化，提高社区医生对幽门螺杆菌的诊治水平

治疗规范化不仅能提高 *H. pylori* 根除率，而且能有效地预防或降低在 *H. pylori* 治疗中所产生的继发耐药性。如何使全国社区医生了解和接受我国对"*H. pylori* 感染处理中若干问题共意见"，并在临床工作中实施这并非容易之事，所以关于"*H. pylori* 感染处理中若干问题共意见"或"*H. pylori* 诊疗指南"作为临床医师的继续教育项目很有必要，以期提高我国社区医生对 *H. pylori* 的诊治水平。有关"*H. pylori* 诊疗指南"详见本篇中"我国 *H. pylori* 感染处理若干问题共识意见"解读一章。

四、探索幽门螺杆菌治疗新方法和实现其免疫防治

抗生素是治疗 *H. pylori* 感染的主要药物，而 *H. pylori* 对抗生素的耐药性成为了 *H. pylori* 感染治疗失败的主要原因，除抗生素之外，是否还存在抗生素以外的药物可以治疗 *H. pylori* 感染？新近有关于某些抗溃疡药物或胃黏膜保护剂可以提高 *H. pylori* 根除率的研究报道[5,6]，其治疗机制可能与此类药物有抑制 *H. pylori* 尿素酶活性或影响 *H. pylori* 的黏附附机制有关[7]。对抗 *H. pylori* 的黏附机制和保护胃黏膜可能是治疗 *H. pylori* 感染的新思路，但今天的新思路也许成为明天治疗 *H. pylori* 感染的新手段。关于这类药物抑制 *H. pylori* 和影响 *H. pylori* 黏附定植的机制及其在抗 *H. pylori* 感染中的作用还有待作更多的深入细致的基础与临床研究，其治疗结果有待更多的符合循证医学要求的多中心临床研究来证实。此外，我国传统医学中医中药以及中西医结合治疗也可能成为治疗 *H. pylori* 感染的新手段，还有研究证实某些微生态制剂如乳杆菌也有抑制或杀灭 *H. pylori* 的作用[8]，关于这些方面的详细内容在本篇都分别有专章讨论。

H. pylori 的免疫防治一直是人们的研究热点，但由于其效果及安全性至今国内外尚无 *H. pylori* 疫苗产品上市，现在几乎没有一个传染病像 *H. pylori* 一样会感染全球一半以上人口，因此有关 *H. pylori* 的免疫防治至关重要，相信在不久的将来人们也会像今天注射乙肝疫苗一样受益。

最后在本篇尚未进入系统讨论之前，首先要提及的一个问题是关于 *H. pylori* 感染治疗效果评估，一般是沿用"根除"，但是国际会议或国外学者有时用"治愈"，这是概念相同的两个不同医学术语，为了避免对这两个意思相同的不同医学术语的混淆，所以在本篇的讨论中仍然沿用"根除"。

参考文献

1 胡伏莲. 中国幽门螺杆菌研究现状. 胃肠病学，2007，12（9）：516~518
2 张万岱，萧树东，胡伏莲，等. 幽门螺杆菌若干问题的共识意见. 中华医学杂志，2000，80（5）：394~395

3　中华医学会消化病学分会. 对幽门螺杆菌若干问题的共识意见（2003，中国）. 中华医学杂志，2004，84（6）：522～523

4　中华医学会消化病分会，幽门螺杆学组/幽门螺杆菌科研协作组. 第三次全国幽门螺杆菌感染若干问题共识报告（2007.8庐山）. 中华医学杂志，2008，88（10）：652～656

5　Kim H W，Kim G H，Cheong J Y. *H. pylori* eradication：A randomized prospective study of triple therapy with or without ecabet sodium. *World J Gastroenterol*，2008，14（6）：908～912

6　Adachi K，Ishihara S，Hashimoto T，etal. Efficacy of ecabet sodium for*Helicobacter pylori* eradication triple therapy in comparison with a lansoprazole－based regimen. Alment Pharmacol Ther，2001，15（8）：1187～1191

7　Hayashi S，Sugiyama T，Yokota K，et al. Combined effect of rebamipide and ecabet sodium on *Helicobacter pylori* adhesion to gastric epithelial celles. Microbiol Immunol，2000，44：557～642

8　Francavilla R，Lionetti E，Paola S，et al. Inhibition of *Helicobacter pylori* Infection in humans by *Lactobacillus reuteri* ATCC 55730 and effect on eradication therapy：A pilot study *Helicobacter*，2008，13：127～134

第六十七章　常用抗幽门螺杆菌感染的药物

吕　媛[1]　单爱莲[1]　成　虹[2]　胡伏莲[2]

[1]北京大学药理研究所　[2]北京大学第一医院

一、阿莫西林

二、甲硝唑

三、替硝唑

四、四环素

五、克拉霉素

六、莫西沙星

七、左氧氟沙星

八、呋喃唑酮

九、胶体次枸橼酸铋

幽门螺杆菌（*Helicobacter pylori*，下称 *H. pylori*）感染与多种上胃肠道疾病密切相关，目前临床多采用三联或者四联疗法对患者进行 *H. pylori* 根除治疗，*H. pylori* 对抗生素耐药是导致 *H. pylori* 根除治疗失败的重要原因，对 *H. pylori* 感染的治疗研究一直是 *H. pylori* 研究领域中的热点问题，本章将对临床常用的抗 *H. pylori* 药物进行介绍。

一、阿莫西林（羟氨苄青霉素，amoxicillin）

1. 理化性状　本品为白色或类白色结晶性粉末，味微苦，较不易溶于水，在乙醇中几乎不溶。室温的溶解度为 0.4%；易溶于 pH 为 3.0 的磷酸缓冲液中。温度在 37℃、pH 为 1.5（近似胃液）时，其 1% 溶液的半衰期为 17 小时。

2. 药理作用　本品为一个杀菌性抗生素，能杀灭多种革兰阳性和革兰阴性细菌，在体外对 *H. pylori* MIC_{50} 为 0.12mg/L。本品杀菌作用较强与下列因素有关：①本品穿透细菌细胞壁的能力较强；②本品主要作用于细菌的糖苷酶，使细胞壁的合成受到抑制，细菌迅速成为球形体而破裂溶解。

3. 吸收、分布和排泄　阿莫西林口服吸收好，约 90% 药物被吸收，口服 500mg，1～2 小时达高峰血浓度为 8~10mg/L。20 分钟后在胃窦部的黏膜处浓度达峰值，在胃酸环境下稳定，但其在胃内对 *H. pylori* 的杀菌作用受胃酸的影响较大，当胃内 pH 接近 7 时杀菌活性明显增加。本品与人血清蛋白结合率为 17%，Va2.4L，CLP370ml/min，服药后 6 小时内尿中排出量为给药量的 45%~68%；正常肾功能 t₁/₂β1.0L，肾衰竭 t₁/₂p10~15L 部分药物经胆汁排出。

4. 药物不良反应 药物不良反应发生率约为 5%~6%，腹泻、恶心、呕吐等胃肠道反应较为多见，占 3.1%；其次为皮疹，占 2%。

5. 临床应用 阿莫西林是临床用于治疗 *H. pylori* 感染的唯一 β-内酰胺药物，也是各种三联或四联疗法中最常应用的抗生素，它对这种细菌的 MIC 非常低，通常 <0.03mg/L。尽管在过去的 20 多年阿莫西林广泛用于抗 *H. pylori* 治疗，但 *H. pylori* 对阿莫西林的耐药仍非常少见。*H. pylori* 对阿莫西林耐药的产生主要与其青霉素结合蛋白-1（penicillin-binding proteins，PBPs-1）的突变有关，而并非产生 β-内酰胺酶，因此不需要使用含酶抑制剂的阿莫西林来治疗 *H. pylori* 感染。

6. 用药方法 成人常规剂量 每次 1000mg，每日 2 次；儿童体重低于 20kg 者，每日按 40~80mg 计。

7. 注意事项 由于阿莫西林的杀灭 *H. pylori* 效果受胃酸影响很大，因此在治疗 *H. pylori* 感染时需要联合质子泵抑制剂抑制胃酸的分泌。注意在用药之前询问患者的过敏史。

二、甲硝唑（灭滴灵，**metronidazole**）

$$\text{O}_2\text{N} \quad \text{N} \quad \text{CH}_2\text{CH}_2\text{SO}_2\text{CH}_2\text{CH}_3 \quad \text{CH}_3 \quad \text{N}$$

1. 理化性状 白色或乳白色结晶粉末，稍具苦咸味，略有臭味。略溶于乙醇，微溶于水和氯仿，在乙醚中极微溶解，水溶液的 pH 为 6.5 左右。熔点 159~163℃。

2. 药理作用 属于硝基咪唑类抗生素，其杀菌活性不受胃内低 pH 的影响，且在胃腔内浓度高，具有较强的抗 *H. pylori* 活性，是抗 *H. pylori* 感染的主要药物之一。对大多数厌氧菌的 MIC 为 0.78~6.25 μg/ml。哺乳期的患者禁用，能大量转进乳汁，对婴儿的血液外神经系统有一定的影响。

3. 吸收、分布和排泄 口服后的生物利用度较完全（95% 以上），直肠给药为口服给药的 80%。口服 500mg1~3 小时后达到 14μg/ml 的血浆峰浓度，仅 20% 的药物与血浆蛋白结合，V_d 为 0.6~1L/kg，药物能透过血脑屏障和胎盘，易排泄至乳汁，血浆 t₁/₂ 为 7~10 小时，48 小时内有 70% 以上的药物主要以羟基和酸性代谢从肾排出，<10% 以原形排出，代谢物的作用显著弱于原药。肾衰竭患者，药物的 t₁/₂ 不变，但羟基代谢物的 t₁/₂ 延长到 4 倍以上，苯巴比妥可增加其代谢率，西咪替丁可减低其代谢率。本品蛋白结合率在 15% 以下。

4. 药物不良反应 口腔异味、恶心、腹痛，偶有暂时性白细胞低下，有金属异味、头痛、对酒精不能耐受、荨麻疹。个别可出现感觉性周围神经病，神经毒性反应如眩晕及抑制症状、共济失调及惊厥等。

5. 临床应用 甲硝唑可用于三联或四联疗法治疗由 *H. pylori* 感染引起的消化道疾病，当 *H. pylori* 对甲硝唑不耐药时，甲硝唑是抗 *H. pylori* 最有效的药物之一。但 *H. pylori* 对硝基咪唑的耐药呈现上升趋势，关于 *H. pylori* 对甲硝唑耐药的机制目前认为主要是由于 *H. pylori* 编码氧不敏感的 NADPH 硝基还原酶的 rdxA 基因的突变失活，另外 *H. pylori* 对甲硝唑耐药可能还存在其他机制，如：rdxA 和 frxA 基因表达调控、膜转运及 DNA 修复在某种程度上也可能导致其耐药。当 *H. pylori*

对甲硝唑的耐药率高于 40%，建议不要在一线治疗方案中选用甲硝唑。

6. 用药方法　治疗 *H. pylori* 感染，常规剂量 400mg，1 日 2 次，7～14 日为一疗程。对于耐药严重地区，可以 1 日 3 次，有可能可以提高 *H. pylori* 根除率。

三、替硝唑（tinidazole）

1. 理化性状　白色至淡黄色结晶性粉末。难溶于水，易溶于亚甲基砜，熔点 125～126℃。

2. 药理作用　与甲硝唑相似。

3. 吸收、分布和排泄　口服后几乎完全被吸收。用 2g 剂量后 2 小时内达到 $40\mu g/ml$ 的血浆峰浓度。口服后的生物利用度良好，但直肠或阴道内给药较差。药物在人体体液及组织内广泛分布，V_d 为 0.6～1L/kg，血浆蛋白结合 <20%，血浆 $t_{1/2}$ 约为 13 小时，给药 72 小时后，在尿中检到 37% 的摄入量，主要为原药，有少量羟甲基代谢物以及葡萄糖醛酸化物的结合物，前者其生物活性比原药差。

4. 药物不良反应　与甲硝唑相似，但较轻。

5. 临床应用　与甲硝唑相似。

6. 用药方法　治疗 *H. pylori* 感染，1 次 500mg，每日 2 次，7～14 日为一疗程。儿童 60mg/（kg·d）。

四、四环素（tetracycline）

1. 理化性状　四环素碱为灰黄色结晶性粉末，微溶于水，略溶于酒精，不溶于氯仿和乙醚。分子中有两个酸性基团（pKa＝3.3 和 7.7）和一个碱性基团（pKa＝9.7），易溶于稀酸或稀碱中，在碱液中迅速破坏。盐酸四环素为黄色结晶性粉末，有引湿性，受潮后颜色变深；溶于水，略溶于乙醇。1% 水溶液的 pH 为 1.8～2.8，有较强的刺激性，水溶液放置不断降解，效价降低，并变为浑浊。游离碱和盐酸盐遇日光均可逐渐变为深色。

2. 药理作用　本品是广谱抗生素，主要抑制细菌生长，但在浓度较高时也有杀菌作用。其作用机理在于能特异性的和核糖体 30s 亚基的 A 位置结合，阻止氨基酰—tRNA 在该位置上的连接，从而抑制肽键的增长和影响细菌蛋白质的合成。也有迹象表明四环素可引起细菌胞浆膜通透性的改变，因而使细菌的核苷酸和其他重要物质外漏，使 DNA 的复制迅速被抑制。由于 20 世纪 80 年代初大量文献报道细菌对四环素耐药率不断上升，故临床逐渐不用四环素，最近几年发现，本品对治疗 *H. pylori* 引起的消化道感染的病人有显著疗效，临床上常常用于抗 *H. pylori*，疗效较好。

3. 吸收、分布和排泄　口服吸收不全，约为 77%，口服盐酸盐 500mg，血药峰浓度约为 $4\mu g/ml$。每 6 小时口服 500mg，需经 5 次给药可达稳态血浓度 4～$5\mu g/ml$，$t_{1/2}$ 约为 8 小时，V_d 约为 0.15 L/kg，蛋白结合率 65%，有 60% 的药物可在尿中回收，小部分药物在肝中代谢。药物在体内分布较广，在肝、肾、肺、前列腺等器官和尿中都可达治疗浓度。本品在胆汁中的浓度可达血清浓度的5~20倍。在脑脊液中仅为血清浓度的10%~20%。本品可透入胎盘和进入乳汁。

4. 药物不良反应　常见于恶心、呕吐、中上腹不适、上腹痛和腹泻；食管溃疡、黄疸、呕血、便血、牙齿发黄、皮疹、药热、光感性皮炎、哮喘、菌群失调等，孕妇及 8 岁以下儿童禁用。在妊娠 24 周后用药使奶牙呈黄褐色。

5. 临床应用　口服四环素最长用于与甲硝唑或者呋喃唑酮等组成的四联疗法，主要用于 *H. pylori* 根除的补救治疗。目前国内 *H. pylori* 对四环素的耐药率较低，其耐药机制与 *H. pylori* 16S rRNA 序列中的突变有关。

6. 用药方法　根除 *H. pylori* 用法，成人口服 1 次 500mg，1 日 3 次，或者 1 次 750mg，1 日 2 次；8 岁以上儿童 1 日 30~40mg/kg，分 3~4 次服用。

五、克拉霉素（甲红霉素，**clarithromycin**）

1. 理化性状　本品为白色或类白色的结晶或粉末，无臭、味苦；微有引湿性。

2. 药理作用　本品为抑菌性药物，最近几年研究认为它也有杀菌作用，如果不耐药，克拉霉素是治疗 *H. pylori* 感染最有效的药物之一。克拉霉素属于大环内酯类，抗菌机制为抑制细菌蛋白质合成，细菌合成蛋白质过程中究竟是如何受到大环内脂类影响，其实至今并未最后搞清。早期认为是与细菌 50s 核蛋白亚单位结合，结合的部位在核蛋白体内的供位（D 位），该位点是蛋白质合成过程中肽链伸长阶段所必需，正在伸长中的肽链与肽链连接的 tRNA，每接受一个新的氨基酸都是在受位（A 位）接受后移至供位。20 世纪 60 年代的学说认为红霉素等与供位结合，阻止了肽链伸长的移位反应，此反应受移位酶催化。由于竞争到与供位结合就制止了肽链从"受位"移至"供位"，从而阻断了肽链伸长并由此中止了蛋白质的合成。近十几年来，又认为其穿透菌体细胞内，与核糖体紧密结合，作用于 23SrRNAV 区的多肽转移酶环，抑制多肽转移酶，影响核糖体的移位过程，阻止肽链延长，由此导致抑制蛋白质的合成。

另外，由于在细胞内很快形成高浓度，抑制蛋白质的合成，可能也会影响到细菌主动流出系统的复合蛋白质组成的流出泵的功能，使细菌不能很快驱出进入体内的药物，使药物离开组织与细胞非常缓慢。

3. 吸收、分布与排泄　本品口服吸收比较好，对胃液的稳定性比红霉素强 100 倍，体内消除半衰期比红霉素长。口服 200mg，血峰浓度 1.16mg/L，达峰 1.93 小时，$t_{1/2}\beta$ 4.04 小时，AUC8.98 mg/（L·h），尿中排出率为 38.3%。组织内浓度 17.47mg/L，肺组织浓度 8.8mg/L，与血浆浓度比值为 6.2 与 5.2。

4. 药物不良反应　恶心、腹泻、腹痛、消化不良，但比红霉素少。个别有头痛。

5. 临床应用　克拉霉素被认为是在 *H. pylori* 的根除治疗中最有效的抗生素，含克拉霉素的三联疗法比不含克拉霉素的三联疗法 *H. pylori* 的根除率可以提高 10%~20%。但克拉霉素的耐药率却逐年上升，克拉霉素的耐药机制是由于 *H. pylori* 的 23srRNA 基因 V 区的 2144 位置（占大部分）或 2143 位置（占小部分）的位点有 A—G 的突变；其突变点可分别被 Bsal 和 Bbsl 识别或被酶切成两个片段，酶切产物可以通过 1.5% 琼脂凝胶电泳观察到。

6. 用药方法　治疗 *H. pylori* 感染，成人：口服 500mg，每日 2 次。疗程 7~14 天。儿童 10~15 mg／（kg·d）分 2~3 次服。

六、莫西沙星（moxifloxacin）

1. 理化性状　临床用其盐酸盐。片剂为浅黄色结晶粉末，针剂为浅黄色溶液。室温中稳定。

2. 药理作用　莫西沙星是一种新型 8－甲氧－氟喹诺酮类药。其中，8－甲氧基和第 7 位碳原子上的氮唑取代基使莫西沙星在化学构成上与其他氟喹诺酮类不同。增加的 8－甲氧基提高了抗厌氧菌活性，而后者则增加抗革兰阳性细菌活性，并维持抗革兰阴性微生物活性。

3. 吸收、分布和排泄　莫西沙星口服吸收完全。剂量与血药浓度呈线性关系。在体内广泛分布，其中鼻窦、肺、支气管、皮肤、唾液等组织的药物浓度高于同期的血浓度。清除半衰期 13~15 小时。主要在体内代谢，代谢物主要为与葡萄糖醛酸结合物。20% 原形从尿路排出。

4. 药物互相作用　与 1a 类（如奎宁丁、普鲁卡因）或 III 类（如胺碘酮、索托落尔）抗心律失常药、西沙必利、红霉素、抗精神病药物和三环类抗抑郁药合用不排除有延长 QT 间期的效应。与抗酸药、矿物质和多种维生素同时服用会因为与这些物质形成多价螯合物而减少莫西沙星的吸收。

5. 药物不良反应　常见不良反应包括胃肠道反应（恶心、腹泻、呕吐、便秘、腹痛、腹胀等）、中枢神经系统反应（头晕、头痛、失眠、嗜睡等）、过敏反应（皮疹、面部潮红等）、肝脏副作用（转氨酶升高）等。其他反应有关节痛、QT 延长等。

6. 临床应用　最近几年，莫西沙星被用于组成 *H. pylori* 根除的三联疗法，取得了较好地根除效果。目前可用于 *H. pylori* 根除治疗的一线或者二线治疗。*H. pylori* 对莫西沙星的耐药流行情况目前并不是很清楚。

7. 用药方法　治疗剂量为 400mg，每日一次，一般疗程 7 天。补救治疗时可以适当延长疗程。

七、左氧氟沙星（levofloxacin）

1. 理化性状　为淡黄色或黄白色结晶或结晶性粉末。无嗅味苦。有各种制剂。

2. 药理作用　本品为氧氟沙星的左旋体，其体外抗菌活性约为氧氟沙星的两倍。主要抑制 DNA 旋转酶和拓扑异构酶 IV 而产生抗菌活性。DNA 旋转酶使超螺旋的 DNA 松弛，并将负超螺旋引入 DNA，使细菌的染色体保持在负超螺旋状态。除此以外，该酶参与了 DNA 复制、重组和转录过程。

3. 吸收、分布和排泄　口服吸收完全，相对生物利用度接近100%。血清除半衰期（$t_{1/2}\beta$）约为5.1～5.7小时。蛋白结合率约为30%～40%。本品吸收后广泛分布至各组织、体液，在扁桃体、前列腺组织、痰液、泪液、妇女生殖道组织、皮肤和唾液等组织和体液中的浓度与血药浓度之比约在1.1～2.1之间。本品主要以原形自肾排泄，在体内代谢甚少。口服24小时内尿中排出量约为给药量的70%～80%。本品以原形自粪便中排出少量。

4. 药物互相作用　尿碱化剂可减低本品在尿中的溶解度，导致结晶尿和肾毒性；喹诺酮类抗菌药与茶碱类合用时可能由于与细胞色素P450结合部位的竞争性抑制，导致茶碱类的肝消除明显减少；与环孢素合用，可使环孢素的血药浓度升高；与抗凝药华法林合用时虽对后者的抗凝作用增强较小，但合用时也应严密监测患者的凝血酶原时间；丙磺舒可减少本品自肾小管分泌约50%；可干扰咖啡因的代谢，导致咖啡因消除减少；含铝、镁的制酸药、铁剂均可减少本品的口服吸收；与非甾体类抗炎药芬布芬合用时，偶有抽搐发生；与口服降血糖药合用可能会引起血糖失调。

5. 药物不良反应　（1）胃肠道反应：腹部不适或疼痛、腹泻、恶心或呕吐。（2）中枢神经系统反应可有头昏、头痛、嗜睡或失眠。（3）过敏反应：皮疹、皮肤瘙痒，偶可发生渗出性多形性红斑及血管神经性水肿。光敏反应较少见。（4）偶可发生：癫痫发作、精神异常、烦躁不安、意识混乱、幻觉、震颤；血尿、发热、皮疹等间质性肾炎表现；静脉炎；结晶尿，多见于高剂量应用时；关节疼痛。（5）少数患者可发生血清氨基转移酶升高、血尿素氮增高及周围血象白细胞降低，多属轻度，并呈一过性。

6. 临床应用　用于组成 *H. pylori* 根除的三联疗法，可用于一线或者二线治疗方案。*H. pylori* 对喹诺酮类的耐药机制主要与其靶酶 DNA 旋转酶亚单位（gyrA，gyrB）喹诺酮类药物耐药决定区（QRDR）基因突变有关。

7. 用药方法　治疗 *H. pylori* 感染，1次500mg，每日1次，疗程7～14天。18岁以下儿童慎用。

八、呋喃唑酮（furazolidone）

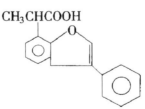

1. 理化性状　黄色结晶粉末，无臭，味苦，极微溶于水与乙醇，遇碱分解，在光线下逐渐变色。

2. 药理作用　本品具有广谱抗菌活性，其抗菌机制一般认为系干扰细菌体内氧化还原酶系统，使细菌代谢紊乱。

3. 吸收、分布和排泄　口服后吸收较少，主要在胃肠道中起作用。口服吸收后的大部分在体内迅速破坏，部分以还原形自尿中排出。

4. 药物不良反应　常见有恶心、呕吐等胃肠道反应。另外也有皮疹、药物热、哮喘，极个别可能发生多发性神经炎以及肺浸润、头痛、直立性低血压、低血糖等。

5. 药物互相作用　①有单胺氧化酶抑制作用，可抑制苯丙胺等药物的代谢而导致血压升高。使用本品期间食用含有大量酪胺的食物，也可有类似反应；②抑制乙醛脱氢酶，与乙醇合用可致双硫醒反应。

6. 临床应用　主要用于 *H. pylori* 根除的补救治疗，*H. pylori* 的根除率可达80%～90%以上，但是剂量增大后药物不良反应也随之增大。目前 *H. pylori* 对呋喃唑酮的耐药率很低。

7. 用药方法　常用量 1 次 100mg，1 日 2~3 次，疗程为 7~14 天。

九、胶体次枸橼酸铋（colloidal bsmuih subcitrate，CBS）

1. 理化性状　本品为白色粉末，味咸，有引湿性。主要成分为三钾二枸橼酸铋盐，在水中高度溶解，在 pH 1 时呈钻状结构；pH 1.5 时仅可见非结晶弱折光物质；pH2 时呈麦秆或桑枝状复杂结晶结构；pH4 时形成各种片状晶体；pH 中性或碱性时呈胶体悬液状态；于酸性环境时沉淀。

2. 药理作用　在酸性环境时沉淀并与糖蛋白结合，致密地包裹于溃疡基底或黏膜缺损处，而在溃疡周围则很少，其形成保护屏障，抵御胃酸和蛋白酶的消化作用，有利于溃疡的愈合；并能够抑制胃蛋白酶的活力，与胆汁酸结合，刺激内源性前列腺素的释放，促进胃黏液的分泌，改善胃黏膜局部的微循环，促进上皮修复等保护细胞的作用；对 *H. pylori* 具有杀菌活性。

3. 吸收、分布和排泄　口服本品仅有少量（<2%）吸收，但是吸收后的血清铋浓度都低于警告的阈值（0.48μmol·L^{-1} 或 100μmol·L^{-1}）。铋的分布在肾脏中浓度最高，少量在肺、脾、肝、大脑、心和骨骼肌。吸收后的铋从尿中排出清除率 50ml/min，其余大部分从大便排出。口服 CBS 后，平均每日从尿排出 2.6%，约需 60 天才能将吸收的铋全部排出。血液和尿液中铋的排泄一般要用三室模型来描述。

4. 药物不良反应　由于硫化铋的形成出现黑便，但便色不同于黑粪。其他主要表现为胃肠道的症状，如恶心、呕吐、便秘和腹泻。偶见一些轻度过敏反应。

本品不能与食物、牛奶、抗敏剂或钙剂同服，应间隔 30 分钟至 1 小时。

5. 临床应用　主要应用于组成 *H. pylori* 根除的四联疗法，在三联治疗方案中加入铋剂组成的四联疗法，可以明显提高 *H. pylori* 的根除率。

6. 用药方法　治疗 *H. pylori* 感染，每日早餐及晚餐前半小时各口服 240mg，1 日 2 次，疗程 7~14 天。用于胃黏膜保护剂治疗胃炎或消化性溃疡时，口服不得超过 2 个月；若需继续用药，在开始下一个疗程时，必须至少有 2 个月禁口服任何铋制剂。

关于 *H. pylori* 根除治疗的注意事项及以上抗菌素的应用原则和应用方法应遵照我国 *H. pylori* 感染若干问题共识意见《2007 年庐山共识》进行处理。

参考文献

1　中华医学会消化病学分会幽门螺杆菌学组/幽门螺杆菌科研协作组. 第三次全国幽门螺杆菌感染若干问题共识报告（2007 年 8 月庐山）. 中华医学杂志，2008，88：652~656

2　Malfertheiner P，Megraud F，O'Morain C，et al. Current concepts in the management of *Helicobacter pylori* infection：the Maastricht III Consensus Report. *Gut*，2007，56：772~781

3　胡伏莲. 重视幽门螺杆菌耐药株的研究. 中华医学杂志，2000，80（11）：805~806

4　胡伏莲. 兰索拉唑三联疗法根除幽门螺杆菌 1 周与 2 周疗效对比研究. 中国新药杂志，1999，8（4）：246~248

5　王蔚虹，胡伏莲，阎赞华，等. 含奥美拉唑二联及三联疗法对幽门螺杆菌阳性十二指肠的溃疡的疗效及随访研究. 中华消化杂志，1999，19（Suppl 1）：25~28

6　戴自英. 青霉素类抗生素. 见：戴自英主编. 临床抗菌药物学，第 2 版. 北京：人民卫生出版社，1993，128~129

7　李家泰. 治疗细菌感染的药物. 见：李家泰主编. 临床药理学，第三版. 北京：人民卫生出版社，2007，825~1093

8　Fock Km. Triple therapy in the eradication of *Helicobacter pylori* in patients with duodenal ulcer disease：results of a multicentre study in South—East Asia. Aliment Pharmacol Ther，2000，14（2）：225~231

9　Dammann HG. Eradication of *H. pylori* with pantoprazole，clarithromycin，and metronidazole in duodenal ulcer patients：ahead—to—head comparison between two regiments of different duration. Helicobacter，2000，5（1）：41~51

10　Calvet X. Four-day，twice daily，quadruple therapy with amoxicillin，clarithromycin，tinidazole and omeprazole to cure *Helicobacter pylori* infection: a pilot study. Helicobacter, 2000, 5 (1): 52~56

11 Liu Wz. Furazolidone—Containing short—term triplies are effective in the treatment of *Helicobacter pylori* infection. Aliment Pharmacol Ther, 1999, 13 (3): 317~322

12 POlafsson S. Spramycin is comparable. TO oxytetracychne in eradicating H. pylori when give with ranitifdine bismuth citrate and metronidazole. Aliment pharmacol Ther, 1999, 13 (5): 651~659

13 Williams MP. Seven – day treatment for *Hehcobacter pylori* infection: ranitidine bismuth citrate plus clarithromycin and tetracy – chne hydrochloride. Aliment pharmacol Ther, 1997, 11 (4): 705~710

14 Cammarote G. Three – day antibiotic therapy with azithromycin and tinidazole plus lansoprazole of pantoprazole to cure *Helicobacter pylori* infection a pilotstudy. Eur J Gastroenterol Hepatol, 1999, 11 (3): 247~250

15 Gisbert JP, Gisbert JL, Marcos S, et al. Third – line rescue therapy with levofloxacin is more effective than rifabutin rescue regimen after two *Helicobacter pylori* treatment failures. Aliment Pharmacol Ther, 2006, 24 (10): 1469~1474

16 Cheon JH, Kim N, Lee DH, et al. Efficacy of moxifloxacin – based triple therapy as second – line treatment for *Helicobacter pylori* infection. Helicobacter, 2006, 11 (1): 46~51

第六十八章　幽门螺杆菌感染治疗方案及存在的问题

成　虹　胡伏莲

北京大学第一医院

一、前言

幽门螺杆菌（*Helicobacter pylori*，下称 *H. pylori*）感染是最常见的感染性疾病之一，其与多种上胃肠道疾病密切相关，如慢性胃炎、消化性溃疡、胃癌及胃黏膜相关淋巴组织淋巴瘤（MALT 淋巴瘤）的发病均与 *H. pylori* 感染密切相关，根除 *H. pylori* 可以减少溃疡病的复发，降低早期胃癌的复发率，缩小甚至治愈早期低度恶性的 MALT 淋巴瘤，因此对 *H. pylori* 治疗的研究一直是 *H. pylori* 研究领域中的热点。

理想的治疗方案应符合有效、简便、经济和安全的标准，*H. pylori* 的根除率按试验方案（per protocol，PP）分析≥90％和按治疗意图（intention - to - treat，ITT）分析≥80％被推荐为可接受的方案。

二、临床常用治疗方案

虽然体外药物敏感试验中，*H. pylori* 对 50～60 种以上抗生素敏感，然而体内证实真正敏感的抗生素却不多，目前临床治疗中常用的抗生素包括阿莫西林（amoxicillin）、甲硝唑（metronidazole）、替硝唑（tinidazole）、克拉霉素（clarithromycin）、四环素（tetracycline）、左氧氟沙星（levofloxacin）、莫西沙星（moxifloxacin）和呋喃唑酮（furazolidone）等。任何一种抗生素单独使用，其对 *H. pylori* 的根除率都很低，因此需要对患者进行联合治疗。

按照不同的药物组合分类，目前临床应用的 *H. pylori* 根除联合治疗方案主要包括三联疗法、四联疗法、序贯疗法和复合疗法等，其中三联疗法和四联疗法是临床最常应用的治疗方案。而按照患者接受治疗的先后次序，可以将治疗方案分为一线方案、二线方案和/或补救治疗方案。

（一）三联疗法（triple therapy）

以铋剂、质子泵抑制剂（PPI）或雷尼替丁枸橼酸铋（RBC）为主加上两种抗生素疗法均称为三联疗法。铋剂三联疗法也被称为传统三联疗法，目前临床已经很少应用；中国 2007 年的庐山共识意见中推荐的三联疗法包括了 PPI 三联和 RBC 三联疗法，但是建议将 PPI 三联疗法作为首选[1]；欧洲 Masstricht III 共识意见中仅推荐了 PPI 三联疗法[2]。

在对患者进行一线或者二线治疗时，均可以选择三联疗法，其中 PPI 联合克拉霉素和阿莫西林/甲硝唑的三联疗法最常用于对患者的一线治疗。

（二）四联疗法（quadruple therapy）

PPI 加铋剂联合两种抗生素的疗法称为四联疗法。在国际上公认的标准四联疗法是指 PPI 加铋剂联合四环素和甲硝唑的四联疗法，这个方案是欧洲 Masstricht III 共识意见中推荐的首选二线治疗方案[2]。在中国，由于 *H. pylori* 对甲硝唑的耐药率比较高，因此标准的四联疗法在临床应用的并不多。

四联疗法在既往一直被推荐用于二线或者补救治疗方案，随着 *H. pylori* 对抗生素耐药问题的日益严峻，而铋制剂可以增加 *H. pylori* 对抗生素的敏感性，在治疗方案中加入铋剂可以提高 *H. pylori* 的根除率，因此近年中国和欧洲的共识意见均推荐四联疗法可以用于对患者的一线治疗，尤其是在 *H. pylori* 对抗生素耐药严重的地区。

（三）序贯疗法（sequential therapy）

标准的序贯疗法疗程为 10 天，前 5 天应用 PPI 联合阿莫西林，后 5 天应用 PPI 联合克拉霉素和替硝唑/甲硝唑。也有一些学者，把两种不同的三联疗法分别应用 5~7 天组成的疗法称为序贯疗法。

序贯疗法主要被推荐用于对患者的补救治疗，目前也有一些研究将序贯疗法用于一线治疗，并取得了较好的疗效[3]。

（四）复合治疗（concomitant therapy）

复合治疗是指 PPI 联合三种抗生素的疗法，目前主要用于 *H. pylori* 对抗生素耐药严重地区患者的补救治疗。在复合治疗方案中，各种抗生素的药物剂量可以适当减小，以减少药物的不良反应，比如克拉霉素 250mg，每日 2 次；阿莫西林，500mg，每日 3 次等[4]。

（五）各种药物的常用治疗剂量

1. PPI　常用治疗剂量为标准剂量，每日 2 次；也有一些方案采用标准剂量加倍，每日 2 次。

2. RBC　国内常用剂量为 350mg，每日 2 次。

3. 抗生素常用剂量　阿莫西林，1g，每日 2 次；克拉霉素，500mg，每日 2 次；甲硝唑，400mg，每日 2 次，耐药严重地区可以每日 3 次；替硝唑，500mg，每日 2 次；四环素，500mg，每日 3 次，或者 750mg，每日 2 次；左氧氟沙星，500mg，每日 1 次；莫西沙星，400mg，每日 1 次；呋喃唑酮，国内的常用剂量是 100mg，每日 2 次或 3 次。

三、各级治疗方案的选择

对于如何选择一线、二线或者补救治疗方案，国内外很多共识都推荐了相应的治疗方案，但具体针对每一个个体患者，医生应当遵循个体化的原则，为患者选择适宜的治疗方案。

（一）一线治疗方案

1. 治疗方案的选择

（1）在克拉霉素耐药率小于 5%~20% 的地区，推荐 PPI 联合应用克拉霉素、阿莫西林/甲硝唑的三联 7 天疗法作为一线治疗方案。其中 PPI 联合克拉霉素和甲硝唑方案应当在人群甲硝唑耐药率小于 40% 时才可应用。由于 *H. pylori* 容易对甲硝唑和克拉霉素产生继发性耐药，因此在甲硝唑耐药严重地区，不提倡在首次治疗时合用这两种抗生素，这样如果在补救治疗时选用甲硝唑将会获得更好的结果[5,6]。

（2）对于人群甲硝唑和克拉霉素耐药率均较高的地区，可以考虑将左氧氟沙星/莫西沙星、呋喃唑酮等药物用于一线治疗。

（3）四联疗法除了作为二线方案使用外，还可以作为可供选择的一线方案。

2. 疗程的选择　一线方案的疗程如果延长到 10 ~ 14 天，尤其是在 *H. pylori* 对抗生素耐药比较严重的地区，可能疗效稍好于 7 天疗程的方案，但是应当注意，在多数国家，延长疗程将减少根除治疗的效价比，并有可能增加药物不良反应的发生率。

（二）二线治疗/补救治疗方案

在 *H. pylori* 根除治疗中，即便选择最有效的治疗方案也会有 10% ~ 20% 的失败率，对于治疗失败后的患者再次进行治疗称为补救治疗或者二线治疗。补救治疗是近年 *H. pylori* 治疗研究中的热点之一，在对患者的治疗中不但要重视选择首次治疗的方案，更应当重视 *H. pylori* 根除治疗的最终结果，因此对于补救治疗方案的选择同样具有非常重要的意义。

1. 治疗方案的选择

（1）四联疗法：四联疗法最常用于 *H. pylori* 根除的二线治疗，关于抗生素的选择，除了标准四联疗法中的甲硝唑联合四环素，在二线治疗中，还可以选择患者一线治疗方案中未使用过的抗生素组成不同的四联疗法。另外，由于阿莫西林的继发耐药率非常低，并且 *H. pylori* 对阿莫西林的耐药性也不容易维持，因此在二线治疗方案中，对于无青霉素过敏史的患者，可以阿莫西林为基础，再选择一种患者既往未使用过的抗生素组成四联疗法。另外，也可以考虑应用复合疗法作为补救治疗的方案。

（2）喹诺酮类抗生素的应用：由于 *H. pylori* 对甲硝唑和克拉霉素的耐药问题，使得喹诺酮类抗生素在 *H. pylori* 根除治疗中的应用逐渐增多。目前最常用于 *H. pylori* 根除的喹诺酮类抗生素主要包括左氧氟沙星和莫西沙星，国际上较常应用的含喹诺酮类抗生素的二线治疗方案为 PPI 联合阿莫西林和左氧氟沙星/莫西沙星组成的三联疗法。

（3）呋喃唑酮的应用[7~9]：早在 *H. pylori* 发现之前，我国就使用呋喃唑酮治疗消化性溃疡，我国的研究表明，作为一种目前临床上少用的老药，*H. pylori* 对呋喃唑酮有较好的敏感性，并且不容易继发耐药，包含呋喃唑酮的根除方案可以获得较高的根除率。

（4）四环素的应用：四环素除了可以用于标准四联疗法外，其与呋喃唑酮组成的四联疗法也可以获得较好的疗效；另外也可以考虑将四环素与喹诺酮类抗生素合用。但建议不要与阿莫西林合用，临床研究提示，在这两种抗生素合用时，无论是选择 PPI 或者 RBC 都将获得较低的 *H. pylori* 根除率（20% ~ 35%）[10]。

（5）甲硝唑的应用：虽然中国地区 *H. pylori* 对甲硝唑耐药率很高，但在没有更好的药物可以选择时，如果需要选择甲硝唑，可以考虑增加药物剂量（甲硝唑，400mg，每日 3 次）以克服细菌对抗生素的耐药性，有可能会获得较好的疗效[1]。

2. 抗生素的选择方法　可以根据既往治疗经验和当地耐药菌株流行情况选择；或者根据药物敏感试验结果选择抗生素。

3. 疗程的选择　二线治疗/补救治疗方案可以选择 7 天疗法，但建议根据患者自身情况疗程适当延长更好，可以延长到 10 ~ 14 天，这样可以适当的提高疗效。

四、治疗中存在的一些问题

1. 药物敏感试验　对于反复治疗失败的患者，在有条件的单位可以根据药物敏感试验的结果

选择抗生素治疗 *H. pylori* 感染。但是在国内大多数地区都无法进行药物敏感试验，这时医生可以根据既往的治疗经验来为患者选择合适的抗生素。而根据既往治疗经验和当地 *H. pylori* 菌株耐药情况来选择抗生素也是目前国际上最普遍的做法。

2. 患者依从性　患者的依从性差是导致 *H. pylori* 根除失败的原因之一。在采用 Maastricht 2 – 2000 的标准方案[11]治疗时，除了细菌对抗生素耐药影响患者的治疗效果外，患者依从性差也是治疗失败的一个常见原因[12]。患者依从性差不但容易导致治疗失败，而且由于不规则服药，还容易导致 *H. pylori* 继发耐药，使得以后的治疗更加困难。

3. 服药时间　一般 PPI 和铋剂可以让患者在餐前半小时左右服用，抗生素可以在饭后半小时内服用。多数治疗方案都是每日 2 次，早晚服用药物。有研究显示把药物改为中午和晚上服用，可以获得较好的疗效[13]。

4. 关于青霉素过敏问题　由于 *H. pylori* 对青霉素不容易耐药，因此在很多补救治疗方案中都含有青霉素，对青霉素过敏而无法使用青霉素是导致很多患者多次治疗却无法根除 *H. pylori* 的原因。对于青霉素过敏的患者，在选择首次治疗方案时一定要非常慎重，要尽最大可能争取一次将 *H. pylori* 根除，因为可以用于补救治疗这些患者的可选择的抗生素组合是非常少的。另外，当患者说明自己对青霉素过敏时，一定要仔细询问患者是否真的对青霉素过敏，有些患者曾经有过青霉素皮试试验阳性，就认为自己对青霉素过敏，而当医生问这些患者是否服用过阿莫西林时，有些患者可能会说他（她）经常服用这种药物。

5. 是否需要使用含 β-内酰胺酶抑制剂的阿莫西林制剂　有些临床医生为了提高患者的疗效，克服细菌对抗生素的耐药性，在治疗方案中会选择含 β-内酰胺酶抑制剂的阿莫西林制剂，这种含酶制剂对呼吸道感染可能会增加疗效，但用于 *H. pylori* 感染的治疗是不需要的，因为 *H. pylori* 对阿莫西林耐药机制并不是产生 β-内酰胺酶。在治疗 *H. pylori* 感染时使用含 β-内酰胺酶抑制剂的阿莫西林制剂，不仅增加了患者的治疗费用，而且还会增加不良反应发生的概率，β-内酰胺酶抑制剂与阿莫西林合用时，将明显增加药物对肝脏的损害。

6. 注意药物不良反应　在选择抗生素时，医生应当了解这些抗生素的常见不良反应，事先告知患者，对于严重的不良反应应当让患者立即停药，并接受相应的治疗。对于轻微的不良反应，可以根据情况决定患者是否继续服药治疗。临床上常见的不良反应如：阿莫西林过敏（最常见的是皮疹，应当停药），克拉霉素口苦、失眠（一般可以继续服药），甲硝唑/替硝唑胃肠道反应（如不严重可以继续用药），莫西沙星胃肠道反应（一般在饭后半小时服用，胃肠道反应发生率就会明显降低），呋喃唑酮头晕、恶心（可以在治疗同时服用维生素 B_1 和维生素 B_6，以减少这种不良反应的发生，如不严重可以继续治疗），呋喃唑酮服药后尿色橘红，铋制剂服药后口腔内金属味、舌苔或者大便发黑，各种抗生素导致的腹泻（根据情况给予微生态制剂或者停药治疗）。

7. 治疗间隔　对于反复治疗失败的患者，在 2 次治疗之间的间隔最好能够达到 3 ~ 6 个月，这样可以获得较好的疗效，同时也减少了反复用药发生不良反应的概率。

8. 注重首次治疗方案的选择　由于 *H. pylori* 的根除并非十分容易，而 *H. pylori* 对抗生素的耐药又是导致根除失败的最重要的原因之一，因此首次治疗方案的选择至关重要。在选择首次治疗方案时，针对每一个患者应当注意遵循个性化的原则，既要考虑到当地的 *H. pylori* 耐药流行情况，又要考虑到患者既往抗生素的应用史和过敏史，在所有治疗方案中最好的治疗方案就是能够一次根除成功的方案。

9. 可能导致再感染的原因　有些患者反复治疗失败，有可能是在患者停药 4 周等待检测时发生了再感染，而导致患者再感染 *H. pylori* 的可能原因有：共同居住的家人存在 *H. pylori* 感染，口腔牙菌斑内存在 *H. pylori* 等。

参考文献

1 中华医学会消化病分会，幽门螺杆学组/幽门螺杆菌科研协作组. 第三次全国幽门螺杆菌感染若干问题共识报告（2007.10 庐山）. 胃肠病学，2008，13（1）：42～46

2 Malfertheiner P，Megraud F，O'Morain C，et al. Current concepts in the management of *Helicobacter pylori* infection：the Maastricht III Consensus Report. Gut，2007，56：772～781

3 Uvqun A，Kadayifci A，Yesilova Z，et al. Comparison of sequential and standard triple - drug regimen for *Helicobacter pylori* eradication：a 14 - day，open - label，randomized，prospective，parallel - arm study in adult patients with nonulcer dyspepsia. Clin Ther，2008，30（3）：528～534

4 Graham DY，Shiotani A. New concepts of resistance in the treatment of *Helicobacter pylori* infections. Nat Clin Pract Gastroenterol，2008，5（6）：321～331

5 Gisbert JP，Pajares JM. Treatment of *Helicobacter pylori* Eradication Failures. Curr Treat Options Gastroenterol，2003，6：147～156

6 Goh KL. Update on the management of *Helicobacter pylori* infection，including drug - resistant organisms. J Gastroenterol Hepatol，2002，17：482～487

7 Hong Cheng，Fu - Lian Hu. Furazolidone，amoxicillin，bismuth and rabeprazole - quadruple rescue therapy for the eradication of *Helicobacter pylori*. *World J Gastroenterol*，2009，15（7）：860～864

8 Qasim A，Sebastian S，Thornton O，et al. Rifabutin - and furazolidone - based *Helicobacter pylori* eradication therapies after failure of standard first - and second - line eradication attempts in dyspepsia patients. Aliment Pharmacol Ther，2005，21（1）：91～96

9 Ebrahimi - Dariani N，Mirmomen S，Mansour - Ghanaei F，et al. The efficacy of furazolidone - based quadruple therapy for eradication of *Helicobacter pylori* infection in Iranian patients resistant to metronidazole - based quadruple therapy. Med Sci Monit. 2003，9（8）：PI105～108

10 Perri F，Festa V，Merla A，et al. Amoxicillin/tetracycline combinations are inadequate as alternative therapies for Helicobacter pylori infection. Helicobacter，2002，7：99～104

11 Malfertheiner P，Megraud F，O'Morain C，et al. Current concepts in the management of Helicobacter pylori infection - the Maastricht 2 - 2000 Consensus Report. Aliment Pharmacol Ther，2002，20：167～180

12 Qasim A，O'Morain CA. Review article：treatment of Helicobacter pylori infection and factors influencing eradication. Aliment Pharmacol Ther，2002，16 Suppl 1：24～30

13 Graham DY，Belson G，Abudayyeh S，et al. Twice daily（mid - day and evening）quadruple therapy for H. pylori infection in the United States. Dig Liver Dis，2004，36（6）：384～387

第六十九章　幽门螺杆菌耐药性及治疗失败原因分析

胡伏莲

北京大学第一医院

由于幽门螺杆菌（*Helicobacter pylori*，下称 *H. pylori*）感染与多种上胃肠道疾病密切相关，所以抗 *H. pylori* 感染治疗的研究一直是 *H. pylori* 研究领域中的重点。为了评估抗菌治疗效果，并客观比较不同治疗方案的差异，Graham[1] 提出了一个评分系统，该系统分 A、B、C、D、F 五个级别：A 级（excellent）是 ITT >95%；B 级（good）是 ITT 90%～94%；C 级（acceptable）是 ITT 85%～89%；D 级（poor）是 ITT 81%～84%；F 级（unacceptable）是 ITT <80%。目前 PPI 加两种抗生素的三联疗法是全球推荐的 *H. pylori* 根除治疗一线方案，按照 Graham 的评分标准，质子泵抑制剂（PPI）加两种抗生素的三联疗法通常很少达到 C 级以上，多数为 D 级或 C 级，而且随着时间的变迁 *H. pylori* 根除失败率逐年增高。

关于 *H. pylori* 根除治疗失败的原因主要可以归纳为以下几个方面原因：①*H. pylori* 菌株本身的因素；②宿主因素；③环境因素；④其他因素。随着抗生素在 *H. pylori* 感染治疗中的广泛应用，*H. pylori* 耐药株的发生率不断上升，以致 *H. pylori* 根除的难度加大。在 *H. pylori* 根除失败的诸多原因中其主要原因是 *H. pylori* 对抗生素产生耐药性，所以目前对 *H. pylori* 耐药株的研究已经引起人们的普遍关注。

一、幽门螺杆菌耐药现状及耐药机理

（一）幽门螺杆菌耐药现状

随着时间的变迁，*H. pylori* 对常用抗生素耐药率逐年上升，以致 *H. pylori* 根除率越来越低，其是对甲硝唑的耐药是导致 *H. pylori* 根除失败的重要原因。*H. pylori* 对甲硝唑的耐药是全球性的，根据 Megraud 报道[2]：*H. pylori* 对甲硝唑耐药率在发展中国家为 50% ~ 80%，明显高于发达国家（9% ~ 12%），*H. pylori* 对克拉霉素耐药性也逐渐增加，使含克拉霉素治疗方案的疗效亦有下降趋势。

北京地区 *H. pylori* 对抗生素的耐药情况甲硝唑从 1999 年 36.3%，至 2005 年上升到 79.2%；克拉霉素从 1999 年的 10% 上升到 2005 年的 41.9%[3]。

在我国上海地区 *H. pylori* 的耐药率也在不断增加，甲硝唑耐药在 1995 ~ 1999 年间，从 42% 上升到 70%，克拉霉素耐药也从 0 上升到 10%[4]。

中华医学会消化病学分会 *H. pylori* 学组和 *H. pylori* 科研协作组于 2005 年 3 月 ~ 2006 年 5 月完成了一项涉及全国 16 个省、自治区、直辖市（包括北京、天津、上海、河北、辽宁、山东、湖南、湖北、广东、广西、福建、浙江、江西、陕西、云南、海南），20 多个中心的大规模 *H. pylori* 耐药（包括对甲硝唑、克拉霉素和阿莫西林耐药）的流行病学调查和耐药原因分析，其研究显示[5]：我国 *H. pylori* 对抗生素的耐药率为：甲硝唑 50% ~ 100%（平均 73.3%），克拉霉素 0 ~ 40%（平均 23.9%），阿莫西林 0 ~ 2.7%，*H. pylori* 对抗生素的耐药率存在明显的地区差异，提示 *H. pylori* 耐药也受地区和环境因素的影响。

（二）幽门螺杆菌对常用抗生素耐药机理

H. pylori 对抗生素产生耐药性是 *H. pylori* 一种自身保护性机制，在抗生素作用下染色体发生突变而导致耐药株产生[6]，*H. pylori* 耐药株产生的原因是自发突变和通过耐药信息的传递产生新的耐药株，自发突变发生率为 $1/10^7$。

1. *H. pylori* 对克拉霉素的耐药性　克拉霉素具有耐酸和能溶解于低 pH 胃液中的特性，生物利用度好，副作用少，是目前已知抗生素中对 *H. pylori* 作用最强的药物之一。

克拉霉素耐药机制比较明确，通常认为是 23S rRNA 基因突变，突变的位点大部分在 2144 位，也有小部分在 2143 位，由 A 突变成 G，突变点可以被 Bsal 和 Bbsl 识别[7~9]。

2. *H. pylori* 对甲硝唑的耐药性　甲硝唑属于硝基咪唑类抗生素，其杀菌活性不受胃内低 pH 的影响，在胃腔内浓度高，具有较强的抗 *H. pylori* 活性，如 *H. pylori* 对甲硝唑没有产生耐药性，甲硝唑应该是根除 *H. pylori* 的首选药物。

H. pylori 对甲硝唑的耐药机制比较复杂，多数研究表明编码氧不敏感的 NADPH 硝基还原酶的 rdxA 基因以及编码 NADPH 黄素氧化还原酶 frxA 基因的突变是导致 *H. pylori* 对甲硝唑耐药的主要原因[10~13]。还有研究表明 *H. pylori* 对甲硝唑的耐药仅与 rdxA、frxA 和 fdxB 基因有关[14]，RdxA 的突变在 *H. pylori* 耐药株常见，但并非所有耐药株都有 rdxA 突变。因基因突变的方式有易位突变、错义突变、片断缺失、片断插入（如 IS605 片断的插入），在高耐药菌株（MIC > 256μg/ml）中 rdxA 的 IS605 片断插入很常见。

甲硝唑敏感菌株分为两型：I 型，rdxA 基因自身的失活，导致 *H. pylori* 对甲硝唑中度耐药，如合并 frxA 基因失活，则导致 *H. pylori* 对甲硝唑的高度耐药；如仅 frxA 基因失活，但 rdxA 基因保持有活性，则不会导致 *H. pylori* 对甲硝唑耐药，但会使甲硝唑杀灭 *H. pylori* 速度减慢。所以含甲硝唑的 PPI 三联适当延长疗程（由 7 天延至 10 或 14 天）可能会提高 *H. pylori* 根除率，大部分 *H. pylori* 菌株属于 I 型菌株，如 *H. pylori*26695。II 型只有 rdxA 基因和 frxA 基因同时失活才能够导致 *H. pylori* 对甲硝唑产生耐药，如 SS1 菌株。

3. *H. pylori* 对阿莫西林耐药性　阿莫西林是用于治疗 *H. pylori* 感染的唯一 β 内酰胺药物，它对

H. pylori 的 MIC 非常低，通常 <0.03mg/L。β 内酰胺族抗生素通过抑制肽聚糖代谢的终末阶段而杀灭细菌。*H. pylori* 对阿莫西林的耐药也有发生[5,15]，但 *H. pylori* 不是通过合成 β 内酰胺酶而产生对阿莫西林的耐药性。*H. pylori* 对阿莫西林耐药性主要与其 PBP－1 的突变有关，在阿莫西林敏感或耐药的 *H. pylori* 菌株中均存在三种 PBPs，而 PBP－1 的突变同样在 *H. pylori* 的耐药中起重要作用[16]。若将耐药菌株的 pbp－1 基因导入敏感的 *H. pylori*，可使阿莫西林对 *H. pylori* 敏感菌株的 MIC 值上升 100 倍，对 PBP－1 测序证实耐药菌株第 14 位的氨基酸由 Ser 变为了 Arg[17]。

4. *H. pylori* 对四环素的耐药性　四环素是补救治疗措施中常用的抗生素之一，有资料显示 *H. pylori* 对四环素的耐药率约为 1%～5%[18,19]。四环素主要作用于细菌的核蛋白体，阻止氨基酰－tRNA 与 mRNA 核蛋白体复合物 A 位的结合，*H. pylori* 对四环素耐药主要与 16S rRNA 突变有关，其中最常见的突变为 16S rRNA AGA（965～967）的突变，但在检测对四环素耐药的 *H. pylori*26695 时还发现其存在 16S rRNA G942 的缺失，以及 rDNA 等位基因的突变[20,21]。

5. *H. pylori* 对喹诺酮类的耐药性　目前喹诺酮类药物还较少用于 *H. pylori* 根除治疗，但当其单独应用或与其他药物联合应用时，会很快产生继发耐药。*H. pylori* 对喹诺酮的耐药性的产生主要与 gyrA 基因突变有关[22,23]。喹诺酮类药物主要抑制 DNA 旋转酶和拓扑异构酶Ⅳ而产生抗菌活性。DNA 旋转酶是一个由 gyrA 基因编码的 2 个 A 亚单位和 gyrB 基因编码的 2 个 B 亚单位组成的四聚体。由于 DNA 旋转酶在细胞复制中起重要作用，因此它很明显是抗生素作用的靶酶，而其中 gyrA 基因编码的区域的突变通常对细菌耐药具有决定作用，该区域也被称为喹诺酮耐药决定区（quinolone resistance－determining region，QRDR）。

二、幽门螺杆菌根除治疗失败原因分析

（一）幽门螺杆菌菌株因素

关于 *H. pylori* 根除治疗失败的原因是多方面的，其中包括 *H. pylori* 菌株因素、宿主因素、环境因素及其他治疗方法不当等因素。

1. *H. pylori* 耐药性是导致 *H. pylori* 根除失败的主要原因　*H. pylori* 通过其自身染色体的突变，可对多种抗生素产生耐药，尤其是 *H. pylori* 对甲硝唑和克拉霉素耐药的广泛流行，是导致 *H. pylori* 根除治疗失败的重要原因[5]，*H. pylori* 对阿莫西林耐药率很低，但也呈增加趋势。在 *H. pylori* 根除治疗失败的病人中还有相当多的病人不能用 *H. pylori* 耐药解释，而是与其他原因有关。

2. *H. pylori* 球形变　在对 *H. pylori* 的治疗中，经常发现用抗生素治疗过的慢性胃炎病人胃黏膜病理组织中存在大量球形 *H. pylori*，这种球形变 *H. pylori* 对抗生素不敏感，目前认为球变 *H. pylori* 以两种形式存在：一种是已经死亡或变性的 *H. pylori*，另一种是虽未死亡，但不能培养传代的非生长活跃期的 *H. pylori*。在停用抗生素 2～4 周或更长时间后就会恢复原来的活性，这种球形 *H. pylori* 不仅是 *H. pylori* 根除失败的重要原因，而且还具有传染性[24]。

3. *H. pylori* 基因型及毒力因子对 *H. pylori* 根除治疗的影响　*H. pylori* 基因型与抗生素治疗密切相关，有资料显示 S1/M1 和 S1/M2 型菌株（多为 cagA＋）较 S2/M2 型非产毒菌株（多为 cagA－）对抗生素更敏感[25]，*H. pylori* 的主要毒力因子包括空泡细胞毒素（vaculating cytotoxin A，VacA）和细胞毒素相关蛋白（cytotoxin associated protein，CagA），这两种毒素不仅在 *H. pylori* 的致病中起重要作用，而且对 *H. pylori* 根除治疗也有重要的影响。

4. *H. pylori* 根除治疗效果与 *H. pylori* 定植部位有关　通常认为存在于细胞内、胃底部、及胃窦与胃体交界区的 *H. pylori* 不容易被根除而导致治疗失败。在胃窦与胃体交界区的 *H. pylori* 可能会逃脱抗生素，由于交界区的组织结构不同于胃窦或者胃体，使得定植于该部位的 *H. pylori* 生物学行为发生改变，从而使其对抗生素不敏感。有研究还发现，在单独使用抑酸剂治疗时，定植在胃窦的 *H. pylori* 数量明显降低，而胃体的 *H. pylori* 数量则明显升高，若在治疗前使用质子泵抑制剂，然后再行根除治疗则会降低 *H. pylori* 根除疗效。进入黏液细胞内的 *H. pylori* 对抗生素的敏感性降低则更

容易导致 *H. pylori* 根除治疗失败[27]。有研究资料表明进入胃黏膜上皮空泡内的 *H. pylori* 存活的半衰期约 24 小时，而且还有可能返回到细胞外重新定植[26]。

5. ***H. pylori* 定植密度对 *H. pylori* 根除的影响**　*H. pylori* 根除效果与胃内 *H. pylori* 定植数量有关。由于胃内定植 *H. pylori* 的数量多，这种巨大的细菌负荷会产生接种物效应，使 *H. pylori* 黏附于胃黏膜细胞并形成一层对其有保护作用的生物被膜，而且部分细菌则会进入到细胞内，因而 *H. pylori* 不能与抗生素接触而导致治疗失败[27]。大量的细菌负荷还会导致 *H. pylori* 表型耐药株的产生，这种表型耐药株为非复制期的休眠菌群，当抗生素治疗中断后这种表型类药株仍然可以复苏。

6. **不同基因型 *H. pylori* 菌株的混合感染[28]**　*H. pylori* 菌株具有广泛的异质性，通常情况下，不同病人总是感染基因型不同的菌株，现在越来越多的研究发现，同一病人也可感染一株以上的菌株，即存在 *H. pylori* 菌株的混合感染。这种混合感染可以是菌株表型如黏附特异性、对抗生素的耐药性、空泡毒素的产生等的不同，也可以是基因型的不同。菌株基因型的不同可以是基因型的完全不同，也可以是基因型的轻微差异或仅某个基因的不同。运用各种先进的分子生物学方法，研究者发现混合感染不仅存在于胃内的不同部位，同一部位也可同时存在不同菌株的混合感染。在菌株表型的混合感染中，具有特别重要临床意义的就是细菌对抗生素的耐药性。甲硝唑耐药的混合感染很常见，这也是导致 *H. pylori* 根除失败的原因之一。

（二）宿主因素

1. ***H. pylori* 根除与宿主基因型关系**　细胞色素 p450（CYP）2C19 基因多态性影响含 PPI 治疗方案的疗效，由于 PPI 的代谢主要通过 CYP2C19 途径，强代谢型者（野生型，wt/wt）PPI 清除率高，血药浓度明显低于弱代谢者（纯合子，mt/mt），所以 CYP2C19 的强代谢型也是导致 *H. pylori* 根除治疗失败的重要原因之一[29]。另外 P - 糖蛋白（MDR1）的基因多态性也与含 PPI 的治疗方案的疗效有关[29,30]。

2. ***H. pylori* 根除与胃内 pH 关系**　抗生素体外抑菌浓度与体内抗菌活性并非完全一致，某些抗生素在酸性环境下明显降低其抗菌活性，所以 *H. pylori* 根除治疗中通常同时加用抑酸药。目前推荐首选的三联疗法为 PPI + 两种抗生素，说明 *H. pylori* 根除效果与胃内 pH 密切相关。很多抗生素（如阿莫西林和克拉霉素）对 *H. pylori* 的最小抑菌浓度（MIC）都依赖于胃内的 pH 值，当 pH 降低时 MIC 增加，一般体外试验在测定抗生素的 MIC 时要求 pH 达到 7.0。PPI 加抗生素联合治疗目的是为了提高胃内 pH，从而增强抗生素活性。

3. ***H. pylori* 根除与不同临床疾病关系**　十二指肠溃疡（duodenal ulcer，DU）患者的 *H. pylori* 根除率高于非溃疡性消化不良（non - ulcer dyspeptic，NUD）的患者。在法国的一项荟萃分析研究中[31]，对 2751 例患者进行了分析，其中 25.8% 的患者根除失败，DU 患者的 *H. pylori* 根除失败率为 21.9%，明显低于 NUD 患者的失败率 33.7%（$p < 10^{-6}$），而药物敏感试验提示 DU 患者对克拉霉素的耐药率明显低于 NUD 患者，这也是导致 NUD 患者 *H. pylori* 根除率降低的主要原因。

4. ***H. pylori* 根除与宿主免疫状态**　机体免疫状态对 *H. pylori* 根除治疗也有一定的影响。一项研究表明 *H. pylori* 根除治疗失败的患者血清白细胞介素 -4（IL -4）的水平，与成功根除 *H. pylori* 者或未治疗的 *H. pylori* 感染者相比明显降低，因此对患者血清 IL -4 水平检测，有可能预示患者 *H. pylori* 根除治疗是否成功[32]。给长期感染的小 *H. pylori* 鼠口服治疗性疫苗，通过 TH2 活化介导的胃肠道黏膜免疫反应可以增加 *H. pylori* 根除的成功率[33]。

5. ***H. pylori* 根除与口腔 *H. pylori* 感染的关系**　有研究资料显示对口腔 *H. pylori* 检测证实口腔多部位存在 *H. pylori*，以牙斑中居多，并呈一定规律分布，*H. pylori* 主要存在于后牙牙龈下的菌斑中，提示口腔 *H. pylori* 可能是胃内 *H. pylori* 感染的重要来源[34]。口腔内 *H. pylori* 与胃内 *H. pylori* 存在一定相关性，有学者用 PCR 技术及限制性内切酶分析 15 例患者的胃黏膜以及牙菌斑的 *H. pylori*，结果发现其中 13 例显示口腔和胃两个部位的菌株具有相同酶切图谱，而其中 4 例在口腔、胃、十二指肠三处的菌株酶切图谱均一样[35]，还有研究显示在根除 *H. pylori* 时若同时洁治口腔，则明显提

高 *H. pylori* 根除率[36]，其研究提示口腔 *H. pylori* 存在是 *H. pylori* 根除失败的原因之一。通常的 *H. pylori* 根除治疗，即全身用药治疗并不能根除口腔 *H. pylori* 或者作用甚微，尤其是牙菌斑微生物具有独特的"生物膜"结构，药物难以达到而发挥抗菌作用[37]，所以口腔 *H. pylori* 感染也是 *H. pylori* 根除失败和 *H. pylori* 复发或再感染的重要原因。

6. *H. pylori* 根除与患者依从性　患者对 *H. pylori* 根除治疗的依从性差也是 *H. pylori* 根除失败的重要原因之一。通常病人希望服药时间短、品种少、剂量小、无药物副作用和药价便宜等。但常规的 PPI 三联就使相当一部分患者因服药后引起口苦、上腹不适、腹胀等不良反应而不愿继续服用。有研究表明在采用 Maastricht 2 – 2000 的标准方案治疗时，病人因依从性差而影响到 *H. pylori* 的根除率[31,38]。

7. *H. pylori* 根除与性别及年龄的关系　美国的一项荟萃研究对 3624 名患者进行了分析，发现女性患者对甲硝唑及克拉霉素的耐药率明显高于男性，从而导致治疗失败，而老年患者由于更容易对克拉霉素产生耐药，也是导致 *H. pylori* 根除治疗失败的原因之一[39]。可能在不同地区性别对 *H. pylori* 根除治疗的影响存在差异。

8. *H. pylori* 根除与饮酒及吸烟的关系　多数研究表明吸烟会降低 *H. pylori* 的根除率，一些研究提示吸烟的 DU 患者的 *H. pylori* 根除率明显低于不吸烟的患者[40]。而饮酒能使胃黏膜局部 *H. pylori* 的负荷量减少，有研究资料显示饮酒者的 *H. pylori* 根除失败率（12%）明显低于非饮酒者（29.9%），OR：3.24，（95% CI，1.12，9.20；$p = 0.03$）[41]。

（三）环境因素

按常规在 *H. pylori* 根除治疗 4 周后对患者检测 *H. pylori* 以确定其 *H. pylori* 是否根除，但在这 4 周中，患者就有可能已经复发或者再感染，除了上述口腔内 *H. pylori* 感染有关之外还与环境因素相关。中国 *H. pylori* 流行病学调查研究提示 *H. pylori* 感染主要与生活环境及生活习惯有关，且存在明显的人群或家庭的集聚性，提示 *H. pylori* 的重要传播途径是人→人的传播，而经济状况和卫生条件差、文化程度低、居住拥挤以及水源不洁等因素都是 *H. pylori* 感染或者再感染的高危因素。

（四）其他因素

1. 不规范治疗是导致 *H. pylori* 根除失败的重要原因　在 *H. pylori* 感染治疗中还存在一些临床问题，其中一个重要的问题是对 *H. pylori* 的非规范化治疗：包括药物的选择、剂量、疗程及服药方法等，不是按照国内外对 *H. pylori* 若干问题的共识意见进行处理，因而容易导致 *H. pylori* 球形变及其耐药菌株的产生。

2. 治疗前病人已经服用抑制胃酸的药物如 H_2RA 和 PPI 等，因而导致 *H. pylori* 对抗生素不敏感。

三、幽门螺杆菌根除失败原因防治策略

（一）避免幽门螺杆菌耐药菌株的产生

H. pylori 耐药菌株的产生是 *H. pylori* 根除失败的重要原因，因此对 *H. pylori* 感染者，在初次治疗时应争取成功地根治 *H. pylori*，尽量避免 *H. pylori* 耐药菌株的产生。为了减少 *H. pylori* 继发耐药性，可考虑采取以下措施：

1. 严格掌握 *H. pylori* 根除治疗的适应证　哪些人需要治疗应根据 2007 年关于 *H. pylori* 感染处理若干问题共识意见的要求来进行处理[42]。

2. 治疗规范化　关于治疗方案及疗程，应尽量按照我国 *H. pylori* 感染处理共识意见中推荐的方案及疗程进行[42]，当然也要结合每一个患者的具体情进行个体化处理。

3. 联合用药，避免使用单一抗生素治疗。任何单一抗生素都很难达到根除效果，而且容易使 *H. pylori* 产生耐药性。抗生素与铋制剂或 PPI 联合应用不仅能减少 *H. pylori* 耐药菌株的产生，而且还能增加抗生素的活性以及增大抗生素在胃内的药物浓度，尤其对受胃酸影响的药如阿莫西林和克

拉霉素等与 PPI 联用比与铋剂联用更有效。

4. 如有条件在治疗前做药物敏感试验，这不仅能指导对抗生素的选择，而且能减少 *H. pylori* 耐药菌株的产生。

（二）寻找或探索根治幽门螺杆菌的新药和新方法

1. 铋制剂在 *H. pylori* 耐药株中的作用　我们对耐药 *H. pylori* 菌株的体外 MIC 研究结果表明[43]：对甲硝唑或克拉霉素耐药的 *H. pylori* 菌株，当加上铋剂之后，其 MIC 浓度明显降低，*H. pylori* 从耐药变成敏感，其研究结果不仅证实了铋制剂对抗生素敏感的 *H. pylori* 菌株有杀菌作用，而且对甲硝唑和克拉霉素耐药的 *H. pylori* 菌株也有杀菌作用，同时也为 PPI 三联加上铋制剂组成的四联疗法可以作为一线治疗失败后的补救治疗提供了理论依据。由于铋剂颗粒能在 *H. pylori* 细胞壁周围聚集并形成较高浓度，所以铋剂对降低 *H. pylori* 负荷量有效，因而在 *H. pylori* 治疗失败时 PPI 三联 + 铋剂的四联疗法可以作为首选的补救治疗方案。

2. 中医中药在 *H. pylori* 感染治疗中的作用　近年来有研究表明某些中药如三七、大黄、桂枝、元胡、连翘、党参、黄芩、白芍、乌药、黄连等有抑制或杀灭 *H. pylori* 的作用。关于中医中药在 *H. pylori* 感染中的作用在本专著中有专章讨论，详见第七十二章。

3. 序贯疗法[44]　序贯疗法又叫 10 天疗法，前 5 天为 PPI + 阿莫西林；后 5 天为 PPI + 克拉霉素 + 甲硝性/替硝唑，均为 2 次/天，国外已有不少这方面研究报道。

4. 复合疗法[44]

（1）不含铋剂的四联疗法，其组成为 PPI + 三种抗生素，如 PPI + 甲硝性 + 克拉霉素 + 阿莫西林，2 次/天，疗程 3~7 天。

（2）高剂量二联疗法：其组成为 PPI + 阿莫西林（1 次/6h），疗程 14d。

关于序贯疗法和复合疗法国内还没有前瞻性的大样本多中心的临床研究，尚缺少这方面经验，所以应用时特别要注意药物副作用和病人依从性。

5. 个性化治疗

（1）对有 *H. pylori* 表型耐药者可再次使用相同抗生素治疗，但应适当拖长抗生素治疗时间，其疗程可以 10 天或 14 天。表型耐药是二联疗法（PPI + 阿莫西林）的特征性表现，但也可见于其他疗法。

（2）为了提高 *H. pylori* 根除率，减少 *H. pylori* 继发耐药，四联疗法也可以作为首次治疗，有研究表明：四联疗法的 *H. pylori* 根除率明里高于 PPI 三联方法[45~46]。

（3）当对常用抗生素（甲硝唑、克拉霉素和阿莫西林）耐药时可以斟情选用四环素、阿莫西林、呋喃唑酮等，但必须注意药物副作用。

（4）对于连续治疗失败者宜间隔 2~3 个月之后再行 *H. pylori* 根除治疗，因反复治疗后会使 *H. pylori* 发生球形变而对抗生素失去敏感性。

（5）为增强病人的依从性，医生应对患者详细交代用药方法

（三）治疗规范化，提高临床医生对幽门螺杆菌诊治水平

如前所述，在 *H. pylori* 感染处理中存在某些临床问题，如何正确认识和处理这些问题对临床医生很重要，要强调对 *H. pylori* 感染治疗规范化，尤其是要提高社区医生对 *H. pylori* 的诊治水平。

参考文献

1 Graham DY, LuH, Yamaoka Y. A report card to grade *Helicobacter pylor* therapy. Helicobacter, 2007, 12 (4): 275~278

2 Megraud, F. *H pylori* antibiotic resistance: prevalence, importance, and advances in testing. Gut, 2004, 53 (9): 1374~1384

3　成虹，胡伏莲. 北京地区幽门螺杆菌耐药情况及其耐药趋势. 中华医学杂志，2005，85（39）：2754～2757

4　史彤，刘文忠，萧树东，等. 上海地区幽门螺杆菌对抗生素耐药率的变迁. 中华消化杂志，2000，39（8）：576

5　中华医学会消化病分会幽门螺杆菌学组/全国幽门螺杆菌科研协作组. 中国幽门螺杆菌耐药状况以及耐药对治疗的影响——全国多中心临床研究. 胃肠病学，2007，12（9）：525～530

6　Megraud F，Hazell S，Glupczynski y，et al. Antibiotic susceptibility and resistance. In：Mobley HLT，MEndz GL，Hazell SL，eds. *Helicobacter pylor*：Physiology and Genetics. WashingtonDC：ASM Press，2001，500～530

7　F. Szczebara，L. Dhaenens，P. Vincent，et al. Evaluation of rapid molecular methods for detection of clarithromycin resistance in *Helicobacter pylor*. Eur J Clin. Microbiol Infect Dis，1997，16：162～164

8　Shin Maeda，Haruhiko Yoshida，Hironari Matsunaga，et al. Detection of clarithromycin－resistant *Helicobacter pylor* strains by a preferential homoduplex formation assay. Journal of Clinical Microbiology，2000，38：210～214

9　郑小丽，胡伏莲，王蔚虹，等. 北京地区幽门螺杆菌对克拉霉素的耐药情况及其耐药机制. 中华医学杂志，2001，81（23）：1413～1415

10　Marais A，Bilardi C，Cantet F，et al. Characterization of the genes rdxA and frxA involved in metronidazole resistance in *Helicobacter pylor*. Res Microbiol，2003，154：137～144

11　Jeong JY，AK Mukhopadhyay，D Dailidiene，et al. Sequential inactivation of rdxA and frxA nitroreductase genes cause moderate and high－level metronidazole resistance in *Helicobacter pylor*. J Bacteriol，2000，182：5082～5090

12　Jeong JY，DE Berg. Mouse－colonizing *Helicobacter pylor* SS1 is unusually susceptible to metronidazole due to two complementary reductase activities. Antimicrob Agents Chemother，2000，44：3127～3132

13　Jeong JY，AK Mukhopadhyay，JK Akada，et al. Roles of FrxA and RdxA nitroreductases of *Helicobacter pylor* in susceptibility and resistance to metronidazole. J Bacteriol，2001，183：5155～5162

14　Kwon DH，Fouad AK，El－Zaatari，et al. Analysis of rdxA and Involvement of Additional Genes Encoding NAD（P）H Flavin Oxidoreductase（FrxA）and Ferredoxin－Like Protein（FdxB）in Metronidazole Resistance of *Helicobacter pylor*. Antimicrobial Agents Chemother，2000，44：2133～2142

15　Watanabe K，Tanaka A，Imase K，et al. Amoxicillin Resistance in *Helicobacter pylor*：Studies from Tokyo，Japan from 1985 to 2003. *Helicobacter*，2005，10（1）：4～11

16　Okamoto T，Yoshiyama H，Nakazawa T，et al. A change in PBP1 is involved in amoxicillin resistance of clinical isolates of *Helicobacter pylor*. J Antimicrob Chemother，2002，50：849～856

17　Gerrits MM，Schuijffel D，van Zwet AA，et al. Alterations in penicillin－binding protein 1A confer resistance to beta－lactam antibiotics in *Helicobacter pylor*. Antimicrob Agents Chemother，2002，46：2229～2233

18　Wolle K，Leodolter A，Malfertheiner P，et al. Antibiotic susceptibility of *Helicobacter pylor* in Germany：stable primary resistance from 1995 to 2000. J Med Microbiol，2002，51：705～709

19　Eltahawy AT. Prevalence of primary *Helicobacter pylor* resistance to several antimicrobials in a Saudi Teaching Hospital. Med Princ Pract，2002，11：65～6

20　Dailidiene D，Bertoli MT，Miciuleviciene J，et al. Emergence of tetracycline resistance in *Helicobacter pylor*：multiple mutational changes in 16S ribosomal DNA and other genetic loci. Antimicrob Agents Chemother，2002，46：3940～3946

21　Trieber CA，Taylor DE. Mutations in the 16S rRNA genes of *Helicobacter pylor* mediate resistance to tetracycline. J Bacteriol，2002，184：2131～2140

22　Miyachi H，Miki I，Aoyama N，et al. Primary levofloxacin resistance and gyrA/B mutations among *Helicobacter pylor* in Japan. *Helicobacter*，2006，11：243～249

23　Cattoir V，Nectoux J，Lascols C，et al. Update on fluoroquinolone resistance in *Helicobacter pylor*：new mutations leading to resistance and first description of a gyrA polymorphism associated with hypersusceptibility. International Journal of Antimicrobial Agents，2007，29：389～396

24　Rabelo－Roncalves EM，Nishimura NF，Zeitune JM. Acute inflammatory response in the stomach of BALB/c mice challenged with coccoidal *Helicobacter pylor* Mem Inst Oswaldo Cruz，2002，97：1201～1206

25　Van Doom LJ Schneeberger PM，Nouhan N，et al. Importance of *Helicobacter pylor* cagA and vacA status for the efficacy of antibiotic treatment. Gut，2000，46：321～326

26　Amieva MR，alama NR，Tompkins LS，et al. *Helicobacter pylor* enter and survive within multivesicular vacuoles of epithelialcells. Cell Microbiol，2002，4：677～690

27　陆红，萧树东. 幽门螺杆菌感染耐药的一种新观念. 胃肠病学，2009，14（1）59～61

28　郑小丽，王蔚虹，胡伏莲. 幽门螺杆菌耐药机制及其混合感染研究. 中华医学杂志，2002，82（8）增刊：47

29　Schwab M，Schaeffeler E，Klotz U，et al. CYP2C19 polymorphism is a major predictor of treatment failure in white patients by use of lansoprazole－based quadruple therapy for eradication of *Helicobacter pylor*. Clin Pharmacol Ther，2004，76（3）：201～209

30　Babic Z，Svoboda－Beusan I，Kucisec－Tepes N，et al. Increased activity of Pgp multidrug transporter in patients with *Helicobacter pylor* infection. World J Gastroenterol，2005，11（18）：2720～2725

31　Broutet N，Tchamgoue S，Pereira E，et al. Risk factors for failure of *Helicobacter pylor* therapy－results of an individual data analysis of 2751 patients. Aliment Pharmacol Ther，2003，17：99～109

32　Borody T，Ren Z，Pang G，et al. Impaired host immunity contributes to *Helicobacter pylor* eradication failure. Am J Gastroenterol，2002，97：3032～3037

33　Ikewaki J，Nishizono A，Goto T，et al. Therapeutic oral vaccination induces mucosal immune response sufficient to eliminate long－term *Helicobacter pylor* infection. Microbiol Immunol，2000，44（1）：29～39

34　胡文杰，曹采方，孟焕新，等. 幽门螺杆菌在口腔中的特征性分布. 中国微生物学，2004，16（2）：93～97

35　OshowoA，Gillam D，Botha A，et al. *Helicobacter pylolr*：the mouth stomach and gut axis. Annal Periodontol，1998，3（1）：276～280

36　曹钟义，危由春，蒋泽先，等. 口臭与口腔内、胃内幽门螺杆菌的关系及治疗探讨. 江西医学院学报，2003，43（2）：100～101

37　Kignel S，de Almeida Pina F，Ander EA，et al. Occurrence of *Helicobacter pylor* in dental plaque and saliva of dyspeptic patients. Oral Dis，2005，11：17～21

38　Wermeille J，Cunningham M，Dederding JP，et al. Failure of *Helicobacter pylor* eradication：is poor compliance the main cause? Gastroenterol Clin Biol，2002，26：216～219

39　Meyer JM，Silliman NP，Wang W，et al. Risk factors for *Helicobacter pylor* resistance in the United States：the surveillance of *H. pylori* antimicrobial resistance partnership（SHARP）study，1993～1999. Ann Intern Med，2002，136：13～24

40　Janssen MJ，Laheij RJ，Jansen JB，et al. The influence of pretreatment on cure rates of *Helicobacter pylori* eradication. Neth J Med，2004，62：192～196

41　Baena JM，Lopez C，Hidalgo A，et al. Relation between alcohol consumption and the success of *Helicobacter pylor* eradication therapy using omeprazole，clarithromycin and amoxicillin for 1 week. Eur J Gastroenterol Hepatol，2002，14：291～296

42　中华医学会消化病学分会幽门螺杆菌学组/幽门螺杆菌科研协作组. 第三次全国幽门螺杆菌感染若干问题共识报告（2007年8月庐山）. 中华医学杂志，2008，88：652～656

43　成虹，李江，胡伏莲. 枸橼酸铋钾对幽门螺杆菌耐药菌株体外抗菌活性研究. 胃肠病学和肝胆病学杂志，2008，17（7）：543～546

44　Graham DY，Shiotani A. New concepts of resistance in the treatment of *H. pylor* infection. Nat Clin Pract Gastroenterol Hepatol，2008，5（6）：321～331

45　牟方宏，胡伏莲，杨桂彬，等. 质子泵抑制剂四联疗法作为幽门螺杆菌根除治疗一线方案的临床研究. 胃肠病学，2007，12（9）：531～534

46　郑青，戴军，李晓波，等. 以潘托拉唑为基础的三联和四联疗法根除幽门螺杆菌疗效比较 —— 一项单中心、随机、开放、平行对照研究. 胃肠病学，2009，14（1）：8～11

第七十章　幽门螺杆菌感染的微生态治疗

汪春莲

中南大学湘雅二院

一、概述

　　幽门螺杆菌的发现（*Helicobacter pylori*，下称 *H. pylori*）至今已有 20 多年了，研究表明胃 *H. pylori* 感染是慢性活动性胃炎、消化性溃疡、胃癌及胃黏膜相关性淋巴组织样（MALT）淋巴瘤的致病原因，世界卫生组织将其列为 I 类致癌物质[1,2]。*H. pylori* 根除治疗方案主要为质子泵抑制剂（PPI）和（或）铋剂加上两种抗生素的标准三联疗法，可获得 65% ~ 90% 的根除率。仍有 10% ~ 35% 的患者的细菌不能被根除。但抗生素联合应用的不良反应，会影响到患者依从性；加上耐药菌株的迅速增加，导致根除率下降[3]。寻求一种毒副作用少，病人容易接受的治疗方法成为目前医学研究中的热点。而近年来微生态学的兴起和研究的深入，为此提供了可能。

　　微生态学是研究正常微生物群的结构、功能及其与宿主相互依赖和相互制约关系的一门新兴学科，微生态疗法即应用可拮抗病原菌活性的活菌制剂，因势利导、扶持正常菌群、提高定植抗力、促进微生态平衡来治疗细菌感染。微生态制剂也称微生态调节剂，是指含活菌和死菌、包括菌体组分和产物或是仅含活菌体和死菌体的微生物制剂[4]。微生态制剂包括益生菌（probiotics）、益生元（prebiotics）、合生元（synbiotics）3 大类。益生菌是含有足够数量的非致病性的特定活菌制剂，通过改善宿主黏膜表面的微生物菌群来保持微生态平衡。主要有乳酸菌属（乳酸杆菌、双歧杆菌、粪肠球菌、粪链球菌、枯草杆菌）；芽孢杆菌属（蜡状芽孢杆菌、地衣芽孢杆菌）；非常驻菌属

（丁酸梭菌、酪酸梭菌）等。益生元是一些不被消化的食物成分，可被正常细菌利用，能选择性地促进结肠内有益细菌的生长或增加其活性，改善肠道功能，主要包括果糖、乳果糖、低聚果糖类和异麦芽糖等。合生元是益生菌与益生元的混合制剂，既可发挥益生菌的活性，又可选择性的增加这些菌的数量。微生态制剂根据所含细菌的存活与否分为活菌制剂和失活菌制剂。现在临床应用的大部分是活菌制剂。近年来对于益生菌拮抗 H. pylori 的研究报道逐渐增多，从体外抑菌试验、益生菌动物体内接种试验、到观察防治 H. pylori 感染的体内有效性试验研究各个层面进行了研究和报道，并取得了一定的效果。为治疗 H. pylori 感染提供了新的途径。

二、益生菌抗幽门螺杆菌感染的可能机制

益生菌具有广谱抗菌活性，能提高某些有利于健康的细菌的数量和活性，预防和治疗某些胃肠道功能紊乱性疾病，如旅游者腹泻、H. pylori 胃肠炎、轮状病毒性腹泻等[5]。益生菌通过产生有机酸、过氧化氢、细菌素等抑制物，而抑制有害细菌代谢或毒素的产生；竞争性抑制细菌与肠道上皮细胞的结合位点；与病原菌竞争营养物；降解肠黏膜细胞上的毒素受体；刺激宿主免疫反应等多种途径保护宿主免于发生胃肠道疾病。大量实验研究证实，益生菌对 H. pylori 有抑制作用，其可能的作用机制有以下几个方面：

（一）非免疫性机制

1. 抗细菌物质　益生菌可通过产生一些抗细菌物质如细菌素、乳酸和挥发酸来抑制 H. pylori 生长，已确定乳酸杆菌合成的一些抗细菌复合物与细菌素家族有关[6,7]。有些乳酸菌菌株可以产生乳酸链球菌肽、乳酸菌素和杆菌素等细菌素抑制 H. pylori 生长。而细菌素的抑菌能力随着 H. pylori 菌株的不同而改变。益生菌代谢产物：如乳酸、醋酸和过氧化氢等，能抑制 H. pylori 的黏附力和侵袭力。Midolo 等[8]精确量化了乳酸浓度与抑制 H. pylori 效果之间的关系，采用平板打孔法观察了不同有机酸和乳酸对 H. pylori NCTC11637 菌株生长的抑制效果，结果显示嗜酸乳杆菌和干酪乳杆菌鼠李糖亚种均可抑制 H. pylori，而这些菌株产生的乳酸浓度为 $50 \sim 156 \text{mmol/L}$，且乳酸浓度和抑制 H. pylori 作用成正相关。乳酸、醋酸和盐酸对 H. pylori 生长的抑制亦呈浓度依赖性，且在 0.5mol/L 时，乳酸较醋酸和盐酸的作用更强，提示代谢产物中的乳酸是抑制 H. pylori 的重要因素。并认为有机酸是可能通过三羧酸循环使 H. pylori 失去生长繁殖所必需的能量，从而达到抑制 H. pylori 的目的。另外，H. pylori 菌体表面的尿素酶可分解尿素产氨，中和胃内的酸性环境，这是 H. pylori 能在胃内定植的一个重要条件。益生菌产生的乳酸可通过降低胃内 pH 值，抑制 H. pylori 尿素酶活性从而抑制 H. pylori 的定植和繁殖，但不同的乳酸杆菌菌株对 H. pylori 有不同的抑制作用，例如：约氏乳杆菌 La10 与约氏乳杆菌 La1 产生同样多的乳酸，却没有抑制 H. pylori 的作用[9]；其他一些菌株如嗜酸乳杆菌 LB、干酪乳杆菌、约氏乳杆菌 La1、乳酸乳杆菌通过乳酸和 pH 依赖机制对 H. pylori 发挥抑制作用[10]。然而，具有最有效抑制作用的乳杆菌株产乳酸量并非最大，说明乳杆菌还可能产生其他一些细胞外复合物，而对 H. pylori 发挥抑制作用，这些物质很可能是细菌素样蛋白。

2. 黏附竞争作用　H. pylori 对上皮细胞的黏附力在 H. pylori 相关性疾病的发生中起着重要的作用。益生菌能抑制 H. pylori 的黏附，其可能的机制是：①益生菌分泌的一些抗细菌物质有抗黏附的活性；②某些益生菌可与 H. pylori 竞争黏附结合位点；③益生菌可以通过与胃上皮细胞和胃黏液素结合干扰 H. pylori 与胃上皮细胞的交互作用；④还可通过与致病菌竞争肠上皮微绒毛上的脂质和蛋白质上的相同复合糖（glycoconjugate）受体来达到阻止致病菌的定植。体外实验显示：约氏乳杆菌 La1、唾液乳杆菌、嗜酸乳杆菌可以抑制 H. pylori 对肠上皮细胞 HT29 或胃内皮细胞 NKN45 的黏附[11]。在体外某些种类的乳杆菌可以通过竞争黏附位点干扰 H. pylori 与胃上皮细胞的黏附。动物实验也证实，预先给予乳酸杆菌定植可以阻止或减少无菌鼠的 H. pylori 的定植，这可能与乳酸杆菌阻碍了 H. pylori 的黏附有关[12]。

3. 黏膜屏障　益生菌通过脂磷壁酸与肠黏膜上皮细胞相互作用而密切结合，与其他厌氧菌一

起占据肠黏膜表面，共同形成一道生物学屏障，提高上皮细胞的防御能力；而其代谢产物如小分子酸、过氧化氢和细菌素等活性物质形成了一个化学屏障，阻止致病菌和条件致病菌的定植和入侵[13]。益生菌还可通过促进损伤上皮的修复，防止致病菌在肠道上皮间的移位。大量观察发现在 *H. pylori* 相关性胃炎损伤和增生上皮中，常常有胃黏液分泌的减少。已知 *H. pylori* 可以抑制人类胃上皮细胞内的小肠黏膜结合蛋白1（MUCI）和小肠黏膜结合蛋白5A（MUC5A）基因的表达。体外实验显示：植物乳杆菌和罗氏乳杆菌可以通过增加 MUCI 和 MUC5A 基因的表达，从而使培养的结肠细胞黏液素的胞外分泌增加，这些特性可间接促进胃黏膜通透性的恢复，或阻止包括 *H. pylori* 在内的致病菌的黏附[14]。

（二）免疫性机制

H. pylori 感染可以通过释放各种炎症介质如化学增活素和细胞因子引起胃黏膜的炎症反应，*H. pylori* 感染引发的炎症起始于单核细胞释放的细胞因子 IL-8 和 IL-12 及胃黏膜上皮来源的 IL-8，IL-8 是人类 *H. pylori* 感染炎症反应的主要炎症介质，其黏膜水平与胃窦处炎症细胞的浸润密切相关。IL-8 的释放增加可引起中性粒细胞和淋巴细胞向黏膜的移位，激活黏膜固有层的单核细胞和网状细胞，产生各种与炎症反应有关的细胞因子，如 TNF-a、IL-1、IL-6、IL-4 INF-r 等[15]。*H. pylori* 感染诱导的炎症反应涉及多种细胞及多种细胞因子的相互作用，而细胞因子持续的存在将进一步增强细胞对感染的反应，导致病变的加剧及延伸。益生菌可以通过干扰上皮细胞和调节抗炎细胞因子的分泌来调整宿主的免疫反应，从而减轻胃炎的活动性和炎症程度[16]。体外实验显示：唾液乳酸杆菌可以抑制胃上皮细胞由 *H. pylori* 感染刺激引起的 IL-8 的分泌[12]，乳酸杆菌可以通过阻碍 *H. pylori* 在小鼠胃黏膜上皮的黏附，从而减少因黏附刺激而致胃黏膜上皮产生 IL-8，间接抑制了 IL-8 产生的级联反应引起的上皮细胞黏附分子的活化，也抑制了随之而来的中性粒细胞的浸润和炎症。约氏乳杆菌 La1 可能通过分泌某种化合物潜在地干扰 IL-8 的产生，从而减轻炎症反应，这种化合物是不同于乳酸的抗菌物质，可能是一种非细菌物质，它不依赖于乳酸的产生[17]。Sgouras DN 等[18]通过饮水给 *H. pylori* 感染的 C57BL/6 小鼠服用约氏乳杆菌 La1，连续服用三个月，观察小鼠胃黏膜的 *H. pylori* 定植量、胃黏膜固有层炎症的发展情况，及血清和胃黏膜组织中促炎症细胞因子，包括巨噬细胞炎症蛋白2（MIP-2）和角质化细胞衍生因子（KC）的水平，其结果表明，虽然没有观察到 La1 对 *H. pylori* 定植量的抑制作用，但发现胃黏膜固有层嗜中性粒细胞和淋巴细胞炎症浸润明显减轻，血中的抗 *H. pylori* 免疫球蛋白 G 抗体也明显降低。在治疗的早期就有血清和胃黏膜中的 MIP-2 和 KC 均明显降低。同时，体外试验发现，La1 与人类腺癌细胞共同培养的上清液中，由 *H. pylori* 感染诱导的 IL-8 的分泌明显减少，而没有伴随 *H. pylori* 的活性的下降，这些观察结果显示，在 *H. pylori* 感染的早期阶段，给予 La1 口服，可能通过降低由促炎症因子引起的黏膜固有层的淋巴细胞和中性粒细胞的浸润，而减少 *H. pylori* 相关性胃炎的发生。

三、益生菌抑制幽门螺杆菌的体外试验研究

在体外筛选对 *H. pylori* 有抑制作用的益生菌试验中，乳杆菌和双歧杆菌作为益生菌的主要成员，备受关注。多数研究集中于耐酸性较好的乳杆菌属，尤以嗜酸乳杆菌和约氏乳杆菌 La1 研究得比较多。

（一）乳酸杆菌与幽门螺杆菌

1. 嗜酸乳杆菌和约氏乳杆菌 La1 与 *H. pylori*　Vilaichone 等[19]在体外研究中发现嗜酸乳杆菌对分离自消化性溃疡患者的 *H. pylori* 有抑制作用，当两种细菌菌悬液密度相同时，乳杆菌对 *H. pylori* 抑制作用最大，而且此菌能提高抗生素根除 *H. pylori* 的疗效。Chatterjee[20]等发现当嗜酸乳杆菌 DDS-IJ 和 *H. pylori* 为1:1或更高的比率时前者对 *H. pylori* 的生长有抑制作用。Coconnier 等[21]将嗜酸乳杆菌菌株 LB 的培养上清液（LB-SCS）与 *H. pylori* 共育后，*H. pylori* 发生一系列超微结构的变化，仅黏附于细胞表面，LB-SCS 可显著降低 *H. pylori* 的存活力而不依赖于其中的乳酸水平和 pH

值。Shobna 等[,22]发现当 H.pylori 和嗜酸乳杆菌共同培养超过 24 小时，乳杆菌可明显抑制 H.pylori，且乳杆菌液体培养的上清液也有此作用。Michetti 等[23]为检测乳杆菌的分泌产物引起的细菌间干扰作用能否用于抗 H.pylori，选择约翰逊乳杆菌 La1，在其序列稀释液中加入 H.pylori（10⁷ 个细菌），在厌氧环境中共同培养 1~2 小时，其结果表明无论 H.pylori 黏附于上皮细胞与否，La1 的培养上清液都对其生长有抑制作用。Lorca[24]等通过对 17 株乳杆菌与 10 株 H.pylori 之间的相互作用的研究，发现乳杆菌培养上清液对 H.pylori 有不同的拮抗作用，这种抑制作用也是和酸性产物、低 pH 值有关，但嗜酸乳杆菌 CRL639 的循环下降，到 48 小时时，检测不到 H.pylori 的活菌计数，可能 CRL639 这种杀菌作用与细胞溶解后释放出的蛋白质成分有关。

2. 干酪乳杆菌与 H.pylori Sgouras DS 等[25]用来源于发酵乳产物的干酪乳杆菌 Shirota 菌株对 H.pyloriSS₁和 9 株 H.pylori 临床株行体外抑菌试验，发现 Shirota 活菌对（H.pyloriSS₁）和所有临床株均有抑制作用，而不含细菌的培养上清液虽然对 H.pylori 尿素酶活性有很强的抑制作用，但无抑菌活性。Cats[26]等亦证实干酪乳杆菌（Shirota）体外可抑制 H.pyloriNCTC11637，且此菌生长在牛奶中比在 DeMan－Rogosa－Sharpe 培养基中对 H.pylori 的抑制作用更强。其培养液经过滤除菌对 H.pylori 无抑制作用。Midolod 等[8]用平板打孔法测定有机酸和乳酸菌对 H.pyloriNCTC11637 生长的抑制，结果显示嗜酸乳杆菌和干酪乳杆菌鼠李糖亚种可抑制 H.pylori，而双歧杆菌、戊糖片球菌和保加利亚乳杆菌无此作用。

3. 其他乳杆菌与 H.pylori Aiba 等[27]唾液乳杆菌 WB1004 和美国典型培养物保藏中心提供的干酪乳杆菌（No. 393）、嗜酸乳杆菌（No. 4356）可分泌大量乳酸，H.pylori 体外混合培养可完全抑制 H.pylori 生长。Bazhenov 等[28]用平板打孔观测抑菌圈的方法，研究乳酸菌属细菌对 9 株 H.pylori 临床株有体外拮抗作用，发现干酪乳杆菌 925、植物乳杆菌 8RA－3，发酵乳杆菌 BL－96 和 L. 90265 均有此作用。另有发现益生菌（Weissella confusa）菌株 PL9001 活菌可抑制 H.pylori 与人胃细胞株 MKN－45 的黏附，死菌也有此作用，而且，PL9001 的培养上清液能使 H.pylori 细胞壁破裂从而迅速降低 H.pylori 的活力。这些结果表明 PL9001 菌株对 H.pylori 存在双重抑制作用：杀菌活性和阻止 H.pylori 与胃黏膜细胞的黏附。体外试验发现某些菌株如 L. reuteri 和 H.pylori 都结合于糖脂结合蛋白表面，这样在宿主体内就可以与 H.pylori 竞争结合位点[29,30]。

（二）双歧杆菌与幽门螺杆菌

Wang KY 等[,31]在接种 H.pylori 的平板上接种嗜酸乳杆菌 La5 或双歧杆菌 Bb12 行体外抑制 H.pylori 的试验，结果显示 Bb12 在体外对 H.pylori 有抑制作用，而 La5 无该作用。Collado 等[32]从人粪便中分离得到 24 株不同的双歧杆菌，其中 6 株对分离自人胃黏膜标本的 H.pylori 临床株有抑制作用。此作用与热稳定的蛋白质复合物有关。这种蛋白质复合物可以耐受 100℃高温十分钟，但对蛋白酶很敏感。

（三）其他益生菌与幽门螺杆菌

除乳杆菌属和双歧杆菌属常用益生菌外，其他益生菌在体外对 H.pylori 的拮抗作用亦有报道。Pinchuk[,33]发现枯草杆菌 3 在体外亦可抑制 H.pylori。不含枯草杆菌的培养上清液抑制 H.pylori 的活性与 pH 和有机酸浓度无关。该菌对热稳定，对蛋白酶不敏感。通过薄层色谱法检测并经高性能液相色谱分析证实，至少有两种抗生素在枯草杆菌抗 H.pylori 活性中发挥作用。且两者具有叠加作用。Takahashi[34]等将丁酸梭菌 MIYAIRI588 培养上清液 pH 值调至 7.4 时体外仍可抑制 H.pylori 生长，表明丁酸对 H.pylori 的杀菌作用强于乳酸、醋酸和盐酸。丁酸梭菌和 H.pylori 与胃上皮细胞 MKN45 共同培养可抑制 H.pylori 对细胞的黏附。Tsai 等[35]从分离自婴儿粪便的乳酸菌株中筛选具有抗 H.pylori 作用的菌株。首先根据它们黏附于人的肠道上皮细胞（Int－407），结肠腺癌细胞（Caco－2），人宫颈癌上皮样细胞（hela）和人胃癌细胞（TSGH9201）的能力的初筛，选择具有黏附能力的菌株，行耐酸和耐胆汁酸盐试验，对酸和胆汁耐受性良好的菌株对 H.pylori 生长的抑制能力和从 TSGH9201 细胞竞争排除取消 H.pylori 的能力，发现屎肠球菌 TM39 的培养上清终液在体

外具有抑制 *H. pylori* 的活性，这种作用，除依赖于上清液中的乳酸和 pH 值，可能还有一些因素起主要作用。TM39 培养上清液或细菌均可降低 *H. pylori* 与 TSGH9201 的结合。该菌株对万古霉素无耐药性，经体外侵袭实验和连续 28 天高剂量饲喂 Wistar 大鼠都证明是安全的。

四、益生菌抑制幽门螺杆菌的体内试验研究

（一）动物体内试验研究

经体外试验筛选出对 *H. pylori* 有抑制作用的益生菌菌株，为确定它们在体内能否发挥同样作用，需进一步进行动物体内有效性实验。相关研究主要包括两方面：建立 *H. pylori* 感染动物模型，然后用益生菌干预治疗和预先接种益生菌，再用 *H. pylori* 感染；通过与对照组比较动物体内 *H. pylori* 定植量和胃部炎症程度，确定益生菌在动物体内对 *H. pylori* 的抑制作用。

1. 益生菌治疗幽门螺杆菌感染动物模型　多数研究者采用临床分离到的 *H. pylori* 新鲜毒力株重复经口感染 4~6 周龄的小鼠，进行 *H. pylori* 感染动物模型的研究[36,37]，已转染成功的小鼠品系包括 C57BL/6、C3H、BALB/C、CD1、ICR、Swiss 等，最长带菌时间已超过 1 年。Wang X 等[,37]用无特定病原体级（specific – pathogen free，SPF）的 CD1 小鼠、普通 CD1 小鼠和普通 BALB/c 小鼠，接种标准株（NCTC11637）和新鲜临床分离株。结果用新鲜分离株的鼠第 4~8 周都感染成功，至少观察了 8 周，仍能维持感染，3 种动物间的感染无差异，给菌后第 2 周，小鼠胃内的菌株能成功再感染别的小鼠，并且感染力增强，而用标准株均未成功。Sawad[38] 等用 ATCC43504 *H. pylori* 菌株经口感染 8 周龄的蒙古沙土鼠，2 周后胃黏膜发生急性炎症，4 周后出现慢性炎症反应，12~14 周观察到胃和十二指肠溃疡，*H. pylori* 的定植超过 8 个月。Ohkusa[39] 等用从胃癌病人体内分离的 3 株临床株（ATCC43504，TN2GF4，K – 6）口服接种蒙古沙土鼠，结果发现，所有沙土鼠均出现胃炎和胃溃疡，十二指肠炎症和胃上皮化生在 TN2GF4，K – 6 更明显，至 14 周时出现球部溃疡和严重的十二指肠炎症，这些动物模型的研究为进一步研究 *H. pylori* 奠定了良好的基础。Sgouras 等[25]研究了干酪乳杆菌 Shirota 菌株对 *H. pylori* SS1 感染小鼠的体内疗效，小鼠分 3 组：乳杆菌治疗组、*H. pylori* 感染（不治疗组）和未感染组（作为对照），治疗组小鼠在感染 *H. pylori* 的第 2 周每日通过饮用水摄入 Shirota10^{8}cfu/ml，分别在 *H. pylori* 感染后 1、2、3、6 和 9 个月观察 *H. pylori* 定植和胃炎发展情况，通过 *H. pylori* 培养发现治疗组小鼠胃窦和胃体黏膜的 *H. pylori* 定植水平较感染对照组显著下降，伴随着观察阶段各时间点胃黏膜慢性炎症和活动性炎症的下降，治疗组小鼠血清抗 *H. pylori* – IgG 水平较感染对照组亦有下降趋势，但无显著性差异（$p > 0.05$，Mann – Whitney 检验）。Aiba 等[27]用 *H. pylori* 感染 4 周龄时每周口饲一次，每次菌量为 1×10^9CFU，在 12 周龄时处死小鼠。结果提示唾液乳杆菌能有效抑制 *H. pylori* 定值，并明显减轻炎症程度。Takahashi[34]观察到 *H. pylori* 持续感染无菌小鼠胃黏膜 5 周，再用丁酸梭菌接种小鼠，发现此菌对 *H. pylori* 感染有益作用。Kabir 等[36]发现发无菌小鼠已有 *H. pylori* 感染时，再予唾液乳杆菌干预，小鼠胃内的 *H. pylori* 数量下降到不及未干预鼠的 1%，比用干酪乳杆菌 393 和嗜酸乳杆菌 4356 两种 ATCC 新型菌株治疗 *H. pylori* 感染更有效。国内王学红等[40]采用从健康人胃肠道分离的乳酸杆菌治疗 *H. pylori* 感染性 Balb/c 小鼠胃炎模型，结果显示：分离的乳酸杆菌株能有效的抑制 Balb/c 小鼠 *H. pylori* 感染性胃炎模型体内的 *H. pylori*，并减轻小鼠胃黏膜组织的炎症反应。

2. 益生菌体内拮抗 *H. pylori* 定植　Kabir 等[36]预先予 4 周龄无菌小鼠口服唾液乳杆菌，5 周龄时接种 *H. pylori* No130，在接种 *H. pylori* 之前、接种 *H. pylori* 后 1 周、3 周和 6 周时定植在胃内的唾液乳杆菌数量均约为 10^8CFU/g，对照组是只接种 *H. pylori* No130 的 5 周龄无菌小鼠，结果对照组小鼠胃内有大量 *H. pylori* 定值，而实验组小鼠未检测到 *H. pylori*，预先予无菌级小鼠唾液乳杆菌 WB1004，再用 *H. pylori* 感染，未发现有 *H. pylori* 定值。Coconnier 等[21]用 *H. felis* 感染普通鼠模型，口服嗜酸乳杆菌 LB 可保护小鼠抵抗 Hf 感染，在用 LB 上清液治疗后 8 天和 49 天（即感染后的 29 和 70 天）可观察到 Hf 在胃内定植受抑制，且未发现胃内组织病理学改变，治疗组小鼠被感染组织

的尿素酶活性下降。

（二）益生菌治疗幽门螺杆菌的临床试验研究

用益生菌进行临床治疗的报道已有不少，也取得了一定的效果。文献报道发现，益生菌在体内外均有抑制 *H. pylori* 的作用；动物实验研究显示益生菌可降低 *H. pylori* 的定植率，可有效地减轻 *H. pylori* 引起的胃黏膜的炎症反应；人类应用益生菌可降低 *H. pylori* 的感染率和定植率，改善人类 *H. pylori* 相关性胃炎，有抑制 *H. pylori* 作用；益生菌与标准的三联合用可提高 *H. pylori* 的根除率并能减少 *H. pylori* 根除治疗带来的副作用[39,41]。

1. 单独用益生菌治疗 *H. pylori* 感染　单独用益生菌治疗 *H. pylori* 感染虽然通常不能根除 *H. pylori*，但可减少 *H. pylori* 定植量。益生菌以不同方式应用于临床，有活菌制剂，培养上清液或菌悬液。Schrezenmeir 等[41,42]报道，加热灭活的益生菌和活菌一样有效，同时指出每日剂量应大于 10^9 cfu，治疗时间至少持续两周。Linsalata 等[43]将 22 名 *H. pylori* 阳性的消化不良患者随机分成两组，一组口服高剂量短乳杆菌 CD2，一组是安慰剂对照组，治疗前后均行 UBT 检测 *H. pylori* 感染，结果治疗组未能根除 *H. pylori*，但是 UBT 的 delta 值出现了下降，提示胃内 *H. pylori* 菌量减少，从而支持了用乳杆菌治疗可减少 *H. pylori* 的定植量这一假设。Wang KY 等[31]给 59 名感染了 *H. pylori* 的志愿者服用含 10^7 cfu/ml 的 La5 和 Bb12 的酸乳，每天 2 次，餐后服，共 6 周，11 名 *H. pylori* 阳性受试者服用牛奶作安慰剂对照，分别于治疗前和开始治疗后 4 周和 8 周做 ^{13}C – UBT，发现酸乳治疗 6 周后患者 *H. pylori* 尿素酶活性显著下降。提示按规则摄入含 Bb12 和 La5 的酸乳能有效抑制人体 *H. pylori* 的感染。Cruchet 等[44]研究了摄入含约翰逊乳杆菌 La1 或 L. pracasei ST11 的饮食是否可干扰儿童体内 *H. pylori* 的定植，通过 ^{13}C – UBT 从无症状儿童中筛选出 *H. pylori* 感染者，结果表明规律摄入含乳杆菌 La1 活菌的食品可显著减少 *H. pylori* 感染儿童体内 *H. pylori* 的定值。Cats 等[26]给 14 位 *H. pylori* 阳性的受试者饮用含 10^8 cfu/ml 干酪乳杆菌的酸乳饮料，每天 3 次，连续 3 周，餐中服，另有 6 名 *H. pylori* 阳性受试者不予饮用作为对照，在开始饮用前和饮用 3 周结束时各做一次 ^{13}C – UBT 确定体内 *H. pylori* 感染情况，结果治疗组 *H. pylori* 尿素酶活性下降率 9/14（64%），对照组下降率为 2/6（33%），提示干酪乳杆菌对体内 *H. pylori* 有轻微抑制作用，但无显著性差异（$p = 0.22$）。Wendakoon 等[45]用乳杆菌种（嗜酸乳杆菌和干酪乳杆菌）和一种商用发酵剂（嗜酸乳杆菌，保加利亚乳杆菌和嗜热链球菌）专门制成了一种发酵乳。这些细菌在体外证实对 *H. pylori* 生长有很强的抑制作用，27 名 *H. pylori* 阳性的无症状患者，每天饮用发酵乳 3 次，每次 175ml，连用 30 天。停止服用后一个月再次行尿素呼气试验，26 名患者仍是阳性，提示服用发酵乳对根除 *H. pylori* 无作用。Michetti 等[23]在一项临床试验中监测可饮用的嗜酸乳杆菌 La1 培养上清液对 *H. pylori* 感染者的作用。志愿者服用 La1 上清液 14 天，每天 4 次，每次 50ml，同时接受奥美拉唑（20mg 每次，一天 4 次）或与安慰剂。结果：20 名受试者用 La1 上清治疗刚结束时，奥美拉唑治疗组和安慰剂对照组呼气试验得分有显著下降，在治疗结束后 6 周，呼气试验分值仍保持低值，但胃组织活检证实仍存在 *H. pylori* 感染。提示 La1 上清液对 *H. pylori* 抑制作用，但并不能杀灭 *H. pylori*。

2. 益生菌作为常规疗法的辅助用药　临床试验中，益生菌作为常规疗法的辅助用药，主要研究两方面：①是否提高 *H. pylori* 根除率；②是否减少抗生素相关副作用。虽然多方面研究证实，益生菌可直接作用于病原菌发挥抑菌活性，然而在临床运用阶段，微生态治疗还不能替代传统的抗生素疗法，但可与抗生素联合使用，特别是在抗生素耐受的情况下，平衡胃肠道正常菌群，降低抗生素的副作用。Myllyluoma 等[46]在根除 *H. pylori* 治疗的同时，分别再予受试者益生菌或安慰剂，并在根除治疗结束后继续用 3 周，发现两组间 *H. pylori* 根除率无显著性差异（91% vs79%，$p = 0.42$）。另有两项研究也发现益生菌比安慰剂更能预防副作用[47,48]。Lykova 等[49]将含有乳杆菌和双歧杆菌的益生菌和三联抗生素同时用于和儿童 *H. pylori* 相关性胃十二指肠疾病的治疗，具有较好疗效，加入的益生菌能改善抗生素导致的微生态失调。Armuzzi 等[50]对 60 例无症状 *H. pylori* 感染者在用克拉霉素、替硝唑和雷贝拉唑治疗 1 周的同时，随机使用乳酸杆菌或安慰剂治疗两周并随访 3 周，结果显示乳酸杆菌能明显减轻腹泻、恶心等不良反应。近年来运用益生菌治疗 H. pylori 感染受到了国内外学者广泛的关注，Gotteland 等[51,52]研究了益生菌嗜酸性乳酸杆菌 LB（LB）或共生菌酵母益生菌加菊粉（SbI）对于 H. pylori 感染患儿的治疗作用，在圣地亚哥市挑选 254 名无症状儿童，将 H. pylori 阳性儿童随机分为 3 组，各组治疗方法分别为：第一组给予抗生素（兰索拉唑、甲基红霉素和羟氨苄青霉素）治疗 8 天；第二组每天服用 SbI，连续 8 周；第三组每天服用 LB，连续 8 周，治疗后 3 组的 H. pylori 感染根治率分别为 66%、12% 和 6.5%。患儿服用活的 SbI 后，^{13}C - UBT基准值差异发生了具有显著性意义的变化，而服用 LB 的患儿则没有这种变化，结果提示酵母益生菌可干扰 H. pylori 在人体内的增殖过程，因而具有临床应用前景。Wang X 等[37]一项临床实验研究，59 名 H. pylori 阳性患者在餐后予以嗜酸性乳酸杆菌 La5 及双歧杆菌 Bb12 或 AB - yogurt治疗，11 名 H. pylori 阳性服用牛奶作为安慰组，分别在治疗前 4 周和治疗后 8 周，用 ^{13}C - 尿素呼吸实验确定 H. pylori 感染情况，结果显示 La5 可以抑制 H. pylori 在胃黏膜的定植，降低胃内 H. pylori 的密度，减轻胃炎程度，但并不能彻底根除 H. pylori。Linsalata 等[53]将 29 名 H. pylori 感染者随机分为 L. brevis（CD2）菌株组和安慰剂组，治疗 1 月后发现 L. brevis（CD2）虽不能根除 H. pylori，但可以减少胃内 H. pylori 数量。Iakovenko 等[54]一项对照研究中，将 98 名 H. pylori 感染患者随机分为两组，一组接受三联抗生素加益生菌治疗，另一组只接受三联抗生素治疗，其 H. pylori 根除率分别为 89.1% 和 63.5%，Sheu 等[,55]也证实了三联疗法加 AB - Yogurt 组比单用三联疗法 H. pylori 根除率高（91% vs78%，$p < 0.05$），且可以明显减少三联疗法治疗过程中出现的恶心、呕吐、腹泻、头痛的发生率。Mi Na Kim 等[56]将 347 例 H. pylori 感染的病人，随机分成 Yogurt 加抗生素三联标准治疗和单用抗生素三联治疗，观察 H. pylori 的根除率和副作用的发生率，结果显示，Yogurt 加三联标准疗法通过 PP 分析可增加 H. pylori 的根除率，但不能减少三联治疗的副作用。也有学者持相反意见，认为微生态制剂并不能提高 H. pylori 的根除率，如 Myllyluoma 等[57]一项随机双盲实验研究，用^{13}C - 尿素呼吸试验和酶联免疫分析法从 338 例志愿者中筛选出 47 个 H. pylori 阳性者，在进行 H. pylori 根除治疗时分别予益生菌（鼠李糖乳杆菌 LGG、短双歧杆菌 Bb99 等）和安慰剂 3 周，结果显示益生菌组和安慰剂组 H. pylori 的根除率无显著差异。Linsalata 等[58]应用短乳杆菌治疗 H. pylori 感染者，结果显示该益生菌虽不能根除 H. pylori，但尿素呼吸试验表明，胃黏膜鸟氨酸脱羧酶活性及多胺水平均明显降低，提示 H. pylori 受到抑制。国内童锦禄[59]等对 2006 年 10 月以前的国内外发表的有关益生菌联合标准三联疗法根除 H. pylori 的论文进行了荟萃分析，结果显示益生菌联合标准三联疗法能有效提高 H. pylori 根除率，并可降低治疗中的不良反应发生率。Lesbros 等[60]对 1966 ~ 2006 年在 MED-LINE 用英文公开发表的有关 H. pylori 与益生菌的文章，包括体外实验、动物实验和临床研究，进行了分析，结果显示：在体外益生菌有抑制 H. pylori 的作用，动物实验和临床研究也证实益生菌治疗能有效地减轻 H. pylori 感染相关性胃炎的炎症反应，可提高 H. pylori 三联根除治疗的根除率，并减轻抗生素引起的相关的副作用的发生率。这些研究结果表明，益生菌联合标准三联疗法能提高 H. pylori 的根除率，减少根除过程中的不良反应。但益生菌对于 H. pylori 的治疗效果仍需更多的符合循症医学要求的多中心随机对照的临床试验来证实。

五、展望

根除 H. pylori 可达到治疗其相关性疾病的作用。但至今仍无理想的根除方法。微生态疗法恰恰是从另一个角度探索其抗 H. pylori 治疗的可能性。应用微生态制剂治疗 H. pylori 感染，不仅可以抗感染，还有调节机体的免疫机能、平衡胃肠道正常菌群、降低抗生素的副作用等多种生物学功能。因此，微生态制剂也许是将来根治 H. pylori 的另一重要手段。

参考文献

1　Hatakeyama M. Brzozowski T Pathogenesis of *Helicobacter pylori* infection. Helicobacter. 2006，11 Suppl 1：14～20

2　Leung WK，Ng EK，Lam CC，et al. *Helicobacter pylori* infection in 1st degree relatives of Chinese gastric cancer patients. Scand J Gastroenterol. 2006，41（3）：274～279

3　胡伏莲. 幽门螺杆菌感染治疗中的困惑与共识，2005，25（3）：281～283

4　Gorbach S. L. Probiotics in the third millennium. Digest liver dis，2002，34（suppl2）21：s2～7

5　Teitelbaum JE. Probiotics and treatment of infectious diarrhea. Pediatr infect Dis J，2005，24（3）：267～268

6　Jack RW，Tagg JR，Ray B. Bacteriocins of gram－positive bacteria. Microbiol Rev，1995，59：171～200

7　Klaenhammer TR. Genetics of bacteriocins produced by lactic acid bacteria. FEMS Microbiol Rev，1993，12：39～85

8　Midolo PD，Lambert JR，Hull R，et al. In vitro inhibition of *Helicobacter pylori* NCTC11637 by organic acids and lactic acid bactera. J Appl Bacteriol，1995，79（4）：475～479

9　Michetti P，Dorta G，Wiesel PH，et al. Effect of whey－based culture supernatant of Lactobacillus acidphilus（johnsonii）La1 on *Helicobacter pylori* infection in humans. Digestion，1999，60：203～209

10　Cats A，kuipers EJ，Bosschaert MA，et al. Effect of frequent consumption of a Lactobacillus casei－containing milk in *Helicobacter pylori*－colonized subject. Aliment Pharmacol Ther，2003，17：429～435

11　Nam H，Ha M，Bae O，et al. Effect of Weissella confusa strain PL9001 on the adherence and growth of *Helicobacter pylori*. Appl Environ Microbiol，2002，68：4642～4645

12　Kabir AM，Aiba Y，T akagi A，et al. Prevention of *Helicobacter pylori* infection by lactobacilli in a gnotobiotic murine model. Gut，1997，41：49～55

13　Karen Mdsen，Anthony Cornish，Paul Soper，et al. Probiotic bacteria enhancemurine and human intestinal epithelial barrier function. Gastroentrology，2001，121（3）：580

14　Mack DR，Ahrne S，Hyde L，et al. Extracellular MUC3 mucin secretion follows adherence of Lactobacillus strains to intestinal epithelial cells in vitro. Gut，2003，52：827～833

15　Noach La，Bosma NB，Jansen J. Mucosal tumor necrosis factor aipha，interleukin－1 beta，and interleukin－8 production in patients with *Helicobacter pylori* infection. Scand J Gastroenterol，1994，29：425～429

16　Gill HS. Probiotics to enhance anti－infective defenes in the gastrointestinal tract. Best. Pract Res Clin Gastroenterol，2003，17：755～773

17　von Der WT，Bulliard C，Schiffrin EJ. Induction by a lactic acid bacterium of a population of CD4（1）T cells with low proliferative capacity that produce transforming growth factor beta and interleukin－10. Clin Diagn Lab Immunol，2001，8：695～701

18　Sgouras DN，Panayotopoulou EG，Martinez－Gonzalez B，et al. Lactobacillus johnsonii La1 attenuates *Helicobacter pylori*－associated gastritis and reduces levels of p roinflammatory chemokines in C57BL／6 mice. Clin Diagn Lab Immunol，2005，12：1378～1386

19　Vilaichone Rk，Mahachai V，Tumwasorn S，et al. Inhibitory effect of lactobacillus acidophilus on *Helicobacter pylori* in peptic ulcer patients：in vitro study. J Med Assoc Thai，2002，85 Suppl 1：S79～84

20　Chatterjee A，Yasmin T，Bagchi D，et al. The bactericidal effects of Lactobacillus acidophilus，garcinol and Protykin compared to clarithromycin，on *Helicobacter pylori*. Mol Cell Biochem，2003，243（1～2）：29～35

21　Coconnier M－H，Lievin V，Hemery E，et al. Antagonistic activity against Helicobacter infection in vitro and in vivo by the human Lactobacillus acidophilus strain LB. Appl Environ Microbiol，1998，64：4573～4580

22　Shobna J，Bhatia，Neena Kochar，et al. Lactobacillus acidophilus inibits growth of Campylobacter pylori in vitro. Journal of Clinical Microbiology，1989，2328～2330

23　Michetti P，Dorta G，Wiesel PH，et al. Effect of whey－based culture supernatant of Lactobacillus acidophilus（johnsonii）La－1 on *Helicobacter pylori* infection in humans. Digestion，1999，60：203～209

24　Lorca GL，Wadstro m T，Font de Valdez G，et al. Lactobacillus acidophilus autolysins inhibit *Helicobacter pylori* in vitro. Current Microbiology，2001，42：39～44

25　D. Sgouras, P. Maragkoudakis, K. petraki, et al. In vitro and In vivo Inhibition of *Helicobacter pylori* by Lactobacillus casei Strain Shirota. Applied and Environmental Microbiology, 2004, 70 (1): 518 ~ 526

26　Cats A, Kuipers EJ, Bosschaert MA, et al. Effect of frequent consumption of a Lactobacillus casei – containing milk drink in *Helicobacter pylori* – colonized subjects. Aliment Pharmacol Ther, 2003, 17 (3): 429 ~ 435

27　Yuji Aiba, M. t Nobuyuki Suzuki, M. Sc. Abu M. A., et al. Lactic acid – mediated suppression of *Helicobacter pylori* by the oral administration of Lactobacillus Salivarius as a Probiotic in a gnotobiotic murine mode. The American Journal of Gastroenterology, 1998, 93 (11): 2007 ~ 2101

28　Bazhenov LG, Bondarenko VM, Lykova EA, et al. The antagonistic action of Lactobacilli on *Helicobacter pylori*. Zh Mikrobiol Epidemiol Immunobiol, 1997, 3: 89 ~ 91

29　Nam H, Ha M, Bae Lee Y. Effect of Weissella confusa strain PL9001on the adherence and growth of *Helicobacter pylori*. Applied and Environmental Microbiology, 2002, 68: 4642 ~ 4645

30　Mukai T, Asasaka T, Sato E, Mori K, et al. Inhibition of binding of *Helicobacter pylori* to the glycolipid receptors by probiotic Lactobacillus reuteri. FEMS. Immunol Med Microbiol, 2002, 32: 105 ~ 110

31　Wang KY, Li SN, Liu Cs, et al. Effects of ingesting Lactobacillus and Bifidobacterium – containing yogurt in subjects with colonized *Helicobacter pylori*. AM J Clin Nutr, 2004, 80 (3): 737 ~ 741

32　Collado, A. Gonz' alez, R. Gonz' alez, et al. Antimicrobial peptides are among the antagonistic metabolites produced by Bifidobacterium against *Helicobacter pylori*. International Journal of Antimicrobial Agents, 2005, 25: 385 ~ 391

33　Pinchuk Iv, Bressollier P, Verneuil B, et al. In vitro anti – *Helicobacter pylori* activity of the probiotic strain Bacillus subtilis 3 is due to secretion of antibiotics. Antimicrobial Agents and Chemotherapy, 2001, 45: 3156 ~ 3161

34　Takahashi M, Taguchi H, Yamaguchi, et al. Studies of the effect of Clostridium butyricum on *Helicobacter pylori* in several test models including gnotobiotic mice. J Med Microbiol, 2000, 49 (7): 635 ~ 642

35　Tsai CC, Huang LF, Lin CC, et al. Antagonistic activity against *Helicobacter pylori* infection in vitro by a strain of Enterococcus faecium TM39. Int J Food Microbiol, 2004, 96 (1): 1 ~ 12

36　Kabir AM, Aiba Y, Takagi A, et al. Prevention of *Helicobacter pylori* infection by lactobacilli in a gnotobiotic murine model. Gut, 1997, 41: 49 ~ 55

37　Wang X, Sjunnesson H, Sturegard E, et al. Dietary factors influence the recovery rates of *Helicobacter pylori* in a Balb/c amouse model. Record 21 of 333 MEDLINE (R), 1999, 1 ~ 5

38　Sawada Y, Ota H, Sugiyama A, et al. Pathological change in glandular stomach of *Helicobacter pylori* infected Mongolian gerbil model. J Gastroenterol, 1998, 33 [Suppl 10]: 22 ~ 25

39　Ohkusa, T, Okayasu I, Miwa H, et al. *Helicobacter pylori* infection induces duodenitis and superficial duodenal ulcer in Mongolian gerbils. Gut, 2003, 52: 797 ~ 803

40　王学红，汪春莲，卢放根，等. 乳酸杆菌 CL22 菌株治疗 Balb/c 小鼠 *H. pylori* 感染性胃炎模型的有效性研究. 中南大学学报（医学版），2007，32（2）：341 ~ 346

41　Krausse R, Piening K, Ullmann U, et al. Inhibitory effects of various micro – oranisms on the growth of *Helicobacter pylori*. Lett Appl Microbiol, 2005, 40 (1): 81 ~ 86

42　Schrezenmeir J. Einfluss probiotischer Bifidobakterienauf die *Helicobacter pylori* activitat. Annual report, 2000, Federal Dairy Center, Kiel

43　Linsalata M, Russo F, Berloco P, et al. The influence of Lactobaillus brevis on ornithine decarboxylase activity and polyamine profiles in *Helicobacter pylori* infected gastric mucosa. Helicobacter, 2004, 9 (2): 165 ~ 172

44　Cruchet S, obregon MC, Salazar G, et al. Effect of the Ingestion of a Dietary ProductContaining Lactobacillus johnsonii Lal on *Helicobacter pylori* Colonization in Children. Nutrion, 2003, 19: 716 ~ 721

45　Wendakoon CN, Thomson AB, ozimek L. Lack of therapeutic effect of a specially designed yogurt for the eradication of *Helicobacter pylori* infection. Degestion, 2002, 65 (1): 16 ~ 20

46　Myllyluoma E, Veijola L, Ahlroos T, et al. Probiotic supplementation improves tolerance to *Helicobacter pylori* eradication therapy—a placebo – controlled, double – blind randomized pilot study. Aliment Pharmacol Ther, 2005, 21 (10): 1263 ~ 1272

47　Tong JL, Ran ZH, Shen J, et al. Meta – analysis: the effect of supplementation with probiotics on eradication rates and adverse events during *Helicobacter pylori* eradication therapy. Evid Based Med. 2007, 12 (3): 84

48　Cremonini F, Di Caro S, Covino M, et al. Effect of different probiotic preparations on anti – *Helicobacter pylori* therapy – related side effects: a parallel group, triple blind, placebo – controlled study. American Journal of Gastroenterology, 2002, 97: 2744~2749

49　Lykova EA, Bondarenko VM, Sidorenko SV, et al. Combined Antibacterial and probiotic therapy of Helicobacter associated diseases in children. Zh Mikrobio Epidemiol Immunobiol, 1999, Mar – Apr (2): 76~81

50　Armuzzi A, Cremonini F, Bartolozzi F, et al. The effect of oral administration of Lactobacillus GG on antibiotic associated gastrointestinal side effects during Helicobater pylori eradication therapy. A liment Pharmacol Ther, 2001, 15 (2): 163

51　Gotteland M, Poliak L, Cruchet S, et al. Effect of regular ingestion of Saccharomyces boulardii plus inulin or Lactobacillus acidophilus LB in children colonized by *Helicobacter pylori*. Acta Paediatr, 2005, 94 (12): 1747~1751

52　Ziemniak W. Efficacy of *Helicobacter pylori* eradication taking into account its resistance to antibiotics. J Physiol Pharmacol. 2006, 57 Suppl 3: 123~141

53　Linsalata M, Russo F, Berloco P, et al. The influence of Lactobacillus brevis on ornithine decarboxylase activity and polyamine profiles in *Helicobacter pylori* – infected gastric mucosa. Helicobacter, 2004, 9 (2): 165~172

54　Iakovenko EP, Grigor' ev PIa, Iakovenko AV, et al. Effects of probiotic bifiform on efficacy of *Helicobacter pylori* infection treatment. Ter Arkh, 2006, 78 (2): 21~26

55　Sheu BS, Wu JJ, Lo CY, et al. Impact of supplement with Lactobacillus – and Bifidobacterium – containing yogurt on triple therapy for *Helicobacter pylori* eradication. Aliment Pharmacol Ther, 2002, 16 (9): 1669~1675

56　Mi Na Kim, Nayoung Kim, Sang Hyup Lee, et al. The Effects of Probiotics on PPI – Triple Therapy for *Helicobacter pylori* Eradication. 2008 The Authors Journal compilation. 2008 Blackwell Publishing Ltd, Helicobacter 13: 261~268

57　Linsalata M, Russo F, Berloco P, et al. The Influence of Lactobacillus brevis on ornithine decarboxylase Activity and Polyamine Profiles in *Helicobacter pylori* – Infected Gastric Mucosa. . Helicobacter. 2004; 9 (2): 165~72

58　童锦禄，冉志华，沈骏，等. 益生菌联合标准三联疗法根除幽门螺杆菌的荟萃分析. 胃肠病学, 2007, 12 (11): 662~666

59　Lesbros – Pantoflickova D, Corthésy – Theulaz I, Blum AL. *Helicobacter pylori* and probiotics. J Nutr. 2007, 137 (3 Suppl 2): 812S~8S

第七十一章　幽门螺杆菌感染的免疫防治

陈　洁　陈旻湖

广州中山大学附属第一医院

一、前　言

2005 年诺贝尔医学奖由幽门螺杆菌（*Helicobacter pylori*，下称 *H. pylori*）的发现者 Warren 和 Mashall[1] 获得，再一次将幽门螺杆菌感染置于世人目光之下。这个在 1983 年被首次从胃上皮组织中分离出的革兰阴性杆菌被公认为是慢性胃炎和消化性溃疡的重要病因，并与胃癌和胃黏膜相关性淋巴组织淋巴瘤的发生密切相关。作为一种慢性细菌感染，目前临床上广为使用的以质子泵抑制剂或铋剂与抗生素联用的药物疗法虽然可以达到 85% 以上的根除率，但存在药物副作用较多、病人的依从性下降、耐药菌株的不断增多以及治疗费用较高等问题。鉴于免疫接种是预防和控制感染性疾病最经济而有效的方法，从 20 世纪 90 年代初开始，各国研究人员就开始了对 *H. pylori* 疫苗及其相关免疫机制的研究。

1991 年，Czinn 及 Nedrud 首次进行免疫预防方面的动物实验，他们给小鼠灌喂 *H. pylori* 全菌粉碎抗原，有些小鼠同时辅以黏膜佐剂霍乱毒素（cholera toxin，CT），结果发现与对照组相比，那些给予抗原加 CT 的动物血清 *H. pylori* 特异性 IgA 增加 5 倍，肠分泌液中 IgA 增加 16 倍。用雪貂研究也观察到类似结果，这些结果提示建立一种免疫接种方法以预防 *H. pylori* 感染及其相关疾病是有可能的[2]。随后 Chen 等通过猫胃螺杆菌（Helicobacter felis）/小鼠模型验证了这一假设，以 *H. felis* 超声粉碎抗原加 CT 免疫小鼠，再用 *H. felis* 活菌攻击，结果发现免疫后的小鼠获得 95% 的保护率[3]。以后的 10 多年，各国研究人员在 *H. pylori* 疫苗及免疫防治相关机制方面做了大量探索，并取得了令人鼓舞的结果。

二、动物模型的建立

动物模型在阐释细菌与宿主间的相互作用，筛选抗菌药物以及疫苗的研制等方面均具有重要意义。由于 *H. pylori* 的唯一自然感染宿主是人类，一般实验动物很难感染，故而早期的动物模型多采用动物螺杆菌感染动物宿主而建立。第一个用于疫苗研究的是猫胃螺杆菌（*H. felis*）/小鼠模型，随后出现了鼬鼠螺杆菌（*Helicobacter mustelae*）/雪貂模型[4,5]。以后发现某些 *H. pylori* 株能在动物胃内定植，从而建立了直接感染 *H. pylori* 的动物模型，这种模型的最大优点在于所感染的细菌本身就是人类病原菌，首先建立的 *H. pylori*/小鼠模型已广泛用于疫苗研制及对 *H. pylori* 感染免疫机理和相关疾病的研究[6,7]。其他 *H. pylori* 感染动物模型包括大鼠、悉生小猪（Gnotobiotic piglets）、蒙古沙土鼠（Mongolian gerbils）、豚鼠（Guinea pig）、猫、犬，以及灵长类动物如恒河猴（Rhesus monkey）、鼠猴（Squirrel monkey）[8~13]也随后建立。然而由于多数动物的胃黏膜上皮表面并不具备人类所特有的针对 *H. pylori* 的黏附受体，*H. pylori* 在动物体内具有与在人体不同的黏附定居机制，目前尚无任何动物模型能够完全复制人类 *H. pylori* 感染及疾病。在疫苗研究过程中国内外使用者也均遇到了疫苗动物保护率与在人群中保护率的明显反差问题。要获得理想的供疫苗评价所用的 *H. pylori* 动物模型还有很长的路要走。早期有研究者曾尝试将人胚胃移植给裸鼠，再接种 *H. pylori*，建立人源性鼠胃感染模型，以期最大限度模拟人类 *H. pylori* 感染[14]，然而由于操作技术复杂及人胚胃组织来源有限，这种模型不可能应用于大规模疫苗筛选。随着转基因技术的迅速进展，通过转基因技术对常用动物（如小鼠）进行改造，获得能表达人类 *H. pylori* 黏附受体的动物品系，或者对某些免疫相关因子进行敲除建立具备特殊免疫缺陷的动物模型，极大地促进了 *H. pylori* 疫苗筛选或相关免疫保护机制的研究工作[15~17]。

三、疫苗构建

H. pylori 疫苗研制的关键在于选择最具保护力并对人体无害的抗原，以及合适的方法将这些抗原成分有效地呈递给宿主的免疫系统，从而在胃黏膜诱发保护性免疫反应。

（一）减毒幽门螺杆菌疫苗

有效的减毒活疫苗曾成功地用于预防脊髓灰质炎、霍乱、伤寒等疾病，但对于 *H. pylori* 则存在如下问题：①野生 *H. pylori* 菌株感染所诱导的免疫反应没有保护作用，减毒活菌疫苗诱导免疫反应的能力更弱，甚至可能诱导免疫逃避或耐受；②减毒活菌疫苗需要高剂量和重复接种才有效，而 *H. pylori* 大量培养较为困难，用于大规模免疫接种在经济上也不可行；③减毒活菌疫苗仍然可能对宿主造成持续性慢性感染；④减毒活菌疫苗可以诱导出对众多 *H. pylori* 抗原的免疫反应，由于可能和某些人体抗原产生交叉免疫而导致自身免疫损伤。基于这些原因，减毒 *H. pylori* 疫苗不大可能用于人体。

（二）亚单位疫苗

粗制全菌抗原在早期疫苗研究中曾广泛使用，其好处在于可将多种抗原呈递给机体而无需分离、鉴定及纯化各抗原组分，但考虑人体组织和幽门螺杆菌抗原间可能有的交叉免疫反应，这种粗制全菌抗原不适用于人体接种，目前多在探索 *H. pylori* 疫苗免疫机制的动物模型中应用。

由纯化抗原加佐剂构成的亚单位疫苗是研究最多并有希望应用于人体的疫苗。可作为疫苗组分的抗原必须满足以下条件：①在不同的 *H. pylori* 菌株中高度保守；②能够大规模生产和纯化；③和人体组织不产生交叉免疫；④无毒；⑤单独使用时有保护效应，和其他保护性抗原合用可产生协同作用。研究最早也最多的抗原为尿素酶。尿素酶是 *H. pylori* 重要的毒力因子之一，约占细菌所有可溶性蛋白的 6% 并可表达于菌体表面，在酸性环境下稳定，而且在 *H. pylori* 不同菌株中高度保守。1994 年 Michetti 等报道纯化尿素酶加 CT 免疫小鼠后对 *H. pylori* 的攻击有 70% 的保护作用[18]，随后由于尿素酶基因的克隆，重组尿素酶的生产成功，大量的动物实验证明了这一抗原的保护作用及安全性，包括在灵长类动物的实验[8,19]，从而使其成为目前最被看好的疫苗候选者。*H. pylori* 其他抗原如热休克蛋白、空泡毒素及毒素相关蛋白、外膜蛋白、触酶（过氧化氢酶）及黏附素的免疫保护作用也有实验报道，和黏膜佐剂合用，在小鼠可达 80% ~ 90% 的保护率[20~23]。由于热休克蛋白可能和人体抗原有交叉免疫，而毒素相关蛋白和空泡毒素因其细胞毒性而且仅在 CagA+ 和 VacA+ 的菌株中表达，从而将限制其作为疫苗应用于人体。1997 年，Tomb 等测定了 *H. pylori*（26695 菌株）完整的基因序列，随后 MacAtee 等联合应用蛋白组技术和 Western 免疫印迹法快速分离鉴定 *H. pylori* 的抗原，并将分离出的抗原蛋白质谱数据与从基因组 DNA 序列预测者进行比较，从而能很快筛选出有潜在诊疗价值的 *H. pylori* 蛋白及新的疫苗候选抗原。这种以基因组和蛋白质组学为基础的抗原筛选过程大大加速了疫苗研制进程[24,25]。单一抗原成分的亚单位疫苗往往不能达到满意的保护率，而联合应用两种或以上抗原成分的多价疫苗则具有比单价疫苗更好的保护作用。Ferrero 等证明由热休克蛋白 A 亚单位和尿素酶 B 亚单位组合的双价疫苗在小鼠模型中对 *H. felis* 攻击可达 100% 保护率[26]。我们的研究也表明以减毒伤寒沙门菌为载体的重组尿素酶 A 亚单位和过氧化氢酶（UreA/KatA）、尿素酶 B 亚单位和黏附素 A（UreB/HpaA）双价疫苗在小鼠模型中对 *H. pylori* 的攻击可达 70% 左右的保护率[27,28]。白杨等用纯化的过氧化氢酶和黏附素保守区双价疫苗加上 CT 为佐剂在小鼠/*H. pylori* 模型中也取得了 69% 的保护率[29]。因此多价疫苗是未来 *H. pylori* 疫苗研制的方向。随着新的疫苗候选蛋白的不断涌现，如何寻找出最佳抗原组合以研制出最终有效的人用多价疫苗尚需进行大量实验。

　　大量实验证明 *H. pylori* 抗原只有与黏膜佐剂一起接种时才具有保护作用。佐剂实际上是一种免疫调节剂，有研究表明不同的佐剂可以诱导不同的 TH 反应[30]。在 *H. pylori* 亚单位疫苗的研制过程中高效无毒佐剂的筛选是一个难点。到目前为止绝大多数成功的动物实验中使用的佐剂为 CT，出于安全性的考虑，CT 不可能用于人体免疫。大肠杆菌不耐热肠毒素（*Escherichia coli* heat - labile enterotoxin，LT）毒性较 CT 低，许多报道采用 LT 作为替代佐剂也获得成功。在一个小规模临床实验中，LT 作为佐剂也能被人体耐受[31]。CT 和 LT 均由 A 和 B 亚单位组成，A 亚单位肠毒性强但也具强佐剂作用，B 亚单位无毒但佐剂作用也较弱。有研究者采用高剂量 B 亚单位加低剂量 A 亚单位的方法进行免疫以达到减低佐剂毒性而保留佐剂活性的效果[32,33]；另一些研究则试图通过对 CT 或 LT 某些氨基酸位点的改变去其毒性而保留佐剂活性。Marchetti 等首先报道了采用无毒的变异 LT（LTK$_{63}$，即在 63 位上用赖氨酸取代色氨酸）为佐剂在 *H. pylori*/小鼠模型取得成功[34]。近年来一些新型佐剂如难辨梭状芽孢杆菌的 cd 毒素、壳聚糖（chitosan）、脂质体（liposome）、含 CpG 基序的寡聚脱氧核苷酸（CpG containing oligodeoxynucleotide，CpG）等在动物实验当中的探索也取得了一定的成功[35~38]。

　　（三）载体疫苗

　　由于亚单位疫苗的佐剂问题目前尚无突破性进展，近年来 *H. pylori* 疫苗的另一个发展方向是利用基因重组技术将 *H. pylori* 抗原基因导入载体构建能表达 *H. pylori* 抗原的载体疫苗。载体通过胃肠道或其他途径进入人体并不断复制刺激免疫系统，而其表达的 *H. pylori* 抗原则能持续诱导针对 *H. pylori* 的特异性免疫。载体疫苗有许多优点：①由于载体本身可激活免疫系统而无需使用有潜在毒性的佐剂；②载体可同时表达多个外源抗原基因从而可制备多价疫苗；③ 载体疫苗的免疫接种程序较为简便，所需免疫剂量也小；④生产载体疫苗不需纯化蛋白，故也大大简化了疫苗制备程序。

　　传统采用的载体为活载体，包括肠道细菌载体如减毒的伤寒沙门菌、福氏痢疾杆菌或大肠杆菌；病毒载体如痘病毒、腺病毒、脊灰病毒等。国外 Corthesy – Theulaz 和 Gomez – Duarte 等先后报道以减毒鼠伤寒沙门菌为载体表达 H. pylori 尿素酶 A 和 B 亚单位抗原制备载体疫苗，用来免疫小鼠，经口免疫获 100% 保护率，经鼻黏膜免疫获 60% 保护率[39,40]。我们也以减毒鼠伤寒沙门菌为载体分别构建了表达 H. pylori 触酶（catalase，Kat）、尿素酶 A 和 B 亚单位（urea A and ureB）及黏附素（HpaA）的载体疫苗，同时构建了表达 ureA/Kat 融合蛋白及 ureB/HpaA 融合蛋白的双价载体疫苗。动物实验表明将上述各疫苗经口一次性免疫小鼠分别获得 61.5%（Kat）、50%（ureB）、45%（HpaA）、70%（ureA/Kat）及 75%（ureB/HpaA）的保护率[27,28,41,42,43]。为验证表达 H. pylori 抗原的减毒沙门菌载体是否能在人体内诱发特异性抗 H. pylori 抗原的免疫应答，Hohmann 等先后进行了两个小规模健康人体志愿者试验。在前一个试验中以减毒伤寒沙门菌（Salmonella enterica serovar Typhi）为载体，后一个试验则以减毒鼠伤寒沙门菌（Salmonella enterica serovar Typhimurium）为载体分别表达 H. pylori 尿素酶，然后将载体疫苗经口一次性免疫志愿者。在前者，8 个受试者无一产生抗尿素酶抗体，而后者则 6 个受试者中有 3 个产生了抗尿素酶抗体。这说明减毒沙门菌的不同血清型作为载体传递外源性抗原的能力有很大差异[44,45]。以腺病毒、脊灰病毒为载体表达尿素酶 B 亚单位而构建的疫苗也有报道，但没能提供有关保护作用的数据[46,47]。由于细菌或病毒载体本身能导致机体的免疫反应，这种抗载体免疫有可能抑制载体疫苗在宿主体内的复制；另外高水平外源抗原的表达对载体本身的遗传稳定性也可能产生影响，这是制备此种疫苗时需要考虑的问题。

与前述活载体疫苗不同的是近 10 余年来发展迅速的核酸疫苗（nucleic acid vaccine），这是一类直接以表达质粒为载体的载体疫苗——将编码某种保护性抗原的外源基因（DNA 或 RNA）克隆到表达质粒上构建重组质粒，并将重组质粒导入动物或人体内，使外源基因直接在活体内表达，产生相应抗原激活机体免疫系统引起体液及细胞免疫反应。核酸疫苗已在病毒、细菌、寄生虫等多种病原体的疫苗研制中进行了尝试。与其他载体比较其优势在于本身是重组质粒，制作简单，价格低廉，具有热稳定性，运输方便。有关 H. pylori 核酸疫苗的报道较少。1996 年 Ulivieri 等将 H. pylori 空泡毒素的一段多肽基因 P37 克隆入表达质粒构建核酸疫苗，经肌注免疫小鼠后诱发了针对 P37 的循环抗体应答，但这一疫苗对 H. pylori 感染的保护作用没有报道[48]。2000 年，Todoroki 等首次报道将编码 H. pylori 热休克蛋白的核酸疫苗经皮内一次性注射免疫小鼠后获得对 H. pylori 感染的部分保护作用[49]。国内邹全明等构建了表达 H. pylori ureB 及 hpaA 的核酸疫苗，肌注小鼠后诱导了针对 ureB 及 hpaA 的特异性抗体[50]。但总体看来目前这类载体疫苗的免疫保护作用尚不理想，随着对 H. pylori 疫苗诱发的保护性免疫机制研究的不断深入，是否可以将一些在保护性免疫应答中发挥关键作用的调节细胞因子克隆入核酸疫苗作为基因佐剂，从而使核酸疫苗发挥更好的免疫保护作用，是一个值得研究的课题。

细菌空胞（bacterial ghost）是一种新型疫苗递送载体系统。该系统是将 PhiX174 噬菌体 E 裂解基因在细菌中表达，该基因编码的蛋白质在细菌细胞膜和胞壁上可形成多个穿膜隧道，在渗透压的作用下使菌体破裂，细菌胞内细胞浆和核酸成分通过此隧道被排出，形成一种空的细菌外壳，即为"bacterial ghost"。它的优势在于保留了细菌胞膜的结构和相关抗原蛋白，也可在胞内负载其他抗原；由于其保留的细菌外壳结构较易被机体免疫细胞识别捕获，故而可有效递送疫苗抗原和诱发相关免疫应答[51]。目前已有多种形式的"bacterial ghost"疫苗制备成功，并在动物模型中证明有效，如伤寒沙门菌、肺炎克雷伯菌（Klebsiella pneumoniae）等空胞的成功制备；沙眼衣原体抗原在重组霍乱弧菌空胞（Vi2bro cholerae ghost，VCG）中的成功表达等[52]。Hoffelner 等制备了幽门螺杆菌空胞，并以其口服免疫小鼠后明显减少了攻击 H. pylori 的定植量，他们进一步将 H. pylori 空胞与 CT 一起免疫小鼠，结果获得了对 H. pylori 攻击的完全保护[53,54]。虽然 H. pylori 空胞疫苗看来具有一定的应用前景，但是在现有技术条件下这类空胞疫苗的大量生产还存在较大困难[54]。

四、疫苗预防及治疗幽门螺杆菌感染的动物和初步临床实验

（一）疫苗接种的途径、剂量、时间以及免疫效果评价

在免疫预防方面已进行了大量动物实验用以确定免疫接种的途径及时间、疫苗的剂量。*H. pylori* 是一种胃黏膜定植菌，免疫途径方面较多报道的是经口免疫；由于公共黏膜免疫系统的存在，即在一处黏膜接种，所诱导的免疫细胞可到达其他黏膜部位发挥免疫保护作用，因此黏膜免疫途径如经鼻黏膜或直肠黏膜接种也有报道，并获得较好的免疫效果[39,55]。其他途径包括皮下免疫、腹腔免疫、肌肉注射或联合应用两种免疫途径进行顺序化接种也取得一定效果[35,56,57]。在动物实验中亚单位疫苗多数采取抗原加佐剂连续接种四次，每次间隔一周的方法进行免疫。也有报道认为减少抗原剂量和增加免疫间隔时间可获得更好的保护效果[58]。载体疫苗一般只需接种一次即可达到免疫效果[39,40,49]。免疫效果评价通过在免疫结束后不同的时间测定血清或唾液抗 *H. pylori* 特异性抗体滴度，予 *H. pylori* 活菌攻击后观察细菌清除情况（尿素酶实验、定量细菌培养、组织学检查）了解免疫是否有效及免疫保护的持续时间。值得注意的是在许多实验中，免疫接种的保护作用并非是彻底根除胃内 *H. pylori*，所谓的"完全保护"（即 100% 不被感染）仅在 10% ~ 20% 的动物中观察到，但免疫动物和对照相比，其胃内 *H. pylori* 定植密度明显降低。

（二）疫苗接种治疗幽门螺杆菌感染的动物和初步临床实验

疫苗接种不仅能预防 *H. pylori* 感染，还能治疗感染。1994 年 Doidge 等研究表明用 *H. pylori* 或 *H. pylori* 全菌粉碎抗原加 CT 经口接种感染小鼠能清除 *H. pylori* 感染；随后 Corthesy – Theulas 用重组尿素酶 B 亚单位免疫已感染 *H. pylori* 的小鼠也证实了这一意义深远的发现，这两项实验均未观察到胃部炎症加重的情况[59,60]。1996 年 Cuenca 等用尿素酶加 CT 口服免疫长期自然感染鼬鼠螺杆菌的雪貂，获得 30% 的根除率，最重要的是这一实验发现所有接种后的动物，无论感染是否根除，其胃部炎症均明显减轻[5]。1998 年 Dubois 等报道在自然感染 *H. pylori* 的恒河猴中采用重组尿素酶加 LT 免疫可达 31% 的完全根除率，同时接种动物的胃部炎症明显减轻[8]。

由于对 *H. pylori* 感染者直接观察免疫接种的治疗效果具有巨大的临床意义，1996 年在感染 *H. pylori* 的成人志愿者中开始进行免疫治疗的初步临床实验。第一个随机双盲实验由 Kreiss 等完成，旨在验证单纯口服尿素酶的安全性。12 个无症状 *H. pylori* 感染者随机分为两组，一组口服 60mg 重组尿素酶每周一次，共四次，另一组服安慰剂，结果表明尿素酶用于人体未见明显副作用，但单纯尿素酶免疫前后患者胃黏膜 *H. pylori* 定植密度、炎症及黏膜损害均无任何改变[61]。第二个临床实验由 Michetti 等完成，用于验证尿素酶 + LT 同时免疫时的治疗效果及安全性。26 名无症状感染者随机分为五组，分别给予尿素酶（20、60 及 180mg）加 LT 5μg，安慰剂加 LT，单纯安慰剂，每周一次口服共免疫四次。每次免疫后第七天均采血测尿素酶特异性 IgA 或 IgG 分泌细胞。开始免疫前和免疫后 1 月分别取胃黏膜作定量细菌培养测 *H. pylori* 定植密度。结果显示尿素酶 + LT 组和其他组相比，在一个或更多的时间点可见到尿素酶特异性 IgA 或 IgG 分泌细胞的增加，而且免疫后尿素酶 + LT 组的胃黏膜细菌量较免疫前也显著减少，但胃黏膜炎症无变化；其他各组免疫前后菌量无明显变化。LT 引起的副作用是能被耐受的腹泻，且随免疫次数增加而逐渐减轻。虽然这一实验由于每组例数较少而其结果不足以进行严格的统计学差异性检验，但它的有价值之处在于提供了免疫治疗 *H. pylori* 感染的第一手临床数据[31]。2002 年 Banerjee 等将 LT 减量为 2.5μg 与重组尿素酶口服免疫健康成人志愿者仍然获得了良好的佐剂效果，而 LT 所导致的腹泻明显减轻[62]。同期 Sougioultzis 等将 LT + 重组尿素酶经直肠免疫健康成人志愿者，结果虽然没有出现 LT 所致的腹泻，但也未能诱导出满意的抗尿素酶免疫反应[63]。以减毒伤寒沙门菌为载体的疫苗虽然在健康成人志愿者中进行了旨在验证是否能在人体内诱发特异性抗 *H. pylori* 抗原的免疫应答的实验[44,45]，但迄今为止尚无在 *H. pylori* 感染者中进行的免疫治疗实验。

五、保护性免疫机制和免疫后炎症

自然感染 H. pylori 后的免疫反应并不能清除细菌，反而由于持续感染导致胃黏膜免疫病理损害。但是大量实验却表明免疫接种可预防甚至治疗 H. pylori 感染，这说明在有效的疫苗接种后可诱导机体产生保护性免疫反应，这种保护性免疫反应能够打破 H. pylori 与机体之间已建立的一种耐受平衡。有关这种保护性免疫机理的研究对于免疫防治 H. pylori 感染具有重大意义。

（一）分泌性 IgA 介导的黏膜免疫反应

作为一种黏膜感染，由分泌性 IgA（sIgA）介导的黏膜免疫反应一度被认为是一种重要的保护性反应。在 H. pylori 疫苗研究中发现免疫后的个体在受到细菌攻击时胃黏膜内可见较对照组明显增高的特异性 IgA+B 细胞浸润，并伴 sIgA 增加。口服抗尿素酶 IgA 单克隆抗体可保护小鼠不受猫胃螺杆菌感染[64~66]。但随着基因改造动物在疫苗研制和免疫机理研究中的应用，这一观点受到了质疑。1998 年 Ermak 等利用基因敲除小鼠作的免疫预防研究发现 B 细胞缺乏的小鼠予尿素酶加 LT 免疫后虽然胃黏膜内并无 IgA+B 细胞存在，但对 H. pylori 攻击仍具保护作用，而且免疫鼠胃黏膜内出现较多 CD4+T 细胞，据此认为免疫保护不需抗体介导，而是由受 MHCII 类抗原限制的 CD4+T 细胞介导的细胞免疫发生作用[15]。随后 Blanchard 等的研究也得出类似结论[16]。Sutton 等用 B 细胞缺乏小鼠作 H. pylori 感染的免疫治疗实验发现细菌的根除也并不依赖抗体的产生[17]。Bogstedt 等发现 IgA 缺失症患者的 H. pylori 感染率与相同年龄的正常人相比并无明显增高，也证明分泌性 IgA 在抗 H. pylori 感染免疫中并不是必要的[67]。

（二）辅助性 T 淋巴细胞反应

T 细胞根据其表面分化抗原（CD）的表达可分为 CD4+ 和 CD8+T 细胞。已有的报道表明在 H. pylori 感染的保护性免疫中起关键作用的是 CD4+T 辅助细胞[15,68]。在感染性疾病中，CD4+T 辅助细胞（TH）起着非常重要的免疫调节作用。根据其细胞因子产生情况及功能 CD4+T 辅助细胞可以分为 TH$_0$、TH$_1$ 和 TH$_2$ 等亚群。TH$_1$ 亚群分泌 IL-2、IFN-γ、IL-12 等细胞因子，并辅助 B 细胞产生 IgG2a 这类具有调理及补体结合功能的抗体；TH$_2$ 亚群则分泌 IL-4、IL-5、IL-6、IL-10 及 IL-13 等细胞因子，辅助 B 细胞产生 IgG$_1$ 这类中和抗体或 IgE、IgA 抗体。TH$_0$ 亚群则同时具有 TH$_1$ 和 TH$_2$ 亚群的特点，在适当的条件下，分别向 TH$_1$ 或 TH$_2$ 亚群转化。TH$_1$ 和 TH$_2$ 细胞之间通过各自分泌的细胞因子制约对方的功能，例如 IFN-γ 可下调 TH$_2$ 反应，而 IL-10 则可下调 TH$_1$ 反应。TH$_1$ 反应的效应主要是通过活化巨噬细胞和杀伤性 T 细胞而消灭病原体，尤其是细胞内病原体感染，如病毒、分枝杆菌等，在抗感染的同时也会造成炎症性组织损伤（迟发性超敏反应，DTH）；而 TH$_2$ 反应则包括如下效应：①活化肥大细胞引起速发性超敏反应；②通过中和抗体和活化的嗜酸粒细胞对某些胞外细菌和肠道寄生虫发挥免疫作用；③对 TH1 反应导致的炎症和组织损伤起抑制作用。不同 TH 反应对于感染的最后转归是很重要的，不适当的免疫反应结果不但不能清除病原体反而会导致感染的持续及炎症损伤[69~71]。

许多研究均指出，无论在动物还是在人体内，自然 H. pylori 感染均导致 TH$_1$ 型免疫应答，表现为胃黏膜组织内特异性 CD4+T 细胞增加，T 细胞产生 IL-2、IFN-γ、IL-12 等细胞因子增加[72,73]。TH$_1$ 细胞通过其分泌的细胞因子，尤其是 IFN-γ 导致胃黏膜炎症损伤甚至溃疡。实验证明对感染 H. pylori 的小鼠用 IL-12 治疗或输入 TH$_1$ 细胞，可加重胃部炎症，反之予抗 IFN-γ 单抗治疗则可使炎症减轻。缺乏 IFN-γ 基因的小鼠感染 H. pylori 后不产生炎症反应[74~76]。既然自然感染状态下的 TH$_1$ 型免疫应答对 H. pylori 无清除作用，那容易使人推测疫苗接种后的保护性免疫来自于 TH$_2$ 反应。有报道证实在疫苗接种后再以 H. pylori 攻击时机体在 TH$_1$ 反应的同时出现了 TH$_2$ 反应[74]，Mohammedi 等将 H. pylori 特异性 TH$_1$ 和 TH$_2$ 细胞分别被动免疫小鼠后再以 H. felis 攻击，结果发现接受 TH$_2$ 细胞免疫的小鼠胃细菌定植密度较接受 TH$_1$ 细胞免疫者明显降低[75]。然而 Kathryn 等用联合免疫缺陷（SCID）小鼠所做的另一个被动免疫实验却证明将感染或未感染 H. pylori 的 C$_{57}$

BL/6 小鼠脾淋巴细胞输入 H. pylori 感染的 SCID 小鼠后，在其胃黏膜导致了较供体鼠更严重的胃炎和迟发性超敏反应，同时伴有胃 H. pylori 的减少[77]，这说明保护性免疫来自于 TH₁ 反应，而且如前所述这种 TH₁ 反应在抗感染的同时也造成炎症性组织损伤。Fox 等的报道从另一个方面证明了 Th1 反应对抗 H. pylori 感染的作用，他们发现 H. pylori 感染的小鼠若同时存在肠道蠕虫感染，则这种小鼠的胃炎和胃黏膜萎缩等病变比不存在肠道蠕虫感染的 H. pylori 感染小鼠轻，但其胃黏膜 H. pylori 的定植量高于不存在肠道蠕虫感染的小鼠，这种因为蠕虫感染而导致的胃黏膜 H. pylori 定植增加而组织病理损害减轻与蠕虫感染使小鼠的 Th1 型免疫反应减弱有关[78]。有趣的是 Jiang 等对 H. felis 感染小鼠接种腺病毒，结果证明病毒本身即可对 H. felis 感染有部分根除作用，而这一保护作用来自于依赖 IFN - γ 和 IL - 12 的 TH₁ 反应[46]。我们在对减毒鼠伤寒沙门菌载体疫苗的免疫保护作用进行研究的动物实验中也发现以减毒鼠伤寒沙门菌为载体构建的 H. pylori 疫苗在小鼠体内诱导出以 Th1 反应为主并伴随免疫后胃炎的保护性免疫应答；与 Jiang 等的研究相似我们发现减毒鼠伤寒沙门菌载体本身对 H. pylori 感染也有部分清除作用，减毒鼠伤寒沙门菌可在免疫鼠的胃黏膜部位诱发出比单纯 H. pylori 感染对照鼠更强的 TH₁ 反应，这种反应在免疫鼠胃黏膜 H. pylori 量减少后即有减弱趋势[79]。我们对以 CT 为佐剂的 H. pylori 疫苗的免疫保护作用进行研究的动物实验也发现 CT 为佐剂的 H. pylori 疫苗可诱导小鼠产生 Th1 和 Th2 混合型初始免疫应答，但在受到 H. pylori 攻击后早期增强的 Th1 反应起主要免疫保护作用同时导致免疫后胃炎；晚期随 Th2 反应的增强 Th1 反应和免疫后胃炎强度减弱[80]。综上所述我们推测 H. pylori 疫苗的免疫保护作用仍然主要来由 TH₁ 反应介导，自然感染和免疫接种诱导的 TH₁ 反应在本质上并无区别，有区别的可能只是这种反应在自然感染和免疫接种两种不同的情况下其强度和持续时间不一样，因而所产生的后果也不一样。在 H. pylori 疫苗研制中一个值得注意的现象是迄今为止所有证明有效的疫苗都需要一个合适的抗原传递系统，即存在佐剂依赖性或载体依赖性，单纯的 H. pylori 抗原不能诱导保护性免疫反应，而佐剂或载体的重要意义也许就来自于这种"定向"的 TH 免疫调节作用。

（三）免疫后胃炎

如前所述，在利用 H. pylori 疫苗所做的预防性免疫实验中不少作者报道了免疫后炎症这一现象，即免疫动物受到 H. pylori 攻击后出现较单纯感染对照更为严重的胃炎，这种胃炎的严重程度与免疫动物受保护的程度相关，为了和单纯 H. pylori 感染导致的胃炎区别，将其称为免疫后胃炎（post - immunization gastritis）。免疫后胃炎的报道引起人们对 H. pylori 疫苗是否能用于人体的担忧。但迄今为止在治疗性免疫接种实验中却鲜有这类报道，包括前述人体临床试验。对免疫后胃炎的一种解释是由于免疫反应未能彻底清除攻击细菌，残存的细菌导致了炎症的发生，一旦用药物根除掉残存细菌，炎症也随之消失[81]。然而残存细菌是否能完全解释这种比单纯感染对照更为严重的胃炎？因为残存细菌的量毕竟比感染对照少。通过对前面 T 辅助细胞在保护性免疫中的作用的分析，我们认为免疫后胃炎实质上是免疫动物受到 H. pylori 攻击后早期增强的 Th1 反应的一种表现，它是伴发于抗 H. pylori 感染免疫应答的组织病理损害。当免疫个体受到大量 H. pylori 攻击时，TH₁ 反应产生的细胞因子可激活大量的免疫/炎性细胞聚集到胃黏膜，这一反应使细菌得以清除的同时也会造成炎性组织损伤，而后随着细菌的清除，TH₁ 反应减弱，炎症将逐渐消失。因为目前大多数免疫预防实验所采用的攻击菌量均大大超过自然感染菌量，故而免疫后炎症在预防性免疫实验中报道较多。在我们的研究中也发现不同的攻击菌量引起的胃黏膜炎症程度不一样。大菌量可导致明显免疫/炎性细胞在胃黏膜下层的积聚，而小菌量则基本上不出现免疫/炎性细胞的积聚；此外免疫后胃炎的严重程度还受宿主因素的影响[82]。另外前述免疫个体出现的 TH₂ 反应也许应理解为机体对伴随 TH₁ 反应而出现的炎症损伤的平衡机制，这一平衡机制有助于将抗 H. pylori 感染免疫所导致的胃炎减小到一定程度而并不直接发挥抗感染作用。

目前为止对疫苗接种后的保护性免疫机制和免疫后炎症的研究尚无一个肯定结论，多数的研究结论均来自一些短期观察，也许一种长期的和动态的观察将有助于我们更全面地理解和评价这其中的内在联系。

六、问题与展望

　　对 *H. pylori* 感染的免疫防治虽已进行了大量研究并取得了令人鼓舞的成果，但尚有许多问题有待解决。筛选最佳抗原或抗原组合及无毒高效的佐剂，发展无需佐剂的疫苗如活载体疫苗或核酸疫苗，联合不同类型疫苗进行免疫，确定最佳免疫剂量、时间及接种年龄，确定简便有效的免疫途径；疫苗和药物联合使用治疗 *H. pylori* 感染等都还有大量工作需要去做。*H. pylori* 与宿主之间复杂的相互作用，免疫接种后的保护性反应机理以及所涉及的不同免疫细胞的功能等都还需深入探讨。距离找到一种能够有效应用于人体的预防或者治疗 *H. pylori* 感染的疫苗还有很长的路要走。

参考文献

1　Marshall BJ，Warren JR. Unidentified curved bacilli in the stomach of patients with gastritis and peptic ulceration. Lancet，1984，1（8390）：1311～1315

2　Czinn SJ，Nedrud JG. Oral immunization against *Helicobacter pylori*. Infect Immun，1991，59：2359～2363

3　Chen M，Lee A，Hazell SL，et al. Immunization against *Helicobacter infection* in a mouse／*H. felis* model. Lancet，1992，339：1120～1121

4　Lee A，fox JG，Otto G，et al. A small animal model of human *Helicobacter pylori* active chronic gastritis. Gastroenterology，1990，99：1315～1323

5　Cuenca R，Blanchard TG，Czinn SJ，et al. Therapeutic immunization against *Helicobacter mustelae* in naturally infected ferrets. Gastroenterology，1996，110：1770～1775

6　Lee A，O'Rourke J，De Ungria MC，et al. A standard mouse model of *Helicobacter pylori* infection—introduce the Sydney strain. Gastroenterology，1997，112：1386～1397

7　Marchetti M，AricòB，Burroni D，et al. Development of a mouse model of *Helicobacter pylori* infection that mimics human disease. Science，1995，267：1655～1688

8　Dubois A，Lee CK，Fiala N，et al. Immunization against natural *Helicobacter pylori* infection in nonhuman primates. Infect Immun，1998，66：4340～4346

9　Eaton KA，Ringler SS，Krakowka，et al. Vaccination of gnotobiotic piglets against *Helicobacter pylori*. J Infect Dis，1998，178：1399～1405

10　Li H，Kalies I，Mellgard B，et al. A rat model of chronic *Helicobacter pylori* infection. Studies of epithelial cell turnover and gastric ulcer healing. Scand J Gastroenterol，1998，33：370～378

11　Shomer NH，Dangler CA，Whary MT，et al. Experimental *Helicobacter pylori* infection induces antral gastritis and gastric mucosa – associated lymphoid tissue in guinea pigs. Infect Immun，1998，66：2614～2618

12　Watanabe T，Tada M，Nagai H，et al. *Helicobacter pylori* infection induces gastric cancer in mongolian gerbils. Gastroenterology，1998，115：642～648

13　Rossi G，Rossi M，Vitali CG，et al，A conventional beagle dog model for acute and chronic infection with *Helicobacter pylori*. Infect Immun，1999，67：3112～3120

14　Lozniewski A，Muhale F，Hatier R，et al，Human embryonic gastric xenografts in nude mice：a new model of *Helicobacter pylori* infection. Infect Immun，1999，67：1798～1805

15　Ermak TH，Giannasca PJ，Nichols R，et al. Immunization of mice with urease vaccine affords protection against *Helicobacter pylori* infection in the absence of antibodies and is mediated by MHC class II restricted responses. J Exp Med，1998，188：2277～2288

16　Blanchard TG，Czinn SJ，Redline RW，et al. Antibody – independent protective mucosal immunity to gastric *Helicobacter* infection in mice. Cell Immunol，1999，191：74～80

17　Sutton P，Wilson J，Kosaka T，et al. Therapeutic immunization against *Helicobacter pylori* infection in the absence of antibodies. Immunol Cell Biol，2000，78：28～30

18　Michetti P，Corthesy Theulaz I，Davin C，et al. Immunization of BALB/c mice against *Helicobacter felis* infection with *Helicobacter* urease. Gastroenterology，1994，107：1002~1011

19　Stadtlander C，Khanolkar SS，Kitsos CM，et al. Immunogenicity and safety of recombinant *Helicobacter pylori* urease in a nonhuman primate. Dig Dis Sci，1996，41：1853~1862

20　Suerbaum S，Thiberge JM，Kansau I，et al. *Helicobacter pylori* HspA - HspB heat shock gene cluster：nucleotide sequence，expression，putative function and immunogenicity. Mol Microbiol，1994，14：959~974

21　Ferrero RL，Thiberge JM，Kansau I，et al. The groES homolog of *Helicobacter pylori* confers protective immunity against mucosal infection in mice. Proc Natl Acad Sci USA，1995，92：6499~6503

22　Ghiara P，Rossi M，Marchetti M，et al. Eradication of chronic *Helicobacter pylori* infection by therapeutic vaccination. Gut，1998，43：7~8

23　Radcliff FJ，Hazell SL，Lee A，et al. Catalase，a novel antigen for *Helicobacter pylori* vaccination. Infect Immun，1997，65：4668~4674

24　Tomb JF，White O，Kerlavage AR，et al. The complete genome sequence of the gastric pathogen *Helicobacter pylori*. Nature，1997，388：539~547

25　McAtee CP，Lim MY，Fung K，et al. Identification of potential diagnostic and vaccine candidates of *Helicobacter pylori* by two - dimensional gel electrophoresis，sequence analysis and serum profiling. Clin Diagn Lab Immunol，1998，5：537~542

26　Ferrero RL，Thiberge JM，Kansan I，et al. Immunization with *Helicobacter pylori* heat shock protein A（HspA）and urease subunit B（ure B）affords total protection against *H. felis* infection in mice. Gut，1995，37（suppl）：A 203

27　廖文俊，陈旻湖，陈洁，等. UreA/KatA 双价减毒鼠伤寒沙门菌疫苗株抗幽门螺杆菌的免疫保护作用. 中华微生物学和免疫学杂志，2001，21（6）：642~646

28　朱森林，陈旻湖，陈洁，等. 优化构建 UreB/HpaA 双价幽门螺杆菌减毒活菌疫苗的免疫保护作用. 中华消化杂志，2003，23（10）：583~586

29　白杨，陈丽，王继德，等. 过氧化氢酶和黏附素保守区二价疫苗治疗小鼠幽门螺杆菌感染. 第四军医大学学报，2005，26（21）：1951~1953

30　Emmanuel E，Comoy，Capron A，et al. In vivo induction of type 1 and 2 immune responses against protein antigens. International Immunology，1997，9：523~531

31　Pierre Michetti，Christianna Kreiss，Karen L. Kotloff，et al. Oral immunization with urease and *Escherichia coli* heat - labile enterotoxin is safe and immunogenic in *helicobacter pylori* - infected adults. Gastroenterology，1999，116：804~812

32　Lee A，Chen MH. Successful immunization against gastric infection with *Helicobacter* species：Use of a cholera toxin B - subunit - whole - cell vaccine. Infect Immun，1994，62：594~597

33　Weltzin R，Guy B，Thomas WD，et al. Parenteral adjuvant activities of *Escherichia coli* heat - labile toxin and its B subunit for immunization of mice against *Helicobacter pylori* infection. Infect Immun，2000，68：2775~2782

34　Marchetti M，Rossi M，Giannelli V，et al. Protection against *Helicobacter pylori* infection in mice by intragastric vaccination with *Helicobacter pylori* antigens is achieved using a non - toxic mutant of *E. coli* heat - labile enterotoxin（LT）as adjuvant. Vaccine，1998，16：33~37

35　Guy B，Hessler C，Fourage S，et al. Systemic immunization with urease protects mice against *Helicobacter pylori* infection. Vaccine，1998，16：850~856

36　谢勇，龚燕锋，周南进，等. 胃黏膜局部免疫反应在以壳聚糖为佐剂的幽门螺杆菌疫苗免疫保护中的作用. 中华医学杂志，2005，85（37）：2629~2635

37　黄文，潘雪，李兆申，等. 幽门螺杆菌过氧化氢酶脂质体疫苗免疫预防研究. 中国人兽共患病杂志，2005，21（11）：972~984

38　郭桐生，冯强，郭刚，等. CpG 基序对幽门螺杆菌疫苗的免疫佐剂效应实验研究. 第三军医大学学报，2004，26（3）：238~241

39　Corthesy Theulaz IE，Hopkins S，Bachmann D，et al. Mice are protected from *Helicobacter pylori* infection by nasal immunization with attenuated *Salmonella typhimurium phoPc* expressing urease A and B subunits. Infect Immun，1998，

66：581~640

40 Gomez Duarte OG，Lucas B，Yan ZX，et al. Protection of mice against gastric colonization by *Helicobacter pylori* by single oral dose immunization with attenuated *Salmonella typhimurium* producing urease subunits A and B. Vaccine，1998，16：460~471

41 廖文俊，陈旻湖，陈洁，等. 表达幽门螺杆菌过氧化氢酶的减毒沙门菌疫苗株的构建及其免疫保护作用的观察. 中华医学杂志，2001，81（10）：613~616

42 朱森林，陈旻湖，陈洁，等. 表达幽门螺杆菌尿素酶B亚单位基因的减毒鼠伤寒沙门菌对小鼠的免疫保护作用. 中山医科大学学报，2001，22（6）：418~422

43 朱森林，陈旻湖，陈洁，等. 表达幽门螺杆菌hpaA基因的减毒鼠伤寒沙门氏菌对小鼠的免疫保护作用. 中国人兽共患病杂志，2002，18（02）：32~36

44 Dipetrillo MD，Tibbetts T，Kleanthous H，et al. Safety and immunogenicity of phoP/phoQ - deleted *Salmonella typhi* expressing *Helicobacter pylori* urease in adult volunteers. Vaccine，2000，18：449~459

45 Angelakopoulos H，Hohmann EL. Pilot study of phoP/phoQ - deleted *Salmonella enterica* serovar *typhimurium* expressing *Helicobacter pylori* urease in adult volunteers. Infect Immun，2000，68：2135~2141

46 Jiang B，Jordana M，Xing Z，et al. Replication - defective adenovirus infection reduces *Helicobacter felis* colonization in the mouse in a gamma - interferon and interleukin - 12 - dependent manner. Infect Immun，1999，67：4539~4544

47 Novak MJ，Smythies LE，McPherson SA，et al. Poliovirus replicons encoding the B subunit of *Helicobacter pylori* urease elicit a TH1 associated immune response. Vaccine，1999，17：2384~2391

48 Ulivieri C，Burroni D，Telford JL，et al. Generation of a monoclonal antibody to a defined protein of the *Helicobacter pylori* vacuolating cytotoxin by DNA immunization. J Biotech，1996，51：191~194

49 Todoroki I，Joh T，Watanabe K，et al. Suppressive effects of DNA vaccines encoding heat shock protein on *Helicobacter pylori* - induced gastritis in mice. Biochem Biophys Res Commun，2000，277：159~163

50 柏杨，邹全明，曾韦锟，等. pT - ureB及pT - hpaA核酸疫苗诱导小鼠免疫应答的实验研究. 第三军医大学学报，2005，27（23）：2321~2323

51 Szostak MP，Hensel A，Eko FO，et al. Bacterial ghosts：non - living candidate vaccines. J Biotechnol，1996，44：161~170

52 王宁，邹全明. 幽门螺杆菌的治疗性疫苗. 生命的化学，2004，24（6）：487~489

53 Hoffelner H，Haas R. Recombinant bacterial ghosts：versatile targeting vehicles and promising vaccine candidates. Int J Med Microbiol，2004，294：303~311

54 Hoffelner H，Rieder G，Haas R. *Helicobacter pylori* vaccine development：Optimisation of strategies and importance of challenging strain and animal model. International Journal of Medical Microbiology，2008，298：151~159

55 Kleanthous H，Myers GA，Georgakopoulos KM，et al. Rectal and intranasal immunization with recombinant urease induce distinct local and serum immune responses in mice and protect against *Helicobacter pylori* infection. Infect Immun，1998，66：2879~2886

56 Guy B，Hessler C，Fourage S，et al. Comparison between targeted and untargeted systemic immunization with adjuvant urease to cure *Helicobacter pylori* infection in mice. Vaccine，1999，17：1130~1135

57 Cynthia K. Lee，Kenneth Soike，Paul Giannasca，et al. Immunization of rhesus monkeys with a mucosa prime, parenteral boost strategy protects against infection with *Helicobacter pylori*. Vaccine，1999，17：3072~3082

58 Philip Sutton，John Wilson，Adrian Lee，et al. Further development of the *Helicobacter pylori* mouse vaccination model. Vaccine，2000，18：2677~2685

59 Doidge C，Gust I，Lee A，et al. Therapeutic immunization against *Helicobacter* infection. Lancet，1994，343：914~915

60 Corthesy Theulas I，Porta N，Glauser M，et al. Oral immunization with *Helicobacter pylori* urease B subunit as a treatment against *Helicobacter* infection in mice. Gastroenterology，1995，109：115~121

61 Kreiss C，Buclin T，Cosma M，et al. Safety of oral immunization with recombinant urease in patients with *Helicobacter pylori* infection. Lancet，1996，347：1630~1631

62 Banerjee S，Medina - Fatimi A，Nichols R，et al. Safety and efficacy of low dose *Escherichia coli* enterotoxin adjuvant

for urease based oral immunisation against *Helicobacter pylori* in healthy volunteers. Gut, 2002, 51: 634~640

63 Sougioultzis S, Lee CK, Alsahli M, et al. Safety and efficacy of *E coli* enterotoxin adjuvant for urease - based rectal immunization against *Helicobacter pylori*. Vaccine, 2002, 21: 194~201

64 Goto T, Nishizono A, Fujioka T, et al. Local secretary immunoglobulin A and postimmunization gastritis correlate with protection against *Helicobacter pylori* infection after oral vaccination of mice. Infect Immun, 1999, 67: 2531~2539

65 Lee CK, Weltzin R, Thomas WD, et al. Oral immunization with recombinant *H. polyri* urease induces secretory IgA antibodies and protects mice from challenge with *H. felis*. J Infect Dis, 1995, 172: 161~172

66 Czinn SJ, Cai A, Nedrud JG, et al. Protection of germ - free mice from infection by *H. felis* after active oral or passive IgA Immunization. Vaccine, 1993, 11: 637~642

67 Bogstedt AK, Nava S, Wadstron T, et al. *Helicobacter pylori* infection in IgA deficiency: lack of role of the secretary immune system. Clin Exp Immunol, 1996, 105: 202~204

68 Pappo J, Jorrey D, Gastriotta L, et al. *Helicobacter pylori* infection in immunized mice lacking major histocompatibility complex class I and class II functions. Infect Immun, 1999, 67: 337~341

69 Abul K. Abbas, Kenneth M. Murphy, Alan Sher, et al. Functional diversity of helper T lymphocytes. Nature, 1996, 383: 787~793

70 William E. Paul, Robert A. Seder. Lymphocyte response and cytokines. Cell, 1994, 76: 241~251

71 Manuel Fresno, Manfred Kopf, Luis Rivas. Cytokines and infectious diseases. Immunology Today, 1997, 18: 56~58

72 Sommer F, Faller G, Konturek P, et al. Antrum - and - corpus mucosa - infiltrating CD4$^+$ lymphocytes in *Helicobacter pylori* gastritis display a TH$_1$ phenotype. Infect Immun, 1998, 66: 5543~5546

73 Mario M, D' Elios, Marta Manghetti, et al. T helper 1 effecter cells specific for *Helicobacter pylori* in the gastric antrum of patients with peptic ulcer disease. Journal of immunology, 1997, 158: 962~967

74 Mohammadi M, Czinn S, Redline R, et al. *Helicobacter* - specific cell - mediated immune responses display a predominant TH$_1$ phenotype and promote a delayed - type hypersensitivity response in the stomach of mice. The Journal of immunology, 1996, 156: 4729~4238

75 Mohammadi M, Nedrud J, Redline R, et al. Murine CD4$^+$ T - cell response to *Helicobacter infection*: TH$_1$ cells enhance gastritis and TH$_2$ cells reduce bacterial load. Gastroenterology, 1997, 113: 1848~1857

76 Sawai N, Kita M, Kodama T, et al. Role of gamma interferon in *Helicobacter pylori* - induced gastric inflammatory response in a mouse model. Infect Immun, 1999, 67: 279~285

77 Kathryn A. Eaton, Susan R. Ringler, Stephen J. Danon. Murine splenocytes induce severe gastritis and delayed - type hypersensitivity and suppress bacterial colonization in *Helicobacter pylori* - infected SCID mice. Infect Immun, 1999, 67: 4594~4602

78 Fox JG, Beck P, Dangler CA, et al. Concurrent enteric helminth infection modulates inflammation and gastric immune responses and reduces *helicobacter* - induced gastric atrophy. Nat Med, 2000, 6 (5): 536~542

79 陈洁, 陈旻湖, 廖文俊, 等. 重组幽门螺杆菌疫苗免疫保护作用与免疫后胃炎. 中国免疫学杂志, 2005, 21 (6): 411~415

80 陈洁, 陈旻湖, 李国庆, 等. 幽门螺杆菌疫苗免疫小鼠的 Th 免疫应答及作用. 中华消化杂志, 2003, 23 (12): 739~743

81 Ermak TH, Ding R, Ekstein B, et al. Gastritis in urease - immunized mice after *Helicobacter felis* challenge may be due to residual bacteria. Gastroenterology, 1997, 113: 1118~1128

82 陈 洁, 陈旻湖, 王锦辉, 等. 幽门螺杆菌疫苗接种小鼠产生免疫后胃炎的影响因素. 世界华人消化杂志, 2006, 14 (23): 2275~2280

第七十二章　幽门螺杆菌感染的中西医结合治疗

张万岱　姚永莉

广州南方医科大学南方医院

1983 年 Warren 和 Marshall 发现幽门螺杆菌（*Helicobacter pylori*，下称 *H. pylori*）是慢性胃炎和消化性溃疡的重要致病因子之一，根除 *H. pylori* 既能提高其治愈率又能防止复发，故 *H. pylori* 已成为当前防治慢性胃病的重要举措和研究热点。既往研究发现，单独使用铋剂或抗生素，*H. pylori* 的根除率为 20% 左右，标准三联疗法 *H. pylori* 的根除率达 80%～90%，但存在药物价格贵、副作用大、依从性差及有一定耐药性等问题。中药具有副作用小，耐药性少及不会引起肠道菌群失调等特点，显示出中医药在 *H. pylori* 相关性慢性胃病治疗中的优势。故从中西医结合角度寻求高效、低毒、价廉的抗 *H. pylori* 疗法，特别是挖掘祖国医学宝库、开发新型抗 *H. pylori* 药物研究是一个值得探索的领域。

一、幽门螺杆菌感染的西医治疗

H. pylori 感染后具有临床结局多样性，这与 *H. pylori* 因素、宿主因素和环境因素三方面相关。其中 *H. pylori* 因素极为重要，不同菌株产生不同的毒力因子，因而可能造成不同的临床表现。不是所有 *H. pylori* 菌株都是产毒株，只有 50%～60% 的 *H. pylori* 菌株具有空泡毒素活性，故而哪些人需要接受 *H. pylori* 根除治疗显得至关重要。以 1999 年海南共识、2003 年桐城共识、欧洲 2000 年 Maastricht II 和 2005 年 Maastricht III 共识报告为基础，结合其后我国对 *H. pylori* 处理中的一些重要问题的新认识和见解，2007 年庐山会议全国 *H. pylori* 专家达成新的共识[1]，关于 *H. pylori* 感染治疗的适应证，按 2 个等级处理。（1）必须治疗：①消化性溃疡；②早期胃癌术后；③胃 MALT 淋巴瘤；④慢性胃炎伴胃黏膜萎缩、糜烂。（2）支持治疗：①慢性胃炎伴消化不良症状；②计划长期

使用 NSAID；③胃癌家族史；④不明原因缺铁性贫血；⑤特发性血小板减少性紫癜（ITP）；⑥其他 *H. pylori* 相关性胃病（如淋巴细胞性胃炎、胃增生性息肉、Ménétrier 病）；⑦个人要求治疗。

H. pylori 根除治疗的理想方案应是：联合用药、疗程短至 7～10 天、*H. pylori* 根除率≥90%，不易产生耐药性，费用低廉，效果持久，不易复发。2007 年庐山会议全国 *H. pylori* 专家达成新的 *H. pylori* 根除治疗共识[1]。

（一）一线治疗方案

（1）PPI/RBC（标准剂量）＋克拉霉素 0.5＋阿莫西林 1.0；

（2）PPI/RBC（标准剂量）＋克拉霉素 0.5/阿莫西林 1.0＋甲硝唑 0.4/呋喃唑酮 0.1；

（3）PPI 标准剂量＋铋剂标准剂量＋克拉霉素 0.5＋阿莫西林 1.0；

（4）PPI 标准剂量＋铋剂标准剂量＋克拉霉素 0.5＋甲硝唑 0.4/呋喃唑酮 0.1。

修改说明：

1. PPI 三联 7 天疗法仍为首选（PPI＋两种抗生素）。

2. 甲硝唑耐药率≤40% 时，首先考虑 PPI＋甲硝唑＋克拉霉素/阿莫西林。

3. 克拉霉素耐药率≤15%～20% 时，首先考虑 PPI＋克拉霉素＋阿莫西林/甲硝唑。

4. RBC 三联疗法（RBC＋两种抗生素）仍可作为一线治疗方案。

5. 为提高 *H. pylori* 根除率，避免继发耐药，可以将四联疗法作为一线治疗方案。

6. 由于 *H. pylori* 对甲硝唑和克拉霉素耐药，呋喃唑酮、四环素和喹诺酮类（如左氧氟沙星和莫西沙星）因耐药率低、疗效相对较高，因而也可作为初次治疗方案的选择。

7. 在 *H. pylori* 根除治疗前至少两周，不得使用对 *H. pylori* 有抑制作用的药物 PPI、H$_2$受体拮抗剂（H$_2$RA）和铋剂，以免影响疗效。

8. 治疗方法和疗程：各方案均为 1 日 2 次，疗程 7 天或 10 天（对于耐药严重的地区，可考虑适当延长至 14 天，但不要超过 14 天）。服药方法：PPI 早晚餐前服用，抗生素餐后服用。

（二）补救治疗或再次治疗

（1）PPI 标准剂量＋铋剂标准剂量＋甲硝唑（0.4 tid）＋四环素（0.75 bid）/四环素（0.5 tid）；

（2）PPI 标准剂量＋铋剂标准剂量＋呋喃唑酮（0.1）＋四环素（0.75 bid）/四环素（0.5 tid）；

（3）PPI 标准剂量＋铋剂标准剂量＋呋喃唑酮（0.1）＋阿莫西林（1.0）；

（4）PPI 标准剂量＋左氧氟沙星（0.5 qd）＋阿莫西林（1.0）。

修改说明：

1. 治疗原则：四联疗法（PPI＋铋剂＋两种抗生素）仍为首选。再次治疗应视初次治疗的情况而定，尽量避免重复初次治疗时的抗生素。

2. 较大剂量甲硝唑（0.4 tid）可克服其耐药，四环素耐药率低，两者价格均较便宜，与 PPI 和铋剂组成的四联疗法可用于补救治疗或再次治疗。

3. 呋喃唑酮耐药率低，疗效较好，但要注意药物的不良反应。

4. 对于甲硝唑和克拉霉素耐药者应用喹诺酮类药如左氧氟沙星或莫西沙星作为补救治疗或再次治疗可取得较好的疗效。国内对喹诺酮类抗生素的应用经验甚少，选用时要注意观察药物的不良反应。

5. 治疗方法和疗程：各方案均为 1 日 2 次（除表中特别标明者），疗程 7 天或 10 天（对于耐药严重的地区，可考虑延长疗程至 14 天以增加 *H. pylori* 根除率，但不要超过 14 天。在治疗过程中必须密切观察药物的不良反应。

（三）个体化治疗

实际上对任何患者的治疗，包括一线治疗、补救治疗或再次治疗都是根据具体情况来进行的，即均有"个体化"的含意，但此处的"个体化治疗"是针对 H. pylori 根除治疗多次失败的患者，分析其失败原因和提出处理方法。对根除治疗失败者建议按以下方法进行处理。

1. 了解患者以前治疗时用药的依从性，判断治疗失败的原因。

2. 有条件者根据药敏试验结果选择有效抗生素。

3. 近年文献报道序贯治疗对初治者有较高疗效（90%以上），但我国相关资料尚少，需在这方面进行研究。

4. 推荐使用其他抗生素，如喹诺酮类、呋喃唑酮、四环素等。

5. 对多次治疗失败者，可考虑停药一段时间（2~3个月或半年），使细菌恢复原来的活跃状态，以便提高下一次治疗的 H. pylori 根除率。

二、幽门螺杆菌感染的中医药治疗

近年来中医界已筛选出一些具有杀灭或抑制 H. pylori 的中草药及组方。我们的研究发现三七、大黄、桂枝、元胡、连翘、党参、黄芩、白芍、乌药、黄连等有杀抑 H. pylori 的作用。综合大多数研究提示单味药方面，黄连、黄芩、大黄、地榆、连翘、大蒜浸液、木棉素、乌药、归尾、丹参、黄檗、高良姜、干姜、北秦皮、甘草、广木香、桂枝、乌梅、三七、五味子、白头翁、泽兰、白花蛇舌草、葛根、桑叶、仙鹤草、败酱草、当归、元胡、赤芍、玫瑰花、山楂、蒲公英、厚朴、槟榔、马鞭草、鹿衔草、旋复花、银花、旱莲草、石榴皮、生地、白芨、地丁、石斛、党参等均有不同程度的抗 H. pylori 作用[2~8]。研究结果表明清热、祛湿、温中等中药，尤其苦寒清热的大黄、黄连和行湿化浊的槟榔等杀抑 H. pylori 作用明显。但各家报道不相一致。中药复方对 H. pylori 有抑杀作用，且有组方灵活，随症加减的特点。复方验方见下表所示。

国内有关方（药）加减论治报道

作　者	基础方（药）	例数	有效率（%）	清除率（%）	根除率（%）
郭贵海[9]	蒲公英、黄连、苦参、公丁香	51	*	*	73.9
王丙信[10]	灭幽丸（党参、白术、川芎、木香、茯苓、厚朴、郁金、元胡、大黄、三七、丹皮、乌梅、黄连、黄檗、白芍、丹参）	25	80.95	*	76.19
胡定政[11]	除幽汤（党参、白术、茯苓、蒲公英、黄连、砂仁、生苡仁、法夏、厚朴、丹参、蛇舌草、生大黄、炙甘草）	23	87.8	73.9	*
李振洲[12]	红藤蒲贝煎（红藤、蒲公英、浙贝母、连翘、木香、槟榔、乌药、熟大黄、海螵蛸）脾胃虚寒酌加党参、炙黄芪、桂枝、高良姜；脾胃湿热酌加黄芩、黄连、半夏、厚朴；胃阴不足酌加北沙参、百合、麦冬；胃酸过多酌加煅瓦楞、吴萸、黄连；久痛入络酌加川楝子、玄胡、炒九香虫、炙猬皮	33	90.5	*	78.8
李雄亮[13]	藿香正气散合戊己丸（藿香、苏梗、陈皮、法夏、白术、厚朴、白芍、香附、神曲）寒热夹杂偏寒加吴茱萸10g、黄连6g；寒热夹杂偏热甚加黄连10g、吴茱萸6g	79	92.0	70.0	*
罗伟生[14]	八方胃宝胶囊（红参须、白术、黄芪、茯苓、炙甘草、白芍、丹参、木香、炒鸡内金、枳实、延胡索、槟榔、黄芩、黄连、柴胡、吴茱萸）	39	96.67	89.74	*
彭淡君[15]	加味四逆散（柴胡、白芍、枳壳、元胡、香附、佛手、蒲公英、乌贼骨、白芨、北芪、白术、炙甘草）	52	94.3	*	*

作 者	基础方（药）	例数	有效率（%）	清除率（%）	根除率（%）
周天基[16]	胃得福（肿节风、刺五茄、丹参、木香、香附、陈皮、甘草）	50	90.0	86.0	*
卜 平[17]	黄芪、党参、蒲公英、丹参、茯苓、厚朴、槟榔、白术、海螵蛸、川连）	27	*	*	81.5
闫慧敏[18]	胃平冲剂（青黛、紫草、伏龙肝、小茴香、麝香、建曲）加黄连素	30	86.7	*	*
徐采朴[19]	胃病冲剂（大黄、黄连为主）	74	*	58.65	53.85
崔东来[20]	胃黏膜保护方（党参、白术、云苓、木香、砂仁、陈皮、厚朴、当归、丹参、黄连、白芍）	40	*	55.0	*
朱 日[21]	益气活血方（党参、黄芪、白术、白芍、木香、丹参、红花、黄芩、仙鹤草、山楂、神曲、甘草）	50	79.5	34.1	*
龚琼模[22]	胃炎煎剂（川黄连、川厚朴、吴茱萸、蒲公英、虎杖、生甘草、丹参）	80	92.5	87.5	*
马伟明[23]	红藤愈萎理胃汤（红藤、蒲公英、石斛、半夏、黄芩、丹参、黄连、乳香、没药、玫瑰花、绿萼梅、佛手花、甘草）	30	86.4	90.0	*
陆为民[24]	仁术健胃颗粒（黄芪、白术、薏苡仁、莪术、黄芩等	85	*	*	36.5
苗发启[25]	健脾抗萎汤（党参、白术、黄芪、丹参、枳壳、莪术、香附、黄连、连翘、三七粉、甘草，再随症加药）	36	*	*	77.8
王汝新[26]	消萎灵（黄芪、丹参、败酱草、党参、陈皮、藿香、厚朴、川芎、丹皮、柴胡、黄连、黄芩、大黄、白芍	30	*	90.0	*
黄献民[27]	蒲公英、白术、黄芪、连翘、枳壳、香附、黄连、莪术、丹参、三七粉、甘草	33	*	*	84.85
朱卫东[28]	托里消毒散加味（党参、茯苓、当归、黄芪、金银花、白术、连翘、渐贝、炒白芍、白芷、甘草、海螵蛸）	47	*	*	85.1

三、幽门螺杆菌感染中西医结合治疗

中医药采用辨证论治的方法对杀灭或抑制 H. pylori 取得了较好的效果。但实验研究证明，单纯中药治疗 H. pylori 根除率并不理想，在辨证论治的基础上中西药合用对延缓西药耐药性的产生、降低毒性和不良反应的发生率，防止其复发收到了满意的效果[29~34]。姚希贤等[35]观察 PPI 三联联合灭 H. pylori 胶囊对消化性溃疡疗效及溃疡愈合质量的影响，发现 PPI 三联和"灭 H. pylori 胶囊"四联对溃疡愈合率和 H. pylori 根治率分别为88%、92%和100%、96%（P > 0.05），灭 H. pylori 胶囊四联疗法不但获得理想的 H. pylori 根治率和溃疡愈合率，更有显著提高溃疡愈合质量作用，为中西医结合治疗消化性溃疡开辟了新途径。

在 H. pylori 感染中西医结合治疗方面，虽显示了中药能协助提高西药清除 H. pylori 的优势，但仍存在不少问题，临床辨证分型、服药疗程、诊断及疗效判断标准尚不统一，很多报告未能观察

H. pylori 长期追踪效果。因此寻求新的、符合 *H. pylori* 感染性胃病的有效疗法仍是今后研究的重大课题。

四、幽门螺杆菌根除失败的原因和对策

（一）失败原因

1．细菌因素

（1）*H. pylori* 耐药影响：rdxA 基因突变导致对甲硝唑耐药，发生率 30% ~ 70%。23srRNA 基因突变对克拉霉素耐药，发生率 10% ~ 15%。青霉素结合蛋白（PBP）－D 表达改变产生对阿莫西林耐药。靶酶 DNA 旋转酶改变，gyrA 基因突变产生对喹诺酮耐药。

（2）*H. pylori* 毒力因子影响：感染 cagA/vacA s1 菌株者 *H. pylori* 根除率高。

（3）*H. pylori* 定植部位影响：胃窦和胃体交界处 *H. pylori* 因结构不同致生物学行为不同，对抗生素不敏感，故疗效差。长期或大量使用 PPI 抑酸剂使胃窦 *H. pylori* 减少而胃体 *H. pylori* 增加者疗效差。

2．宿主因素

（1）宿主基因型的影响：细胞色素 P450（CYP）ZC19 基因型影响 PPI 方案疗效；因 PPI 通过此途径代谢，故强代谢型者疗效差。

（2）胃内 pH 的影响：某些抗生素在酸性环境下其抗菌活性降低；如阿莫西林、环丙沙星降低 10 倍，头孢氨苄降低 16 倍；故加用抑酸剂使胃内 pH 升高，可增强抗菌活性，提高疗效。

（3）患者依从性的影响：依从性好者根除率可达 97.4%，而依从性差者根除率仅为 58.8%，并易产生 *H. pylori* 耐药。患者的依从性又受经济条件和就诊条件所影响。

（4）机体免疫状态的影响：患者血清白介素 －4 降低者疗效差。

（5）性别、年龄的影响：对甲硝唑、克拉霉素耐药率为女性多于男性，老年多于中青年。

（6）吸烟的影响：*H. pylori* 根除率不吸烟者为 88%，而吸烟者为 33%。这与吸烟使甲硝唑生物活性降低，生物转化上升相关，导致耐药增加，疗效差。

（7）不同疾病影响：*H. pylori* 根除率在十二指肠球部溃疡高于功能性消化不良，全胃炎高于胃窦炎。*H. pylori* 耐药率在十二指肠球部溃疡低于功能性消化不良。

3．环境因素

（1）生活环境：经济状况、文化程度、居住条件、卫生习惯、饮用水源等因素会影响 *H. pylori* 根除。

（2）治疗方法：方案药物选择、药物剂量、剂型、服药时间、次数、疗程及不良反应等因素会影响 *H. pylori* 根除。

（二）克服失败的对策

（1）严格掌握 *H. pylori* 根除的适应证，选用正规、有效的治疗方案；

（2）联合用药，避免使用单一抗生素或抗菌药；

（3）加强基层医生对 *H. pylori* 治疗知识的普及与更新；

（4）对根除治疗失败的病人，有条件的单位再次治疗前先做药物敏感试验，避免使用对 *H. pylori* 耐药的抗菌药如不用克拉霉素、甲硝唑，改用呋喃唑酮、阿莫西林或瑞贝克。

（5）方案不变，增加剂量或疗程：如克拉霉素 250mg 增至 500mg bid，阿莫西林 500mg 增至 1000mg bid。疗程 1 周增至 2 周。

（6）用 RBC、铋剂对抗耐药。①RBC 对抗耐药：PPI 三联对耐药株根除率仅 57%；RBC 三联对耐药株根除率仍达 94%。②铋剂对抗耐药：PPI 三联对耐药株根除率由 90%→30%；铋三联对耐药株根除率仍保持在 90%；加铋剂可使耐药变成敏感。

（7）四联疗法或其他新方案：①抑酸剂＋铋三联；②RBC＋二种抗生素；③PPI/RBC＋三种抗

生素；④PPI（洛赛克 40mg qid） +阿莫西林 750mg qid，疗程 14 天。

（8）试用新抗生素：如利福平类药物利福布丁（rifabutin）300mg/d + 阿莫西林 2000mg/d + PPI

（9）探索新抗菌药：①氨基乙酸是一种氨基酸、一些细菌的代谢产物→有明显抑 *H. pylori* 作用；②广谱抗生素 rifaximin 肠道内浓聚，体外试验表明具有抗 *H. pylori* 活性。

（10）努力研究开发 *H. pylori* 疫苗，让 *H. pylori* 感染的免疫防治变成现实。

五、研究展望

尽管抗 *H. pylori* 中药具有副作用小、依从性好、价格低廉、疗效好（*H. pylori* 的根除率达 40% ~80%）等优点，但与国际标准三联疗法相比，还有相当的差距。为了提高中药抗 *H. pylori* 的疗效，亟待发掘出新的更特效的方药。

目前中医药治疗本病多限于临床观察，加强中医药治疗本病的机理研究，建立 *H. pylori* 相关性慢性胃病动物模型，进行更深层次的研究已势在必行。如果能建立动物模型，运用现代医学手段进一步研究中医药的作用机理和评定疗效，进行药理研究，筛选出有效的中药单方或复方，应用于临床，指导临床，同时根据临床效果反馈指导实验研究的方向，中医药治疗 *H. pylori* 相关性慢性胃病将会有美好的前景。

参考文献

1　中华医学会消化病学分会. 第三次全国幽门螺杆菌感染若干问题共识报告（2007·庐山）. 现代消化及介入诊疗杂志，2008，13（1）：73~74

2　陈岚，陈镇苏，黄金华，等. 清幽片对 *H. pylori* 阳性胃病根除作用的临床研究. 中国中西医结合脾胃杂志，2000，8（3）：168~169

3　张琳. 幽门弯曲菌与慢性胃炎发病及中草药对其防治的研究. 中西医结合杂志，1990，10（5）：268

4　徐艺，叶柏，单兆伟，等. 中草药单味药与复方对 *H. pylori* 抑菌作用研究. 中国中西医结合脾胃杂志，2000，8（5）：292~293

5　周增芬，崔蓉，张永生，等. 大蒜大黄对 *H. pylori* 抑菌作用的实验研究. 中华实用医学，2002，11（6）：1~3

6　刘波，李雪驼，徐和利，等. 5 种中药制剂杀灭 *H. pylori* 的实验研究. 中国新药杂志，2002，11（6）：457~459

7　姜成，鄢春锦，刘蔚雯. 15 味中药抑制幽门螺杆菌的体外实验. 福建中医学院学报，2003，13（6）：30~32

8　杨春华. 幽门螺杆菌感染性胃病中医药治疗研究进展. 天津中医药大学学报，2008，27（2）：110~112

9　郭贵海，王崇文. 中药加雷尼替丁治疗幽门螺杆菌感染疗效. 中国中西医结合脾胃杂志，1998，6（3）：178

10　王丙信，杨同占，李进根，等. 中西医结合治疗幽门螺杆菌阳性消化性溃疡的临床研究. 中国中西医结合脾胃杂志，1998，6（1）：12~14

11　胡定政，荣进刚. 除幽汤治疗幽门螺旋杆菌感染的临床研究. 时珍国药研究，1998，9（1）：15

12　李振洲. 红藤蒲贝煎治疗消化性溃疡疗效分析. 中国中西医结合脾胃杂志，1997，5（1）：17~19

13　李雄亮. 藿香正气散合戊己丸加减治疗慢性浅表性胃炎：附 120 例远期疗效观察. 实用中西医结合杂志，1997，10（13）：1291

14　罗伟生，何振华，梁健，等. 胃镜下清创加中西药内服治疗难治性溃疡的临床对照观察. 广西中医药，1997，20（4）：5~8

15　彭淡君. 加味四逆散加珍珠层粉对消化性溃疡复发率的影响. 实用中西医结合杂志，1997，10（3）：220~221

16　周天基，徐正福，郑敏宇，等. 胃得福治疗慢性胃炎 50 例疗效观察. 上海中医药杂志，1996，（9）：12~13

17　卜平，陈齐鸣. 中药根除幽门螺旋杆菌抗溃疡复发临床观察. 浙江中医杂志，1996，31（9）：400~401

18　闫慧敏，李素婷，陈昭定，等. 治疗小儿 *H. pylori* 阳性胃炎和消化性溃疡临床观察. 中医杂志，1996，37（9）：548~549

19　徐采朴，陈洁平，徐辉，等. 幽门螺杆菌相关性胃炎及消化性溃疡治疗研究. 第三军医大学学报，1995，17（5）：373~377

20 崔东来，陈卫，高国庭，等. 胃黏膜保护方治疗消化性溃疡 80 例临床及实验研究. 新消化病学杂志，1994，2（4）：234～235

21 朱日，单兆伟，朱云华. 益气活血法治疗幽门螺旋杆菌感染性慢性胃炎的临床研究. 中国中西医结合杂志，1994，14（12）：715～717

22 龚琼模，甘淳. 幽门弯曲菌阳性胃炎、消化性溃疡的临床研究. 北京中医杂志，1992，（2）：21

23 马伟明，黄晓峰. 红藤愈萎理胃汤治疗 H. pylori 阳性慢性萎缩性胃炎观察. 浙江中医杂志，1997，32（8）：347

24 陆为民，单兆伟，杨学文，等. 仁术健胃颗粒对慢性萎缩性胃炎患者 HP 及其 CagA 基因的影响. 天津中医药，2003，20（1）：26～28

25 苗发启. 健脾抗萎汤治疗慢性萎缩性胃炎 43 例. 河南中医，2000，20（2）：31

26 王汝新. 消萎灵治疗慢性萎缩性胃炎临床研究. 山东中医杂志，2000，19（11）：656～657

27 黄献民. 消炎抗萎汤治疗慢性萎缩性胃炎并 H. pylori 感染 33 例. 中国中西医结合消化杂志，2001，9（5）：313

28 朱卫东. 托里消毒散加味治疗消化性溃疡 52 例. 时珍国医国药，2001，12（3）：240

29 曹丽珍. 中西医结合治疗幽门螺杆菌相关性胃病. 现代中西医结合杂志，2002，11（1）：26

30 刘钦伟，侯健. 中西医结合治疗慢性胃炎 110 例分析. 现代中西医结合杂志，2002，11（8）：718

31 张鹰，胡宏. 中西医结合治疗幽门螺杆菌阳性慢性胃炎 56 例. 时珍国医国药，2003，14（7）：436

32 李国虹，陈其铭. H. pylori 阳性消化性溃疡的中西医结合治疗. 现代中西医结合杂志，2000，9（11）：978～979

33 刘荣汉. 中西医结合治疗幽门螺杆菌相关性慢性萎缩性胃炎 36 例临床观察. 甘肃中医学院学报，2002，19（2）：31～33

34 郭遂成，孙杰. 中西医结合治疗幽门螺杆菌相关性胃炎 123 例. 现代中西医结合杂志，2001，10（5）：426

35 冯丽英，宫心鹏，郝书亭，等. 灭 H. pylori 胶囊四联治疗消化性溃疡疗效及愈合质量的双盲对照研究. 世界华人消化杂志，2000，8（6）：84～86

第七十三章 抗生素以外物质对幽门螺杆菌感染的治疗研究

谢 勇[1] 周南进[2] 王崇文[1]

[1]南昌大学第一附属医院 [2]江西省医学科学研究所

幽门螺杆菌（*Helicobacter pylori*，下称 *H. pylori*）从发现到现在已有二十多年的历史，它的治疗一直是人们关注和研究最热门的焦点问题。目前要彻底根除 *H. pylori* 仍然比较困难，现行最常用的是含质子泵抑制剂/铋剂的抗生素三、四联疗法，三联疗法的 *H. pylori* 根除率在大多数地区均在80%以下，四联疗法也有10%左右的失败率。抗生素耐药是导致根除率下降的主要原因。同时，由于其他感染性疾病的发展及 *H. pylori* 耐药菌株的选择性生长，抗生素的耐药问题将日益严峻。因此，寻找新的方法取代或辅助抗生素进行 *H. pylori* 根除治疗，减少耐药菌株发生，提高 *H. pylori* 的根除率，有重要的临床意义。已发现非抗生素药物，如一些植物的提取物、益生菌和生物活性蛋白等，都具有潜在的抗菌作用，而且还具有天然、经济、安全等优点。本文就近年来非抗生素物质的抗 *H. pylori* 作用作一概述。

一、益生菌

益生菌（probiotic）一词源自希腊语，意为"益生之品"。按世界卫生组织及美国食品和农业组织专家组的定义，益生菌是指适量给予对宿主健康有益的一些活的微生物，它能促进肠道内菌群平衡、对宿主起到有益作用的活的微生态制剂。常见的菌株包括乳酸菌属（乳酸杆菌、双歧杆菌、粪肠球菌、粪链球菌、枯草杆菌）；芽孢杆菌属（蜡状芽孢杆菌、地衣芽孢杆菌）；非常驻菌属（丁酸梭菌、酪酸梭菌）等。它们可以通过产生有机酸、过氧化氢、细菌素等物质，拮抗抑制致病菌的生长；通过恢复宿体内微生态平衡，达到治疗疾病的目的[1,2]。益生菌不仅具有促进消化吸收，刺激免疫系统的作用，还能部分替代抗菌药物，具有使用安全、无残留、不产生抗药性等优点。

（一）益生菌的抗幽门螺杆菌作用

在 *H. pylori* 与益生菌的关系中，研究得最多的是乳酸杆菌，它们是空腹时正常胃内的优势菌。乳酸杆菌可以在酸性胃环境存活下来，对致病菌的繁殖有抑制作用。国内外学者研究了一些乳酸菌株包括乳酸乳球菌、嗜酸乳杆菌、植物乳杆菌、约氏乳杆菌、加氏乳杆菌和唾液乳杆菌等在体内外的抗 *H. pylori* 作用，及对 *H. pylori* 感染的预防和治疗效果，表明乳酸杆菌在体外可抑制 *H. pylori* 的生长，在体内能抑制 *H. pylori* 在胃内定植，减轻 *H. pylori* 相关性胃炎程度。Oh 等[3] 将来自酸乳酪的二株酵母菌和几株乳酸杆菌分别与 *H. pylori* 作用，均显示出对 *H. pylori* 有杀菌作用。Aiba 等[4] 将 *H. pylori* 分别与不同的乳酸杆菌混合培养时，发现唾液乳杆菌能够完全抑制 *H. pylori* 的生长，但干酪乳杆菌和嗜酸乳杆菌却无此发现，动物体内实验又再次证明了唾液乳杆菌能够抑制 *H. pylori* 的生长继而减轻胃黏膜炎症反应。Rokka 等[5] 研究了 7 种植物乳杆菌在体外抑制 *H. pylori* 生长的活性，其中一株从腌菜中分离的植物乳杆菌（MLBPL1）显示出了较高的抑菌活性，且其抑菌作用与细菌的胞壁有关。Ushiyama 等[6] 在体外观察了加氏乳杆菌对克拉霉素敏感和耐药的 *H. pylori* 菌株的生长抑制作用，结果显示加氏乳杆菌对这两株 *H. pylori* 菌均有生长抑制作用，并可抑制它们刺激细胞产生 IL－8；小鼠的体内试验显示加氏乳杆菌可显著抑制这两株 *H. pylori* 菌在胃内定植。预先给 C57BL/6 小鼠服用嗜酸乳杆菌和鼠李糖乳杆菌可显著降低 *H. pylori* 攻击后在胃内定植和 *H. pylori* 所诱发的炎症反应[7]。无症状的 *H. pylori* 携带儿童分别服用嗜酸乳杆菌和布拉酵母菌口服 8 周后 *H. pylori* 根除率分别为 6.5% 和 12%，且口服布拉酵母菌者 ^{13}C－UBT 值显著下降[8]；无症状的 *H. pylori* 携带儿童服用约氏乳杆菌 3 周，*H. pylori* 根除率为 16.9%，显著高于对照组[9]。一项随机双盲对照研究表明给 *H. pylori* 感染者连续口服 4 周罗伊乳杆菌后虽然 *H. pylori* 的根除率与安慰剂比较无显著差别，但胃内 *H. pylori* 的定植量显著低于安慰剂组[10]。除了乳酸杆菌外，其他益生菌也有抗 *H. pylori* 作用，Wang 等[11] 在体外将嗜酸乳杆菌和乳双歧杆菌分别与 *H. pylori* 共培养，结果显示乳双歧杆菌可显著抑制 *H. pylori* 的生长，而嗜酸乳杆菌无此作用；体内干预试验显示 59 名 *H. pylori* 感染者服用嗜酸乳杆菌和乳双歧杆菌 6 周后 ^{13}C－UBT 值显著降低。将含分叉双歧杆菌的发酵乳与 *H. pylori* 共培养，可显著抑制 *H. pylori* 和生长，并抑制 *H. pylori* 刺激的人胃上皮细胞 IL－8 的分泌，在体内的随机双盲对照研究显示 *H. pylori* 感染者服用含分叉双歧杆菌的发酵乳者 ^{13}C－UBT 值显著低于安慰剂组[12]。Tsai 等[13] 研究显示，肠球菌 TM39 在体外可抑制 *H. pylori* 的活力和 *H. pylori* 尿素酶的活性。枯草芽孢杆菌的培养上清和活菌在体外可抑制 *H. pylori* 的生长[14]。以上研究从体内外均证实了益生菌具有抗 *H. pylori* 作用。

近年来人们将益生菌作为抗生素疗法的佐剂与标准的抗 *H. pylori* 三联疗法联合应用，均发现益生菌可提高 *H. pylori* 的根除率，减少 *H. pylori* 的定植量，减轻胃炎的程度，减少抗生素的副作用[1,15]。Kim 等[16] 将 347 例 *H. pylori* 感染者随机分为标准抗 *H. pylori* 三联治疗和三联治疗加益生菌（嗜酸乳杆菌、干酪乳杆菌、双歧杆菌和嗜热链球菌）两组，它们的 *H. pylori* 根除率按治疗意向（ITT）分析分别为 72.1% 和 79.2%，按研究方案（PP）分析分别为 78.7% 和 87.5%，按 PP 分析有显著差异。Park 等[17] 将 352 例 *H. pylori* 感染者随机分为标准三联治疗和三联治疗加益生菌（枯草芽孢杆菌和粪链球菌）组，二者的 *H. pylori* 根除率按 ITT 分析分别为 73.3% 和 83.5%，有显著差异。de Bortoli 等[15] 对 206 例 *H. pylori* 感染者的随机双盲对照研究显示抗 *H. pylori* 标准三联治疗组和三联治疗加益生菌和乳铁蛋白组，二者的 *H. pylori* 根除率按 ITT 分析分别为 72% 和 89%，有显著差异。另一项在儿童中的随机双盲对照研究显示，儿童 *H. pylori* 阳性胃炎患者单用标准抗 *H. pylori* 三联疗法和抗 *H. pylori* 三联疗法加干酪乳杆菌治疗，二者的 *H. pylori* 根除率按 ITT 分析分别为 57.5% 和 84.6%，按 PP 分析分别 61.3% 和 91.6%，均有显著差异[18]。

（二）益生菌的抗幽门螺杆菌作用机制

1. 非免疫机制

非免疫屏障是抵御病原菌的一线屏障，有研究表明益生菌可通过产生抗菌物质、与 *H. pylori* 竞争黏附受体、促进黏液产生、稳定黏膜屏障来增强非免疫屏障。

（1）产生抗菌物质：益生菌可通过产生抗菌物质来抑制 *H. pylori* 生长，它们能合成与细菌素有关的抗菌物质，同时还能分泌乳酸、醋酸和过氧化氢等抑菌物质[19-21]。Aiba 等[4]研究显示唾液乳杆菌可通过产生大量的乳酸来发挥抗 *H. pylori* 作用。Pinchuk 等[14]的体外研究显示枯草芽孢杆菌的无细菌培养上清可抑制 *H. pylori* 生长，这一作用不受 pH 值和有机酸浓度的影响，对热和蛋白酶稳定，薄层色谱法和高效液相色谱分析培养上清中至少有两种抗菌物质起抗 *H. pylori* 作用，并且所有试验的 *H. pylori* 菌株均对这两种抗菌物质敏感。

（2）竞争黏附：*H. pylori* 对胃上皮细胞的黏附在其致病中起重要作用，*H. pylori* 可通过分泌性物质和黏附在细胞表面与胃上皮细胞相互作用而致病，有研究表明约氏乳杆菌、唾液乳杆菌和嗜酸乳杆菌可抑制 *H. pylori* 对肠上皮细胞 HT - 29[22,23] 和胃上皮细胞 MKN45 的黏附[24]。经肠球菌 TM39 培养上清预处理的 *H. pylori*，对人胃癌细胞株 TSGH 9201 的黏附能力显著下降[13]。Myllyluoma 等[25]研究显示多个益生菌（嗜酸乳杆菌、费氏丙酸杆菌、谢曼氏丙酸杆菌和双歧杆菌）联合应用可更有效地抑制 *H. pylori* 对上皮细胞 Caco - 2 的黏附。益生菌抑制 *H. pylori* 的黏附可能通过多种机制，这其中包括分泌抗菌物质来发挥其抗黏附作用[22,23]，还可通过与 *H. pylori* 竞争黏附位点来起作用[26]，如罗伊氏乳杆菌已被证实可抑制 *H. pylori* 对特异的糖脂受体神经节四酰基鞘氨醇和硫脑苷脂的黏附[26]。体内研究也证实在无菌小鼠益生菌的先期定植可预防或减少 *H. pylori* 的定植[7,24]。

（3）黏膜屏障：*H. pylori* 感染引起胃上皮细胞损伤导致黏液分泌减少，研究证实 *H. pylori* 感染可抑制人胃上皮细胞黏液素 1 和 5A 基因的表达[27]，而植物乳杆菌和鼠李糖乳杆菌可增加肠上皮细胞黏液素 2 和 3 基因的表达[28]，并伴随着黏液的分泌，这可以修复胃黏膜的通透性并抑制 *H. pylori* 定植。

2. 免疫学机制

H. pylori 感染诱导胃上皮细胞释放一系列炎症介质，这包括化学趋化因子和细胞因子，如 IL - 1、2、6、8、TNF - a 等，进而引起黏膜炎症。益生菌可以通过与上皮细胞的相互作用改善宿主的免疫炎症反应，从而减轻黏膜炎症。Kabir 等[24]的研究表明唾液乳杆菌在体外可抑制 *H. pylori* 刺激的胃上皮细胞释放 IL - 8。动物实验表明益生菌可以通过免疫调节，尤其是调节促炎和抗细胞子的平衡来减轻胃黏膜的炎症反应；Zhang 等[29]研究发现给 *H. pylori* 感染的 C57BL/6 小鼠口服干酪乳杆菌和乳双歧杆菌 5 周后胃黏膜内 IL - 1β 水平和中性粒细胞浸润显著减少，IL - 10 显著增加。益生菌的还可减少特异性抗 *H. pylori* IgG 的产生从而降低胃黏膜炎症反应[20,24,29]；益生菌还可通过刺激局部的 IgA 反应来增强黏膜屏障[30]。

二、生物活性蛋白

生物活性蛋白具有天然、低毒、无副作用的特点。在替代抗生素疗法的研究中，生物活性蛋白对 *H. pylori* 感染的治疗作用是目前研究的热点之一，目前研究得较多的是牛乳铁蛋白、鸡卵黄免疫球蛋（immunoglubin yolk，IgY）和免疫乳。

（一）牛乳铁蛋白

牛乳铁蛋白是一种分子质量为 70 ~ 80 kDa 铁结合糖蛋白，存在于人和牛的体液和分泌物中，其在多种组织，如乳腺、外分泌腺、黏膜表面、生殖腺中大量表达，存在于乳汁、眼泪、唾液和其他体液以及血浆、中性粒细胞中，胃黏膜和胃液中亦存在牛乳铁蛋白。牛乳铁蛋白具有多种生物学功能，其不仅参与铁的转运，而且还具有抗微生物、抗氧化、抗癌、免疫调节等功能。牛乳铁蛋白在黏膜层中广泛分布，被认为是机体非特异性免疫系统的重要组成部分，可能在抗微生物感染中起一线防御作用。牛乳铁蛋白具有广谱抗菌作用，对革兰阳性、阴性细菌和某些真菌均具有杀伤性。

1. 牛乳铁蛋白的抗 *H. pylori* 作用

研究表明牛乳铁蛋白无论在体外还是体内均具有一定的抗 *H. pylori* 活性。Miehlke 等[31]研究显示重组人牛乳铁蛋白对 13 临床分离 *H. pylori* 菌株中的 8 株具有抑制作用，且呈时间 - 剂量依赖关系。Wada 等[32]研究发现 *H. pylori* 感染的 BALB/c 小鼠口服牛乳铁蛋白 2 ~ 4 周后其胃内 *H. pylori* 数量和血清抗 *H. pylori* 抗体滴度显著降低，牛乳铁蛋白还可阻止 *H. pylori* 黏附于胃黏膜上皮。Wang 等[33]给 *H. pylori* 感染的 BAlb/cA 小鼠口服牛乳铁蛋白 10 天后，小鼠胃内 *H. pylori* 的定植和黏膜炎症程度显著低于对照组。Dial 等[34]研究表明，口服牛乳铁蛋白或重组人牛乳铁蛋白可部分逆转 *H. felis* 感染小鼠的胃黏膜病理改变，牛乳铁蛋白与阿莫西林和四环素联用，可加强其抗 *H. pylori* 作用。一项随机双盲对照试验将 59 名 *H. pylori* 无症状携带者分 2 组，牛乳铁蛋白组予 200 mg 牛乳铁蛋白 2 次/天，持续 12 周；对照组予安慰剂。所有研究对象在试验前、试验中、试验结束时以及试验结束后 4 周行^{13}C - UBT，以测定值较前次结果下降 > 50% 为阳性。结果显示牛乳铁蛋白组 32.3% 受试者^{13}C - UBT 测定值显著下降，而对照组仅 3.6% 受试者测定值下降，两组比较差异有显著性[35]。提示牛乳铁蛋白可抑制 *H. pylori* 在人胃内定植。

新近研究表明牛乳铁蛋白联合标准的抗 *H. pylori* 三联或四联治疗可提高 *H. pylori* 的根除率，一项多中心前瞻性研究将 402 例 *H. pylori* 感染患者分为 3 组，A 组为埃索美拉唑、克拉霉素和替硝唑 7 天疗法；B 组先予牛乳铁蛋白 200mg 2 次/天，7 天后，再给 A 组治疗方案；C 组在 A 组治疗方案的基础上同时予牛乳铁蛋白 200mg 2 次/天，7 天。结果显示 3 组 *H. pylori* 的根除率分别为 77%（105/136）、73%（97/132）和 90%（120/134），C 组与 A 组和 B 组比较差异有显著性，提示牛乳铁蛋白可有效提高三联疗法的 *H. pylori* 根除率[36]。Tursi 等[37]将 70 例一线抗 *H. pylori* 治疗失败者分为四联疗法（RBC + 奥美拉唑 + 阿莫西林 + 替硝唑四联疗法）加牛乳铁蛋白和不加牛乳铁蛋白组，结果加牛乳铁蛋白组 *H. pylori* 根除率为 94.28% 显著高于不加牛乳铁蛋白组 88.57%，提示乳铁蛋白可提高 *H. pylori* 治疗失败者的根除率。Sachdeva 的 Meta 分析表明乳铁蛋白联合标准的抗 *H. pylori* 治疗可提高 *H. pylori* 的根除率[38]。

2. 牛乳铁蛋白的抗 *H. pylori* 作用机制

牛乳铁蛋白抗 *H. pylori* 作用的机制尚不十分清楚，可能与以下几个方面有关。

（1）结合铁离子[39,40]：铁离子是几乎所有细菌生长所必须的物质，很多证据表明人类致病原的致病能力与其铁摄取能力直接相关。致病菌必须通过高度特异、有效的铁摄取系统完成铁的摄入，而牛乳铁蛋白可以结合铁离子，夺取细菌生长所必需的 Fe^{3+}，从而起抗菌作用。Dial 等[41]的研究显示，牛乳铁蛋白与 *H. pylori* 共培养，其浓度 ≥ 0.5mg/ml 时可抑制 *H. pylori* 增殖，而牛奶中的其他成分，如溶菌酶无抑制 *H. pylori* 的活性，牛乳铁蛋白对 *H. pylori* 的抑制作用可被加入过量铁至培养基中所逆转。

（2）破坏革兰氏阴性菌的细胞膜：牛乳铁蛋白可黏附于细菌的细胞膜，引起革兰阴性菌外膜中脂多糖（LPS）的释放，并与 LPS 的脂蛋白 A 结合，破坏革兰氏阴性细菌的细胞膜，改变膜通透性而使细菌死亡[39]。

（3）免疫调节作用[39]：口服牛乳铁蛋白可诱导上皮细胞产生 IL - 8、IL - 18 和派伊尔结产生 IFN；增加肠黏膜内 CD4 +、CD8 +细胞及 NK 细胞的数量，增加淋巴结和脾脏的细胞数，增强腹腔巨噬细胞和脾 NK 细胞的活性，促进 TH1 细胞因子的产生，这些均有利于对病原体的清除。

（二）鸡卵黄免疫球蛋白

近年来免疫防治 *H. pylori* 感染越来越受到人们重视，除了疫苗接种进行主动免疫治疗，大量的研究表明被动免疫也可能是预防和治疗 *H. pylori* 感染的一种有效方法。目前研究被动免疫防治 *H. pylori* 感染主要集中在抗 *H. pylori* 特异性 IgY 和免疫乳这两方面。

IgY 是母鸡在卵泡中生成蛋黄的过程中，由鸡血清中的 IgG 转移到蛋黄中而形成的。IgY 的结构和功能与 IgG 相似，但相对于哺乳动物抗体 IgG 有以下优势[42-44]：①无需采血，只需收集免疫母鸡产下的鸡蛋即可获得抗体；②使用少量的抗原免疫禽类既可获得大量的质量均一的特异性 IgY；③由于种系发生距离相差很大，禽类 IgY 与哺乳动物免疫球蛋白之间不会发生交叉血清学反应；④耐热、耐酸，耐蛋白酶，巴氏灭菌温度下也不会失活并且在 pH 值小于 3 时仍能保持稳定活性。由于以上优势，IgY 用于防治胃肠道感染备受关注。

1. 抗 *H. pylori* IgY 的抗 *H. pylori* 作用

许多研究已证实 IgY 是抗人胃肠道感染的有效制剂[45]，它已作为口服抗体添加到强化食品中用来预防和控制肠道和口腔细菌如产肠毒素大肠杆菌、变异链球菌、沙门氏菌和轮状病毒等的感染[46-49]。新近研究表明特异性的抗 *H. pylori* IgY 可防治 *H. pylori* 感染，用 *H. pylori* 全菌或其不同的毒力因子作抗原免疫母鸡获得特异性 IgY，这些特异性抗体 IgY 可抑制 *H. pylori* 生长和其尿素酶活性，降低 *H. pylori* 的细胞毒性，抑制 *H. pylori* 对细胞的黏附，减少 *H. pylori* 在动物和人体内的定植，并减轻 *H. pylori* 所致的炎症反应。Shin 等[50]用 *H. pylori* 全菌抗原免疫母鸡获得特异性抗 *H. pylori* IgY，体外试验证明该 IgY 能抑制 *H. pylori* 的生长和其尿素酶活性，并可抑制 *H. pylori* 对胃上皮细胞的黏附 AGS 和尿素酶活性；在蒙古沙鼠的 *H. pylori* 感染模型中抗 *H. pylori* IgY 可减少 *H. pylori* 感染所致的淋巴细胞和中性粒细胞浸润。Nomura 等[51]研究显示抗 *H. pylori* 尿素酶 IgY 可也显著抑制 *H. pylori* 生长以及其尿素酶的活性，*H. pylori* 感染的蒙古沙鼠口服这一抗体可降低 *H. pylori* 对胃黏膜的损伤，并有效阻止 *H. pylori* 对胃肠黏膜上皮细胞的黏附。Shimamoto 等[52]用热灭活的 *H. pylori* 免疫母鸡获得特异性抗 *H. pylori* IgY，这一抗体在体外可抑制 *H. pylori* 的生长和尿素酶活性，并降低 *H. pylori* 对上皮细胞的细胞毒性，同时促使 *H. pylori* 菌相互凝聚，在体内抗 *H. pylori* IgY 可降低 *H. pylori* 感染的蒙古沙鼠血清抗 *H. pylori* IgG 的水平和急性胃炎的发生。国内杨氏和刘氏等[53-55]的研究也显示抗 *H. pylori* 全菌 IgY、抗 *H. pylori* 黏附素基因（*Helicobacter pylori* adhesin A ，*H. pylori*aA）IgY 及抗 *H. pylori* VacA - *H. pylori*aA 融合蛋白 IgY 在体外可降低 *H. pylori* 和其培养上清对 Hela 细胞、AGS 细胞和 Vero 细胞的细胞毒活性，并可减少 *H. pylori* 在小鼠体内的定植。在人体研究中也同样证实了抗 *H. pylori* IgY 可抑制 *H. pylori* 在胃内的定植，Horie 等[56]给 42 名 *H. pylori* 感染者的分别服用含抗 *H. pylori* 尿素酶的 IgY 和不含 IgY 的酸奶 4 周，停用后 2～4 周，服用 IgY 者^{13}C - UBT 值显著低于对照组。Suzuki 等[57]给 17 名无症状 *H. pylori* 感染者服用抗 *H. pylori* 尿素酶的 IgY 4 周，停用后 4 周，患者^{13}C - UBT 值显著降低。以上研究均证实抗 *H. pylori*IgY 可有效的抑制 *H. pylori* 的生长及其在胃内的定植。

2. 抗 *H. pylori* IgY 的抗 *H. pylori* 作用机制

IgY 与 IgG 相似，具有中和病毒、抑杀细菌和中和毒素等重要的生物学功能，但其稳定性又类似 SIgA，抗特定病原菌的 IgY 可直接黏附于病原菌的细胞壁上，改变病原菌细胞的完整性，直接抑制病原菌的生长。另一方面，IgY 可黏附于细菌的菌毛上，使之不能黏附于肠道黏膜细胞上。而 *H. pylori* 首先需要黏附于动物肠道黏膜细胞才能感染宿主、增殖和产生毒素。特异性 IgY 能阻断细菌与靶细胞或靶抗原结合，Sugita - Konishi 等[58]报道抗沙门菌 IgY 能抑制沙门菌与人肠细胞（Caco2）结合，抗 *H. pylori* IgY 能抑制 *H. pylori* 对 AGS 细胞的黏附[50]，使细菌不能在局部居留。IgY 还能抑制细菌功能的表达，如特异性 IgY 能抑制 *H. pylori* 的尿素活性和细胞毒性[50]。哺乳动物的 IgG 通过激活补体和 Fc 受体结合调节吞噬和杀灭细菌。而 IgY 既不激活补体，又不与哺乳动物细胞的 Fc 受体结合，因此必须通过其他途径杀灭细菌。Lee 等[49]通过扫描电镜观察到特异性抗沙门菌 IgY 与沙门菌表面抗原结合，改变了细菌表面结构，使细菌表面电场发生改变，吞噬细胞更容易接近、黏附捕捉和吞噬细菌。聂荣庆等[59]将抗金黄色葡萄球菌 IgY 与金黄色葡萄球菌及外周血白细胞共同培养，结果显示，特异性 IgY 能促进外周血中性粒细胞吞噬金黄色葡萄球菌，使吞噬细菌的中性粒细胞数和单个中性粒细胞吞噬的金黄色葡萄球菌数量均显著增加，吞噬率和吞噬指数随 IgY 浓度的升高而增加。

（三）免疫乳

哺乳动物乳汁是机体免疫协调作用的分泌物之一。免疫乳是指用免疫学的方法给奶牛或山羊等哺乳动物有选择性地接种一些能够引起疾病的细菌、病毒或其他外来抗原，使其产生免疫应答，经接种的这些动物分泌的乳汁，不仅含有特异性抗体，而且具有一定的免疫作用，这种含有丰富的特异性抗体的乳汁就是免疫乳。除抗体之外，免疫乳中还含有许多具有生物学功能的非抗体组分。

1. 免疫乳的抗 H. pylori 作用

已有研究证实 sIgA 和 IgG 能预防 H. pylori 感染，抑制 H. pylori 的定植，早在 1993 年 Thomas 等[60]就发现婴儿被 H. pylori 阳性母亲哺乳可使 H. pylori 感染的发生延迟，证明母乳中特异性 IgA 抗体能保护婴儿免受早期感染。Cordle 等[61]用 H. pylori 对奶牛进行免疫，收集初乳，制成免疫球蛋白浓缩物，制得的 IgG 浓缩物其抗 H. pylori 之抗体滴度较非免疫初乳 IgG 浓缩物高 40～120 倍。他们分别用免疫和非免疫初乳 Ig 浓缩物喂食感染 H. pylori（人源）的小猪，实验组剂量为抗 H. pylori IgG，对照组为常规牛初乳中的 IgG（同等剂量）或普通蛋白，服用 20～26 天。结果显示实验组中 37% 的胃活检组织中含有 H. pylori，对照组则为 84%。实验组中 H. pylori 菌数减少量是对照组的 6 倍，提示普通牛初乳 IgG 能够在一定程度上抑制 H. pylori，而免疫牛初乳中的 IgG 能显著抑制 H. pylori 生长。Casswall 等[62]在体外实验中证实，经 H. pylori 免疫的牛初乳 Ig 能够分别抑制 H. pylori 与胃黏膜上皮细胞黏附、与 Lewis 血型抗原细胞连接（抑制率 95%）以及与人血红细胞的凝集作用。他们将 H. pylori 感染的小鼠分为两组，实验组 40 只小鼠喂食经免疫获得的抗 H. pylori 牛初乳 Ig，其中 17.5%（7/40）小鼠治疗结束后仍然感染 H. pylori；而对照组 45 只小鼠喂食未经免疫的牛初乳 Ig，其中 55.5%（25/45）小鼠感染 H. pylori，并且服用抗 H. pylori 牛初乳 Ig 小鼠胃黏膜内 H. pylori 的定植量显著降低，在说明免疫牛初乳在小鼠体内对 H. pylori 有一定的清除作用。Marnila 等[63]在体外实验中，将免疫牛初乳添加到 H. felis 培养液中，H. felis 的细菌浓度从 10^7 CFU/ml 下降到 10^5 CFU/ml；给 H. felis 感染的小鼠服用经 H. pylori 免疫的牛初乳可有效地预防 H. felis 感染，并减少 H. felis 在胃内的定植。魏华等[64]体外实验结果证实免疫牛初乳在 5mg/ml 以上剂量对 H. pylori 具有良好的抑菌能力，其抑菌能力与浓度呈正相关，而普通牛初乳在 20mg/ml 以上才具有抑菌能力。

2. 免疫乳的抗 H. pylori 作用机制

以 H. pylori 对奶牛或山羊进行免疫，它们血清及初乳中抗 H. pylori 之抗体滴度远远高于非免疫者（5000 对 300），初乳中对 H. pylori 特异性杀菌抗体为 IgG 和 sIgA，只有极小部分与 IgM 有关。免疫乳中还含有大量溶菌酶、转铁蛋白、补体成分等非特异性免疫成分，可以发挥非特异杀菌作用。经 H. pylori 抗原免疫奶牛制备含特异性抗体的牛乳，用于口服防治 H. pylori 感染时，牛乳中的杂蛋白可以缓冲胃酸及胃蛋白酶对抗体的破坏作用，特异性 IgG 抗体与细菌表面抗原结合形成免疫复合物，可以激活补体，促进杀菌。sIgA 可凝集细菌，抑制 H. pylori 定植，促进 H. pylori 清除。免疫乳中的免疫球蛋白可通过以下机制发挥其抗菌作用：①特异性结合抗原：抗体与病原体结合后，抗毒性抗体能中和细菌产生的外毒素，消除其对机体的毒害作用；抗菌性抗体能与细菌成分结合，减少其毒性作用。②激活补体：Early 等研究发现富含抗 H. pylori 抗体的乳清蛋白浓缩物（whey protein concentrate，WPC）在体外可经补体结合途径杀灭 H. pylori[65]，魏华等[64]研究证实抗 H. pylori 免疫初乳抑杀 H. pylori 作用不仅来源于特异性抗体，而且很大程度上取决于补体的作用，特异性抗体与初乳固有补体成分有着协同调理杀伤作用。还有研究发现抗 H. felis 免疫牛初乳可抑制 H. felis 生长，当将这一免疫牛初乳于 56℃ 加热 30 min 灭活补体后，其抑制 H. felis 的活性消失，当再次添加补体后，其抑菌活性得以恢复[63]。③调整吞噬作用：吞噬细胞必先与细菌接触才能吞噬销毁之。有荚膜的细菌能排斥吞噬细胞，使吞噬细胞不能接触细菌，因此不被吞噬。但若有特异性抗体先与该细菌结合，则细菌就被抗体调理，即易被吞噬细胞吞噬。此外，吞噬细胞表面上存有 IgG 的 Fc 段受体，也会将细菌与吞噬细胞粘连。④凝集细菌作用：抗体与细菌膜面上的抗原呈特异性结合后，由抗体将细菌相互凝集形成团环，以阻止细菌活动和扩散。

三、壳聚糖

甲壳质是甲壳动物外壳、节肢动物表皮、低等动物细胞膜、高等植物细胞壁等生物组织中广泛存在的一种天然高分子化合物，壳聚糖是甲壳质脱乙酰衍生物，是一个来源丰富、无毒、可吸收降解的天然氨基葡聚糖，研究证实其具有广谱的抗菌性能[66,67]。壳聚糖为自然界少有的带正电荷的多聚糖，它抗菌机制为多聚阳离子与细菌表面的阴离子交联，从而改变细菌膜的渗透性。此外，壳聚糖的正电荷对细菌有很强的黏着和吸附作用，抑制了细菌的扩散、繁殖及对宿主靶组织的附着。壳聚糖除了有以上抗菌作用外，还具有免疫促进和免疫调节作用，它可调节 Th1/Th2 免疫反应的平衡。已有研究证实，H. pylori 感染者诱导以 Th1 为主的免疫反应，但是这种 Th1 免疫反应不能清除 H. pylori，反而造成免疫病理损伤，目前认为这是导致 H. pylori 感染成为慢性持续性感染的重要机制。壳聚糖可调节 Th1/Th2 免疫反应的平衡，这将有助于 H. pylori 感染的清除。此外，壳聚糖可促进系统和局部（尤其是黏膜局部）的体液免疫反应，增强抗原传递系统功能，这一切均有利于调动机体免疫功能杀灭 H. pylori。

（一）壳聚糖的抗幽门螺杆菌作用

近年来笔者观察了壳聚糖及其衍生物在体内外的抗 H. pylori 作用。在体外研究证实壳聚糖及其衍生物羧甲基壳聚糖在体外对 H. pylori 有普遍的抑菌作用，壳聚糖及其衍生物在体外的抗 H. pylori 作用受 pH 值、浓度、脱乙酰度和结构等多种因素影响。其中 pH 值对壳聚糖抗菌作用的影响最为明显，在 pH 6 ~ 4 范围内，壳聚糖的抗菌活性随着 pH 值的下降而显著增强。壳聚糖的脱乙酰度、结构（化学修饰）及分子量也影响壳聚糖的抗菌活性，不同的细菌所要求的脱乙酰度、修饰基团和分子量有着明显的差异[68-71]。将 H. pylori 感染的小鼠分别给壳聚糖、壳聚糖 + 奥美拉唑、壳聚糖 + 羟氨苄青霉素、壳聚糖 + 羟氨苄青霉素 + 奥美拉唑，口服 2 周，停药后 4 周，H. pylori 的根除率分别为 58.3%、66.7%、83.3% 和 91.7%，提示壳聚糖在体内具有抗 H. pylori 作用，并与羟氨苄青霉素有协同作用[71,72]。进一步研究胃黏膜的炎症程度和胃黏膜表皮损伤情况，发现含壳聚糖组炎症程度显著低于不含壳聚糖组，而胃黏膜表皮损伤积分在含壳聚糖各组均显著低于不含壳聚糖组，提示壳聚糖可减轻 H. pylori 感染所致的炎症反应和黏膜损伤[73]。

（二）壳聚糖的抗幽门螺杆菌作用机制

壳聚糖可通过静电交联作用，黏附在细菌表面，破坏细菌细胞外膜的结构和功能[74-76]。壳聚糖在体外可能通过以下两种机制发其抗菌作用：①壳聚糖分子中的 NH_3^+ 基团与细菌外膜的带负电荷的物质相互作用，破坏其结构、功能和通透性，使细胞破裂，细菌内容物渗出；②壳聚糖通过破损的细胞膜进入细菌内，与胞质作用，扰乱其代谢。笔者的研究发现壳聚糖溶液作用 H. pylori 后，上清液内的天门冬氨酸氨基转移酶活性和葡萄糖含量显著增加，提示有细菌内容物泄漏，说明壳聚糖破坏了 H. pylori 菌外膜[77]。超微结构研究发现经壳聚糖作用后的 H. pylori 菌在透射电镜下细菌胞壁变薄不完整，有的菌体部分或全部细胞壁脱落消失，细菌轮廓模糊，结构不清，且发生不同程度的凹陷变形，甚至穿孔和破碎，这进一步提示壳聚糖与 H. pylori 菌外膜作用；同时还可见 H. pylori 菌胞浆内容物稀疏，空隙明显扩大，提示细菌内容物的渗漏；另外，还可见细菌内部结构消失或分布异常，胞质不均匀或密度下降，并出现高电子密度颗粒，提示壳聚糖进入了细菌内并与胞质作用，改变了胞质的结构。在扫描电镜下发现与壳聚糖作用后，H. pylori 表面广泛改变，黏附有可折射物质，外观呈毛刺状，提示壳聚糖附着在细菌外膜上，并与其作用。因此壳聚糖对 H. pylori 的作用，既有壳聚糖与细菌外膜的作用，也有壳聚糖进入细菌内，与胞质的作用[78,79]。在体内壳聚

抗 *H. pylori* 的作用机制，除了其自身具有杀菌作用外，可能还与其调节机体免疫反应和促进胃黏液分泌有关。笔者的研究显示，在体内壳聚糖可增加 *H. pylori* 感染小鼠胃黏膜特异性抗 *H. pylori* IgA和非特异性 sIgA 的分泌，促进体液免疫反应；同时还可调节细胞免疫，上调 Th1 和 Th2 的混合免疫反应，并逆转 *H. pylori* 感染对 Th2 反应的抑制，纠正 *H. pylori* 感染所致的 Th1/Th2 免疫反应的失衡[80,81]。同时我们还发现胃黏膜层厚度和胃黏膜 PAS（＋）层厚度在含壳聚糖各组均显著高于不含壳聚糖组，提示壳聚糖可增强胃黏液－黏膜屏障功能，这有利于 *H. pylori* 的清除。因此，壳聚糖在体内的抗 *H. pylori* 作用除了直接杀灭 *H. pylori* 外，其对机体免疫调节和增强胃黏液－黏膜屏障效应可能参与了抗菌机制，壳聚糖的体内抗 *H. pylori* 效应可能是多种因素的综合作用。

四、非甾体抗炎药

H. pylori 感染和非甾体抗炎药（ nonsteroidal antiinflammatory drugs，NSAIDs）是目前公认的慢性胃炎和消化性溃疡的两个主要的致病因子，二者常同时存在，目前认为它们作为两个独立的致病因子而起作用。

新近有研究发现 NSAIDs 在体外可抑制 *H. pylori* 生长，并增加 *H. pylori* 对抗生素的敏感性。王蔚虹等[82,83]研究发现阿司匹林和吲哚美辛可抑制 *H. pylori* 的生长，这种抑制作用呈剂量依赖性，与培养基 pH 值改变无关。$400\mu g/ml$ 阿司匹林或 $100\mu g/ml$ 吲哚美辛体外培养 48 h 可使 *H. pylori* 完全溶解破坏。阿司匹林存在时，分别使 100%、75% 及 75% 的 *H. pylori* 对羟氨苄青霉素、甲硝唑及克拉霉素的 MIC 降低，并使某些对克拉霉素和或甲硝唑耐药的菌株转变为敏感菌株，提示阿司匹林和吲哚美辛可抑制 *H. pylori* 的生长，阿司匹林可提高 *H. pylori* 对甲硝唑、克拉霉素及羟氨苄青霉素的敏感性。他们的进一步的研究还显示，吲哚美辛及特异性的 COX－2 抑制剂 SC－236 不仅对 *H. pylori* 生长有抑制作用，而且可抑制的尿素酶活性，同时也增加 *H. pylori* 对甲硝唑、克拉霉素的敏感性[84,85]。新近 Shirin 等[86]研究也显示布洛芬、吲哚美辛、选择性 COX－2 抑制剂 NS－398 和两种舒林酸亚砜的衍生物可以抑制 *H. pylori* 的生长。

NSAIDs 抑制 *H. pylori* 生长和增加 *H. pylori* 对抗生素敏感性的机制目前尚不清楚，王蔚虹等[87]的研究结果显示阿司匹林及塞来昔布在抑制 *H. pylori* 生长的同时，还可抑制 *H. pylori* 的尿素酶活性及空泡毒素的活性，并对 *H. pylori* 的某些外膜蛋白表达有影响。因此，作者推测，在胃内微环境中，在 NSAIDs 和 *H. pylori* 长期共存的条件下，NSAIDs 必然通过改变 *H. pylori* 生长的微环境，或直接作用于细菌的某些位点，导致 *H. pylori* 一系列蛋白表达发生改变，从而有可能影响 *H. pylori* 的致病性。在这一研究的基础上作者进一步从 *H. pylori* 细菌膜的通透性角度研究了阿司匹林增加 *H. pylori* 对抗生素敏感性的可能机制，结果显示阿司匹林不改变 *H. pylori* 克拉霉素耐药菌株 23SrRNA 基因的 2143A－G 突变位点，但是使用 [7－^{3}H] 四环素以同位素闪烁技术测定了阿司匹林对 H pylori 菌体内抗生素浓度的影响，发现阿司匹林增加 [7－^{3}H] 四环素进入细菌胞体内，证实了阿司匹林增加 *H. pylori* 外膜对抗生素的通透性。他们还分析了 *H. pylori* 孔蛋白基因 hopA、hopB、hopC、hopD、hopE 及外流泵蛋白基因 hefA、hefB、hefC 的 mRNA 的表达，结果显示阿司匹林并不改变上述基因的 mRNA 表达水平，但是阿司匹林处理后 *H. pylori* 外膜蛋白在分子量 55～72kDa之间有两条带表达改变，提示阿司匹林可能通过改变 *H. pylori* 外膜蛋白的表达，提高 *H. pylori* 外膜对抗生素的通透性，增加 *H. pylori* 胞体内抗生素浓度[88,89]，从而增加 *H. pylori* 对抗生素的敏感性。

五、依卡倍特钠

依卡倍特钠是从传统中药松树中提取制成，1993 年田边制药株式会社生产的胃黏膜保护剂。药理研究发现，该药经口服给药，可降低胃蛋白酶活性，增加胃内 pH 值，同时具有胃黏膜保护功能（增加黏蛋白、内源性一氧化氮和 PG，减少自由基形成等作用）。研究发现依卡倍特钠具有抗

H. pylori 作用，它在体外对 *H. pylori* 具有杀菌作用，并可降低 *H. pylori* 尿素酶活性，抑制 *H. pylori* 在胃黏膜上附着。在体内可提高抗 *H. pylori* 二联和三联疗法的 *H. pylori* 根除率。

依卡倍特钠在酸性环境（pH5.0～3.0）下对克拉霉素和甲硝唑耐药的 *H. pylori* 菌均有杀菌作用，并且改变细菌的形态，由杆状变为马蹄形，使细菌胞浆变性，依卡倍特钠的杀菌作用是剂量和 pH 依赖性的，pH 值越低杀菌作用越强[90,91]。1994 年日本学者首次发现依卡倍特钠可清除 *H. pylori* 在日本猴胃黏膜内的定植[92]，随后大量的临床研究证实在人类依卡倍特钠也可根除 *H. pylori* 感染，并可提高二联和三联抗 *H. pylori* 治疗的 *H. pylori* 根除率。Fukuda 等[93] 分别用兰索拉唑，兰索拉唑 + 依卡倍特钠，兰索拉唑 + 依卡倍特钠 + 阿莫西林三种方案治疗 *H. pylori* 阳性的胃溃疡患者，它们的 *H. pylori* 根除率分别为 0%、45% 和 62%。Ohkusa 等[94] 将 101 例 *H. pylori* 阳性患者随机分为二组：兰索拉唑加阿莫西林组，兰索拉唑加阿莫西林加依卡倍特钠组，治疗 2 周，二组的 *H. pylori* 根除率分别为 58% 和 78%，有显著差异。Shimoyama 等[95] 在 55 名 *H. pylori* 阳性胃溃疡患者中也得到了相似的结果。Kagaya 等[96] 进一步研究了高剂量依卡倍特钠对二联疗法 *H. pylori* 根除率的影响，将 *H. pylori* 阳性的慢性胃炎患者随机分为三组：兰索拉唑加阿莫西林组，兰索拉唑加阿莫西林加普通剂量依卡倍特钠（1g，2 次/日）组，兰索拉唑加阿莫西林加高剂量依卡倍特钠（2g，2 次/日）组，三组的 *H. pylori* 根除率分别为 42%、57% 和 79%，第三组的 *H. pylori* 根除率显著高于第一组。一个随机的多中心研究将 120 例 *H. pylori* 感染者分为依卡倍特钠加两种抗生素组和兰索拉唑加两种抗生素组，结果显示两组的 *H. pylori* 根除率按 ITT 分析，均为 85%，按 PP 分析分别为 88% 和 91%，二者无显著差异[97]。以上研究均表明依卡倍特钠可提高抗 *H. pylori* 二联疗法的 *H. pylori* 根除率。新近韩国学者的一项研究表明依卡倍特钠也可提高三联疗法的 *H. pylori* 根除率，Kim 等[98] 将 257 名 *H. pylori* 感染者随机分为标准三联根除组和标准三联加依卡倍特钠治疗组，按 PP 分析，两组的 *H. pylori* 根除率分别为 78.8%（93/118）和 88.6%（101/114），有显著差异。

依卡倍特钠的抗 *H. pylori* 机制可能与其抑制 *H. pylori* 对胃上皮细胞和黏附和抑制尿素酶活性有关。Hayashi 等[99,100] 体外研究表明依卡倍特钠呈剂量依赖地抑制 *H. pylori* 对胃癌细胞株 MKN－28 和 MKN－45 的黏附，并且与瑞巴派特有协同抗黏附作用。Ito 等[101] 体外研究发现依卡倍特钠不可逆的抑制 *H. pylori* 的尿素酶活性，使 *H. pylori* 不能在酸性环境中存活，这可能是其抗 *H. pylori* 的机制之一。他们进一步研究了依卡倍特钠抑制尿素酶的机制，结果显示依卡倍特钠对尿素酶的抑制是由于其与尿素酶蛋白不可逆的结合并引起酶蛋白变性，因此它对尿素酶的抑制是不可逆的[102]。

六、植物提取物

1. 大蒜　大蒜具有抗菌、消炎作用，能杀灭对抗生素具有耐药性的一些细菌。Ohta 等[103] 从大蒜中提取出大蒜素和油浸萃取混合物，能在体外抑制 *H. pylori* 生长，其最 MIC 分别是 20～30μg/ml 和 15～25μg/ml。Canizares 等[104] 报道大蒜乙醇萃取物、丙酮萃取物能在体外抑制 *H. pylori* 的生长。Jonkers 等[105] 的研究发现大蒜和奥美拉唑在体外有协同抗菌的作用。

2. 蜂胶　蜂胶为蜜蜂的树脂质产物，含有黄酮类、苯酚酸脂类及二萜类等抗菌物质。Boyanova 等[106] 通过琼脂孔扩散法进行体外抑制 *H. pylori* 实验证实蜂胶的提取物及其中酚的成分具有抗 *H. pylori* 作用。Nostro 等[107] 体外研究也显示蜂胶提取物有抗 *H. pylori* 作用，并且它与克拉霉素有协同抗 *H. pylori* 的作用，这一作用不依赖 *H. pylori* 对克拉霉素的敏感性。

3. 酸果蔓的果实　研究显示酸果蔓的果汁具有抗细菌黏着的特性，其中的高分子量成分能抑制唾液酸和唾液乳糖的黏附作用，而后者在 *H. pylori* 黏附于人体胃黏膜的过程中起主要作用。Vattem 等[108] 研究显示酸果蔓的抗菌作用主要是其酚的抗氧化作用所致。Lin 等[109] 的研究发现薄荷科芳芳植物和酸果蔓果实的提取物具有协同抗 *H. pylori* 作用，其机制主要是抑制 *H. pylori* 的尿素酶活性和抑制细胞膜辅氨脱氢酶的活性。一项体内随机双盲对照研究显示酸果蔓的果汁具有抗 *H. pylori* 感染的作用[110]。

4. 其他植物　有研究表明一些蔬菜和植物的提取物具有抗 *H. pylori* 作用。Galan 等[111]在一个小人群的非对照中研究发现每天口服椰菜苗，可降低 *H. pylori* 在胃内定植。Nariman 等[112]观察了伊朗六种植物提取液的抗 *H. pylori* 作用，发现黄酮类和黄原胶交脂对 *H. pylori* 具有较好的抑菌作用。Funatogawa 等[113]在体外观察了来自药用植物的 36 种多酚和 4 种萜类的抗 *H. pylori* 活性，发现水溶性的鞣酸具有良好的抗 *H. pylori* 作用。

七、其他物质

普劳诺托是一胃黏膜保护剂，它有增加胃黏膜血流量，增强胃黏膜抵抗力的作用，促进胃组织内前列腺素的生成，抑制胃液分泌的作用。新进研究发现它有抗 *H. pylori* 作用，Koga 等[114]研究显示普劳诺托在体外可抑制 *H. pylori* 的生长，并引起菌体溶解。在体内普劳诺托可显著降低 *H. pylori* 在裸鼠胃内的定植，并加强克拉霉素和阿莫西林对 *H. pylori* 感染小鼠的抗菌作用。Fukuda 等[93]分别用兰索拉唑，兰索拉唑 + 普劳诺托，兰索拉唑 + 普劳诺托 + 克拉霉素三种方案治疗 *H. pylori* 阳性的胃溃疡患者，它们的 *H. pylori* 根除率分别为 0、8% 和 46%。Hayashi 等[99]发现另一胃黏膜保护剂瑞巴派特在体外也可抑制 *H. pylori* 对胃癌细胞株 MKN - 28 和 MKN - 45 的黏附，并且与依卡倍特钠有协同作用；在体内瑞巴派特可提高兰索拉唑 + 阿莫西林二联疗法的 *H. pylori* 根除率[115]。

鉴于铋剂对 *H. pylori* 有良好的抗菌活性，Bruggraber 等[116]研究了金属离子对 *H. pylori* 的抗菌作用，发现氯化钴对 *H. pylori* 有显著的抗菌活性，并且它不是直接作用于镍依赖的尿素酶。

蛋白黑素是食物中麦拉德反应（氨基化合物和羰基化合物之间的化学反应）的产物，它具有抗氧化作用。Hiramoto 等[117]研究显示蛋白黑素能降低 *H. pylori* 的尿素酶 - 黏液素的黏着力，蛋白黑素在小鼠和人体内都能显著抑制 *H. pylori* 的生长，降低 *H. pylori* 的定植密度值。

八、结语

H. pylori 的发现到至今已有二十多年，开发新型抗 *H. pylori* 制剂一直是研究的热点和难点。由于益生菌、生物活性蛋白等天然物质其安全、副作用小、无耐药性等优点成为目前研究的重点。但目前抗 *H. pylori* 治疗仍然是以抗生素为主，大多数抗 *H. pylori* 新型药物尚处在体外实验和动物实验阶段，应用于临床的还很少。随着研究的深入，将会有更多新型的抗 *H. pylori* 物质被发现，更深入的作用机理将被阐明，并有望开发可取代抗生素的新型抗 *H. pylori* 药物。

参考文献

1　Lesbros - Pantoflickova D，Corthésy - Theulaz I，Blum AL. *Helicobacter pylori* and probiotics. J Nutr，2007（3 Suppl 2），137：812S ~ 818S

2　Gotteland M，Brunser O，Cruchet S. Systematic review：are probiotics useful in controlling gastric colonization by *Helicobacter pylori*? Aliment Pharmacol Ther，2006，23（8）：1077 ~ 1086

3　Oh Y，Osato MS，Han X，et al. Folk yoghurt kills *Helicobacter pylori*. J Appl Microbiol，2002，93（6）：1083 ~ 1088

4　Aiba Y，Suzuki N，Kabir AM，et al. Lactic acid - mediated suppression of *Helicobacter pylori* by the oral administration of Lactobacillus salivarius as a probiotic in a gnotobiotic murine model. Am J Gastroenterol，1998，93（11）：2097 ~ 2101

5　Rokka S，Pihlanto A，Korhonen H，et al. In vitro growth inhibition of *Helicobacter pylori* by lactobacilli belonging to the Lactobacillus plantarum group. Lett Appl Microbiol，2006，43（5）：508 ~ 513

6　Ushiyama A，Tanaka K，Aiba Y，et al. Lactobacillus gasseri OLL2716 as a probiotic in clarithromycin - resistant *Helicobacter pylori* infection. J Gastroenterol Hepatol，2003，18（8）：986 ~ 991

7　Johnson - Henry KC，Mitchell DJ，Avitzur Y，et al. Probiotics reduce bacterial colonization and gastric inflammation in *H. pylori* - infected mice. Dig Dis Sci，2004，49（7 - 8）：1095 ~ 1102

8　Gotteland M，Poliak L，Cruchet S，et al. Effect of regular ingestion of Saccharomyces boulardii plus inulin or Lactobacillus acidophilus LB in children colonized by *Helicobacter pylori*. Acta Paediatr, 2005, 94 (12): 1747~1751

9　Gotteland M, Andrews M, Toledo M, et al. Modulation of *Helicobacter pylori* colonization with cranberry juice and Lactobacillus johnsonii La1 in children. Nutrition, 2008, 24 (5): 421~426

10　Francavilla R, Lionetti E, Castellaneta SP, et al. Inhibition of *Helicobacter pylori* infection in humans by Lactobacillus reuteri ATCC 55730 and effect on eradication therapy: a pilot study. Helicobacter, 2008, 13 (2): 127~134

11　Wang KY, Li SN, Liu CS, et al. Effects of ingesting Lactobacillus - and Bifidobacterium - containing yogurt in subjects with colonized *Helicobacter pylori*. Am J Clin Nutr, 2004, 80 (3): 737~741

12　Miki K, Urita Y, Ishikawa F, et al. Effect of Bifidobacterium bifidum fermented milk on *Helicobacter pylori* and serum pepsinogen levels in humans. J Dairy Sci, 2007, 90 (6): 2630~2640

13　Tsai CC, Huang LF, Lin CC, et al. Antagonistic activity against *Helicobacter pylori* infection in vitro by a strain of Enterococcus faecium. Int J Food Microbiol, 2004, 96 (1): 1~12

14　Pinchuk IV, Bressollier P, Verneuil B, et al. In vitro anti - *Helicobacter pylori* activity of the probiotic strain Bacillus subtilis 3 is due to secretion of antibiotics. Antimicrob Agents Chemother, 2001, 45 (11): 3156~3161

15　de Bortoli N, Leonardi G, Ciancia E, et al. *Helicobacter pylori* eradication: a randomized prospective study of triple therapy versus triple therapy plus lactoferrin and probiotics. Am J Gastroenterol, 2007, 102 (5): 951~956

16　Kim MN, Kim N, Lee SH, et al. The effects of probiotics on PPI - triple therapy for *Helicobacter pylori* eradication. Helicobacter, 2008, 13 (4): 261~268

17　Park SK, Park DI, Choi JS, et al. The effect of probiotics on *Helicobacter pylori* eradication. Hepatogastroenterology, 2007, 54 (79): 2032~2036

18　Sykora J, Valeckova K, Amlerova J, et al. Effects of a specially designed fermented milk product containing probiotic Lactobacillus casei DN - 114 001 and the eradication of *H. pylori* in children: a prospective randomized double - blind study. J Clin Gastroenterol, 2005, 39 (8): 692~698

19　Midolo PD, Lambert JR, Hull R, et al. In vitro inhibition of *Helicobacter pylori* NCTC 11637 by organic acids and lactic acid bacteria. J Appl Bacteriol, 1995, 79 (4): 475~479

20　Sgouras D, Maragkoudakis P, Petraki K, et al. In vitro and in vivo inhibition of *Helicobacter pylori* by Lactobacillus casei strain Shirota. Appl Environ Microbiol, 2004, 70 (1): 518~526

21　Kim TS, Hur JW, Yu MA, et al. Antagonism of *Helicobacter pylori* by bacteriocins of lactic acid bacteria. J Food Prot, 2003, 66 (1): 3~12

22　Michetti P, Dorta G, Wiesel PH, et al. Effect of whey - based culture supernatant of Lactobacillus acidophilus (johnsonii) La1 on *Helicobacter pylori* infection in humans. Digestion, 1999, 60 (3): 203~209

23　Coconnier MH, Lievin V, Hemery E, et al. Antagonistic activity against Helicobacter infection in vitro and in vivo by the human Lactobacillus acidophilus strain LB. Appl Environ Microbiol, 1998 64 (11): 4573~4580

24　Kabir AM, Aiba Y, Takagi A, et al. Prevention of *Helicobacter pylori* infection by lactobacilli in a gnotobiotic murine model. Gut, 1997, 41 (1): 49~55

25　Myllyluoma E, Ahonen AM, Korpela R, et al. Effects of multispecies probiotic combination on *Helicobacter pylori* infection in vitro. Clin Vaccine Immunol, 2008, 15 (9): 1472~1482

26　Mukai T, Asasaka T, Sato E, et al. Inhibition of binding of *Helicobacter pylori* to the glycolipid receptors by probiotic Lactobacillus reuteri. FEMS Immunol Med Microbiol, 2002, 32 (2): 105~110

27　Byrd JC, Yunker CK, Xu QS, et al. Inhibition of gastric mucin synthesis by *Helicobacter pylori*. Gastroenterology, 2000, 118 (6): 1072~1079

28　Mack DR, Michail S, Wei S, et al. Probiotics inhibit enteropathogenic E. coli adherence in vitro by inducing intestinal mucin gene expression. Am J Physiol, 1999, 276 (4 Pt 1): G941~G950

29　Zhang L, Su P, Henriksson A, et al. Investigation of the immunomodulatory effects of Lactobacillus casei and Bifidobacterium lactis on *Helicobacter pylori* infection. Helicobacter, 2008, 13 (3): 183~190

30　Vitini E, Alvarez S, Medina M, et al. Gut mucosal immunostimulation by lactic acid bacteria. Biocell, 2000, 24 (3): 223~232

31　Miehlke S, Reddy R, Osato MS, et al. Direct activity of recombinant human lactoferrin against *Helicobacter pylori*. J

Clin Microbiol, 1996, 34 (10): 2593~2594

32　Wada T, Aiba Y, Shimizu K, et al. The therapeutic effect of bovine lactoferrin in the host infected with *Helicobacter pylori*. Scand J astroenterol, 1999, 34 (3): 238~243

33　Wang X, Hirmo S, Willén R, et al. Inhibition of *Helicobacter pylori* infection by bovine milk glycoconjugates in a BAlb/cA mouse model. J Med Microbiol, 2001, 50 (5): 430~435

34　Dial EJ, Lichtenberger LM. Effect of lactoferrin on Helicobacter felis induced gastritis. Biochem Cell Biol, 2002, 80 (1): 113~117

35　Okuda M, Nakazawa T, Yamauchi K, et al. Bovine lactoferrin is effective to suppress *Helicobacter pylori* colonization in the human stomach: a randomized, double – blind, placebo – controlled study. J Infect Chemother, 2005, 11 (6): 265~269

36　Di Mario F, Aragona G, Dal Bó N, et al. Bovine lactoferrin for *Helicobacter pylori* eradication: an open, randomized, multicentre study. Aliment Pharmacol Ther, 2006, 23 (8): 1235~1240

37　Tursi A, Elisei W, Brandimarte G, et al. Effect of lactoferrin supplementation on the effectiveness and tolerability of a 7 – day quadruple therapy after failure of a first attempt to cure *Helicobacter pylori* infection. Med Sci Monit, 2007, 13 (4): CR187~190

38　Sachdeva A, Nagpal J. Meta – analysis: efficacy of bovine lactoferrin in *Helicobacter pylori* eradication. Aliment Pharmacol Ther, 2009, 29 (7): 720~730

39　Yamauchi K, Wakabayashi H, Shin K, et al. Bovine lactoferrin: benefits and mechanism of action against infections. Biochem Cell Biol, 2006, 84 (3): 291~296

40　Egan BJ, Marzio L, O' Connor H, et al. Treatment of *Helicobacter pylori* infection. Helicobacter, 2008, 13 (Suppl 1): 35~40

41　Dial EJ, Hall LR, Serna H, et al. Antibiotic properties of bovine lactoferrin on *Helicobacter pylori*. Dig Dis Sci, 1998, 43 (12): 2750~2756

42　王炯, 龚春梅, 赵树栋, 等. 鸡卵抗体（IgY）理化特性的研究. 中国生物制品学杂志, 1997, 10 (3): 140~143

43　Gregory W, Warr, Katharine E. IgY: clues to the origins of modern antibodies. Immunology Today, 1995, 16 (8): 392~398

44　Akita EM, Nakai S. Immunoglobulins from egg yolk: isolation and purification. Jour nal of Food Science, 1992, 57 (3): 629~634

45　Mine Y, Kovacs – Nolan J. Chicken egg yolk antibodies as therapeutics in enteric infectious disease: a review. Med Food, 2002, 5 (3): 159~169

46　杨严俊, 徐榕榕. 抗龋齿蛋黄抗体的制备及功能性研究. 食品科学, 2003, 24 (7): 137~140

47　Hatta H, Tsuda K, Ozeki M, et al. Passive immunization against dental plaque formation in humans: effect of a mouth rinse containing egg yolk antibody (IgY). Caries Res, 1997, 31 (4): 68~274

48　Yokoyama H, Umeda K, Peralta RC, et al. Oral passive immunization against experimental salmonellosis in mice using chicken egg yolk antibodies specific for Salmonella enteritidis and S. typhimurium. Vaccine, 1998, 16 (4): 388~393

49　Lee EN, Sunwoo HH, Menninen K, et al. In vitro studies of chicken egg yolk antiboby (IgY) against Salmonella enteritidis and Salmonella typhimurium. Poult Sci, 2002, 81 (5): 632~641

50　Shin JH, Yang M, Nam SW, et al. Use of egg yolk – derived immunoglobulin as an alternative to antibiotic treatment for control of *Helicobacter pylori* infection. Clin Diagn Lab Immunol. 2002, 9 (5): 1061~1066

51　Nomura S, Suzuki H, Masaoka T, et al. Effect of dietary anti – urease immunoglobulin Y on *Helicobacter pylori* infection in Mongolian gerbils. Helicobacter, 2005, 10 (1): 43~52

52　Shimamoto C, Tokioka S, Hirata I, et al. Inhibition of *Helicobacter pylori* infection by orally administered yolk – derived anti – *Helicobacter pylori* antibody. Hepatogastroenterology, 2002, 49 (45): 709~714

53　黄进, 秦思栋, 杨致邦, 等. *H. pylori*A IgY 抑制小鼠胃内幽门螺杆菌的定植. 免疫学杂志, 2008, 24 (5): 522~526

54　叶翠莲, 杨致邦, 张吉, 等. 融合蛋白 VacA – *H. pylori*A 卵黄抗体的体外研究. 中国免疫学杂志, 2008, 24

（2）：114~118

55　刘立华，杨贵珍，齐名等. IgY 对幽门螺杆菌菌体抗原细胞毒抗原的中和作用. 中国生物制品学杂志，1999，12（3）：139~141

56　Horie K, Horie N, Abdou AM, et al. Suppressive effect of functional drinking yogurt containing specific egg yolk immunoglobulin on *Helicobacter pylori* in humans. J Dairy Sci, 2004, 87（12）：4073~4079

57　Suzuki H, Nomura S, Masaoka T, et al. Effect of dietary anti – *Helicobacter pylori* – urease immunoglobulin Y on *Helicobacter pylori* infection. Aliment Pharmacol Ther, 2004, 20（Suppl 1）：185~192

58　Sugita – Konishi Y, Shibata K, Yun SS, et al. Immune functions of immunoglobulin Y isolated from egg yolk of hens immunized with various infectious bacteria Biosci Biotechnol Biochem, 1996, 60（5）：886~888

59　聂荣庆，吴东风，胡国柱，等. 特异性 IgY 抗体对中性粒细胞吞噬功能的影响. 中国兽医杂志，2004，40（12）：23~25

60　Thomas JE, Austin S, Dale A, et al. Protection by human milk IgA against *Helicobacter pylori* infection in infancy. Lancet, 1993, 342（8863）：121

61　Cordle CT, Schaller JP, Krakowka S. Bovine antibodies to *Helicobacter pylori* as a possible treatment for gastritis and peptic ulcer disease in humans. Indigen. Antimicr. Agents Milk, 1993, 31：131~132

62　Casswall TH, Nilsson HO, Björck L, et al. Bovine anti – *Helicobacter pylori* antibodies for oral immunotherapy. Scand J Gastroenterol, 2002, 37（12）：1380~1385

63　Marnila P, Rokka S, Rehnberg – Laiho L, et al. Prevention and suppression of Helicobacter felis infection in mice using colostral preparation with specific antibodies. Helicobacter, 2003, 8（3）：192~201

64　魏华，许杨，熊勇华. 抗幽门螺杆菌牛初乳体外调理杀伤研究. 中华微生物学和免疫学杂志，2002，22（2）：168~167

65　Early EM, Hardy H, Forde T, et al. Bactericidal effect of a whey protein concentrate with anti – *Helicobacter pylori* activity. J Appl Microbiol, 2001, 90（5）：741~748

66　Rhoades J, Roller S. Antimicrobial actions of degraded and native chitosan against spoilage organisms in laboratory media and foods. Appl Environ Microbiol, 2000, 66（1）：80~86

67　Mathivanan N, Kabilan V, Murugesan K. Purification, characterization, and antifungal activity of chitinase from Fusarium chlamydosporum, a mycoparasite to groundnut rust, Puccinia arachidis. Can J Microbiol, 1998, 44（7）：646~651

68　谢勇，周南进，李弼民，等. 不同浓度和 pH 值壳聚糖对幽门螺杆菌抑菌作用的影响. 中华微生物学和免疫学杂志，2002，22（1）：13

69　Xie Y, Xie ZX, Zhou NJ, et al. The study of antibacteral mechanisms of chitosa on *H. pylori* in vitor. J Gastroenterol Hepatol, 2004, 19（suppl）：A534

70　谢勇，谢正兴，周南进，等. 壳聚糖及其衍生物体外抗幽门螺杆菌作用及影响因素. 中国药理学通报，2005，21（11）：1343~1347

71　谢勇，周南进，谢正兴，等. 壳聚糖体内外抗幽门螺杆菌的实验研究. 中华微生物学和免疫学杂志，2006，26（3）：193~198

72　Xie Y, Xiong SY, Gong YF, et al. The study of anti – *H. pylori* effect and mechanisms of chitosa in vivo. J Gastroenterol Hepatol, 2004, 19（suppl）：A535

73　谢勇，周南进，陈江，等. 壳聚糖抗幽门螺杆菌作用及对胃黏膜炎症的影响. 中华医学杂志，2006，86（42）：3009~3011

74　Chung YC, Su YP, Chen CC, et al. Relationship between antibacterial activity of chitosan and surface characteristics of cell wall. Acta Pharmacol Sin, 2004, 27：932~936

75　Je JY, Kim SK. Chitosan derivatives killed bacteria by disrupting the outer and inner membrane. J Agric Food Chem, 2006, 54：6629~6633

76　Vishu Kumar AB, Varadaraj MC, et al. Characterization of chito – oligosaccharides prepared by chitosanolysis with the aid of papain and pronase, and their bactericidal action against Bacillus cereus and Escherichia coli. Biochem J, 2005, 391：167~175

77　谢勇，谢正兴，周南进，等. 壳聚糖对幽门螺杆菌外膜屏障功能的影响. 中华微生物学和免疫学杂志，2004，

24（8）：623

78　谢勇，谢正兴，周南进，等. 壳聚糖体外抗幽门螺杆菌机制研究. 中华消化杂志，2004，24（11）：627～631

79　周南进，谢勇，谢正兴，等. 壳聚糖对幽门螺杆菌形态及超微结构的影响. 中华微生物学和免疫学杂志，2004，24（11）：873～877

80　谢勇，周南进，熊水印，等. 壳聚糖体内抗幽门螺杆菌作用及其对 Th 免疫反应的调节. 中华内科杂志，2007，46（3）：220～223

81　谢勇，周南进，熊水印，等. 壳聚糖体内抗幽门螺杆菌作用及其对机体体液免疫反应的调节. 中华微生物学和免疫学杂志，2007，27（4）：365～370

82　王蔚虹，胡伏莲，王振宇. 阿司匹林和吲哚美辛对幽门螺杆菌生长的抑制作用. 中华消化杂志，2002，22（2）：84～87

83　Wang WH, Wong WM, Dailidiene D, et al. Aspirin inhibits the growth of *Helicobacter pylori* and enhances its susceptibility to antimicrobial agents. Gut, 2003, 52（4）：490～495

84　Wang WH, Hu FL, Wong BY, et al. Inhibitory effects of aspirin and indometacin on the growth of *Helicobacter pylori* in vitro. Chinese J of Dig Dis, 2002, 3（4）：172～177

85　Gu Q, Xia HH, Wang WH, et al. Effect of cyclo－oxygenase inhibitors on *Helicobacter pylori* susceptibility to metronidazole and clarithromycin. Aliment Pharmacol Ther, 2004, 20（6）：675～681

86　Shirin H, Moss SF, Kancherla S, et al. Non－steroidal anti－inflammatory drugs have bacteriostatic and bactericidal activity against *Helicobacter pylori*. J Gastroenterol Hepatol, 2006, 21（9）：1388～1393

87　马慧霞，王蔚虹，胡伏莲，等. 阿司匹林和塞莱昔布对幽门螺杆菌的体外影响. 世界华人消化杂志，2006，14（28）：2747～2752

88　张孝平，王蔚虹，田雨，等. 阿司匹林提高幽门螺杆菌对克拉霉素敏感性的机制. 世界华人消化杂志，2008，16（18）：1990～1996

89　Zhang XP, Wang WH, Tian Y, et al. Aspirin increases susceptibility of *Helicobacter pylori* to metronidazole by augmenting endocellular concentrations of antimicrobials. World J Gastroenterol, 2009, 15（8）：919～926

90　Shibata K, Kasuga O, Yasoshima A, et al. Bactericidal effect of ecabet sodium on clarithromycin－and metronidazole－resistant clinical isolates of *Helicobacter pylori*. Jpn J Antibiot, 1997, 50（6）：525～531

91　Shibata K, Ito Y, Hongo A, et al. Bacterial activity of a new antiulcer agent, ecabet sodium, against *Helicobacter pylori* under acidic conditions. Antimicrob Agents Chemother, 1995, 39（6）：1295～1299

92　Fukuda Y, Mizuta T, Yamamoto I, et al. The novel anti－ulcer agent ecabet sodium（TA－2711）eradicates *Helicobacter pylori* colonizing on the gastric mucosa of Japanese monkeys. Scand J Gastroenterol, 1994, 29（11）：1055～1056

93　Fukuda Y, Yamamoto I, Okui M, et al. Combination therapies with a proton pump inhibitor for *Helicobacter pylori*－infected gastric ulcer patients. J Clin Gastroenterol, 1995, 20（Suppl 2）：S132～135

94　Ohkusa T, Takashimizu I, Fujiki K, et al. Prospective evaluation of a new anti－ulcer agent, ecabet sodium, for the treatment of *Helicobacter pylori* infection. Aliment Pharmacol Ther, 1998, 12（5）：457～461

95　Shimoyama T, Fukuda Y, Fukuda S, et al. Ecabet sodium eradicates *Helicobacter pylori* infection in gastric ulcer patients. J Gastroenterol, 1996, 31（Suppl 9）：59～62

96　Kagaya H, Kato M, Komatsu Y, et al. High－dose ecabet sodium improves the eradication rate of *Helicobacter pylori* in dual therapy with lansoprazole and amoxicillin. Aliment Pharmacol Ther, 2000, 14（11）：1523～1527

97　Adachi K, Ishihara S, Hashimoto T, et al. Efficacy of ecabet sodium for *Helicobacter pylori* eradication triple therapy in comparison with a lansoprazole－based regimen. Aliment Pharmacol Ther, 2001, 15（8）：1187～1191

98　Kim HW, Kim GH, Cheong JY, et al. H pylori eradication：a randomized prospective study of triple therapy with or without ecabet sodium. World J Gastroenterol, 2008, 14（6）：908～912

99　Hayashi S, Sugiyama T, Yachi A, et al. Effect of ecabet sodium on *Helicobacter pylori* adhesion to gastric epithelial cells. J Gastroenterol, 1997, 32（5）：593～597

100　Hayashi S, Sugiyama T, Yokota K, et al. Combined effect of rebamipide and ecabet sodium on *Helicobacter pylori* adhesion to gastric epithelial cells. Microbiol Immunol, 2000, 44（7）：557～562

101　Ito Y, Shibata K, Hongo A, et al. Ecabet sodium, a locally acting antiulcer drug, inhibits urease activity of *Helico-*

bacter pylori. Eur J Pharmacol, 1998, 345 (2): 193 ~ 198

102 Ito Y, Hongo A, Kinoshita M, et al. Mechanism of anti – urease action by the anti – ulcer drug ecabet sodium. Biol Pharm Bull, 1995, 18 (6): 850 ~ 853

103 Ohta R, Yamada N, Kaneko H, et al. In vitro inhibition of the growth of *Helicobacter pylori* by oil – macerated garlic constituents. Antimicrob Agents Chemother, 1999, 43 (7): 1811 ~ 1812

104 Cañizares P, Gracia I, Gómez LA, et al. Thermal degradation of allicin in garlic extracts and its implication on the inhibition of the in – vitro growth of *Helicobacter pylori*. Biotechnol Prog, 2004, 20 (1): 32 ~ 37

105 JonkersD, van den Broek E, van Dooren I, et al. Antibacterial effect of garlic and omeprazole on *Helicobacter pylori*. J Antimicrob Chemother, 1999, 43 (6): 837 ~ 839

106 Boyanova L, Derejian S, Koumanova R, et al. Inhibition of *Helicobacter pylori* growth in vitro by Bulgarian propolis: preliminary report. J MedMicrobiol, 2003, 52 (Pt 5): 417 ~ 419

107 Nostro A, Cellini L, Di Bartolomeo S, et al. Effects of combining extracts (from propolis or Zingiber officinale) with clarithromycin on *Helicobacter pylori*. Phytother Res, 2006, 20 (3): 187 ~ 190

108 Vattem DA, Ghaedian R, Shetty K. Enhancing health benefits of berries through phenolic antioxidant enrichment: focus on cranberry. Asia Pac J Clin Nutr, 2005, 14 (2): 120 ~ 130

109 Lin YT, Kwon YI, Labbe RG, et al. Inhibition of *Helicobacter pylori* and associated urease by oregano and cranberry phytochemical synergies. App l EnvironMicrobiol, 2005, 71 (12): 8558 ~ 8564

110 Zhang L, Ma J, Pan K, et al. Efficacy of cranberry juice on *Helicobacter pylori* infection: a double – blind, randomized placebo – controlled trial. Helicobacter, 2005, 10 (2): 139 ~ 145

111 Galan MV, Kishan AA, Silverman AL. Oral broccoli sprouts for the treatment of *Helicobacter pylori* infection: a preliminary report. Dig Dis Sci, 2004, 49 (7 – 8): 1088 ~ 090

112 Nariman F, Eftekhar F, Habibi Z, et al. Anti – *Helicobacter pylori* activities of six Iranian plants. Helicobacter, 2004, 9 (2): 146 ~ 151

113 Funatogawa K, Hayashi S, Shimomura H, et al. Antibacterial activity of hydrolyzable tannins derived from medicinal plants against *Helicobacter pylori*. Microbiol Immunol, 2004, 48 (4): 251 ~ 261

114 Koga T, Kawada H, Utsui Y, et al. In – vitro and in – vivo antibacterial activity of plaunotol, a cytoprotective antiulcer agent, against *Helicobacter pylori*. J Antimicrob Chemother, 1996, 37 (5): 919 – 929

115 Kato M, Asaka M, Sugiyama T, et al. Effects of rebamipide in combination with lansoprazole and amoxicillin on *Helicobacter pylori* – infected gastric ulcer patients. Dig Dis Sci, 1998, 43 (9 Suppl): 198S ~ 202S

116 Bruggraber SFA, French G, Thompson RPH, Powell JJ. Selective and effective bactericidal activity of the cobalt (II) cation against *Helicobacter pylori*. Helicobacter, 2004, 9 (5): 422 ~ 428

117 Hiramoto S, Itoh K, Shizuuchi S, et al. Melanoidin, a food protein – derived advanced Maillard reaction product, suppresses *Helicobacter pylori* in vitro and in vivo. Helicobacter, 2004, 9 (5): 429 ~ 435

第七十四章　中国幽门螺杆菌感染若干问题共识解读

胡伏莲

北京大学第一医院

幽门螺杆菌（*H. pylori*，下称 *H. pylori*）分离至今已 26 年，26 年来 *H. pylori* 的研究得到迅速发展，人们对 *H. pylori* 的细菌学、流行病学、致病机理，不论从基础到临床，或从细胞水平到分子机制都作了系统而深入的研究或探索。早在 1997 年人们就完成了 *H. pylori* 基因组的全序列测定分析。*H. pylori* 感染的细胞微生物学研究已经阐明了多数关键性问题。*H. pylori* 表达一系列黏附素，而宿主胃黏膜上皮细胞表面及细胞间质中存在 *H. pylori* 相关的黏附受体，这就决定了 *H. pylori* 可以特异地黏附于人类胃黏膜并长期定植而演化成各种临床疾病。*H. pylori* 感染了全球半数以上人口，中国也是一个 *H. pylori* 感染率较高的国家，所以 *H. pylori* 感染的治疗是 *H. pylori* 研究领域中的重点，而 *H. pylori* 感染处理中的临床问题是目前临床医师最感兴趣的问题。哪些是 *H. pylori* 感染处理中的临床问题呢？主要包括以下几个方面：①*H. pylori* 感染诊断中存在的问题；②谁该治疗？（*H. pylori* 治疗适应证）；③如何治疗？（*H. pylori* 治疗方案）；④如何避免或克服 *H. pylori* 耐药性。关于 *H. pylori* 感染处理中的这些临床问题一直存在某些争议，多年来 *H. pylori* 学者及胃肠病专家就这些问题进行反复讨论和论证后达到某些共识。迄今为止，我国已发布了三次关于幽门螺杆菌若干问题的共识意见，第一次是 1999 年 4 月海南三亚会议提出的《第一次全国幽门螺杆菌感染若干问题共识——1999 海南共识》[1]；第二次是 2003 年 10 月安徽桐城会议提出的《第二次全国幽门螺杆菌感染若干问题共识——2003 年桐城共识》[2]。4 年多来，我国对 *H. pylori* 处理中的一些重要问题又有了新的认识和见解。第三次是由中华医学会消化病学分会 *H. pylori* 学组于 2007 年 8 月 10～12 日于江西庐山召开了第三次全国 *H. pylori* 共识会议，来自全国的 60 多名专家对 *H. pylori* 感染的若干问题达成了新的共识，提出了《第三次全国幽门螺杆菌感染若干问题共识——庐山共识》[3]。临床医师应关注和重视和 *H. pylori* 感染处理中的临床问题[4]，本文则重点对中国幽门螺杆菌感染若干问题共识进行解读和讨论。

一、幽门螺杆菌感染的诊断

（一）幽门螺杆菌感染的诊断方法

包括侵入性和非侵入性两类方法。侵入性方法依赖胃镜活检，包括快速尿素酶试验（RUT）、胃黏膜直接涂片染色镜检、胃黏膜组织切片染色镜检（如 WS 银染、改良 Giemsa 染色、甲苯胺蓝染色、免疫组化染色）、细菌培养、基因检测方法（如聚合酶链反应（PCR）、寡核苷酸探针杂交等）、免疫检测尿素酶（IRUT）。而非侵入性检测方法不依赖内镜检查，包括 ^{13}C 或 ^{14}C 尿素呼气试验（UBT）、粪便 *H. pylori* 抗原检测（HpSA）（依检测抗体可分为单抗和多抗两类）、血清和分泌物（唾液、尿液等）抗体检测以及基因芯片和蛋白芯片检测等，患者依从性较好。

（二）幽门螺杆菌感染的诊断标准

2007 年庐山共识中，针对幽门螺杆菌感染诊断标准，不再推出 2003 年桐城共识中提到的临床标准和科研标准，而是将桐城共识中 *H. pylori* 感染诊断的"临床标准"和"科研标准"合二为一[3]。因为临床研究本来就来自于临床，所以只能有一个诊断标准，而且也便于操作。

按以下方法诊断阳性者可诊断 *H. pylori* 现症感染（见表 74-1）：（1）胃黏膜组织快速尿素酶试验、组织切片染色、*H. pylori* 培养三项中任一项阳性；（2）^{13}C 或 ^{14}C—UBT 阳性；（3）*H. pylori*SA 检测（单克隆法）阳性；（4）血清 *H. pylori* 抗体检测阳性提示曾经感染（*H. pylori* 根除后抗体滴度在 5、6 个月后降至正常），从未治疗者可视为现症感染。

表 74-1　2007 年庐山共识 *H. pylori* 感染诊断标准

诊断标准中，不再推出 2003 年桐城共识中的"临床标准"和"科研标准"，按以下标准诊断：
胃黏膜组织快速尿素酶试验、组织切片染色、*H. pylori* 培养任一项阳性
尿素呼气试验（^{13} 或 ^{14}C – UBT），任一项阳性者
单抗法检测粪便 *H. pylori* 抗原阳性
血清 *H. pylori* 抗体阳性提示曾经感染（根除 *H. pylori* 后，抗体滴度在 5、6 个月后降至正常）
血清学 *H. pylori* 抗体阳性提示曾经感染，从未治疗者可视为现症感染

（三）幽门螺杆菌感染的根除标准

首选推荐非侵入性技术，在根除治疗结束至少 4 周后进行，符合下述三项之一者可判断 *H. pylori* 被根除：（1）^{13}C 或 ^{14}C—UBT 阴性；（2）*H. pylori*SA 检测（单克隆法）阴性；（3）基于胃窦、胃体两部位取材的 RUT 均阴性。

H. pylori 诊断技术的使用说明：*H. pylori* 感染的诊断方法众多，各有优缺点，除上述推荐的诊断和根除标准外，在使用过程中有不同的适应证和注意事项。参照欧洲 Maastricht III 共识及相关文献报道，我们推荐在 *H. pylori* 诊断过程中还要遵循下列几点。

（1）RUT 准确性 >90%，且在 1 h 之内可获得结果，当 RUT 阳性就可以进行根除 *H. pylori* 治疗，但注意 RUT 有假阴性的可能。（2）当消化性溃疡出血、MALT 淋巴瘤、萎缩性胃炎、近期或正在应用质子泵抑制剂（PPI）或抗生素时，有可能使许多检测方法（血清学检测除外）包括 RUT、细菌培养、组织学以及 UBT 呈现假阴性，此时推荐血清学试验或多种方法检查确认。

二、谁应该治疗（幽门螺杆菌根除适应证）

全球超过半数的人感染 *H. pylori*，并非所有 *H. pylori* 感染者都需要治疗。哪些人需要治疗？关

于 *H. pylori* 感染治疗的适应证，虽然各国都有自己的制定标准，但原则上都大体雷同。迄今为止，我国已发布了三次关于 *H. pylori* 感染处理中若干问题的共识意见，即 1999 年海南共识[1]，2003 年桐城共识[2] 以及 2007 年庐山共识[3]。关于 *H. pylori* 根除的适应证是遵照循证医学原则和临床研究的科学证据而提出的，因而也就以此来决定 *H. pylori* 根除适应证的科学证据级别和推荐强度，遵此原则，2007 年 8 月在庐山召开的第三次全国 *H. pylori* 共识会议中提出的 *H. pylori* 根据适应证（表 74-2）是在"海南共识"（表 74-3）和"桐城共识"（表 74-4）中适应证的基础上进行的修改，修改内容主要有以下几个方面：

1. 在 2003 年"桐城共识"中提到的对"有明显异常的慢性胃炎"（指合并糜烂、中-重度萎缩、中-重度肠化或轻-重度异型增生的慢性胃炎）作为 *H. pylori* 根除适应证，2007 年庐山共识将其修改为"慢性胃炎伴胃黏膜萎缩、糜烂"。在欧洲 Masstricht III [5] 中对萎缩程度并未作出具体限定，由于肠化实际上是一种化生性萎缩，而异型增生常与萎缩、肠化伴存，因此"慢性胃炎伴胃黏膜萎缩、糜烂"与"有明显异常的慢性胃炎"基本相同，而且也能与我国 2006 年的慢性胃炎共识保持一致。

2. 功能性消化不良（FD）与非溃疡性消化不良（NUD）在定义上一直存在争议。在"桐城共识"中只推荐对"部分 FD"根除 *H. pylori*，但对"部分"的内容并没有作出规定。根据 Maastricht III[5] 已将 Maastricht II [6] 的 *H. pylori* 根除适应证中的功能性消化不良（FD）修改为非溃疡性消化不良（NUD），其科学证据级别为 1a、推荐强度为 A（均为最高级别）。所以庐山共识将桐城共识中"部分 FD"修改为"慢性胃炎伴消化不良症状"，也便于临床医生对 NUD 的诊断比 FD 更容易掌握和接受。根除 *H. pylori* 对消化不良疗效的新荟萃分析中也用 NUD 替代 FD。对 NUD 的治疗策略，根除 *H. pylori* 有相对高的费用-疗效比优势。由于国内对 NUD 的定义、慢性胃炎与 FD 的关系等问题存在一定争议，易造成误解，因此对于几乎均有慢性胃炎伴 *H. pylori* 阳性的 NUD 用"慢性胃炎伴消化不良症状"来表达更为合适。

3. 关于幽门螺杆菌感染与胃食管反流病（GERD）根除 *H. pylori* 与 GERD 发生之间关系也是一个争议的问题。庐山共识已将 GERD 从 *H. pylori* 根除适应证中删除，因为根除 *H. pylori* 并不是为了治疗 GERD，故将 GERD 列入根除 *H. pylori* 适应证也缺少逻辑性。至于 *H. pylori* 感染与 GERD 之间的关系，在 Masstricht III 共识中提到 *H. pylori* 感染率与 GERD 之间存在某些负相关，其本质虽未完全明确，但目前的观点是根除 *H. pylori* 不会影响 GERD 患者对 PPI 的治疗效果，对于需长期应用 PPI 维持治疗的 *H. pylori* 阳性 GERD 患者，应根除 *H. pylori* 已达成共识。

4. 对于"个人强烈要求治疗者"是否根除 *H. pylori*，目前国内外共识意见为：年龄 < 45 岁、无报警症状者，支持根除 *H. pylori*，但在治疗前需与受治者说明这一处理策略可能潜在某些风险（如漏检恶性病变、药物不良反应等）；而对年龄 ≥ 45 岁或有报警症状者则需先行内镜检查。在 Maastricht II 和 Maastricht III[5] 共识中对"强烈要求根除 *H. pylori* 者"均推荐作 *H. pylori* 根除治疗（证据级别 5，推荐强度 A）。目前国内一些医院和单位将 *H. pylori* 的检测作为体检项目之一，这部分 *H. pylori* 感染者是否作 *H. pylori* 根除治疗，临床医生难以掌握，建议对符合 *H. pylori* 根除适证者或"个人要求治疗"者都应给予 *H. pylori* 根除治疗。

5. 目前对幽门螺杆菌与胃肠道外疾病关系的研究新进展。现在对 *H. pylori* 阳性的不明原因缺铁性贫血、特发性血小板减少性紫癜（ITP）、其他某些 *H. pylori* 相关性胃病（如淋巴细胞性胃炎、胃增生性息肉、Ménétrier 病）也纳入 *H. pylori* 根除适应证。随机对照研究证实不明原因的缺铁性贫血或 ITP 在成功的根除 *H. pylori* 之后此类疾病能得以缓解或治愈，Masstricht III 已将其作为推荐的 *H. pylori* 根除适应证。也有研究证实根除 *H. pylori* 对淋巴细胞性胃炎、胃增生性息肉治疗有效，多项报道证实根除 *H. pylori* 对 Ménétrier 病治疗有效，因此这些也作为支持 *H. pylori* 根除适应证。

表 74 − 2　2007 年庐山共识 *H. pylori* 根除适应证

H. pylori 阳性的下列疾病	必须	支持
消化性溃疡	√	
早期胃癌术后	√	
胃 MALT 淋巴瘤	√	
慢性胃炎伴萎缩（肠化、非典型增生/糜烂）	√	
慢性胃炎伴消化不良症状（NUD）		√
计划长期使用 NSAID		√
胃癌家族史		√

表 74 − 3　1999 年海南共识 *H. pylori* 根除适应证

H. pylori 阳性的下列疾病	必须	支持	不支持	不明确
消化性溃疡*	√			
低度恶性胃 MALT 淋巴瘤	√			
早期胃癌术后	√			
胃炎伴明显异常#		√		
计划长期使用或正在使用 NSAIDs		√		
有胃癌家族史		√		
预防胃癌			√	
然危险因素的个人希望治疗者			√	
功能性消化不良				√
胃、十二指肠以外的疾病				√

＊PU（GU 或 DU）：无论活动或非活动，无论有无并发症。
#明显异常：指合并腐烂，中-重度萎缩，中-重度肠化生，轻-中度不典型增生。

表 74 − 4　2003 年桐城共识 *H. pylori* 根除适应证

H. pylori 阳性的下列疾病	必须	支持	不明确
消化性溃疡*	√		
早期胃癌术后	√		
胃 MAKLT 淋巴瘤	√		
明显异常的慢性胃炎#	√		
计划使用 NSAIDs		√	
FD#		√	
CERD		√	
胃癌家族史		√	
个人强烈要求治疗者			√
胃肠道外疾病			√

＊PU（GU 或 DU）：无论活动或非活动，无论有无并发症。
#明显异常：指合并腐烂，中-重度萎缩，中-重度肠化生，轻-中度不典型增生。FD#（部分）

三、如何治疗（幽门螺杆菌根除治疗方案）

关于治疗方案的选择或推荐的方案，庐山共识意见为：

（一）首次治疗

1. PPI 三联 7 d 疗法仍为首选（PPI + 两种抗生素）。

2. 当甲硝唑耐药率≤40% 时，首先考虑 PPI + M + C/A。（M，甲硝唑；C，克拉霉素；A，阿莫西林）

3. 当克拉霉素耐药率≤15% ~20% 时，首先考虑 PPI + C + A/M。

4. 雷尼替丁枸橼酸铋（RBC）三联疗法（RBC + 两种抗生素）仍可以作为一线治疗方案。

5. 为提高 H. pylori 根除率，避免继发耐药，可以将四联疗法作为一线治疗方案。

6. 由于 H. pylori 对甲硝唑和克拉霉素的耐药，而呋喃唑酮、四环素和喹诺酮类（如左氧氟沙星和莫西沙星）耐药率低、疗效相对较高，因而也可作为初次治疗方案的选择。

7. 在 H. pylori 根除治疗前至少 2 周，不得应用对 H. pylori 有抑制作用的药物 PPI、H_2 受体拮抗剂（H_2RA）和铋剂，以免影响疗效。

8. 治疗方法和疗程：各方案均为 2 次/d，疗程 7d 或 10 d（对于耐药严重的地区，可以考虑适当延长到 14 d，但不要超过 14 d）。服药方法：PPI 早晚饭前服用，抗生素饭后服用。

（二）补救治疗或再次治疗

1. 治疗原则：四联疗法（PPI + 铋剂 + 两种抗生素）仍为首选[2]。再次治疗应视初次治疗的情况而定，尽量避免重复初次治疗的抗生素。

2. 较大剂量甲硝唑（0.4 tid）可克服其耐药，四环素耐药率低，两者价格均较便宜，与铋剂和 PPI 组成的四联疗法可用于补救治疗或再次治疗。

3. 呋喃唑酮耐药率低，疗效较好，但要注意药物的不良反应。

4. 对于甲硝唑和克拉霉素耐药者应用喹诺酮类药如左氧氟沙星或莫西沙星作为补救治疗或再次治疗可取得较好的疗效。国内对喹诺酮类应用的经验甚少，选用时要注意观察药物的不良反应。

5. 治疗方法和疗程：各方案均为 2 次/d（除表中个别标明者外），疗程 7d 或 10d，对于耐药严重的地区，可考虑延长疗程至 14d 以增加 H. pylori 根除率，但不要超过 14d。在治疗过程中必须密切观察药物的不良反应。

（三）个体化治疗

实际上对任何患者的治疗，包括一线治疗、补救治疗或再次治疗都是根据具体情况来进行的，也就是都含有"个体化"的意思，但此处"个体化治疗"是针对 H. pylori 根除治疗多次失败的患者来分析其失败原因和提出处理方法。对根除治疗失败者建议按以下方法进行：

1. 了解患者以前治疗时用药的依从性，判断治疗失败的原因。

2. 有条件者根据药敏试验结果选择有效抗生素。

3. 近年文献报道序贯治疗对初治者有较高疗效（90% 以上），但我国的资料尚少，需在这方面进行研究。

4. 推荐使用的其他抗生素：如喹诺酮类、呋喃唑酮、四环素等。

四、幽门螺杆菌对抗生素的耐药性

（一）中国幽门螺杆菌耐药状况

随着对 H. pylori 感染的治疗研究的深入，H. pylori 根除治疗方案也有很多，其中 PPI 加两种抗生素的三联疗法仍然是当前国内外 H. pylori 共识意见推荐的一线治疗方案[1~3]，临床最常用的抗生素包括甲硝唑、克拉霉素和阿莫西林，随着抗生素的广泛应用，H. pylori 对这些抗生素耐率逐年上升，而 PPI 三联疗法根除失败的主要原因是由于 H. pylori 对抗生素的耐药性。

 H. pylori 对甲硝唑的耐药是全球性的，发展中国家高于发达国家。为了了解中国 *H. pylori* 对常用抗生的耐药情况，中华医学会消化病学分会 *H. pylori* 学组于 2005 年 3 月～2006 年 5 月完成了一项涉及全国 16 个省市的包括 20 多个中心的大规模 *H. pylori* 耐药（包括对甲硝唑、克拉霉素和阿莫西林）流行病学调查以及耐药对治疗的影响[7]，其研究结果有如下特点：

 1．幽门螺杆菌对常用抗生素的耐药情况存在明显地区差异 我国 *H. pylori* 对抗生素的耐药率为[7]：甲硝唑 50%～100%（平均 75.6%），克拉霉素 0～40%（平均 27.6%），阿莫西林 0～2.7%，*H. pylori* 抗生素的耐药率地区差异很大，尤其是甲硝唑，上海和湖北 *H. pylori* 对甲硝唑的耐药率高达 100%，山东地区则为 50%．提示 *H. pylori* 耐药性存在明显的地区差异。

 2．幽门螺杆菌对常用抗生素耐药性随时间变迁而逐渐上升 北京地区 *H. pylori* 对常用抗生素的耐药性况明显随时间变迁而上升[7~8]，甲硝唑的耐药率从 1999 年的 36% 上升到 2004 年为 76%，2007 年为 81.0%；克拉霉素从 1999 年的 10% 上升到 2005 年为 36%，2007 年为 38.1%；有幸的是 *H. pylori* 对阿莫西林很少耐药，其耐率为 2.7%

 3．幽门螺杆菌耐药性严重影响对幽门螺杆菌根除率 在常用抗生素中尤其是 *H. pylori* 对甲硝唑耐药是导致 *H. pylori* 根除失败的重要原因。由中华医学会全国 *H. pylori* 学组进行的一项对 910 例的 *H. pylori* 阳性患者的 *H. pylori* 根除的全国多中心的临床研究表明[7]：不含甲硝性的 LCA（L，兰索拉唑）组 *H. pylori* 根除率明显高于含甲硝唑的 LCM 组的 *H. pylori* 根除率，LCA 组 PP82.7% 和 ITT74.9% 明显高于 LCM 组的 68.6% 和 61.3%，（*P* < 0.05）。

 对克拉霉素耐药者 *H. pylori* 根除率则更低，若方案中 *H. pylori* 对甲硝唑和克拉霉素同时耐药，则 *H. pylori* 根除率更低甚至为 0。

 （二）如何避免或克服幽门螺杆菌对抗生素耐药性

 如何避免耐药菌株的产生是今后治疗研究的重点之一。要避免 *H. pylori* 耐药株的产生，应该遵循如下几点：

 1．选用正规、有效的治疗方案，严格掌握 *H. pylori* 根除适应证。胃肠病专家与基层医生密切合作，并加强基层医生对 *H. pylori* 治疗知识的普及与更新，特别是要了解和学习 2007 年 8 月 10～12 日于江西庐山召开的全国第三届 *H. pylori* 共识会议提到的关于 *H. pylori* 感染处理中若干问题共识意见，以便在临床工作中根据病人具体情况进行规范化治疗。

 2．联合用药，避免用单一抗生素根除 *H. pylori* 任何一种抗生素的单独应用都容易产生耐药性，抗生素与铋剂或 PPI 的联合应用不仅可以减少 *H. pylori* 耐药株的产生，而且可以提高 *H. pylori* 根除率。

 3．首次治疗时，应给予一个有效的治疗方案 为提高 *H. pylori* 根除率，四联疗法也可用于首次治疗，尽量减少复治，以免由于反复治疗而使 *H. pylori* 对抗生素产生继发耐药。

 4．有条件的地区应作 *H. pylori* 耐药率检测。当甲硝唑耐药率 > 或 = 40%，克拉霉素 > 或 = 15～20%，则不宜再用甲硝唑或克拉霉素。

 5．对连续治疗多次失败者，建议间隔 3～6 个月之后，让 *H. pylori* 恢复其活性，尔后再作 *H. pylori* 根除治疗，以便提高 *H. pylori* 根除率。

 H. pylori 感染处理中还存在许多临床问题有待今后作更多更深入的研究。

 有关 *H. pylori* 感染的诊断和治疗可参考 2007 年第三次全国 *H. pylori* 共识报告（江西 庐山）和近年出版的《幽门螺杆菌感染诊疗指南》一书[3,9]。

参考文献

1 张万岱，萧树东，胡伏莲，等．幽门螺杆菌若干问题的共识意见．中华医学杂志，2000，80（5）：394～395
2 中华医学会消化病学分会．对幽门螺杆菌若干问题的共识意见（2004，中国）．中华医学杂志，2004，84（6）：

522~523

3　中华医学会消化病分会，幽门螺杆菌学组/幽门螺杆科研协作组．第三次全国幽门螺杆菌感染若干问题共识报告（2007．8庐山）中华医学杂志，2008，88（10）：652~656

4　胡伏莲．要重视幽门螺杆菌感染处理中的临床问题．中国实用内科杂志，2008，28（9）：713~715

5　Malfertheiner P，Megraud F，O' Morain C，et al. European *Helicobacter Pylori* Study Group（E*H*PSG）．Current concepts in the management of Helicobacter pylori infection—the Maastricht 2 – 2000．Consensus Report．Aliment Pharmacol Ther，2002，16（2）：167~180

6　成虹，胡伏莲，谢勇，等．中华医学会消化病分会幽门螺杆菌学组/全国幽门螺杆菌科研协作组．中国幽门螺杆菌耐药状况以及耐药对治疗的影响——全国多中心临床研究．胃肠病学，2007，12（9）：525~553

7　成虹，胡伏莲．北京地区幽门螺杆菌耐药情况及其变化趋势．中华医学杂志，2005，85（39）：2754~2757

8　胡伏莲主编．幽门螺杆菌感染诊疗指南．北京：人民卫生出版社，2006

第七十五章 国外幽门螺杆菌
感染处理共识意见摘译

杨桂彬

北京大学航天中心医院

一、欧洲 1997 年 Maastricht – I 会议共识意见

1. *H. pylori* 感染的诊断

^{13}C – 呼气试验是诊断 *H. pylori* 感染的金标准。由于社区医生不能进行胃镜检查，推荐使用 ^{13}C – 呼气试验检测 *H. pylori* 感染，这种方法也可以检测 *H. pylori* 根除治疗的效果。还可以用 ELISA 方法检测血清中的抗体诊断 *H. pylori* 感染，所用的试剂须根据当地的情况进行校正。由于 *H. pylori* 根除成功后，需要半年以上血清中抗体效价才会有明显的下降，血清学方法不能用于评价治疗效果。快速血清学检查敏感性比较差，不宜用来诊断 *H. pylori* 感染。专科医生如果对患者行胃镜检查，可以用快速尿素酶试验诊断 *H. pylori* 感染。

2. *H. pylori* 根除的适应证

表 75 – 1 Maastricht – I 共识意见关于 *H. pylori* 根除治疗指征的推荐水平及证据强度

H. pylori 根除的适应证	支持的证据强度
强烈推荐	
消化性溃疡病（无论是否活动）	明确
出血性溃疡	明确
低度恶性胃 MALT 淋巴瘤	明确
严重异常的慢性胃炎	支持

续表

H. pylori 根除的适应证	支持的证据强度
早期胃癌术后	支持
可以推荐	
调查后的功能性消化不良	不明确
有胃癌家族史	不明确
长期 PPI 治疗 GORD 者	支持
计划长期使用或正在使用 NSAIDs	不明确
消化性溃疡术后	支持
个人希望治疗者	不明确
不确定	
无危险因素者预防胃癌	不明确
无症状者	不明确
胃肠以外的疾病	不明确

3. *H. pylori* 根除方案

标准剂量的 PPI 1 天 2 次联合应用以下几组抗生素：

①甲硝唑 400mg/替硝唑 500mg，克拉霉素 250mg，均为 1 天 2 次。

②阿莫西林 1000mg，克拉霉素 500mg，均为 1 天 2 次。可在甲硝唑耐药时使用。

③阿莫西林 500mg，1 天 3 次，甲硝唑 400mg，1 天 3 次，可在克拉霉素耐药时应用。

对治疗失败的患者再进行根除治疗时要考虑过去的治疗方案所用的抗生素及 *H. pylori* 对抗生素的敏感性。三联治疗根除失败的患者可以使用四联治疗方案（奥美拉唑联合传统三联）。

二、欧洲 2000 年 Maastricht – II 会议共识意见

1. *H. pylori* 感染的诊断

在基层医疗中，极力推荐用尿素呼气试验（UBT）或粪便抗原（*H. pylori*SA）试验检测 *H. pylori* 感染；酶联免疫吸附测定（ELISA）法等血清学检测是可用于治疗前诊断的另一种选择，但只是二线选择，且其准确性需在当地进行评估；*H. pylori* 根除疗效应通过 UBT 证实，这是治疗后推荐的第一线诊断试验。如不能进行 UBT，*H. pylori*SA 试验是另一种选择。血清学试验不适合根除疗效的确认。根除疗效检测需在患者完成治疗至少 4 周后进行。应在评估 *H. pylori* 状态前至少停用 1 周抑酸药物，尤其是质子泵抑制剂（PPI）。

对有内镜检查指证的患者，专科医生可采用基于胃黏膜活检的试验证实 *H. pylori* 根除，推荐在胃窦和胃体活检进行组织学检查和培养。

2. *H. pylori* 根除的适应证

表 75 – 2　Maastricht – II 共识极力推荐的 *H. pylori* 根除指征以及证据强度

指征（*H. pylori* 阳性）	证据强度
消化性溃疡（活动或不活动，包括有并发症的溃疡）	1
MALT 淋巴瘤	2
萎缩性胃炎	2
胃癌切除后	3
胃癌病人的一级亲属病人	3
病人希望治疗（与病人的内科医师详细讨论后）	4

表 75 – 3　Maastricht – II 共识推荐的其他 *H. pylori* 根除指征和相关陈述及证据强度

疾　病	推荐水平	证据强度
功能性消化不良：		
根除 *H. pylori* 是一种合适的选择	建议	2
根除 *H. pylori* 可使部分病人有长期症状改善	极力	2
胃食管反流病（GERD）：		
根除 *H. pylori* 与多数 GERD 发生无关	极力	3
根除 *H. pylori* 不加重已存在的 GERD	建议	3
H. pylori 应当被根除，尤其一些病人需长期深度抑酸治疗	建议	3
非甾体类抗炎药（NSAID）：		
服用 NSAID 前根除 *H. pylori* 减少溃疡发生率	建议	2
根除 *H. pylori* 单独应用对服用 NSAID 的高危者不足以预防溃疡复发出血	极力	2
接受抗酸治疗中病人如果继续服用 NSAID，根除 *H. pylori* 不能促进 GU 或 DU 的愈合	极力	1
H. pylori 和 NSAID/阿斯匹林是消化性溃疡发生的两个独立危险因素	建议	2

推荐的强度有三个水平：（1）极力推荐；（2）建议；（3）不确定。支持推荐的证据强度依 5 个水平进行分级：（1）设计完善有适当对照的研究；（2）设计完善的队列或病例对照研究，有一些缺陷的研究或有说服力的间接证据；（3）病例报道，有严重有缺陷的研究或提示性的间接证据；（4）临床经验；（5）无充分证据可形成意见。

3. *H. pylori* 根除方案

Maastricht – II 共识意见推荐的一线治疗方案为：PPI（RBC）bid ＋ 克拉霉素（C）500mg bid ＋ 阿莫西林（A）1000mg bid 或甲硝唑（M）500mg bid，至少服用 7 天。偏爱选择 CA，因为治疗失败后应用 PPI 四联二线治疗时，CA 治疗失败者疗效较 CM 好。

治疗失败时可选用二线治疗方案：PPI bid ＋ 次枸橼酸铋/次水杨酸铋120mg qid ＋ 甲硝唑 500mg tid ＋ 四环素 500mg qid，至少服用 7 天。如没有铋剂，可用 PPI 为基础的三联疗法。

再次治疗失败时应根据每一病人的具体情况处理。基层医疗机构二线治疗失败者应转诊专科医生处理。

三、欧洲 2005 年 Maastricht – III 共识意见

1. *H. pylori* 感染的诊断

表 75 – 4　Maastricht III 共识报告中关于 *H. pylori* 诊断的推荐及其证据水平和推荐级别

推　荐	证据水平	推荐级别
可用于"检测和治疗"策略的非侵入性试验为 UBT 和粪便抗原试验，也可应用某些高准确性的血清学试剂盒	1a	B
PPI 可使诊断试验（除血清学试验）产生假阴性结果，行诊断试验前应停用 PPI 至少 2 周	1b	A
以下情况时，应考虑将血清学试验作为诊断试验：其他诊断试验可能出现假阴性，如出血性溃疡、胃萎缩、MALT 淋巴瘤；近来或目前正在使用 PPI 和抗生素	2	B
各种血清学试验不完全相同，不同情况下应采用不同试验	2b	B
检测尿液和唾液中的特异性 *H. pylori* 抗体对当前患者处理无作用，但可用于流行病学研究，特别是在儿童中	1b	A

推　荐	证据水平	推荐级别
患者旁血清学试验对当前 *H. pylori* 感染处理无作用	1	A
检测 *H. pylori* 致病因子和研究宿主遗传多态性对 *H. pylori* 感染处理无作用	3b	D
H. pylori 根除治疗后应进行随访评估，以确认成功根除，如可行，推荐 UBT；如不可行，可采用实验室粪便抗原试验，最好使用单克隆抗体	1b	A
以下情况应常规进行细菌培养和抗生素药敏试验：	1b	B
—该地区克拉霉素原发性耐药率 >15% ~20%，在给予含克拉霉素的治疗方案前		
—应用不同抗生素两次治疗失败后		
—各地区参照实验室应进行原发性抗生素耐药率监测		
未经治疗的内镜检查患者，RUT 阳性足以开始根除治疗	2	A

2. *H. pylori* 根除适应证

表 75－5　Maastricht－II 共识意见极力推荐的根除 *H. pylori* 治疗指征以及支持推荐证据的强度

指征（*H. pylori* 阳性）	证据等级	推荐级别
消化性溃疡（活动或不活动，包括复合性溃疡）	1a	A
MALT 淋巴瘤	1c	A
萎缩性胃炎	2a	B
胃癌切除后	3b	B
胃癌病人的一级亲属病人	3b	B
病人希望治疗（与医师详细讨论后）	5	D

表 75－6　Maastricht III 共识推荐的 *H. pylori* 根除指征及其推荐级别和证据水平

疾　病	推荐级别
功能性消化不良：	
H. pylori "检测和治疗" 策略对未调查的消化不良的患者是合适的选择	A
"检测－治疗" 策略在 *H. pylori* 感染率较低的人群中效益较低，在这种情况下，检测－治疗策略或经验的抑酸治疗都是合适的选择	B
H. pylori 根除对 *H. pylori* 阳性的非溃疡性消化不良是合适的选择	A
胃食管反流病（GERD）：	
H. pylori 根除不会导致 GERD	A
H. pylori 根除在西方人群不会影响 PPI 治疗 GERD 的效果	A
在 GERD 患者中不推荐常规的 *H. pylori* 检测	B
对于长期 PPI 治疗的患者，应该考虑 *H. pylori* 检测	B
亚洲地区 *H. pylori* 感染率与 GERD 之间存在负相关性，但这一关系的本质尚不明确	B
慢性萎缩性胃炎	
HP 根除可以停止萎缩性胃炎的进展，有可能使萎缩减轻，对肠化的影响尚不能确定	A

续表

疾　病	推荐级别
非甾体类抗炎药（NSAID）：	
H. pylori 根除在长期 NSAID 患者有价值。但是不足以完全预防 NSAID 溃疡	A
第一次使用 NSAID 的患者，*H. pylori* 根除可以预防消化性溃疡和出血。	B
长期服用阿司匹林的患者如果出血应该检测和根除 *H. pylori*	A
胃肠外疾病	
对不能解释的缺铁性贫血和 ITP 应该进行 *H. pylori* 根除治疗	B
胃癌	
根除 *H. pylori* 可以预防胃黏膜癌前病变	A

表 75 – 7　Maastricht – III 共识意见推荐强度及证据水平分级

推荐级别	证据水平		研究类型
A	1	1a	对 RCTs 进行的同质的系统回顾
		1b	有较小可信区间的单个 RCT
		1c	无病例对照的临床研究
B	2	2a	对队列研究进行的同质的系统回顾
		2b	单个队列研究，包括低质量的 RCT
	3	2c	成果研究
		3a	对病例对照研究进行的同质的系统回顾
		3b	单个的病例对照研究
C	4		病例系列分析，包括低质量的队列研究和病例对照研究
D	5		专家意见

3．*H. pylori* 根除方案

表 75 – 8　Maastricht – III 共识报告中根除 *H. pylori* 感染治疗的推荐及其科学证据等级和推荐级别

推荐	证据等级	推荐级别
耐药率达到 15% ~ 20% 是不应经验性使用克拉霉素或治疗前进行克拉霉素药敏试验的阈值	1a	A
甲硝唑药敏试验不是常规必须的，其药敏试验需进一步标准化后才能推荐	1a – c	A
作为首选治疗方案，PPI – 克拉霉素 – 甲硝唑联用略优于 PPI – 克拉霉素 – 阿莫西林联用	1a	A
①如人群克拉霉素耐药率 < 15% ~ 20%，仍推荐 PPI – 克拉霉素 – 阿莫西林或甲硝唑疗法作为首选治疗；如人群甲硝唑耐药率 < 40%，首选 PPI – 克拉霉素 – 甲硝唑方案		
②四联疗法是可选的一线治疗方案		
推荐全世界采用同一疗法作为首选方案，但最适剂量可以不同	1b	A
③如有铋剂，含铋剂的四联疗法仍是二线治疗的最佳选择；如无铋剂，推荐 PPI – 阿莫西林或四环素 – 甲硝唑方案		
补救疗法应根据抗生素药敏试验结果进行	2c	B

四、美国胃肠病学会（ACG，American College of Gastroenterology）2007 年幽门螺杆菌感染处理指南

1. *H. pylori* 感染检测及治疗适应证

确定的 *H. pylori* 检测和治疗指征

（1）活动性消化性溃疡（包括胃溃疡和十二指肠溃疡）

（2）有明确的消化性溃疡病史（既往未行 *H. pylori* 根除治疗）

（3）胃 MALT 淋巴瘤（低度恶性）

（4）接受内镜下早期胃癌切除术后

（5）未接受胃镜检查的消化不良（依赖于当地 *H. pylori* 感染率）

有争议的 *H. pylori* 检测和治疗指征

（1）非溃疡性消化不良

（2）胃食管反流病

（3）正在使用 MSAIDs 患者

（4）不明原因缺铁性贫血

（5）胃癌高风险人群

2. *H. pylori* 感染检测

表 75-9　ACG 2007 年 *H. pylori* 感染处理指南推荐的感染检测方法

方　法	优　点	缺　点
依赖内镜的检测方法		
组织学	高敏感性和特异性	费用高，设备人员要求高
快速尿素酶	费用低，快速获得结果，在合适的人群有高的敏感性和特异性	治疗后患者敏感性明显降低
培养	很高的特异性，可进行药敏检测	费用高，检测困难，不能广泛使用，敏感性中等
PCR	很高的敏感性和特异性，可以进行药敏检测	不同实验室之间方法学有差异，不能广泛采用
不依赖内镜的检测方法		
抗体检测（定性和定量）	费用低，广泛采用，有很好的阴性预测值	阳性预测值依赖当地 *H. pylori* 感染率，治疗后患者不推荐使用
呼气试验（^{13}C 和 ^{14}C）	检测活动性感染，很好的和当地的感染率无关的阳性和阴性预测值。*H. pylori* 治疗前后有较大的首选	费用较高，不能广泛使用
粪便抗原	检测活动性感染，很好的和当地的感染率无关的阳性和阴性预测值。*H. pylori* 治疗前后有较大的作用	搜集标本不方便，单克隆试剂抗生素治疗前后有较好的准确性，多克隆试剂在治疗的后的患者准确性不如 UBT

3．*H. pylori* 治疗方案

表 75 – 10　ACG 2007 年 *H. pylori* 感染处理指南推荐的一线治疗方案

治疗方案	疗程	根除率	评　论
标准剂量 PPI b. i. d.（埃索美拉唑 q. d.） 克拉霉素 500mg b. i. d. 阿莫西林 1000mg b. i. d.	10 ~ 14	70% ~ 85%	用于没有青霉素过敏，既往没有接受过大环内酯类药物治疗的患者
标准剂量 PPI b. i. d.（埃索美拉唑 q. d.） 克拉霉素 500mg b. i. d. 甲硝唑 500mg b. i. d.	10 ~ 14	70% ~ 85%	可用于有青霉素过敏，既往没有接受过大环内酯类药物治疗的患者，或者不能耐受含铋四联治疗的患者。
次水杨酸铋 525mg q. i. d. 甲硝唑 250mg q. i. d. 四环素 500mg q. i. d. 雷尼替丁 150mg b. i. d. 或标准剂量 PPI b. i. d.	10 ~ 14	75% ~ 90%	可用于青霉素过敏的患者
PPI + 阿莫西林 1g b. i. d. 5 天，之后 PPI + 克拉霉素 500mg + 替硝唑 500mg b. i. d. 5 天	10	> 90%	在北美的疗效需要进一步验证

表 75 – 11　ACG 2007 年 *H. pylori* 感染处理指南推荐的补救治疗方案

治疗方案	疗程	根除率	评　论
PPI qd，四环素，碱式水杨酸铋，甲硝唑，q. i. d.	7	68% （95% CI 62% ~ 74%）	较便宜，可接受，药片较多，轻微的不良反应常见
PPI，阿莫西林 1g b. i. d. 左氧氟沙星 500mg qd	10	87% （95% CI 82% ~ 92%）	在北美的疗效需要进一步验证

五、1997 年亚太地区关于幽门螺杆菌处理共识

1．*H. pylori* 感染检测

（1）胃镜检查时，活检进行尿素酶试验是首选方法，在其阴性时，仍有指征作组织学检查。

（2）可选择的非胃镜方法包括 UBT 或经当地证实有效的血清抗体检测。

（3）不推荐对所有患者在治疗后进行检测。如有必要证实治疗后 *H. pylori* 状态，可将 UBT 作为选择的试验。

（4）胃镜检查被推荐用于 GU 或有并发症的溃疡病患者，他们的 *H. pylori* 状态须经尿素酶试验和组织学检查证实。

（5）无并发症的 DU 或非溃疡性消化不良（NUD）患者抗 *H. pylori* 感染治疗后无需任何形式的治疗后检测。

2．*H. pylori* 感染根除适应证

（1）所有 *H. pylori* 感染的 GU 和 DU 患者，无论溃疡括动或缓解，必须进行根除治疗

（2）在非甾体类抗炎药物（NSAIDs）治疗开始前，不推荐对 *H. pylori* 感染进行常规检测和治疗。对既往有消化性溃疡史者，推荐检测和治疗 *H. pylori* 感染。

（3）需长期 NSAIDs 治疗、目前或近期有消化不良史的患者被推荐对消化不良进行恰当检查，如果证实 *H. pylori* 感染存在，则治疗感染。

（4）对消化不良进行恰当检查后，应对证实有 *H. pylori* 感染的消化不良患者进行治疗。

（5）推荐治疗早期胃癌切除术后患者的 *H. pylori* 感染。

（6）推荐对低度恶性的胃黏膜相关淋巴组织（MALT）淋巴瘤患者治疗 *H. pylori* 感染。

（7）对胃癌家族史的患者可进行 *H. pylori* 感染的检测，若阳性则予以治疗。

（8）对长期服用 PPI 治疗的胃食管反流病患者进行 *H. pylori* 检测和治疗的问题，目前缺乏结论性的证据，还不能作出肯定推荐，需要更多的研究。

（9）恰当咨询后对要求治疗 *H. pylori* 感染的患者予以治疗。

3．*H. pylori* 治疗方案

一线治疗方案：

（1）标准剂量 PPI + 克拉霉素 500mg + 阿莫西林 1000mg，均为 bid，疗程 7 天

（2）标准剂量 PPI + 克拉霉素 500mg + 甲硝唑 400mg，均为 bid，疗程 7 天

（3）雷尼替丁枸橼酸铋（RBC）400mg + 克拉霉素 500mg + 阿莫西林 1000mg，均为 bid；

（4）雷尼替丁枸橼酸铋（RBC）400mg + 克拉霉素 500mg + 甲硝唑 400mg，均为 bid；

以上方案必须服用 7 天。已发表的资料支持 PPI 多于 RBC。与含甲硝唑的联合方案相比，一般更推荐含阿莫西林的方案，尤其当甲硝唑耐药率超过 30% 时。

如果没有克拉霉素，可考虑以下两种组合中的一种：

（5）标准剂量 PPI + 阿莫西林 1000mg + 甲硝唑 400mg，均为每日 2 次，共 7 天；

（6）胶体次枸橼酸铋 120mg，每日 4 次 + 甲硝唑 400mg，每日 2 次 + 四环素 500mg，每日 4 次，共 14 天。

补救治疗，可用四联疗法：

（7）标准剂量 PPI 每日 2 次 + 胶体次枸橼酸铋 120mg，每日 4 次 + 甲硝唑 400mg，每日 2 次 + 四环素 500mg，每日 4 次，共 7 天。

六、2005 年加拿大儿童幽门螺杆菌感染处理指南

1．*H. pylori* 感染检测

（1）当儿童出现持续的、严重的上腹部不适症状时，消化道内镜和病理检查是可选的检查方法；

（2）^{13}C – UBT 是诊断 *H. pylori* 感染首选的无创性检查；

（3）最近尚无充分的证据表明 SAT 在诊断儿童 *H. pylori* 感染的无创性方法中可列为首选；

（4）血清学抗体检测并不推荐作为儿童 *H. pylori* 的诊断工具；

（5）Maastricht – III 共识推荐以下情况时，应考虑血清学抗体检测作为诊断试验：①其他检测方法可能出现假阴性，如出血性溃疡、胃黏膜萎缩和胃黏膜相关淋巴组织（MALT）淋巴瘤；②近来或目前正在使用 PPI 或抗生素。

2．*H. pylori* 感染根除适应证

（1）消化性溃疡合并 *H. pylori* 感染均应抗 *H. pylori* 治疗，明确 *H. pylori* 感染相关的胃炎伴糜烂也应抗 *H. pylori* 治疗。

（2）至今尚无证据表明需在无症状儿童中筛查 *H. pylori* 感染以预防胃癌；在有胃癌家族史的儿童中 *H. pylori* 的检测需被考虑。

（3）在新近诊断的 GERD 患儿中，无需检测 *H. pylori*；在长期的 PPI 治疗前，*H. pylori* 检测是可以考虑的。

（4）对于需要长期 PPI 维持治疗的 GERD 患者，应进行 *H. pylori* 根除治疗。

（5）再发性腹痛（recurent abdominal pain，RAP）并不是 *H. pylori* 检测的指征；诊断治疗 *H. pylori* 感染的目的在于去除引起消化道症状的原因，而非是否存在 *H. pylori* 感染。

（6）对于难治性 IDA 的患儿，若找不出其他原因，则需检测是否存在 *H. pylori* 的感染。

（7）在 ITP 患儿中可考虑检测 *H. pylori* 感染。

3．*H. pylori* 治疗方案

（1）儿童 *H. pylori* 感染的一线治疗药物为 PPI + 克拉霉素 + 阿莫西林或甲硝唑三药联合，治疗

时间为 2 周。

（2）出于监控人群中抗生素耐药性以及在 *H. pylori* 感染治疗失败时给予个体化处理，*H. pylori* 的培养和抗生素敏感性检测是需要的、可行的。

七、2004 年新加坡卫生部及胃肠病学会幽门螺杆菌感染处理指南

表 75 - 12　2004 年新加坡卫生部及胃肠病学会幽门螺杆菌感染处理指南推荐的 *H. pylori* 检测及治疗指证

指　　证	推荐级别及证据水平
十二指肠溃疡	A，Ia
胃溃疡	A，Ia
复合型溃疡	A，Ia
过去有消化性溃疡病史，开始使用 NASID/阿司匹林治疗之前	A，Ib
近期或目前有消化不良病史，开始使用 NASID/阿司匹林治疗之前	GPP
早期胃癌切除术后	C，Ⅳ
胃癌患者的一级亲属	GPP
低度恶性 MALT 淋巴瘤	B，Ⅲ
基于个案的非溃疡性消化不良	A，Ia
GERD 患者需长期 PPI 治疗	C，Ⅳ

GPP（good practice experience）根据临床指南制定小组专家的经验推荐。

2．*H. pylori* 感染检测方法
（1）血清学方法需要根据当地情况进行校正，敏感性和特异性不低于90%；
（2）治疗前后呼气试验都是可靠的方法；
（3）内镜检查时取活检进行快速尿素酶试验是诊断 *H. pylori* 感染的一个选择；
（4）*H. pylori* 培养实际应用价值有限；
（5）治疗后需要检测治疗效果；
（6）粪便抗原可以检测疗效，适合儿童患者。
3．*H. pylori* 治疗方案
一线治疗方案：
（1）标准剂量 PPI + 克拉霉素 500mg + 阿莫西林 1000mg，均为 bid，疗程 7 天
（2）标准剂量 PPI + 克拉霉素 500mg + 甲硝唑 400mg，均为 bid，疗程 7 天
如果没有克拉霉素，可考虑以下两种组合中的一种：
（3）标准剂量 PPI + 阿莫西林 1000mg + 甲硝唑 400mg，均为每日 2 次，共 7 天；
（4）胶体次枸橼酸铋120mg，每日 4 次 + 甲硝唑 400mg，每日 2 次 + 四环素 500mg，每日 4 次，共 l4 天。
补救治疗，可用四联疗法：
（5）标准剂量 PPI 每日 2 次 + 胶体次枸橼酸铋120mg，每日 4 次 + 甲硝唑 400mg，每日 2 次 + 四环素 500mg，每日 4 次，共 7 天。

八、2006 年意大利幽门螺杆菌感染诊治指南

1．*H. pylori* 感染检测
治疗前 *H. pylori* 感染的诊断

（1）¹³C－呼气试验和粪便抗原仍旧是最可靠的治疗前诊断 *H. pylori* 感染的非侵入性的诊断方法。

（2）基于实验室的血清学方法需要进行本地化校正，只有在 UBT 和 SAT 准确性降低的情况下才可以进行治疗前诊断，例如：不能停用 PPI 至少 2 周的患者，内镜下有出血性溃疡的患者，低度恶性 MALT 淋巴瘤的患者其他检查结果为阴性时，或者没有 UBT 或 SAT 可用时。

（3）只有在患者小于 50 岁，没有报警症状（贫血、体重减轻、吞咽困难、出血、持续恶心）时，才适合治疗前用非侵入性的方法诊断 *H. pylori* 感染，其他患者需要进行内镜下活检。

（4）尿或唾液抗体，细胞学检查等其他非侵入性的方法在临床实践中不推荐使用。

治疗后根除状态的确认

（5）UBT 和 SAT 可以用来确认根除治疗的疗效。

（6）只有单克隆 SAT 被推荐用来确认根除疗效，单克隆 SAT 敏感性明显高于多克隆 SAT。

（7）*H. pylori* 根除疗效检测至少在根除治疗完成后 4 周进行。

（8）活检进行组织学和快速尿素酶试验在需要进行胃镜检查患者中有重要作用。

（9）血清学检测不能用来检测疗效。

2．*H. pylori* 感染根除适应证

表 75－13 2006 年意大利幽门螺杆菌感染诊治指南推荐的 *H. pylori* 感染根除适应证

指征（*H. pylori* 阳性）	2000 指南是否根除	2006 指南是否根除
消化性溃疡	是	是
MALT 淋巴瘤	是	是
早期胃癌切除后	是	是
胃癌病人的一级亲属	是	是
非溃疡性消化不良	否	是
胃食管反流病	否	否
长时间 PPI 治疗	否	否
使用 NSAIDs 患者	否	是
ITP 和缺铁性贫血	不明确	是
其他胃肠外疾病	否	否

3．*H. pylori* 治疗方案

表 75－14 2006 年意大利幽门螺杆菌感染诊治指南推荐的 *H. pylori* 治疗方案

一线治疗方案	
克拉霉素耐药率＜15%～20%，和甲硝唑耐药率＜40%	PPI＋克拉霉素＋甲硝唑，共 7 天
克拉霉素耐药率＜15%～20%，和甲硝唑耐药率＞40%	PPI＋克拉霉素＋阿莫西林，共 7 天
克拉霉素耐药率＞5%～20%，和甲硝唑耐药率＜40%	PPI＋克拉霉素＋甲硝唑，共 14 天
克拉霉素耐药率＞5%～20%，和甲硝唑耐药率＞40%	PPI＋克拉霉素＋阿莫西林，共 14 天
或者	序贯治疗，共 10 天
二线治疗方案	PPI＋左氧氟沙星＋阿莫西林，共 10 天
三线治疗方案	PPI＋利福布汀＋阿莫西林，共 10 天

九、拉丁美洲 2000 年幽门螺杆菌感染共识

1．*H. pylori* 感染检测

（1）在制定 *H. pylori* 感染及相关性疾病的检测策略的时候，应该给出成本效益分析。

（2）基层医生应该通过继续教育等途径知道检测 *H. pylori* 感染的最适宜的方法。

（3）日常临床用 PCR 或唾液抗体检测 *H. pylori* 感染是不恰当的，但可以在一些特殊情形或特殊检测方案中使用。

（4）患者年龄大于 30 或 40 岁（具体值取决于患者生活在胃癌高发区还是低发区），有消化不良症状大于 3 个月，应该进行内镜检查，同时取活检做快速尿素酶试验诊断 *H. pylori* 感染。

（5）胃癌患者的一级亲属应该进行 *H. pylori* 感染筛查，阳性应该根除治疗。

（6）儿童患者可以通过非侵入性检查（血清学，^{13}C – 呼气试验，粪便抗原）诊断 *H. pylori* 感染。

（7）患者有消化性溃疡病史，应该通过非侵入性检测方法检测 *H. pylori* 感染，阳性予根除治疗。

（8）有并发症的溃疡患者（穿孔或出血），应该进行 *H. pylori* 检测和治疗。

（9）NSAIDs 相关性溃疡的患者应该进行 *H. pylori* 检测和根除治疗。

（10）检测根除治疗效果应该用 ^{14}C 或 ^{13}C 呼气试验在治疗结束后 4～6 周进行。

2．*H. pylori* 感染根除适应证

确定的根除治疗适应证：

（1）活动性胃或十二指肠溃疡，或有溃疡病病史，*H. pylori* 阳性者应该治疗。

（2）低度恶性 MALT 淋巴瘤患者应该根除。

（3）内镜或外科治疗切除的早期胃癌患者应该进行根除治疗。

有争议的适应证：

（1）功能性消化不良

（2）有胃癌家族史的患者

（3）需要长期 PPI 治疗的 GERD 患者

（4）内镜和组织学诊断的严重的胃炎

3．*H. pylori* 治疗方案

（1）和其他地区指南相似，拉丁美洲的研究表明，PPI 联合克拉霉素和阿莫西林有较高的根除率。

（2）标准剂量 PPI + 克拉霉素 500mg + 阿莫西林 1000mg，均为 1 天 2 次，疗程 7～14 天，倾向 10 天。

（3）拉丁美洲完成得相当多的研究表明，由于抗生素耐药（47%～70%）含有甲硝唑的治疗方案根除率较低。

（4）在治疗效果不佳的患者，可以考虑包含呋喃唑酮的治疗方案。

参考文献

1　The European *Helicobacter pylori* study group（E*H*PSG）. Current European concepts in the management of *Helicobacter pylori* infection. The Maastricht Consensus Report. Gut, 1997, 41: 8～13

2　Malfertheiner P, Megraud F, O'Morain C, et al. The European *Helicobacter pylori* Study Group（E*H*PSG）. Current concept in the management of *Helicobacter pylori* infection. The Maastricht 2 – 2000 Consensus Report. Aliment Pharmacol Ther, 2002, 16: 167～180

3　Malfertheiner P, Megraud F, O' Morain C, et al. Current concepts in the management of *Helicobacter pylori* infection: the Maastricht III Consensus Report. Gut, 2007, 56 (6): 772 ~ 781

4　Chey WD, Wong BC. American College of Gastroenterology guideline on the management of *Helicobacter pylori* infection. Am J Gastroenterol, 2007, 102 (8): 1808 – 1825

5　Lam SK, Talley NJ. Report of the 1997 Asia Pacific Consensus Conference on the management of *Helicobacter pylori* infection. J Gastroenterol Hepatol, 1998, 13 (1): 1 ~ 12

6　Canadian Helicobacter Study Group. Canadian Helicobacter Study Group Consensus Conference: Update on the approach to *Helicobacter pylori* infection in children and adolescents – – an evidence – based evaluation. Can J Gastroenterol, 2005, 19 (7): 399 ~ 408

7　Ministry of Health, Gastroenterological Society of Singapore. Clinnical practice guidelines, Management of *Helicobacter pylori* infection. MOH Clinial Practice Guidelines 9/2004

8　Working Group of the Cervia II Meeting. "Cervia II Working Group Report 2006": guidelines on diagnosis and treatment of *Helicobacter pylori* infection in Italy. Dig Liver Dis, 2007, 39 (8): 782 ~ 789

9　Coelho LG, León – Barúa R, Quigley EM. Latin – American Consensus Conference on *Helicobacter pylori* infection. Latin – American National Gastroenterological Societies affiliated with the Inter – American Association of Gastroenterology (AIGE). Am J Gastroenterol, 2000, 95 (10): 2688 ~ 2691

第七十六章　幽门螺杆菌感染治疗方案汇编

杨桂彬　魏　红　李晓宇

北京大学航天中心医院

含雷尼替丁枸橼酸铋（RBC）三联

作者	年代	例数	治疗方案 RBC 400 mg b. i. d +			根除率（%）	参考文献
Beales et al.	2001	97	克拉霉素	500 mg b. i. d.	×7d	95	Beales IL. Efficacy of *Helicobacter pylori* eradication therapies: a single centre observational study. BMC Gastroenterol, 2001, 1: 7
			阿莫西林	1 g b. i. d.			
Bujanda et al.	2001	53	克拉霉素	500 mg b. i. d.	×7d	83	Bujanda L, Herrerias JM, Ripolles V, et al. Efficacy and tolerability of three regimens for *Helicobacter pylori* eradication. A multicentre, double-blind, randomised clinical trial. clin Drug Invest 2001; 21: 1~7
			阿莫西林	1 g b. i. d.			
Bujanda et al.	2001	100	克拉霉素	500 mg b. i. d.	×7d	73	Bujanda L, Sanchez A Iriondo C, Santos A, et al. Comparative study of the eradication of *Helicobacter pylori*: ranitidine bismuth citrate versus omeprazole plus two anti-biotics for seven days. An Med Interna, 2001, 18: 361~363
			阿莫西林	1 g b. i. d.			
Kamberoglou et al.	2001	86	克拉霉素	500 mg b. i. d.	×7d	85	Kamberoglou D, Polymeros D, Sanidas I, et al. Comparison of 1-week vs. 2- or 4-week therapy regimens with ranitidine bismuth citrate plus two antibiotics for *Helicobacter pylori* eradication. Aliment Pharmacol Ther, 2001, 15: 1493~7149
			阿莫西林	1 g b. i. d.			
Marchi et al.	2001	102	克拉霉素	500 mg b. i. d.	×7d	84	Marchi S, Costa F, Bellini M, et al. Ranitidine bismuth citrate-based triple therapy for seven days, with or without further antisecretory therapy, is highly effective in patients with duodenal ulcer and Helicobacter pylori infection. Eur J Gastroenterol Hepatol, 2001, 13: 547~550
			阿莫西林	1 g b. i. d.			
Salces et al.	2001	59	克拉霉素	500 mg b. i. d.	×7d	86	Salces I, Soto S, Castellano G, et al. Estudio comparativo de 3 pautas de erradicación de H. pylori. Rev Esp Enferm Dig, 2001, 93: 156
			阿莫西林	1 g b. i. d.			

作者	年代	例数	治疗方案 RBC 400 mg b. i. d. +		根除率 (%)	参考文献
Sontag et al.	2001	52	克拉霉素 500 mg b. i. d. 阿莫西林 1 g b. i. d.	×14d	88	Sontag SJ, O'Connell S, Schnell T, et al. Reduced symptoms and need for antisecretory therapy in veterans 3 years after *Helicobacter pylori* eradication with ranitidine bismuth citrate/amoxicillin/clarithromycin. Am J Gastroenterol, 2001, 96: 1390～1395
Bardhan et al.	2001	55	克拉霉素 500 mg b. i. d. 甲硝唑 400 mg b. i. d.	×7d	95	Bardhan KD, Willemse PJ, Morton D, et al. Cur－ing ulcer, relieving symptoms? Gastroenterology, 2001, 120: 2975
Buzas et al.	2001	61	克拉霉素 250 mg b. i. d. 甲硝唑 500 mg b. i. d.	×7d	79	Buzas GM, Illyes G, Szekely E, et al. Six reg－imens for the eradication of *Helicobacter pylori* (*H. pylori*) in duodenal ulcer patients: three consecutive trials (1995～1999). J Physiol Paris, 2001, 95: 437～441
Danese et al.	2001	64	克拉霉素 500 mg b. i. d. 替硝唑 500 mg b. i. d.	×7d	84	Danese S, Armuzzi A, Romano A, et al. Efficacy and tolerability of antibiotics in patients under－going H. pylori eradication. Hepatogastroenterology, 2001, 48: 465～467
De Francesco et al.	2001	64	克拉霉素 500 mg b. i. d. 替硝唑 500 mg b. i. d.	×5d	67	De Francesco V, Zullo A, Hassan C, et al. Two new treatment regimens for *Helicobacter pylori* eradication: a randomised study. Dig Liver Dis, 2001, 33: 676～679
Kamberoglou et al.	2001	54	克拉霉素 500 mg b. i. d. 甲硝唑 500 mg b. i. d.	×7d	91	Kamberoglou D, Sanidas I, Polymeros D, et al. Ranitidine bismuth citrate based regimens for *Helicobacter pylori* eradication. which is the optimal treatment duration and antibiotics combination? Gut, 2001, 47 (Suppl. III): A128.
Wong et al.	2001	90	克拉霉素 250 mg b. i. d. 甲硝唑 400 mg b. i. d.	×7d	83	Wong BC, Wong WM, Wang WH, et al. One－week ranitidine bismuth citratebased triple therapy for the eradication of *Helicobacter pylori* in Hong Kong with high prevalence of metronidazole resistance. Aliment Pharmacol Ther, 2001, 15: 403～409
Wurzer et al.	2001	128	克拉霉素 500 mg b. i. d. 甲硝唑 400 mg b. i. d.	×14d	77	Wurzer H, Bardhan KD, Marcelino M, et al. Duodenal ulcer healing rates in a one－year follow－up study with ranitidine bismuth citrate and antibiotics. Hepatogastroenter ology, 2001, 48: 1641～1647
Bardhan et al.	2001	80	阿莫西林 1 g b. i. d. 甲硝唑 400 mg b. i. d.	×7d	69	Bardhan KD, Willemse PJ, Morton D, et al. Cur－ing ulcer, relieving symptoms? Gastroenterology, 2001, 120: 2975
Chuang et al.	2001	30	阿莫西林 1 g b. i. d. 甲硝唑 400 mg b. i. d.	×7d	70	Chuang CH, Sheu BS, Yang HB, Wu JJ, et al. Ranitidine bismuth citrate or omeprazole－based tri-ple therapy for *Helicobacter pylori* eradication in *Helicobacter pylori*－infected nonulcer dyspepsia. Dig Liver Dis, 2001, 33: 125～130

作者	年代	例数	治疗方案 RBC 400 mg b. i. d +		根除率 (%)	参考文献
Lu et al.	2001	60	呋喃唑酮 阿莫西林	100 mg b. i. d. 1 g b. i. d.	×7d 82	Lu H, Zhang DZ, Hu PJ, et al. One－week regimens containing ranitidine bismuth citrate, furazolidone and either amoxicillin or tetracycline effectively eradicate *Helicobacter pylori*: a multicentre, randomized, doubleblind study. Aliment Pharmacol Ther, 2001, 15: 1975～1979
Lu et al.	2001	60	呋喃唑酮 四环素	100 mg b. i. d. 500 mg b. i. d.	×7d 85	Lu H, Zhang DZ, Hu PJ, et al. One－week regimens containing ranitidine bismuth citrate, furazolidone and either amoxicillin or tetracycline effectively eradicate *Helicobacter pylori*: a multicentre, randomized, double－blind study. Aliment Pharmacol Ther, 2001, 15: 1975～1979
Ungan et al.	2001	30	阿莫西林 甲硝唑	1 g b. i. d. 500 mg b. i. d.	×7d 90	Ungan M, Kulacoglu H, Kayhan B. Cure rares obtained with five different *Helicobacter pylori* eradication protocols in patients with duodenal ulcer: a prospective, openlabel, randomized study in a primay care setting in Turkey. Curr Ther Res Clin Exp, 2001, 62: 462～472
Kamberoglou et al.	2001	50	克拉霉素 四环素	500 mg b. i. d. 500 mg b. i. d.	×7d 72	Kamberoglou D, Sanidas I, Polymeros D, et al. Ranitidine bismuth citrate based regimens for *Helicobacter pylori* eradication which is the optimal treatment duration and antibiotics com－bination? Gut, 2001, 47 (Suppl. III): A128
Nijevitch et al.	2001	25	阿莫西林 呋喃唑酮	25 mg/kg 20 mg/kg	×14d 92	Nijevitch AA, Khasanov RS, Sataev VU. Ranitidine bismuth citrate plus amoxicillin and furazolidone in the eradication of *H. pylori* in children. Gut, 2001, 49 (Suppl. II): A77
Perri et al.	2002	88	克拉霉素 阿莫西林	500 mg q. i. d. 1 g b. i. d.	×7d 20	Perri F, Festa V, Merla A, et al. Amoxicillin / tetracycline combinations are inadequate as alternative triple therapies for *Helicobacter pylori* infection. Helicobacter, 2002, 7: 99～104
Tursi et al.	2002	210	克拉霉素 阿莫西林	500 mg b. i. d. 1 g b. i. d.	×7d 86	Tursi A, Brandimarte G, Giorgetti G, et al. Efficacy and tolerability of ranitidine bismuth citrate plus amoxicillin and clarithromycin as first－or second－line therapy to cure *Helicobacter pylori* nfection. Hepatogastroenterology, 2002, 49: 1006～1009
Bago et al.	2002	64	克拉霉素 阿莫西林	500 mg b. i. d. 1g b. i. d.	×7d 84	Bago J, Halle ZB, Strinic D, et al. The impact of primary antibiotic resistance on the efficacy of ranitidine bismuth citratevs. omeprazole－based one－week triple therapies in *H. pylori* eradication － a randomised controlled trial. Wien Klin Wochenschr, 2002, 114: 448～453
Hergueta et al.	2002	70	克拉霉素 阿莫西林	500 mg b. i. d. 1 g b. i. d.	×7d 89	Hergueta Delgado P, Rojas Feria M, Romero Castro R, et al. Ranitidine bismuth citrate in the treatment of *Helicobacter pylori* infection. Rev Esp Enferm Dig, 2002, 94: 19～24
Bago et al.	2002	65	克拉霉素 甲硝唑	500 mg b. i. d. 500 mg b. i. d.	×7d 89	Bago J, Halle ZB, Strinic D, et al. The impact of primary antibiotic resistance on the efficacy of ranitidine bismuth citratevs. omeprazole－based one－week triple therapies in H. pylori eradication － a randomised controlled trial. Wien Klin Wochenschr, 2002, 114: 448～453

作者	年代	例数	治疗方案 RBC 400 mg b.i.d +		根除率 (%)	参考文献
Farup et al.	2002	146	克拉霉素 250 mg b.i.d. / 甲硝唑 500 mg b.i.d.	×7d	97	Farup PG, Tholfsen J, Wetternus S, et al. Comparison of three triple regimens with omeprazole or ranitidine bismuth citrate for *Helicobacter pylori* eradication. Scand J Gastroenterol, 2002, 37: 1374~1379
Hung et al.	2002	119	阿莫西林 1 g b.i.d. / 甲硝唑 400 mg b.i.d.	×7d	77	Hung WK, Wong WM, Wong GS, et al. One-week ranitidine bismuth citrate, amoxicillin and metronidazole triple therapy for the treatment of *Helicobacter pylori* infection in Chinese. Aliment Pharmacol Ther, 2002, 16: 2067~2072
Migneco et al.	2003	75	克拉霉素 250 mg b.i.d. / 阿莫西林 1 g b.i.d.	×7d	83	Migneco A, Ojetti V, Specchia L, et al. Eradication of *Helicobacter pylori* infection improves blood pressure values in patients affected by hypertension. Helicobacter, 2003, 8: 585~58
Neri et al.	2003	58	克拉霉素 500 mg b.i.d. / 替硝唑 500 mg b.i.d.	×7d	77	Neri M, Milano A, Laterza F, et al. Role of antibiotic sensitivity testing before first-line *Helicobacter pylori* eradication treatments. Aliment Pharmacol Ther, 2003, 18: 821~827
Thong-Ngam et al.	2004	39	克拉霉素 500 mg b.i.d. / 阿莫西林 1 g b.i.d.	×7d	90	Thong-Ngam D, Mahachai V, Konlachanvit S, et al. Effectiveness of 4-triple drug regimens for treating *Helicobacter pylori* in Thai patients. Helicobacter, 2004, 9: 580
Calvet et al.	2004	136	四环素 500 mg t.i.d. / 甲硝唑 500 mg t.i.d.	×7d	80	Calvet X, Montserrat A, Güell M, et al. Ranitidine-bismuth citrate, tetracycline and metronidazole followed by triple therapy as alternative strategy for *Helicobacter pylori* treatment: a pilot study. Eur J Gastroenterol Hepatol, 2004, 16: 987~990
Gisbert JP, et al.	2005	75	甲硝唑 500 mg t.d.s. / 四环素 500 mg q.d.s	×7d	64	Gisbert JP, Fuentes J, Carpio D, et al. 7-day rescue therapy with ranitidine bismuth citrate after *Helicobacter pylori* treatment failure. Aliment Pharmacol Ther, 2005, 21 (10): 1249~1253
Gisbert JP, et al.	2005	75	甲硝唑 250 mg q.d.s. / 四环素 500 mg q.d.s	×7d	70	Gisbert JP, Fuentes J, Carpio D, et al. 7-day rescue therapy with ranitidine bismuth citrate after *Helicobacter pylori* treatment failure. Aliment Pharmacol Ther, 2005, 21 (10): 1249~1253
Kiksal AS, et al.	2005	28	克拉霉素 500 mg b.i.d / 阿莫西林 1000 mg b.i.d	×10d	60.7	Kiksal AS, Parlak E, Filik L, Yolcu OF, et al. Ranitidine bismuth citrate-based triple therapies as a second-line therapy for *Helicobacter pylori* in Turkish patients. J Gastroenterol Hepatol, 2005, 20 (4): 637~642
Koivisto TT, et al.	2005	110	甲硝唑 400 mg t.d.s. / 四环素 500 mg q.d.s.	×7d	81	Koivisto TT, Rautelin HI, Voutilainen ME, et al. First-line eradication therapy for *Helicobacter pylori* in primary health care based on antibiotic resistance: results of three eradication regimens. Aliment Pharmacol Ther, 2005, 21 (6): 773~782

作者	年代	例数	治疗方案	根除率(%)	参考文献
Tam YH, et al.	2006	108	RBC 400 mg b. i. d + 阿莫西林 1000 mg q. i. d. 克拉霉素 500 mg b. i. d ×4d	77.8	Yeung CK, Lee KH. Seven – day is more effective than 4 – day ranitidine bismuth citratebased triple therapy in eradication of *Helicobacter pylori* in children: a prospective randomized study. Aliment Pharmacol Ther, 2006, 24 (1): 81~86
Tam YH, et al.	2006	98	阿莫西林 1000 mg q. i. d. 克拉霉素 500 mg b. i. d ×7d	88.8	Yeung CK, Lee KH. Seven – day is more effective than 4 – day ranitidine bismuth citratebased triple therapy in eradication of *Helicobacter pylori* in children: a prospective randomized study. Aliment Pharmacol Ther, 2006, 24 (1): 81~86
Sezgin O, et al.	2006	42	甲硝唑 500 mg t. i. d. 四环素 1000 mg b. i. d ×14d	61.9%	Altıntaş E, Uçbilek E, et al. Bismuth – based therapies for the first step eradication of *Helicobacter pylori*. Turk J Gastroenterol, 2006, 17 (2): 90~93
Gisbert JP, et al.	2007	64	阿莫西林 1000 mg b. i. d 左氧氟沙星 400 mg qd ×10d	84.4%	Gisbert JP, Fernández – Bermejo M, Molina – Infante J, et al. First – line triple therapy with levofloxacin for *Helicobacter pylori* eradication. Aliment Pharmacol Ther, 2007, 26 (3): 495~500
Kiliç ZM, et al.	2008	30	阿莫西林 1000 mg b. i. d 克拉霉素 500 mg qd ×14d	76.7%	Kiliç ZM, Köksal AS, Cakal B, et al. Moxifloxacine plus amoxicillin and ranitidine bismuth citrate or esomeprazole triple therapies for *Helicobacter pylori* infection. Dig Dis Sci, 2008, 53 (12): 3133~3137
Kiliç ZM, et al.	2008	30	阿莫西林 1000 mg b. i. d 莫西沙星 400 mg qd ×14d	66.7%	Kiliç ZM, Köksal AS, Cakal B, et al. Moxifloxacine plus amoxicillin and ranitidine bismuth citrate or esomeprazole triple therapies for *Helicobacter pylori* infection. Dig Dis Sci, 2008, 53 (12): 3133~3137

序贯疗法

作者	年代	例数	治疗方案	根除率(%)	参考文献
De Francesco et al.	2001	63	前 5 天： 奥美拉唑，20 mg，b. i. d 阿莫西林，1000 mg b. i. d 后 5 天： 奥美拉唑，20 mg b. i. d， 克拉霉素，500 mg b. i. d， 替硝唑，500 mg b. i. d	97	De Francesco V, Zullo A, Hassan C, et al. Two new treatment regimens for *Helicobacter pylori* eradication: a randomised study. Dig Liver Dis, 2001, 33: 676~679
Focareta et al	2002	94	前 5 天： 埃索美拉唑，20 mg，b. i. d 阿莫西林，1000 mg b. i. d 后 5 天： 埃索美拉唑，20 mg b. i. d， 克拉霉素，500 mg b. i. d， 替硝唑，500 mg b. i. d	96	Focareta R, Forte G, Ciarleglio A, et al. *Helicobacter pylori* eradication: one week triple therapy vs. 10-day sequential regimen [Abstract]. Dig Liver Dis, 2002, 34
Zullo et al.	2003	522	前 5 天： 雷贝拉唑，20 mg，b. i. d 阿莫西林，1000 mg b. i. d 后 5 天： 雷贝拉唑，20 mg b. i. d， 克拉霉素，500 mg b. i. d， 替硝唑，500 mg b. i. d	92	Zullo A, Vaira D, Vakil N, et al. High eradication rates of *Helicobacter pylori* with a new sequential treatment. Aliment Pharmacol Ther, 2003, 17: 719~726
Focareta et al	2003	174	前 5 天： 埃索美拉唑，20 mg，b. i. d 阿莫西林，1000 mg b. i. d 后 5 天： 埃索美拉唑，20 mg b. i. d， 克拉霉素，500 mg b. i. d， 替硝唑，500 mg b. i. d	95	Focareta R, Forte G, Forte F, et al. Could the 10-days sequential therapy be considered a first choice treatment for the eradication of *Helicobacter pylori* infection? [Abstract]. Dig Liver Dis. 2003, 35 (Suppl 4): S33

作者	年代	例数	治疗方案	根除率（%）	参考文献
De Francesco et al.	2004	116	前5天： 雷贝拉唑，20 mg，b. i. d 阿莫西林，1000 mg b. i. d 后5天： 埃索美拉唑，20 mg b. i. d， 克拉霉素，500 mg b. i. d， 替硝唑，500 mg b. i. d	95	De Francesco V，Zullo A，Hassan C，et al．The prolongation of triple therapy for Helicobacter pylori does not allow reaching therapeutic outcome of sequential scheme： a prospective，random－ised study．Dig Liver Dis，2004，36：322～326
De Francesco，et al.	2004	45	前5天： 雷贝拉唑，20 mg，b. i. d 阿莫西林，1000 mg b. i. d 后5天： 雷贝拉唑，20 mg b. i. d， 克拉霉素，500 mg b. i. d， 替硝唑，500 mg b. i. d	96	De Francesco V，Zullo A，Margiotta M，et al．Sequential treatment for Helicobacter pylori does not share the risk factors of triple therapy failure．Aliment Pharmacol Ther，2004，19：407～414
Zullo et al.	2005	89	前5天： 雷贝拉唑，20 mg，b. i. d 阿莫西林，1000 mg b. i. d 后5天： 雷贝拉唑，20 mg b. i. d， 克拉霉素，500 mg b. i. d， 替硝唑，500 mg b. i. d	94	Zullo A，Gatta L，De Francesco V，et al．High rate of Helicobacter pylori eradication with sequential therapy in elderly patients with peptic ulcer： a prospective controlled study．Aliment Pharmacol Ther，2005，21：1419～1424
Scaccianoce et al.	2006	72	前5天： 埃索美拉唑，20 mg，b. i. d 阿莫西林，1000 mg b. i. d 后5天： 埃索美拉唑，20 mg b. i. d， 克拉霉素，500 mg b. i. d， 替硝唑，500 mg b. i. d	94	Scaccianoce G，Hassan C，Panarese A，et al．Helicobacter pylori eradication with either 7－day or 10－day triple therapies，and with a 10－day sequential regimen．Can J Gastroenterol，2006，20：113～117

作者	年代	例数	治疗方案	根除率 (%)	参考文献
Sezgin O, et al.	2007	32	前 7 天： 泮妥拉唑，40 mg, b. i. d 阿莫西林，1000 mg b. i. d 后 7 天： 泮妥拉唑，40 mg b. i. d, 四环素，500 mg q. d. 甲硝唑，500 mg b. i. d	50	Sezgin O, Altintas E, Nayir E, et al. A pilot study evaluating sequential administration of a PPI – amoxicillin followed by a PPI – metronidazole – tetracycline in Turkey. Helicobacter, 2007, 12 (6): 629~632
Vaira et al	2007	150	前 5 天： 泮妥拉唑，40 mg. i. d, 阿莫西林，1000 mg b. i. d, 后 5 天： 泮妥拉唑，40 mg b. i. d, 克拉霉素，500 mg b. i. d, 替硝唑，500 mg b. i. d	89	Vaira D, Zullo A, Vakil N, et al. Sequential therapy versus standard triple – drug therapy for Helicobacter pylori eradication: a randomized trial. Ann Intern Med, 2007, 146: 556~563
Choi WH, et al.	2008	77	前 5 天： 奥美拉唑，20 mg, b. i. d 阿莫西林，1000 mg b. i. d 后 5 天： 奥美拉唑，20 mg b. i. d, 克拉霉素，500 mg b. i. d, 替硝唑，500 mg b. i. d	77	Choi WH, Park DI, Oh SJ, et al. Effectiveness of 10 day – sequential therapy for Helicobacter pylori eradication in Korea. Korean J Gastroenterol, 2008, 51 (5): 280~284
Uygun A, et al.	2008	150	前 7 天： 泮妥拉唑，40 mg, b. i. d 阿莫西林，1000 mg b. i. d 后 7 天： 泮妥拉唑，40 mg b. i. d, 四环素，500 mg b. i. d, 甲硝唑，500 mg b. i. d	72	Uygun A, Kadayifci A, Yesilova Z, et al. Comparison of sequential and standard triple – drug regimen for Helicobacter pylori eradication: a 14 – day, open – label, randomized, prospective, parallel – arm study in adult patients with nonulcer dyspepsia. Clin Ther, 2008, 30 (3): 528~534

PPI 三联

作者	年代	例数	治疗方案	根除率 (%)	参考文献
Bago et al.	2002	64	奥美拉唑 20 mg b. i. d. 克拉霉素 1g b. i. d. ×7d 阿莫西林	78	Bago J, Halle ZB, Strinic D, et al. The impact of primary antibiotic resistance on the efficacy of ranitidine bismuth citrate – vs. omeprazole – based one – week triple therapies in *H. pylori* eradication – a randomised controlled trial. Wien Klin Wochenschr, 2002, 114: 448~453
Focareta et al	2002	93	奥美拉唑 20mg b. i. d. 克拉霉素 500 mg b. i. d 阿莫西林 1000 mg b. i. d ×7d	81	Focareta R, Forte G, Ciarleglio A, et al. *Helicobacter pylori* eradication: one week triple therapy vs. 10 – day sequential regimen [Abstract]. Dig Liver Dis.
Zullo et al	2003	527	雷贝拉唑 20mg b. i. d. 克拉霉素 500 mg b. i. d 阿莫西林 1000 mg b. i. d ×7d	74	Zullo A, Vaira D, Vakil N, et al. High eradication rates of *Helicobacter pylori* with a new sequential treatment. Aliment Pharmacol Ther, 2003, 17: 719~726
Focareta et al	2003	184	埃索美拉唑 20mg b. i. d. 克拉霉素 500 mg b. i. d 阿莫西林 1000 mg b. i. d ×7d	81	Focareta R, Forte G, Forte F, et al. Could the 10 – days sequential therapy be considered a first choice treatment for the eradication of *Helicobacter pylori* infec – tion? [Abstract]. Dig Liver Dis, 2003, 35 (Suppl 4): S33
De Francesco et al.	2004	116	雷贝拉唑 20mg b. i. d. 克拉霉素 500 mg b. i. d 阿莫西林 1000 mg b. i. d ×10d	80	De Francesco V, Zullo A, Hassan C, et al. The prolongation of triple therapy for *Helicobacter pylori* does not allow reaching therapeutic outcome of sequential scheme: a prospective, randomised study. Dig Liver Dis, 2004, 36: 322~326
De Francesco, et al.	2004	52	雷贝拉唑 20mg b. i. d. 克拉霉素 500 mg b. i. d 阿莫西林 1000 mg b. i. d ×10d	81	De Francesco V, Zullo A, Margiotta M, et al. Sequential treatment for *Helicobacter pylori* does not share the risk factors of triple therapy failure. Aliment Pharmacol Ther, 2004, 19: 407~414
Köksal AS, et al.	2005	116	奥美拉唑 20 mg b. i. d. 克拉霉素 500 mg b. i. d 阿莫西林 1000 mg b. i. d ×10d	67	Köksal AS, Parlak E, Filik L, et al. Ranitidine bismuth citrate – based triple therapies as a second – line therapy for *Helicobacter pylori* in Turkish patients. J Gastroenterol Hepatol, 2005, 20 (4): 637~642
Köksal AS, et al.	2005	28	奥美拉唑 20 mg b. i. d. 甲硝唑 500 mg b. i. d 四环素 500 mg b. i. d ×10d	85.7	Köksal AS, Parlak E, Filik L, et al. Ranitidine bismuth citrate – based triple therapies as a second – line therapy for *Helicobacter pylori* in Turkish patients. J Gastroenterol Hepatol, 2005, 20 (4): 637~642

作者	年代	例数	治疗方案		根除率(%)	参考文献
Koivisto TT, et al.	2005	109	兰索拉唑 甲硝唑 阿莫西林	30 mg b. i. d. 400 mg t. d. s. 1000 mg b. i. d ×7d	78. 9	Koivisto TT, Rautelin HI, Voutilainen ME, et al. First-line eradication therapy for *Helicobacter pylori* in primary health care based on antibiotic resistance: results of three eradication regimens. Aliment Pharmacol Ther, 2005, 21 (6): 773~782
Koivisto TT, et al.	2005	110	兰索拉唑 克拉霉素 阿莫西林	30 mg b. i. d. 500 mg b. i. d. 1000 mg b. i. d ×7d	91.	Koivisto TT, Rautelin HI, Voutilainen ME, et al. First-line eradication therapy for *Helicobacter pylori* in primary health care based on antibiotic resistance: results of three eradication regimens. Aliment Pharmacol Ther, 2005, 21 (6): 773~782
Zullo et al.	2005	90	雷贝拉唑 克拉霉素 阿莫西林	20mg b. i. d. 500 mg b. i. d 1000 mg b. i. d ×7d	80	Zullo A, Gatta L, De Francesco V, et al. High rate of *Helicobacter pylori* eradication with sequential therapy in elderly patients with peptic ulcer: a prospective controlled study. Aliment Pharmacol Ther, 2005, 21: 1419~1424
Scaccianoce et al.	2006	71	埃索美拉唑 克拉霉素 阿莫西林	20mg b. i. d. 500 mg b. i. d 1000 mg b. i. d ×7d	82	Scaccianoce G, Hassan C, Panarese A, et al. *Helicobacter pylori* eradication with either 7-day or 10-day triple therapies, and with a 10-day sequential regimen. Can J Gastroenterol, 2006, 20: 113~117
Gisbert JP, et al.	2006	20	奥美拉唑 阿莫西林 左氧氟沙星	20 mg b. i. d. 1000 mg q. i. d. 500 mg b. i. d ×10d	85	Gisbert JP, Gisbert JL, Marcos S, et al. Third-line rescue therapy with levofloxacin is more effective than rifabutin rescue regimen after two *Helicobacter pylori* treatment failures. Aliment Pharmacol Ther, 2006, 24 (10): 1469~1474
Gisbert JP, et al.	2006	20	奥美拉唑 阿莫西林 利福布丁	20 mg b. i. d. 1000 mg q. i. d. 150 mg b. i. d ×10d	45	Gisbert JP, Gisbert JL, Marcos S, et al. Third-line rescue therapy with levofloxacin is more effective than rifabutin rescue regimen after two *Helicobacter pylori* treatment failures. Aliment Pharmacol Ther, 2006, 24 (10): 1469~1474
Gisbert JP, et al.	2006	100	奥美拉唑 左氧氟沙星 阿莫西林	20 mg b. i. d. 500 mg q. i. d. 1000 mg b. i. d ×10d	60	Gisbert JP, Castro-Fernández M, Bermejo F, et al. Third-line rescue therapy with levofloxacin after two H. pylori treatment failures. Am J Gastroenterol, 2006, 101 (2): 243~247
Gisbert JP, et al.	2007	50	奥美拉唑 阿莫西林 左氧氟沙星	20 mg b. i. d. 1000 mg q. i. d. 500 mg b. i. d ×7d	68	Gisbert JP, Gisbert JL, Marcos S, et al. Levofloxacin-vs. ranitidine bismuth citrate-containing therapy after H. pylori treatment failure. Helicobacter, 2007, 12 (1): 68~73

作者	年代	例数	治疗方案	根除率(%)	参考文献
Vaira, et al	2007	150	泮妥拉唑 40mg b. i. d. 克拉霉素 500 mg b. i. d 阿莫西林 1000 mg b. i. d	×10d 77	Vaira D, Zullo A, Vakil N, et al. Sequential therapy versus standard triple – drug therapy for *Helicobacter pylori* eradication: a randomized trial. Ann Intern Med, 2007, 146: 556～563
Uygun A, et al	2007	120	兰索拉唑 30mg b. i. d. 克拉霉素 500 mg b. i. d 阿莫西林 1000 mg b. i. d	×14d 62	Uygun A, Kadayifci A, Safali M, et al. The efficacy of bismuth containing quadruple therapy as a first – line treatment option for *Helicobacter pylori*. J Dig Dis, 2007, 8 (4): 211～215
Ching SS, et al.	2008	50	兰索拉唑 30mg b. i. d. 克拉霉素 500 mg b. i. d 阿莫西林 1000 mg b. i. d	×10d 91	Ching SS, Sabanathan S, Jenkinson LR. Treatment of *Helicobacter pylori* in surgical practice: a randomised trial of triple versus quadruple therapy in a rural district general hospital. World J Gastroenterol, 2008, 14 (24): 3855～3860
Rokkas T, et al.	2008	540	奥美拉唑 20mg b. i. d. 克拉霉素 500 mg b. i. d 阿莫西林 1000 mg b. i. d	×10d 70	Rokkas T, Sechopoulos P, Robotis I, et al. Cumulative H. pylori Eradication Rates in Clinical Practice by Adopting First – and Second – Line Regimens Proposed by the Maastricht III Consensus and a Third – Line Empirical Regimen. Am J Gastroenterol, 2009, 104 (1): 21～25
Kiliç ZM, et al.	2008	30	埃索美拉唑 40 mg b. i. d. 克拉霉素 500 mg b. i. d 阿莫西林 1000 mg b. i. d	×14d 63. 3	Kiliç ZM, Köksal AS, Cakal B, et al. Moxifloxacine plus amoxicillin and ranitidine bismuth citrate or esomeprazole triple therapies for *Helicobacter pylori* infection. Dig Dis Sci, 200, 53 (12): 3133～3137
Kiliç ZM, et al.	2008	30	埃索美拉唑 40 mg b. i. d. 阿莫西林 1000 mg b. i. d 莫西沙星 400 mg qd	×14d 53. 3	Kiliç ZM, Köksal AS, Cakal B, et al. Moxifloxacine plus amoxicillin and ranitidine bismuth citrate or esomeprazole triple therapies for *Helicobacter pylori* infection. Dig Dis Sci, 2008, 53 (12): 3133～3137
Choi WH, et al.	2008	81	奥美拉唑 20mg b. i. d. 克拉霉素 500 mg b. i. d 阿莫西林 1000 mg b. i. d	×7d 71.6%	Choi WH, Park DI, Oh SJ, et al. Effectiveness of 10 day – sequential therapy for *Helicobacter pylori* eradication in Korea. Korean J Gastroenterol, 2008, 51 (5): 280～284
Uygun A, et al.	2008	150	泮妥拉唑 40mg b. i. d. 克拉霉素 500 mg b. i. d 阿莫西林 1000 mg b. i. d	×14d 58%	Uygun A, Kadayitci A, Yesilova, et al. comparison of sequential and standard triple – drug regimen for *Helicobacter pylori* eradication: a 14 – day, open – label, randomized, prospective, parallel – arm study in adult patients with nonulcer dyspepsia. Clin Ther, 2008, 30 (3): 528～534

四联疗法

作者	年代	例数	治疗方案		根除率（%）	参考文献
Perri et al.	2003	60	泮妥拉唑 次枸橼酸铋 四环素 甲硝唑	40 mg b. i. d. 240 mg b. i. d. 500 mg q. d. s. 500 mg b. i. d	×7d	83	Perri F, Festa V, Merla A, et al. Randomized study of different' second – line' therapies for *Helicobacter pylori* infection after failure of the standard 'Maastricht triple therapy'. Aliment Pharmacol Ther, 2003, 18: 815～820
Orsi et al.	2003	50	雷贝拉唑 次枸橼酸铋 四环素 替硝唑	20 mg b. i. d. 240 mg b. i. d. 500 mg q. d. s. 500 mg b. i. d	×12d	88	Orsi P, Pinazzi O, Aragona G, et al. Rabeprazole/levofloxacin based triple therapy as a salvage treatment after failure of *H. pylori* eradication with standard regimens. Helicobacter, 2003, 8: 339～493
Wong et al.	2003	53	雷贝拉唑 次枸橼酸铋 四环素 甲硝唑	20 mg b. i. d. 120 mg q. i. d. 500 mg q. d. s. 400 mg t. d. s.	×7d	91	Wong WM, Gu Q, Lam SK, et al. Randomized controlled study of rabeprazole, levofloxacin and rifabutin triple therapy *vs.* quadruple therapy as second – line treatment for *Helicobacter pylori* infection. Aliment Pharmacol Ther, 2003, 17; 553～560
Nista et al.	2003	63	雷贝拉唑 次枸橼酸铋 四环素 甲硝唑	20 mg b. i. d. 120 mg q. i. d. 500 mg q. d. s. 400 mg t. d. s.	×7d	70	Nista EC, Candelli M, Cremonini F, et al. Levofloxacin – based triple therapy *vs.* quadruple therapy in second – line *Helicobacter pylori* treatment; a randomized trial. Aliment Pharmacol Ther, 2003, 18: 627～633
Nista et al.	2003	68	雷贝拉唑 次枸橼酸铋 四环素 甲硝唑	20 mg b. i. d. 120 mg q. i. d. 500 mg q. d. s. 400 mg t. d. s.	×14d	70	Nista EC, Candelli M, Cremonini F, et al. Levofloxacin – based triple therapy *vs.* quadruple therapy in second – line *Helicobacter pylori* treatment; a randomized trial. Aliment Pharmacol Ther, 2003, 18: 627～33
Bilardi et al.	2004	37	奥美拉唑 次枸橼酸铋 四环素 甲硝唑	20 mg b. i. d. 240 mg b. i. d. 250 mg q. d. s. 500 mg b. i. d	×7d	46	Bilardi C, Dulbecco P, Zentilin P, et al. A 10 – day levofloxacin – based therapy in patients with resistant *Helicobacter pylori* infection; a controlled trial. Clin Gastroenterol Hepatol, 2004, 2; 997～1002

作者	年代	例数	治疗方案	根除率(%)	参考文献
Nista et al.	2004	35	雷贝拉唑 20 mg b. i. d. 次枸橼酸铋 120mg q. i. d. 四环素 500 mg q. d. s. 甲硝唑 500 mg t. d. s.	×7d 71	Nista EC, Candelli M, Fini L, et al. 10 days levofloxacin – based triple therapy in second – line treatment for *Helicobacter pylori* eradication. Gastroenterology, 2004, 126: 576
Nista et al	2005	50	雷贝拉唑 20 mg b. i. d. 次枸橼酸铋 120mg q. i. d. 四环素 500 mg q. d. s. 甲硝唑 500 mg t. d. s.	×7d 68	Nista EC, Candelli MMS, et al. Levofloxacin – based triple theraphy in second – line treatment for *H. pylori* eradication: update. Gastroenterology, 2005, 128: 427
Sezgin O, et al.	2006	40	洋妥拉唑 40 mg b. i. d. 次枸橼酸铋 300 mg q. i. d. 阿莫西林 1000 mg b. i. d 克拉霉素 500 mg b. i. d	×14d 55%	Altıntaş E, Uçbilek E, et al. Bismuth – based therapies for the first step eradication of *Helicobacter pylori*. Turk J Gastroenterol, 2006, 17 (2): 90~93
Tursi A, et al.	2007	33	RBC 400 mg b. i. d. 埃索美拉唑 40 mg qd 阿莫西林 1000 mg b. i. d 替硝唑 500 mg b. i. d	×10d 88.57	Tursi A, Elisei W, Brandimarte G, et al. Effect of lactoferrin supplementation on the effectiveness and tolerability of a 7 – day quadruple therapy after failure of a first attempt to cure *Helicobacter pylori* infection. Med Sci Monit, 2007, 13 (4): CR 187~190
Tursi A, et al.	2007	34	RBC 400 mg b. i. d. 埃索美拉唑 40 mg qd 阿莫西林 1000 mg b. i. d 替硝唑 500 mg b. i. d 牛乳铁蛋白 200 mg b. i. d	×7d 94.28	Tursi A, Elisei W, Brandimarte G, et al. Effect of lactoferrin supplementation on the effectiveness and tolerability of a 7 – day quadruple therapy after failure of a first attempt to cure *Helicobacter pylori* infection. Med Sci Monit, 2007, 13 (4): CR 187~190
Gisbert JP, et al.	2007	51	RBC 400 mg b. i. d. 奥美拉唑 20 mg b. i. d. 四环素 500 mg q. i. d. 替硝唑 250 mg q. i. d.	×7d 68%	Gisbert JP, Gisbert JL, Marcos S, et al. Levofloxacin – vs. ranitidine bismuth citrate – containing therapy after *H. pylori* treatment failure. Helicobacter, 2007, 12 (1): 68~73

作者	年代	例数	治疗方案		根除率(%)	参考文献
Uygun A, et al	2007	130	次水杨酸铋 300 mg b. i. d. 兰索拉唑 30mg b. i. d. 克拉霉素 500 mg b. i. d 阿莫西林 1000 mg b. i. d	×14d	70	Uygun A, Kadayifci A, Safali M, et al. The efficacy of bismuth containing quadruple therapy as a first – line treatment option for *Helicobacter pylori*. J Dig Dis, 2007, 8 (4): 211~215
Daghaghzadeh H, et al.	2007	78	奥美拉唑 40 mg b. i. d. 次枸橼酸铋 30mg b. i. d. 阿莫西林 1000 mg b. i. d 呋喃唑酮 200 mg b. i. d	×7d	72	Daghaghzadeh H, Emami MH, Karimi S, et al. One – week versus two – week furazolidone – based quadruple therapy as the first – line treatment for *Helicobacter pylori* infection in Iran. J Gastroenterol Hepatol, 2007, 22 (9): 1399~1403
Daghaghzadeh H, et al.	2007	78	奥美拉唑 40 mg b. i. d. 次枸橼酸铋 30mg b. i. d. 阿莫西林 1000 mg b. i. d 呋喃唑酮 200 mg b. i. d	×14d	73	Daghaghzadeh H, Emami MH, Karimi S, et al. One – week versus two – week furazolidone – based quadruple therapy as the first – line treatment for *Helicobacter pylori* infection in Iran. J Gastroenterol Hepatol, 2007, 22 (9): 1399~1403
Rokkas T, et al.	2008	120	奥美拉唑 40 mg b. i. d. 次枸橼酸铋 30mg b. i. d. 甲硝唑 500 mg b. i. d 四环素 500 mg b. i. d	×10d	70	Rokkas T, Sechopoulos P, Robotis I, et al. Cumulative *H. pylori* Eradication Rates in Clinical Practice by Adopting First – and Second – Line Regimens Proposed by the Maastricht III Consensus and a Third – Line Empirical Regimen. Am J Gastroenterol, 2009, 104 (1): 21~25
Ching SS, et al.	2008	44	次枸橼酸铋 240 mg b. i. d. 兰索拉唑 30mg b. i. d. 四环素 500 mg b. i. d 甲硝唑 500 mg b. i. d	×10d	92	Ching SS, Sabanathan S, Jenkinson LR. Treatment of *Helicobacter pylori* in surgical practice: a ran-domised trial of triple versus quadruple therapy in a rural district general hospital. World J Gastroen-terol, 2008, 14 (24): 3855~3860
Felga GE, et al.	2008	45	奥美拉唑 20 mg b. i. d. 次枸橼酸铋 240mg b. i. d. 阿莫西林 1000 mg b. i. d 呋喃唑酮 200 mg b. i. d	×7d	69	Felga GE, Silva FM, Barbuti RC, et al. Quadruple therapy with furazolidone for retreatment in pa-tients with peptic ulcer disease. World J Gastroenterol, 2008, 14 (40): 6224~6227

含喹诺酮类药物的三联疗法

作者	年代	例数	治疗方案	根除率(%)	参考文献
Perri et al. 19	2003	60	洋安拉唑 40 mg b. i. d. ×3d 阿莫西林 1000 mg b. i. d 左氧氟沙星 500 mg b. i. d	63	Perri F, Festa V, Merla A, et al. Randomized study of different' second - line' therapies for *Helicobacter pylori* infection after failure of the standard' Maastricht triple therapy'. Aliment Pharmacol Ther, 2003, 18: 815 ~ 820
Orsi et al.	2003	50	雷贝拉唑 20 mg b. i. d. ×12d 阿莫西林 1000 mg b. i. d 左氧氟沙星 500 mg b. i. d	86	Orsi P, Pinazzi O, Aragona G, et al. Rabeprazole/levofloxacin based triple therapy as a salvage treatment after failure of H. pylori eradication with standard regimens. Helicobacter, 2003, 8: 339 ~ 493
Watanabe et al.	2003	33	兰索拉唑 30 mg b. i. d. ×7d 阿莫西林 1000 mg b. i. d 左氧氟沙星 200 mg b. i. d	70	Watanabe Y, Aoyama N, Shirasaka D, et al. Levofloxacin based triple therapy as a second - line treatment after failure of *Helicobacter pylori* eradication with standard triple therapy. Dig Liver Dis, 2003, 35: 711 ~715
Zullo et al.	2003	36	雷贝拉唑 20 mg b. i. d. ×10d 阿莫西林 1000 mg b. i. d 左氧氟沙星 250 mg b. i. d	83	Zullo A, Hassan C, De Francesco V, et al. A third - line levofloxacin - based rescue therapy for *Helicobacter pylori* eradication. Dig Liver Dis, 2003, 35: 232 ~ 6
Nista et al.	2003	70	雷贝拉唑 20 mg b. i. d. ×10d 阿莫西林 1000 mg b. i. d 左氧氟沙星 500 mg qd	94	Nista EC, Candelli M, Cremonini F, et al. Levofloxacin - based triple therapy vs. quadruple therapy in second - line *Helicobacter pylori* treatment: a randomized trial. Aliment Pharmacol Ther, 2003, 18: 627 ~ 633
Nista et al.	2003	70	雷贝拉唑 20 mg b. i. d. ×11d 甲硝唑 500 mg b. i. d 左氧氟沙星 500 mg qd	90	Nista EC, Candelli M, Cremonini F, et al. Levofloxacin - based triple therapy vs. quadruple therapy in second - line *Helicobacter pylori* treatment: a randomized trial. Aliment Pharmacol Ther, 2003, 18: 627 ~ 633
Wong et al.	2003	56	雷贝拉唑 20 mg b. i. d. ×7d 利福布丁 300 mg qd 左氧氟沙星 500 mg qd	91	Wong WM, Gu Q, Lam SK, et al. Randomized controlled study of rabeprazole, levofloxacin and rifabutin triple therapy vs. quadruple therapy as second - line treatment for *Helicobacter pylori* infection. Aliment Pharmacol Ther, 2003, 17: 553 ~ 560
Nista et al.	2004	30	埃索美拉唑 20 mg qd. ×10d 阿莫西林 1000 mg b. i. d 左氧氟沙星 500 mg qd	87	Nista EC, Candelli M, Fini L, et al. 10 days levofloxacin - based triple therapy in second - line treatment for *Helicobacter pylori* eradication. Gastroenterology, 2004, 126: 576
Nista et al.	2004	30	埃索美拉唑 20 mg qd. ×10d 阿奇霉素 500 mg qd 左氧氟沙星 500 mg qd	80	Nista EC, Candelli M, Fini L, et al. 10 days levofloxacin - based triple therapy in second - line treatment for *Helicobacter pylori* eradication. Gastroenterology, 2004, 126: 576

续表

作者	年代	例数	治疗方案	根除率(%)	参考文献
Bilardi et al.	2004	44	洋安拉唑 40 mg b. i. d. 阿莫西林 1000 mg b. i. d 左氧氟沙星 250 mg b. i. d ×10d	70	Bilardi C, Dulbecco P, Zentilin P, et al. A 10 – day levofloxacin – based therapy in patients with resistant *Helicobacter pylori* infection: a controlled trial. Clin Gastroenterol Hepatol, 2004, 2: 997 ~ 1002
Matsumoto et al.	2005	30	兰索拉唑 30 mg b. i. d. 阿莫西林 1000 mg b. i. d 左氧氟沙星 300 mg b. i. d ×7d	70	Matsumoto Y, Nobuo A, Iyuka M, et al. A High Dosage of Levofloxacin – vs. – Metronidazole – based triple therapy as a second – line treatment after failure of *Helicobacter pylori* eradication with standard triple therapy in Japan. Gastroenterology, 2005, 128: T963
Gisbert et al.	2005	31	奥美拉唑 20 mg b. i. d. 阿莫西林 1000 mg b. i. d 左氧氟沙星 500 mg b. i. d ×7d	67	Gisbert JP, Gisbert JL, Marcos S, et al. 7 – day ranitidine bismuth citrate – vs. levofloxacin – based triple theraphy after H. pylori treatment failure. Helicobacter, 2005, 10: 533
Gisbert et al.	2005	55	奥美拉唑 20 mg b. i. d. 阿莫西林 1000 mg b. i. d 左氧氟沙星 500 mg b. i. d ×10d	67	Gisbert JP, Perez – Aisa A, Castro – Fernandez M, et al. Rescue therapy with levofloxacin after multiple H. pylori treatment failures. Helicobacter, 2005, 10: 531
Gatta et al. 18	2005	151	奥美拉唑 20 mg b. i. d. 阿莫西林 1000 mg b. i. d 左氧氟沙星 250 mg b. i. d ×10d	76	Gatta L, Zullo A, Perna F, et al. A 10 – day levofloxacin – based triple therapy in patients who have failed two eradication courses. Aliment Pharmacol Ther, 2005, 22: 45 ~49
Coelho et al.	2005	12	雷贝拉唑 20 mg qd. 呋喃唑酮 400 mg qd 左氧氟沙星 500 mg qd ×10d	83	Coelho LG, Moretzsohn LD, Vieira WL, et al. New once – daily, highly effective rescue triple therapy after multiple *Helicobacter pylori* treatment failures: a pilot study. Aliment Pharmacol Ther, 2005, 21: 783 ~787
Nista et al.	2005	44	雷贝拉唑 20 mg b. i. d. 阿莫西林 1000 mg b. i. d 左氧氟沙星 500 mg b. i. d ×10d	91	Nista EC, Candelli MMS, et al. Levofloxacin – based triple therapy in second – line treatment for *H. pylori* eradication: update. Gastroenterology, 2005, 128: 427
Nista et al.	2005	46	雷贝拉唑 20 mg b. i. d. 阿莫西林 1000 mg b. i. d 左氧氟沙星 500 mg b. i. d ×7d	74	Nista EC, Candelli MMS, et al. Levofloxacin – based triple therapy in second – line treatment for *H. pylori* eradication: update. Gastroenterology, 2005, 128: 427
Gisbert JP, et al.	2006	20	奥美拉唑 20 mg b. i. d. 阿莫西林 1000 mg b. i. d 左氧氟沙星 500 mg b. i. d ×10d	85	Gisbert JP, Gisbert JL, Marcos S, et al. Third – line rescue therapy with levofloxacin is more effective than rifabutin rescue regimen after two *Helicobacter pylori* treatment failures. Aliment Pharmacol Ther, 2006, 24 (10): 1469 ~ 1474

作者	年代	例数	治疗方案	根除率 (%)	参考文献
Gisbert JP, et al.	2006	20	奥美拉唑 20 mg b. i. d. 阿莫西林 1000 mg q. i. d. 左氧氟沙星 500 mg b. i. d ×10d	85	Gisbert JP, Gisbert JL, Marcos S, et al. Third-line rescue therapy with levofloxacin is more effective than rifabutin rescue regimen after two *Helicobacter pylori* treatment failures. Aliment Pharmacol Ther, 2006, 24 (10): 1469~1474
Gisbert JP, et al.	2006	100	奥美拉唑 20 mg b. i. d. 左氧氟沙星 500 mg q. i. d. 阿莫西林 1000 mg b. i. d ×10d	60	Gisbert JP, Castro-Fernández M, Bermejo F, et al. Third-line rescue therapy with levofloxacin after two H. pylori treatment failures. Am J Gastroenterol, 2006, 101 (2): 243~247
Gisbert JP, et al.	2007	64	RBC 400 mg b. i. d. 阿莫西林 1000 mg b. i. d 左氧氟沙星 400 mg qd ×10d	84.4	Gisbert JP, Fernández-Bermejo M, Molina-Infante J, et al. First-line triple therapy with levofloxacin for *Helicobacter pylori* eradication. Aliment Pharmacol Ther, 2007, 26 (3): 495~500
Gisbert JP, et al.	2007	50	奥美拉唑 20 mg b. i. d. 阿莫西林 1000 mg q. i. d. 左氧氟沙星 500 mg b. i. d ×7d	68	Gisbert JP, Gisbert JL, Marcos S, et al. Levofloxacin-vs. ranitidine bismuth citrate-containing therapy after H. pylori treatment failure. Helicobacter, 2007, 12 (1): 68~73
Kiliç ZM, et al.	2008	30	RBC 400 mg b. i. d. 阿莫西林 1000 mg b. i. d 莫西沙星 400 mg qd ×14d	66.7	Kiliç ZM, Köksal AS, Cakal B, et al. Moxifloxacine plus amoxicillin and ranitidine bismuth citrate or esomeprazole triple therapies for *Helicobacter pylori* infection. Dig Dis Sci, 2008, 53 (12): 3133~3137
Kiliç ZM, et al.	2008	30	埃索美拉唑 40 mg b. i. d. 阿莫西林 1000 mg b. i. d 莫西沙星 400 mg qd ×14d	53.3	Kiliç ZM, Köksal AS, Cakal B, et al. Moxifloxacine plus amoxicillin and ranitidine bismuth citrate or esomeprazole triple therapies for *Helicobacter pylori* infection. Dig Dis Sci, 2008, 53 (12): 3133~3137
Schrauwen RW, et al.	2009	59	埃索美拉唑 20 mg b. i. d. 阿莫西林 1000 mg b. i. d 左氧氟沙星 500 mg qd ×10d	96	Schrauwen RW, Janssen MJ, de Boer WA. Seven-day PPI-triple therapy with levofloxacin is very effective for *Helicobacter pylori* eradication. Neth J Med, 2009, 67 (3): 96~101

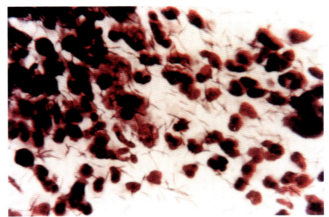

图 13-2

人胃黏膜涂片 Gram 染色示海
尔曼螺杆菌 ×1000

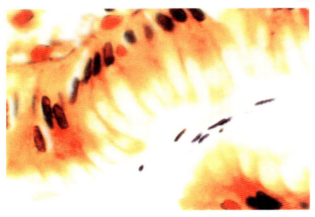

图 13-3

人胃黏膜海尔曼螺杆菌 Warthin-starry
银染 ×1000

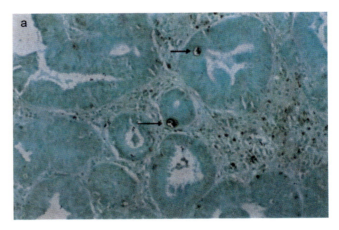

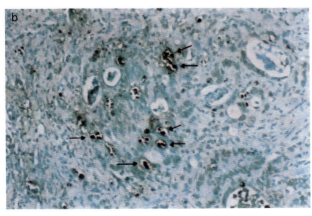

图 14-1

Survivin 表达与细胞凋亡的关系
(箭头所示为凋亡细胞)
a.Survivin 阳性表达胃黏膜组织,
细胞凋亡指数低
b.Survivin 阴性表达胃黏膜组织,
细胞凋亡指数低

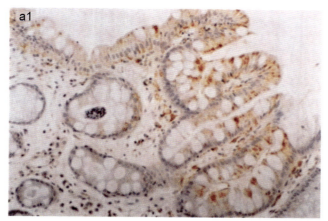

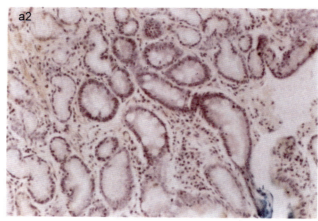

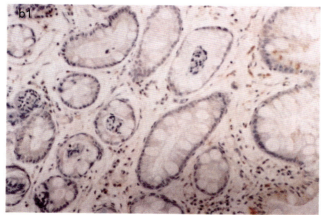

图 14-2

Cyclin D_1 及 p27^{kip1} 在幽门螺杆菌阳性清除一年后的表达状况

在幽门螺杆菌阳性肠化生组织呈过量表达 (a1) 在感染根除一年后转为正常的阴性表达 (a2)

P27^{kip1} 在幽门螺杆菌阳性肠化生组织呈异常低表达 (b1)，感染根除一年后转为正常表达 (b2)。

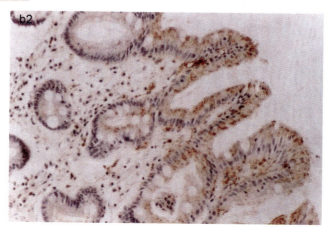

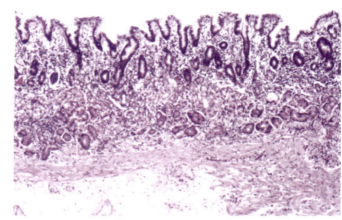

图 36-1
胃黏膜萎缩

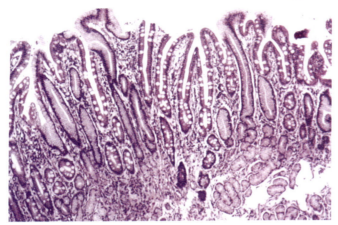

图 36-2
肠上皮化生

图 51-4
胃黏膜涂片　Gram 染色
示幽门螺杆菌典型形态
×1000

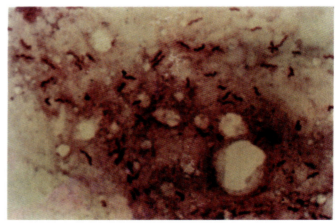

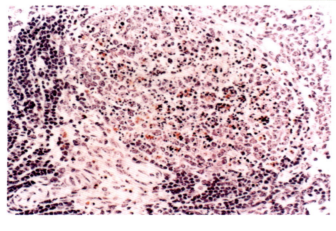

图 59-2
放线菌酮诱发小鼠脾组织细胞凋亡，
棕色着染者为凋亡细胞及其碎片
苏木素复染　×200